消化器
研修ノート

シリーズ総監修
永井良三　自治医科大学学長

責任編集
中島　淳　横浜市立大学肝胆膵消化器病学教授

編集
五十嵐良典　東邦大学医療センター大森病院消化器内科教授
榎本信幸　山梨大学医学部第一内科教授
穂苅量太　防衛医科大学校内科学（消化器）教授

Gastroenterology

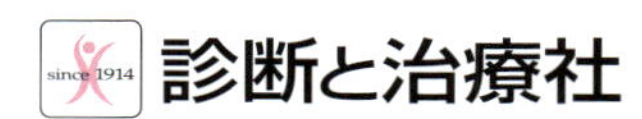

口絵カラー

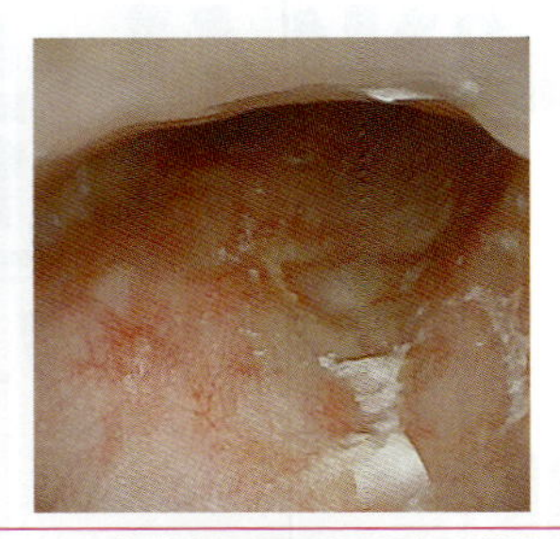

口絵 No.1　ダビガトラン起因性食道潰瘍
中部食道にカプセル付着物および付着部の浅い潰瘍を認める．内服中止により症状および内視鏡所見は軽快した．
（p.73）

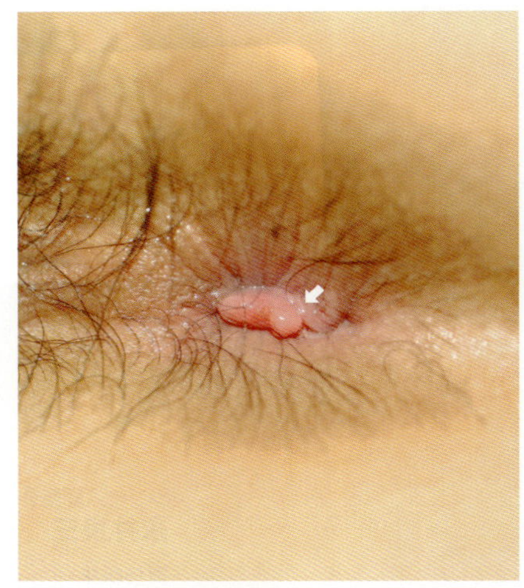

口絵 No.2　見張りイボ
写真左が 12 時方向．6 時方向に慢性裂肛による見張りイボ（矢印）が認められる．視診でこれを認めたら裂肛の存在を考え愛護的な指診が必要である．
（p.132）

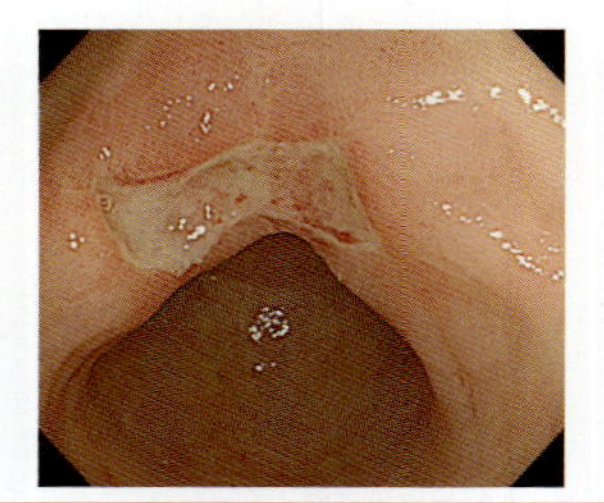

口絵 No.3　潰瘍形成を伴う胃癌
悪性サイクルを繰り返すことで口側には再生性変化が生じている．診断を確定するためには潰瘍辺縁の腫瘍が露出した部位から生検を施行する必要がある．
（p.147）

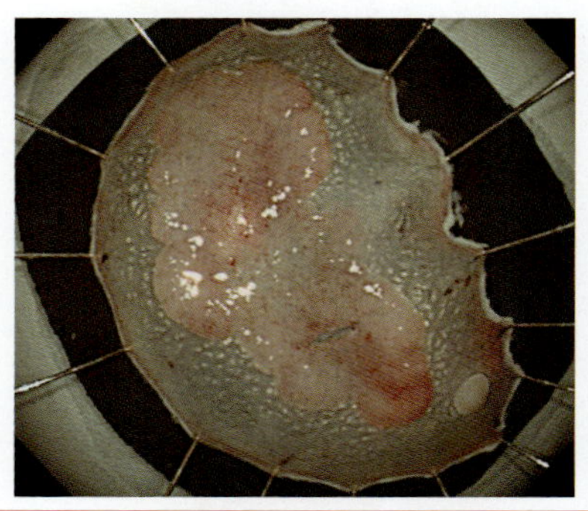

口絵 No.4　内視鏡的粘膜下層剥離術（ESD）後の検体（LST-NG）
（p.148）

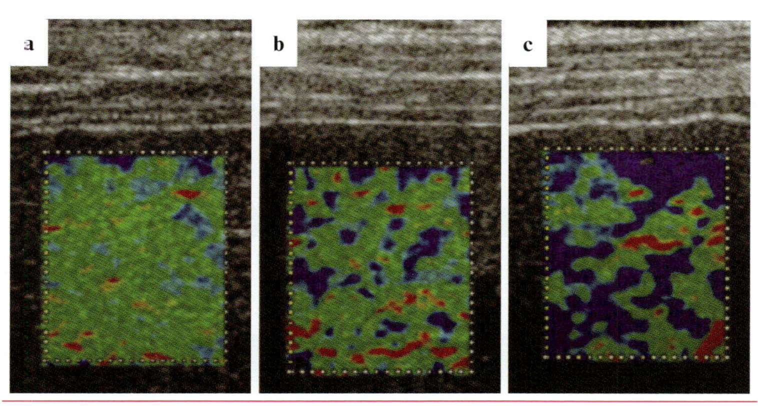

口絵 No.5　Real-time Tissue Elastography
相対的に柔らかい組織は赤，硬い組織は青で表示される．正常肝から慢性肝疾患，肝硬変と進行するにつれ，青い部分が多くなる．
a：stage 1 症例．**b**：stage 3 症例．**c**：stage 4 症例．
〔Morikawa H, et al.：J Gastroenterol 2011；46：350-358. より改変〕
（p.153）

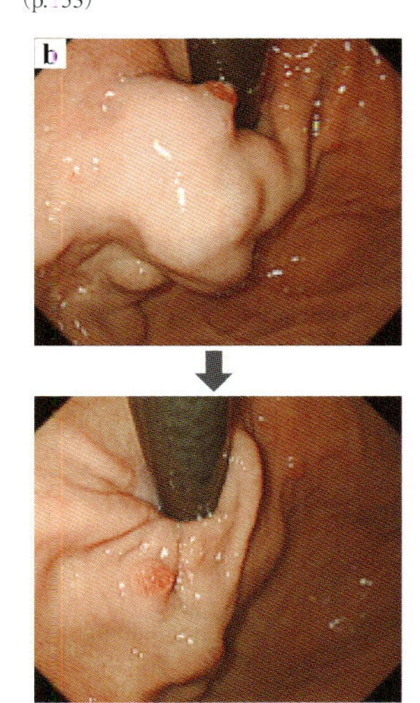

口絵 No.6　B-RTO 症例における胃腎静脈短絡路と B-RTO 後の変化
b：B-RTO 前後の胃内視鏡像と CT 像
（上；B-RTO 前，下；B-RTO 後）．
（p.167）

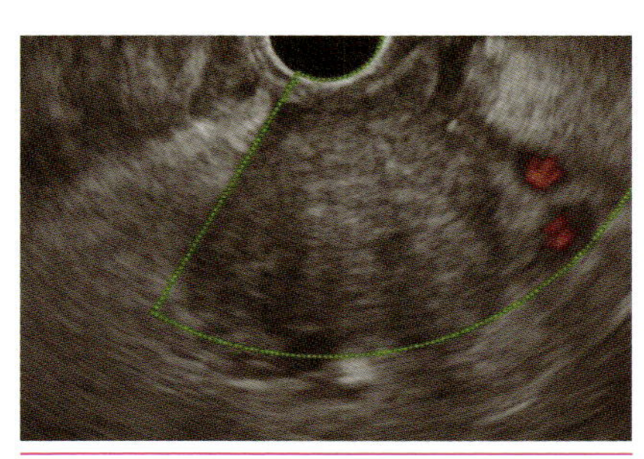

口絵 No.7　介在血管の確認
（p.199）

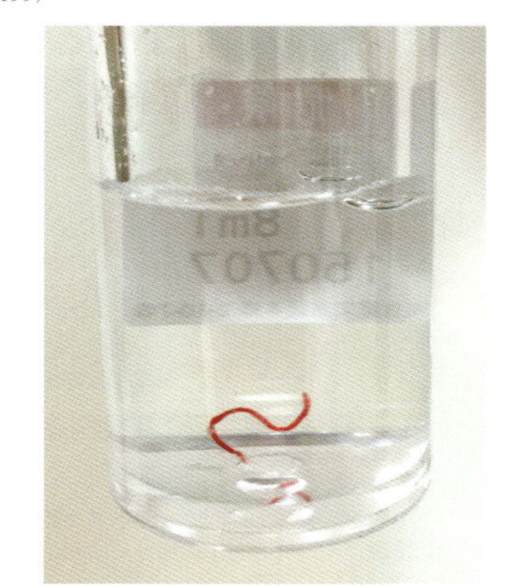

口絵 No.8　採取された検体
（p.200）

口絵カラー

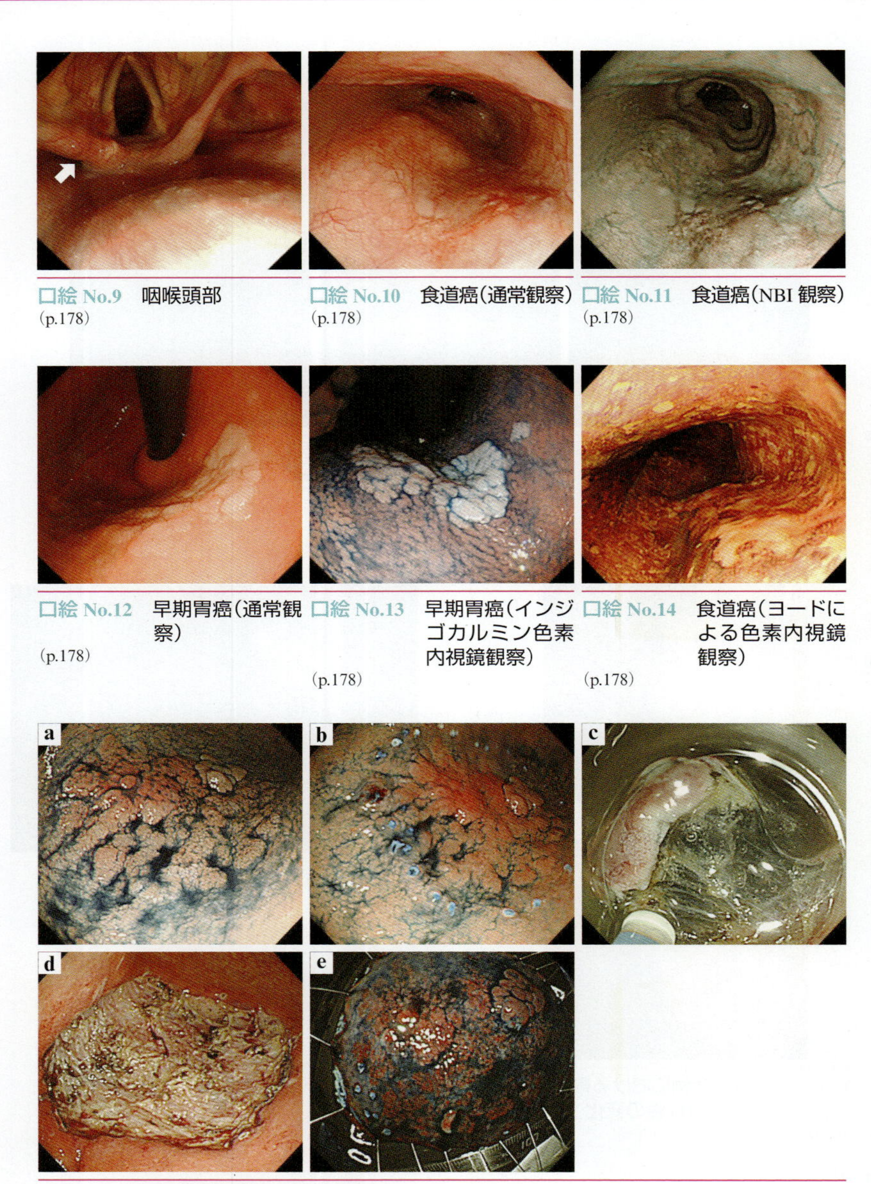

口絵 No.9　咽喉頭部
（p.178）

口絵 No.10　食道癌（通常観察）
（p.178）

口絵 No.11　食道癌（NBI 観察）
（p.178）

口絵 No.12　早期胃癌（通常観察）
（p.178）

口絵 No.13　早期胃癌（インジゴカルミン色素内視鏡観察）
（p.178）

口絵 No.14　食道癌（ヨードによる色素内視鏡観察）
（p.178）

口絵 No.15　胃体下部大弯の早期胃癌

a：0-IIa，60 mm の早期胃癌．
b：病変周囲の 5 mm 程度外側に全周マーキングを行う．
c：粘膜下層をデュアルナイフで剝離を進める．
d：一括切除後，潰瘍底の露出血管は止血鉗子で凝固止血する．
e：切除病変．
（p.222）

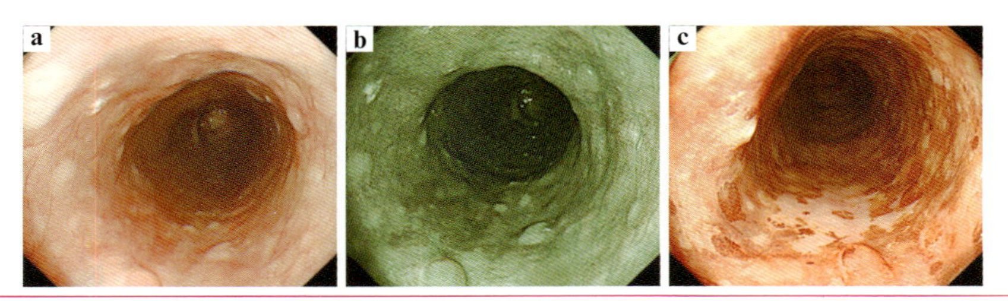

口絵 No.16　食道表在癌の色素内視鏡・画像強調観察

a：通常光観察．後壁に血管透見性が不良な淡い発赤調の平坦陥凹性病変を認めるが，周囲との境界が不明瞭である．
b：NBI 観察．病変は領域性のある brownish area として描出される．
c：ルゴール散布後色素観察．病変は pink color sign 陽性で境界明瞭なルゴール不染帯となる．
（p.191）

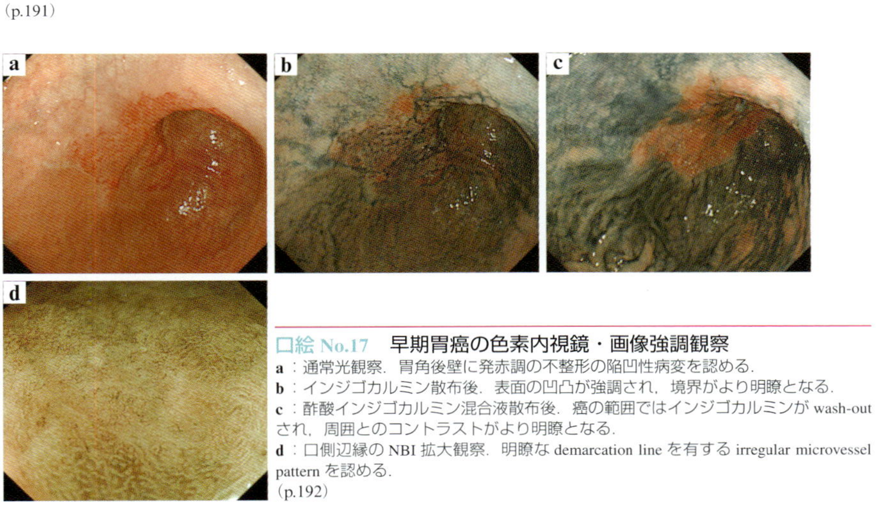

口絵 No.17　早期胃癌の色素内視鏡・画像強調観察

a：通常光観察．胃角後壁に発赤調の不整形の陥凹性病変を認める．
b：インジゴカルミン散布後．表面の凹凸が強調され，境界がより明瞭となる．
c：酢酸インジゴカルミン混合液散布後．癌の範囲ではインジゴカルミンが wash-out され，周囲とのコントラストがより明瞭となる．
d：口側辺縁の NBI 拡大観察．明瞭な demarcation line を有する irregular microvessel pattern を認める．
（p.192）

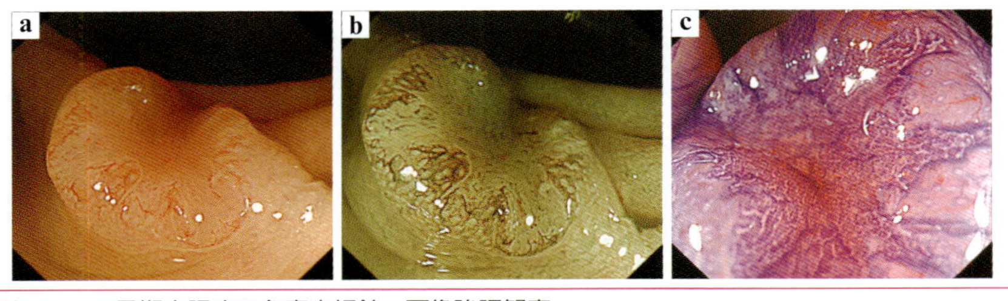

口絵 No.18　早期大腸癌の色素内視鏡・画像強調観察

a：上行結腸にやや辺縁に隆起の目立つ 6 mm 大の陥凹性病変を認めた．
b：NBI 観察では，陥凹内に口径不同，不規則な分布を示す血管を認めた．
c：クリスタルバイオレット染色下拡大観察では，陥凹内に領域性をもった内腔狭小，辺縁不整のある pit を認め，VI invasive pattern と診断した．
（p.193）

口絵カラー

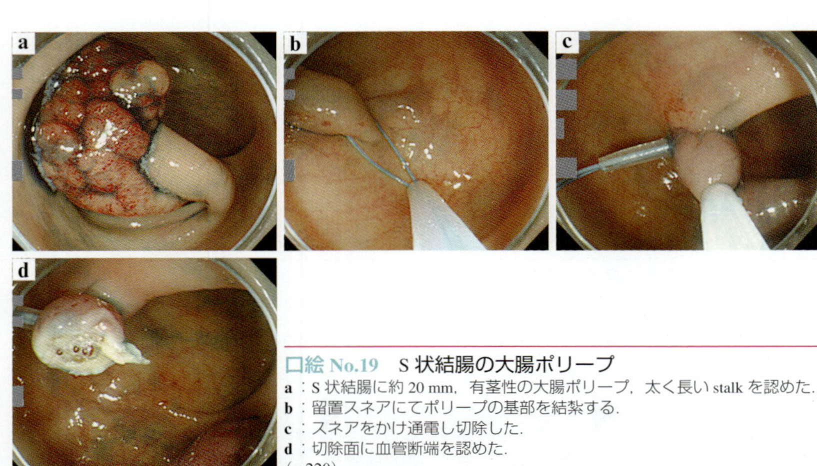

口絵 No.19　S 状結腸の大腸ポリープ

a：S 状結腸に約 20 mm，有茎性の大腸ポリープ，太く長い stalk を認めた．
b：留置スネアにてポリープの基部を結紮する．
c：スネアをかけ通電し切除した．
d：切除面に血管断端を認めた．
（p.220）

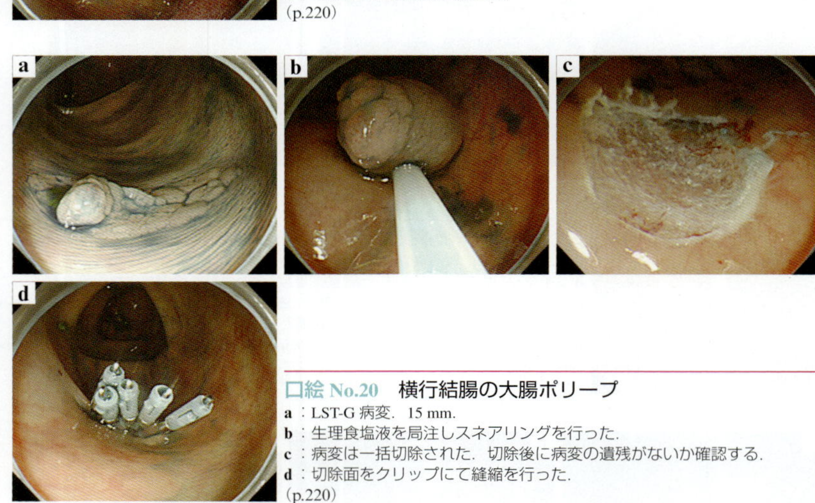

口絵 No.20　横行結腸の大腸ポリープ

a：LST-G 病変．15 mm．
b：生理食塩液を局注しスネアリングを行った．
c：病変は一括切除された．切除後に病変の遺残がないか確認する．
d：切除面をクリップにて縫縮を行った．
（p.220）

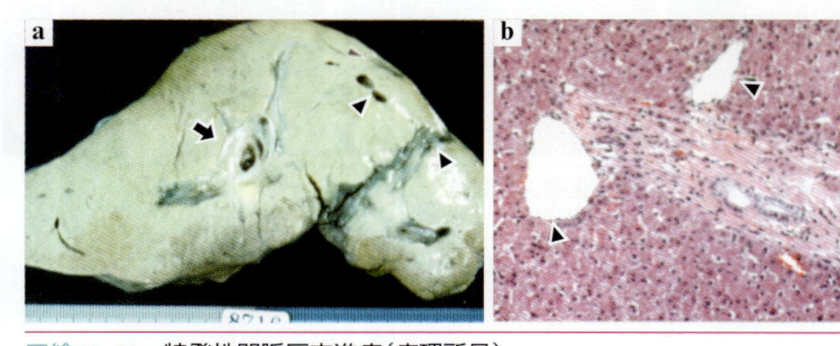

口絵 No.21　特発性門脈圧亢進症（病理所見）

a：剖検肝の割面．肝内大型門脈（矢印）は開存し，肝被膜下の肝実質の萎縮，脱落があり，肝静脈枝や門脈域（矢頭）が肝被膜に異常接近している．
b：組織像．末梢門脈域（P）には緻密な線維化があり，門脈枝は消失している．この門脈域に接し，異常血行路をみる（矢頭）．HE 染色．中拡大．
（p.485）

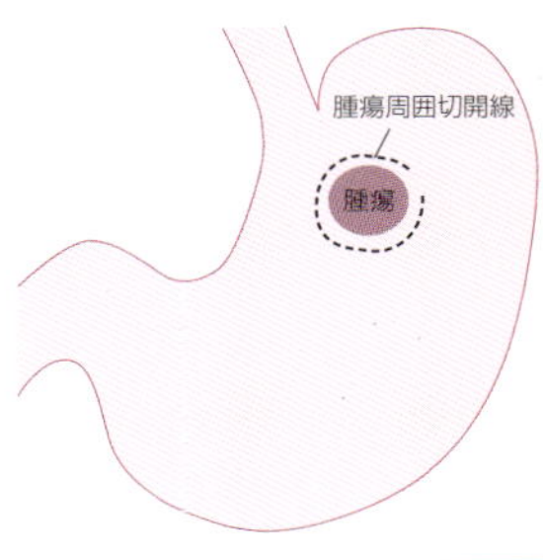

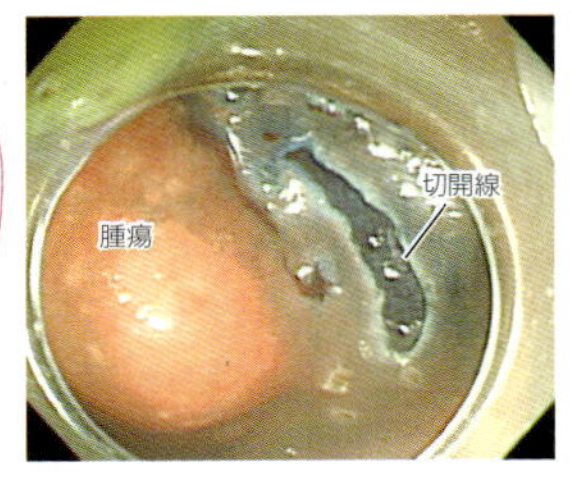

口絵 No.22　腫瘍周囲切開線
(p.227)

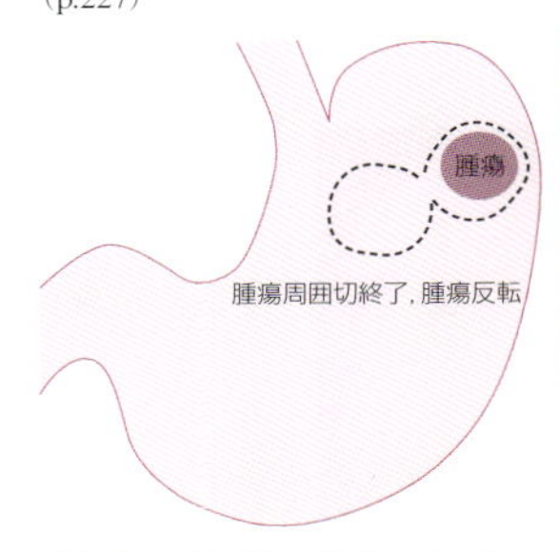

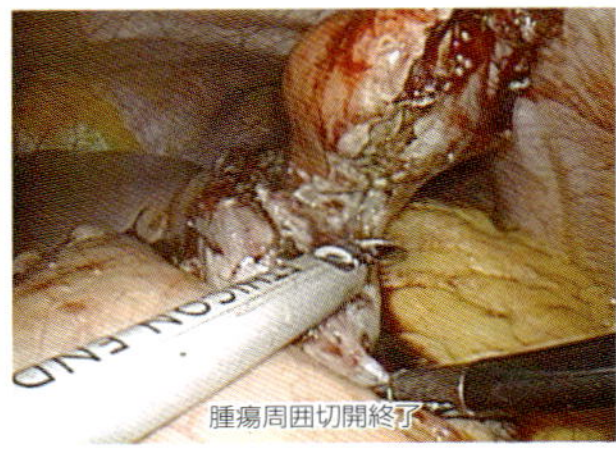

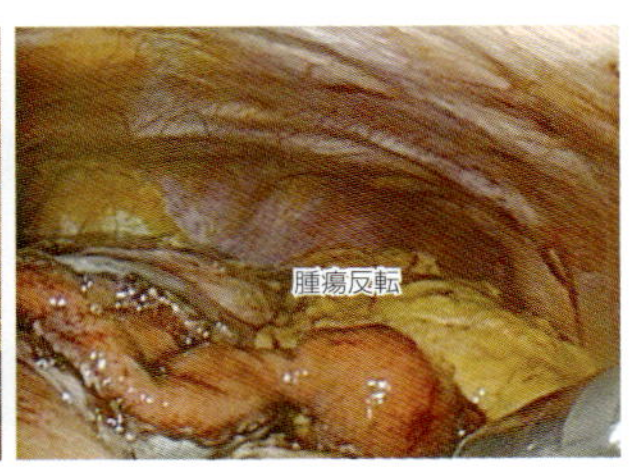

口絵 No.23　腫瘍周囲切開終了，腫瘍反転
(p.227)

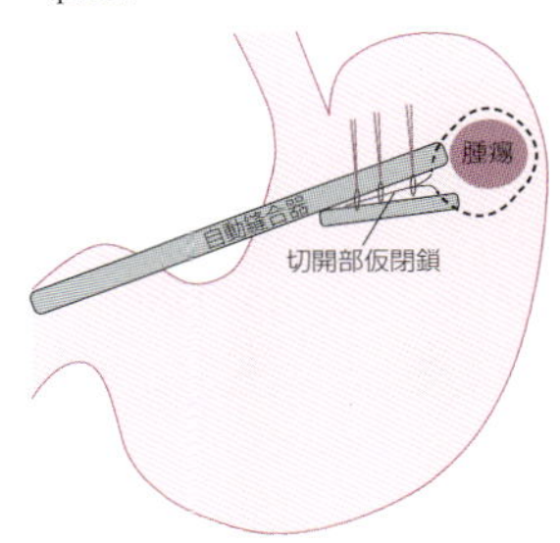

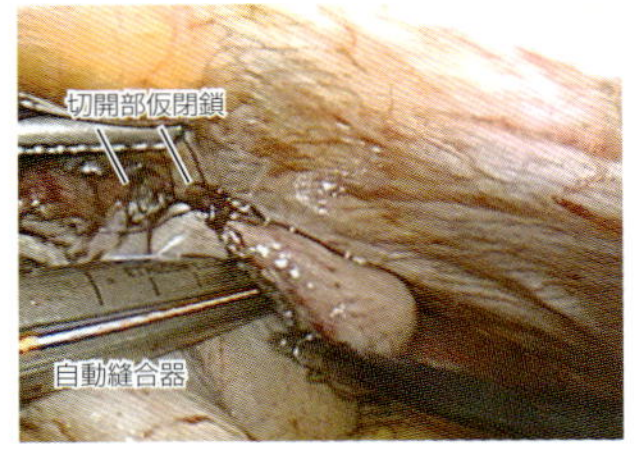

口絵 No.24　切開部仮閉鎖
(p.227)

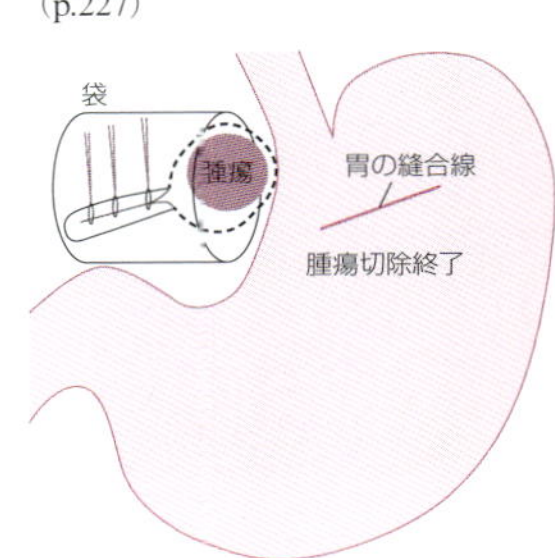

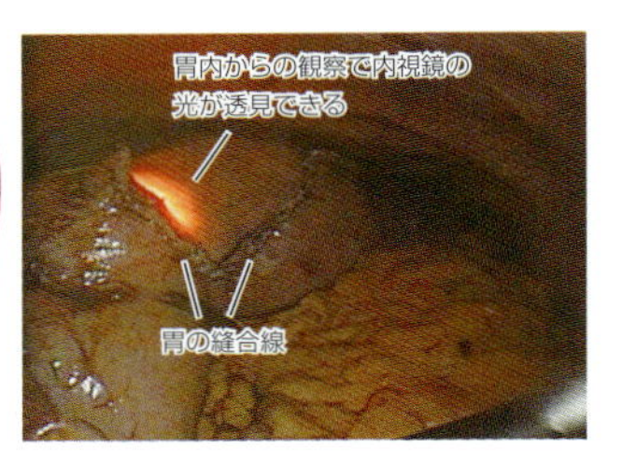

口絵 No.25　腫瘍切除終了，回収
(p.227)

口絵カラー

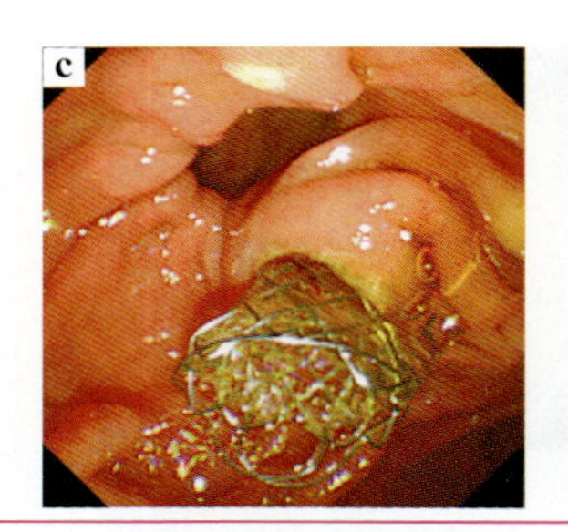

口絵 No.26　膵癌による下部胆管狭窄に対する cMS 留置例

c：cMS の内視鏡像.
（p.230）

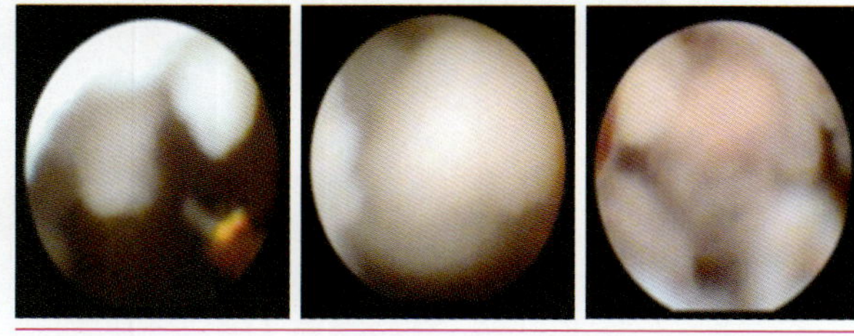

口絵 No.27　SpyGlass™ システムを用いた EHL
（p.238）

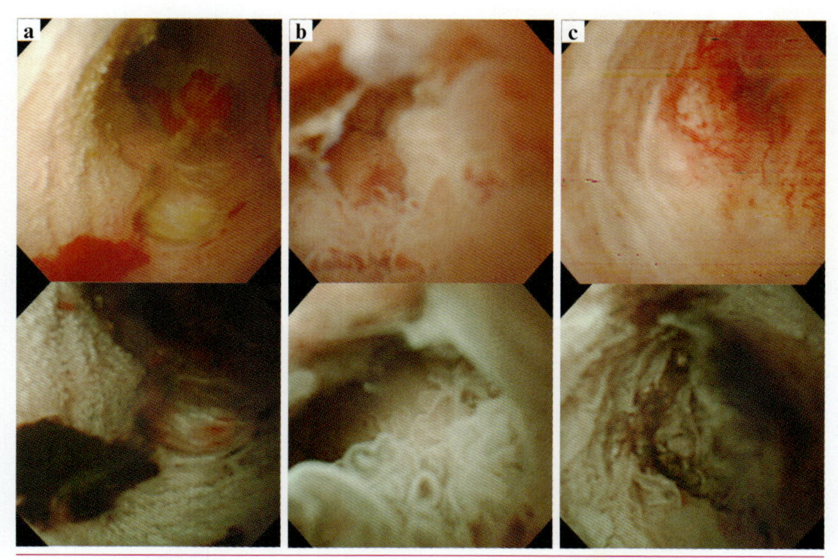

口絵 No.28　胆管癌

POCS．粘膜所見は顆粒状（**a**），乳頭状（**b**），褪色調（**c**）で，血管は拡張や広域不整である．
（p.238）

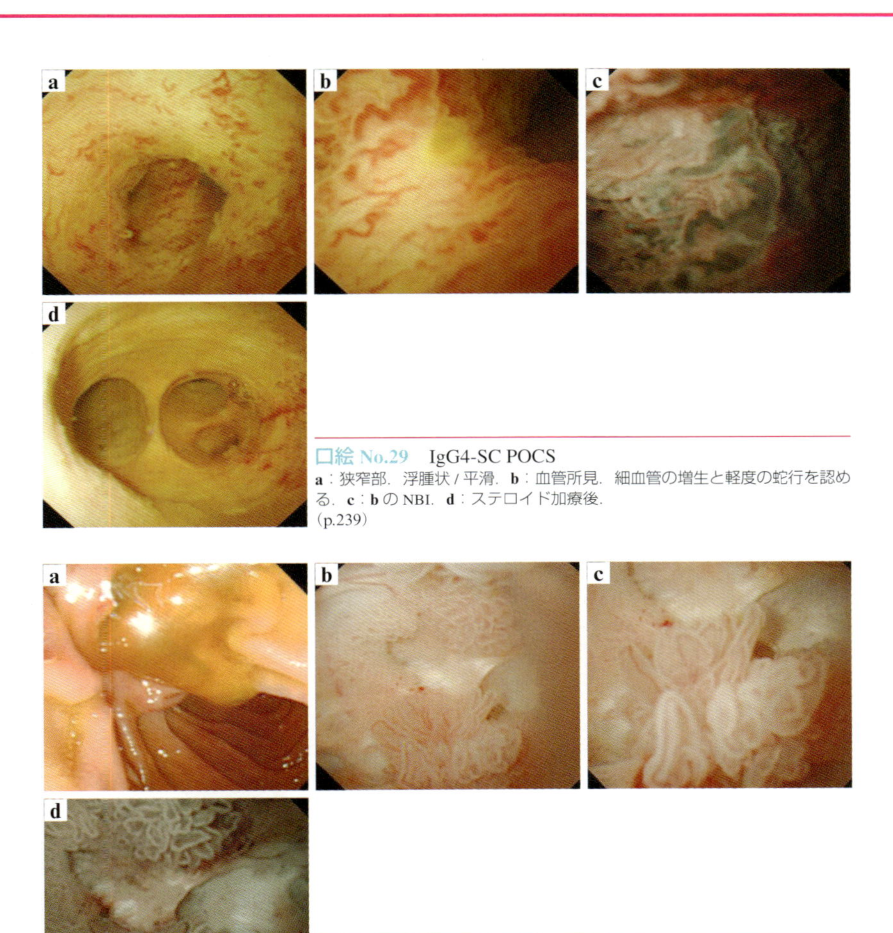

口絵 No.29　IgG4-SC POCS
a：狭窄部．浮腫状 / 平滑．**b**：血管所見．細血管の増生と軽度の蛇行を認める．**c**：**b** の NBI．**d**：ステロイド加療後．
（p.239）

口絵 No.30　POPS：IPMN（絨毛状隆起）
a：主乳頭．粘液により膵管口が開大している．**b**：主膵管内．IPMN．**c**：**b** の近接．**d**：**b** の近接の NBI．
（p.239）

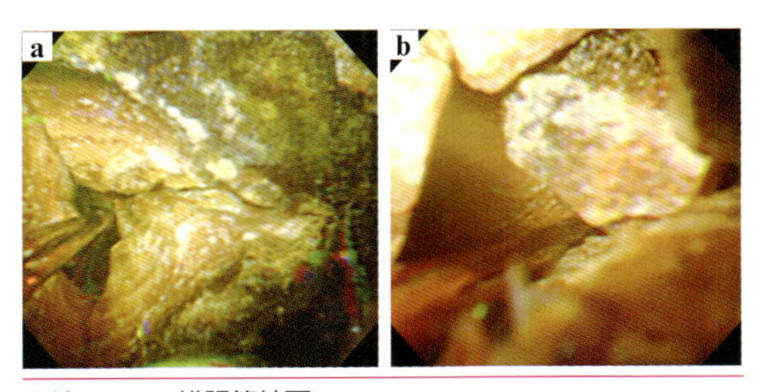

口絵 No.31　総胆管結石
a：EHL で砕石中．**b**：砕石後．
（p.240）

口絵カラー

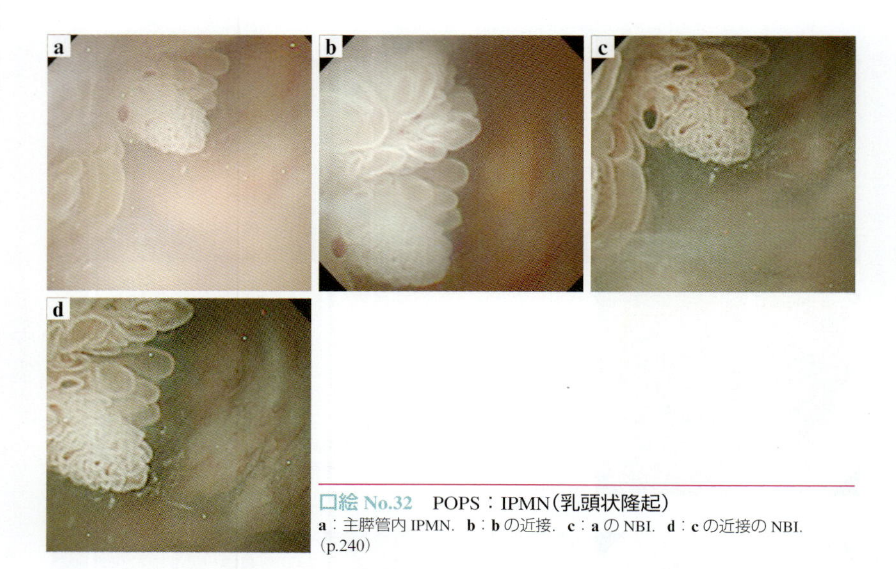

口絵 No.32　POPS：IPMN（乳頭状隆起）
a：主膵管内 IPMN. **b**：**b** の近接. **c**：**a** の NBI. **d**：**c** の近接の NBI.
（p.240）

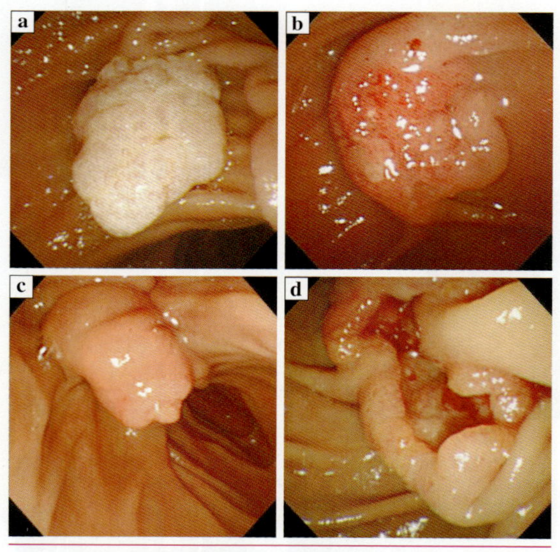

口絵 No.33　乳頭部腫瘍の内視鏡診断
a：乳頭部腺腫. **b**：乳頭部癌（露出腫瘤型）.
c：乳頭部癌（非露出腫瘤型）. **d**：潰瘍型.
（p.592）

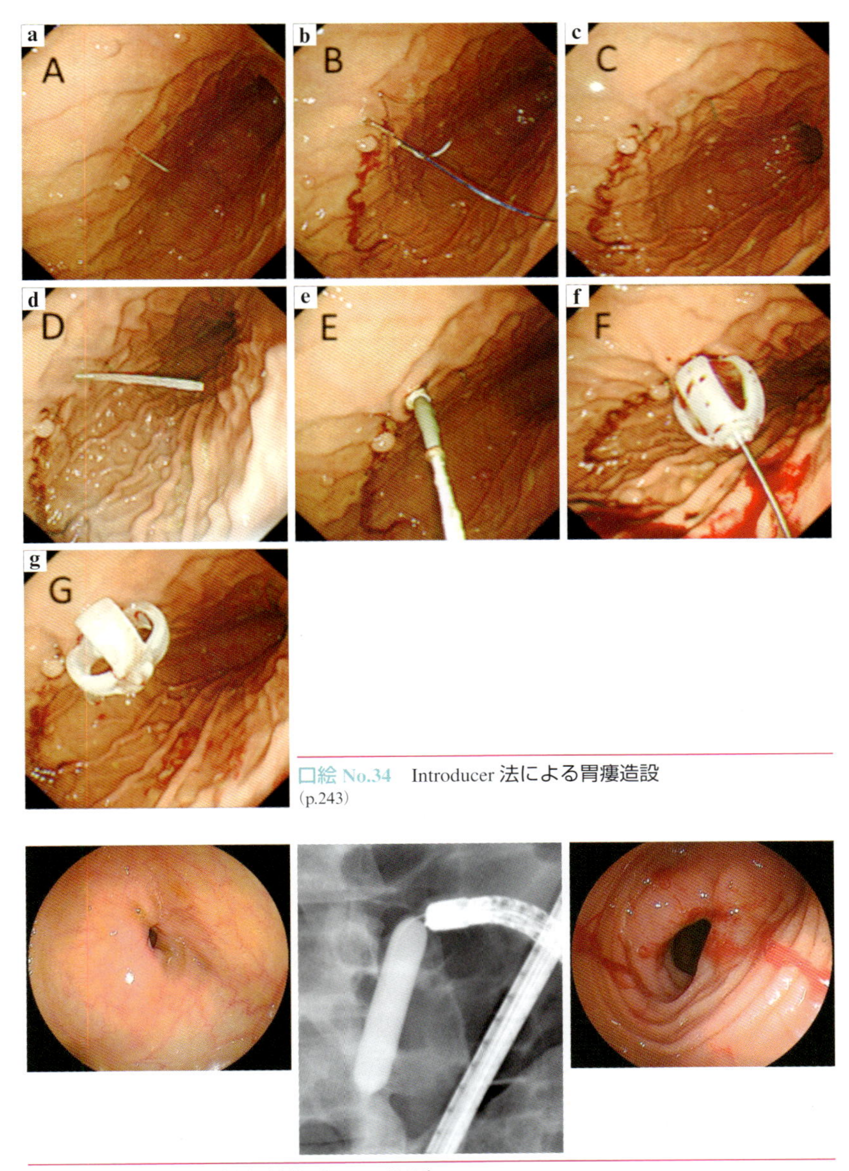

口絵 No.34　Introducer 法による胃瘻造設
（p.243）

口絵 No.35　Crohn 病（内視鏡的バルーン拡張）
（p.245）

口絵カラー

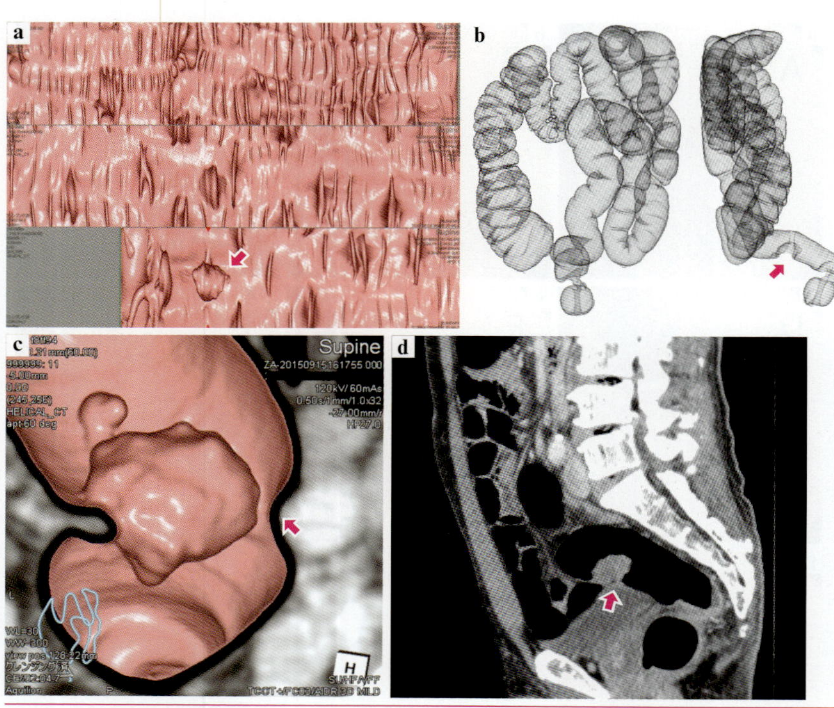

口絵 No.36　CT コロノグラフィ

CTC の画像は，**a**：virtual gross pathology（VGP，展開像），**b**：air image 像（AI，仮想注腸像），**c**：virtual endoscopy 像（VE，仮想内視鏡像），**d**：multiplanar reconstruction 像（MPR，多断面再構成像）の 4 画像が主体となる．それぞれの画像における矢頭は，同一の直腸進行癌を示している．
（p.264）

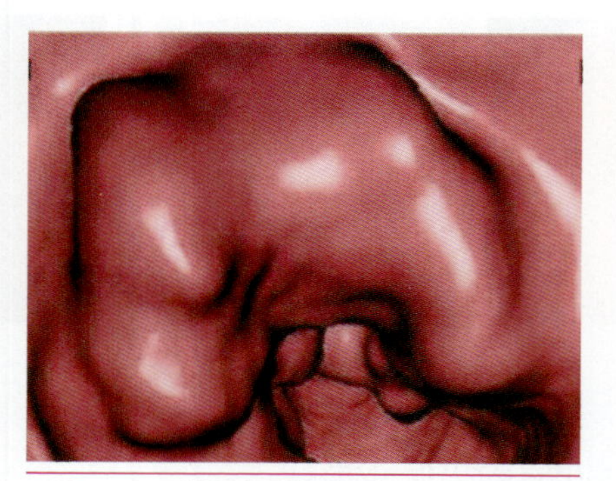

口絵 No.37　進行大腸癌の CT colonography 像
（p.274）

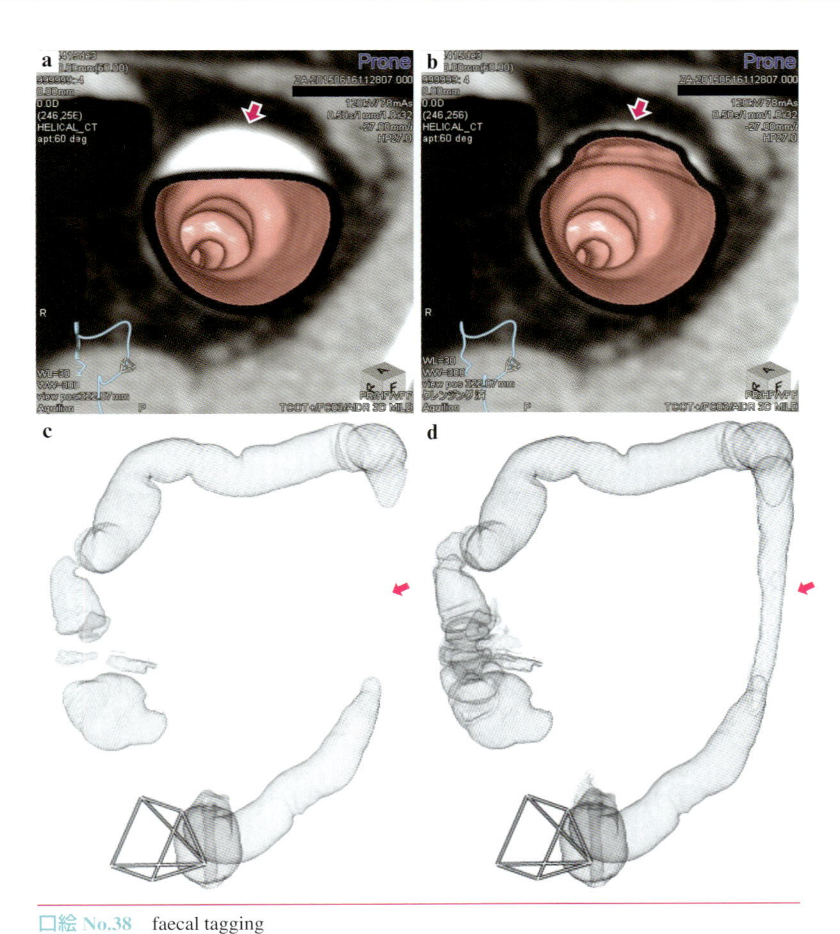

口絵 No.38　faecal tagging

faecal tagging を行うと残渣・残液の CT 値が上昇し，腸管内で明瞭に区別できる．さらに，electronic cleansing を行えば，tagging（標識付け）された残渣・残液はデジタル処理により消去することが可能である．VE 像（**a**）において白い液体として描出されていた水様残渣は，AI 像（**c**）では画像を欠損させる．electronic cleansing で処理することにより，VE 像（**b**）では粘膜面が露出し，AI 像（**d**）では欠損がなくなり下行結腸が描出される．（p.265）

口絵 No.39　食道ヘルニアの分類（幕内分類）

Grade A：
明らかな食道裂孔ヘルニア
（3 cm 以上の胃粘膜に被われた嚢状の部分が認められる場合）

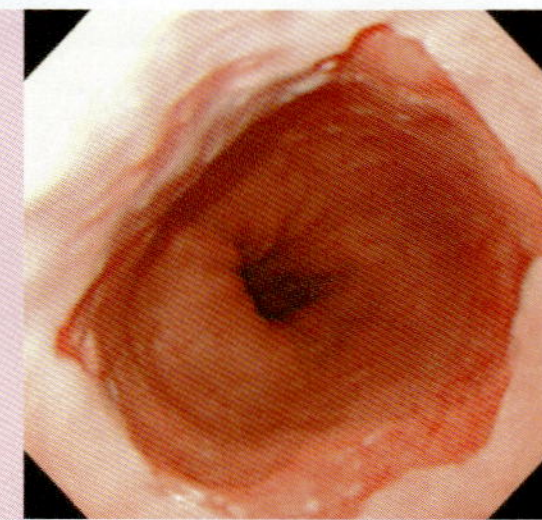

Grade B：
軽度ヘルニア
（全周性に胃粘膜を認めるも 3 cm 以下の場合）

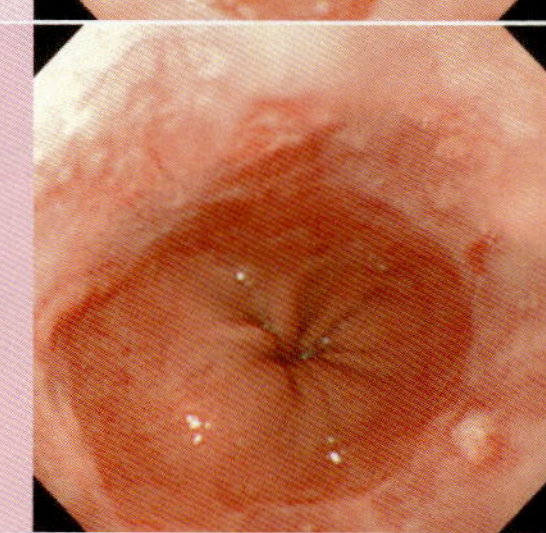

Grade C：
軽度ヘルニア
（胃粘膜を一部に認める場合）

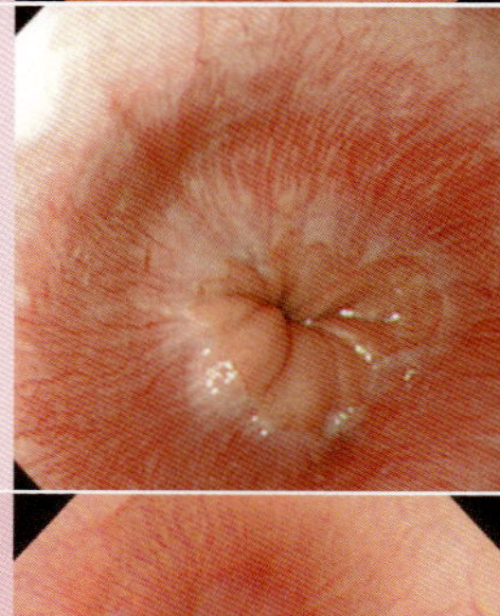

Grade O：
正常
（食道裂孔により内腔が狭小となっている部位より上方に胃粘膜が認められない場合）

（p.308）

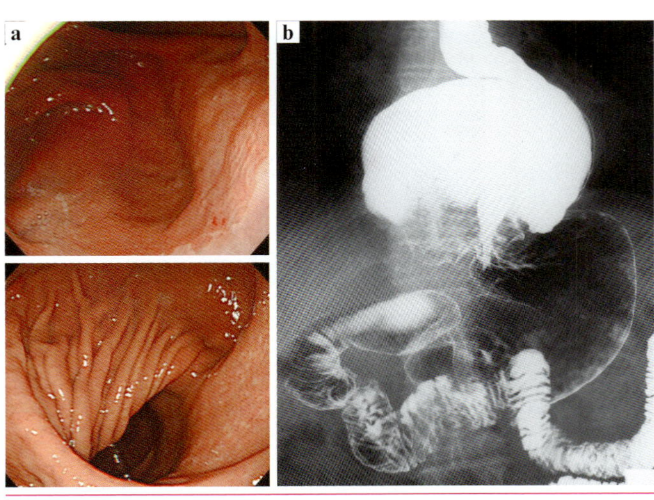

口絵 No.40　X 線検査と内視鏡検査
（p.426）

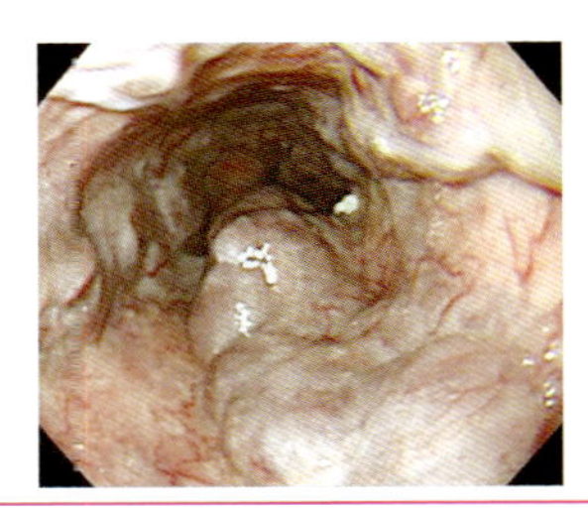

口絵 No.41　食道静脈瘤の上部消化管内視鏡像
下部食道に緊満した連珠状の静脈瘤を認める（F3RC2）.
（p.311）

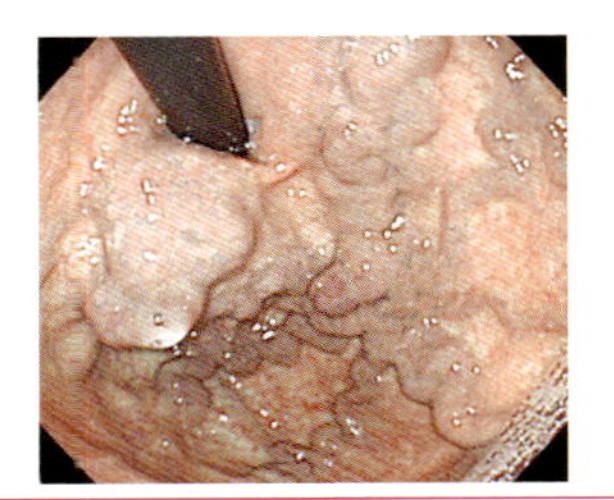

口絵 No.42　胃静脈瘤（Lg-f）の上部消化管内視鏡像
胃噴門部後壁から穹窿部に結節状および連珠状に拡張した静脈瘤を認める.
（p.311）

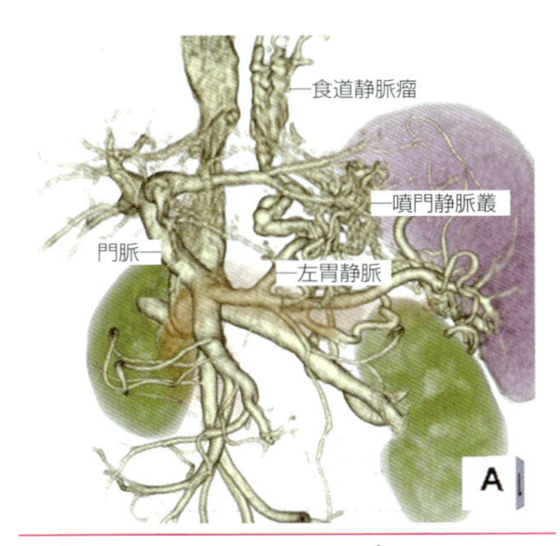

口絵 No.43　3D-CT angiography（volume rendering 法）
門脈，食道静脈瘤とその供血路が描出されている.
（p.312）

口絵カラー

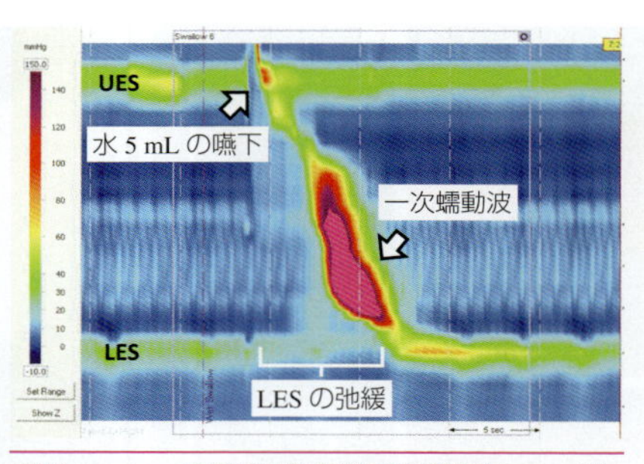

口絵 No.44　高解像度食道内圧測定（HRM）による正常食道運動

青色は圧が低く黄色から赤色になるほど圧が高い．横軸は時間．UES（upper esophageal sphincter）は上部食道括約部，LES（lower esophageal sphincter）は下部食道括約部．UES と LES の間が食道体部であり，赤く表示された斜めの高圧帯が一次蠕動波．嚥下と共に LES は水色に表示され，これは LES が弛緩していることを示す．
（p.316）

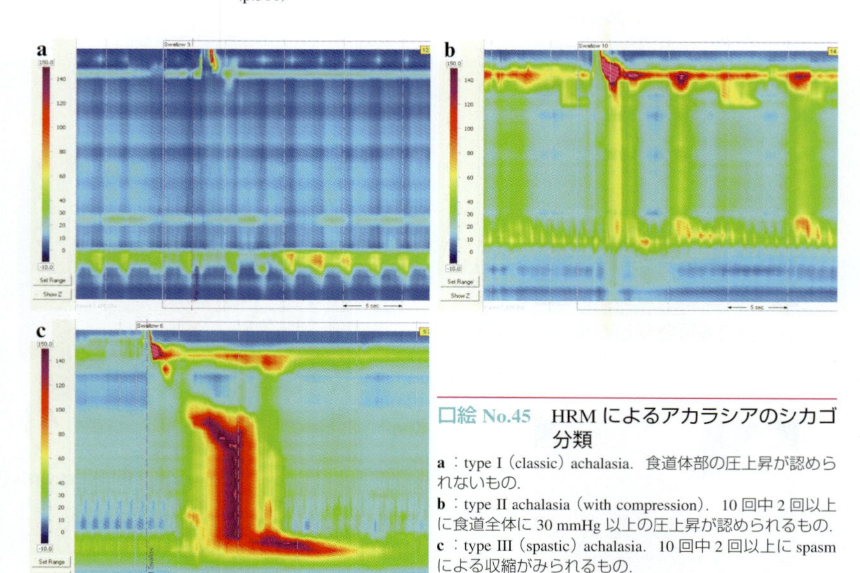

口絵 No.45　HRM によるアカラシアのシカゴ分類

a：type I（classic）achalasia．食道体部の圧上昇が認められないもの．
b：type II achalasia（with compression）．10 回中 2 回以上に食道全体に 30 mmHg 以上の圧上昇が認められるもの．
c：type III（spastic）achalasia．10 回中 2 回以上に spasm による収縮がみられるもの．
（p.317）

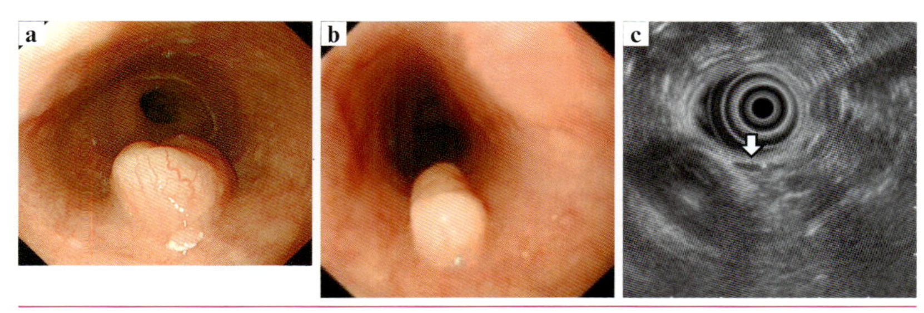

口絵 No.46　平滑筋腫
正常粘膜に覆われた腫瘍である（**a**，**b**）．EUS では低エコーの腫瘤として描出される（**c**，矢印）．
（p.320）

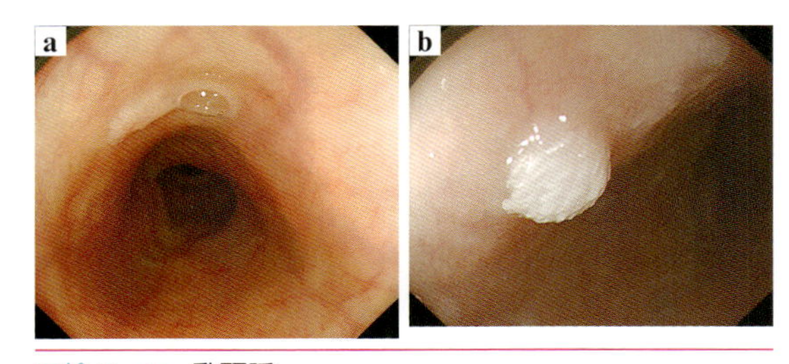

口絵 No.47　乳頭腫
a：丸く平滑な exophytic type．**b**：火炎状，イソギンチャク状の spiked type．
（p.320）

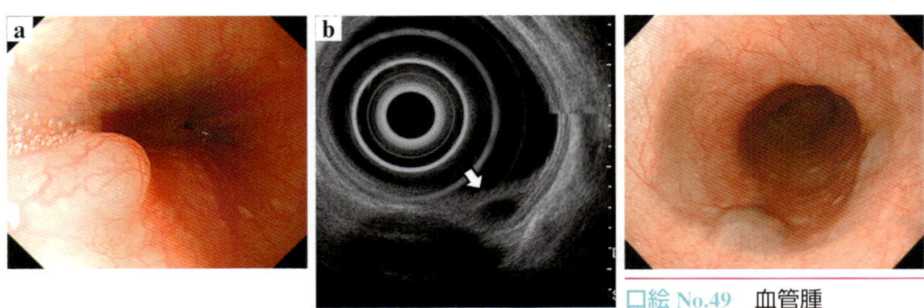

口絵 No.48　嚢　胞
透明感のある粘膜下腫瘍である（**a**）．EUS で嚢胞がみられる（**b**，矢印）．
（p.320）

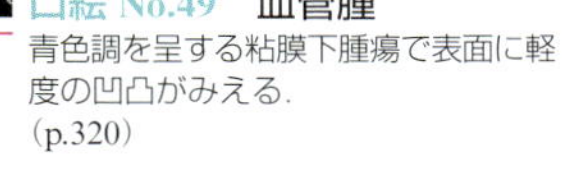

口絵 No.49　血管腫
青色調を呈する粘膜下腫瘍で表面に軽度の凹凸がみえる．
（p.320）

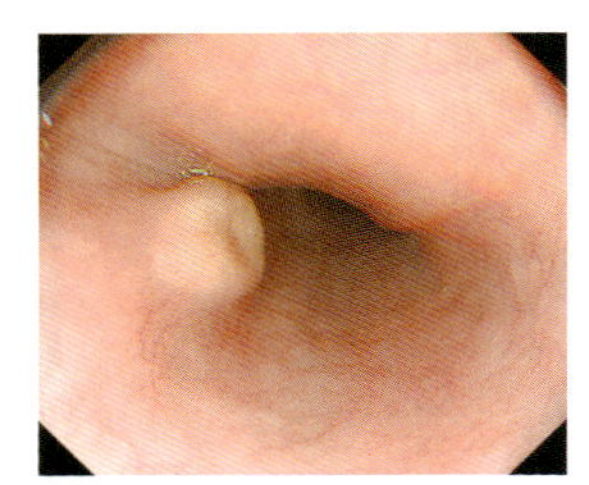

口絵 No.50　顆粒細胞腫
立ち上がりの比較的はっきりとした黄白色隆起で，臼歯状にみえる．
（p.321）

口絵カラー

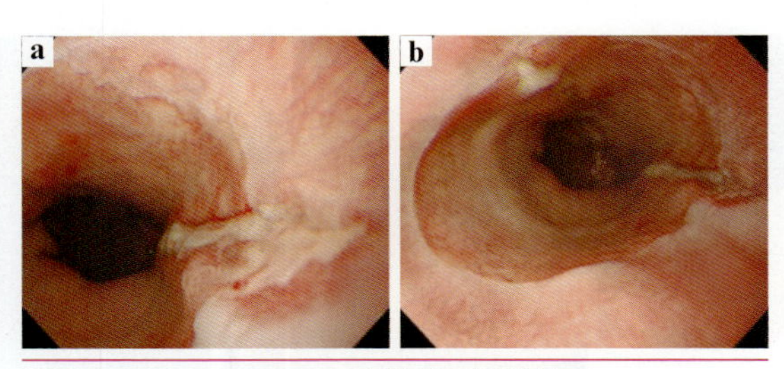

口絵 No.51　Mallory-Weiss 症候群の内視鏡像
a, **b**：食道胃接合部直下に縦走のびらんを認める．
（p.343）

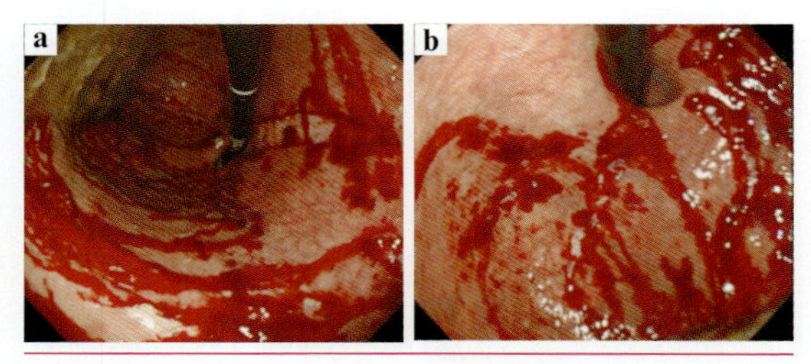

口絵 No.52　Mallory-Weiss tear の内視鏡像
a：胃体部小弯に裂創を認める．**b**：胃底部に裂創を認める．
（p.344）

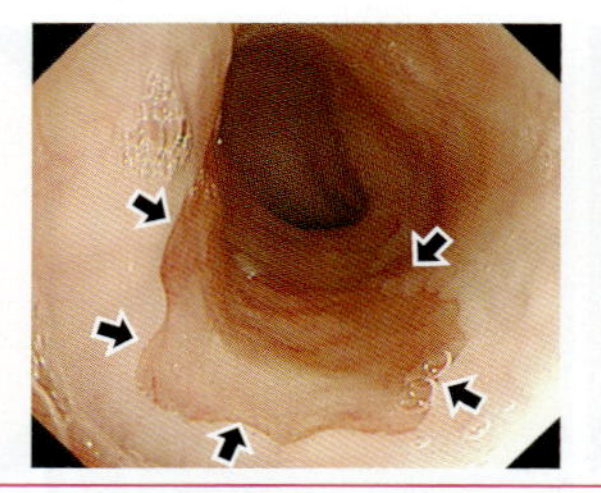

口絵 No.53　Barrett 食道
（p.304）

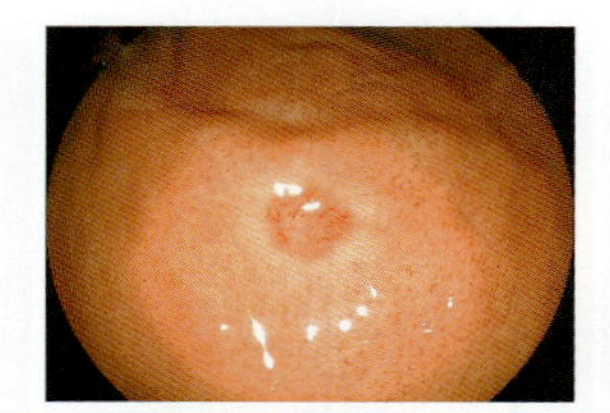

口絵 No.54　胃の angiectasia
周囲の退色域が明瞭な，特徴的な日の丸紅斑が認められる．
（p.350）

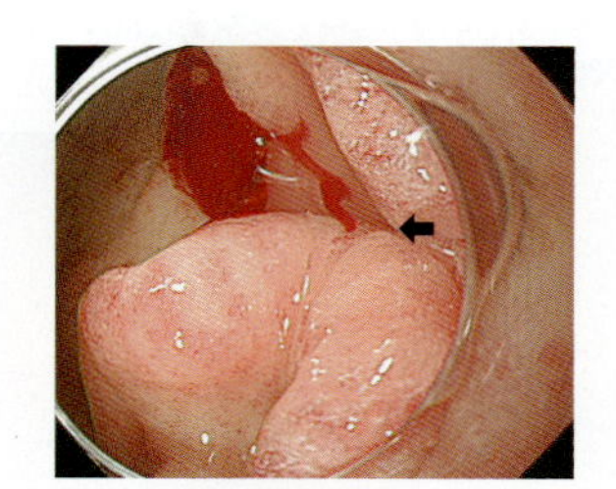

口絵 No.55　胃の Dieulafoy 潰瘍
潰瘍底の白苔がなく，血管断端すら明瞭でないが，拍動性出血している．この後，クリップにて止血した．
（p.350）

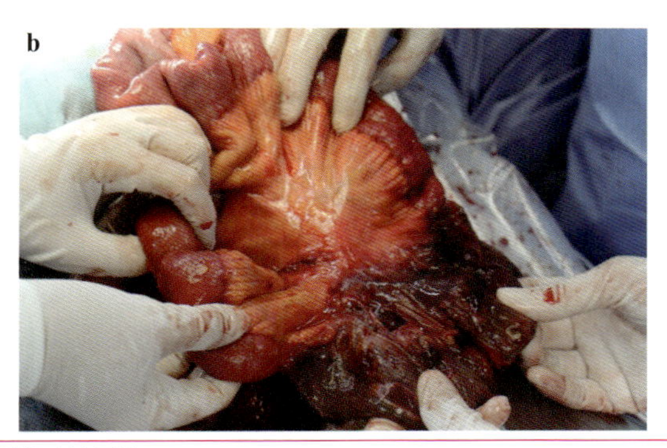

口絵 No.56　造影超音波画像

b：同一症例の術中写真．腸管は変色し，完全に壊死に陥っており，余儀なく腸切除が行われた．
〔眞部紀明，他：超音波 TECHNO 2014；26：86.〕
（p.365）

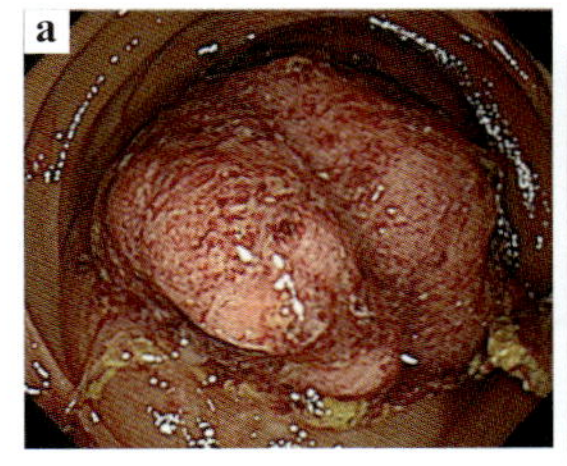

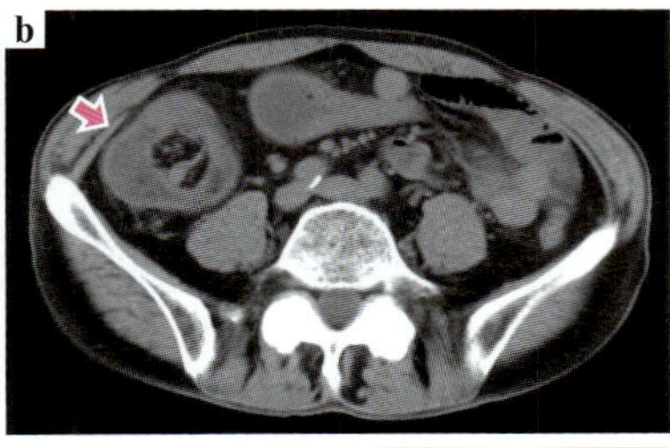

口絵 No.57　腸重積症例の大腸内視鏡画像と腹部・骨盤 CT 画像

a：大腸内視鏡画像．重積の原因疾患として大腸癌が検出された．
b：腹部・骨盤 CT 画像．短軸像で重積した腸管が target 状の層構造として捉えられる．
（p.366）

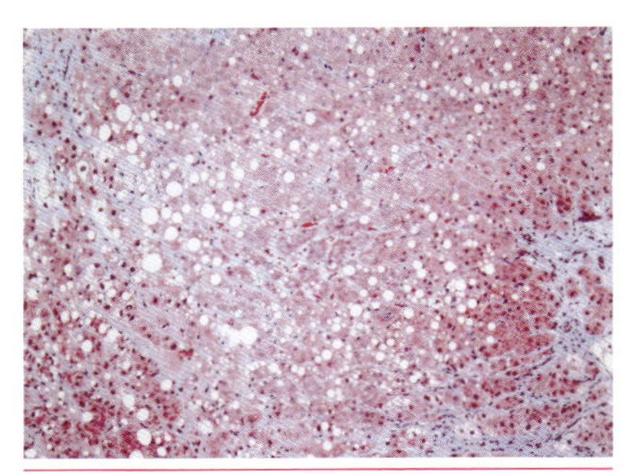

口絵 No.58　アルコール性肝障害患者の肝組織所見

肝細胞の脂肪化，細胞周囲性線維化（pericellular fibrosis）を認める．アザン染色．
（p.454）

口絵カラー

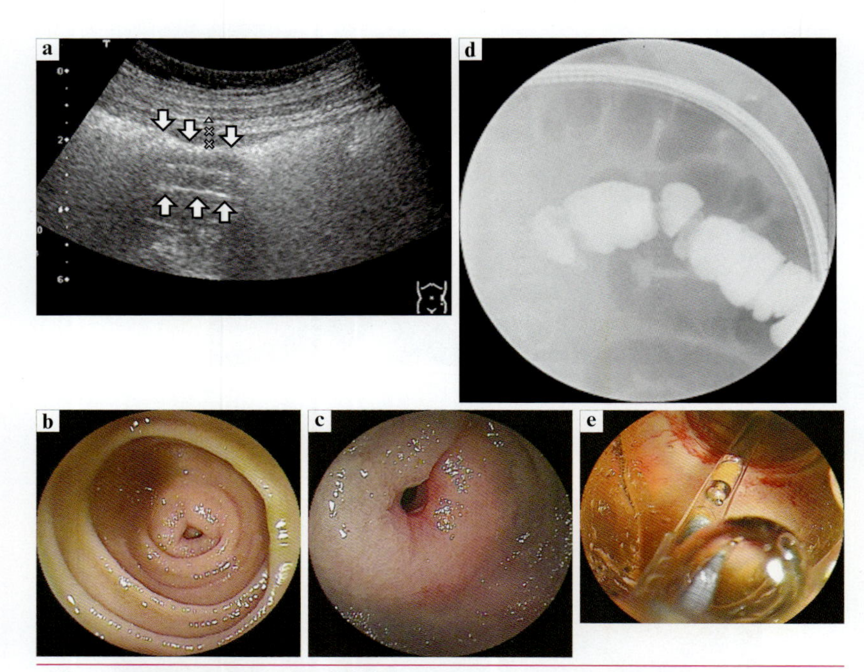

口絵 No.59　NSAIDs 起因性小腸模様狭窄の 1 例

80 歳代の男性．脊柱管狭窄症にて整形外科よりジクロフェナクを 2 年間内服中．腹痛・腹部膨満感を認めたため精査目的で紹介受診となった．

a：体外式腹部超音波検査で回腸に限局性の壁肥厚を認める．
b：ダブルバルーン内視鏡所見(遠景像)．
c：ダブルバルーン内視鏡所見(近接像)．狭窄を認め，スコープの通過は困難であった．
d：ダブルバルーン内視鏡下造影検査(ガストログラフィン® 造影)．
e：ダブルバルーン内視鏡下バルーン拡張術．本症例はジクロフェナクを中止後，複数回のバルーン拡張術にて保存的に軽快した．

(p.388)

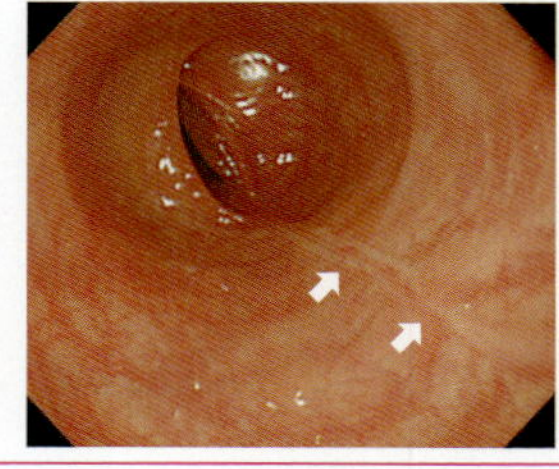

口絵 No.60　collagenous colitis の mucosal tear(瘢痕)

(p.390)

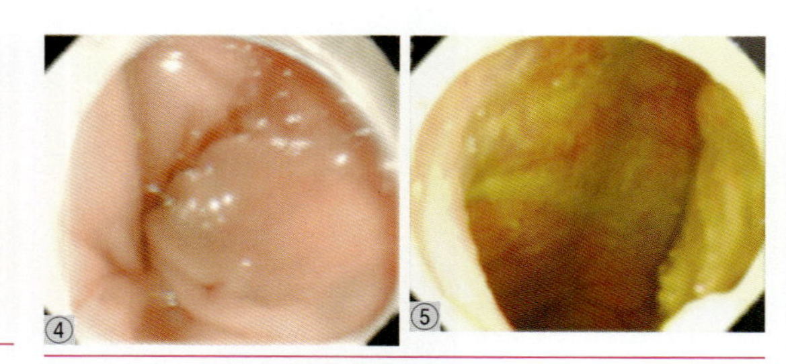

口絵 No.61　各疾患の典型画像

a：巨大結腸症．**b**：S 状結腸軸捻転症．

(p.407)

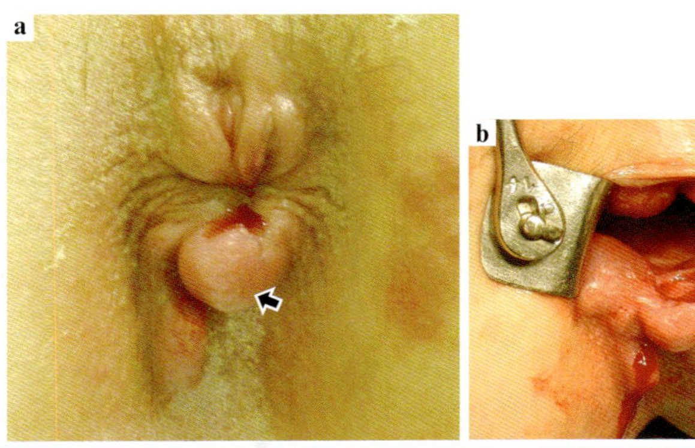

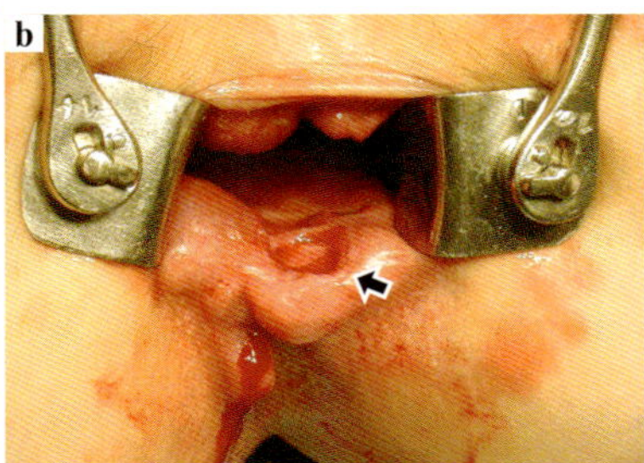

口絵 No.62　慢性裂肛

a：見張りイボ(sentinel tag)．**b**：慢性裂肛潰瘍．
(p.422)

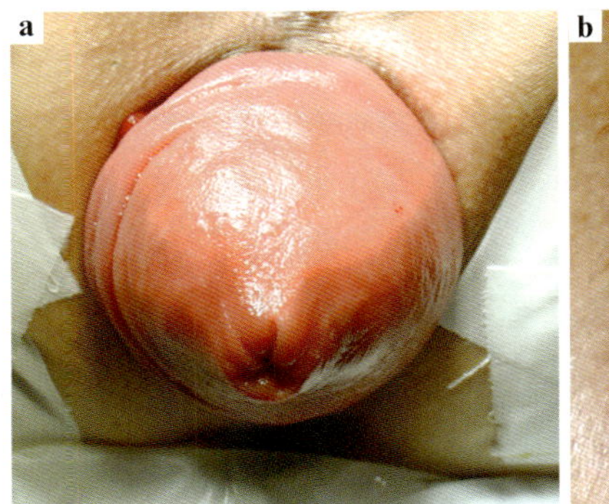

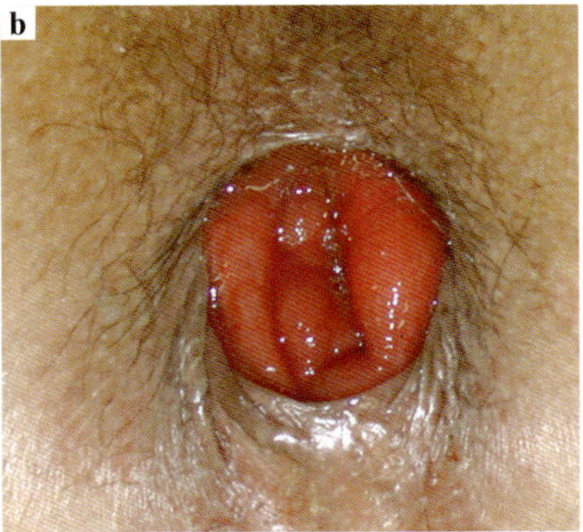

口絵 No.63　完全直腸脱と直腸粘膜脱(不完全直腸脱)

a：(完全)直腸脱は，脱出した直腸粘膜に同心円状の輪状の溝を認めるのが特徴で，脱出長も 2 cm 以上(多くは 5 cm 以上)と長いものがほとんどである．

b：直腸粘膜脱(不完全直腸脱)は，粘膜の溝が放射状に走るのが特徴で，脱出長も 2 cm 以下がほとんどである．
(p.424)

口絵カラー

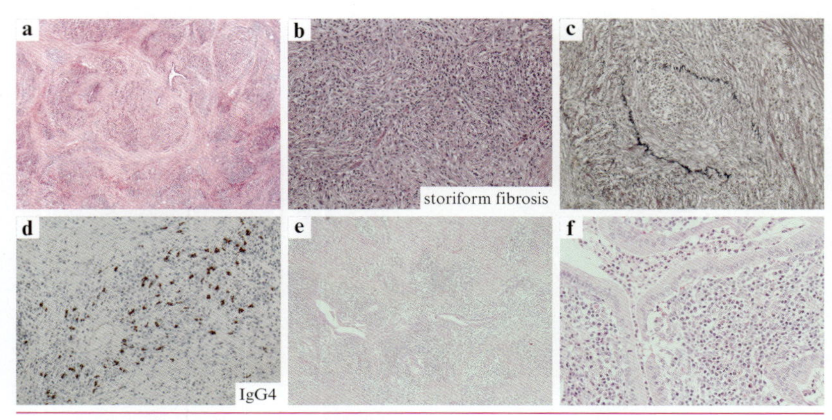

口絵 No.64　1 型 AIP と 2 型 AIP の病理組織像

a：1 型 AIP．小葉間膵管周囲の炎症細胞浸潤（リンパ球，形質細胞）と線維化．**b**：1 型 AIP．花筵状線維化（storiform fibrosis）．**c**：1 型 AIP．閉塞性静脈炎．**d**：1 型 AIP．IgG4 陽性形質細胞の浸潤（＞10 個 / 強視野）．**e**：2 型 AIP．小葉間膵管周囲の炎症細胞浸潤（好中球）．**f**：2 型 AIP．好中球浸潤と膵管上皮破壊像．

（p.532）

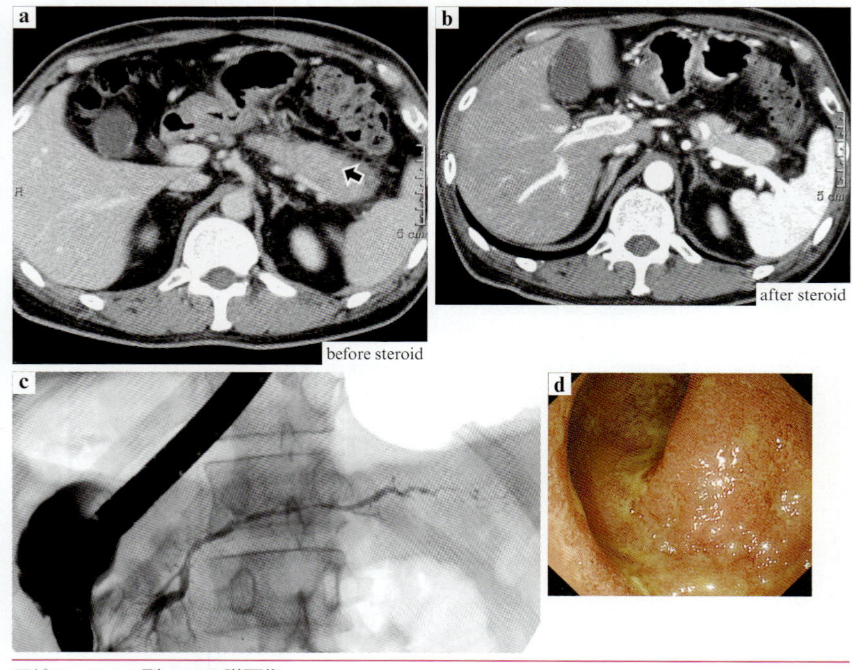

口絵 No.65　2 型 AIP の膵画像

a：膵 CT（ステロイド使用前）．びまん性膵腫大，門脈相における膵造影効果，被膜様所見．**b**：膵 CT（ステロイド使用後）．膵腫大の改善を認める．**c**：膵管造影．主膵管の狭細像を認める．**d**：下部消化管内視鏡所見．潰瘍性大腸炎を認める．

〔Okazaki K, et al.：Clin Rev Allergy Immunol 2011；41：126-138.〕

（p.534）

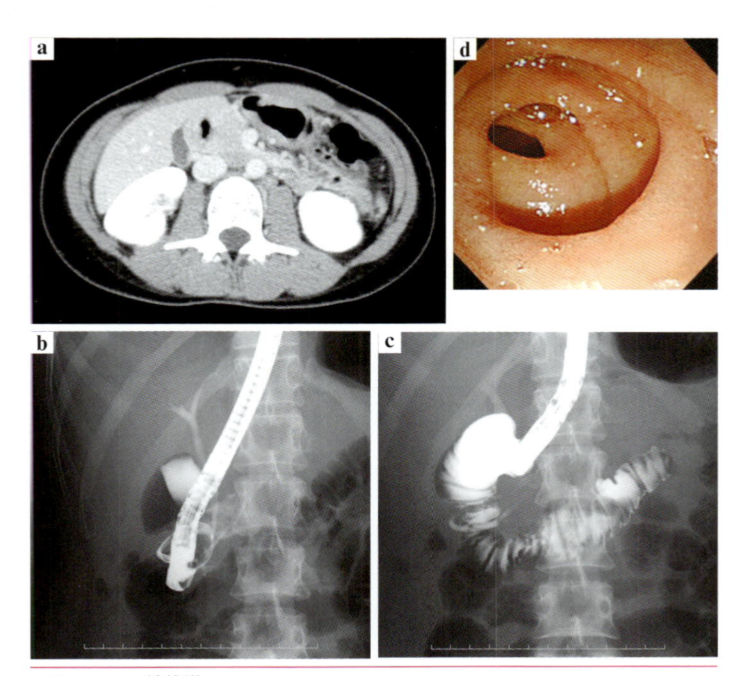

口絵 No.66　輪状膵

a：十二指腸を輪状に膵が取り囲んでいる.
b：スコープを輪状膵管が取り囲んでいる.
c：十二指腸のガストログラフィン® 造影．輪状膵による十二指腸狭窄が観察される.
d：十二指腸狭窄部が観察される.
(p.545)

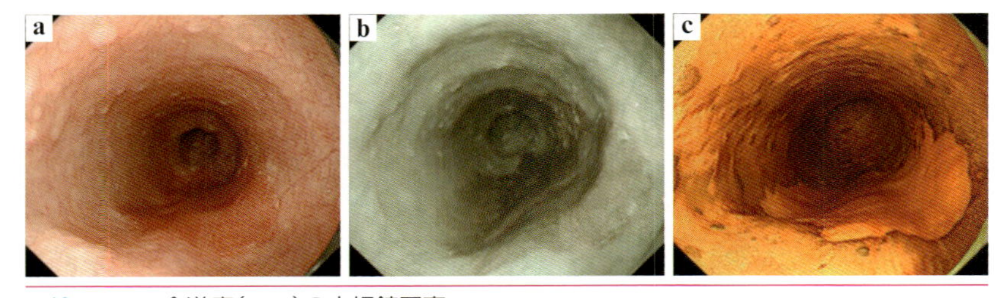

口絵 No.67　食道癌(0-IIc)の内視鏡写真

a：白色光観察像．3～7 時方向に表面陥凹型病変(0-IIc)を認める.
b：NBI 観察．同部位は brownish area として描出される.
c：ヨード染色像．同部位に不染帯が認められる.
(p.549)

口絵カラー

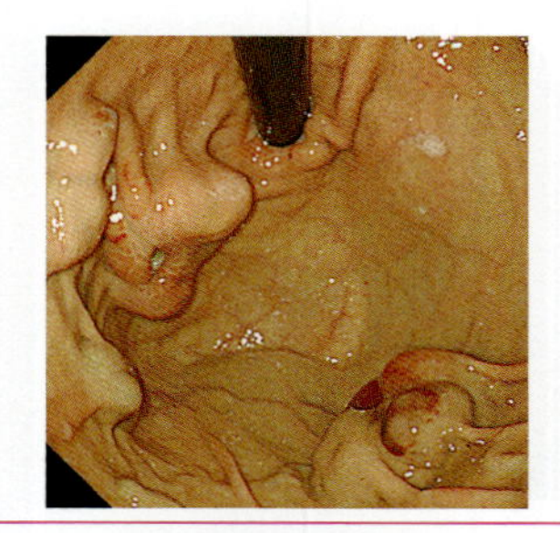

口絵 No.68　悪性黒色腫の胃転移
(p.558)

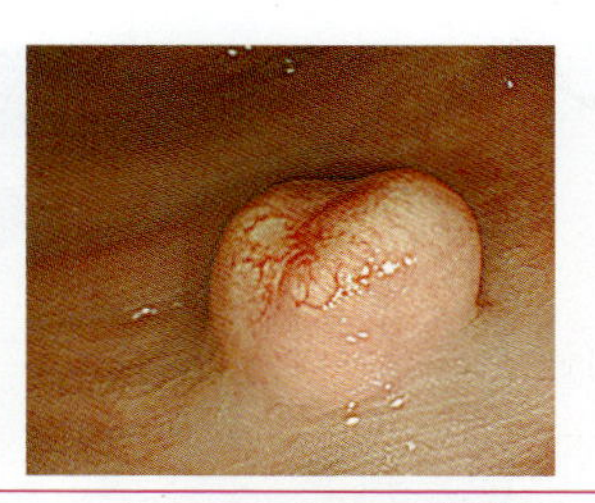

口絵 No.69　カルチノイドの内視鏡像
黄白色の粘膜下腫瘍で中心陥凹を認める.
(p.568)

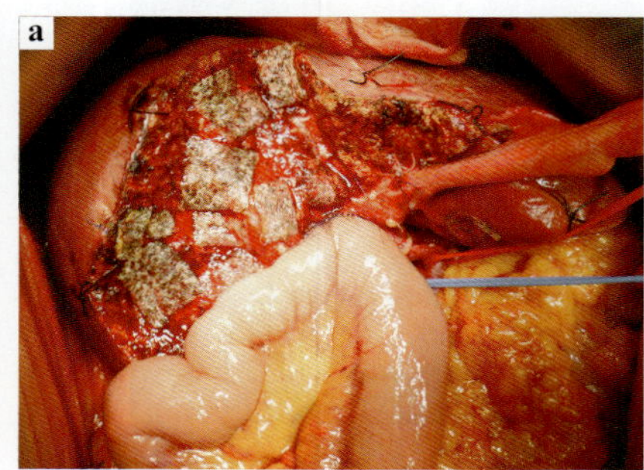

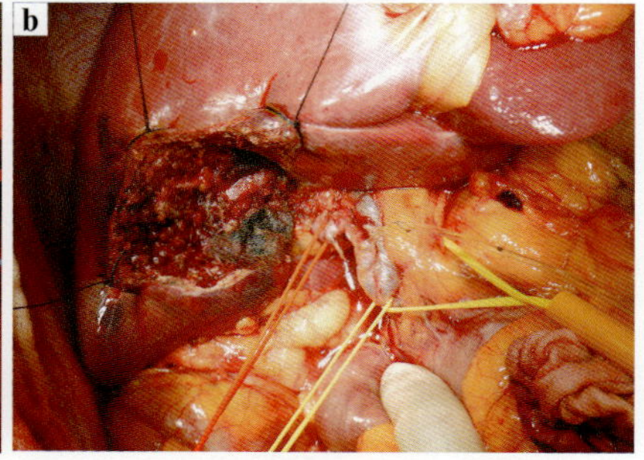

口絵 No.70　胆嚢癌に対する手術
a：S4a＋S5 切除．**b**：肝床切除.
(p.586)

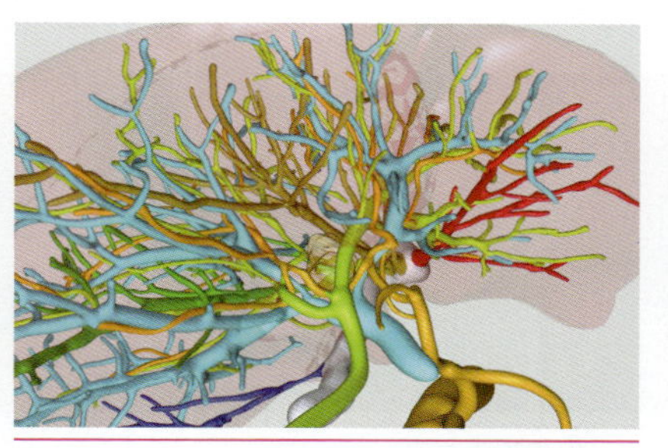

口絵 No.71　MDCT を用いた 3D 構築画像
(p.588)

シリーズ総監修の序

「研修ノート」は，かつての「研修医ノート」シリーズを全面的に刷新し，新シリーズとして刊行するものである．

旧シリーズ「研修医ノート」は内科研修医のためのテキストとして1993年に出版された．その後，循環器，産婦人科，小児科，呼吸器，消化器，皮膚科など，診療科別に「研修医ノート」が相次いで刊行された．いずれも一般のマニュアルとは異なり，「基礎的な手技」だけではなく「医師としての心得」や「患者とのコミュニケーション」などの基本，あるいは「書類の書き方」，「保険制度」など，重要ながら平素は学ぶ機会の少ない事項を取り上げ，卒後間もない若手医師のための指導書として好評を博してきた．

しかしながら，時代の変化により研修医に要求される内容は大きく変化した．地域医療の確保が社会問題化するなかで，研修教育の充実はますます重要となった．さらに医療への信頼回復や医療安全のためには，患者やスタッフとのコミュニケーションの改善も必須である．

このような状況に鑑み，「研修医ノート」シリーズのあり方を再検討し，「研修ノート」の名のもとに，新シリーズとして刊行することとした．読者対象は後期研修医とし，専門分野の決定後に直面するさまざまな問題に対する考え方と対応を示すことにより，医師として歩んでいくうえでの“道標”となることを目的としている

本シリーズでは，全人的教育に必要な「医の基本」を記述すること，最新の知見を十分に反映し，若い読者向けに視覚的情報を増やしながらも分量はコンパクトとすることに留意した．編集・執筆に当たっては，後期研修医の実態に即して，必要かつ不可欠な内容を盛り込んでいただくようお願いした．“全国の若手医師の必読書”として，本シリーズが，長く読み継がれることを願っている．

終わりにご執筆頂いた諸先生に心より感謝を申し上げます．

2016年3月吉日

自治医科大学学長
永井良三

編集の序

消化器内科は７つの臓器を網羅する非常に広汎な臨床領域である．専門医制度の変化などがどう進むとしても，その重要性が増すことはあっても減ることはない．しかし，臨床研修の期間，医師は多忙であり勉強する時間が少ないといったジレンマを抱えている．本書は消化器内科で研修するレジデント向けに，限られた時間に必要最低限のエッセンスを提供することを目的として，今回編集改訂を行った．このたびの執筆者も国内第一線のエキスパートで，臨床現場に即した活きた解説になっている．

目の前の患者を見て，重厚な教科書を紐解くのも一つの選択であるが，最低限本書を読むことで「病気を理解して」消化器内科の研修を行うことができると考える．多忙の研修医にとって，わずかな時間で日々出合う疾患をマスターするには最適といえよう．本書はさらに医師の心構えや将来展望，患者とのトラブルシューティングに至るまで網羅している．経験のない病気を受け持った際に本書を開けば，極めて短時間に疾患の把握ができるようになっている．

必ずや日々の消化器内科研修でおおいに役立つことと確信しているのでぜひ活用いただきたい．

2016年3月吉日

編集者を代表して
横浜市立大学肝胆膵消化器病学教授
中島　淳

Contents 消化器科研修ノート 改訂第２版

第１章 消化器研修でのアドバイス

第2章　診療の進め方

第3章　症候からのアプローチ（救急を含む）

第4章　研修で学ぶべき知識と技術

A 検査・治療手技

B 内視鏡検査

C その他の画像検査

D 栄養・輸液

第5章　消化管疾患の診療

A 上部消化管

第6章　肝胆膵疾患の診療

A 肝　臓

B 胆道・膵臓

第7章　悪性疾患の診療（がん・その他の悪性腫瘍）

第8章　知っておくべき知識と制度

第9章 医療文書の書き方

◆ Column

執筆者一覧

[シリーズ総監修者]

永井良三　自治医科大学学長

[責任編集者]

中島　淳　横浜市立大学肝胆膵消化器病学教授

[編集者]

五十嵐良典　東邦大学医療センター大森病院消化器内科教授

榎本信幸　山梨大学医学部第一内科教授

穂苅量太　防衛医科大学校内科学(消化器)教授

[執筆者](執筆順, 肩書略)

一瀬雅夫　和歌山県立医科大学第二内科

榎本信幸　山梨大学医学部第一内科

稲森正彦　横浜市立大学附属病院臨床研修センター

穂苅量太　防衛医科大学校内科学(消化器)

満田年宏　横浜市立大学附属病院感染制御部

廣谷あかね　横浜労災病院消化器内科

加藤真吾　横浜市立大学肝胆膵消化器病学

村田依子　茅ヶ崎市立病院消化器内科

米田政志　愛知医科大学肝胆膵内科

久松理一　杏林大学医学部第三内科学

長沖祐子　広島大学病院消化器・代謝内科

茶山一彰　広島大学大学院医歯薬保健学研究院応用生命科学部門消化器・代謝内科学

綾木麻紀　香川大学医学部消化器神経内科

正木　勉　香川大学医学部消化器神経内科

森川賢一　北海道大学医学部消化器内科学分野

坂本直哉　北海道大学医学部消化器内科学分野

岡田倫明　佐賀大学医学部附属病院肝臓・糖尿病・内分泌内科

江口有一郎　佐賀大学医学部肝疾患医療支援学

中谷速男　NTT 東日本関東病院医療安全管理室

岩永明峰　栄聖仁会病院

日暮琢磨　横浜市立大学肝胆膵消化器病学

瓜田純久　東邦大学総合診療・救急医学講座

渡辺利泰　東邦大学総合診療・救急医学講座

岡本　晋　杏林大学医学部総合医療学教室

矢島知治　杏林大学医学部医学教育学

飯田　洋　横浜市立大学医学部医学教育学

木下和久　鹿児島大学病院心身医療科

乾　明夫　鹿児島大学病院心身医療科

華井竜徳　岐阜大学消化器内科

清水雅仁　岐阜大学消化器内科

星野慎太朗　日本医科大学消化器内科学

岩切勝彦　日本医科大学消化器内科学

勝又　諒　川崎医科大学消化管内科

塩谷昭子　川崎医科大学消化管内科

加藤真吾　埼玉医科大学総合医療センター消化器・肝臓内科

早坂健司　新東京病院消化器内科

中島　淳　横浜市立大学肝胆膵消化器病学

千葉俊美　岩手医科大学関連医学

東納重隆　帝京大学ちば総合医療センター消化器内科・光学診療部

末包剛久　大阪市立総合医療センター消化器内科

渡辺憲治　大阪市立総合医療センター消化器内科

平下有香　大分大学医学部消化器内科

村上和成　大分大学医学部消化器内科

遠藤宏樹　横浜市立大学肝胆膵消化器病学

大久保秀則　横浜市立大学肝胆膵消化器病学

高村昌昭　新潟大学大学院医歯学総合研究科消化器内科学分野

寺井崇二　新潟大学大学院医歯学総合研究科消化器内科学分野

古賀風太　佐賀大学医学部附属病院肝臓・糖尿病・内分泌内科

浪崎　正　奈良県立医科大学内科学第三講座（消化器・内分泌代謝内科）

吉治仁志　奈良県立医科大学内科学第三講座（消化器・内分泌代謝内科）

滝川康裕　岩手医科大学消化器内科肝臓分野

西川太一朗　京都府立医科大学消化器内科

伊藤義人　京都府立医科大学消化器内科

山際　訓　新潟大学大学院医歯学総合研究科消化器内科学分野

田中靖人　名古屋市立大学大学院医学研究科病態医科学

岩﨑　将　東邦大学医療センター大森病院消化器内科

五十嵐良典　東邦大学医療センター大森病院消化器内科

菊池由宣　東邦大学医療センター大森病院消化器内科

松永久幸　古庄胃腸科・内科医院

古庄精一　古庄胃腸科・内科医院

森　英毅　慶應義塾大学医学部内科学（消化器）

鈴木秀和　慶應義塾大学医学部医学教育統轄センター

栗原浩幸　所沢肛門病院

金井忠男　所沢肛門病院

細江直樹　慶應義塾大学医学部内視鏡センター

村上匡人　村上記念病院内科

國分茂博　新百合ヶ丘総合病院肝疾患低侵襲治療センター / 内視鏡センター

飯島英樹　大阪大学大学院医学系研究科消化器内科学

酒井英嗣　NTT 東日本関東病院消化器内科

阿部雅則　愛媛大学大学院消化器・内分泌・代謝内科学

日浅陽一　愛媛大学大学院消化器・内分泌・代謝内科学

打田佐和子　大阪市立大学大学院医学研究科肝胆膵病態内科学

河田則文　大阪市立大学大学院医学研究科肝胆膵病態内科学

久永拓郎　山口大学大学院医学系研究科消化器内科学

坂井田　功　山口大学大学院医学系研究科消化器内科学

権　勉成　東邦大学医療センター大橋病院消化器内科

前谷　容　東邦大学医療センター大橋病院消化器内科

建石良介　東京大学大学院医学系研究科消化器内科学

鳥村拓司　久留米大学医学部内科学講座消化器内科部門

岩本英希　久留米大学医学部内科学講座消化器内科部門

吉岡奈穂子　川崎医科大学肝胆膵内科

日野啓輔　川崎医科大学肝胆膵内科

井上和明　昭和大学藤が丘病院消化器内科

宮明寿光　長崎大学病院消化器内科

中尾一彦　長崎大学病院消化器内科

今枝博之　埼玉医科大学総合診療内科

水上　健　NHO 久里浜医療センター
大塚和朗　東京医科歯科大学医学部附属病院光学医療診療部
安田一朗　帝京大学医学部附属溝口病院消化器内科
土井晋平　帝京大学医学部附属溝口病院消化器内科
今城眞臣　国立がん研究センター東病院
池松弘朗　国立がん研究センター東病院
田中麗奈　東京医科大学消化器内科
糸井隆夫　東京医科大学消化器内科
井上拓也　大阪医科大学第二内科
樋口和秀　大阪医科大学第二内科
水島　健　北海道大学病院光学医療診療部
加藤元嗣　北海道大学病院光学医療診療部
石井成明　新百合ヶ丘総合病院消化器内科 / 肝臓内科
山本果奈　東京女子医科大学消化器病センター消化器内科
大塚隆文　東邦大学医療センター大森病院消化器内科
利野　靖　横浜市立大学外科治療学
良沢昭銘　埼玉医科大学国際医療センター消化器内科
岸本有為　東邦大学医療センター大森病院消化器内科
遠藤　豊　大船中央病院消化器・IBD センター
大久保正明　藤田保健衛生大学消化管内科
大宮直木　藤田保健衛生大学消化管内科
齋藤　格　東京大学医学部附属病院消化器内科
藤城光弘　東京大学医学部附属病院光学医療診療部
片岡陽佑　東京大学医学部附属病院消化器内科
藤井俊光　東京医科歯科大学消化器内科，潰瘍性大腸炎・クローン病先端治療センター
竹内　健　東邦大学医療センター佐倉病院内科学講座消化器内科学分野
西村貴士　兵庫医科大学超音波センター，内科・肝胆膵科
飯島尋子　兵庫医科大学超音波センター，内科・肝胆膵科
高田ひとみ　武蔵野赤十字病院消化器科
黒崎雅之　武蔵野赤十字病院消化器科
熊野正士　近畿大学医学部放射線医学教室放射線診断学部門
村上卓道　近畿大学医学部放射線医学教室放射線診断学部門
酒井裕司　酒井医院
露口利夫　千葉大学大学院消化器内科・腎臓内科学
桐越博之　横浜市立大学附属病院臨床検査部
細野邦広　横浜市立大学肝胆膵消化器病学
朝長元輔　佐賀大学医学部附属病院 NST・総合診療部
佐々木誠人　愛知医科大学消化管内科
河口貴昭　慶應義塾大学医学部消化器内科
春日井邦夫　愛知医科大学消化管内科
木下芳一　島根大学第二内科
石村典久　島根大学第二内科
河合　隆　東京医科大学病院内視鏡センター
中村真一　東京女子医科大学消化器病センター消化器内視鏡科
河村　修　群馬大学消化器・肝臓内科
永原章仁　順天堂大学静岡病院消化器内科
堀内和樹　防衛医科大学校内科学(消化器)

下山　克　弘前大学大学院医学研究科消化器血液内科
澤木　明　川崎医科大学臨床腫瘍学
東山正明　防衛医科大学校内科学（消化器）
瀬戸泰之　東京大学消化管外科
富田寿彦　兵庫医科大学内科学消化管科
三輪洋人　兵庫医科大学内科学消化管科
辰口篤志　日本医科大学消化器内科学
藤森俊二　日本医科大学千葉北総病院消化器内科
石川智士　福岡大学筑紫病院消化器内科
松井敏幸　福岡大学筑紫病院消化器内科
菅　智明　信州大学医学部附属病院内視鏡センター
大渕康弘　防衛医科大学校総合臨床部
眞部紀明　川崎医科大学附属病院内視鏡・超音波センター
福土　審　東北大学病院心療内科
好川謙一　防衛医科大学校内科学（消化器）
仲瀬裕志　札幌医科大学消化器内科学講座
小宮靖彦　横浜市立大学肝胆膵消化器病学
岡　志郎　広島大学病院内視鏡診療科
田中信治　広島大学病院内視鏡診療科
松橋信行　NTT 東日本関東病院消化器内科
松本主之　岩手医科大学消化器内科消化管分野
吉松亜希子　防衛医科大学校内科学（消化器）
藤澤信隆　横浜栄共済病院消化器内科
山田英司　済生会横浜市南部病院消化器内科
永田　務　久留米大学医学部消化器病センター
鶴田　修　久留米大学医学部消化器病センター
渡辺知佳子　防衛医科大学校内科学（消化器）
三浦総一郎　防衛医科大学校内科学（消化器）
味村俊樹　指扇病院排便機能センター
八橋　弘　国立病院機構長崎医療センター臨床研究センター肝臓内科
持田　智　埼玉医科大学消化器内科・肝臓内科
田中榮司　信州大学医学部内科学第二教室
竹原徹郎　大阪大学大学院医学系研究科消化器内科学
白木　亮　岐阜大学消化器内科
田中　篤　帝京大学内科
岩佐元雄　三重大学大学院消化器内科学
竹井謙之　三重大学大学院消化器内科学
五十嵐悠一　東京女子医科大学病院消化器内科
徳重克年　東京女子医科大学病院消化器内科
大平弘正　福島県立医科大学消化器・リウマチ膠原病内科
上野義之　山形大学医学部消化器内科
乾　あやの　済生会横浜市東部病院小児肝臓消化器科
藤澤知雄　済生会横浜市東部病院小児肝臓消化器科
原田　大　産業医科大学第３内科学
井戸章雄　鹿児島大学大学院消化器疾患・生活習慣病学
馬渡誠一　鹿児島大学大学院消化器疾患・生活習慣病学
松田秀岳　福井大学消化器内科
中本安成　福井大学消化器内科
赤星朋比古　九州大学大学院先端医療医学
橋爪　誠　九州大学大学院先端医療医学
菅野啓司　広島大学病院総合内科・総合診療科

田妻　進　広島大学病院総合内科・総合診療科
乾　和郎　藤田保健衛生大学坂文種報德會病院消化器内科
神澤輝実　東京都立駒込病院内科
千葉和朗　東京都立駒込病院内科
大原弘隆　名古屋市立大学大学院地域医療教育学
中沢貴宏　名古屋第二赤十字病院消化器内科
来間佐和子　東京都立駒込病院内科
伊藤　謙　東京労災病院消化器内科
三村享彦　東邦大学医療センター大森病院消化器内科
岡崎和一　関西医科大学内科学第三講座
宅間健介　東邦大学医療センター大森病院消化器内科
原　精一　東邦大学医療センター大森病院消化器内科
梅沢翔太郎　横浜市立大学肝胆膵消化器病学
後藤田卓志　日本大学医学部消化器肝臓内科学分野
草野　央　日本大学医学部消化器肝臓内科学分野
野中　敬　横浜市立大学肝胆膵消化器病学
猪又寛子　東京慈恵会医科大学附属病院内視鏡科
炭山和毅　東京慈恵会医科大学附属病院内視鏡科
中村昌太郎　岩手医科大学消化器内科消化管分野
小西　毅　がん研究会有明病院消化器センター消化器外科
小林宏寿　東京都立広尾病院外科
砂子阪　肇　金沢大学附属病院消化器内科
金子周一　金沢大学附属病院消化器内科
今城健人　横浜市立大学肝胆膵消化器病学
大田洋平　横浜市立大学医学部消化器・腫瘍外科学
遠藤　格　横浜市立大学医学部消化器・腫瘍外科学
岡野直樹　東邦大学医療センター大森病院消化器内科
伊佐山浩通　東京大学大学院医学系研究科消化器内科学
尾阪将人　がん研有明病院消化器内科
笹平直樹　がん研有明病院消化器内科
日下部明彦　横浜市立大学医学部総合診療医学
浜本康夫　慶應義塾大学病院腫瘍センター
寺原敦朗　東邦大学医療センター大森病院放射線科
馬渡弘典　横浜南共済病院緩和支持療法科
西田直生志　近畿大学医学部消化器内科
佐藤宏和　防衛医科大学校内科学(消化器)
成松和幸　防衛医科大学校内科学(消化器)
高城　健　防衛医科大学校内科学(消化器)
森屋恭爾　東京大学医学部感染制御学
加藤孝征　箱根リハビリテーション病院内科
大澤　仁　箱根リハビリテーション病院内科
藤谷幹浩　旭川医科大学病院消化器内科
千葉秀幸　大森赤十字病院消化器内科 / 内視鏡室

第1章

消化器研修でのアドバイス

1 これから消化器内科を目指す人へ

1 わが国の医療における消化器内科医の役割と期待

わが国では *Helicobacter pylori* や肝炎ウイルスによる感染が先進国のなかでも際立っており，消化器疾患が高頻度であり，日常診療において消化器内科医の果たす役割は極めて大きいといえる．特に現代は超高齢社会，そして肥満社会の到来により，悪性腫瘍による死亡が増加の一途を辿っているが，現時点においても半数以上が消化器癌によるものである．今後わが国において消化器内科医の果たすべき役割，社会の期待はますます大きくなっていくことが予想される．

この国の人々の特徴であり，そして同時に美徳とされているものは，勤勉さ，細やかな感性，器用さなどであるが，今日までにわが国が築き上げてきた消化器内科学は，当にその特徴が凝縮された世界に類を見ないものである．すなわち，胃癌をはじめ消化器癌攻略を目標に消化器内視鏡，X 線二重造影法などを駆使して独自の診療体系を育んできたことは周知の事実であるが，その結果，世界屈指の良質の診療が提供され，この国で暮らす多くの人々がその恩恵を遍く享受してきた．このかけがえのない消化器診療を次世代に継承し，さらに進んだものにすることが，現在，強く求められているところである．

2 次世代の消化器内科学，消化器内科医

消化器内科は消化管，肝臓，胆膵系臓器など腹腔内臓器を守備範囲とする診療科である．したがって，消化器内科医にとっては，これらの臓器を主座とする疾患に関する知識の習得に加えて，婦人科や泌尿器科領域の疾患に関する基本的な知識も欠かせないものであり，特に最大の標的である消化器癌に的確に対応するためには，がん医療を構成する外科，放射線，化学療法に関する知識にも精通していることが求められる．さらに，内視鏡をはじめ，超音波や X 線などを駆使した消化器内科関連の診療技術習得も欠くことのできない要件であり，以上が消化器内科を目指す場合，現時点での一般的な課題ということになるであろう．

一方，先端科学の著しい進歩を受けて消化器内科は進化を続けている．特に消化器癌に対する診療は着実な進歩を遂げている．また，エネルギー代謝の観点からは，食物の消化吸収を司る消化管，エネルギー代謝の中心である肝臓を擁する消化器系臓器は極めて重要な役割を果たしている．この点に着目すると，内臓脂肪肥満を腹膜の脂肪蓄積異常症として捉える視野が開け，その延長線上に代謝栄養学と密接に連携したダイナミックな分野が消化器病学のなかに広がる兆しが出てきている．加えて，従来の病理形態学に基盤を置いた消化器病学では理解に限界のあった過敏性結腸症や機能性胃腸症など機能異常症の病態も徐々に理解が進みつつあるが，最終的に内臓神経や消化管ホルモンなどを介して行われる脳腸相関を含めた消化管運動調節機構の理解に留まらず，精神神経活動にも多大な影響を与える消化器系臓器の機能に基盤を置いた新しい消化器病学の体系が将来現出する予感を強く感じるところである．このような消化器病学の下，将来の消化器内科医の姿に思いを馳せるとき，内科のなかでの立場や役割，社会からの期待が現状とは比較にならないほど，大きなものとなることは容易

に推測できるところである．消化器内科を目指す若い世代の方々には，ますます厳しさを増す昨今の医療環境のなかでも決して臆することなく，基本を押さえた地道な修練を積み重ねて，遠い地平の彼方，新たな消化器内科が広がる大地を目指していただきたい．諸君達の長い旅の始まりにあたり，本書がよき道連れとなることを心から念じている．

和歌山県立医科大学第二内科　**一瀬雅夫**

☑ 肝臓領域の立場から

本書を手にとるのはおそらく，意欲のある初期臨床研修医，新内科専門医制度で研修中の内科レジデント，あるいは消化器内科研修を開始した消化器内科レジデントでしょう．それぞれ，内科に進むか，消化器内科に進むか，あるいは消化器内科のなかでもどのような専門に進むかを考慮されていると思います．

消化器内科は最も患者数の多い診療科の1つであることは皆さん実感していると思います．例えば，日本人の死因の第1位は“がん”であり年間約30万人の方が亡くなりますが，多い順に，肺癌6万人，胃癌5万人，大腸癌4万人，肝癌3万人，膵癌3万人，胆道癌1万人，食道癌1万人，その他であり，肺癌を除けば第2位から第6位まですべて消化器癌であり，その総数は17万人であり，実に癌死の55%は消化器癌が原因なのです．もちろん，他の癌もそれぞれ，罹患した個々の患者さんにとっては大変な問題ですが，集団としてみれば消化器癌の重要性は疑うべくもありません．そして，この消化器癌診療の中核を担うのが消化器内科です．

私が研修医であった30年前は“消化器癌”は手術して助かるかどうか，だけが問題でしたので外科の病気でした．わずか30年の間に消化器内科は驚異的な進歩を遂げました．現在はまず“癌”の原因を制御することが可能となりました．すなわち，胃炎と *Helicobacter pylori*，肝炎と肝炎ウイルスにみられるように，感染症の根本的な治療などによる炎症を制御することにより発癌を低下させることが可能となりました．また，内視鏡，超音波，CT / MRIなどの画像診断が実用化され早期発見が可能となりました．そして，早期発見された消化器癌は内視鏡やラジオ波などで外科医の手を借りずに根治的な治療が可能となっています．また，不幸にして進行した状態で発見された，あるいは手術後などに再発転移したいわゆるstage IVの消化器癌も以前は全く手の打ちようがなく，数か月の余命であったものが，ステント治療，種々の分子標的治療薬の進歩により年単位の生存が得られるようになりました．また，最終的な緩和医療・在宅医療に関しても消化器内科医の役割はますます大きくなっています．

一方，研究面におきましても，感染，癌，免疫異常，代謝異常，さらには再生といった現代の医学研究の最先端が診療と表裏一体，直結していることも消化器内科の大きな魅力です．医療は眼前の患者さんのためのものであり，皆さんはその知識・技術のキャッチアップを必死に努力されていることでしょう．しかし，その医療の進歩を支えてきたのは医学です．私も研修医の頃には医学研究にはほとんど興味がなく，いかに優秀な臨床医となるかが関心のすべてでした．しかし，それをとことん突き詰めれば，おのずと今の医療では解決不可能な問題が見えてくると思います．それを解決するのが医学研究です．是非，皆さんには研究のための研究ではなく，患者さんのための研究をしてほしいと思います．消化器内科にはそのような研究分野がたくさんあります．私が研修医のときには，MRI，DAAはおろかinterferonもなく，ESD，FNA，ステント，小腸内視鏡どころか電子スコープ，クリップ，バイオなど，すべてありませんでした．C型肝炎ウイルスも *Helicobacter pylori* も，自己免疫性膵炎もIPMN，NASHもすべて発見されていません．そのくらい消化器内科学は急速に進歩しました．これからも想像もつかない発展が消化器病学には起こりますし，それを予測することはある意味不可能でしょう．予測のできないことこそが，真の大発見だからです（私が研修医のときに上記のことを知っていた偉い先生は誰もいませんでした）．

しかし，真の発見があるためには問題意識が不可欠です．既存の技術・知識で解決不可能，あるいは説明不可能なことが何か，ということこそが大発見，大発展の原動力です．それを見抜けるのはとことん臨床を突き詰めた人だけです．今の消化器病学の問題は何でしょうか？とてもここで書ききれるとは思えません．消化器癌はごく早期の場合を除いては完治を望めません．そもそも病気は予防することが患者さんにとって一番の幸せですが，ほとんどの癌の根本的な原因とその予防法は不明のままですし，進行癌を根治させることもできません．既存の医療技術・知識を使って患者さんを幸せにすることですが，限界があります．皆さんはその限界を突破する研究活動に取り組まなければなりません．「学会に参加をしたり成書・論文を読むのは既知のことを学ぶためではなく，未知の部分を知るためである」という名言があります．既存の知識・技術で治療が不十分な患者さんや説明のつかない病態から目を背けて既知の枠組みの中でのみ発想し「今の治療ではこれが限界で仕方がない」「既知の病態の特殊な場合でこういう場合もあるだろう」などと言っている限り，皆さんにブレイクスルーはありません．

ですから，「私は臨床にしか興味がありません，研究はしません」は片手落ちです．医師は“技術者”でしょうか，“科学者”でしょうか？　前者は既知の技術・知識を使いこなす人，後者は未知の現象に取り組む人です．医療においては技術・知識は既知であったとしても，患者さんは遺伝的・環境的・社会的にも１人１人すべて異なり，病態も共通性はあるとしても本質的に個別的です．したがって，すべて医師は常に１人１人の患者さんという未知の現象に取り組んでおり，科学者としての視点・思考が不可欠です．この一点をとっても，すべての医師は医療の修練とともに医学の研究が必要です．つまり，未来の患者さんのための医学的真実の追求とともに，自分自身の科学的能力を高め，担当する患者さんへのベストの医療を提供するためにも研究経験は不可欠なのです．医療のトレーニングしか受けていない医師は“技術者”であって“科学者”ではなく，今後の医学・医療の進歩についていくことはできませんし，個々の患者さんの病態の既知の共通性にしか対応できず，真の個別化医療も困難です．

是非，本書を通じて現在の消化器病学の既知の部分と未知の部分を読みとっていただき，消化器内科の未来にチャレンジしてほしいと思います．

（山梨大学医学部第一内科　榎本信幸）

1 学会の情報

DOs

- □ 専門医制度が変化する過渡期であり，乗り遅れないように情報収集していきましょう．
- □ 新しい専門医制度では消化器専門医は 2 階部分となり，1 階の内科専門医を取得してから研修となるので，まずは内科専門医取得に向けて努力していきましょう．
- □ 旧制度適用の人は，1 階部分の内科指導医の資格獲得に向けて，認定内科専門医の取得を目指しましょう．

1 基本的な考え方

専門医制度が変化しつつある過渡期であり，周囲に流されず，情報収集を怠らないようにしましょう．また，ほとんどの資格に更新が必要なので，更新要件をよく把握しましょう．

2 消化器病専門医

現在，専門医制度が変わる過渡期であり，2015(平成 27)年 3 月卒業の人(新制度適用)とそれ以前に卒業した人(旧制度適用)との制度が大きく異なっている．新制度では他の内科 13 領域と同様に，消化器病専門医は 2 階部分となり，1 階部分の内科専門医を取得してから研修を始めることとなる(図 1)．2015(平成 27)年 8 月現在，内科専門医研修プログラムの詳細は定まっておらず，そのため日本消化器病学会の専門医研修プログラムも詳細未定であり，今後の情報収集が重要である．

旧制度適用の人は大学医学部卒業後，2 年間の初期研修後，認定施設での最短 1 年間の内科研修にて認定内科医の受験資格を得ることができる(表 1)．認定内科医の取得後，認定施設もしくは関連施設での最短 3 年間の研修により消化器病専門医の受験資格を得ることができる(表 2)．

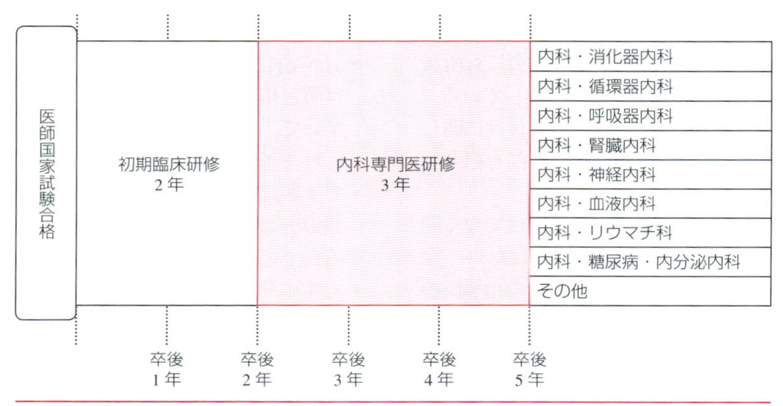

図 1 新しい専門医制度

表 1 日本内科学会認定内科医

認定内科医資格認定試験
信頼される内科標榜医に要求される内科全般の医学知識と臨床能力を評価する． 【受験資格】 日本国の医師免許証を持ち，所定の期間，本会が認定した施設で内科臨床研修を修了した者で，受験申込み時に本会会員で会費を完納している者． 【受験申込み時に提出する研修に関する記録】 受持入院患者 18 症例の一覧表，18 症例の病歴要約，退院時サマリーのコピー，プレゼンテーション(口頭発表)したことを証明するもの 1 件，救急蘇生講習会受講修了証のコピー，臨床研修修了登録証のコピー(2004 年以後の医師国家試験合格者のみ提出)． 上記【受験資格】と【受験申込み時に提出する研修に関する記録】を満たし，認定内科医資格認定試験(筆記試験と病歴要約の評価)に合格した者を認定内科医として認定する．

〔日本内科学会ウェブサイト(http://www.naika.or.jp/nintei/seido/gaiyo)より〕

表 2 日本消化器病学会専門医申請条件(抜粋)

＜専門医申請条件＞
専門医認定を申請する者は，次の条件を全て満たすことを要する． 1. 日本国の医師免許証を有し，医師としての人格及び見識を備えていること． 2. 申請時において継続 4 年以上日本消化器病学会の会員であること． 3. 会員として本学会が主催する総会ポストグラデュエイトコース，支部教育講演会，JDDW が主催する JDDW 教育講演のいずれかに 1 回以上の出席があること．<u>但し，半日単位の総会ポストグラデュエイトコース，支部教育講演会，JDDW 教育講演は 2 回以上の出席があること</u>． 4. 申請時において認定内科医または総合内科専門医，外科専門医または外科認定登録医，放射線科専門医，小児科専門医のいずれかの資格を有すること． 5. 認定施設または関連施設での認定研修を修了していること． (1)認定内科医資格取得に必要な所定の内科臨床研修修了の後 3 年以上，外科専門医予備試験受験資格に必要な所定の外科臨床研修修了の後 2 年以上，放射線科専門医資格取得に必要な所定の放射線科臨床研修修了の後 2 年以上，あるいは小児科専門医資格取得に必要な所定の小児科臨床研修修了の後 2 年以上，本規則により認定される認定施設もしくは関連施設において臨床研修を修了していること． (2)臨床系大学院に在学中の臨床研修については，研修実績として認めることとする．

〔日本消化器病学会ウェブサイト(https://www.jsge.or.jp/member/nintei/oshirase/semmoni_kaitei120907)より〕

3 関連の学会・専門医

消化器内科医の多くは日本消化器病学会だけでなく，消化器系の他の学会にも所属し，専門医，指導医などを取得している．新しい専門医制度における位置付けに関しては決まっていないが，その一部を紹介したい(順不同)．

- 日本内科学会：認定内科医だけでなく認定内科専門医の取得も目指したい．今後，新制度における 1 階部分の指導医の資格認定に必要となる．
- 日本消化器内視鏡学会：独自に専門医制度を作成しており，消化器内視鏡専門医研修カリキュラムが公開されている．
- 日本肝臓学会：毎年 1 回行われる肝臓専門医認定試験を行い肝臓専門医の認定を行っている．
- 日本消化管学会：2015(平成 27)年までは暫定措置による専門医の認定が行われていて，今後，胃腸科専門医の認定が行われる予定である．
- 日本胆道学会：専門医の認定はないが，指導医および指導施設の認定を行っている．
- 日本ヘリコバクター学会：*H. pylori*(ピロリ菌)感染症認定医の認定試験を行っている．
- 日本大腸肛門病学会：外科系の会員が多いが，内科系の医師に対しても専門医の認定を行っている.

- 日本食道学会：外科系の学会であるが，食道科認定医という資格認定を行っている.
- PEG・在宅医療研究会：専門胃瘻造設者，専門胃瘻管理者，認定胃瘻教育者，施設認定などユニークな認定制度を運営している．今後，学会へ移行予定である.

DON'Ts

- □ 専門医制度改変の過渡期なので情報収集を怠ってはいけない.
- □ 一度認定されたら更新を怠ってはいけない.

横浜市立大学附属病院臨床研修センター　**稲森正彦**

☑ 消化管領域の立場から

消化管領域は，①内視鏡学の進歩，cross sectional image の進歩，カプセル内視鏡の進歩といった診断学の進歩，②バイオ製剤，低分子化合物の矢継ぎ早の実用化といった治療学の進歩，の両輪から進化が進み，知識・技能に catch up していくだけでも大変な労力があろうかと思います．しかし，現代社会が要請するこれからの消化器専門医には，単に知識や技能を備えているだけでは十分ではなく，患者のニーズにあった医師像が求められます．すなわち，プロフェッショナリズム，コミュニケーション能力，メディカルスタッフとの連携能力，医療資源の把握と地域連携といった社会性，医療安全に対する理解と実践，利益相反（conflict of interest　COI）や倫理指針，個人情報保護，医療保険制度といった法的知識，文献や医療情報の把握能力，統計学の理解，リサーチの種類や方法といった医療技術の進歩のための基礎知識，これらのどれも欠かすことはできません．これらを読んで，それを行うのは大学病院やセンター病院勤務の一部の消化器専門医だけで十分だろうと思ったら，それは残念ながら誤りです．例えば，内視鏡技術では様々なデバイスを用いて工夫を加え，さらに安全に実施する態度が従来からなされてきました．しかし，このような新たな治療法の開発にも，適切に計画を立てる必要があります．しっかりと評価できるか，患者の意思は尊重されているか，不利益はないか，事故が起きた際はどのような準備があるか，といった基本的なことを守らねばなりません．それが合理的に行われているか，倫理委員会に確認することも 1 つの方法になりますが，倫理委員会がないから勝手にやってよいというわけではもちろんありません．保険適応外のデバイスの流用などは，新しい治療法につながる可能性が大いにあるわけですが，しっかりと手順を追って手続きを行わないとせっかくの治療法を汚すことにもなりかねません．また，診療してきた患者さんのデータをもとに，情報を蓄積し解析し，発表することは医療の進歩の根源であり，医師の勤めでもありますが，これについても倫理的配慮や研究の届け出を必要とするケースが大多数となってきました．このように，医療技術に注意を払うだけでは，医療社会の主たる担い手である医師の役割は済まない現実となりました．地域を考えて，国民の健康を守る担い手として，過疎地も中心地とクラスターを形成して質の高い医療が要求されます．施設の規模，人員の過多，患者さんの質，様々な特性の違いに対応できる地域連携を地域ごとに形成しなくてなりません．そして，研修，生涯教育を継続して受けるとともに，いずれは教育をする側の立場になって，後進の指導を行い，社会に還元することが求められます.

また，消化器領域のもう 1 つのトピックスとして，生活習慣病などの全身疾患の中心に小腸が深く関わっているということが報告されています．少子高齢化社会において，医療と予防は両輪を成しますが，その予防の中心に消化管が位置する時代が開けてきています．少し未来の医療を見据えてのリサーチ対象となる材料が消化管領域にはいっぱい埋まっています．多忙な医療の傍ら，未知なるものを追究し，知的好奇心を満たすことは日々の疲れをほぐすかもしれません．そんなリサーチマインドを片隅に携えることで，ワンランク上の消化器科医を目指していただきたいと思います．

（防衛医科大学校内科学（消化器）　穂苅量太）

B　研修の概要

2 自身の感染防御戦略

DOs

- □ 内視鏡検査実施時には標準予防策を徹底する．
- □ 開放性結核症の患者の検査は空気感染隔離室で N95 マスクを装着し対応する．
- □ B 型肝炎についてはワクチン接種による予防を徹底する．

1 隔離予防策のための CDC ガイドライン

感染予防の基本的な考え方は，米国疾病制御予防センター（Centers for Disease Control and Prevention：CDC）の「隔離予防策のための CDC ガイドライン 2007」に集約されている．その基本は，標準予防策（standard precautions：SP）と感染経路別予防策の 2 段階からなる[1]．

a 標準予防策（SP）

血液，（健康な皮膚から出た汗以外の）患者のすべての体液・排泄物・傷のある皮膚・粘膜に触れる際には個人防護具（Personal Protective Equipments：PPEs）によりバリアを築き感染予防する．SP は，①手洗い，②手袋装着，③マスク・眼の保護，フェイスシールドの使用，④ガウンの使用，⑤患者のケアに使用した器具の適正使用，⑥環境の消毒と清掃，⑦リネン類の適正処理，⑧血液媒介感染予防策（針刺し切創・血液体液曝露予防策），⑨患者病床配置から構成されている．

b 感染経路別予防策

一部の感染予防策には，SP に加えて空気・飛沫・接触という主要な 3 つの伝播経路の遮断が必要である．

1）　空気予防策

結核などの空気感染で伝播する感染症の予防：①空気感染隔離室での対応（陰圧空調で 12 回≧時間換気回数で排気時には HEPA フィルタを通す），②医療従事者は N95 タイプの呼吸器防護具を装着，③患者移送時には患者にサージカルマスクを装着．

2）　飛沫予防策

インフルエンザなどの飛沫伝播する感染症の予防：①患者配置，②医療従事者が患者に 1 m 以内に近づく場合はサージカルマスクを装着，③患者移送時は患者にサージカルマスクを装着．

3）　接触予防策

多剤耐性菌などの接触伝播する感染症の予防：①個室隔離，②手袋と手洗い，③ガウン装着，④移送は最小限に限定し環境表面や器具の汚染を最小限にする，⑤患者に使用した器具の除染（専用）．

c 針刺し切創予防策

血液媒介性ウイルス感染症として，B 型肝炎ウイルス（HBV），C 型肝炎ウイルス（HCV），後天性免疫不全ウイルス（HIV）が重要である．

1）　HBV の HB ワクチンによる感染予防

①HB ワクチンを三角筋に筋肉注射する．
②ワクチン接種と免疫応答による対応：1 クール 3 回のワクチン接種後に抗 HBs 抗体価が 10 mIU/mL に達しなかった場合，追加接種．化学発光免疫測定法（CLIA）で抗 HBs 抗体価が 100 mIU/mL 以上ならば，十分な免疫記憶を獲得．B 型肝炎の“発症予防”だけでなく，“感染予防”にも対応するには抗 HBs 抗体価を 10 mIU/mL 以上で維持．

2）　標準予防策のための PPEs の装着

検査時はサージカルマスク・ガウン・手袋・フェイスシールドを装着（手袋を装着

した上から針刺しの場合，感染率は1/3に減弱）する．

3）　安全器材の使用

翼状針や留置針などの鋭利器材は，安全機能付き製品を使用する．

4）　針刺し切創・血液体液曝露発生時の対応

曝露時は患者のHBV/HCV/HIVの状況を確認する（検査実施には患者同意を得る）．その後，①部署の責任者への連絡，②感染対策担当者への連絡，③職業感染事例発生時の対応責任医師の受診，④公務災害・労働災害申請などを行う．

①汚染源の患者検査でHBs抗原陽性で職員の抗HBs抗体陰性の場合：HBIGと1回目のHBワクチンを48時間以内に接種し　曝露後から3/6/12か月後に肝機能検査とHBs抗原・抗体検査を実施．

② HCV陽性患者の場合：曝露者にHCV-RNA/肝機能検査/HCV抗体を3/6/12か月後に実施．

③ HIV陽性患者の場合：曝露者の感染予防のための推奨内服薬剤はアイセントレス®（raltegravir）1錠400 mg 1回1錠1日2回＋ツルバダ®（Truvada）1錠1回1錠1日1回．内服は曝露後可及的速やかに開始（内服前に妊娠の確認要）．フォローアップ検査は曝露後6週目，12週目，6か月目．

2　消化器内視鏡検査における感染予防と化学物質曝露予防

検査時には，標準予防策を徹底する[2]．

a　個人防護具（PPEs）を身につける

消化器内視鏡検査医は *Helicobacter pylori* 感染率が高いことや，HIV感染事例も報告されている．マスク・ガウン・手袋・眼の保護具などを装着し，血液体液曝露を防ぐ．

b　体液の飛散と汚染の拡大を最小限にする

使用済みの手袋やディスポーザブル器材は，内視鏡検査台近くに設置した医療廃棄物用の廃棄容器に捨て，汚染の拡大を防ぐ．

c　高水準消毒薬への曝露予防

軟性内視鏡に用いられる高水準消毒薬（過酢酸，グルタラールとフタラール）は粘膜・皮膚障害を起こす．手袋・ガウン・眼の保護具・呼吸器防護具（過酢酸には酸性ガス用マスク，グルタラールやフタラールには活性炭入りマスク）を装着する．高水準消毒薬は空気より比重が重く，低床部位から吸引排気する．

DON'Ts

- □ 個人防護具の装着なしで消化器内視鏡検査を行ってはならない．
- □ 針刺し切創・血液体液曝露を受けた際には放置してはならない．

文献

1）　満田年宏（訳・著）：隔離予防策のためのCDCガイドライン．ヴァンメディカル，2007：216．
2）　日本環境感染学会，他（編）：消化器内視鏡の感染制御に関するマルチソサエティ実践ガイド改訂版．日本環境感染学会誌．2013；28（Suppl）．（http://www.kankyokansen.org/other/syoukaki_guide.pdf）

横浜市立大学附属病院感染制御部　**満田年宏**

3　救急・当直業務

DOs

- □ 頻度・重症度の高い消化器疾患の診断・治療についてよく勉強しておこう.
- □ 先を見越して迅速に動けるようにしよう.

1　救急・当直業務前の準備

a　病気について勉強しておこう

消化器内科は救急疾患を扱うことの多い診療科であり，急性期病院においては入院の3～4割が救急からの入院である．消化器内科の対応すべき救急疾患は，上下部消化管出血，異物誤飲，感染性腸炎や虚血性腸炎，腸閉塞，肝炎，肝膿瘍，総胆管結石，閉塞性黄疸，胆管炎，胆囊炎，膵炎など多岐にわたる．また，これらの疾患は緊急の内視鏡検査や侵襲的治療を要する場合もあるため，後期研修医であっても早期に初期対応を習得しておくことが望まれる．

速やかな診断・治療のためには，前もって救急の受診頻度の高い消化器疾患についてよく勉強しておくことが必要である．ガイドラインや成書で，各疾患・症候ごとに，疫学・症状・徴候・各種検査・画像・治療などポイントを押さえて勉強するとよく，例えば吐血について勉強をする場合には，吐血の鑑別をあげ，必要な検査・画像を自分で決定し，速やかに治療を開始するために必要な項目を勉強しておく．疾患によっては重症度診断が治療法や予後に大きく関わるものもあるため，重症度診断とそれぞれにまず行うべき治療も知る必要がある．また，診断・治療のみでなく，緊急処置を行う場合に備え，緊急処置の適応・内容・合併症・処置をしない場合の予測経過などについても前もって知っておこう．なお，診療にあたっては，自らの診断が100％ではない可能性を考える反面，救急医など他者の診断も100％鵜呑みにしないことが肝要である．

b　処置のコツを見ておこう

緊急処置に関しては，成書での勉強はもちろん必要であるが，上級医の処置を実際に見学することも大切である．処置具の選び方・使用法は施設や施行医によって少しずつ異なることがある．また，定時検査時より，狙い通りの内視鏡操作を習得できるように心がけていると，緊急処置時に活かせるように思う．

c　処置前の準備を覚えておこう

救急・当直業務時は人手が少ないため，普段は他のメディカルスタッフがしてくれる準備も医師が行う場合がある．頻用される薬剤や処置具の場所を把握しておき，自分でも処置前の準備ができるようにしておくと便利である．また，他科の医師や，他のメディカルスタッフとのコミュニケーションがとれていると緊急時にも協力が得やすいため，普段から円滑な人間関係を築いておこう．

2　救急・当直業務時の実際

a　正しく診断しよう

救急患者が到着したら，速やかに診断・治療を開始しよう．その際に，消化器症状が主訴であっても，消化器疾患以外が隠れていないかどうかを必ず検討する．具体的には，大動脈解離による吐血，婦人科疾患による腹痛などを見落としてはいけない．

また，消化器疾患であっても，消化性潰瘍の穿孔，絞扼性イレウス，血栓症など見落としや診断の遅れが致命的となる病態を見逃さず，適切に消化器外科などに相談することが重要である．

b　上手くいかないときには

緊急処置時には難渋した場合の解決策を考えておくとよい．例えば，上部消化管出血の内視鏡的止血時には，まず処置具の変更，体位変換，送脱気の調整などの工夫を試みる．上記工夫でも完遂できない場合には上級医へ手替りする．患者の全身状態が悪いことも多いため，時にはあまり粘らずに上級医に手替りすることも必要である．それでも治療に難渋した場合には治療法自体の変更を考慮する必要があり，上部消化管出血は内視鏡的止血が困難な場合，血管内治療や外科手術が検討されうること，閉塞性黄疸はERCPにてドレナージできない場合，PTCDが検討されうることなどを勉強しておこう．出血性ショックや敗血症性ショックなど全身状態が悪い場合には，輸血や昇圧薬投与などを先行しつつ可及的速やかなタイミングで内視鏡や穿刺治療を要する場合もあり，こうした判断は1人では困難な場合があるため，上級医への連絡も機を逸することなく行う必要がある．どの段階であっても，自身で判断がつかない場合には，患者の不利益にならないよう上級医に相談するように心がけよう．

c　インフォームドコンセントを大切に

救急・当直業務時は時間的にも余裕がないことが多いが，不安を抱えて受診される患者・家族へのインフォームドコンセントは可能な限り丁寧に行うようにしよう．初対面で関係性ができていない状況であるため，不適切な対応やインフォームドコンセント不足はトラブルの元となる可能性がある．特に緊急処置は合併症のリスクがあるため，その必要性・合併症は必ず伝えるようにしよう．上級医のインフォームドコンセントを参考にして，実際に何度かやってみることで自分なりの方法が確立されるように思う．

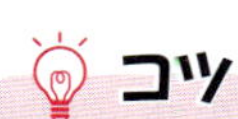

余裕がない場面で，焦りが周囲に伝わるとなおさら上手くいかない．努めて落ち着いて振舞うことで，患者が不安にならないばかりか，治療自体も上手くいくものである．

Pitfall

処置中，バイタルサインの悪化に気づかないことがある．視野を広くもちABCを安定化させた状態での処置を心がけよう．

DON'Ts

- ☐ 上級医への相談が遅れ，患者の不利益になることがないようにしよう．
- ☐ 余裕がなくても患者，スタッフに対して不適切な対応をしないようにしよう．

横浜労災病院消化器内科　**廣谷あかね**

4 後期研修医のライフスタイル・研修病院の選び方

DOs

- ☐ 後期研修病院を選ぶ前に，自分の具体的な希望を，優先順位を含めてまとめておく．
- ☐ 検査・処置の件数，専門医取得のための研修が可能な施設かを確認する．
- ☐ 後期研修が終わった後，自分がどうありたいかを常に考えて，後期研修の期間を過ごす．

1 初期研修と後期研修

2004（平成16）年より，卒後2年間の臨床研修が義務化され，この期間の研修を初期または前期研修とよぶようになった．初期研修は医師法で規定された“義務”であり，将来専門とする分野にかかわらず，基本的な診療能力を身につけることが目的とされている．

後期研修とは，一般に初期研修終了後の3年間の研修を指す．“一般に”という但し書きが必要な理由は，法令で規定された初期研修とは異なり，後期研修には明確な定義がなく，研修内容・期間は施設によって異なるためである．明確な定義はないが，基本的には“専門医になるための研修期間”という位置付けが，ほとんどの若手医師にとってあてはまると考えられる．

2 後期研修と“医局”

後期研修を論じるうえで，現在における“医局”という組織について正しい理解が必要となる．“医局”自体も明確な定義はないが，基本的には“医師の集団組織”である．その役割に関しては一概にはいえないが，“一種の人材派遣会社”という側面はどこの医局にもあてはまるであろう．すなわち，医局員を関連病院とよばれる，医局と協力関係にある施設に派遣するという側面である．後期研修に関しては，この協力関係により，医局側は若手医師のトレーニング先を，関連病院側は若手医師を確保できるという関係にある．

医局に属することを“入局”と表現するが，後期研修病院を選ぶ際，若手医師は“入局するか否か”という選択をしなければならない．その理由は，入局すれば自ずと後期研修施設は医局の関連施設から選択することになり，入局しなければ自身で後期研修施設を探すこととなるからである．

3 後期研修選定における“入局”の意義

入局の是非をここで議論することは困難であるが，明確に違いはあるので，双方のメリット・デメリットをあげておく．後期研修先の選定という観点から，入局のメリットとしては，研修先の先輩医師も同じ医局に属している場合が多く，情報が得やすい点であろう．また，実際にその施設で後期研修を行い，現在は他の施設に勤務している先輩医師などに話を聞くことで，後期研修が終わった後のことも計画が立てやすいと思われる．一方，デメリットとしては，後期研修施設が医局の関連病院に限定されること，そして自分の希望が通るかどうかは医局の人事決定方針次第という不確定要素があることである．

入局しない場合の最大のメリットは自身で自由に後期研修施設を選べることにある．後期研修施設やその研修内容に強い希望がある場合には，入局してしまうと一定の自由は失われてしまうともいえる．デメリットは，後期研修施設からその後の職場まですべて自分一人で決定しなければならないという点であろう．また，医局によっては，働き出してみたら施設に合わなかったなどの問題が発生した場合，後期研修期間の途中でも研修施設の変更に応じる場合がある．入局しない場合はそのような対応はすべて自分で行うこととなり，自由度が高い代わりに自己責任の部分も増えてくるというのが現状であると考えられる．

4 後期研修施設選定の前にすべきこと

後期研修施設の選定の際，まずすべきことは，自分の希望をまとめることである．具体的には，研修施設の地域，給料，勤務体制，指導体制などである．特に地域に強いこだわりがある場合(実家の近くでないと困る理由があるなど)は，非常に強い要素となる．また，勤務体制や指導体制に関しては，施設間の差が大きいので，細かく確認すべきである．例えば，後期研修１年目から主治医となって主体的に診療を行う場合や，１年目は手厚くサポートが入り，徐々に負荷が増えるようにカリキュラムを組んである場合などがある．どちらがよいということはないが，個人的な好みはあると思われるので，事前にまとめておくと，見学に行った際に自分に合っているかがわかりやすい．また，実際に見学に行った際も，施設の医師に自分の希望を聞かれることが多いので，事前にまとめておくことは重要である．

5 後期研修施設見学のポイント

後期研修施設は，実際に見学に行って，よく確認すべきである．確認すべきポイントは，まずは検査・処置の件数であり，特に実際にその施設で働いている後期研修医がどの程度手技を行えているかを確認する．これは，施設の手技の絶対数だけでは判別できず，後期研修医の数，その施設が後期研修医に施行可能として許可している処置のレベルなど様々な因子により“1人あたりの後期研修医が行っている手技の数”が決定される．この情報はウェブサイトなどからは判断することが難しく，見学に行ったり，実際にその施設で研修したことのある先輩医師に聞いて初めて得られる情報であ

☑ 10年先を考えた人生計画を

本項は後期研修病院の選択を迫られている初期研修２年目の皆さんに向けて執筆した．しかし，このような正解のない分野では，執筆者のバックグラウンドによって，大きく意見が異なると考えられる．このため，この Column の場をお借りして，どのような人間がどのような立場で執筆したのかを補足しておきたい．執筆者は 2006(平成 18)年卒業で，執筆時医師として 10 年目である．出身大学の医局に属し，後期研修終了後 1 年の臨床業務の後に，3 年間の海外留学(基礎研究)を経て，10 年目に同医局に戻っている．執筆者は臨床研修制度開始後 3 年目の学年であり，同世代の医師には，医局に属している人，属していない人，概ね自分の思い通りの人生の人，残念ながらそうではない人など様々である．個人的な意見としては，概ね自分の希望が通っている(通している)人は，長期的な視点をもって早期から独自の動きをしていた人だと考える．自分自身がそうで，後期研修終了後には基礎研究を重点的に学ぶ期間を設けたいと考えて後期研修の期間に動いており，海外留学の機会を得た．後期研修は確かに医者人生において非常に重要であるが，後期研修が終わった後の医者人生のほうが長いのである．直近のことだけを考えるのではなく，長期的な視点をもって，自分にとって最良の選択をしてほしい．本項がその一助になれば幸いである．

(横浜市立大学肝胆膵消化器病学　加藤真吾)

る．また，手技という面では，施設によっては特定の手技を行っていない場合もある．自分の希望として特定の手技を重点的に習得したい場合などは特に注意が必要である．

最後に，専門医取得のための施設認定を満たしているかを確認しておく必要がある．一般に，専門医取得のためには，その学会が定める一定の基準を満たした施設で一定期間研修を行っていることが必須である．後期研修施設がその基準を満たしていない場合，専門医取得のためには別施設での研修が必要となるので注意が必要である．

6 後期研修施設の決定とその後

最終的な後期研修施設の決定では，入局している場合も入局していない場合も，自分の希望が100% 通るとは限らない．入局している場合は他の医局員の希望との兼ね合いになり，入局していない場合は通常の就職試験と同様に採用の決定権は施設側にある．このため，基本的には複数の施設を見学に行き，初期研修のマッチングと同じように，希望順位を決めておくべきである．そして，忘れてはならないのは，後期研修が始まって3年後には次のステップの選択をする必要がある．常に先の人生を頭に入れて，自分のなかでの優先順位を考えながら過ごすことが大切である．

DON'Ts

- □ 自分の希望を固める前に後期研修病院を選ぶべきではない．
- □ 後期研修終了後のことを考えずに，漫然と後期研修の期間を過ごすべきではない．

横浜市立大学肝胆膵消化器病学　**加藤真吾**

☑ 諺からひとつ「実るほど頭を垂れる稲穂かな」

意味は，稲が実を熟すほど穂が垂れ下がるように，人間も学問や徳が深まるにつれ謙虚になり，小人物ほど尊大に振る舞うものだということです．他人に対して傲慢・尊大・威圧的な態度で接してしまうのは自分の余裕のなさの表われであり，また一時の感情に任せた言動によって生じるコミュニケーション不良によりもたらされる将来の損失は測りきれないものがあると，最近ようやく気づいてきた医師10年目のこの頃です．

（横浜市立大学肝胆膵消化器病学　日暮琢磨）

5 復職支援，子どもを育てながら働くための工夫

DOs

- □ 配偶者の選定は慎重に & 早めの専門医取得を．
- □ 自分のスタイルで仕事を続けよう & 周囲への感謝を忘れないで．

筆者は初期研修修了時に結婚し，消化器内科へ入局した．後期研修を終えて現在の病院に異動して4年後，33歳で長女を，36歳で長男を出産した．現在5歳と2歳児を抱え，仕事と子育てに奮闘中である．今回改めてなぜ常勤医を続けているかと考えると，辞める理由がなかったからだと思う．

第一子出産後，毎日予定がない日々にノイローゼになり，子どもを院内保育所に預けて産後3か月で復帰した．当初は出産前と同様にフルタイムで働くつもりだったが，実際復職すると体力的に厳しく，上司に1時間の勤務時間短縮(時短)をお願いした．いわゆるワーキングマザーが使う時短を，常勤医師が取得するというのは当院でも初めてで，緊急患者が来院しても自分だけ帰宅してしまうわけだが，周囲の理解・協力があり続けられている．

そんな筆者が，女性医師が働き続けるための秘訣?!をあくまで私見でお伝えしたい．

1 配偶者の選定と専門医取得

職業として医師を選択した以上，専業主婦を望むような人と結婚するべきではないと思う．現代は，結婚を機に仕事を辞める女性医師は少ないだろうし，特に消化器内科を選んだ女性医師で，元々専業主婦希望者はいないであろう．

出産後はどうしても育児に時間をとられるので，出産後も希望する働き方で仕事を続けるためには，自由な時間がとれる妊娠出産前に，できるだけ消化器内科医としての研鑽を積み，早めに専門医を取得しておくことが望ましい．

2 妊娠出産を契機に仕事を辞めない

妊娠出産を契機に仕事を辞めたり，辞めざるをえなくなることはよくあるが，体調に問題なく，本人に勤務継続希望がある場合は，病院も医局も辞めさせるべきではないと強く思う．

可能であれば，妊娠時の職場で産休育休を取得し，復帰することが最もよいと感じている．なぜならば，いったん退職後，出産してからの就職活動や復職は，心理的にも体力的にも非常に負担であり，離職期間が長期化する要因になる．出産後戻る場所が用意されていればスムーズに復帰しやすいからである．

3 自分のスタイルで仕事を続ける

自分がどういうふうに仕事をしていきたいか，出産後は価値観が180°変わるので，出産後また考える．図1のように，一般に妊娠出産前は仕事の優先順位が高いが，出産直後から最優先は子どもとなり，仕事の優先順位は下がる．そこからどうモチベーションを上げて復職するか？　それはやはり戻る場所があれば復帰しやすいと思う．

出産前と同様に，毎日夜遅くまで働き続け，頻繁に夜間休日に呼び出されるような働き方は，祖父母などの手厚い子育てサポートや本人の強い希望がない限り継続が難しいことも多い．自分の希望を上司や医局，もちろん配偶者にも相談して，継続可能な

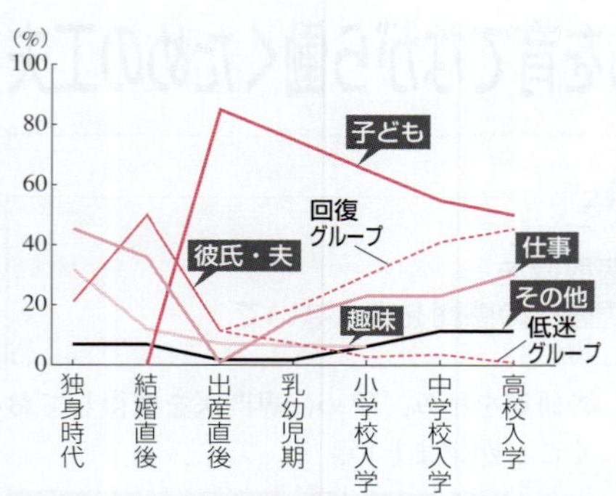

〔ダイバーシティコンサルタント渥美由喜：夫婦の愛情曲線の変遷〕

図1　女性の愛情曲線

働き方を模索する．なかなか周囲の理解が得られない場合も多いので，そのような場合は自分が働きやすい職場を探し，移ることもひとつだろう．

周囲の助けを借りながら，感謝の気持ちをもちながら，それでいて肩身の狭い思いをせずに済むような環境を築き，自分ができることを精一杯やろう．

4 復職支援

自分や子どもの健康問題，配偶者の留学に帯同する場合などで離職を余儀なくされる場合もある．復職支援には現在様々な復職支援プログラムがある（**表1**）し，個人的なつてを頼って仕事を再開するのもひとつである．

表1　女性医師支援のためのウェブサイト（一部）

- 日本医師会女性医師支援センター
  http://www.med.or.jp/joseiishi
- 日本消化器病学会女性消化器医師支援委員会
  http://jsge.or.jp/wgdsc/index.html
- 東京女子医科大学女性医師再教育センター
  http://www.twmu.ac.jp/CECWD

他科の女性医師の話であるが，出産後就職活動をした際に，“育児中のため時短勤務希望”という勤務体系を受け入れてくれたのは，昔勤務していた病院や以前一緒に働いた上司がいる病院であった．以前の勤務実績が評価されて“ぜひまた来てほしい”となったのである．

このように，妊娠出産前の若いうちに，人脈つまり信頼関係を築いておくことも重要である．

個人の努力だけでは，出産後子育てしながら仕事を続けることは難しい．まず大前提として子どもが健康であること．そして勤務先の上司・同僚の理解や配偶者の協力，病院や医局のサポートなどが必要である．利用できる制度はうまく利用して，周囲への感謝を忘れず，しなやかにたくましく生きていこう！

DON'Ts

- □ 妊娠出産を契機に仕事を辞めない．

茅ヶ崎市立病院消化器内科　**村田依子**

☑ 継続は力なり

私自身，第一子出産後育児ノイローゼになり，仕事復帰を早めたものの，復帰直前になると生活が激変する不安が襲い，“復職ブルー”になった．しかし，いざ復帰するとそれはそれで楽しく，忙しいなかにも充実した毎日を送っている．思いきり働けるうちは思いきり働き，一時的にはペースダウンしつつも，育児を経験できる幸せを感じつつ，育児と仕事の両方を楽しみながら日々がんばろう！

（茅ヶ崎市立病院消化器内科　村田依子）

1 消化器医師にとって研究とは何か

DOs

- □ 医師にとって生涯が学習なので研究によって基礎を形成しよう.
- □ 医学研究の論理的な考え方を臨床現場で役立てよう.
- □ わからないことは自分で文献を検索して調べよう.

1 医師にとっての医学研究

医師は医学部に入学したときから医師になるために，さらに医師を続けるために医学の生涯教育が始まっている．医学は日進月歩であり，数年前の医学常識があっという間に真実でなくなってしまうことは多々経験する．消化器領域で有名なのはヘリコバクター・ピロリ菌の発見であり，かつては日本人に胃癌が多いのは焼魚の焦げを食するからだという医学常識が大きく覆されたことは記憶に新しい．そのため，優れた医師であるためには受け身教育で得た知識のみでは不十分であり，積極的に新しい医学知識を習得することとその知識の整理が必須となる．かつての医師は経験と勘に頼る医療を行ってきたが，現代ではエビデンスに基づく医療が求められ，そのエビデンスを確立するためには質の高い臨床研究と疫学調査が必要となってくる．大学医学部から大学院大学への移行期であった2004年に新臨床研修制度が発足して医師国家試験合格者には2年間の初期研修が義務付けられたことにより，皮肉にも医学部卒業後すぐに大学院に進むことは事実上不可能となった．とりわけ基礎医学を目指す医学部卒業者は大きく減少してしまう結果を招いてしまった．また，2017年から始まろうとしている新専門医制度は初期研修を修了した医師の大学院進学を阻む障壁になる可能性が高いと目されている．将来的に専門医を有していないと種々の制約がかけられることが予想されており，臨床医は大学院に進学して研究を行うよりも効率的に専門医を取得することを重視する傾向になる．しかし，医師にとって医学研究が決して不必要になってしまったわけではない．医学研究は臨床の問題点にその手掛かりがあり，基礎研究や臨床研究にフィードバックすることによって医学は今日まで進歩を続けてきた．したがって，臨床現場にいるわれわれが医学研究をしなくなってしまうことは今後の医学の進歩・発展を止めてしまうことになる．

一方，わが国の経済的貿易収支を考えると，臨床医による医学研究は重要な位置を占めている．厚生労働省の薬事工業生産動態統計調査によると，医療機器の2012年における輸入額は1兆1,883億円で輸出額は4,900億円であり，約7,000億円の貿易赤字となっている．さらに，医薬品に関しては輸入が2兆8,174億円で輸出は1,376億円であるので，約2兆7,000億円の貿易赤字であり，両者を合計すると医療による貿易赤字がおよそ3兆4,000億にまでに昇り，医療が国家にとって大きな経済負担になっていることがわかる．つまり，われわれ医師が国民に医療を施すと貿易赤字を助長するというジレンマのもとに医療を行っていることになる．政府は医療による国家的経済損失を防ぐために，これまで厚生労働省，文部科学省および経済産業省から拠出していた医学研究に対する助成金を米国NIH方式のように一元化することを打ち出し，内閣府主導で2015年4月に日本医療研究開発機構（Japan Agency for Medical Research and Development：AMED）を設置して省庁間の垣根を取り払った効率的な医学研究支援を開始した．AMEDはmade in Japanの医療機器・医薬品を開発して知的財産を確保し，医療産業分野での国際競争に勝ち残ることを究極の目的としている．

2 実際の医学研究

医学研究には大きく分けて基礎研究と臨床研究がある．さらに，基礎研究には*in vitro*実験と*in vivo*実験があり，臨床研究には疫学・観察研究，介入試験，また特殊なものとしてメタ解析がある．基礎研究，臨床研究のいずれをするにも医学的問題点からの仮説を考えだし，その仮説を証明するための方法を構築して結果を見出して論理的に解釈するという一連の作業が必要であり，何らかの方法でこの作業を身につけていく必要がある．筆者は消化器病学を志してからはおもに生化学的手法の*in vitro*実験を開始し，生理学的実験である動物を使った*in vivo*実験へと基礎研究を展開した後に臨床介入研究，さらにはメタ解析と研究分野を広げてきた．筆者の経験から，基礎研究である*in vitro*実験と*in vivo*実験を研究生活の当初に行ったことは，その後の臨床研究の大きな助けになったと考えている．基礎研究による論理的な物事の考え方が臨床研究に役立つだけでなく，実際の臨床現場での患者の診察・診断，治療方針の決定に論理的な考え方を導入して，エビデンスに基づいた決定を下すことを可能とした．さらに，医師は日々の学習が生涯続くものであるが，その知識の習得は以前のように手作業で論文をみつけていくものでなく，PubMedなどのインターネットを用いた検索技術の習得が必要であり，基礎研究で論文を書く際の文献検索の技術が臨床現場でも活かされることとなる．また，臨床において不可欠なコミュニケーション能力も基礎研究・臨床研究における学会発表によって自然と養われる．

3 消化器領域の研究

消化器は多くの臓器や器官を包括しており，その機能も生理学的および生化学的で多岐にわたるため，多くの研究対象が存在する．特に肝臓は全身の代謝の中心的臓器であり，解明されていない部分が多く，最近ではメタボリックシンドロームとの関連や糖尿病との表裏一体の関係から全身性疾患の最大のターゲットとして消化器分野のみならず，あらゆる医学分野の研究対象となっている．消化管臓器は今日までは形態学が中心であったが，ヘリコバクター・ピロリ菌の発見により胃潰瘍や胃癌の病態がほぼ解明されたために，最近では機能性消化管障害などの生理機能に関する研究が盛んに行われている．加えて，原因や治療法がいまだに解明されていない各種消化器領域の癌や炎症性腸疾患も消化器領域の大きな研究課題である．

DON'Ts

- □ 先輩医師の言うことや教科書の記載を鵜呑みにしてはいけない．
- □ 学会発表や論文作成を怠ってはいけない．

愛知医科大学肝胆膵内科　**米田政志**

C　勉強の仕方

2 医学論文の読み方・書き方，文献検索の仕方

DOs

- □ 論文はまず abstract をしっかり読もう．
- □ その論文の最も重要な図表をみつけよう．
- □ 論文執筆は症例報告から挑戦しよう．
- □ 参考文献を探すには質の高い review が便利！

優れた臨床医で居続けるためには進歩する医学に対応する能力が必要である．残念ながら，経験だけでは新しい医療に対応できなくなり後輩の指導にも限界が生じる．臨床医にとって，論文を読む・書く，ということは客観的に事象を評価し論理的に考察する能力を鍛える最もよい方法である．本項で述べられていることが必ずしも絶対の正解というわけではない．読者が論文を読んでみよう，書いてみようと思うきっかけになればと思う．

1 まずは論文を読む癖をつけよう

わが国の特徴だが，忙しい臨床医用にベッドサイドマニュアルやエッセンスをまとめた書物がたくさん出ている（本書もその1つですが…）．非常に便利だが，多くの若い臨床医がそこで止まってしまうという現実もある．やはり原著を読む姿勢というのは大切である．

医学論文を読む理由には，①自分の患者の疾患について調べている，②学会で報告する，③論文を執筆する，④定期的に自分の知識をアップデートする，などがあげられる（このなかで，④はかなり慣れた人ですね）．論文を手に取るときはこれらの目的があることが普通である．週刊誌を読むように暇つぶしで頭から医学雑誌を読んでいく臨床医は少ないだろう．論文をみつけたら，まずはPDF化して保存しておく．web上でその場で読んでしまうにはかなりの慣れが必要だからである．できれば，紙に印刷しておけば読みながら疑問点，要約，感想を書き込むことができる．さらに，それらをメモして保存しておくと学会発表や論文執筆のときなどに非常に役立つ．タブレット端末が使いこなせる人ならばコメントをPDF上に残しておくことでも構わない．臨床で忙しいなか，英語論文を頭から読み始めてintroductionの途中で挫折した，そんな経験が誰にでもあると思う．そんなときは，まずabstractを熟読しよう．abstractには背景や目的，方法，結果，結論が英語であっても数百ワードでまとめられている．次に，本文を読むときに重要なポイントは，方法と結果である．臨床論文では方法に研究デザインや対象集団の背景などについて記載があるはずである．すぐに結果に目が行きがちだが，臨床試験デザインを理解することは結果を正しく理解するために極めて重要なのである．そして，結果を読む．また，figureやtableがたくさんあると思うが，実はその論文の最も重要なメッセージを示している図表は1つか2つなのである．それをみつけてしまうことがコツである．

初めは時間がかかるかもしれないが，慣れてくれば自分の専門分野では速読が可能になるはずである．まずは論文を読む癖をつけていこう．少し慣れてきたら自分の専門分野などのreviewに挑戦してほしい．初めは途中で終わってしまっても構わないし，わからないところは飛ばして構わない．

review は original article（一般的な投稿論文）と違い，その分野の基本的な事項から最新情報までが網羅されていて分量もそれなりにある．（まるで純文学の長編を読むような感じ？かもしれませんが，）読み終えた後にはあなたの専門的知識は間違いなく飛躍しているはずである（表1）．

表1　論文を読む"コツ"

- 読んだ論文のタイトル，筆頭著者，雑誌名，発行年と1～2行の感想や要約をまとめておく．
- まずは abstract をしっかり読もう．
- 臨床論文では臨床試験デザインも理解しよう．
- 最も重要な図表をみつけよう．
- 慣れたら review に挑戦しよう！

2　論文執筆に挑戦しよう

a　なぜ論文執筆すべきなのか

臨床医が論文を書く理由，必要性にはどんなものがあるだろうか．学位論文，指導者に命じられたから，自分の研究成果を世の中に出したい，ポジションのためには論文業績が必要，など様々だと思う．臨床医が大学などのアカデミアで評価される活動は臨床・教育・研究という3つ要素から成り立っている．実は臨床医が論文を書くということは臨床，教育，研究の3要素すべてを系統立てて整理し経験することなのである．また，昨今流行りの"エビデンスに基づいた医療"という言葉がある．では，そもそもエビデンスとはどこから来たのだろうか．症例報告に始まり，パイロット的臨床研究，大規模臨床試験とすべて論文から来ている．論文を発表するということはエビデンスを創出することなのである．

b　学会発表は論文化を意識しよう

さて，臨床医のアカデミックな活動の2本柱に学会発表と論文発表がある．実はこの2つには非常に大きな差がある．極端に言えば，学会発表は誰でもできるが，論文発表は限られた人しか実現できないのが現実である．どうして学会発表が論文につながらないのだろうか．1つの理由に，学会発表の時点で論文化を意識していないから，ということがあげられる．忙しい臨床業務のなか，締め切りが迫り，慌てて抄録を提出し，なんとか学会発表をこなしてホッとする．こんな経験はないだろうか．つまり，学会で発表することがゴールになってしまっているわけである．しかし，残念ながら，学会発表は後世にエビデンスとしては残らないのである．なかなか難しいが，学会発表の抄録やスライドを準備するときに頭の片隅でこれを論文にするならどんな形になるだろうかと想像してみるとよいと思っている．

c　英語が苦手だと英語論文が書けない？

よく若手に「せっかく書くのだったら英語で書いてみたら？」と勧めると，「僕は英語が苦手で」とか「私は英語が話せませんから」というネガティブな返事を聞く．では，そのような人に質問したいのだが，「あなたは日本語が話せます．日本語なら立派な論文をすらすらと書くことができますか？」と．答えは No だろう．日常会話ができるだけですばらしい論文が書けるなら誰だって論文は書けることになる．英語が苦手なことは論文が書けない理由にはならない，書けない人は日本語でも書けないのである．教育的観点を無視すれば，立派な論文が日本語で書けるのであれば翻訳業者にお金を払って依頼することだって可能なのである（どうせなら英語論文のほうが世界中の人に読んでもらえる可能性があってかっこいいですよね！）．

d　まずは症例報告から始めよう

そうは言っても，いきなり臨床研究や基礎研究で full article を書くのは無理である．登山のど素人がいきなり富士山頂を目指すようなものだろう．しかし，臨床医には便利なものがある．それが"症例報告"である．侮ってはいけない，貴重な症例を論文として残すことは臨床医の重要な責務の1つである．学会で症例発表を行ったら，まず日本語で症例報告を書いて必ず掲載までもっていくことが重要である．このときに重要なことは，“時間を空けない”ことである．そして，次の機会には英語で書いてみよう．症例報告が論文執筆未経験者に都合がよい点は，決まった形があって日本語でも英語でも過去のスタイルが参考にできるということである．そして，参考文献を引用したり，ディスカッションしたりするととてもよい練習になる（何より形になった論文を見るのはとても気分がいい！ということです）．

e　実際に論文を書いてみる（表2）……

1）　論文の構成を理解する

論文は小説とは違い，各要素に分かれている．それは，表題（title），要約（abstract），導入（introduction），対象と方法（materials & methods），結果（results），考察（discussion），結論（conclusion）である．そして，これに図表（figure & table）や参考文献（references）が加わる．これらの構成要素は，スタイルの違いはあれ，インパクトファクター（雑誌の評価を表わす指標の1つ）が低い雑誌から *The New England Journal of Medicine* や *Lancet* といった超一流学術誌まで共通である．

2）　タイトルはメッセージ

Title is message.

これは留学中にボスによく言われた言葉である．表題を見ただけで何を訴えている論文なのかわかるのがよい論文なのだ，という意味である．論文を書き始めるにあたって，まずタイトルを決めるとよいと思う．注意しなければいけないことは，その論文の中で最も言いたいことは1つだけ！　ということである．いくつも言いたいことが並列している論文は好ましくない．また，“～の検討”や“Study of ～”“Analysis of ～”といったタイトルを時々見るが，読み手からするとインパクトがない．読者や査読者は検討した結果がどうだったかを知りたいからである．

表2　論文を書く“コツ”

- 学会発表の段階から論文発表を意識しよう．
- まずは症例報告にチャレンジしよう．
- タイトルはメッセージ！
- abstractをしっかり書こう．
- 図表の構成には時間をかけよう．

3）　図表を作ろう

論文を書き慣れた人でもintroductionからいきなり書き始める人はまずいない．図表を整理し，論文の構成を練る．次に，図表の説明（figure legend）を作る．図表の構成はそのままresultsやdiscussionの構成につながるので最も重要である．

4）　materials & methodsはこつこつ書いておく

なかなか筆が進まないときでもmaterials & methodsなら書くことはできる．英語論文では様々な試薬の販売会社や国を1つ1つ記載しなければならないため，こつこつ時間のあるときにやっておくとよいだろう．

5）　introductionとdiscussionは明確に区別する

よくintroductionとdiscussionの内容がかぶっている原稿を見せられることがある．introductionには背景，この研究の目的や独創性など，discussionには得られた結果とこれまでの報告との相違点，結果の新規性，これからの展望，などについて記載するとよい．

6）　引用文献のリストを作る

introductionやdiscussionを書くときには引用文献が必要である．段落ごとに項目と引用文献を整理しておくとよいと思う．普段から文献の要約を作って保存しておくと非常に重宝する．大体1つの論文で引用文献は30程度であることが普通である．

3　文献検索のしかた

論文を読んだり，書いたりするときに参考となる論文はどのように検索したらよいだろうか．日本語論文なら医学中央雑誌刊行会（http://www.jamas.or.jp）のデータベース，英語論文なら米国国立生物科学情報センター（National Center for Biotechnology Information：NCBI）が作成しているPubMed（http://www.ncbi.nlm.nih.gov/pubmed）で検索することが多いと思う．執筆者やキーワードで検索するシステムで，発行年などでの絞り込みも可能である．文献を選ぶときには，それがoriginal articleもしくはreviewなのか，症例報告もしくは臨床研究なのかに注意する．もし参考になる論文を効率よくみつけたいなら自分の報告に近い最新のreviewを探すことも1つの方法である．質の高いreviewには比較的新しい重要文献がまとまって引用されているからである．

DON'Ts

- □ 苦手な英語論文を頭から読もうとしないこと．
- □ 学会発表を最終目標としないこと．
- □ 症例報告の論文化には時間を空けないこと．
- □ "英語が苦手"は書かない理由にはならない．

杏林大学医学部第三内科学　**久松理一**

✓ 自分の業績をまとめてみよう

臨床医が自分の業績をまとめる，なんていうとちょっと違和感を覚える人もいるでしょう．論文執筆作業に一所懸命な奴は臨床で手を抜いているなんていう先入観もあるかもしれません．でも，自分が経験した症例を学会発表し，それを論文化したのであればそれは立派な臨床業績です．逆に何百例経験しても報告ゼロであれば，所属施設や後輩にその経験を引き継いでいないということではないでしょうか．若手によく言うのは「所属しているところで何か1つは形に残しなさい」ということです．自分の業績をまとめておくのはモチベーションを保つうえでもとてもよいことだと思います．

（杏林大学医学部第三内科学　久松理一）

3 学会へ行こう

DOs

- □ 消化器内科に興味をもったらまず学会へ参加してみよう.
- □ 学会へ参加する際はあらかじめプログラムをチェックしよう.
- □ チャンスがあれば症例報告などの発表からしてみよう.
- □ 発表の形式はマスターしておこう.

1 学会へ参加しよう

消化器内科医にとって必須ともいえる重要な学会はいくつかあるが，まずは学会に参加し聴講することから始めてみよう.

学会は1年を通じて計画されており，大会や総会などの大きな学会をはじめ各地方で別れている地方会などから構成されている．近年の学術講演会のプログラム構成などについて述べる.

学会が開催する学術講演会ではシンポジウム，パネルディスカッション，ワークショップ，ビデオセッション，症例検討，プレナリーセッション，一般演題などに分かれて発表が行われる．さらに，教育講演や実技セミナーなど教育的な講演やモーニングセミナー，ランチョンセミナーなど軽食をとりながらの講演，様々な分野での功績のあった著名人の特別講演などもあり，非常に多岐にわたる.

それぞれのプログラムにはテーマが決められており，一般公募にて演題を募集し（一部座長が発表者を指定する指定演題というものもある），多くの応募のなかから優秀な演題を査読委員により選定し採択形式で演題が決定していくのである.

各プログラムにおいては基礎実験から臨床の演題まで，1つのテーマを深く追求しながら最新の研究成果を発表し活発な討論を行うことができるほか，さらに実技セミナーやガイドラインなどの講演は教育的役割も担っている．しかし，非常に幅広く，多彩な演題が多いなか，すべての演題を聴講することは基本的に無理がある．よって，あらかじめプログラムに目を通し興味のある分野を選ぶなど，計画を立てることが望ましい.

将来，消化器内科医・専門医を考えているのであれば，日本内科学会にまず入会しよう．そして，消化器内科医にとって必要となるおもな学会は日本消化器病学会，日本消化器内視鏡学会，日本肝臓学会などがあり，専門医を目指すのであれば学会に入会し早めに学会員になることをお勧めする．研修医の場合は学会参加費も多少割引となっている学会もあり参加しやすいと考える．明日にでも臨床に役立つ演題も数多くあり，ぜひ学会で多くの知識を得てほしい.

2 学会発表を行う

学術講演会に聴講のために参加をするだけではなく，チャンスがあれば積極的に発表も行いたいところである.

研修医の場合は地方会などから発表に挑戦するのがよいと考える．発表にあたっては前述のように学会員になる必要があるので注意されたい．近年は研修医を対象とした研修医奨励賞が設けられている学会もある．これは発表内容だけでなく，プレゼンテーションの仕方，質疑応答での受け答えなども評価対象となっており，受賞者には大会などの参加費免除という特典もある.

では，発表を行うにはどのような準備や対策が必要となってくるかを述べたい．まずは発表のテーマを決定することから始まる．研修医であればテーマとして，症例報告から行うことが多い．まれな症例，診断や治療に難渋した症例など日常診療で遭遇した数々のなかからぜひ皆で共有したい症例などを選択することをお勧めする．テーマが決定したら発表の構成を考えていく．症例報告では現病歴などや検査結果，画像検査などから始まり，治療経過そして総括，考察，結論といった構成になる．発表時間は一般演題であれば5分であることが多く，与えられた発表時間に合わせてスライド枚数，字数を調整する必要がある．また，限られた時間のなかで重要な点を他者に理解してもらえるよう伝えることが大切であり，一目でわかりやすいスライドを作成することや，早口にならないように構成することが大切である．発表においては決められた時間内に終えることは重要であり，自信がなければ原稿を準備しておくこともよいであろう．誰しも本番では緊張するものであるが，十分な準備や練習を行ってきているのだからゆっくりと大きな声で発表することで会場の聴講者にも十分内容を伝えることはできるはずである．

日常診療で多忙のなかでの発表の準備は大変である．しかし，発表を重ねていくうちに準備で習得した知識は今後の診療にも必ず役立つであろうし，個々の症例の重要さに気づくであろう．学会発表においてはもちろん指導医のアドバイスとともに作成していくこととなるが，さらに内容を理解するためには文献検索も必要となる．英文であればPubMed，和文であれば医学中央雑誌の検索が必要である．論文検索は学会発表以外でも最新の情報などを得るためにも積極的に活用されることをお勧めする．なお，専門医の取得の際には参加回数だけでなく，発表を行ったこともポイントに加わる．

最後に，学会は国内から国際学会まで多岐にわたり，演者，聴講者両者において非常に重要なイベントである．今後の診療を有意義なものにするためにも積極的に学会に参加，発表されることを期待する．

DON'Ts

- □ 学会に参加しただけで満足しない．
- □ 最新情報を入手しただけで安心しない（必ず活かそう！）．
- □ 発表では必要以上に身構えないようにしよう．

広島大学病院消化器・代謝内科　**長沖祐子**
広島大学大学院医歯薬保健学研究院応用生命科学部門消化器・代謝内科学　**茶山一彰**

C　勉強の仕方

認定内科医取得のための症例報告や剖検・手術報告の準備の仕方

DOs

- □ 直前にあわてないように時間に余裕をもって準備をしよう.
- □ 担当した患者の退院サマリーはすべてコピーをして保存しておこう.
- □ 日ごろからガイドラインやEBM(診断と治療の根拠)に基づいた医療を意識しておこう.

1 実際の準備の仕方

a 病歴要約の作成と評価項目

詳細は日本内科学会のウェブサイトに「病歴要約作成の手引き」が記載してあるので必ず目を通す. 病歴要約見本でいくつかの記述様式のバージョンを示しているとおり, 記述様式の違いを評価することはない. 自分の記述しやすい様式でしっかりと記載することが重要である. 以下の6つの評価項目を基準に総合的に採点される. 評価が減点方式であることに留意し, 余計なことは記載せずにわかりやすく記載する.

1) 基本的記載(評価の比率：10 / 100)

症例が決まればあとは「病歴要約作成の手引き」に従って必要な項目を記載していく. 項目は脱落していないか, 誤字脱字がないかなどのチェックを行う. いくら内容がよくても記載のルールが守られていないと減点対象となる.

2) 症例選択の適切さとバランス(評価の比率：10 / 100)

各分野からレポートを記載する症例をバランスよく選択する. 受持入院患者一覧表を同時に作成していく. この作業が最も大変であるといっても過言ではない. 実際にレポートを記載しようとカルテをめくってみると検査が不十分であったり, 治療がエビデンスに基づいていないためにレポートを記載するにはいまひとつであることが多い.

普段の診療から症例の1つ1つを大切にして適宜文献検索を行いながらEBM(evidence-based medicine)に基づいて診断・治療を行っておくと, 後からの症例選出の際もさほど困らない.

3) 診断プロセスは適切か(評価の比率：20 / 100)

診断に必要な身体所見・検査所見・画像所見の記載をしっかりする. 鑑別診断をあげ除外していくプロセスも記載されているかどうか確認する.

4) 治療法は適切か(評価の比率：20 / 100)

診断名に対して適切な治療を行っているか. 入院後の経過が主病名を中心に正しく記載されているか. 薬品名は一般名での記載が原則である.

5) 十分に考察されているか(評価の比率：20 / 100)

自分の経験論ではなくEBMを重視しているか, 適切な文献を引用して論理的に考察できているか確認する. 例えば, “90歳と高齢者のため20% 減量して投与”などと記載すると, 根拠を問われEBMに基づいていない場合は減点の対象となる.

6) 倫理的妥当性(倫理的配慮)(評価の比率：20 / 100)

患者個人情報(氏名・生年月日・住所・連絡先等)や紹介元(先)病院(医師)名が消去されていないと減点対象となる. 患者の希望や社会背景も考慮した診療を行うこと

ができているかどうかが評価される．

b　退院サマリー，手術記録，剖検報告書のコピー

剖検症例を含む全症例について退院時サマリーのコピーが必要である．患者ID，年齢，性別以外の患者個人情報や紹介元病院，医師名は絶対に読み取れない状態にする．受け持ったことが分かるように，主治医（担当医・受持医）欄に記載されている自分の氏名を蛍光ペンで塗ることも忘れずに．手術記録，剖検報告書についても個人情報が読み取れない状態にすることを忘れない．該当する病歴要約の後ろ（左上）にホッチキスで添付する．

c　その他コピー

プレゼンテーション（口頭発表）したことを証明するもののコピー，救急蘇生講習会の受講修了証のコピー，臨床研修修了登録証のコピーは，直前にあわてないように早くからそろえておく．学会発表などの機会があれば普段から積極的に参加しておく．

d　提出書類の最終確認

書類作成が終わったら，いったんすべて印刷を行ってプリントでの校閲を行う．誤字脱字がないかをはじめ，評価項目にそって減点方式で自分自身で採点をするように確認をしていく．提出の際は教育責任者の署名，捺印が必要であるので期限ぎりぎりではなく余裕をもって完成させておこう．

2　新内科専門医制度

2014年5月に日本専門医機構が正式に発足し，現在内科専門医制度が大きく変化してきている．2015年以降の医師国家試験合格者からは認定内科医は廃止され，新・内科専門医のみとなる．卒後5年の研修の後に新・内科専門医を取得し，その後内科系subspecialty学会（日本消化器病学会，日本肝臓学会，日本循環器学会，日本内分泌学会，日本糖尿病学会，日本腎臓学会，日本呼吸器学会，日本血液学会，日本神経学会，日本アレルギー学会，日本リウマチ学会，日本感染症学会，日本老年医学会）の専門医試験の受験資格が得られる．詳細は日本内科学会のウェブサイト上に記載されているので確認する．

DON'Ts

- □ 誤字脱字や個人情報の保護など，確実な減点対象となる共通した項目はとりこぼさない．
- □ 実際に受けもっていない症例で病歴要約を作成しない．

香川大学医学部消化器神経内科　**綾木麻紀，正木　勉**

☑ 資格を満たしたら早めに…

産後2か月のときに内科認定医試験を受験した．小さな子どもをおいて1泊するわけにもいかず，当日早起きをして3時間かけて会場へ．会場に着いてすぐ試験が始まり，試験も長時間でタイトなスケジュールなので途中で搾乳もできずに乳腺炎になって痛い目に……．前年度に受けておけばよかった，と後悔した．医師が忙しいことは何年目になっても変わらない．プライベートも予測がつかない．来年余裕があればがんばろう……，ではどんどん先延ばしになる．取得したい資格があるならば受験資格を満たした時点で早めに受けておこう．

（香川大学医学部消化器神経内科　綾木麻紀）

5 大学院(医学博士)・留学(研究・臨床)

DOs

□ 大学院進学はキャリアアップの手段であると覚えておこう.

近年，医師臨床研修医制度(2004〈平成16〉年度より新制度が適用，2010〈平成22〉年度に見直し)や専門医制度(2017〈平成29〉年より新専門医制度が導入予定)の創設により，医学部卒業生は多忙な日常を過ごしている．本項では，大学院進学および医学博士号取得や，その後の国内外留学(研究・臨床)へのロードマップを紹介し，多くの若い先生方に少しでも研究に興味を抱いてもらえれば幸いである．

1 大学院進学に際し

昔から“博士号は，足の裏についた御飯粒のようなもの”と表現されている．“とらないと気になるが，とっても食べられない”といった意味合いのようである．卒後臨床経験を重ね，診断・手技・治療が徐々にできるようになると，周りを見る余裕が出てくる．ちょうど，漠然と将来について考え始める時期がこの頃ではないだろうか．自分がこうなりたいという明確なビジョンがある人のほうが少数で，身近にロールモデルを求める人が大多数だと思う．尊敬できる先生・近い学年の先輩・同期と話をすることや，学会での発表・講演を聴くなどして，多くの先生方が大学院へ進学し，医学博士号を取得している事実を認識する．また，ベッドサイドで答えがみつからない疑問が積み重なってくるのもこの時期である．

筆者が進学を決断したポイントは，①ベッドサイドで得た疑問を明らかにする(進学後には，得た成果を患者に還元したいという思いも加わった)，②ガイドラインで決められた治療を行うにしても，より深い背景を学んで患者を治療したい，という2点であった．

2 大学院(医学博士)

博士号は，英語ではDoctor of Philosophy＝Ph. D. と表される．この場合のPhilosophyは“哲学”ではなく，“高等学問”という意味で用いられている．難しそう，敷居が高いという感じを受けるが，心配はいらない．不安ならば，入学前に研究室を訪問し，雰囲気や行われている研究テーマを大学院生の先輩たちに聞いてみることをお勧めする．自分の研究にワクワクしている人たち(教員や学生)の話を聞いてみれば，きっと何か感じるものがあるはずである．大学院生として過ごすことで，臨床的手技の習得が遅れる，経験が不足するなどのデメリットを心配する声もよく聞かれるが，大学院に通うメリットは，

- “深く”考えることを学べる.
- “見知らぬ人々”の前で話す練習ができる.
- 仲間や知り合いを増やすことができる.
- 将来の職を得るチャンスが広がる.
- 論文について学べる(読み方および書き方).
- 時間を節約する技術を学べる(論文検索方法，統計ソフトなどを用いた解析方法).
- 研究費申請書の作成“技術”が学べる.
- 頭を整理する方法を学べる → 効率的になり生産性も増す.

などがある．臨床一辺倒の生活とは異なり，

大学院生活はこれまでにない自由を含んでいる．大学院修了後取得する博士号はあくまでも途中経過に過ぎなく，今後に活かすも殺すも自分次第である．

3 国内留学（研究）

医学博士となった後，基礎研究に興味をもち，国内の研究所へ留学する場合について述べる．研究所は，医師の世界とは大きく異なる．医師出身の研究者は少数で，大半は理学部・薬学部・農学部・工学部といった他学部出身者である．医師が"医学博士です"と研究所に行っても，最初は相手にもされない．どこの世界でもそうだが，自分の実力を示し，信頼を得て，成果を上げて初めて一人前と認識される．大学院のときと違い，研究費の申請・獲得，学会活動や論文執筆も求められる．より基礎研究について深い知識を学べるし，仕事に対する議論・批判の重要性も学べる．何より大勢の仲間ができるし，将来の共同研究にも発展する．

4 国内留学（臨床）

臨床で国内留学というと，最先端の手技を学ぶ，または high volume center で仕事をするといったことになる．いずれの施設でも一症例ごとを様々な立場の医師たちが，深く掘り下げて診断・治療を行っていることに気づくだろう．また，症例の積み重ねを無駄にせず，統計的にみえてくるものがあるということも理解できるはずである．治験に携わったり，最先端の機器開発に触れる機会もあるだろう．

5 海外留学（研究）

現在海外で医療行為をできる国は限られているため，ここでは海外への研究留学について述べる．多くの日本人にとって外国人と外国語で討論することは苦手とされている．留学することで突然外国語が話せるようになるわけではないが，話さざるをえない環境に身を置くことで必要に迫られる．仕事の進め方や判断の速さなども日本とは異なるのを感じるだろうし，何より研究に対するスタンスが異なる．ともすれば，日本の研究に対するイメージは暗く，難しいといったものだが，海外ではみんな自由で伸び伸びと明るく研究が行われている．カンファレンスもボスが意見を述べるのみでなく，学生からプロフェッサーまでが分け隔てなく自由に闊達に議論する．また，仕事とプライベートをきっちり分けているので，日本で臨床医として働いている頃と比べると格段に家族との時間を持つことができる．

医師が研究を行うということは特別なことではないと思う．自分がベッドサイドで得た疑問を解明し，ひいては患者に還元できる可能性がそこにはある．大学院進学へ踏み出せないでいる若い先生がいれば，気兼ねなく連絡し研究室を訪ねてきてほしい．1人でも多くの同僚が増えることを心待ちにしている．

DON'Ts

- □ 医師が研究を行うことは特別なことではない．
- □ 医学博士へのハードルを自分で上げてはいけない．

北海道大学医学部消化器内科学分野　**森川賢一，坂本直哉**

1 挨 拶

DOs

- □ 挨拶はコミュニケーションの基本．声に出して積極的に行おう．
- □ 挨拶は“時宜によるべし”．相手や状況に適した“オアシス”を心がけよう．
- □ 謙虚な姿勢で，動作にまで“礼”を尽くした挨拶をしよう．

1 医療を取り巻く環境の変化

治療は必ずしも患者の希望どおりにいかない．また，外来では診察まで長時間待たされることもある．患者全員が満足して退院または診察室を出ていくことができればハッピーであるが，そうもうまくいかないのが医療である．特に近年は過剰な“お客様意識”の台頭により，医療現場が疲弊してしまっている現状もある[1]．

一昔前まで医療とは“医師による施術または薬による治療”であり，医師が医療の主導権をもっていた．今でも医師は診療方針決定の中核を成すべきであるが，昨今は生活習慣病や慢性疾患のマネジメントが求められ，チーム医療による診療が展開されている．チームには看護師，薬剤師，検査技師，管理栄養士など様々な職種が存在し，各職種の強みを活かすことが医師には必須になっている．

このように変化する環境のなかで，患者満足度のみならず自分のQOLを上げる最も肝要なことが人と人とのコミュニケーションである．そして，その基本かつ始まり・終わりを担うものが挨拶となる．

2 どのように挨拶をするか

挨拶について決まった形式は存在しないが，挨拶運動のなかにオアシス運動というものがある（表1）．これは医療現場でも非常に有用なのではないかと思われる．ただし，形だけの挨拶にしないことが肝心で，

表1 オアシス運動

- オ：おはようございます
- ア：ありがとうございます．
- シ：しつれいします．
- ス：すみません．

相手に対する“礼”のない挨拶は愛想のない対応となり，かえって逆効果になる．礼儀作法の流派として知名度の高い小笠原流の伝書[2]では，文末に「いづれも時宜（じぎ）によるべし」と書かれている箇所が多い．つまりは“時・場所・状況に沿って自然な行動をしなさい”という意味が含まれている．もっとも，慣れない職場・相手に初めから自然にできないことも多く，自然にできるまでは謙虚な姿勢で常に“オアシス”を心がけてほしい．積極的に挨拶をすることで徐々に職場・相手に打ち解けることができるだろう．

また，挨拶は声に出して相手に伝えることが望ましい．挨拶は仕草や動作で行うこともできるが，声を出して意思表示することを心がけてほしい．

3 対応者別の挨拶

a 患者・家族

OSCE（客観的臨床能力試験）で学んだ対応が基本となるが，注意すべきは去るときである．「お大事にどうぞ」と挨拶をした後，患者が診察室を出たり，自分が病室を離れてドアが閉まるまで気を配る必要がある．患者・家族はその一瞬の挙動をつぶさに観察しており，そこで“礼”のない行動をとれ

ば，それまでどんなによい対応をしていても印象を悪くしかねない.

b　メディカルスタッフ

多くのメディカルスタッフ（看護師・薬剤師・検査技師・管理栄養士・医療事務など）は専門職としてのプライドをもって仕事に取り組んでいる．挨拶をするうえで“専門職にいろいろと教えていただく”という姿勢が大事であり，“医者の言うことを聞け！”という考えは如実に言葉・行動に現れる．メディカルスタッフは仕事をおおいに助けてくれる一方で，対応によっては仕事を難渋させてしまう可能性もある.

c　指導医・同僚

研修医は指導医に教えてもらう権利があるが，それゆえ礼を尽くす義務もある．指導医にとって，研修医の「おはようございます」は“もう病院にいます”の合図であるし，「お疲れさまでした，失礼します」は“これから帰ります”の意味合いがある．挨拶によって居場所の意思表示ができ，より充実した研修の機会を与えてくれることもある．また，自分で解決できない不都合な事態が発生した場合は速やかに指導医に報告し，「すみませんでした」と伝えることも肝要である.

同僚がいれば「お疲れさま」の一言はぜひ伝えてほしい．心身ともに非常にストレスのかかる研修において，その大変さを本当に共有できる存在が同僚である.

コツ

初対面の場合は自分の名札などを提示しながらの挨拶が望ましい．高齢・近眼・難聴の患者も多く，努めて“ゆっくり”“はっきり”と喋ることをしてほしい.

Pitfall

メディカルスタッフへの横柄な対応は，特に初期研修が終わった後の後期研修医が陥りやすい.

DON'Ts

- □ “自分は医者だ！”という傲慢な意識はもってはならない.
- □ 形だけの挨拶はかえって逆効果であり行ってはならない.

文献

1）蒔田　覚：総合健診 2011；28：346-369.
2）島田勇雄，他：大諸礼集〈1〉小笠原流礼法伝書．東洋文庫，1993.

佐賀大学医学部附属病院肝臓・糖尿病・内分泌内科　**岡田倫明**
佐賀大学医学部肝疾患医療支援学　**江口有一郎**

2 インフォームドコンセント

DOs

- □ インフォームドコンセント(IC)の基本はコミュニケーション能力である．患者を尊重し患者の関心に気を配れる力を養おう．
- □ 侵襲的手技・手術の実施には記録されたICが必須である．ICの成立要件を確認しよう．

1 ICの重要性

インフォームドコンセント(IC)は医療の手続きとしてとても重要である．ICの根幹である説明と同意は，医療の全過程で繰り返されている．採血検査などの低侵襲手技において文書での説明同意は行われないにしても，病状の説明の過程で，患者は検査の必要性を理解し了承している経緯があるはずである．侵襲的またはリスクの高い手技・手術・臨床治験などにおいては必ずICを検証可能な形で文書として記録しておかなければならない．ICがなければ，説明責任を問われた場合，医療の結果を正当化することは難しい．ICは紛争時に"言った，言わない"の論議を避ける点で重要性が強調されるが，ICの本質的な目的は，ICの過程を通して，医師が患者の関心を十分に把握し，患者の自己決定を支援できるような説明を行い，より深い信頼関係を構築することである．

2 ICを満たす要件

ICが成立するには次の4つの要件が必要である．

①患者に同意能力があること．

②十分な説明がなされること．

③その説明を十分に理解すること．

④そのうえで医療の実施に自発的に同意すること．

a 同意能力

同意能力とは，患者が自己決定するために必要な判断力で，理解・認識・論理的思考・選択の表明などの能力からなる．年齢では15歳相当の判断力が最低限必要と考えられている．例えば，宗教的信条に基づく輸血拒否に関するガイドライン[1)]では，親権者が拒否しても，患者が15歳以上の場合は本人が輸血に同意すれば輸血が認められる一方で，絶対的無輸血を判断するには18歳以上であることと規定している．医療行為の侵襲性(危険性)と複雑性によって，患者に求められる同意能力は異なることに注意が必要である．

認知症の高齢者や精神障害者の同意能力の判断も難しい．予定されている医療の侵襲性を考慮し，患者の精神症状・認知機能・医療同意能力(MacCAT-T)などを評価のうえ，神経内科医や精神科医によって総合的に判断される．

b 代諾者

同意能力がない場合，正当な手続きのために代諾者が必要となる．小児における親・親権者，認知症高齢者における近親者などがこれにあたる．代諾における問題は，家族が不仲で意見が異なる場合，代諾者の意向が医学的な標準と大きく乖離する場合，近親者がいない場合などである．このような場合，緊急性などを考慮しつつ，善行原則などの医療倫理に従って判断される．身寄りのない場合に実際に代諾者となっているのは，主として療養の世話を行っている者，施設管理者，医師などである．なお，成年後見人は医療行為の代諾者には現時点ではなれない．

c　IC で説明する内容と範囲

IC で説明すべき内容を表 1 に示す．医師が勧める治療法や，代替として説明する範囲の決定は，ガイドラインなど，医療水準を示すものと整合性がとれていることが望ましい．もともと医師が勧める治療法の選択においてバイアス（選好）があり，医療の進歩とともに代替治療の幅も広がり担当医がすべての治療法に精通していない状況もあるからである．合併症の説明において，出血・感染などの記載のみでなく，その結果をなるべく具体的に説明する．例えば，内視鏡手術であれば消化管穿孔と説明するだけでなく，その際には緊急の開腹手術を必要とすることを理解してもらう．

d　よりよい理解を得るために

説明は患者の理解しやすい言葉で行い，文書中の専門用語には注釈をつけるなどする．定型的な医療行為では，医療側が文書化された IC を用いて説明がなされることも多い．個別の症例で，重要な点や合併症のリスクが異なると考えられる部分に下線や書き込みを加え強調しておく．もし説明責任が争われたときにも十分な説明の証になる．

表 1　IC で説明すべき内容

1. 病名・病状・予後
2. 予定の医療行為の目的・内容（方法）・必要性・期待される効果
3. 起こりうる有害事象・合併症，その発生頻度と結果
4. 予定する医療の代わりに考えられる医療，その有効性・有害事象などの概略
5. 何も医療を受けなかった場合の結果

3　医療紛争と IC

医療紛争時に，担当医から“起こった合併症は IC で説明し同意されているから，問題ない”との意見を聞くことがある．“説明していたから過失はない”とはいえない．訴訟では，過失の判断は当該医療機関に求められる医療水準で判断される．例えば，合併症の発生率が全国水準より著しく高いのに，そのことが説明されていなければ説明は不十分との心証をもたれるであろう．最近の低侵襲手術や内視鏡手術では特にこの点で注意が必要である．IC では合併症の程度と頻度を説明するべきであるが，大学病院などの高度医療機関においては，それらの死亡など，重大な合併症の発生率は病院が把握し検証を行っているべきである．病院の検証を経ているからこそ，仮に訴訟になった場合も個人でなく病院として対応ができると考える．

DON'Ts

- □ IC がなければ，たとえ過誤がなくても医療を正当化することはできない．
- □ 医療機関の水準に応じて IC で示す治療数や成績などの検証は必要で，都合のよい数字による説明は後に不十分と判断される可能性があり，してはならない．

文献

1）　宗教的輸血拒否に関する合同委員会：宗教的輸血拒否に関するガイドライン．2008 年 2 月 28 日．

NTT 東日本関東病院医療安全管理室　**中谷速男**

3 認知症患者と家族への対応

DOs

- □ 認知症を疑ったら意識の変容や混濁の有無を確認し頭部 CT / MRI を実施する．
- □ 患者・家族が認知症を理解し受け入れることができない場合も多い．必要に応じて主たる介護者のみならず家族内で発言力の高いキーパーソンにも十分な説明を行う．

1 認知症とは

認知症とは"獲得された知能が脳の器質的障害により不可逆的に損なわれた状態"として定義される疾患である．

認知症の症状には見当識，記憶力，記銘力，判断力，言語機能，実行機能などが障害される"中核症状"と不眠，抑うつ，妄想，興奮，徘徊などの精神症状を呈する"周辺症状"があり，Alzheimer 型認知症・血管性認知症・びまん性 Lewy 小体病・前頭側頭型認知症などに大別される．本項では医療現場(おもに一般病棟・外来)で遭遇する認知症患者と家族への対応について概説する．

2 認知症診断のポイントは除外鑑別

一般病棟・外来で認知症が疑われるケースではまずせん妄との鑑別が重要である．比較的急性発症で意識レベルの動揺・変化(意識の変容，混濁や狭窄)を伴う場合はまずせん妄の可能性を考慮すべきである．

慢性硬膜下血腫，正常圧水頭症や脳腫瘍など，頭部 CT / MRI によって鑑別可能な疾患も少なくないため，専門医に紹介する前に頭部 CT / MRI を実施しておくのが望ましい．

また，大酒家の場合は最終飲酒の時期も確認し，アルコール離脱せん妄の可能性を除外しておくのが望ましい．

ほかにも，低血糖 / 高血糖，甲状腺機能障害，ビタミン欠乏症，高アンモニア血症，慢性心不全や慢性肺疾患などの内科的疾患が認知症様の症状の原因となることもめずらしくない．

さらに，薬剤の副作用により認知症様の症状を呈することもある．精神科で処方される薬は特に要注意であるが，ほかにも抗パーキンソン病薬，H_2 受容体拮抗薬や抗コリン作用を有する薬剤が原因となることもある．高齢者の場合，非常に多くの内服薬を漫然と服用しているケースが多いため，問診の際には服薬内容の慎重な確認が重要となる．

3 患者家族にどう説明するか

思いのほか難しいのが専門医(精神科医)をどのように紹介するかである．患者自身は病識が欠如している場合が多いため，専門医の診療を拒否する場合や，それ以前の理解能力を欠いている場合も多い．そのため，患者・家族に対する説明が極めて重要になってくるが，説明によって患者・家族は患者が認知症であることを受け入れられず困惑し，"精神科医を紹介された(精神病呼ばわりされた！)"ことにネガティブな感情を抱くこともある．その原因として，①認知症患者は主たる介護者(配偶者)もまた高齢で説明を十分に理解できない場合が多い，②主たる介護者である家族と介護に直接関知しない家族の間にある患者の状態に関する認識の相違，③患者・家族間の人間関係や社会的背景，などがあげられる．

そのため，認知症について説明する場合は，主たる介護者以外にも家族内で理解力があり発言力の高いキーパーソンがいればなるべく同席してもらい，今何が起きているのかについての情報を的確に共有するのが望ましく，患者・家族に対しては次のことを強調して説明する．

- 認知症とは脳の器質的障害で世間一般がイメージするような精神病ではない．
- 認知症は不可逆的に進行し，やがて“喋れない”“動けない”“食べられない”状態に至る治らない病気だが，進行は緩徐である．
- 薬物療法・精神療法・作業療法などにより，中核症状の進行を遅らせ，周辺症状を改善させることが可能である．
- 介護保険や社会的資源を適切に活用することで患者自身のQOL向上が見込める．
- 認知症に対するbio-psycho-social modelに基づいた総合的治療に行うのに最も適した診療科が精神科である．

4 患者とどのように接するか

認知症患者は近時記憶障害や見当識障害により不安・焦燥が高まり混乱し見当違いな作話や強い興奮を呈することがしばしばある．多忙な一般病棟や外来でこのような患者に対応することは多大なストレスとなるが，医療従事者はその苛立ちを言動や表情に出さないように心がける必要がある．

なぜなら，患者には記憶障害や情動・人格の変化があっても自尊心や羞恥心は保たれており，医療従事者がむやみに患者の言動を訂正・否定すると患者は“恥をかかされた/自尊心を傷つけられた”と解釈し，易怒的となるからである．医療従事者は患者の作話（時には理不尽極まりない罵詈雑言）に対しても常に笑顔と穏やかな口調で支持的に接し，ひとまず患者の内的現実を受容することが求められる．

5 医師として認知症と関わること

筆者はかねてから認知症を診るということは患者自身や患者に関わる家族，知人や医療福祉関係者と真摯な気持ちで向き合い，病気を治すのではなく患者が抱える問題を様々な（医学的・心理的・社会的な）視点から解決していくことであると考えていた．

以前，日本精神神経学会の講演で，福井大学の林　寛之先生が精神科医療とは安易な症例経験を積むのではなく“徳を積んでいる”という趣旨の話をされていたが，筆者自身が認知症患者との関わりを通じて感じていた思いを実に的確に表現していただいたと感謝している．恐れながら林先生の言葉を拝借して本項のまとめとしたい．

認知症患者と関わることは
「症例経験」ではなく
「徳を積む」ことである．

DON’Ts

□ 認知症でも羞恥心・自尊心は保たれており患者の精神状態は周囲の人間の感情に大きく左右される．患者のペースに合わせて“むやみに否定しない”．

栄聖仁会病院　**岩永明峰**

トラブル時の患者・家族対応，患者・家族からの暴言・暴力への対応

DOs

- □ トラブル場面では，毅然とする，恐れない，侮らない態度で，失言しない，挑発に乗らない，要求には屈しない，時間を決める，ことが基本である．
- □ 暴力の背景には，医療者のコミュニケーションの問題もある．接遇やコミュニケーション研修を受けておこう．

いかなる社会にあっても，暴力や罵詈雑言を浴びせ，理不尽に自己中心的な要求を行うことは許されない．病者であってもこの原則は適応される．国際労働機関(ILO)は「対人援助職として働く医療従事者は，職場で暴力を受けやすい労働者である」と指摘している．病院は，組織として院内暴力の問題に対応するという明確な方針を表明し，包括的な対策を推進する責務がある．暴力の予防には，自らの発言や職場のモラルを確認し，暴力の起きにくい健全な環境づくりに努めることが重要である．

1 暴力はなぜ起きるのか

院内暴力とは，医療者，他の患者や病院・施設に対して力を使って身体的，性的，精神的な危害を及ぼすもので，身体的暴力(殴る，蹴る，叩く，突くなど)，精神的暴力(言葉の暴力，いじめ，セクシャルハラスメント，その他いやがらせ等)，器物破損などがある．暴力の背景には何らかの理由がある．日本看護協会は患者側の原因を大きく3つに分類している．

①疾患などにより見当識障害があり，責任能力がないケース．

②ストレスが契機となり不安や焦燥感が高まり，それらにうまく対処できない結果起きる心理的な要因が大きいケース．

③個人のパーソナリティの問題が大きいケース．

加害者の特性以外に，暴力のリスク要因としては被害者の特性，環境や組織風土，業務の種類，などが引き金となりうる．暴力が発生しやすい場所として，従来は救急外来や精神科とされていたが，最近はICU/CCU病棟，内科，老人保健施設などが報告されている[1]．

2 暴力発生時の対応(図1)

暴力の程度に応じて対応も異なる．レベルI(暴言)には，冷静さを保ち，落ち着いて対応し，相手の挑発やゆさぶりに動じず，毅然と対応する．会話が一方的になり不当な要求が続くようになったら「できません」と伝え，必要以上に話さない．相手に合わせて，不適切な言動や行動をしないように気をつける．場所が個室などであれば，ドアを開けるなりし逃げ道を確保する．常識的な対応時間を設定し，それを超えては対応をしない．対応する人を代える，複数で対応するなど1人で抱え込まない．表1[2]に暴言の具体例とその際の対応例を紹介する．

レベルIIの段階では，いつでも身体傷害の危険性があると考え，危険物など周りの状況を確認し，安全な距離を保ち，逃げ道を確保する．レベルIIIでは，院内の緊急コードを発令し，応援を呼び，必ず複数で対応する．警告注意しても，①傷害が発生した，②器物を壊し始める，③武器を持っている，④大声で威嚇するなどの行為が止まないときは警察へ通報する．

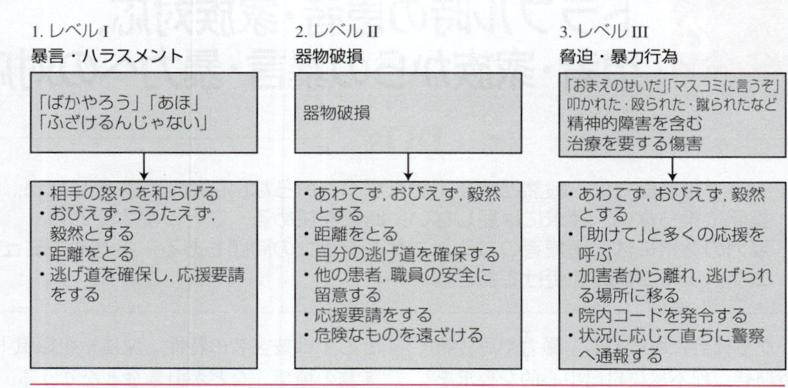

図 1　暴力のレベルと対応

3　暴力発生後の対応

被害者のケアを行うとともに，速やかに上長・医療安全管理担当等へ連絡し，担当者と所属長は事実経過と被害状況を確認し，報告書等を作成し病院長に報告する．

a　被害者への対応

身体的暴力の被害者は医師の診察を受ける．暴力により急性ストレス障害や後に心的外傷後ストレス障害を発症することもあるため精神科の診察も考慮する．被害者の診察時はカルテを必ず作成する．上長は被害を把握し，十分な休養とストレスへの配慮を行う．警察への被害届は被害者本人が行うため，必要時に支援する．

b　患者(加害者)側への対応

暴言や暴力の程度に応じ，口頭での注意から刑事告発までの対応を検討する．暴力とは言えないまでも不当な要求を繰り返し，口頭での対応が効果ない場合は，書面で注意警告する．書面には，問題となる行為，これまでの施設の対応と患者(加害者)の反応，今後発生した場合の対応を明記する．暴力の事実経過は，当該患者カルテに記載しておく．暴力が病気(認知症，精神障害)や症状(見当識障害，せん妄など)に起因する場合は，それらの治療を行う．

c　組織としての対応

組織全体への影響を把握し，部署が必要とする支援を行う．暴力の要因を分析し，対策を立案し体制の改善や整備を行う．暴力に至った引き金を分析し，病院側の要因の除去に努める．暴力の発生頻度が高い場所には，暴力に関する啓発ポスター掲示や監視カメラ設置などで抑止力を高める．

4　暴力に関する法的根拠

以下の行為が該当する法的根拠を示す．

- 酒に酔つて公衆に迷惑をかける行為の防止等に関する法律 → 酒酔い防止法.
- 殴る，蹴る，小突く，胸倉をつかむ，物を投げつける → 暴行罪，傷害罪.
- 設備や備品を破壊すること → 器物損壊罪.
- 医療者や患者に暴言を浴びせること → 名誉毀損.
- 不当に居座り，退去勧告に従わない → 不退去罪.
- 居続ける，怒鳴り散らすなどして，医療者の業務を妨害すること → 威力業務妨害罪.
- 「お前らどうなっても知らんぞ」など脅迫的暴言を吐くこと → 脅迫罪.
- 卑猥な発言，みだりに接触すること → わ

表1　暴言などに対する対応例

パーソナルスペースを確保する	攻撃的な状態では，"観察可能""交渉可能""殴る，蹴るなどの攻撃を受けない距離"として，腕2本分程度のスペースを空ける
相手に対して45°の角度で接する	「私はあなたを攻撃しようとしているのではない」という態度を伝える
冷静に対応する 低い声で静かに話す	慌てていたり，怯えていたりすると，より攻撃的になる．毅然とした態度で接する．急激な動きは"攻撃される"と解釈し，防衛しようとして暴力に発展する危険がある
交渉	お互いが満足するような話し合いにもっていく．Win-Win（互いに成功）となる解決策に導く
自己開示	「そのように振舞われると私はとても怖いです」「○○さんのドアの閉め方がいつもよりちょっと乱暴だったようで，私には少し怖い感じがしました」というように自分の感情を開示する
保証	話してくれたことを褒める．認める
言い換え	「○○さんが言いたいのは～ということですね」
タイムアウト， 制限の利用	刺激の少ない静かな環境で一定時間（5～15分程度）座って過ごし興奮を鎮める．「静かな所で休んでみませんか？」「今は少し気が動転しているようですね．10分程してその後もう一度お話ししましょう」
約束事の確認	約束事や周囲から期待されていることは何かを確認する．「今あなたに期待されていることは，暴力を起こさずに生活を続けられること」
交渉，方向性の指示	「今の状態だと○○さんも他の皆も危険になってしまいます．私達は全員の安全を保証しなければなりません．もし暴力が起きれば，私達は○○さんが暴力を振るわずに済むように，抑えさせていただくこともあります．私達も周りの皆もいつもの○○さんに戻って病棟で過ごされることを期待していますよ」
自分自身のコミュニケーションパターンを知る	自分自身の感情を分析し，"相手にこういう態度をとられたらこう反応しやすい"ということを理解する
危険物の除去	武器やリスクとなる物を取り除く
どうしてこうなったか，わかっているんだろう!!	「わかりません」（非があれば認める） 「院長出せ」→「できません」
どうしてできないんだ!!	「当院の方針です」「当院の決定事項です」
責任をとれ，誠意をみせろ!!	「どういう意味かわかりません，具体的にどういうことですか」
返事をもらうまで帰らないぞ!!	「会議がありますので○○時で終了とさせていただきます．お帰りください」

〔目で見る院内暴力対策．国立病院機構久里浜医療センター，平成24年4月初版．http://www.kurihama-med.jp/branch/iryouanzen/iryouanzan_innai_boutai_20120112.pdf より改変〕

いせつ罪．

- 土下座や謝罪を強制，強要する行為 → 強要罪．

5 コミュニケーションの重要性

患者や家族が急に言葉を荒げたりする経験は誰しもあるであろう．医療側へのクレームは，医療者の態度や病院のシステムの不具合を的確に指摘していることも多く，クレームは改善活動のきっかけとなる．クレームのない患者が皆，満足しているわけでなく，ただ我慢しているだけのこともある．クレームすべてが不当な要求といえないように，暴言や暴力の理由がすべて患者の要因だけでないこともある．医師に対する暴言暴力は，医師の横柄な言葉や無関心な態度が発端となっていることもある．医師は，患者や家族との対話において，医療知識の非対称性に留意し，オープンな質問を心がけ，患者の真の関心を引き出し，不安に対しては言葉や態度で共感を示すことである．医師が率先しプロフェッシナルな態度を示すことにより信頼関係を構築し，他の職種とともに安心し落ち着ける環境をつくることがまず何より大切である．

DON'Ts

- □ 相手に合わせて話しすぎず，長時間対応しないようにしよう．揚げ足をとられ，自身の感情のコントロールが難しくなる．

文献

1） 保健医療福祉施設における暴力対策指針―看護者のために―．日本看護協会，2006．
2） 目で見る院内暴力対策．国立病院機構久里浜医療センター，平成 24 年 4 月初版．http://www.kurihama-med.jp/branch/iryouanzen/iryouanzan_innai_boutai_20120112.pdf

NTT 東日本関東病院医療安全管理室　**中谷速男**

☑ IC は防衛医療や医療者の自己実現を目的に行うことではない

詳細な有害事象の説明は，患者を無用に怖がらせるとの意見がある．しかし，IC および患者中心の医療の核心は自己決定である．正確な知識，十分な経験に基づく真摯な態度での説明により，患者は納得し同意する．この過程がある場合，たとえ合併症が発生しても齟齬のない説明が行え，患者も前向きに取り組め，無用な医療紛争は起きない．

（NTT 東日本関東病院医療安全管理室　中谷速男）

5 医療チーム(メディカルスタッフとの関係)

DOs

- □ 医療チームは，医師，看護師，薬剤師，技師，ソーシャルワーカーなど，様々な役職からなり，それぞれの役割を理解する．
- □ 医療チームが機能することにより患者のQOLの維持・向上，患者の人生観を尊重した診療が可能となる．
- □ 医療チームが機能するためには他のメディカルスタッフと良好な関係を築く必要があり，その方法を理解する．

1 基本的な考え方

a 医療チームの構成

医療チームは，医師のほかに，看護師，薬剤師，放射線技師，臨床工学技士，心理士，理学療法士，ソーシャルワーカーなど，あげればきりがないほど多くの職種からなる．もちろんその中心には患者がいて，患者のQOLの維持・向上，患者の人生観を尊重した診療を行うために医療チームが協力してあたる必要がある．

b 医療チームの種類

医療チームは目的に応じて必要な職種が集まり編成される．現在，病院で目的に応じて編成される医療チームと構成要員の具体例を表1に示す．

c 医療チームを作成することの目的

それぞれ目的に応じて召集される各チームの役割について1つずつ論ずることは本項では割愛するが，チームを作成する最大の目的は，医療に従事する多種多様なメディカルスタッフが，各々の高い専門性を前提に，目的と情報を共有し，業務を分担しつつも互いに連携・補完し合い，患者の状況に的確に対応した医療を提供することである．

チーム医療がもたらす具体的な効果としては，①疾病の早期発見・回復促進・重症化予防などの医療・QOLの向上，②医療の効率性の向上によるメディカルスタッフの負担の軽減，③医療の標準化・組織化を通じた医療安全の向上，などが期待される．なお，チーム医療を進めた結果，一部のメディカルスタッフに負担が集中したり，安全性が損なわれたりすることのないよう注意が必要である．

また，医療技術の進歩や教育環境の変化などに伴い，メディカルスタッフの能力・専門性の程度や患者・家族・医療関係者のニーズなどが日々変化していることを念頭に置き，今後も医療現場の動向を適切に把

表1 医療チームの具体例

- 栄養サポートチーム：医師，歯科医師，薬剤師，看護師，管理栄養士など
- 感染制御チーム：医師，薬剤師，看護師，管理栄養士，臨床検査技師など
- 緩和ケアチーム：医師，薬剤師，看護師，理学療法士，医療ソーシャルワーカーなど
- 口腔ケアチーム：医師，歯科医師，薬剤師，看護師，歯科衛生士など
- 呼吸サポートチーム：医師，薬剤師，看護師，理学療法士，臨床工学技士など
- 摂食嚥下チーム：医師，歯科医師，薬剤師，看護師，管理栄養士，言語聴覚士など
- 褥瘡対策チーム：医師，薬剤師，看護師，管理栄養士，理学療法士など
- 周術期管理チーム：医師，歯科医師，薬剤師，看護師，臨床工学技士，理学療法士など
- 安全管理チーム：医師，病院事務，看護師，薬剤師，放射線技師，外部委員など

握するとともに，必要に応じて各メディカルスタッフの業務範囲を見直すなど，折々の状況に応じたチーム医療の在り方について，適時検討を行う必要がある[1)].

2 メディカルスタッフとの関係

a メディカルスタッフとの信頼関係の構築

医療チームが円滑に機能していくためにはそれぞれのスタッフ間が良好な関係を築くことが必要であることは論を待たないところである．では，どのように良好な関係を築けばよいのだろうか．いくつかの基本的な方法を簡単に紹介する．

1) 挨 拶

挨拶に始まり挨拶に終わる．コミュニケーションの基本である．挨拶だけでなく，身だしなみ，笑顔，視線，姿勢，態度など，非言語コミュニケーションも非常に重要である．メッセージの3分の2は非言語コミュニケーションにより伝えられているともいわれている．

2) 時間を守る

社会人としては基本である．10人の会議に1人が10分遅刻すると9人×10分＝90人・分の損失となる．時間厳守は信頼関係の構築には重要であることを理解する．

3) 報告・連絡・相談(ほうれんそう)

チーム医療に関わる全職種において，お互い密接な連絡を取り合い，得た情報を交換すること(横の関係)と，上司と部下の間で行われる，指示－実行－報告(縦の関係)が非常に重要である．これが十分にできないとスタッフから信頼を得ることは難しい．

b チームを発展させるために

チームの発展を促す方法としてチームSTEPPSというフレームワークがある[2)]．その概略を述べると，チームの発展には，①チーム体制，②リーダーシップ，③状況モニター，④相互支援，⑤コミュニケーションという基本原理がある．そのうえで，改革をするために次の8つのステップがある．

①危機感，問題意識を高め，十分な数の人々と共有する．
②改革推進のために，使命感をもって取り組むメンバーでチームを結成する．
③目指すべき目標，改革のビジョンと戦略を明確にする．
④ビジョンを浸透させ，普及，周知徹底，共有する(理解・賛同を得る)．
⑤ビジョンを実行に移す人々に権限を付与し，改革しやすい環境を整える．
⑥短期的な成果を計画的に生み出し認知・評価する．
⑦元の状態に後退しないようにさらに変革進める．
⑧新たな仕組み・制度を定着させ，習慣化し，新たな文化を醸成する．

より詳しく知りたい，興味がある場合は米国医療研究品質局のウェブサイトを参照されたい(http://teamstepps.ahrq.gov.)

DON'Ts

- □ メディカルスタッフ同士のコミュニケーションにおいて，お互いの敬意なしに関わり合うことがあってはならない．
- □ すべての目的の中心には患者がいることを忘れてはならない．

文献

1) チーム医療の推進について(チーム医療の推進に関する検討会 報告書)．厚生労働省，平成22年3月19日． http://www.mhlw.go.jp/shingi/2010/03/dl/s0319-9a.pdf
2) チームSTEPPS ポケットガイド-06.1(日本語版8.1)．国立保健医療科学院，2010.

横浜市立大学肝胆膵消化器病学 日暮琢磨

6 他科(特に消化器外科)の医師との関係

DOs

- □ 手術に入ろう.
- □ 急性腹症の診察は迅速にかつ労を惜しまずに対応しよう.
- □ 術後の機能障害についてはしっかり対応しよう.

1 可能な限り手術に入ろう

消化器研修は内視鏡が主役となり，腹腔鏡検査がほとんど行われなくなった現在，腹部臓器へのアプローチは粘膜側からの場合が多い．研修中に内科医が漿膜側から腹腔臓器を見ることができる機会は，手術以外にほとんどない．内視鏡検査を行ううえでも，漿膜側からの位置関係を確かめると，内視鏡所見に対して理解がしやすくなる．また，内視鏡や画像診断とマクロ所見を比較することにより，画像診断研修の効果が著しく上がる．特に内ヘルニアや腹膜疾患は，内科医にはイメージしにくいため，是非手術を見学するべき疾患である．

2 急性腹症での外科医との連携

急性腹症の診断治療は，消化器研修において極めて重要である．外科にコンサルトするタイミングは意外に難しい．特に腹痛は第5のバイタルサインという考えもあり，血液検査所見，画像診断で大きな異常がないにもかかわらず頑固な腹痛を訴える場合には，特に注意が必要である．腹膜刺激症状がない腹痛は血管病変に注意が必要である．また，頻度の多い虫垂炎が疑われた場

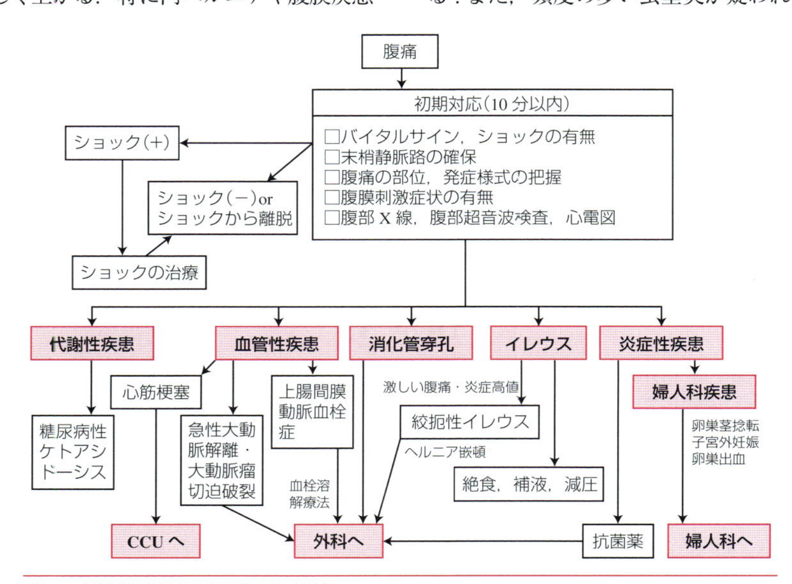

図1　急性腹症治療のアルゴリズム

〔瓜田純久：腹痛．日本内科学会(編)：内科救急診療指針．2011：82.〕

表 1　外科治療を要する場合があるおもな疾患

- 炎症：①腹膜炎：消化管穿孔，急性虫垂炎，子宮外妊娠
  ②その他の炎症：胆道感染症，重症急性膵炎
- 消化管閉塞：絞扼性イレウス，ヘルニア嵌頓，消化管軸捻転
- 血管性疾患：上腸間膜動脈血栓，急性大動脈解離，腹部大動脈瘤切迫破裂，急性心筋梗塞
- 消化管出血：消化性潰瘍，食道・胃静脈瘤
- 捻転：卵巣茎捻転

〔瓜田純久：腹痛．日本内科学会(編)：内科救急診療指針．2011：83．より抜粋〕

Pitfall

腹膜刺激症状がないにもかかわらず強い腹痛を示す場合，上腸間膜動脈血栓症が強く疑われる．必ず造影 CT を！

合にも，一度外科にコンサルトして，手術適応を確認することが望ましい(**図 1**)[1]．外科的治療が早急に必要となる可能性の高い疾患を**表 1**[1]にまとめる．

3 術後の変化にも的確に対応

術後早期の合併症は外科医が対応するが，手術から時間が経過してからの合併症では内科医が対応することが多い．日常よく遭遇する，内科医が対応することが多い術後の機能障害について**表 2** にまとめる．この的確な対応が信頼関係構築に重要であり，外科医にとっても術後の機能障害を考える大きな機会となる．

表 2　内科医が対応することが多い術後の機能障害

上部消化管手術	ダンピング症候群 胃内混和不全による消化吸収障害 小腸 bacterial overgrowth 術後逆流性食道炎 残胃の *Helicobacter pylori* 感染治療
下部消化管手術	胆汁酸再吸収障害による下痢 便秘 短腸症候群
胆膵手術	膵外分泌機能不全 ミセル形成不全による消化吸収障害 膵性糖尿病

コツ

食事摂取しても栄養不良の場合，消化液と食物の混和不全による消化吸収障害が疑われる．消化酵素補充を！

4 不測の事態に備えて

内科医が侵襲的な手技を伴う検査・治療を行うことが多くなると，細心の注意を払っても，一定の確率で合併症が発生する．患者は様々な合併症があり，アクシデント時に様々な薬剤を服用している場合がある．糖尿病，心疾患，脳血管障害，慢性閉塞性肺疾患，メンタル疾患など，外科治療の可否に関わる情報を整理しておきたい．特に抗血小板薬，抗凝固薬，ω-3 脂肪酸などの服薬状況は正確に外科医に伝えなければならない．

DON'Ts

- ☐ お腹が軟らかくても腹痛が持続する場合，帰宅させてはいけない．
- ☐ 外科依頼して，すぐに帰宅してはいけない．
- ☐ 術後の腹部愁訴は何でも外科にお願いしてはいけない．
- ☐ 頑固な症状に対して，簡単にメンタル的要因であると決めつけてはならない．

文献

1)　瓜田純久：腹痛．日本内科学会(編)：内科救急診療指針．2011：82-87.

東邦大学総合診療・救急医学講座　**瓜田純久，渡辺利泰**

7 大学・病院医師と開業医との関係

DOs

- □ 大学病院は“特定機能病院”であることを認識しよう.
- □ 自分は研修先病院のみならず地域のなかの一医師でもあることを自覚しよう.
- □ 積極的に開業医の先生ともコミュニケーションをとり，スムーズな“病診連携”を実践しよう.

1 基本的な考え方

近年の医学の進歩に伴う医療の複雑化，わが国の人口の急速な高齢化，国民医療費の増大などを背景に，厚生労働省は医療機関の機能を規模によって分担する方針を打ち出している．その中心とも言える概念が“病診連携”であり，病院(大学病院に代表される地域の中核病院)と診療所(開業医など地域の医療機関)が機能・役割を分担したうえで相互に連携し，効率的で質の高い医療を提供しようとする考えである．

このなかでは，大学病院は専門性の高い疾患や急性期の疾患に対し入院中心の診療を行う“特定機能病院”としての役割を果たすことが求められている．一方，開業医を中心とした診療所は軽症者や安定した慢性患者を“かかりつけ医”として日常的に診療する役割が期待されている(図1).

2 特定機能病院とは

厚生労働省は医療法(1993年第二次改正)により“高度の医療の提供”“高度の医療技術の開発および評価”“高度の医療に関する研

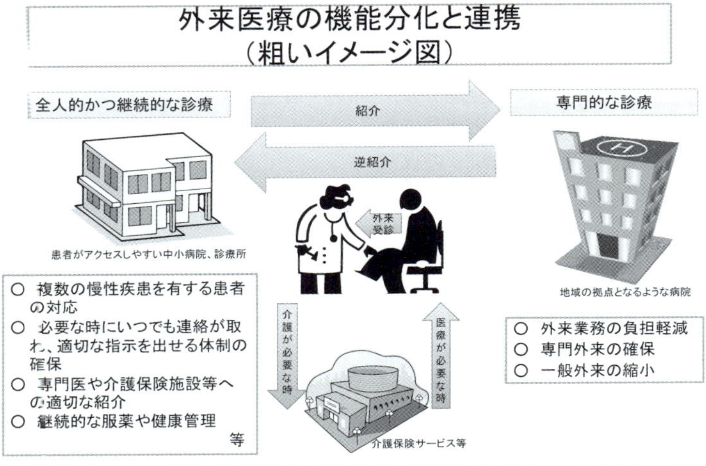

図1　病診連携における外来の機能分担
〔中央社会保険医療協議会　総会(第236回)議事次第―外来医療(その1)平成25年1月23日．厚生労働省，2013：47．(http://www.mhlw.go.jp/file.jsp?id=146821&name=2r9852000002sfb5.pdf　最終アクセス2016年4月1日)〕

修”“診療科目”“病床数”“構造設備”“紹介率”などの条件を満たす医療施設を特定機能病院に認定しており，すべての大学病院はこの認定を受けている(2015年9月現在，医療事故により2大学が認定取り消し中)．特定機能病院は，高度な医療を提供するため，これらの厳しい条件を常に満たさなければならない反面，診療報酬上の優遇を受けている．

3 実際の連携

a 紹介と逆紹介

病診連携においては，大学病院と開業医間の紹介・逆紹介がスムーズに行われていることが重要であり，特定機能病院にはその達成目標が厳しく設定されている．

- 紹介率：紹介患者＋救急入院患者数÷初診患者数(休日・夜間の救急患者数を除く)
- 逆紹介率：逆紹介患者数÷初診患者数(休日・夜間の救急患者数を除く)

特定機能病院では一定期間“紹介率50%未満，かつ逆紹介率50%未満”の場合，初診料等が削られるが，現在までに該当した大学病院はない．ただし，最近の調査では紹介率は平均79.3%と高かったが，逆紹介率は50%に達していない病院もあった．“大学病院から診療所へ”という逆紹介は，不安などから患者が応じないなど容易でないケースもあるが，“特定機能病院”の役割を考えて，今後も一層積極的に行っていく必要がある．

b 医療連携パス

1) がん地域連携クリティカルパス

安心で質の高いがん診療を切れ目なく患者に提供するため，がん診療連携拠点病院(大学病院など)と地域の医療機関が共同で作成する患者ごとの治療計画のことである．

がん対策基本法(2006年)により，“肺がん”“胃がん”“大腸がん”“肝がん”“乳がん”について整備することが定められ，現在多くの地域で実施されている(図2)．

パスには5年ないし10年の診療計画が記され，実際の診察日には診療内容が記録される．患者は2つの医療機関を受診することになるため，各々の医療機関はこのパスで情報を共有する．診療所に求められる役割は，術後の定期的な診察から化学療法薬の処方，緩和ケアなど個々の患者によって異なるが，必ずしも適切な連携先が確保できない場合もありうる．その他，関連する医師の認識不足などもあり，実施実績は地域によって大きく異なっている．

2) がん以外の地域連携クリティカルパス

脳卒中，心筋梗塞，大腿骨頸部骨折など“急性期入院 → リハビリテーションを含めた転院”を共通の流れにもつ急性期疾患で導入が広く進んでいる．消化器分野においては，B型肝炎，C型肝炎など肝疾患に対する治療に地域連携パスを導入している大学がみられる．また，他分野ではあるが，関節リウマチの生物学的製剤投与に対するパス導入が実施されている地域もある．近年，患者数が著しく増加している炎症性腸疾患(Crohn病や潰瘍性大腸炎)はその治療に関節リウマチと共通するものも多く，同様の地域連携パスの整備が期待される．

c 臨床治験や疫学研究

特定機能病院の役割の1つとして“高度

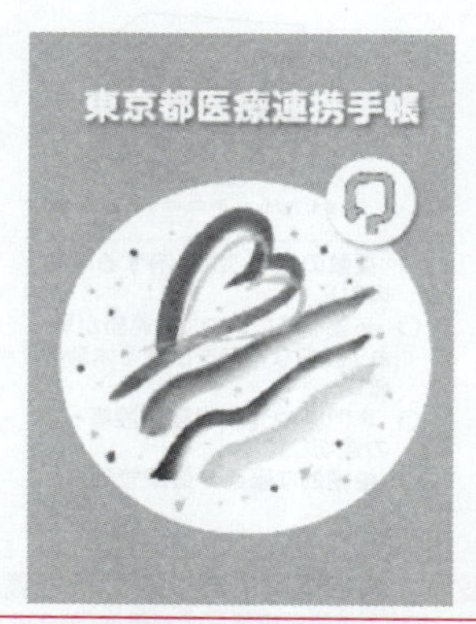

図2 大腸がんの東京都医療連携手帳(クリティカルパス)

の医療の提供”“高度の医療技術の開発および評価”があげられるが，新たな治療法の開発，現行治療の有効性評価，疫学的検討などには多数の患者の登録を必要とする．これを大学病院通院患者のみで行うことは通常困難であるが，上記の連携パスが確立していれば，患者登録からエントリーまで非常に利用価値が高いであろう．

わが国は世界的にも未曾有といえる超高齢社会を迎えつつあり，医療制度も大きく変わりつつある．このなかで，“専門分野だけでない総合的な診療能力”を有する医師の需要が高まっていくであろう．消化器内科の研修中も，その患者の消化器疾患のプロブレムのみを追うのではなく，ぜひ総合的な診療を行うよう心がけたい．また，今あなたが地域全体の医療のなかでその患者に対してどういう役割を果たしているのかを常に考えるよう心がけたい．

DON'Ts

- □ 大学病院は軽症者や安定期にある患者を無自覚に抱え込むべきではない．
- □ 病診連携を行う際には相手の医療施設の状況も鑑み，決して一方的な指示になってはならない．

杏林大学医学部総合医療学教室　**岡本　晋**

✓ 逆紹介の難しさ

大学病院は“特定機能病院”であることを説明し，逆紹介を申し出ても実際には納得してくれない患者も少なくない．“いざというときに入院しやすい”“小さい病院は不安”“大学病院では最高の医療が受けられる（妄信の場合もあり）”“検査結果が当日出て便利”などいろいろな理由があるだろう．なかには，「先生にどうしても診てもらいたい」と逆紹介を断る患者もおり，医者冥利につきると思いがちだが，本当の名医を除いて，患者は大学病院にいるあなたにみてもらいたいだけのことが多い．信頼できる逆紹介先を多く持ち“患者離れのよい”医者になることも時には重要である．

（杏林大学医学部総合医療学教室　岡本　晋）

8 指導医(上司)との関係

DOs

- □ 自分のやる気をアピールする．
- □ 報告とディスカッションを励行する．
- □ 上司の良い部分を探す．

上司との関係をいかに良好に保っていくのかということを論じるには，上司から見てどのような部下がかわいくて，逆にどういう部下と働きたくないのかということを知るのが早道である．本項では，そのような視点であなたが取るべき態度や行動について述べることにしたい．

1 自分のやる気をアピールする

指導医がどれだけ熱心に指導してくれるかによってあなたが習得できることは大きく異なる．だからこそ熱心な指導医の元で研修を受けたい，というのが多くの研修医の本音だろうと思う．そのこと自体は否定しないが，指導医のモチベーションは何によって規定されるのかということを考えたことがあるだろうか．オランダのユトレヒト大学医学部教員約600名を対象にしたアンケート結果からは，motivated students，すなわちやる気のある学生が教員のモチベーションを上げることが示されている[1]．指導対象が学生でなく研修医であっても同様なことがいえるはずであろう．つまり，自分のやる気を指導医に伝えることが指導医のモチベーションを上げ，自分がより濃密な指導を受け，結果として自身の成長につながる，ということになる．

2 報告上手になる

次に，診療チームにおける研修医，すなわち受持医の役割について考えてみたい．指導医は研修医に比べて疾患の知識も経験も豊富であるのに，受持医が必要なのはなぜかということである．もちろん細々とした実務をこなすマンパワーという要素も皆無ではない．しかし，最も期待されていることは，担当症例について遅滞なく詳細に情報収集をするということであり，そのなかから必要な情報を多忙な指導医にわかりやすく伝えるということである．

では，その手段はどうあるべきだろうか．報告と記録を兼ねることになるカルテ記載は欠かすことのできない業務だが，重要な情報が間違いなく指導医に伝わるようにするためには口頭による伝達も併せて行うべきである．口頭での伝達はそのまま指導医からの次の指示につながるのでチーム医療の円滑な進行にも寄与することになる．緊急性の高い情報については，電話やメールを駆使してでも速やかに伝えることが求められる．

結果として，指導医はあなたの報告に関して，①報告を励行しているか，②報告すべき事柄を適切に吟味し，わかりやすく伝えているか，③緊急で報告すべきことをタイムリーに報告しているか，という3点で評価をすることになる．

より良い評価を受けるには，指導医が知りたがっていることを把握する必要があり，そのためには担当症例について主治医とよくディスカッションし，あなた自身が症例をよく理解しておかなければならない．

3 納得できるまでディスカッションする

報告と併せてあなたが意識すべきことは，

指導医が意図しない診療を勝手にやってはいけないということである．指導医の指示内容が十分に把握できなかったら，不明な点がなくなるまで質問をするようにしたい．

時には指導医の指示内容があなたの考える最善の医療と異なることもあるはずだが，その場合も決定権は指導医にあるので，最終的にはその指示に従うことが求められる．ここで注意すべきことは，指導医も人間なので的確でない判断をしてしまうこともある，ということである．そこで，指導医の指示内容の真意が不明だったり，あなたが異なる意見を持っているときには，黙って指示に従うのではなく，ディスカッションをするように心がけたい．

4 相手によって態度を変えてはいけない

ここまでは，上司という特別な存在とのコミュニケーションについて述べたが，社会人としてわきまえるべき礼節は，相手が誰であっても意識するようにする．挨拶はあなたを取り巻く人たちとの関係を構築する第一歩になるので極めて重要である．謝るべきときは言い訳に終始せず素直に謝る，嘘はつかない，お礼を言うべきときにはしっかりと口に出してお礼を言う，といったことを心がけるのもあなたの印象を良くする．

さらに留意すべきことは，相手によって態度を変えるようなことがあってもいけないということである．上司に対しては礼を尽くすのに病棟スタッフや患者に対しては横柄な態度を取る，といったふるまいは厳禁である．医療現場という狭い世界において，指導医があなたに対して抱く印象の何割かは病棟スタッフや患者からの口コミによるということを意識しておく必要がある．掃除をしてくれる人にも「お疲れさま」と日常的に声かけができなければ，誰もあなたのことを本当には認めてくれないと思っておくべきである．

5 上司の良い部分を探す

上司との関係はあなた自身の態度と努力だけで決まるものではなく，上司の人格によって大きく左右され，上司とあなたの相性という要素も関与する．

上司との関係がうまく築けないときには，まずは関係改善を模索する．ここでのコツは上司の良い部分を探すということである．どの人にも良い部分と悪い部分があり，人の悪い部分を意識するとどんどん悪い部分が目につくようになり，あなたの抱く嫌悪感がついつい態度にも出てしまうようになるが，良い部分を意識するとそれとは逆のことが起こる．自分のことを慕ってくれる部下はだんだんかわいく思えてくるのが人情である．

6 つらいときには早めに相談する

残念ながら，自分勝手，短気，無責任，パワハラ，セクハラといった言葉のどれかがぴったり当てはまる上司の元で研修するリスクがあるのも現実である．理不尽な目に遭いながら1人で耐え忍んでいるうちに心の健康を害してしまうという最悪の事態を避けるには，早めにメンターや友人にSOSのサインを出すことが重要となる．友人は生涯の財産である．タイムリーに相談ができるように，常日頃友人とのコミュニケーションを大切にしておきたい．

DON'Ts

- □ 相手によって態度を変えてはいけない．

文献

1）　van den Berg BA, et al.：Med Educ 2013；2：264-275.

杏林大学医学部医学教育学　**矢島知治**

第2章

診療の進め方

1 医療面接

DOs

- □ 医療面接は医療の基本となる手法でありながら熟練が必要であり，生涯にわたり意識して身につけていきましょう．
- □ 医療面接では医師が欲しい情報を得るだけでなく，医師と患者が良好な人間関係を築くことも目的としましょう．
- □ 消化器内科特有の医療面接を理解し，他の診療科へ紹介する場合でも受容的で共感的な医療面接を心がけましょう．

1 基本的な考え方

医療面接は消化器内科に限らず，どの診療科にとっても基盤となる手法であり，医師が欲しい情報を得るだけでなく，医師と患者が良好な人間関係を築くことも目的である．

2 医療面接の基本

理想の医師像は時代とともに変遷してきている．古くは山本周五郎による『赤ひげ診療譚』(新潮社ほか)[1]に代表されるような高いモラルに支えられたパターナリズム“父権主義”がよしとされた時期もあった．この場合，患者に対し保護者的な立場で振る舞うわけだが，現代では「説明が少ない」「どなられた」などと不評を買うと考えられる．

現在の医療面接は医師が欲しい情報を得るだけでなく，医師と患者が良好な人間関係を築くことも目的としている．そのためには，医師・患者の会話のなかに社会情緒的なカテゴリーに分類される言語的表現(**表1**)を取り入れることが必要になってくる[2]．また，医師の業務的な質問であっても初めは患者に自由に話してもらう必要がある．

医療面接は医療の基本となる手法でありながら熟練が必要であり，生涯にわたり意識して身につけていく必要がある．

表1 社会情緒的なカテゴリーに分類される言語的表現

・個人的なコメント ・社交的会話 ・笑い
・冗談 ・承認 ・誉め ・非同意 ・批判
・同意 ・理解 ・あいづち ・謝罪
・関係修復 ・共感 ・正当性の承認 ・不安
・心配 ・安心させる言葉 ・励まし
・楽観的な姿勢 ・安心・励ましの要請
・パートナーシップ ・自己開示

〔野呂幾久子，他：医療コミュニケーション分析の方法．第2版，三恵社，2011：13.〕

3 消化器内科における医療面接の特徴

消化器内科に受診する患者の主訴の一覧(例)を提示する(**表2**)．これから読み取れる消化器内科ならではの特徴がある．

a 解釈モデルが確立しており，内視鏡検査などの検査を求めて来院する場合…

例えば，胸焼けがあり，逆流性食道炎だと思うが食道癌も心配，上部消化管内視鏡検査をしてほしいと来院するケースである．このような場合でも，訴えを受容して共感的態度で接し，良好なコミュニケーションを保つようにする必要がある．

b 救急処置を必要とする場合 ………

walk in で来院する場合でも，下血 → 出血性ショック，黄疸 → 化膿性胆管炎 → 敗血症性ショック等々急変する場合がある．これを踏まえて医療面接を行うが，患者の

表2　消化器内科に受診する患者の主訴の一覧

・便潜血陽性　・肝機能障害　・腫瘍マーカー高値　・超音波で異常　・バリウム検査で異常
・貧血　・脱水　・発熱　・黄疸　・血便　・黒色便　・寄生虫の排出　・嘔気　・嘔吐　・吐血
・呑酸　・胸痛　・胃もたれ　・つかえ感　・腹痛　・背部痛　・腹部膨満　・腹水　・腹部腫瘤
・肝脾腫　・便秘　・下痢　・胸やけ　・食思不振　・体重減少　・胃もたれ　・つかえ感
・残便感　・肛門痛

不安や苦痛に対する共感的態度を忘れてはならない.

c　悪性腫瘍の場合

腹部腫瘤のような明らかなものだけでなく，便秘や下痢といった普遍的な主訴のなかにも予後等は様々であろうが，最終的に悪性疾患と診断される症例もある．それだけで患者の不安は高まっており，より一層傾聴的で支持的な態度を心がける必要がある.

d　広く鑑別診断が必要な場合

黄疸や貧血における血液疾患などとの鑑別，食思不振や体重減少におけるうつ病などとの鑑別など，普遍的な症状を多く診療するため，多くの鑑別疾患があげられることもあり，患者の検査の負担が増え，最終的にはっきりしないこともままある．このような場合でも医療面接で良好な医師患者関係を築いておく必要がある.

e　外科処置が必要になる場合

右下腹部痛，発熱→虫垂炎などの場合，その日のうちに内科から外科へと担当科が移ることとなる．この際の患者の不安度が高いことが予想される．消化器内科医としては関わる時間は短いものの，良好な医師患者関係を築いておき，それを次の担当科に引き継ぐようにしたい.

f　アルコール多飲の問題を抱えた患者

膵炎による腹痛，肝硬変による腹水など，アルコール多飲の問題を抱えた患者の診療をする機会が多い．消化器臓器の問題でなく，全人的な問題として捉え，好ましい医師患者関係を築く必要がある.

g　機能性疾患の場合

消化器症状を訴えて受診した患者の大部分には器質性疾患が認められないとされる．本来症状と関係ない軽微な所見を，あたかも症候の原因のように前面において説明を行うと，その場の説明はしやすいものの，将来にわたって良好な医師患者関係を築くことは困難である．機能性疾患であっても患者が症状によりQOLが脅かされていることには変わりがないので，その点を受容的に傾聴・共感し，共に治療を行っていくという姿勢が大切である.

DON'Ts

- □ 医療面接でよりよい医師患者関係を怠ってはいけない.
- □ 機能性疾患であっても，患者の症状を傾聴して共感し，共に治療にあたる姿勢を怠ってはいけない.

文献

1）山本周五郎：赤ひげ診療譚．新潮社，1964.
2）野呂幾久子，他：医療コミュニケーション分析の方法．第2版，三恵社，2011.

横浜市立大学附属病院臨床研修センター　**稲森正彦**

2 身体診察

DOs

- □ 病歴聴取に加え，特徴的な病歴，および可能性の高い重篤な疾患を念頭に置きつつ，丁寧かつ確実な身体診察を速やかに行えるようにしよう．
- □ 身体診察を行う場合は看護師の付き添いを求めよう．特に異性の直聴診の場合は！

1 ABCDE

まずはABCDEアプローチに基づいて進める．Airway（気道評価），Breathing（呼吸評価），Circulation（循環評価および蘇生と止血），Dysfunction of CNS（生命を脅かす中枢神経障害の評価），Exposure and Environmental control（脱衣による外傷の有無の確認，およびその後の体温管理）．

通常の外来診察ではABCDEは安定していることがほとんどであるため，ここではその後に続く診察，具体的に腹痛を訴える患者の身体診察について概説することにする．

2 腹痛を訴える患者の身体診察

a 腹壁を診る

腹部の診察は，まず手術痕やヘルニア，蠕動はみられないか，など腹壁を診ることから始めたい．手術痕，ヘルニアがあると腸閉塞かもしれないし，見た目でわかるほどの蠕動運動亢進状態は小腸のサブイレウスを反映していることがある[1]．

b 腸雑音の聴取

触診や打診を行った後だと状況が変化するので，視診の後に聴診を行う．絞扼性イレウスの金属音が有名だが，聴取されないからといって否定する根拠にはならない．血管雑音は腸間膜虚血や腹部大動脈瘤の存在を示唆する[1]．

c 触 診

図1のように腹部を9つのパートに分けて，最初は柔らかく，そっと触っていく．痛みが増強する箇所があれば，決して圧迫してはいけない．重篤な症状で突然発症した腹痛で身体所見に乏しければ，腸間虚血を除外することを念頭に置く（身体所見と病歴の解離）．

限局した痛みでは筋性防御の有無を確認する．筋性防御は押すと固くなる状態（voluntary）と触らなくても固い状態（involuntary）とに分けられる．後者が真の筋性防御であり，筋肉の下にある内臓に限局した炎症があることによって起こる筋肉のけいれんが病理的メカニズムである．これは汎発性腹膜炎の徴候である．一方，自発的に起こる筋性防御は痛みやくすぐったい感覚などで筋肉が収縮して起こる．また，一部漿膜に達する病変があるが，局所に収まっている未破裂虫垂炎のときにもみられることがある．

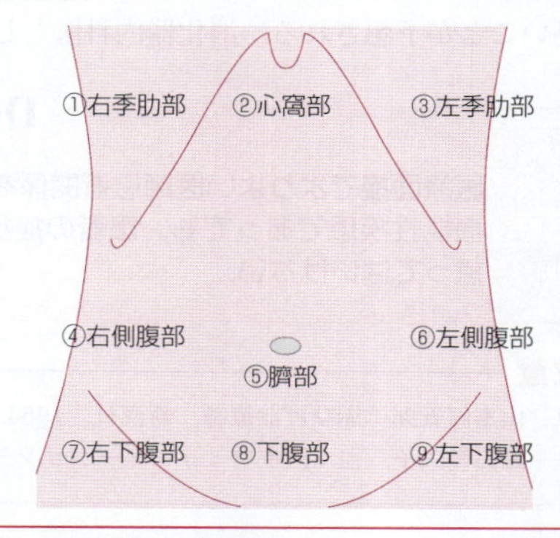

図1 腹部9つのパート

表1　腹痛を呈する重篤な疾患ごとの病歴聴取と身体診察によって得られる一般的な所見

診断名	場所	発症形式	性状	放散	改善因子	時間	増悪因子	徴候（その他）	身体所見
胃潰瘍	心窩部	急速	灼熱感	なし	空腹，PPI	間欠的	摂食	上部下部消化管出血に伴う所見	特記すべき所見なし．あっても軽度貧血，心窩部痛．もし穿孔していたら筋性防御や打診で痛みを認める
十二指腸潰瘍	心窩部	急速	灼熱感	穿孔していたら背部	摂食，PPI	食後から1.5 〜 3時間後，もしくは夜間	絶食	上部下部消化管出血に伴う所見	特記すべき所見なし．あっても軽度貧血，心窩部痛．もし穿孔していたら筋性防御や打診で痛みを認める
膵炎	心窩部	急速	鋭い	背部	前かがみ	持続性	アルコール	吐き気，嘔吐，発熱	心窩部痛，重症の場合は筋性防御と打診痛
胆囊炎	心窩部・右季肋部	急速	鋭い	右肩甲骨・背部・右頸部	絶食	持続性	高脂肪食	吐き気，嘔吐，発熱，黄疸，不穏	右季肋部に圧痛，黄疸，Murphy 徴候
肝炎	右季肋部	急速	鈍い	右肩	なし	持続性	薬物，アルコール	吐き気，嘔吐，食思不振，嫌煙（aversion to cigarretes）	肝腫大，黄疸，腹水，消化管出血
腸間膜虚血	心窩部	徐々に	鈍い	ときどき背部	絶食	食後30分後，3時間くらい持続	摂食	下痢，時に血便	血管雑音，心房細動や心不全の存在
虫垂炎	右下腹部・心窩部・臍周囲	徐々に	疝痛・腹膜炎を併発していれば鋭い痛み	背部	臥位・麻薬系鎮痛薬	古典的には24時間の間の移動性疼痛	腹膜炎になっていたら咳嗽，くしゃみ	下痢，頻尿，尿失禁，発熱，不穏，吐き気，嘔吐	破裂していたら筋性防御と打診痛，時に直腸診で痛みあり
腎結石	側腹部・腸骨窩	突然	疝痛	陰部	NSAIDS	間欠性	なし	吐き気，嘔吐，血尿	側背部痛
腹部大動脈瘤	心窩部・臍周囲	突然	破裂前は拍動を触知するが破裂後は持続性	ときどき背部，破裂すると時に陰部	麻薬系鎮痛薬	破裂すれば持続性	高血圧	不穏，意識障害	心窩部痛，血管雑音，不穏状態
大動脈解離	心窩部・臍周囲	突然	重篤な裂けるような痛み	背部	麻薬系鎮痛薬	持続性	高血圧	胸痛，片麻痺，意識障害	移動する痛み，脈の左右差
小腸閉塞	心窩部・臍周囲	突然	疝痛	なし	腹部圧迫・麻薬系鎮痛薬	間欠性	摂食	吐き気，嘔吐	腹満感，腸雑音亢進，打診亢進，手術痕，ヘルニア
大腸閉塞	恥骨上部	徐々に	疝痛	なし	腹部圧迫・麻薬系鎮痛薬	間欠性	摂食	便秘，吐き気，嘔吐	腹満感，腸雑音亢進，打診亢進，手術痕，ヘルニア

〔ジョエル・ブランチ，他：レジデントノート 2013；15：694.〕

d 反跳痛

Murphy徴候陽性は急性胆嚢炎を疑う所見である．指先を右季肋部肋骨直下に合わせ呼吸をしてもらい，その際に痛みが誘発されるかを尋ねる．しかし，Murphy徴候の急性胆嚢炎の診断にはあまり感度が高くなく，特異度も中程度といわれている．虫垂炎におけるMcBurney圧痛点は，痛みやその箇所の移動，右腸骨窩，臍周囲の痛みなどの情報を得ると診断確率が上がる[1]．

e 打 診

簡単で局所的に診察できる手法である．腹部の打診は腸管ガスや腹水，腫瘤の存在を見出すことができる．打診は過剰な痛みを伝えないように柔らかく行う．膀胱の尿の貯留程度の把握にも使用できる[1]．

f その他

鼠径部や陰部のヘルニアは見逃しやすい腹痛の原因の1つである．しっかりと下着を下ろしてもらい，視診する．直腸診は破裂した虫垂炎の場合，痛みを誘発することで診断を類推することができる．また，女性ならば骨盤内感染症を疑う場合，直腸越しに子宮頸部を動かすことで痛みが生じるか否かを確認する（cervical motion tenderness）．直腸腫瘤や便秘，血便なども直腸診でわかる．

腹痛を呈する重篤な疾患ごとの病歴聴取と身体診察によって得られる一般的な所見を表1[2]に示す．

通常，身体診察は両手を診て，両眼を診て，上から下に… というように行う．しかし，重篤な症例では，所見をとると同時に治療を開始しなければならない．ABCDEアプローチに則り治療を開始し，重篤な問題があればその都度対処してから次の問題に対応していく．

Pitfall

電子カルテのお気に入り（紙カルテでは，紙に印刷）に身体診察のリストを作成しておき，身体診察するたびに確認する習慣をつけよう．

DON'Ts

- □ 他人の聴取した所見は鵜呑みにしない．自ら聴取した所見も時間が経ったものは再度身体診察を行おう．
- □ 先入観をもって診察してはならない．自分に都合のよい情報を集めてアセスメントをしてしまうので．

文献

1) 日本プライマリ・ケア連合学会（編）：日本プライマリ・ケア連合学会基本研修ハンドブック．南山堂，2012．
2) ジョエル・ブランチ，他：レジデントノート 2013；15：685-696．

横浜市立大学医学部医学教育学 **飯田 洋**

手術歴は本当にない？

手術歴の有無を聞くと，「手術したことはありません」と答える患者さんで，腹部診察をすると，右下腹部に手術痕があることをよく経験する．子どもの頃の虫垂炎の手術は，一般の人の“手術”に該当しないのであろう．患者さんの言うことを信じないというわけではないが，やはり自分の目で確かめないといけない．

（横浜市立大学医学部医学教育学 飯田 洋）

第3章

症候からのアプローチ（救急を含む）

1 食思不振

DOs

- □ 問診を丁寧に行い，広範な病歴聴取を行おう．
- □ 随伴症状で疾患を絞り込もう．
- □ 栄養状態を体重の減少速度や体組成，血液検査(Hb, TP, Alb, 糖, ChE, T-Chol, K など)で評価し，栄養障害を伴うか確認し，緊急性があるか評価しておこう．

1 概　説

食欲を調節する中枢は視床下部に存在し，視床下部腹内側核に満腹中枢，視床下部外側野に摂食中枢がある．血糖は満腹中枢を刺激し，摂食中枢を抑制する．さらに，インスリンや脂肪由来ホルモンのレプチンなどが摂食を抑制し，胃から分泌されるグレリンやオレキシンなどの神経ペプチドが摂食を促進させる(表1)．

食思不振をきたす原因は消化器疾患だけではなく，広範な領域に及ぶが，大きく分けて，器質的疾患(悪性腫瘍，炎症，感染症など)によるもの，薬剤によるもの，精神疾患によるもの，心理社会的要因によるものなどがある(表2)．

また，食思不振だけが単独の症状として出ることは少なく，そのほかに，体重減少，腹部症状，神経症状，循環器・呼吸器症状などの随伴症状の問診が重要である．例えば，発熱を伴えば，感染症や炎症性疾患を鑑別する(表3)．

高齢者では悪性腫瘍，若年女性で神経性食思不振症を念頭に置き，見逃してはならない．薬剤性のものとして，抗けいれん薬，アミノフィリン，ジギタリスでは，食思不

表1　おもな摂食調節因子

	中枢神経系	末梢組織
食欲促進	オレキシン ニューロペプチドY アグーチ関連ペプチド	グレリン(胃)
食欲抑制	セロトニン ヒスタミン α-メラノサイト刺激ホルモン	レプチン(脂肪組織) インスリン(膵) ペプチドYY(腸管)

表2　食思不振の原因

器質的疾患	・消化管疾患：胃腸炎，消化性潰瘍，イレウス，慢性炎症性腸疾患(Crohn 病，潰瘍性大腸炎)，消化管の悪性腫瘍など ・肝胆膵疾患：肝炎，肝硬変，胆石症，胆嚢炎，膵炎，肝胆膵の悪性腫瘍など ・脳圧亢進：脳血管障害，脳炎，脳腫瘍など ・低酸素：循環器疾患(虚血性心疾患，うっ血性心不全など)，呼吸器疾患(肺気腫，気管支喘息，肺癌など)
感染症，慢性炎症	肺炎，腹膜炎，膠原病など
機能的疾患	機能性ディスペプシア，胃食道逆流症，便秘症，過敏性腸症候群など
内分泌・代謝異常	甲状腺機能低下症，副腎不全，汎下垂体機能低下症，高カルシウム血症など
腎機能障害	腎炎，腎不全，尿毒症など
薬物副作用	抗けいれん薬，アミノフィリン，ジギタリス中毒など
精神疾患	うつ，神経性食思不振症，統合失調症，神経症，アルコール依存症など
心理社会的要因	ストレス，不安，過労，睡眠不足など

表3　随伴症状で絞る疾患群

悪心・嘔吐	消化管疾患，肝胆膵疾患，中枢神経疾患など
呼吸困難	心不全，呼吸不全，貧血，神経筋疾患など
浮腫	心不全，低栄養，尿毒症，甲状腺機能低下症など
腹痛	消化管疾患，肝胆膵疾患，腹膜炎，婦人科疾患，腎尿路疾患など
胸痛	虚血性心疾患，肺炎，胸膜炎，大動脈瘤など
頭痛	脳腫瘍，脳出血，脳炎，髄膜炎，眼疾患など
発熱	感染症，炎症性疾患，悪性腫瘍など
黄疸	急性肝炎，溶血性貧血，胆石，膵腫瘍など
無月経	妊娠，神経性食思不振症，視床下部・下垂体腫瘍など
色素沈着	副腎不全，ヘモクロマトーシス，ペラグラなど
下痢	消化管疾患，肝胆膵疾患，アレルギー性疾患など
不眠，不安	精神疾患，アルコール依存症，薬物中毒など

振症状が血中濃度上昇の徴候となることも多く，副作用の防止に役立つことがある．

栄養状態の評価に体重，BMI，体重の減少速度は重要な指標である．また，体組成，血液検査（Hb，TP，Alb，糖，ChE，T-Chol，K など）を判定に用いる．特に神経性食思不振症は突然死の可能性があり，緊急入院が必要なこともある．初期の段階では電解質異常や全身状態の改善が優先される．

2 検 査

スクリーニング検査として，基本的な検査（血液検査，尿検査，便潜血検査，胸腹部X線，心電図）は必須である．血液検査では，栄養状態の評価（TP，Alb，T-Chol，ChE），貧血の有無，腎機能，肝機能，電解質異常，ホルモン異常を調べる．必要に応じ，腹部超音波，CT，MRI などの画像診断，消化管内視鏡を追加する．50 歳以上では特に悪性腫瘍の存在に注意する．また，心理テストなどを追加し，心理社会的な背景を探り，ストレスや抑うつ，不安の程度を確認する．うつでは，不眠，早朝覚醒，意欲の低下や興味の減退，気分の日内変動などを確認する．

3 治 療

原因の治療を行うことになるが，高齢者では食思不振により容易に脱水になりやすいため，まず補液が必要となることが多い．

非特異的な場合には，消化管機能改善薬（モサプリドクエン酸塩水和物など），漢方薬（六君子湯（りっくんしとう）など）を試してみる．

処方例
- モサプリドクエン酸塩水和物（ガスモチン®）：5 mg　1 回 1 錠　1 日 3 回　朝昼夕食前
- 六君子湯：2.5 g/ 包　1 回 1 包　1 日 3 回　朝昼夕食前

機能性ディスペプシアではアコチアミド塩酸塩水和物（アコファイド®）が有効なことがある
- アコチアミド塩酸塩水和物（アコファイド®）：100 mg　1 回 1 錠　1 日 3 回　朝昼夕食前

精神的要素が強い場合
- スルピリド（ドグマチール®）：50 mg　1 カプセル　1 日 1 回　朝食後

DON'Ts

- □ 食思不振から消化器疾患と決めつけてはならない．
- □ 高齢者では悪性腫瘍，若年女性では妊娠と神経性食思不振症を見逃してはならない．

鹿児島大学病院心身医療科　**木下和久，乾　明夫**

2 体重減少

DOs

- □ 体重減少が意図したものか，意図しないものかを確認しよう．
- □ 体重減少の診断のため詳細に医療面接と身体診察を実施しよう．
- □ 消化器疾患以外の器質的疾患や社会的・精神的要因も考慮しよう．

1 定義

体重減少は一般的に 6 ～ 12 か月間に 5% 以上の体重減少を認めた場合と定義され，高齢者の 15 ～ 20% に認められる．体重が 1 年で 4% 以上減少すると，死亡率が約 2 倍に上昇するとの報告があり，体重減少をきたす疾患について十分に理解しておくことは日常診療において重要である．

体重減少は意図した体重減少と意図しない体重減少に分類される．前者は食事制限や運動，さらには肥満治療のための抗肥満薬投与や外科的手術などが考えられる．肥満者における意図した体重減少は死亡率を低下させることから，臨床的に問題となるのは後者の意図しない体重減少である．

2 診断の進め方

体重減少は，エネルギー消費がエネルギー摂取を上回る際に生じるため，体重減少の原因は，①エネルギー摂取低下，②エネルギー消費亢進，③エネルギー喪失の 3 つに分類できる(表 1)．体重減少を呈した患者において，正しい体重減少を申告できる人は半数に過ぎないため，診療録などの過去の医療情報などから体重減少に関する正確な情報を得ることが重要である．また，器質的疾患がある場合に，身体診療において何らかの異常所見を認める頻度は約 60% と高く，体重減少の診断のためには詳細な医療面接と身体診察を実施することが重要である．

表 1 体重減少の原因

1. エネルギー摂取低下
   - a. 食物摂取量の低下
     - 社会環境，経済的要因
     - 精神的原因：うつ病，神経性食思不振症，統合失調症
     - 器質的疾患：悪性腫瘍，感染症，尿毒症，Addison 病，副甲状腺機能亢進症，中毒(アルコール，鉛)，麻薬・覚醒剤など
   - b. 消化吸収障害
     - 消化障害：胃切除後，慢性膵炎
     - 吸収障害：潰瘍性大腸炎，Crohn 病，吸収不良症候群，腸切除後，腸結核
   - c. 利用障害
     - 内分泌・代謝疾患：糖尿病，Addison 病，下垂体機能低下症
     - 肝疾患：慢性肝炎，肝硬変
2. エネルギー消費亢進
   - a. 代謝亢進
     - 器質的疾患：悪性腫瘍，感染症，膠原病，甲状腺機能亢進症，褐色細胞腫，甲状腺ホルモン薬，覚醒剤，運動
3. エネルギー喪失
   - 器質的疾患：糖尿病，Fanconi 症候群，熱傷，外傷，寄生虫

a　医療面接

体重減少の経過や随伴症状の有無，生活歴，うつ病などの精神的要因を確認することは，体重減少の鑑別診断に有用である．

1）　体重減少の経過

体重減少が短期間で急速に進行する場合は原因疾患が存在する可能性が高く注意を要する．また，基準となる体重が不明である場合は，服のサイズや家族・友人から情報を得ることは診断に有用である．

2）　食物摂取量の把握

食欲低下の有無，実際の食事摂取回数や摂取量，十分な食事摂取ができない経済的・社会的理由について確認する．

3）　随伴症状の有無

悪心・嘔吐，腹痛，下痢，便秘，下血などの消化器症状以外にも，発熱，口渇，多飲，多尿　黄疸，リンパ節腫脹などについても聴取する．

4）　精神的疾患の有無

うつ病などの精神疾患は体重減少の9～24%を占める．また，友人や近親者との死別，緊張や不安などの様々な精神的ストレスも体重減少の原因となりうる．

5）　嗜好品・医薬品の使用

飲酒・喫煙，また体重減少を目的とした下剤・利尿薬の乱用や麻薬・覚醒剤の使用の可能性について検討する．体重減少の原因として健康食品や医薬品の関与を確認する（表2）．

b　身体診察

貧血，黄疸，甲状腺腫，リンパ節腫脹，発熱，浮腫，呼吸音・心音，腹部腫瘤や腹

Pitfall

体重減少の原因の14%が医薬品であったとの報告がある．体重減少と関連する医薬品の確認は必須である（表2）．

コツ

体重減少（特に高齢者）をきたす原因の覚え方“Meals on Wheels”（表3）[1] を知っておこう．

表3　Meals on Wheels

M	Medication effects
E	Emotional problems, especially depression
A	Anorexia nervosa, alcoholism
L	Late-life paranoia
S	Swallowing disorders
O	Oral factors (e.g., poorly fitting dentures, cavities)
N	No money
W	Wandering and other dementia-related behaviours
H	Hyperthyroidism, hypothyroidism, hyperparathyroidism, hypoadrenalism
E	Enteric problems (e.g., malabsorption)
E	Eating problems (e.g., inability to feed self)
L	Low-salt, low-cholesterol diets
S	Social problems (e.g., isolation, inability to obtain preferred foods)

〔Gaddey HL, et al.：Am Fam Physician 2014；89：718-722.〕

表2　体重減少と関連する医薬品

副作用	代表的医薬品
味覚もしくは嗅覚の変化	アロプリノール，ACE阻害薬，抗菌薬，抗ヒスタミン薬，抗コリン作用薬，カルシウム拮抗薬，レボドパ，プロプラノロール，セレギリン，スピロノラクトン
食思不振	アマンタジン，抗菌薬，抗てんかん薬，向精神薬，ベンゾジアゼピン系薬剤，ジゴキシン，レボドパ，メトホルミン，SSRIs，オピオイド，テオフィリン
口腔乾燥	抗コリン作用薬，抗ヒスタミン薬，クロニジン，ループ利尿薬
嚥下障害	ビスホスホネート，ドキシサイクリン，鉄剤，NSAIDs，カリウム製剤
悪心・嘔吐	アマンタジン，抗菌薬，ビスホスホネート，ジゴキシン，ドパミン阻害薬，メトホルミン，SSRIs，スタチン，三環系抗うつ薬

水の有無など全身の身体所見に注意する．特に高齢者では典型的な症状を欠く場合があり，器質的疾患を除外するためには丁寧な診察が必要である．

3 検　査

医療面接と身体診療で原因の特定を進めるとともに，血液生化学検査と画像検査を行う．血液生化学検査は末梢血液一般，肝機能検査，腎機能検査，甲状腺機能検査，CRP，赤沈，血糖値，LDH，尿検査，便鮮血検査を行い，画像検査は胸部X線検査，腹部超音波検査が推奨される．上記検査で体重減少の約7割の原因が特定可能であるが，原因が特定できない場合はCT，MRI，内視鏡検査，シンチグラフィなどを行い原因特定に努める．

4 注意点

体重減少において悪性疾患(19～36%)や消化管疾患(9～19%)の占める割合が多いが，種々の検査を行っても原因不明(6～28%)の場合がある．確定診断に至らない場合は，3～6か月の経過観察は許容されるが，事前に患者・家族への十分な説明が必要である．

DON'Ts

- □ 体重減少を訴える患者を診た場合に，詳細な医療面接と身体診察を怠ってはならない．
- □ 器質的疾患を除外せずに，経過観察してはならない．

文献

1）　Gaddey HL, et al.：Am Fam Physician 2014；89：718-722.

岐阜大学消化器内科　**華井竜徳，清水雅仁**

3 胸やけ

DOs

- □ 胸やけの病態生理を理解し，診療を進めよう．
- □ 胸やけの鑑別に有用な検査を理解しよう．
- □ 胸やけをきたす，まれな疾患に関しても知っておこう．

1 定義・病態生理

a 定　義

胸やけは，呑酸（胃液の口腔内への逆流，胃液の酸味，苦味を感じる症状）とともに胃酸逆流の定型的症状であり，日常診療において頻繁に遭遇する症状である．しかし，患者は必ずしも胸やけを正しく認識していないことも多いため，患者が有する症状が胃酸逆流に伴う症状であるかどうか，詳しく問診をとる必要がある．

胸やけは，心窩部から前胸部胸骨後方にかけて上昇する灼熱感を伴う不快な症状であり，前胸部の熱い感じ，ちりちりとする感じ，胸痛として訴える患者もいる．症状の強さは様々であるが，症状の強さが胸やけの原因となっている疾患の重症度と相関するとは限らない．また，胸やけを有する患者には，随伴症状として，おくび（げっぷ），胃もたれ感を訴えることも多い．

b 病態生理

胸やけは胃酸逆流時に発生するが，すべての胃酸逆流に伴い発生するものではなく，胸やけを伴う胃酸逆流は数 % である．また，胃酸逆流には下部食道括約筋（LES）が重要であるが，LES 圧が低値での胃酸逆流は少数である．

LES の弛緩は嚥下後に始まるが，同時に食道上部より一次蠕動波が出現し，一次蠕動波が LES に到達することにより，LES の弛緩が終了する．嚥下後の LES 弛緩時の胃酸逆流は少なく，ほとんどの胃酸逆流は嚥下を伴わない LES 弛緩時に発生する．この嚥下を伴わない LES 弛緩は一過性 LES 弛緩（transient LES relaxation：TLESR）とよばれている．TLESR とは胃内の空気の逆流であるおくび（げっぷ）のメカニズムでもあり，病的なものではない．

TLESR には空気のみが逆流する場合と，空気と胃酸の両者が逆流する場合がある．健常者，軽度逆流性食道炎患者のほとんどの胃酸逆流は，この TLESR に伴い発生する．重症逆流性食道炎患者では低 LES 圧による胃酸逆流もみられるが，胃酸逆流の約 60 ～ 80% は TLESR に伴って発生し，重症逆流性食道炎患者においても，胃酸逆流のおもなメカニズムは TLESR である．

2 診断・検査

a 症状からどのような疾患を考えるか

胸やけをきたす最も代表的な疾患は胃食道逆流症（gastroesophageal reflux disease：GERD）である．GERD には，内視鏡的に食道に粘膜傷害を有する逆流性食道炎と，内視鏡的に食道の粘膜傷害を認めないものがある．週 2 回以上の胸やけを認めるが，内視鏡的に食道粘膜傷害を認めない疾患を，非びらん性胃食道逆流症（non-erosive reflux disease：NERD）とよんでいる．胸やけを有する患者に対して内視鏡検査を行っても，逆流性食道炎を有する頻度は約 30% である．その他，胃排出遅延を有する症例では，胃酸逆流により胸やけをきたすことが多い．また，LES 弛緩不全を認め，胃食道逆流が発生しにくい状況にあるアカラシア患者においても，胸やけを訴えることがある．すなわち，胸やけの存在はGERDである可能性が高いが，他の疾患の可能性もあり，注意を要する．

b 病歴聴取

日常診療における胸やけの診療にはいくつかの段階があるが，まずは詳細な病歴聴取が重要になる．多くの胸やけは胃酸逆流により発生するが，胃酸逆流発生のメカニズム（一過性 LES 弛緩時の胃酸逆流，低LES 圧による胃酸逆流）を理解することにより，症状が胃酸逆流によるものであるか否かを推測できる．症状が胃酸逆流による症状であるか否かを判定するポイントを表1に示す．その他，食事による食道粘膜の直接刺激により胸やけを誘発することもあり，胸やけと食事内容の関連を問診することも重要である．

c 検査

1） 問診票

逆流性食道炎の診断に使用されているいくつかの問診票があり，感度・特異度は約70％前後であり，逆流性食道炎の初期診断に有用である．わが国において使用されている代表的な問診票にはQUEST（questionnaire for the diagnosis of reflux disease）とFSSG（frequency scale for the symptoms of GERD）がある．

2） プロトンポンプ阻害薬（PPI）テスト

癌や潰瘍などの器質的な疾患を疑うサインがない場合は，PPI 常用量を1～2週間内服させ，胸やけ症状の変化をみることも選択肢の1つである．胃酸逆流症状である場合には症状の軽快・消失がみられる．この検査はPPIテストとよばれ，症状が胃酸逆流によるものであることを判断するのに有用である．

3） 上部消化管内視鏡検査

上部消化管内視鏡検査を施行し，逆流性食道炎の有無を評価する．胸やけを起こす可能性がある胃・十二指腸潰瘍，食道癌，胃癌などの器質的疾患の有無の評価が重要である．NERDに関しては，上部消化管内視鏡検査を行うことにより初めてNERDと診断することができる．わが国では胃癌患者が多いことを考えると，胸やけが唯一の症状である場合にも胃癌を否定するために一度は内視鏡検査を行うことが重要である．

4） その他の検査

胸やけの原因は胃酸の逆流だけでなく，食道粘膜知覚過敏の存在により胃酸以外（pH4以上）の液体逆流や空気逆流においても症状が出現することが報告されている．胃酸以外の逆流を評価するためには食道インピーダンス・pH検査が必要となる．また，食道運動異常症，好酸球性食道炎（***Pitfall*** 参照）が胸やけの原因となることもある．表2

表1 胃酸逆流による症状を疑うポイント

1. 食後に多いか（空腹時に胃酸逆流は少ない）
2. おくび（げっぷ）は多いか（おくびはTLESRに伴い起こる）
3. 過食時や早食い時に誘発されるか（胃底部の伸展によりTLESRが生じる）
4. 高脂肪食摂取時に起こるか（コレシストキニンによるTLESRの誘発）
5. 急激な前屈姿勢時に起こるか（低LES圧である重症逆流性食道炎患者に多い）
6. 咳嗽時に起こるか（低LES圧である重症逆流性食道炎患者に多い）
7. 締め付けた服装（コルセットなど）使用時に起こるか
8. 制酸薬，飲水による症状の改善があるか（飲水により食道内pHが低下し，症状が緩和されると考えられる）

表2 胸やけの鑑別診断

高頻度
↓
- 非びらん性逆流性食道炎，逆流性食道炎
- 機能性胃腸症
- 胃潰瘍，十二指腸潰瘍
- 胃癌，食道癌
- 食道アカラシア，好酸球性食道炎

低頻度

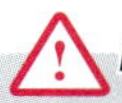

Pitfall

好酸球性食道炎とは胸やけ，つかえ感，前胸部不快感などのGERD症状をきたす疾患であり，PPIが無効である．好酸球性食道炎の診断は食道生検により行われ，400倍視野において20個以上の好酸球の浸潤により診断される．好酸球性食道炎に特徴的な内視鏡所見（輪状溝，縦走溝，白色斑など）は約60％の症例において観察されるが，内視鏡所見を認めない場合にも生検で好酸球性食道炎と診断されることがある．胸やけ，つかえ感などの症状を認め，PPIが無効である場合には，好酸球性食道炎の鑑別のため，中部から下部食道において生検を行うことが重要となる．好酸球性食道炎の治療としては少量のステロイド内服などが奏効する．

に胸やけを訴える可能性がある疾患を示す．

3 治　療

胸やけの原因がGERD，NERDと診断された場合，胃酸逆流に対する生活指導を行うと同時に，「胃食道逆流症（GERD）診療ガイドライン」[1)]で推奨されている標準量のPPI内服にて治療開始とする．標準量のPPI内服にて改善が認められない際は，難治性逆流性食道炎や難治性NERDと診断され，それぞれ難治例に対する対応が必要となる．

4 注意点

胸やけは胃酸逆流の定型症状であるが，逆流性食道炎患者のみが有する症状ではない．胃・十二指腸潰瘍や胃癌，食道癌，好酸球性食道炎，心疾患でも胸やけ，または胸やけに類似した症状を有することがあり，胸やけを逆流性食道炎と直結させて考えることは危険である．

5 患者・家族への説明

胸やけを有する患者に対する生活指導として，暴飲暴食を避けゆっくり食べる，高脂肪食回避，就寝前の3時間以内には食事を摂らない，適正体重への減量，夜間胸やけを認める患者に対するベッドの頭側挙上などが非常に重要である．

早食いは食物と一緒に空気も嚥下してしまうことからTLESRが誘発される可能性

コツ

食道インピーダンス・pH検査はあらゆるタイプの逆流（液体逆流，混合〈液体＋空気〉逆流，空気逆流）を評価することが可能なため，逆流と症状との関連評価に最適な方法であり，PPI抵抗性NERD診療において有用な検査である．PPI倍量投与でも胸やけが残存するPPI抵抗性NERD患者の約半数は，液体逆流（おもに酸以外の液体逆流）により症状が生じている．

☑ 胃カメラの腕前

咽喉頭違和感の患者さんで耳鼻科的に異常がないとのことで経口内視鏡を行った．咽頭反射が激しく，下咽頭の観察が不十分なままGERDと診断した．しばらく投薬で様子をみていたが，症状改善がなかった．そこで，内視鏡を嫌がる患者さんを説得して今度は経鼻内視鏡を行ったところ，左梨状窩付近に癌がみつかった．

経口内視鏡による下咽頭の詳細な観察のためには，患者さんの恐怖心を軽減し，リラックスさせるよう細心の注意を払う必要がある．さらに，ジェントルで繊細な挿入操作も重要で，術者の腕の見せ所である．

（愛知医科大学消化管内科　春日井邦夫）

が高まり，胸やけの原因となる．また，食後すぐに就寝してしまうと，食道の一次蠕動が停止するため，食道内が過剰な酸に曝露されることで，胸やけが生じる原因となる．

6 専門医への紹介

問診，上部消化管内視鏡検査などの一般検査を施行し，器質的疾患の精査を行ったうえで，PPI 標準量の投与開始後も胸やけ症状の改善がない場合には，専門医への紹介が勧められる．この場合は，食道内圧検査による食道運動異常症の有無，食道インピーダンス・pH 検査（**コツ** 参照）による症状と逆流の関連，食道内酸曝露の状況，胃内の酸抑制状況を評価が行われる．

DON'Ts

- □ 胸やけを安易に逆流性食道炎のみと直結させて考えてはならない．
- □ 胸やけ・胸やけに類似した症状をきたす緊急性の高い疾患（特に心疾患）を見逃してはならない．

文献

1） 日本消化器病学会（編）：胃食道逆流症（GERD）診療ガイドライン．改訂第 2 版，南江堂，2015.

日本医科大学消化器内科学 **星野慎太朗，岩切勝彦**

4 腹　痛

DOs

- □ 緊急に処置を要する急性腹症かどうかを見極めよう.
- □ 高齢者は, 重症でも所見が軽微なことがあるので注意しよう.
- □ 癌性疼痛に対しては, 積極的に疼痛緩和を行うようにしよう.

1 病　態

腹痛は, 消化器内科医が日常診療においてよく遭遇する, 最も注意を要し, 適切な判断が求められる症状であり, 初診時の問診・診察・検査の進め方などの対応が臨床上重要となる. 急性腹症(acute abdomen)は, 腹痛を伴う緊急手術や処置を要する疾患で, 広義にはそれらと鑑別の紛らわしい疾患も含まれる.

腹痛は内臓痛, 関連痛, 体性痛の3つに分類される[1)]が, これらが組み合わされて自覚されることも多い(表1). 病因として, ①炎症, ②腫瘍, ③虚血, ④腸管や実質臓器の伸展, ⑤その他があげられるが, ❶器質性消化器疾患, ❷機能性消化器疾患, ❸他臓器疾患(腎・泌尿器, 生殖器, 心臓・血管など), ❹全身性疾患(糖尿病性ケトアシドーシス, ポルフィリン症, 鉛中毒など), ❺心因性疾患などとの鑑別が必要である. 頻度的には, 機能性消化器疾患によることが最も多く, 次に多いのが器質性消化器疾患であり, 他臓器疾患も少なからず存在する[2)](図1).

表1　腹痛の分類

	病因	痛みの性状
内臓痛	管腔臓器の急激な伸展, 拡張, 収縮などによって惹起	周期的な鈍痛, 疝痛で局在性に乏しい
関連痛	脊髄後根内で隣接する神経線維を刺激し, 対応する皮膚分節に投射	病変から離れた部位で痛みを自覚する
体性痛	腹膜, 腸間膜などに物理化学的な刺激, 炎症などが及んだ場合に惹起	持続的な鋭く強い痛みで局在は明瞭である

2 診断の進め方

まずは, 緊急に処置を要する急性腹症かどうかを見極めることが重要である[2)]. 顔面蒼白や冷汗およびバイタルサインにより全身状態を把握し, 全身状態が悪い患者に対しては応急処置を行いながら診断を進める. 消化管穿孔, 虫垂炎, 急性膵炎, 胆道疾患, 腸閉塞, ヘルニア, 腹部血管病変, 婦人科疾患, 尿路系疾患などを念頭に置きながら迅速かつ適切に診断を行う. 一方, 急性腹症でなければ, 丁寧な医療面接や身体診察を行い, そのうえで検査を進める(表2, 表3). 患者から十分な問診ができない場合には, 家族や同伴者から可能な限り情報を得るようにする. 身体診察は, 鼠径部も含め腹部全体を診ることが重要である. 激しい腹痛, 循環不全の徴候があるが, 腹壁の筋緊張がみられない場合は血管病変の可能性を, 腹壁の筋緊張がみられるときは消化管の穿孔をまず考えるべきである.

診断が困難な疾患として Henoch-Schönlein 紫斑病, 急性ポルフィリン症, ヒステリーや詐病, 大腿ヘルニア嵌頓や精巣軸捻転症などがあり, さらに急性心筋梗塞, 解離性大動脈瘤, 胸膜炎, 肺梗塞などの心・胸部・血管疾患などでも腹痛が起こりうるので, これらの疾患の可能性にも留意する.

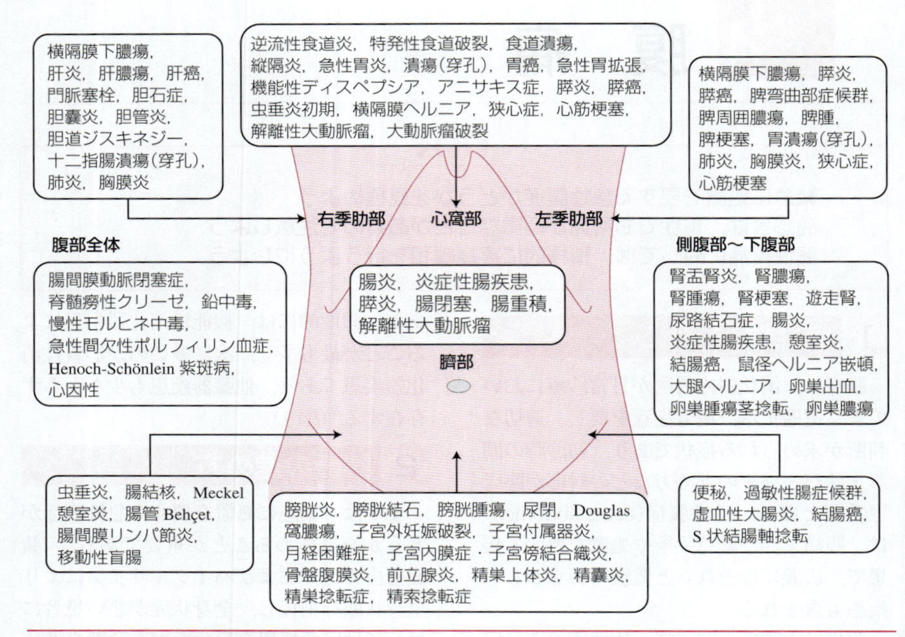

図 1　腹痛をきたすおもな疾患と部位

表 2　医療面接の要点

1. 腹痛の部位と性状
   - 限局性，びまん性，放散(尿路結石，胆石)
   - 移動(虫垂炎：初期は心窩部痛で右下腹部に移動)
   - 持続性，間欠的，激痛，鈍痛
2. 発症状況，増悪・軽減因子
   - 初回，反復．急性，慢性．突発的で短時間に増強，徐々に増強
   - 空腹時(十二指腸潰瘍)，食後 1 ～ 4 時間後(胃潰瘍)，高脂肪食やアルコールなどで増悪(胆石発作，膵炎)，サバ・イカなどの生食後(アニサキス)
   - 前屈位で軽快(膵炎)など，体位で増減
   - 麻薬で軽快しない(腸間膜血管閉塞症，腹部大動脈瘤破裂)，一時的に軽微となる(急性膵炎，穿孔性腹膜炎)，比較的容易に軽快(急性胃炎，胆石，尿管結石)
   - 排便・排ガスで軽減(便秘や過敏性腸症候群，腸管の狭窄をきたす大腸癌や Crohn 病)
3. 随伴症状
   - 下血(虚血性腸炎)，高熱(穿孔，胆管炎，骨盤内腹膜炎，腎盂腎炎などの感染症)
   - 排便・排ガスの停止(腸閉塞，急性汎発性腹膜炎)，下痢(骨盤内炎症，炎症性腸疾患)，胸痛(横隔膜下膿瘍，心肺疾患)，血尿(尿路結石症)
4. 既往歴
   - 既往疾患と既往の手術名，その発症時期
   - 開腹手術歴(腸閉塞)，肺結核の既往(腸結核)，放射線治療後(放射線性腸炎)
5. 併存疾患・内服薬剤
   - 動脈硬化性疾患，糖尿病など(虚血性腸炎)
   - 鎮痛薬，抗菌薬(消化性潰瘍，急性胃粘膜病変，抗菌薬起因性腸炎など)
6. 生活歴
   - 飲酒・喫煙歴，海外渡航歴，職業歴(鉛中毒など)
   - 女性に対しては最終月経と量および継続期間，性器出血，帯下，妊娠との関係

表3　身体診察の要点

1. 視診
   - 貧血，黄疸，胸部の運動制限の有無
   - 腹部の手術痕（癒着性イレウス・腹壁瘢痕ヘルニア）
   - 腹壁の筋緊張，腹部膨隆，腸管の輪郭と蠕動不穏
   - 皮下出血（急性膵炎・肝硬変・全身性エリテマトーデス<SLE>）
   - 下腿の紫斑（Henoch-Schönlein 紫斑病）
2. 聴診
   - 腸雑音亢進・金属性雑音（閉塞性イレウス）
   - 腸雑音減弱（絞扼性イレウス，腹水），消失（麻痺性イレウスや汎発性腹膜炎）
   - 血管雑音（大動脈瘤や腸間膜血栓症）
3. 打診
   - 肝濁音の縮小ないし消失（穿孔による気腫など）
   - 下部前胸部壁の打診による痛みの増強（横隔膜下の炎症・急性肝炎・急性胆嚢炎），脊柱肋骨角叩打痛（尿路結石や腎盂腎炎）
4. 触診
   - 筋性防御，反跳性圧痛（Blumberg's sign），腫瘤，波動
   - Murphy 徴候，McBurney の圧痛点
5. 直腸診，内診
   - 腫瘤の有無，便の性状の確認，腹膜刺激症状の有無
   - 前立腺の診察，Douglas 窩の圧痛，熱感，肛門括約筋の緊張低下，子宮腟部の加動痛

Pitfall

帯状疱疹では表在性の刺すような痛みが，水疱疹の前に出現することがある．

高齢者は，実際の重症度に比べて疼痛，身体所見，発熱，炎症所見が軽微なことが少なくなく，併存疾患を有することが多いので注意が必要である．

3 検査

症状，所見によって血液，尿，便検査，腹部超音波，X線，CT，心電図などの必要と思われる検査を行う．高齢者および免疫不全や免疫抑制薬内服中の患者では，炎症所見が軽度であっても重症患者が含まれている可能性があるので注意が必要である．

CT検査は，広範囲の検索が可能であり，原因となっている部位の周辺臓器との関連性など，得られる情報が多いので有用性は高く，特に急性腹症が疑われる場合にはまず考慮すべき検査である[1]．腹部超音波検査は，ベッドサイドで簡便に施行可能で，かつ情報量も多く，まず施行すべき検査であるが，疾患によっては診断に熟練を要する．

胸部・腹部X線検査で横隔膜下の遊離ガス像（消化管穿孔），niveau（イレウス），腸管ガス同士の間隙の拡大（腹水），石灰化像（胆石・虫垂の糞石・膵石灰化），psoas shadow の消失（後腹膜膿瘍の存在），sentinel loop sign（小腸の麻痺性イレウス），coffee bean sign（S状結腸軸捻転），門脈内ガス像（腸間膜動脈塞栓症），骨の異常（圧迫骨折）に注意する．

4 治療

a 初期診療

バイタルサインへの安定化対応を行う．必要に応じて酸素投与や輸液を開始する．

b 鎮痛

一般的に救急医療では，診断がつき，かつバイタルサインが安定するまで鎮痛薬を用いないのが原則である．腹痛が強く早期の疼痛管理の必要な場合，消炎鎮痛薬坐剤，注射剤を用いるが，症状や所見をマス

コツ

癌性疼痛や心因性腹痛の場合に，抗うつ薬が奏効することが多い.

クしてしまう可能性を考慮する．さらに，循環血液量が減少している場合には，血圧の低下に注意して静脈路を確保してから鎮痛薬の投与を行う．胃・十二指腸粘膜傷害に伴う腹痛に対してはプロトンポンプ阻害薬や H_2 受容体拮抗薬を用いる.

癌性疼痛に対しては積極的に疼痛緩和を行うことが重要である．治療は薬物療法，神経ブロック，手術などの方法があり，非オピオイド系鎮痛薬の治療効果が不十分な場合にはオピオイド製剤を使用する.

内臓痛に対して一般的には，鎮痙薬の経静脈的または経口的投薬を行う.

5 注意点

女性では常に妊娠の可能性を考えておく．妊娠が否定できない場合は必ず妊娠反応を確認する．月経の状態や不正性器出血の有無についても確認し，婦人科系疾患の可能性について考える．若年女性ではクラミジア感染による骨盤感染症の10%に肝周囲炎(Fitz-Hugh-Curtis症候群)を合併し，胆嚢炎に類似した右上腹部痛を示す.

高齢者では腹部症状がはっきりしない場合も多く，診察所見が軽微であっても楽観視せず，血液検査や画像検査を組み合わせて慎重に判断する．一方，腹痛の程度と身体所見に解離がみられる場合には，詐病や薬物有毒も念頭に置く必要がある．腹痛の鑑別として腹部疾患のみを考えず，心筋梗塞，胸膜炎，精巣捻転症などの他臓器や血管疾患にも注意する.

鎮痙薬は抗コリン作用があるため，緑内障，前立腺肥大，心疾患，麻痺性イレウスなどでは使用禁忌であり，注意が必要である.

6 患者・家族への説明

痛みを軽減することは原因療法ではなく，対症療法であることを説明し，原因検索の重要性を説明する．それぞれの薬剤の効能と副作用を説明する．オピオイド製剤については服薬の目的と服薬方法の詳しい説明が必要である.

7 他科への紹介

急性腹症の場合は，外科をはじめ関連他科と連携して診療にあたる．腹痛の原因として消化器疾患以外にも婦人科，泌尿器科，循環器科，呼吸器科，内分泌代謝科，皮膚科，あるいは外科系疾患などの場合も少なくない．それぞれの専門科に紹介し連携することが重要である.

DON'Ts

- □ 診断がはっきりしないうちに鎮痛薬を用いてはならない.
- □ 全身状態を把握しないで，腹痛にのみ目を奪われてはならない.
- □ 消化器疾患や腹腔内臓器以外にも原因がある可能性を忘れてはならない.
- □ 透視，内視鏡検査は安易に行ってはならない.

文献

1) 江藤和範：腹痛．浅香正博，他(編)：カラー版 消化器病学―基礎と臨床―．西村書店，2013：140-143.
2) 正宗 淳，他：腹痛．日本消化器病学会(監)：消化器病診療．第2版，医学書院，2014：2-5.

川崎医科大学消化管内科 **勝又 諒，塩谷昭子**

5 悪心・嘔吐

DOs

- □ 緊急性の有無をまずチェックしよう.
- □ 問診から原因を探ろう.
- □ 若い女性の場合には妊娠の可能性を常に考えよう.

1 定 義

悪心(nausea)とは，一般的には“吐き気”として認識されており，嘔吐に先立って感じられる気分不良のことを指す．また，嘔吐(vomiting)とは胃腸と胸腹壁の緊張により，強制的かつ逆行性に胃内容部が食道を経由し，口より対外に排出されることを意味する.

2 診断の進め方

表1に悪心・嘔吐をきたす疾患をまとめる．基本的な考え方として，悪心・嘔吐は通常はノロウイルスなどの胃腸炎が原因となる末梢性の嘔吐が多いが，糖尿病性ケトアシドーシスや脳出血などの脳圧上昇による中枢性の嘔吐の場合もあり注意が必要である．つまり，悪心・嘔吐の患者に遭遇した場合には常に緊急性を要する場合を想定し，診断していくことが重要である(図1).

まず患者の意識レベルを判断し，見当識障害がある場合には中枢性嘔吐を疑う．次にバイタルサインを迅速に測定し，呼吸状態が悪い場合には口腔内の吐物の有無を確認して，気道の確保を行う．呼吸状態が不

表1　悪心・嘔吐をきたす疾患

1. 中枢性嘔吐
・頭蓋内疾患：腫瘍性病変(脳腫瘍・髄膜腫)，血管性病変(脳出血・くも膜下出血・脳梗塞)，感染症(脳膿瘍，髄膜炎) ・代謝・薬剤性：糖尿病性ケトアシドーシス・悪阻・尿毒症・ジギタリス中毒・モルヒネ ・精神疾患：神経性食思不振・心身症
2. 末梢性嘔吐
・心血管疾患：不整脈・心不全 ・消化器疾患：腸閉塞・食道炎・胃腸炎・胃十二指腸潰瘍・食道癌・胃癌・大腸癌・膵癌・膵炎・胆石発作 ・泌尿器疾患：尿管結石・腎盂腎炎 ・婦人科疾患：卵巣嚢腫・子宮付属器炎 ・その他：Ménétrier 病・前庭神経炎・筋緊張性頭痛・緑内障

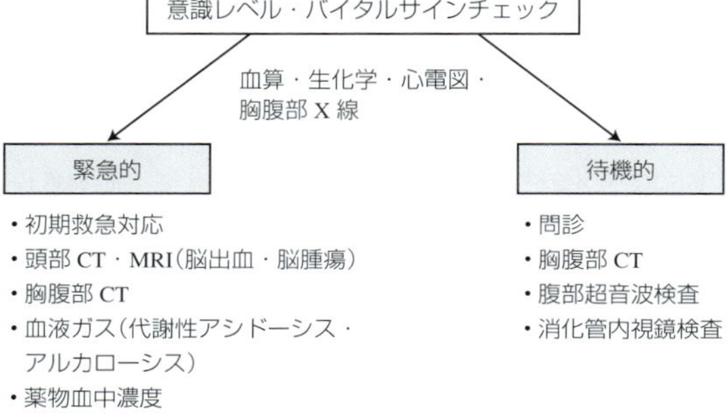

意識レベル・バイタルサインチェック

↓ 血算・生化学・心電図・胸腹部 X 線

緊急的	待機的
・初期救急対応 ・頭部 CT・MRI(脳出血・脳腫瘍) ・胸腹部 CT ・血液ガス(代謝性アシドーシス・アルカローシス) ・薬物血中濃度	・問診 ・胸腹部 CT ・腹部超音波検査 ・消化管内視鏡検査

図1　悪心・嘔吐患者への対応

良の場合には気管挿管を行う．循環動態が悪い場合には血管確保を行い，昇圧薬などの投与も行う．意識障害がなく，バイタルサインに異常がない場合には末梢性嘔吐を疑い，まずは問診を詳細にとる．問診を行う場合には，悪心・嘔吐が始まった時期，食事との関係，1日のうちで発現する時間帯，随伴症状(頭痛・腹痛・めまい・動悸・発汗・下痢・発熱など)の有無に注意する．ここで注意すべき点として，若い女性の場合には常に妊娠の可能性を考えて，場合によっては説明・同意を得たうえで，妊娠反応検査を行う．また，薬歴も重要である．次に身体所見より得られた情報を合わせて，確定診断のための検査に移行する．

3 検　査

一般検査として，血算・生化学・検尿・

Pitfall

虫垂炎の初期には虫垂の炎症により，関連痛が生じて心窩部痛が出現する．この場合，患者の訴えとして，食思不振・嘔気のみの訴えの場合もあるので，虫垂炎手術歴のない場合には後日発熱・腹痛増強時には受診するよう促す．

表2　制吐薬のおもな処方例

中枢性制吐薬			
・フェノチアジン系	プロクロルペラジン(ノバミン®)5mg	1回1錠　1日1～4回	副作用：悪性症候群，麻痺性イレウス，錐体外路症状
・抗ヒスタミン薬	ジメンヒドリナート(ドラマミン®)50mg錠 ジフェンヒドラミン・ジプロフィリン配合(トラベルミン®)	1回1錠　1日3～4回 1回1錠　4時間以上間隔を置いて1日3回まで	副作用：眠気，発疹 副作用：過敏症状，眠気，頭痛
末梢性制吐薬			
・胃粘膜局所麻酔薬	オキセサゼイン(ストロカイン®)5mg	1日3回　1回5mg	副作用：発疹・便秘・食思不振
・副交感神経遮断薬	ブチルスコポラミン(ブスコパン®)10mg錠 ブトロピウム(コリオパン®)10mg錠	1日3回　1回10～20mg 1日3回　1回10mg	副作用：排尿困難・口渇・便秘 副作用：排尿困難・口渇・便秘
・胃腸機能調整薬	モサプリドクエン酸塩水和物(ガスモチン®)5mg錠 イトプリド塩酸塩(ガナトン®)50mg錠	1日3回　1回5mg　食前 1日3回　1回50mg　食前	副作用：下痢，便秘，肝障害 副作用：下痢，便秘，肝障害
中枢性・末梢性制吐薬			
	メトクロプラミド(プリンペラン®)10mg錠 ドンペリドン(ナウゼリン®)5mg，10mgOD錠	1日2～3回　1回10mg　食前 1日3回　1回10mg　食前	副作用：錐体外路症状，肝障害 副作用：錐体外路症状，肝障害
抗癌剤使用時の制吐薬			
・ニューロキニン1(NK_1)受容体拮抗薬	アプレピタント(イメンド®)80mg，125mgカプセル	1日目1回125mg開始1～1.5時間前 2～3日目1回80mg朝	副作用：頭痛・発疹・不整脈
・5-HT_3受容体拮抗薬	アザセトロン塩酸塩(セロトーン®)10mg錠 10mg 2mL注射液 ラモセトロン塩酸塩(ナゼア®)0.1mgOD錠 0.3mg 2mL注射液	1日1回10mg，3～5日以内 1日1回10mg静注(効果不十分10mg追加20mgまで) 1日1回0.1mg，5日以内 1日1回0.3mg静注(効果不十分0.3mg追加0.6mgまで)	副作用：頭痛・下痢・肝障害 副作用：ショック・肝障害

心電図を行う．妊娠の可能性を確認ののち，胸・腹部X線を必要に応じて施行する．血液ガス検査も代謝性アシドーシスや嘔吐による代謝性アルカローシスの鑑別には重要である．次に問診などにより，病変の局在がわかる場合にはそれぞれの部位の画像診断（内視鏡・CT・MRI）を行う（図1）．

4 治療

基本的には原疾患の治療を行う．悪心・嘔吐への対応として薬物療法を表2に示す．

5 注意点

経口薬を処方する場合には，患者が服薬できる状況であるかを必ず確認する．服薬できない場合には注射薬を用い，その後，服薬可能な状況になってから処方することが大切である．

6 患者・家族への説明

家族は患者が嘔吐している状況を見ていると非常に心配となり，症状が改善しない状況で長時間待たされると，医療側に不信感を抱くこともある．原因がはっきりしない場合でも，まずは生命に関わる状況であるかを知りたいので，緊急性を要する状況かをまず説明することが大切である．その後で今後の検査・治療について説明する．

7 他科への紹介

緊急性を要する場合には診断がつく前でも，まずは第一報を疾患が疑われる科の先生に入れておくことが大切である．待機的な場合には今までの経過とコンサルトしたい内容を簡潔に伝達する．

DON'Ts

- □ 怪しいときには帰さない．
- □ 自己判断のみで画像診断を終わらせない．

埼玉医科大学総合医療センター消化器・肝臓内科　**加藤真吾**

✓ 夜間当直での悪心・嘔吐

夜間に当直をしていると，頭痛・腹痛を伴う悪心・嘔吐の患者に多々遭遇する．脳梗塞では発症早期には頭部CT検査では判定困難であり，脳出血も少量である場合には判断に困ることがある．また，解離性動脈瘤も造影CTを施行してなかったり，上腸間膜動脈や腎動脈の解離，上腸間膜動脈血栓症などの場合には見慣れていないと画像診断を見落とすことがあるため，患者の状況が悪い場合には入院させなくても外来で経過観察をすることや，判断に迷う場合には可能ならば他科にコンサルトすることが大切である．

（埼玉医科大学総合医療センター消化器・肝臓内科　加藤真吾）

6 嚥下障害

DOs

- □ まず器質性疾患の有無を確認しよう．
- □ 器質性疾患が否定的でありプロトンポンプ阻害薬(PPI)が無効であれば，機能性疾患の可能性を考えよう．
- □ 好酸球性食道炎やアカラシアなどの，知らないと一見正常に見える内視鏡所見を見逃さないように注意しよう．

1 病　態

ヒトの嚥下の過程は，①食塊を口腔から咽頭に運ぶ“口腔期”，②嚥下反射で食塊を咽頭から食道へ送り込む“咽頭期”，③食道蠕動によって胃へと搬送する“食道期”に分類され，これらのどれかが障害されることによって嚥下障害が起こる．

嚥下障害には器質性嚥下障害と機能性嚥下障害があり，消化器疾患の大半が食道期の障害に含まれる．

2 診断の進め方

まずは内視鏡や腹部超音波(必要があればCT)などの検査を行い，悪性疾患を含む器質性疾患の有無を確認したうえで診断を進めることが重要である．

PPIを投与して反応をみるPPIテストは非びらん性胃食道逆流症(non-erosive reflux disease：NERD)・機能性ディスペプシア(functional dyspepsia：FD)には有効であることがある．症状改善が認められない場合は漫然と投与を行ってはならない．

器質性疾患が否定され，症状が続く場合は機能性疾患を考慮して精査を行う．

食道機能検査としては，多チャンネル食道pHインピーダンスモニタリングやhigh resolution manometry(HRM)による診断が近年行われるようになってきている．これらの検査により，食道機能性疾患の確定診断を行うことが可能となった．ただし，施行可能な施設が専門医療機関に限られるという難点はある．

補助的診断としては，食道の動きをリアルタイムで視認可能である食道透視造影検査や，下部食道壁の肥厚を確認するための胸部CT・超音波内視鏡(EUS)などが有用である．アカラシアでは，透視造影検査での造影剤の食道から胃への排出遅延・下部食道の先細り(bird beak sign)所見などが診断に有用である．

また，内視鏡で異常所見が軽微な場合でも，縦走溝(linear furrow)や小白斑(white plagues)を認めアレルギー疾患を有する場合などでは食道のステップ生検により好酸球性食道炎の診断が得られることもある．

薬剤性食道炎や，嚥下障害を引き起こす薬剤の内服歴の聴取も忘れてはならない．

近年，報告が散見される薬剤性食道炎としてダビガトラン起因性食道潰瘍があげられる．カプセルが生理的狭窄部である中部食道壁に付着しやすく，添加物の曝露を受けることによって炎症が起こる(図1)．

嚥下障害を引き起こす薬剤は，抗精神病薬・抗不安薬・睡眠薬・抗けいれん薬・抗うつ薬・認知症治療薬・その他(ミダゾラム，プレガバリンなど)があげられる．症状は薬剤を内服開始して1週間以内に認められることが多い．

3 検　査

a　上部消化管内視鏡

消化管内の器質性疾患の診断に有用であり，まず最初に行われるべき検査である．機能性疾患の診断能は低いため，異常所見がないからといって簡単に“異常なし”と片付けてしまわないよう注意が必要である．

b　CT

下部食道壁肥厚の有無，消化管壁外病変（圧排性狭窄など）の診断が可能である．

c　食道透視造影検査

消化管壁の動きを観察することが可能である．機能性食道疾患の鑑別が可能となることがある．食道憩室の診断や悪性腫瘍の術前精査にも有用である．

d　超音波内視鏡(EUS)

食道壁の性状，腫瘍の深達度診断，粘膜下腫瘍の診断，リンパ節腫大の有無，消化管壁に近接する壁外病変の評価などが可能である．

e　多チャンネル食道 pH インピーダンスモニタリング

消化管管腔内のインピーダンス（電気抵抗）の変化により消化管内容物の移動をとらえる検査法である．消化管内容物が空気

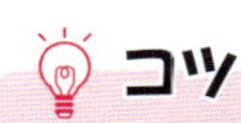

コツ

診断に苦慮する場合，機能性疾患を念頭に置いて，可能であれば食道機能検査を行う．採血による好酸球増多・IgE 上昇の有無や CT による消化管壁外病変の有無のチェック，食道透視造影検査，詳細な問診なども診断の一助となる．

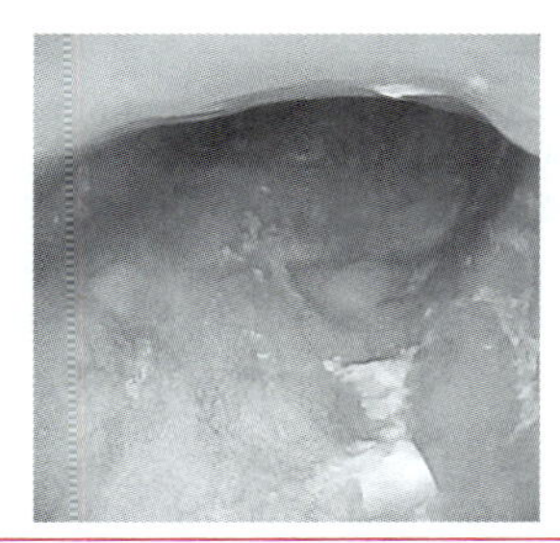

図1　ダビガトラン起因性食道潰瘍
中部食道にカプセル付着物および付着部の浅い潰瘍を認める．内服中止により症状および内視鏡所見は軽快した．
（口絵 No.1 p.ii 参照）

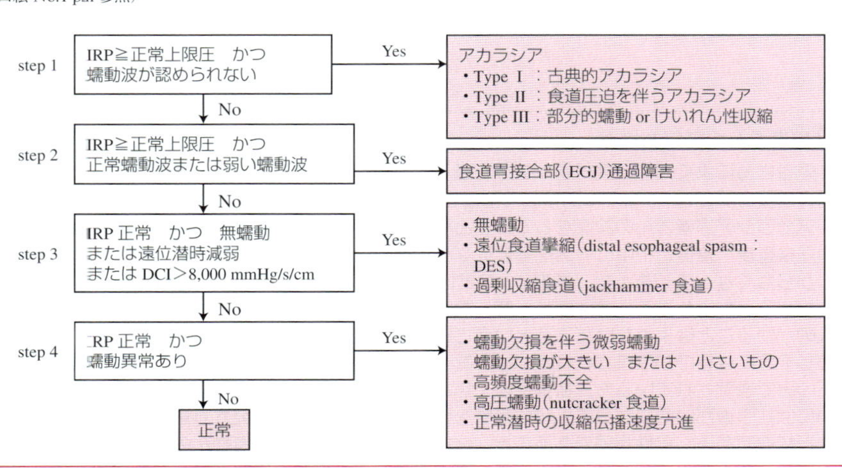

図2　シカゴ分類による診断フローチャート
IRP：integrated relaxation pressure（平均積算弛緩圧）．DCI：distal contractile integral（積算遠位収縮）．
〔Bredenoord AJ, et al.：Chicago classification criteria of esophageal motility disorders defined in high resolution esophageal pressure topography. Neurogastroenterol Motil 24(Suppl 1)：57-65, 2012 より作成〕

なのか液体なのかを判別可能で，さらにpH を測定することで胃酸かそれ以外の液体であるかを判別することができる．胃食道逆流症（gastroesophageal reflux disease：GERD）・NERD，FD などの鑑別が可能である．

f　high resolution manometry（HRM）…

咽頭から胃近位部までの圧を 1 cm 間隔で測定し，測定した圧をカラーに変換して表示する内圧検査法である．機能性食道疾患の確定診断が可能で，HRM によって食道運動障害を体系的にまとめたものがシカゴ分類（図 2）[1,2]である．

DON'Ts

- □ 器質性疾患の否定をせず漫然と PPI 投与をしてはいけない．
- □ 安易に心因性と決めつけてはならない．

文献

1）Bredenoord AJ, et al.：Chicago classification criteria of esophageal motility disorders defined in high resolution esophageal pressure topography. Neurogastroenterol Motil 2012；24（Suppl 1）：57-65.

2）本郷道夫，他：日消誌 2012；109：703-709.

新東京病院消化器内科　**早坂健司**

☑ 患者さんの希望も様々

患者さんによく聞くと食べ物がすっと通る瞬間がわかると言う人が結構多い．このとき，胃食道接合部（EGJ）は嚥下に関係なく弛緩しているものと思われる．

アカラシア患者さんの診療をしていると様々な患者さんに出会う．お年寄りの症例で食道内圧検査後，食道透視中に一過性健忘になった方がいる．その時なぜそこに自分がいるのかわからなくなってしまった．頭部 CT などは異常を認めず，その後は問題なく暮らしていらっしゃる．たまたまその方は症状も軽く数か月に 1 回詰まる程度だったので，あまりストレスのかかることはよくないだろうということでそれ以上は何もせず経過をみている．夜間誤嚥しそうになるのが改善されればいいと言って積極的な治療は望まずカルシウム拮抗薬の舌下のみで通院されている方，拡張術後 1 年おきに再発して再拡張術を繰り返していたが，ついには拡張術がいやになって外科的治療を受けた方，手術後に再発され再拡張術を受けた方など様々である．良性疾患であること，EGJ 弛緩不全の程度や患者さんの希望も人それぞれであり，個人個人に合わせた治療の選択が重要である．拡張術後経過はよいものの逆流性食道炎となりプロトンポンプ阻害薬を飲み続けている方もいる．

（群馬大学消化器・肝臓内科　河村　修）

7 便 秘

DOs

- □ 便秘を診たら背景に器質性疾患，全身性疾患，薬剤性を考えよう．
- □ 治療は緩下薬を基本に適宜刺激性下剤を頓用で使う．
- □ 酸化マグネシウムは血清 Mg 値の測定をして副作用に注意する．

1 概 念

便秘は適切な時間，適切な場所で，適切(快適)に排便できない状況を指す．

慢性便秘は排便回数の減少か排便困難症状(怒責，残便感，頻回便，会陰部の閉塞感)を認める．背景に大腸癌などの器質性疾患や全身性疾患による続発性便秘に注意をする必要がある．

2 定義・分類

慢性便秘は排便回数の減少かつ / または排便困難症状を呈する疾患と定義される．排便困難症状とは怒責，残便感，頻回便，肛門部の閉塞感などを指す．

慢性便秘は原発性と続発性に分類される(図 1)[1]．通常慢性便秘といえば，原発性の消化管拡張を伴わない慢性機能性便秘を指す．Rome III 基準では慢性機能性便秘は表 1[2]のように定義されるが，基本は週 3 回未

表 1　Rome III による機能性便秘の診断基準

1. 以下の 2 つの症状がある
a. 排便時の 25% 超がいきむ
b. 排便の 25% 超が塊であったり硬い
c. 排便時 25% 超で残便感がある
d. 排便の 25% 超で肛門直腸閉塞感がある
e. 排便を促すために 25% 超で用手法を使う
f. 排便が週 3 回未満
2. 下剤を使わないのに軟便となることはまれ
3. 過敏性腸症候群の基準を満たさない
6 か月以上前から症状があり，最近 3 か月は上記基準を満たしていること

〔福土　審，他(監訳)：Rome III 日本語版 機能性消化管障害．協和企画，2008.〕

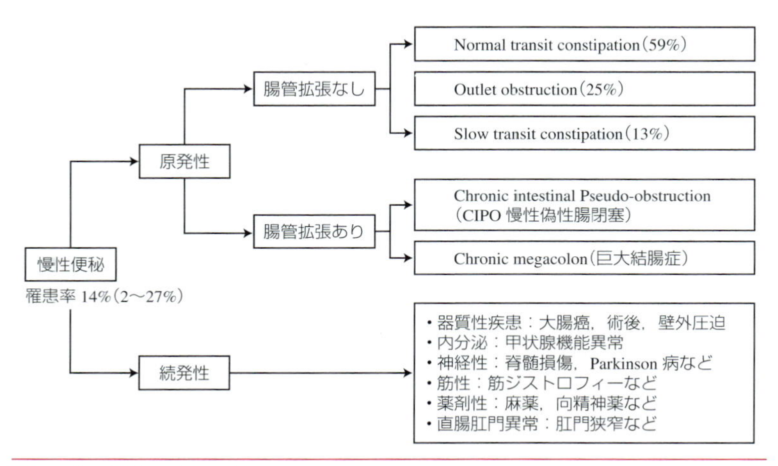

図 1　慢性便秘の病型分類

〔Lembo A, et al.：N Engl J Med 2003；349：1360-1368. を改変〕

満の排便回数の減少かつ / または排便困難症状を認めることで診断すればよい.

慢性機能性便秘は，結腸通過時間の遅延の有無と直腸肛門異常があるかないかで，①結腸通過時間正常型，②結腸通過時間遅延型，③便排出障害型の3つに分類される.

続発性便秘は，①大腸癌や婦人科疾患などによる器質性便秘，②甲状腺機能低下症や筋ジストロフィー，Parkinson病などの全身疾患による症候性便秘，③薬剤性便秘が重要である.

3 診 断

診断で最も重要なことは，原発性の便秘か，続発性の便秘かの鑑別である．器質性，特に悪性疾患による便秘の鑑別は重要で，50歳以上，貧血がある，体重減少がある，大腸癌の家族歴がある，大腸ポリープの既往がある，血便や便潜血陽性があるなどを認めた場合は，ためらわずに内視鏡検査などを施行する．この際，簡単であるが，直腸診は重要であり，ぜひ行うべきである．Parkinson病や甲状腺機能低下症では，初期には便秘のみのこともまれにあるので鑑別疾患として考慮するかが重要である．薬剤性は麻薬，カルシウム拮抗薬，向精神薬などの服薬歴の問診での聴取が重要である(表2)．続発性が除外できれば，診断は基本的に患者の症状の聴取で行う．多くの患者は排便回数の減少の訴えよりは排便困難症状を主訴とする．排便困難症状とは"硬便による努責""残便感""肛門部の閉塞感""頻回便"である．便が毎日出ていても，これらの排便困難症状があれば患者は便秘と強く認識する.

4 患者への説明

慢性便秘は生活習慣の関与が強く，トイレに行く時間の確保など排便環境の整備，食物繊維の摂取，運動や十分な水分摂取を勧める．通常食物繊維は1日20g以上を目標とする.

5 治 療

便秘の治療薬は多数あるが，主要なものを表3に示す.

治療の基本は，緩下薬の投与，それでも不十分ならば刺激性下剤の頓用投与である．具体的には酸化マグネシウムかルビプロストンなどの緩下薬を投与し，それでも排便がないときは頓用で刺激性下剤を使用する.

表2 薬剤性便秘の原因となる薬物

- 降圧薬(カルシウム拮抗薬)
- 利尿薬
- パーキンソン治療薬
- 抗コリン薬
- 麻薬
- 鎮咳薬，鎮痛薬
- 抗うつ薬，向精神薬

表3 おもな便秘の治療薬

	用法・用量	注意点
緩下薬		
酸化マグネシウム	0.3〜2.0 g/日	高マグネシウム血症に注意
ルビプロストン	1〜2 cap/日	妊婦には禁忌
グリセリン浣腸	30〜60 mL/回	肛門直腸損傷に注意
重層坐薬	1〜2個/回	迷走神経反射に注意
刺激性下剤		
センノシド	1回12〜24 mg 就寝前	あくまで頓用使用
ピコスルファート	1回10〜15滴 就寝前	あくまで頓用使用

排便コントロールの目安は，理想は毎日の排便であるが，週3回以上の排便回数をまず目指し，その際 Bristol 便形状尺度を用いてタイプ3～5の範囲に入るように投薬量を調整する（p.369 **図1** 参照）.

a　酸化マグネシウム

酸化マグネシウムは胃酸により活性化して薬効成分となる．わが国で広範に用いられる緩下薬であるが，高マグネシウム血症による重篤な副作用が報告されており，高齢者，腎機能低下患者では投与量の減量を行い，定期的に血清 Mg 濃度の測定を行う．また，透析患者，腎不全患者では禁忌である．さらに，酸化マグネシウムは抗菌薬や活性型ビタミン D 製剤，ジギタリス，ビスホスホネートなど併用で薬物吸収排泄に影響する薬剤があり注意を要する.

b　ルビプロストン

ルビプロストンは妊婦に禁忌であることを除けば腎機能異常患者でも使え，併用注意薬もない．おもな副作用は嘔気である.

c　重曹坐薬・浣腸

重曹坐薬（新レシカルボン®）は直腸内挿入後二酸化炭素を発生して直腸壁の伸展刺激を惹起して排便を促す．挿入後数分で効果が出るのですぐさまトイレに行ける状態で使用すること，またまれではあるが迷走神経反射が起こることもある．グリセリン浣腸は硬便による排便困難や便意がない場合には有効である．グリセリン浣腸は肛門挿入時に直腸粘膜の損傷を起こすことがあるので左側臥位で膝を屈曲した状態（＝直腸肛門角が最も鈍角になる）で挿入する．立位や坐位での挿入はしてはならない.

6　他科への紹介

緩下薬あるいは刺激性下剤を用いても症状が寛解しない場合，あるいはこれらの便秘薬を用いて便性状が軟便ないしは水様便になっても症状が改善しない場合は，直腸肛門機能異常が強く疑われるため，通常の治療では困難であり専門医への紹介が望ましい.

DON'Ts

- ☐ 刺激性下剤は漫然と連用すべきではない．連用すると習慣性，依存性，薬剤耐性をきたすのであくまで頓用使用を.
- ☐ 高齢者，腎機能低下患者への酸化マグネシウム投与は血清 Mg 濃度を測りながら慎重に．腎不全・透析患者では酸化マグネシウムは禁忌である.
- ☐ 立位や坐位でのグリセリン浣腸の挿入はしてはならない.

文献

1）Lembo A, et al.：N Engl J Med 2003；349：1360-1363.
2）福土　審，他（監訳）：Rome III 日本語版 機能性消化管障害．協和企画，2008.

横浜市立大学肝胆膵消化器病学　**中島　淳**

8 下痢

DOs

- □ 下痢の原因として，患者の感染情報が検査および感染対策として重要であり，できるだけ詳細に確認しよう．
- □ 脱水を認めると代謝性アシドーシスを併発することがあるので注意しよう．
- □ 感染性腸炎の場合は止痢薬の使用が原則禁止であるので注意しよう．

1 定義（病態）

下痢（diarrhea）とは，糞便中の水分含有量が増加することで，その硬度が減じて，泥状ないし水様を呈する状態をいう．経口摂取する水分は 1 日約 2 L で，消化液の分泌が約 7 L と，消化管には食物や種々の分泌液による水分が毎日約 9 L 程度流入するが，そのほとんどは小腸で吸収されている．大腸には 0.5 ～ 0.6 L 程度の水分量が流入するが，大腸でその大半が再吸収され便として排出される水分量は 0.1 L 程度にすぎない．また，正常な有形便の水分含有量は 60 ～ 80% であるが，80 ～ 90% になると泥状，90% 以上では水様となる．

下痢は経過によって急性下痢と慢性下痢に大別され，原因として消化管粘膜からの分泌・浸出が多くなる分泌性下痢と消化管からの水分の吸収が十分でない浸透圧性下痢・吸収不良性下痢に分類される．

2 診断の進め方

a 急性下痢症

急性下痢症の場合は，急性感染性下痢と急性非感染性下痢に大別される．

急性感染性下痢の場合，細菌性腸炎の多くは細菌性食中毒に属し，原因菌は感染型（腸管侵入型，毒素産生型），中間型，毒素型に分けられる．腸管侵入型は，粘膜上皮障害によって，水，電解質の吸収障害，分泌亢進を起こし，下痢を呈するもので，大腸菌（組織侵入型大腸菌〈enteroinvasive *Escherichia coli*：EIEC〉），腸炎ビブリオ，サルモネラ，エルシニア，赤痢菌，カンピロバクターが，毒素産生型は大腸菌（EIEC），コレラがあげられる．毒素産生型は摂取する前に食品中に細菌が産生した毒素が存在し，食品と共に摂取することで発症するもので，ブドウ球菌，ウェルシュ菌がある．また，ウイルス性腸炎は，ノロウイルス，ロタウイルス，アデノウイルスなどが多く分泌性下痢である．

急性非感染性下痢は，薬剤や刺激物が原因となる．薬剤として，コリン作動薬，交感神経抑制薬，経口血糖降下薬，5-FU やメトトレキサートなどの抗腫瘍薬，抗菌薬内服による偽膜性腸炎などがあげられる．刺激物としては，飲酒，冷飲料水があり，強いストレスも下痢の原因となりうる（**表 1**）[1)]．

コツ

患者の嗜好食品（鶏の刺身や生卵など），ペット飼育（鳥類は腸管内にサルモネラやカンピロバクターを保菌，また爬虫類であるカメやヘビはサルモネラを腸管内に濃厚に保菌している），海外渡航歴（血便または膿・粘血便を呈する場合は赤痢，米のとぎ汁様を呈する便ではコレラなど），家族内や職場での集団下痢症発生情報などにより，検査法や感染対策が変わってくるため，患者情報は重要である．

表1 急性下痢の分類・原因

1. 分泌性下痢
  感染性
  ・細菌性食中毒
    ①感染型:腸管侵入型;大腸菌,腸炎ビブリオ,サルモネラ,エルシニア,赤痢菌,カンピロバクター
    毒素産生型;大腸菌,コレラ
    ②毒素型:ブドウ球菌,ウェルシュ菌
  ・ウイルス性腸炎:ノロウイルス,ロタウイルス,アデノウイルス
  ・真菌性下痢:カンジダ症,腸放線菌症
  ・原虫性下痢:赤痢アメーバ
  ・寄生虫性下痢
  非感染性
  ・薬剤性:コリン作動薬,交感神経抑制薬,抗腫瘍薬,抗菌薬
  ・刺激物:飲酒
2. 浸透圧性下痢
  ・薬剤性:マグネシウム製剤
  ・飲食物:冷飲料水
  ・ストレス

〔矢﨑義雄(総編):内科学.第10版,朝倉書店,2013:67.より改変〕

b 慢性下痢症

慢性下痢症においても,慢性感染性下痢と慢性非感染性下痢に大別される.そして,浸透圧性下痢・吸収不良性下痢としては,乳糖不耐症,過敏性腸症候群,基礎疾患として吸収不良症候群,偽性腸閉塞症,低栄養状態,甲状腺機能亢進症,慢性膵炎,短腸症候群があげられる.一方,分泌性下痢においては潰瘍性大腸炎やCrohn病などの炎症性腸疾患,感染性下痢としてサイトメガロウイルス,偽膜性腸炎,腸結核,原虫などが原因となり,好酸球性胃腸炎,放射線性腸炎,アミロイドーシス,microscopic colitis,食物アレルギー,蛋白漏出性胃腸症,Zollinger-Ellison症候群,WDHA症候群などの疾患も原因となりうる.

Pitfall

下痢便の性状を観察する際には,院内感染を防止する目的で,観察後は手指衛生を行い,接触予防策および飛沫予防策も要する.

3 検 査

a 糞便検査

便の形状,色調を確認し,必要に応じて細菌検査を施行する.脂肪の吸収障害にはSudan III染色を用いる.

b 臨床検査

血液一般検査,CRP,血清蛋白,電解質などは,病態を把握するために施行する.また,適宜,甲状腺機能検査,糖尿病検査などは鑑別診断のために施行し,炎症性腸疾患,アミロイドーシス,吸収不良症候群などは内視鏡検査およびその生検組織検査により確定診断を要することがある.

4 治 療

急性下痢症の多くは感染性腸炎であるため適切な水分補給で治癒することが多い.止痢薬投与は原因菌排泄を遅延させるため原則禁忌である.脱水により代謝性アシドーシスを呈するため,乳酸加リンゲル液の輸液を行う.さらに,基礎疾患を有することによる下痢に対しては各疾患に対する治

☑ microscopic colitisとは?

長期間持続する水様性下痢を呈する疾患としてmicroscopic colitisがある.原因として自己免疫性疾患,胆汁代謝異常,腸管感染症,薬剤起因性(NSAIDs〈非ステロイド性抗炎症薬〉やランソプラゾール)が考えられており,特にcollagenous colitisでは被蓋上皮直下にcollagen bandを有することが特徴である.治療は原因薬剤の中止や止痢薬の投与などである.

(岩手医科大学関連医学 千葉俊美)

療を施行する．

5 注意点

腸管出血性大腸菌（enterohemorrhagic *Escherichia coli*：EHEC）はベロ毒素（vero toxin：VT）を産生する大腸菌感染症で，O-157は感染力が強く，血性下痢と強い腹痛を認め，数日後に重症となり溶血性尿毒症症候群（hemolytic uremic syndrome：HUS）を発症し，死亡率は3～4％といわれている．便から大腸菌を分離・同定し，分離した菌のVT産生を確認する．また，食中毒が疑われる場合には，食品衛生法の規定により直ちに（24時間以内に）保健所に届け出を行う．

6 患者・家族への説明

一般的には数日で自然治癒するが，脱水などを認める場合は代謝性アシドーシスを併発することがあるので，入院で補液などの対応をする．また，食中毒の可能性がある場合は，糞便細菌検査などを施行し適宜抗菌薬を使用する．

7 他科への紹介

特に慢性下痢などの場合で，基礎疾患などを有することを疑う際には，確定診断のために専門医に依頼する．

DON'Ts

- □ 感染性腸炎の場合，止痢薬は腸管内容物の停滞時間を延長し，毒素の吸収を助長する可能性があるため原則禁止である．腸管運動を抑制する鎮痙薬の使用もできるだけ避ける．

文献

1）矢崎義雄（総編）：内科学．第10版，朝倉書店，2013：67.

岩手医科大学関連医学　**千葉俊美**

☑ NSTに参加して感じたこと

最初は“人が足りないから”という理由で誘われ，当院のNSTに参加するようになりました．栄養評価や，栄養不良患者の改善の方法など，ほとんど何も分からないままカンファレンスに参加していましたが，NST専門療法士である管理栄養士，薬剤師の知識，言語聴覚士の嚥下評価やリハビリテーションの進め方，看護師の栄養不良患者へのアプローチの仕方など，医師として仕事をしているだけではわからないことがたくさんあり，勉強になります．栄養のことで困ったときに，本で勉強することも大事ですが，メディカルスタッフに相談してみることも新たな発見があり大きな助けになると思います．

（佐賀大学医学部附属病院NST・総合診療部　朝長元輔）

9 脱　水

DOs

- ☐ 低張性脱水症(Na 欠乏性脱水症)は口渇をほとんど訴えないことが特徴で，医原性の要因が関与していることもあり注意しよう．
- ☐ 病歴情報と身体所見からどのタイプの脱水か推測し重症度を判定し治療を開始しよう．
- ☐ 高張性脱水の急速な輸液は脳浮腫をきたすことがあるので十分に注意しよう．

1 定　義

脱水症とは，体液の主成分である水分とNa の両者の喪失をきたし細胞外液が減少した状態である．高張性脱水症(水欠乏性脱水症)，低張性脱水症(Na 欠乏性脱水症)および等張性脱水・混合性脱水に分類される．それぞれの脱水により症状などが異なってくる．

2 診断の進め方

a　高張性脱水症(水欠乏性脱水症)…

不感蒸泄による水分の喪失が Na の喪失より多く，水分の摂取が不可能な状態で生じ，血漿浸透圧は上昇する．そのため，細胞外液の欠乏を細胞内からの水の移動で補うため，特に細胞内液の減少をきたし，口渇が強いのが特徴である．また，皮膚，粘膜の乾燥，高比重の乏尿が主要症状であり，舌は乾燥し，体温調節の障害により発熱が起こる．進行すると，言語不明瞭，不安，せん妄，昏睡に陥る．原因として意識障害による水分摂取不能，悪性腫瘍あるいは感染症などの消耗性疾患における水摂取不足，発熱に伴う発汗過多，糖尿病や高張溶液(高カロリー輸液，高張食塩水，D-マンニトールなど)の点滴などによる浸透圧利尿などの頻度が高い．

b　低張性脱水症(Na 欠乏性脱水症)…

Na が水分より多く喪失する場合に引き起こされ，細胞外液の浸透圧が低下することにより細胞内に水分が移行し，細胞外液がさらに減少する．その結果，循環血液量の減少および血圧低下を認める．嘔吐，下痢などによって Na を有する液を喪失する場合に起こり，また降圧利尿薬の使用や減塩食療法中にも起こることがある．口渇をほとんど訴えないことが特徴で，全身倦怠感，立ちくらみが高度に認められ，嘔気・嘔吐，頭痛が起こり，進行するとけいれんがみられる．脱水に対する電解質の不適切な補給など医原性の要因が関与していることもあり注意を要する．

c　等張性脱水・混合性脱水…………

等張性脱水は細胞外液の浸透圧と等しい体液が失われる状態で，血漿浸透圧は変化しないため，細胞内から細胞外への水の移動は起こらない．出血，嘔吐，下痢，熱傷など急速に大量の細胞外液が失われる場合に認められ，循環血液量の減少による血圧低下などがみられる．めまい，立ちくらみ，脱力感，倦怠感など循環血液量減少による

コツ

水の入り(in)には輸液のほかに代謝水(栄養素の代謝により生成される水分)がある．一方で，水の出(out)には尿および便に加えて不感蒸泄(皮膚からの蒸散と呼気)がある．

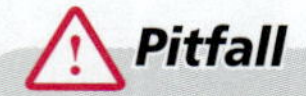

高張性脱水による口渇は体重の 2% の水分が喪失すると出現するが，低張性脱水では口渇が初発症状となりにくい．

症状を訴える．また，混合性脱水は嘔吐，下痢などで体液を失うとともに，水分を摂取しないでいることで生じ，水分と Na を同時に喪失する状態である．嘔気・嘔吐，血圧低下などの Na 欠乏性脱水症の症状とともに，口渇，乏尿などの水分欠乏性脱水症の症状が加わる（表 1）．

3 検 査

血液検査として，血液一般，血清総蛋白（TP），BUN，クレアチニン，電解質，CPK，CRP，血糖値などの所見および尿比重の測定が診断に有用である．

水欠乏性脱水では，一般に尿量は 350 mL/ 日程度にまで減少し尿比重は 1.035 以上，尿浸透圧（Uosm）は 500 mOsm/L 以上に上昇することが多い．尿崩症では尿比重 1.001 以下に低下する．血清 Na および K 濃度が上昇するが，尿中 Na，Cl 濃度にはあまり変化がない．血清浸透圧は上昇し，ヘマトクリット（Ht），TP も軽度上昇する．脱水が高度となり腎血流量が低下すると BUN が上昇する．Na 欠乏性脱水では，軽症では尿量に変化はないが，脱水の程度が進むと乏尿，無尿となる．尿比重，Uosm は正常ないし低下し，尿中 Na および Cl 濃度は著明に低下する．血清 Na 濃度および血清浸透圧も低下し，Ht，TP および BUN は上昇する．混合性脱水では，一般に尿量は減少し，尿中 Na 濃度は低下している．いずれの型の脱水においても酸塩基平衡の障害を伴う可能性があるため，特に中等症以上では動脈血ガス分析を行う必要がある．

4 治 療

病歴情報と身体所見からどのタイプの脱水に該当するかを推測し，同時にその重症度を判定する．高度の脱水は，生体に極めて重大な影響を及ぼし死亡することもある

表 1 脱水症の鑑別

	高張性脱水	低張性脱水	等張性脱水
口渇	(+++)	(−)	(−)〜(+)
口腔粘膜の乾燥	(+)	(+)	(+)
倦怠感	(+)	(+++)	(++)
皮膚のツルゴール	↓	↓	↓
脈拍	↑	↑↑	↑
起立性低血圧	(+)	(++)	(+)
尿量	↓↓↓	↓	↓↓
発熱	(+)	(−)	(−)〜(+)
細胞外液量	↓	↓	↓
細胞内液量	↓	↑	→
血清 Na	↑	↓	→
血漿浸透圧	↑	↓	→
血清蛋白	↑	↑	↑
ヘマトクリット	→〜↑	↑	↑

ため，緊急処置の必要性を速やかに判断する．治療は補液による体液の補充で，高張性脱水の場合はソリタT1®などを用い，低張性・等張性脱水の場合は0.9%生理食塩水など等張液として初期輸液に用いる．

5 注意点

特に低ナトリウム血症を伴う脱水症における電解質の急激な補正は，脳浮腫を引き起こすことがあるため注意が必要である．いずれの病型においても不適切な電解質投与，高張液の点滴，利尿薬の過剰投与，造影剤の使用など医原性の要因を伴っている場合があることを常に念頭に置くべきである．

6 患者・家族への説明

「病歴聴取，身体所見および血液・尿検査などの結果から，脱水の型および重症度を判定し初期対応を行います．さらに，脱水の原因疾患を診断し，その治療を行うために各種検査を要することもあります」と説明する．

7 他科への紹介

悪性腫瘍，感染症，膠原病などでは高度の発熱と食思不振による水分摂取不足から脱水をきたすことが多い．これらでは脱水を補正しつつ，発熱や食思不振をきたす疾患の鑑別診断を行う．また，低ナトリウム血症の遷延やNaの尿中への喪失が続く場合は，副腎不全や尿細管障害などの存在を考慮し，専門医にコンサルトを要することもある．

DON'Ts

- □ 高張性脱水の場合，高浸透圧を改善するために急速に輸液を施行して血漿浸透圧を下げることにより，細胞内へ水分が移行し脳細胞において脳浮腫をきたすことがあるので電解質の急激な補正は行わない．

岩手医科大学関連医学　**千葉俊美**

☑ 経口補水療法の有効性

経口のナトリウム・カリウム・マグネシウム配合剤（ソリタ-T配合顆粒2号・3号®）が軽症から中等症の脱水症における電解質の補給・維持に用いられることもあり，通常成人1回100 mLを1日数回患者の口渇に応じて経口投与する．海外では経口補水療法（oral rehydration therapy：ORT）が比較的普及している．

（岩手医科大学関連医学　千葉俊美）

10 吐血

DOs

- □ 吐物を必ず直接確認しよう．
- □ 内服薬，併存疾患の確認をしよう．
- □ バイタルを安定化させ，鎮静下に内視鏡を実施しよう．

1 定　義

吐血は文字通り“血液を嘔吐すること”である．食道，胃，十二指腸などの上部消化管の出血性疾患が主たる原因となるが，鼻出血や口腔・咽喉頭部からの出血が原因の場合もある．急性で大量の出血の場合には血液様の吐物を認めることが多いが，少量の出血や陳旧性の出血の場合にはヘモグロビンが胃酸で酸化されヘマチンに変性するため，黒色吐物（コーヒー残渣様）を呈する．

2 診断の進め方

上部消化管出血以外に耳鼻科領域からの出血が原因となる場合もあるため十分な診察を行う必要がある．吐物を直接確認し，口腔内の状態を視認することは出血部位や出血量の推測に有用である．タール便や黒色便の有無についても確認する．

原因疾患として消化性潰瘍が最も多いが，近年は低用量アスピリンを含む NSAIDs（非ステロイド性抗炎症薬）に起因する消化性潰瘍出血が増加している．抗血栓療法を実施している場合には止血困難で再出血を生じる危険性も高い[1]．そのため，吐血患者を診察する場合には併存疾患および服用薬の確認を必ず実施する．低用量アスピリン内服者では消化管出血後に長期間休薬すると死亡率が増加したという報告[2]もなされており，止血のみを重要視することなく血栓症の防止にも配慮が必要である．

消化性潰瘍以外の原因としては急性胃粘膜病変（acute gastric mucosal lesion：AGML），食道静脈瘤破裂，胃粘膜毛細血管拡張症（gastric antral vascular ectasia：GAVE，diffuse antral vascular ectasia：DAVE），Mallory-Weiss 症候群，逆流性食道炎，悪性腫瘍（咽頭・喉頭癌，食道癌，胃癌，胃悪性リンパ腫，膵癌など），鼻出血などがあげられる．まれではあるが，特発性食道破裂（Boerhaave 症候群）や動脈瘤の消化管穿破などが原因の場合もある．吐血の際に誤嚥している危険性もあるため酸素飽和度や呼吸音の聴診などの呼吸状態の確認も必要である．

大量吐血の場合には出血性ショックを呈する．精査と治療のためには緊急内視鏡検査が必須であるが，ショック状態で内視鏡検査を実施した場合には検査中に死亡する危険性もあるため，補液や輸血などを実施して循環動態を安定させることが必要である．

3 検　査

血液検査にて貧血の程度，白血球数の増加，BUN / Cr の乖離などを確認する．同時に HBV・HCV 感染の有無，血小板数，凝固機能，肝障害の有無などを確認し，肝硬変などの危険因子について判断する．可能であれば，内視鏡検査前に胸腹部 CT（できれば造影 CT）を実施すると非常に有益である．CT にて出血部位を同定できることもあり，また肝硬変や動脈瘤，悪性腫瘍，食道破裂，誤嚥性肺炎の有無などの診断に有用である．しかし，出血量が多く，ショック状態になっている場合などでは，CTを実施することなく輸血を実施しながら緊急内視鏡検査を実施せざるをえない場合もある．

4 治　療

可能であれば内視鏡的止血術を実施する．内視鏡検査時に嘔吐反射によって止血が困難になったり，Mallory-Weiss症候群を誘発することがあるので鎮静下での実施が望ましい．また，食道静脈瘤治療などの際に使用するover-tubeを準備することも必要である．over-tubeを留置することは，逆流による誤嚥の防止や内視鏡の交換，凝血塊・食物残渣の除去などに有用である．

食道静脈瘤破裂に対しては内視鏡的結紮術（endoscopic variceal ligation：EVL），消化性潰瘍出血に対しては内視鏡的止血術（clipping止血，止血鉗子を用いての凝固止血，高張ナトリウム・エピネフリン液〈HSE〉局注，エタノール局注，APCなど）を実施することが多い．内視鏡的止血が困難な場合には血管内カテーテルによる塞栓療法や外科的止血術などが必要となるため，内視鏡施行時に適切に判断する必要がある．

5 注意点

高齢者では低用量アスピリンなどの抗血栓薬を服用している場合が多いが，薬剤の継続，休薬はそれぞれ再出血，血栓症などのリスクを有している．併存疾患の状況によっては休薬してもできる限り早期の再開が望ましい場合があり，注意が必要である．

6 患者・家族への説明

吐血は生命予後に関わる重篤な病態であり，止血が成功しても再出血の危険性があることを十分説明する．また，吐血に伴って誤嚥性肺炎を生じる危険性や併存疾患悪化の可能性もあることを説明する．抗血栓薬服用者においては薬剤の継続，休薬それぞれのリスクがあることも理解してもらう必要がある．

7 他科への紹介

内視鏡的に止血困難な場合には早急に放射線科や外科の医師にコンサルトし，治療を検討する．また，併存疾患を有する場合には服薬継続の必要性や休薬のリスクについて担当診療科医師にコンサルトする．

Pitfall

緊急内視鏡実施時に鎮静するかどうかは以前より議論があったが，2013年の日本消化器内視鏡学会ガイドラインでは十分な生体モニター下に鎮静を行うことが推奨されている．

DON'Ts

- □ 十分な診察をせずに内視鏡検査を実施してはいけない．
- □ 抗血栓薬をすべて長期間休薬することをしてはいけない．

文献

1）岩本淳一，他：Helicobacter Research 2009；13：98-104.
2）Sung JJ, et al.：Ann Intern Med 2010；152：1-9.

帝京大学ちば総合医療センター消化器内科・光学診療部　**東納重隆**

11 下血

DOs

- □ 医学用語としての下血の定義を理解しよう．
- □ しっかりとした問診を行う習慣をつけよう．
- □ 急変の可能性があることに留意しながら内視鏡検査をしよう．

1 定義

英語では hematochezia（血便）と melena（下血）が明確に使い分けられており，血液の混じた赤い便を血便，血液の混じた粘稠な黒い便をメレナあるいは下血として使い分けるのが正しい．しかし，血便と下血を総称する用語がなく，わが国では血便あるいは下血の使い分けが曖昧で混同して用いられることが少なくない．また，肛門からの血液排出や便表面に血液が付着しているような症状を血便とするには抵抗がある場合には，肛門出血という語を用いてもよい．タール便は下血のうち外観がコールタール状の場合にのみ用いられる[1]．

2 診断の進め方

下血・血便をきたす疾患は多岐にわたるが（表1），まずはしっかりとした問診が鑑別診断にとって肝要である．

a 便の性状（色調や量）

黒色便であれば上部消化管からの出血，暗赤色便から鮮血便であれば下部消化管からの出血であることが多い．この傾向は小腸出血の場合も同様で，黒色便の場合には空腸からの出血の場合が多く，バルーン小腸内視鏡挿入経路選択の判断材料となる．しかし，出血の量や腸管内停滞時間などの影響も受けるため，上部消化管出血であっても大量に出血した場合は赤色便となることがあり注意を要する．また，血液と便の混じり具合も出血部位同定の参考となる．正常色の便の表面に鮮血が付着している場合には，下部直腸や痔疾患からの出血を疑う．

b 発症形式・随伴症状

急性発症で臨床的によく遭遇するのは，食道・胃静脈瘤，胃・十二指腸潰瘍，感染性腸炎，虚血性腸炎，憩室出血などである．腹痛の有無と時期も重要であり，虚血性腸炎では便秘後の突然の腹痛・下痢の後に血便がみられるのが特徴的で，問診だけで診断可能なことも多い．無痛性に比較的多量の血便が認められる代表的な疾患は憩室出

表1 下血・血便をきたすおもな疾患

部位	鑑別疾患
食道	食道静脈瘤，Mallory-Weiss 症候群，食道潰瘍，食道炎，食道腫瘍
胃	胃静脈瘤，胃潰瘍，胃炎，胃前庭部毛細血管拡張症（GAVE），胃ポリープ，胃腫瘍
十二指腸・小腸	十二指腸潰瘍，憩室出血，動静脈奇形，毛細血管拡張症，小腸潰瘍症，アレルギー性紫斑病，上腸間膜動脈血栓症，小腸腫瘍
大腸・肛門	憩室出血，虚血性腸炎，薬剤性腸炎，放射線性腸炎，感染性腸炎，腸重積，出血性直腸潰瘍，宿便潰瘍，子宮内膜症，炎症性腸疾患（潰瘍性大腸炎，Crohn 病，Behçet 病），大腸腫瘍，痔疾患

血であるが，寝たきり患者では出血性直腸潰瘍も忘れてはならない．一方，慢性の経過をたどる場合は大腸癌や炎症性腸疾患などが鑑別にあがり，体重減少や発熱，下痢や痔瘻の有無などを確認する必要がある．腸管子宮内膜症では月経周期に合わせた周期的な血便が認められるのが特徴である．

c　既往歴

胃・十二指腸潰瘍や憩室出血の既往がある場合に同疾患の再発を念頭に他疾患の鑑別も進める．肝疾患やアルコール多飲歴がある場合は食道・胃静脈瘤からの出血，悪性腫瘍の既往があれば転移性を含めた腫瘍出血，腹部放射線治療歴があれば放射線性腸炎を疑う．便秘，心疾患，糖尿病，高血圧などは虚血性腸炎のハイリスク群である．まれではあるが，大動脈瘤の人工血管置換術後には瘻孔からの大量出血をきたすことがある．免疫抑制状態にある患者ではサイトメガロウイルス再活性化に伴う消化管潰瘍からの出血も念頭に置く必要がある．

d　薬剤使用歴

低用量アスピリンをはじめとしたNSAIDs（非ステロイド性抗炎症薬）や抗血栓薬，ステロイドの服用は胃・十二指腸潰瘍のハイリスク群であり必ず確認する．抗生物質（特にペニシリン系）使用後比較的早期の血便では抗生物質起因性出血性大腸炎の可能性を念頭に置く．また，経口避妊薬の使用は虚血性腸炎の発症リスクを高めることが知られている．なお，鉄剤の内服中には黒色調の便となるため注意が必要である．

e　食事歴，海外渡航歴

病原性大腸菌，カンピロバクター，サルモネラなどによる感染性腸炎では血性下痢を認めることがあり，牛肉，鶏肉，卵などの食事歴の聴取を行う．また，海外渡航歴の聴取は腸チフスやアメーバ性腸炎などの診断に有用である．

3 検　査

血液検査で貧血の有無を評価し同時に血液型の確認も行う．肝機能，腎機能，炎症所見などは原因疾患の予測に有用である．ワルファリン内服中であればプロトロンビン時間の過度の延長がないかも忘れずに確認する．出血性ショックが疑われる場合は，血液ガス分析を施行し乳酸アシドーシスの評価を必ず行う．腹部CTは，肝硬変の有無や静脈瘤の存在，腫瘍性疾患，大腸憩室，腸炎などの診断に有用で，大量出血時には造影剤の消化管内腔への漏出を確認できることもある．なお，原因不明の消化管出血（obscure gastrointestinal bleeding：OGIB）では，dynamic CTがGIST（gastrointestinal stromal tumor）などの診断にも有用とされている．バイタルサインが安定した時点で内視鏡検査を施行するが，出血源が上部消化管か下部消化管か迷うときには，上部消化管内視鏡検査を優先する．一般に，下部

☑ 形に異常なければ大丈夫か？

消化器病学は形態学を中心に発展してきた．画像診断，内視鏡機器の開発により，視覚的に診断することが多い分野である．一方，神経疾患や代謝性疾患は形態異常の占める割合は少なく，機能を評価して診断しなければならない疾患が多い．消化器は元々食物を消化吸収し，その動きで排便する“最も機能的臓器”であるにもかかわらず，消化器病学では早期癌発見を最優先してきた歴史がある．21世紀になり，ようやく機能性疾患に目が向けられるようになった．術後に臓器の一部を失った症例において，本来の機能がどの程度損なわれているのか，評価する方法を把握しておきたいものである．機能性疾患への対応こそ，外科医が内科医に求めている大きな課題であることを意識していただきたい．

（東邦大学総合診療・救急医学講座　瓜田純久，渡辺利泰）

消化管出血では上部消化管出血に比べ大量に出血することは少なく時間的に余裕があるうえ，残便や血液の貯留により十分な観察が行えないことも多い．上部消化管内視鏡検査を行う際には，胃内容物の嘔吐による誤嚥に留意が必要であり，食道・胃静脈瘤からの出血が疑われる場合を含め，必要に応じてオーバーチューブの使用を検討する．上部・下部消化管を問わず，緊急内視鏡検査時には視野が不良であることが多く，前方送水機能を有する内視鏡を用いることにより，効率的な検査と止血術が可能となる．また，患者負担の軽減のために炭酸ガス送気システムも準備したい．これら検査を行っても出血源の特定ができなければ，小腸内視鏡検査や腹部血管造影検査，出血シンチグラフィなどを検討する．

DON'Ts

- □ 内視鏡検査ですべて診断が可能となると思わない．
- □ 高度貧血による血圧低下などのリスクの高い状態で，輸血の準備・施行なく内視鏡検査を施行しない．

文献

1） 日本消化器内視鏡用語委員会（編）：消化器内視鏡用語集．第3版，医学書院，2011：104-105.

大阪市立総合医療センター消化器内科　**末包剛久，渡辺憲治**

12 貧　血

DOs

- □ 消化器疾患に関連した貧血では，消化管出血(腫瘍・潰瘍)と肝硬変を念頭に置こう.
- □ 治療中の疾患・薬歴・手術歴・妊娠・月経・偏食・飲酒歴・便の色なども診断の手がかりとなるため，丁寧に問診しよう.

1 定　義

貧血とは疾患名でなく，赤血球結合酸素積載量が身体の必要量に対して不十分な病態のことを示す．貧血の判断はまずHb濃度で行う．Hbの基準値は性別や年齢によって異なる．WHOの基準では成人男性で13 g/dL，成人女性12 g/dL，幼児および妊婦では11 g/dL以上が目安となる(表1).
高齢者の貧血については，明確な定義はないが，臨床的には11 g/dLがおおよその境界とすることが多い.

2 診断の進め方

a 問　診

貧血の原因となる消化器疾患を拾い出していくうえでも，問診はとても重要である.
表2に示したように，消化性潰瘍を疑う症状はないか，悪性腫瘍を疑う症状はないか，肝硬変の原因となる多飲歴や肝炎の家族歴がないか，などを念頭に問診を行うと，より診断に近づける．若い女性患者は貧血を認めることが多いが，妊娠の可能性や月経過多，減量による偏食の有無なども問診すべき項目となる.

表1　貧血の目安(WHO基準)

・幼児(6か月～6歳)	：11 g/dL以下
・小児(6～14歳)	：12 g/dL以下
・成人男性	：13 g/dL以下
・成人女性	：12 g/dL以下
・高齢者・妊婦	：11 g/dL以下

コツ

患者自らが貧血と関係ないと判断し，あえて言わない項目も多い．医療者側から積極的に聞き出す姿勢が大事！

b 身体所見

問診・身体診察の前には，まずは必ずショックバイタルでないことを確認しておく．顔面蒼白や眼瞼結膜の確認，慢性貧血では爪の状態や口腔内のチェックも行う．また，腹水貯留，黄疸やクモ状血管腫など肝硬変を疑う所見がないかどうか，皮下出血斑や手術痕などにも注目する．直腸診は丁寧に行う．痔核や腫瘍は触知しないか，また血液が付着するか，便の性状チェックなどにも役立つ.

c 臨床検査

貧血においては，まず血液検査でHbに加えて白血球や血小板に異常はないか，肝

表2　消化器疾患に関連した貧血のための問診

- 体重の変動
- 消化器症状(食欲・腹痛・嘔気・嘔吐)
- 便の性状(下血・血便・下痢・便秘)
- 生活歴(飲酒歴)
- 既往歴・手術歴(胃切除・小腸切除・痔核治療)
- 家族歴(肝硬変や肝細胞癌の有無)
- 治療中の疾患
- 内服薬の確認(NSAIDs・抗凝固薬・抗血小板薬・ステロイド)
- 内視鏡検査・*Helicobacter pylori* 除菌の既往

表3　貧血の原因となる消化器疾患

1. 消化管出血
食道：腫瘍，Mallory-Weiss症候群，食道炎，潰瘍，静脈瘤
胃：潰瘍，急性胃粘膜病変（AGML），悪性腫瘍，過形成ポリープ，門脈圧亢進症性胃症（PHG），静脈瘤
十二指腸：潰瘍，腫瘍，胆道/膵腫瘍
小腸：薬剤性粘膜障害，腫瘍，リンパ腫，潰瘍
結腸：憩室，放射線性腸炎，潰瘍性大腸炎，炎症性腸疾患，虚血性腸炎，腫瘍
肛門：痔核，腫瘍
2. 肝硬変・肝障害
肝炎治療の副作用でも貧血を伴うことがある
3. 胃切除や小腸切除の既往
鉄欠乏性貧血の原因やビタミンB_{12}欠乏による大球性貧血の原因
4. 萎縮性胃炎
鉄欠乏性貧血や悪性貧血の原因
5. その他
偏食，ダイエット，妊娠，授乳

〔吉田武史：消内視鏡 2010；22：1370-1377.〕

機能はどうか，消化管出血が疑われる患者はBUNの上昇もチェックする．また，慢性貧血の場合，いつからどの程度低下しているのかを把握しておくのも検査や処置までの緊急度を判断するときに役立つ．もちろん貧血を起こす疾患は消化器領域以外にも多くあるため，網状赤血球・血清鉄・フェリチン・総鉄結合能（TIBC），腎機能や炎症反応などが鑑別に有用である．

3　検　査

消化器疾患に関連する貧血としては，消化管からの出血や肝硬変があげられる（表3）[1]．消化管出血が否定できない場合は，上下部内視鏡検査を行う．全身状態が安定していても，そのままクリッピングやAPCなどの止血処置へ移行できるように，ルート確保をはじめ処置の準備をしておくことも重要である．また，上下部内視鏡検査で出血源が同定できなかった場合，悪性腫瘍の鑑別のための全身CTやカプセル内視鏡での小腸病変の検出も検討する．

肝硬変の所見を認める患者ではその原因や腹部超音波やCTでの肝評価も重要であるが，静脈瘤評価の内視鏡検査も忘れてはならない．

4　治　療

慢性貧血の場合Hb 7 g/dL以下では輸血も考慮すべきであるが，まずは止血や鉄補充など，輸血以外の治療を優先させる．鉄剤は経口投与が原則で，やむを得ず静注投与を行う場合は過剰投与に注意する．また，肝硬変患者に対する鉄剤投与にも過剰投与にならないよう配慮が必要である．鉄剤不応性の鉄欠乏性貧血においては，*Helico-*

☑ 貧血の原因精査の心構え

消化器疾患を扱う医師として，貧血精査として他科から紹介を受ける機会は非常に多い．慢性疾患治療中で，軽度の貧血を認める患者さんの上部内視鏡検査を行った際，Dieulafoy潰瘍を認め，止血処置中に大量に出血．あわててオーバーチューブ装着をしたが，止血後の血液誤嚥による肺炎に難渋した経験がある．どんなに安定した症例においても，検査中に大量出血やショックになる可能性があることを頭に入れて臨まなくてはならない．

（大分大学医学部消化器内科　平下有香，村上和成）

bacter pylori 感染の関連が報告されており[2)]，除菌も検討すべきである．

処方例
クエン酸第一鉄ナトリウム（フェロミア®）：50 mg 錠　1回 50 ～ 100 mg　朝夕
硫酸鉄（フェロ・グラデュメット®）：105 mg　1回 105 mg　朝

5 他科への紹介

貧血の原因となる疾患は血液疾患をはじめ，腎臓や内分泌，産婦人科，膠原病領域など広い領域に存在する．このことを念頭に患者の全身状態を診ながら鑑別を行わなくてはならない．

DON'Ts

- ☐ 慢性貧血は自覚症状が乏しいことも多いが，原因精査と治療はとても重要である．放置してはならない．
- ☐ どんなに状態が落ち着いている患者の内視鏡検査でも，緊急止血処置の可能性を忘れてはならない．
- ☐ 肝硬変における貧血の是正に漫然と鉄剤投与を継続してはならない．

文献

1）吉田武史：消内視鏡 2010；22：1370-1377.
2）Yamanouchi J, et al.：Ann Hematol 2014；93：1779-1780.

大分大学医学部消化器内科　**平下有香，村上和成**

13 原因不明の消化管出血(OGIB)

DOs

- □ OGIB 精査のためにカプセル内視鏡やバルーン内視鏡による小腸検査を検討しよう.
- □ 小腸の腫瘍性・血管性・炎症性病変など，様々な疾患が OGIB の原因となることを覚えておこう.
- □ OGIB 患者は小腸出血以外も視野に入れて診断を進めよう.

1 定義(病態)

原因不明の消化管出血(obscure gastrointestinal bleeding：OGIB)という用語はいくつか定義があるが，わが国では上部消化管および下部消化管内視鏡検査を行っても出血源が不明な消化管出血と定義され，全消化管出血の 5% 程度を占めると考えられている．消化管出血で上下部消化管に出血源がなければ基本的に出血源はその間にある小腸からの出血が最も疑われる．また，OGIB に似た用語で，中部消化管出血(mid gastrointestinal bleeding)があり，十二指腸乳頭から回腸末端までの小腸からの出血と定義されているが，これが OGIB と同義でないことに注意されたい．OGIB には実際出血源が上下部消化管に存在するが，内視鏡検査のタイミングや検査の精度の問題で，食道・胃・大腸からの出血と診断されなかった場合も含まれるためである．

OGIB は顕性出血(overt OGIB)と潜在性出血(occult OGIB)に大きく分けられる．顕性出血はさらに黒色便や血便などの可視的出血が持続している overt ongoing OGIB と今は止血しているが以前に顕性出血があった overt previous OGIB に分類される．潜在性出血とは再発または持続する鉄欠乏性貧血および / または便潜血陽性の状態と定義される．

2 診断の進め方・検査

OGIB の診断を進めるにあたり，まず行うべきことは上部・下部消化管内視鏡検査のタイミングや精度に問題がなかったかを確認し，必要があれば再検査をするべきである．その後は速やかに小腸出血を視野に入れた検査を進める必要がある．小腸検査は現在カプセル内視鏡，バルーン内視鏡，小腸造影，血管造影，造影 CT が主力となっている．各検査法の概略を表 1 に示す．通常はまず造影 CT(可能ならば dynamic 造影 CT)を撮影し，小腸壁肥厚，狭窄や腫瘍の有無を確認する．ここで明らかな狭窄や腫瘍性病変を疑う所見があれば，待機的にバルーン内視鏡を施行する．

overt ongoing OGIB に対しては，一期的に診断・治療を完結しうるバルーン内視鏡を第一選択とする施設が多い．この場合，血液残渣の影響を受けない経口的挿入を基本とする(p.383 Column 参照)．しかし，バルーン内視鏡は 1 人で施行することが困難なので，施設によっては緊急内視鏡ができないことが少なくない．この場合は速やかにカプセル内視鏡を行うことが望ましい．血圧の維持が困難となるような大出血では腹部血管造影下の動脈塞栓療法を選択する．overt previous OGIB や occult OGIB では，禁忌事項がないことを確認のうえ，カプセル内視鏡による病変の存在診断を行い，後

表1　小腸検査の利点・欠点

	利点	欠点
カプセル内視鏡検査	低侵襲・安全 微小病変の診断可	滞留 読影に時間を要する 一部の腫瘍性病変の診断難
バルーン内視鏡検査	生検・治療が可能 大型病変の見落としなし	穿孔・膵炎などの合併症 癒着で挿入困難なことあり
造影CT検査	短時間で検査可能	小型病変の診断困難 造影剤アレルギー
小腸造影検査	狭窄・瘻孔の描出可能	粘膜凹凸がない血管性病変などは診断困難 良好な画像描出に技術が必要
血管造影検査	出血性病変の診断・治療可能	止血時の出血源診断困難 造影剤アレルギー

日バルーン内視鏡で質的診断や治療を行う．カプセル内視鏡で病変の位置が推定できれば，バルーン内視鏡の挿入ルートの決定に役立ち，患者負担のみならず，医療者側の人的・時間的負担の減少にもつながる．

3 OGIBの出血源，治療

OGIBの出血源が中部消化管である場合，原因病変は大きく腫瘍性病変，血管性病変，炎症性病変に分けられ，欧米では血管性病変，アジアでは炎症性病変が最多とされている．腫瘍性病変として腺癌，GISTやリンパ腫など，血管性病変として血管拡張症（angioectasia）や動静脈奇形など，炎症性病変としてCrohn病，NSAIDs起因性腸炎などがあげられる．小腸の血管性病変はバルーン内視鏡がなければ診断・治療はほぼ不可能であり，小腸腫瘍の診断・治療の遅れは致命的になることがある．また，Crohn病などの炎症性疾患も診断・治療が遅れれば狭窄や瘻孔形成を引き起こすことになりうる．したがって，もし自施設で小腸精査が不可能な場合は，正確かつスムーズな診断と適切な治療方針を立てるために，小腸疾患を疑った症例は小腸内視鏡を導入している専門施設へ紹介する必要がある．

また，OGIBの出血源として同定される病変に，食道静脈瘤，十二指腸潰瘍，大腸憩室出血など，中部消化管以外の病変が含まれることがあることも忘れてはならない．

4 患者・家族への説明

OGIBの出血源はカプセル内視鏡やバルーン内視鏡を施行しても検査のタイミングなどによっては同定できない場合もあり，何度か検査を繰り返さなくてはならないことがあることを伝えるべきである．

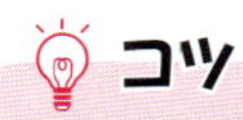

カプセル内視鏡検査の第一目標は病変の診断よりも病変の検出である．

DON'Ts

- ☐ 小腸出血を疑った場合，小腸内視鏡による精査（自施設でできない場合，専門施設への紹介）を考慮せず経過をみるべきではない．
- ☐ OGIBの出血源が中部消化管にあるという先入観をもってはならない．

横浜市立大学肝胆膵消化器病学　**遠藤宏樹，中島　淳**

14 腹部膨満・腹部膨隆

DOs

- □ 機能性消化管障害は Rome III 基準に従って診断を行う.
- □ 正しい病態理解が重要である.

1 定義(病態)

本項では，器質的疾患が除外された機能性腹部膨満症についておもに述べていくものとする．機能性腹部膨満症は，過敏性腸症候群(irritable bowel syndrome：IBS)や functional dyspepsia(FD)とは診断されないが，腹部膨満感や腹部膨隆に苦しむ疾患である．診断基準は Rome III に掲載されている(表 1)[1]．純粋な機能性腹部膨満症を検討した疫学報告は少ないが，一般集団の 10 ～ 30% に腹部膨満が生じているとされ，女性のほうが男性に比して 2 倍程度多くみられるとされる．主観的な感覚異常，腹腔内容物の容量増加，腹壁の筋緊張異常などが，おもな病態と考えられている．

2 診断の進め方

外来診療において“おなかが張って苦しい”という症状は頻繁に経験する．そのなかで最も重要なのは，まずは大腸癌や腸閉塞，Crohn 病などの器質的疾患の除外である．各種検査で器質的疾患が疑われる場合はこれらの精査加療が必要であることはいうまでもない．これらが否定された場合は，おもに臨床症状から IBS や FD，機能性腹部膨満症などを鑑別していくこととなる．まずは Rome III の IBS 診断基準をみたすかどうかを考える．次いで IBS の基準を満たさなかった場合は，FD の基準を満たすかどうかを考える．FD が除外されれば機能性腹部膨満症と最終的に診断される(図 1)．

表 1　機能性腹部膨満症の診断基準

以下のすべての項目を満たすこと．
1. 腹部膨満感あるいは肉眼的に確認できる腹部膨隆が，最近 3 か月のなかの 1 か月につき少なくとも 3 日以上繰り返して起こる．
2. 機能性ディスペプシア，過敏性腸症候群(IBS)あるいはほかの機能性消化管障害の診断基準を満たさない．

6 か月以上前から症状があり，最近 3 か月は上記の基準をみたすこと．

〔福土　審，他(監訳)：Rome III 日本語版 機能性消化管障害．協和企画，2008：318-321.〕

3 検　査

腹部単純 X 線，腹部 CT，内視鏡などで器質的疾患の除外が診断には必須である．しかし，画像上ガスや消化管内容物の貯留が認められない症例もあることに注意する．

4 治　療

機能性腹部膨満症の原因として，ガスやその他腸管内容物の容量の問題よりも，内臓知覚過敏による部分が大きい．つまり，通常では知覚しえない消化管内の生理学的な刺激により腹部不快症状，なかでも腹部膨満感が引き起こされるといわれている．消化管内ガスや腹腔内容物の容量以上に，それらに対する局所の消化管反射の異常が原因となって，運動機能の変調をきたし，消化管内容物の移送を障害することとなり，間接的に腹部膨満症状の原因になりうると考えられる[2]．これらの理解のもと，治療にあたる必要がある．

a　生活習慣の改善(食事療法・運動療法・睡眠)

過剰な食物繊維，人工甘味料，高脂肪食

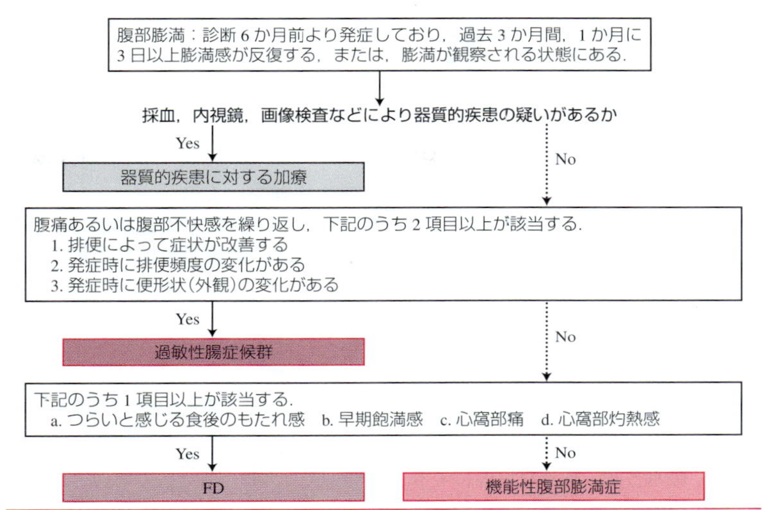

図1　機能性腹部膨満症の鑑別診断フローチャート

などは，消化吸収に時間を要し，また腸内細菌により発酵分解されメタンや水素などの不溶性ガスの発生の原因となるため，控えるべきである．適度な運動は，腸管推進力を上昇させると推測されるため，可能な患者では積極的に進める．また，放屁は夜間無意識のうちに排泄されることから，十分な睡眠の確保も重要である[3]．

b　薬物療法

ガス産生量の減少を期待して，ジメチコンや消化酵素薬が臨床的に使用されることが多いが，腹部膨満症状に対する有効性を証明する報告は現時点ではない．また，モサプリドなどの5-HT4受容体刺激作用を有する消化管運動改善薬や抗うつ薬が有効であったという報告がある．なお，大建中湯（だいけんちゅうとう）などの漢方薬も有用であると考えられるが，腹部膨満症状に対する有効性に焦点をあてた報告はみられていない．

5　予　後

良性疾患のため予後に直接的に影響することはないが，そのQOLを著しく低下させる．社会生活上の影響は大きいため，機能性疾患ではあるが，正しい理解に基づいた適切な加療を行うことが重要である．

DON'Ts

- □ 器質的疾患の除外を行わずに機能性腹部膨満症と診断してはいけない．
- □ 病態理解をせずに漫然とした対症療法を行うべきではない．

文献

1）福土　審，他（監訳）：Rome III 日本語版 機能性消化管障害．協和企画，2008：318-321．
2）Azpiroz F, et al.：Abdominal bloating. Gastroenterology 2005：129：1060-1078.
3）中島　淳，他：診断と治療 2012：100：473-477.

横浜市立大学肝胆膵消化器病学　**大久保秀則**

15 腹水

DOs

- □ 腹水の存在診断や原因検索のために超音波検査をしよう．
- □ 原因疾患診断の第一歩として，漏出性腹水と滲出性腹水の鑑別をしよう．
- □ 肝性浮腫では，スピロノラクトン・フロセミドの過量投与になる前に，トルバプタンの併用を検討しよう．

1 定義

腹腔内には生理的に30～40 mL程度の少量の体液が存在し，腹部臓器の潤滑油の役目をする．腹水とは，様々な原因によって腹腔内に生理的限界を超えて貯留した体液，または体液の貯留した状態である．

2 診断の進め方

腹部膨満感や体重の急激な増加は腹水の存在を疑う重要な所見である．身体的診断法としては濁音変換現象(shifting dullness)が最も有用である．これは，背臥位で臍部より側腹部へと打診を行い，鼓音(腸管ガス)・濁音(腹水)境界を確認し，側臥位をとるとその境界が移動する現象である．存在の確定は画像検査(超音波検査，CT，MRIなど)で行う．特に超音波検査は非侵襲的で簡便な検査で，100 mL程度の腹水でも検出可能であり，原因検索や試験穿刺の穿刺点の確認も行うことができるため，必須の検査である．

腹水の採取が可能であれば，試験穿刺を行う．安全に施行するために，施行前に出血傾向や側腹血行路の有無などの全身状態を把握し，超音波検査で穿刺点の確認を行う．

採取した腹水は外観を観察後，図1[1)]のようなプロセスで鑑別していく．血清と腹水のアルブミン濃度差(血清アルブミン－腹水アルブミン)を用いた漏出性と滲出性の鑑別が重要で，1.1 g/dL以上なら漏出性，それ未満なら滲出性とする．腹水の性状(蛋白，アルブミン，LDH，アミラーゼ，アデノシンデアミナーゼ，腫瘍マーカー，細胞診，白血球など)や臨床所見を加味し，原因疾患を確定する．

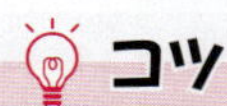

コツ

超音波検査で腹水を確認する部位(Morrison窩，Douglas窩，肝・脾周囲)は，すぐに描出できるように練習しておこう．

漏出性の腹水でも注意を要する疾患は特発性細菌性腹膜炎の合併である．早期の抗菌薬投与で救命可能な疾患であるが，診断が遅れると肝腎症候群や播種性血管内凝固(DIC)などを合併することもあり致死的な経過をとる．発熱や腹痛などの症状が乏しい場合もあり，診断には腹水の細菌培養と好中球数算定が必須である．最近，本疾患の迅速診断に好中球エステラーゼ試験紙の有用性が注目されている(保険適用外)．

3 治療

消化器疾患のなかで最も多い肝硬変に伴う腹水について述べる．

まずは安静と塩分制限をしたうえで薬物療法を加えることが重要である．フロセミドやスピロノラクトンなどの既存の利尿薬に加え，最近選択的バソプレシン V_2 受容体拮抗薬であるトルバプタンが適応となり，

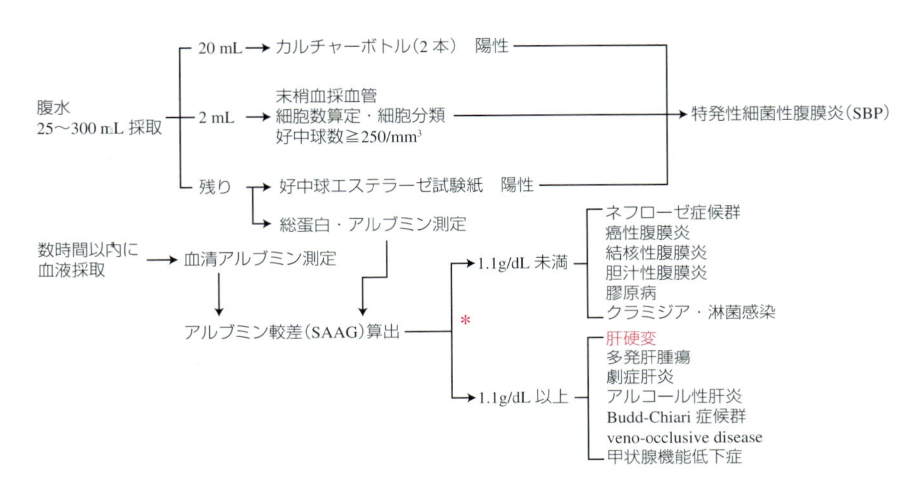

*：この指標は肝硬変腹水の診断に有用であるが，例外もあるため，総合的判断が必要である．

図1　腹水鑑別のプロセス
〔日本消化器病学会(編)：肝硬変診療ガイドライン 2015．改訂第2版，南江堂，2015：xix．より許諾を得て転載〕

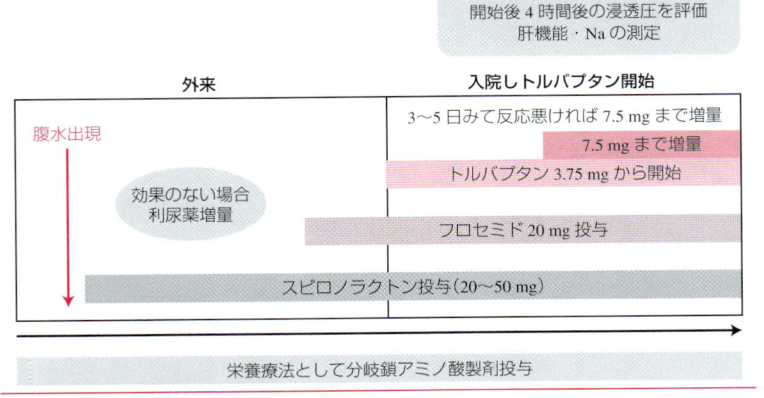

図2　腹水治療の実際(外来から入院へ)
〔寺井崇二，他：肝胆膵 2014：69：959.〕

治療の幅が広がった．

図2[2)]に腹水治療の実際を示す．肝硬変症例の利尿薬の第一選択はスピロノラクトンであり，本剤のみで効果不十分ならフロセミドを上乗せする．この時点で腹水コントロールが不良である場合は，入院のうえ，トルバプタン 3.75 mg/日投与を開始する．腹水減少の効果が出ない場合は 7.5 mg/日まで増量する．導入のポイントは血清クレアチニン値 1 mg/dL 前後で，腎機能が低下しているとトルバプタンの効果が十分発揮されないことが知られている．腹水治療後は，フロセミドの用量を極力抑えながら，必要に応じてスピロノラクトン，トルバプタン

を継続投与する．

トルバプタン投与時の注意点として，開始4時間後の尿浸透圧測定(減少の確認：トルバプタンの効果の指標)，血清 Na 濃度測定および肝機能検査は重要である．また，利尿効果が強く発現することがあるため，適切な水分補給(飲水制限の緩和)を指導することも重要である．

4 他科への紹介

腹水は消化器疾患以外にも様々な原因で生じる．腹水検査所見や臨床所見から原因疾患への総合的なアプローチを行い，当該科への紹介をする．

DON'Ts

- □ 腹水試験穿刺は，出血傾向のある患者に行ってはいけない．
- □ 肝硬変有腹水症例の鑑別診断として，特発性細菌性腹膜炎を忘れてはならない．

文献

1) 日本消化器病学会(編)：肝硬変診療ガイドライン．南江堂，2010．

2) 寺井崇二，他：肝胆膵 2014；69：955-960.

新潟大学大学院医歯学総合研究科消化器内科学分野　**高村昌昭，寺井崇二**

☑ Tea Break

筆者の外来に，時々起こる限局性の腹部膨満感のために定期通院している患者さんがいた．上部消化管内視鏡検査，下部消化管内視鏡検査では異常がなく，症状がないときに腹部 CT を行っても異常がなかった．機能性腹部膨満症と考え対症療法を行っていたが，あるとき非常に強い腹痛と限局性の腹部膨満感を訴え救急来院した．腹部 CT では限局性の小腸イレウスをきたしており，後の小腸鏡検査で小腸型 Crohn 病と判明した．その後よくよく話を聞くと，これまで時々起こっていた腹部膨満もこれと同様のエピソードであったとのことであった．器質的疾患の除外がいかに大切かを知る教訓的な症例であった．

(横浜市立大学肝胆膵消化器病学　大久保秀則)

16 腹部腫瘤

DOs

- □ 妊娠の可能性がある年齢の女性患者では，画像検査前に尿検体で妊娠反応を調べよう．
- □ まずは身体診察で腫瘤が触知できるものかなどを確認しよう．
- □ 緊急性を要する疾患・病態の鑑別・除外をまず迅速に行ったうえで，じっくりと確定診断をしていくというプロセスが望ましい．

1 診療に際して

腹部腫瘤は，腹壁または腹腔内臓器に生じたしこりである[1]．患者自身が「しこりがあります」と言って受診することもあるが，「お腹が張っています」や「便秘だと思います」などの主訴で受診することもある．そのため，一般的な問診の後，月経がある年齢層の女性であれば月経周期や妊娠の可能性を聴取し，腹部膨満感・腹部腫瘤が妊娠や胎児そのものでない検査前確率をあげておく必要がある．

腹腔内腫瘍であれば“しこり”としての自覚症状を伴わないことも多く，その場合は人間ドックや他疾患で行った画像検査，また腫瘤の触知以外の主訴で検査し発見に至ることもある．

2 発生部位からの分類と鑑別

腹部腫瘤の診断の流れを表1に示す．

a 腹壁腫瘤・皮下腫瘤

腹壁腫瘤・皮下腫瘤として，腫瘍性のものであれば，頻度の高いものから，脂肪腫，神経鞘腫，血管腫，類腱腫（デスモイド）などの良性腫瘍が多く[2]，また非腫瘍性のものとしてアテローム（粉瘤）や皮下膿瘍を認めることがあり，それらの鑑別として圧痛・発赤といった局所炎症所見や波動の触知といった身体診察が診断に有用である．鼠径ヘルニアや腹壁瘢痕ヘルニアも鑑別にあげるべきであり，診察時に仰臥位や立位で形態やサイズが変化することが診断の一助となる．また，ヘルニア嵌頓時には腹痛・悪心・嘔吐が顕著となり，腫瘤脱出部位以外にも腹部圧痛を認めるようなときは嵌頓による絞扼性イレウスの併発も考慮すべきである．そのような場合は緊急での外科処置が要される．

b 腹膜腫瘤

腹膜腫瘤として，腹膜中皮腫，播種性結節，腹膜偽粘液腫，腹膜癌がある．腹膜中皮腫は中皮細胞由来の腫瘍でアスベスト粉塵曝露が関連するといわれており，限局性とびまん性の2病型がある．播種性結節が多臓器癌（おもに消化器癌が多い）から散布して生じたもので，癌性腹膜炎の状態を呈することも多い．腹膜偽粘液腫は卵巣・虫垂などを原発とする粘液産生腫瘍が腹膜播種した結果，腹腔内にブドウ様の嚢胞や粘液が充満した状態を指す[1,2]．

c 腹腔内腫瘤

腫瘍性病変として胃癌・大腸癌・肝癌・膵癌・胆道癌・小腸腫瘍・悪性リンパ腫・膵嚢胞性腫瘍・腹腔内膿瘍などがあり，血管病変として腹部大動脈瘤がある[1,2]．

腹部大動脈瘤は分節状に大動脈が拡張した状態である．大動脈径が3 cm以上に拡張していれば大動脈瘤と判断してよい．痩身の患者であれば腹部臍下部に正常腹部大動脈の拍動を触知することもあり，必ずし

表 1　腹部腫瘤の診断プロセス

1. 腹壁腫瘤・皮下腫瘤
   - 局所炎症所見(＋) → アテロームや膿瘍などの炎症性腫瘤
   - 局所炎症所見(－) → 脂肪腫など
   - 体位・腹圧による変化(＋) → ヘルニア

   上記鑑別を行ううえで超音波(腹部超音波だけでなく表在超音波も有用)や CT などを行う．血液検査で炎症反応を確認する．
2. 腹膜腫瘤
   - 上記 1. に準じる．
3. 腹腔内腫瘤
   - 拍動の触知 → 腹部大動脈瘤を疑い，まずは超音波検査
   - 肝胆道系酵素高値 → 肝癌，胆道系腫瘍，膵腫瘍，転移性肝腫瘍
     通常肝嚢胞では肝胆道系酵素異常はきたさないが，肝門部などでサイズ増大に伴い胆道系通過障害が合併すれば起こりうる．
   - 発熱・肝胆道系酵素高値・炎症反応高値 → 肝膿瘍などの感染症
     転移性肝腫瘍や巨大肝癌では腫瘍の中心部壊死に伴い，発熱・炎症反応高値・肝胆道系酵素高値を呈することもある．
     → まず超音波検査を行う．肝内の占拠性病変や胆管拡張などをスクリーニングする．CT や MRI は可能な限り肝 dynamic 画像を含む造影検査を行う．
   - 便通障害・血便 → 大腸癌などの下部消化管腫瘍を考慮し X 線検査で大腸 niveau の有無を確認．可能ならば内視鏡検査
   - 体重減少・貧血・黒色便・食欲低下 → 胃癌などの上部消化管腫瘍を考慮

も拍動する腫瘤を腹部に触知する＝腹部大動脈瘤ではない．

ある程度の大きさの動脈瘤であれば存在診断はベッドサイドでの腹部超音波検査でも可能である．最大径 5.5 cm 以上または 6 か月で 0.5 cm 以上の増大を示す腹部大動脈瘤は破裂のリスクが高くなるとされている．

DON'Ts

- □ 腹部腫瘤の触診時にいきなり腫瘤を強く圧迫してはいけない(腫瘍の破裂などの危険がある)．

文献

1) 矢﨑義雄(総編集)：内科学．第 10 版，朝倉書店，2013.
2) 加藤治文(監)：標準外科学．第 10 版，医学書院．2004.

佐賀大学医学部附属病院肝臓・糖尿病・内分泌内科　**古賀風太**
佐賀大学医学部肝疾患医療支援学　**江口有一郎**

17 肝脾腫

DOs

- □ 肝腫大をみればまず，肝疾患か他疾患による二次性の変化かを鑑別しよう．
- □ 脾腫大をみれば，肝疾患も念頭に置き，鑑別診断を進めよう．
- □ 画像診断は大切であるが，触診や打診も忘れずに行おう．

1 定 義

肝臓は人体最大の臓器で，健康成人で重さ 1,200 ～ 1,500 g 前後であり，肝右葉の上縁は右鎖骨中線上で第 5 肋間，下縁は右肋骨弓下縁内に位置する．また，脾臓は約 100 g で左第 9 ～ 11 肋間の下部に位置する．通常，肝・脾とも触知しない．肝臓を仰臥位で右肋骨弓下縁の下部に，脾臓を右側臥位で左肋骨弓下縁に触知した場合には，腫大している可能性が非常に高い．超音波検査で，肝右葉は縦走査で上下径 15.5 cm 以上，右肋弓下走査では前後径 13 cm 以上を，肝左葉は前後径 8 cm 以上を腫大とする．また，脾腫の判定は脾門部から脾前縁までの径とそれと直交する線上での厚みの積が 20 cm^2 以上，あるいは脾の長径 10 cm 以上とする方法が一般的である．

2 診断の進め方

肝脾腫は原因となる疾患に対する反応性変化として，肝・脾細胞数の増加・肥大あるいは血管の拡張が起こっている状態であり，同じような原因で起こると考えられている．肝腫大の原因疾患は多岐にわたるが，大きく分けると，①感染・炎症性，②腫瘍性，③代謝性(物質沈着)，④うっ血性に分類できる(**表 1**)[1]．そのなかでも，ウイルス性肝炎，肝膿瘍，肝癌，白血病，敗血症は肝腫大を高頻度に引き起こす疾患として知られている．

肝臓は触知する大きさだけでなく，肝表面や辺縁の性状，硬度，拍動や圧痛の有無が鑑別に重要な所見となる．

表 1 肝脾腫をきたす代表的な疾患

原因	発症機序	疾患
細胞の増加・肥大	炎症・感染症	ウイルス性肝炎(A，B，C 型など，伝染性単核球症，サイトメガロウイルス感染症)，自己免疫性疾患(全身性エリテマトーデス，サルコイドーシス)，敗血症
	腫瘍性	肝細胞癌，胆管癌，多発性肝嚢胞，血管腫
	血液疾患	悪性リンパ腫，リンパ性白血病，溶血性貧血(遺伝性球状血球症，ヘモグロビン異常症)，髄外造血(骨髄線維症)
	物質沈着	脂肪肝，糖原病，Wilson 病，ヘモクロマトーシス，アミロイドーシス，ライソゾーム病
血管の拡張	門脈圧亢進症	特発性門脈亢進症，肝硬変，門脈血栓症，肝静脈閉塞性疾患
	うっ血性	右心不全，Budd-Chiari 症候群

〔村田　望，他：綜合臨牀 2011；60(増)：1171. より改変〕

表 2　脾腫の程度と疾患

脾腫の程度	疾患
巨大 (臍を超えるもの)	慢性骨髄性白血病，骨髄線維症，脾嚢胞，マラリア，亜急性細菌性心内膜炎，包虫症，肝硬変，Gaucher 病
高度 (臍まで達するもの)	慢性骨髄性白血病，骨髄線維症，多血症，溶血性貧血，肝硬変，特発性門脈圧亢進症，アミロイドーシス，Niemann-Pick 病
中等度 (左肋骨弓下から臍の 1/2 程度まで)	溶血性貧血，悪性リンパ腫，敗血症，門脈血栓・閉塞症，慢性リンパ性白血病，脾結核，慢性感染症(カラ・アザール，トキソプラズマ症)
軽度 (中等度以下)	溶血性貧血，急性白血病，肝硬変，ウイルス性肝炎急性期，膠原病，サルコイドーシス，伝染性単核球症，リケッチア症，レプトスピラ症，うっ血性心不全

〔Siegenthaler W：Georg Thieme 1988；34：19-23. を和訳〕

脾腫の原因は，①感染・炎症性，②血液疾患，③代謝性疾患，④うっ血性に分類される(表 1)．門脈圧亢進症によるうっ血性脾腫の頻度が最も高い．脾腫は左季肋部から臍方向に腫大し，臍を超えるものを巨脾，臍まで達するものを高度，臍の 1/2 程度まで達するものを中等度，それ以下を軽度腫大とすると表 2[2]のようにまとめられる．

コツ

肝脾腫をみた場合，表在・腹腔内のリンパ節腫脹の有無が鑑別診断を進めるうえで重要な所見である．

3　検　査

原因疾患の精査として，①炎症所見，腫瘍，造血異常などについて診断目的の各種マーカーでの検索，血清ウイルス抗体，自己抗体，微量金属，酵素活性の測定，細菌培養，骨髄穿刺，②画像検査(腹部超音波，腹部 CT)を行う．

4　注意点

診断が困難なときは，診断困難な疾患(アミロイドーシス，先天性代謝性疾患，成人 still 病，悪性組織症など)も疑って鑑別を進める．

DON'Ts

- □ 通常の手順で診断が困難な場合でも，生検による組織学的診断は絶対的ではないため，安易に高侵襲な検査である生検を行うことは避けなければならない．
- □ 肝の硬さ，圧痛，拍動など身体所見からは，多くの情報が得られるため，画像診断のみに頼らない．

文献

1) 村田　望，他：綜合臨牀 2011；60(増)：1169-1172.

2) Siegenthaler W：Georg Thieme 1988；34：19-23.

奈良県立医科大学内科学第三講座(消化器・内分泌代謝内科)　**浪崎　正，吉治仁志**

☑ 原発性アミロイドーシスが原因であった一例

体重減少が主訴の 62 歳の女性．種々の血液，画像検査でも診断困難であった．肝臓が右季肋弓下で 5 横指，心窩部で 4 横指触知した．原発性アミロイドーシスを疑い，直腸生検で診断しえた一例を経験している．

(奈良県立医科大学内科学第三講座(消化器・内分泌代謝内科)　浪崎　正，吉治仁志)

18 黄　疸

DOs

- □ ビリルビン代謝の生理機構を十分に理解しよう.
- □ 顕性黄疸の多くが入院を要する重篤な疾患と考えよう.
- □ 検査の前に医療面接と身体診察により可能性の高い疾患を絞り込もう.

1 定義と病態生理

血液中の胆汁色素(ビリルビン)の増加により, 皮膚や粘膜が黄染した状態を黄疸という. 血清ビリルビンの正常値は 1.2 mg/dL 以下であるが, 他覚的に黄疸が認識できる(顕性黄疸)のは 2 ~ 3 mg/dL 以上である. ビリルビン代謝(図 1)を頭に入れて, 障害の機序を把握する(表 1)[1]. 図 1 の⑤, すなわち胆汁うっ滞では, ビリルビンのみでなく胆汁の全成分がうっ滞するので, 主成分である胆汁酸などの排泄も障害される.

2 診療の手順

a 医療面接

黄疸は新生児から高齢者までみられ, 原因疾患も多彩である. 年齢, 遺伝的素因や薬物服用などの発症の契機, 随伴症状などにより, 可能性の高い疾患を絞り込む(表 2).

b 身体診察

1) 黄疸の診察

黄疸は眼球結膜, 口唇粘膜などに顕著に

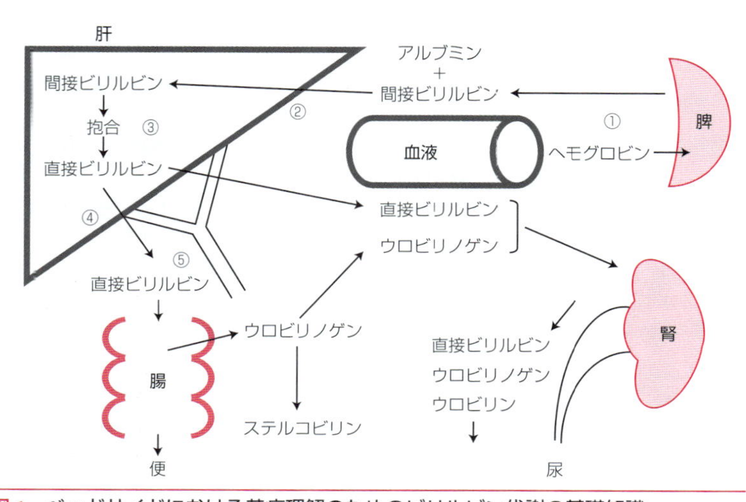

図 1　ベッドサイドにおける黄疸理解のためのビリルビン代謝の基礎知識
ヘモグロビンに代表されるヘム蛋白からヘムが分離し, ビリルビン(間接ビリルビン〈I.Bil.〉)に代謝される(①). 間接ビリルビンは疎水性のためアルブミンに結合して血中を運ばれ, ビリルビンのみが肝細胞に取り込まれる(②). 肝細胞内でビリルビンは主としてグルクロン酸抱合を受けて水溶性の直接ビリルビンとなって(③), 毛細胆管に排出される(④). 胆管を通って腸管に排出された(⑤)直接ビリルビンは腸管内の細菌の動きでウロビリノゲンに変化する. ウロビリノゲン(無色)の大部分はステルコビリン(黄色)に変化し便に排泄される. 腸管内のウロビリノゲンの一部は血中に再吸収され腸管循環するが, さらにその一部は腎から尿に排泄され黄色のウロビリン(黄色)になる.

表 1　ビリルビン代謝の障害部位と一般検査異常

種類		図 1 の番号	尿検査		糞便	備考
			ビリルビン	ウロビリン体		
間接ビリルビンの上昇	溶血型	①	（−）	著明増加	濃褐色	溶血性貧血の所見
	停滞型	②，③		（＋）	正常	通常黄疸以外の症状なし
直接ビリルビンの上昇	肝細胞障害型	④	（＋）	（＋） 極期には （−）	淡色〜正常， 極期に白色便	肝逸脱酵素の上昇など肝細胞障害 肝細胞脱落が極端に強い急性肝不全では抱合能の低下から，間接ビリルビンが有意になることがある
	Dubin-Johnson 症候群（Rotor 症候群）	④		（±）	正常	通常黄疸以外の症状なし
	肝内胆汁うっ滞	⑤		（±）	淡色 しばしば白色	両者の鑑別に画像検査による胆管拡張所見の有無が重要
	閉塞性黄疸			（−）〜（＋）		

〔黒川　清，他(編)：内科診断学．改訂 9 版，金芳堂，2004：469(表 5)．より改変〕

表 2　医療面接による情報と黄疸の原因疾患

要因		可能性の高い疾患
年齢	小児	新生児黄疸，胆道閉鎖症，家族性進行性肝内胆汁うっ滞症，Alagille 症候群など
	若年	Wilson 病や体質性黄疸などの遺伝性疾患，急性ウイルス性肝炎
	中高年	膵胆道系の悪性腫瘍，胆石症など
発症の時期・契機	遺伝性・反復性	体質性黄疸，Wilson 病，良性反復性肝内胆汁うっ滞症
	薬物(健康食品)服用	薬物性胆汁うっ滞性肝障害
	食事・嗜好品・海外渡航	経口感染性ウイルス性肝炎(魚介類による A 型肝炎，動物の生肉による E 型肝炎など)，アルコール性肝障害
	性行為	性行為感染性ウイルス性肝炎(B 型肝炎)
	手術	薬物性肝炎(麻酔薬など)，術後肝不全，敗血症性黄疸
	妊娠	HELLP 症候群，急性妊娠性脂肪肝，良性妊娠性胆汁うっ滞症(不顕性黄疸ことが多い)
	絶食・ストレス	Gilbert 病
随伴症状・所見	意識障害	急性肝不全，肝硬変，急性閉塞性化膿性胆管炎
	腹痛	胆石症，膵胆道悪性腫瘍
	発熱	急性肝炎，胆道感染症
	るいそう	膵胆道悪性腫瘍
	瘙痒感，皮膚掻把痕	胆汁うっ滞性黄疸
	灰白色便	閉塞性黄疸，時に肝内胆汁うっ滞
	無症状	体質性黄疸

表れる．血色素の色が目立つ部位では圧迫して観察する．黄疸と鑑別を要する皮膚の黄染に，βカロテンによる柑皮症(手掌)，リファンピシンによる皮膚の黄染(尿，汗もオレンジ色になる)がある．いずれの色素も眼球が黄染することはない．黄疸が確認されたら，原因疾患の診断につながる身体所見に注意して全身の診察を行う(表2)．

2)　緊急を要する身体所見

全身状態では，意識レベルの低下や悪寒発熱などは肝不全や急性閉塞性化膿性胆管炎など緊急を要する疾患を示唆するので重要である．前者では肝性口臭や出血傾向，後者ではCharcot 3徴(黄疸，発熱，腹痛)あるいはショックと意識障害を伴うReynolds 5徴に注意する．

3)　閉塞性黄疸に伴う所見

灰白色便など閉塞性黄疸を示唆する場合，Courvoisier徴候(右季肋部に腫大した胆嚢を触知)を確認する．また，Murphy徴候は右季肋部を圧迫しながら吸気させると痛みのために呼吸が停止する所見で，胆嚢炎を示唆する．

4)　慢性肝障害の所見

肝硬変に伴う皮膚所見や腹水など慢性肝障害を示唆する所見に注意し，非代償性肝硬変による黄疸を診断する．

c　検　査

疾患の緊急性，重篤性を考慮しながら1～2時間のうちに鑑別診断を完了する(図2)[2]．この時点で入院加療の必要性を判断し，必要に応じてさらに詳しい鑑別診断を進める(図2の最下段)[2]．

網状赤血球を含む血液学，血液生化学検査，血液凝固検査，検尿，検便などの臨床検査と，腹部超音波検査などの画像検査を組み合わせて行う．黄疸を示す疾患の90%以上は肝・胆道疾患である．したがって，まずは肝細胞性か肝内胆汁うっ滞か閉塞性黄疸かの鑑別が重要で，AST，ALT，ALPやγ-GTPの血清レベルと超音波検査により，この3者を概ね鑑別する．血液凝固検査は肝細胞機能の指標として重要であるが，胆汁うっ滞に伴うビタミンK吸収低下による凝固障害に注意する．

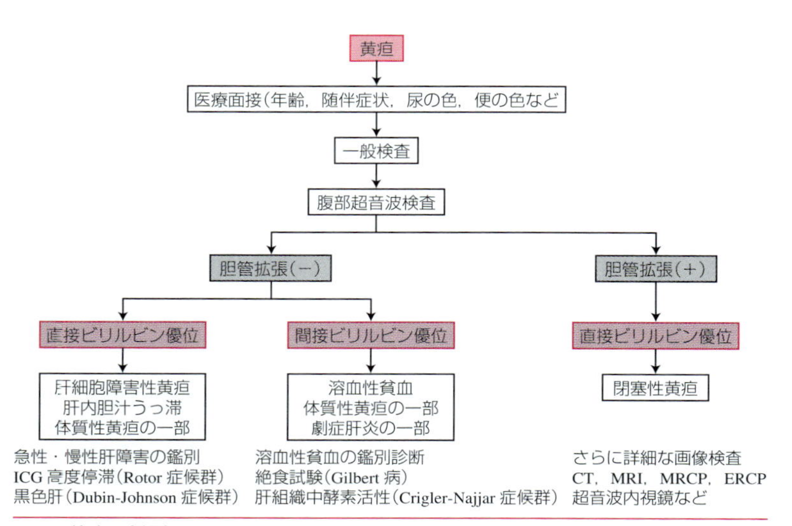

図2　黄疸の鑑別

〔渡辺純夫，他(編)：消化器内科レジデントハンドブック．第2版，中外医学社，2014：35(図1)より改変〕

d 治 療

原因疾患の治療を行うが，急性肝不全と胆管炎は緊急に治療が必要である．前者はICU に収容し，直ちに人工肝補助を中心とした集中治療を行う．また，胆道系の炎症では敗血症を併発しやすいため，抗菌薬の投与を行いながら，減圧・排膿の目的で緊急の胆道ドレナージを行う．

DON'Ts

- □ 黄疸は肝障害とは限らない．鑑別は肝胆道疾患に固執しない．
- □ ビリルビン自体の臓器障害性は高くない．原因診断が大切であり，黄疸の程度で慌てない．
- □ 薬物性肝障害は胆汁うっ滞をきたしやすい．薬物中止が原則で安易な追加処方は慎む．

文献

1) 黒川 清，他(編)：内科診断学．改訂 9 版，金芳堂，2004：469．

2) 渡辺純夫，他(編)：消化器内科レジデントハンドブック．第 2 版，中外医学社，2014：35．

岩手医科大学消化器内科肝臓分野 **滝川康裕**

✓ 特発性門脈圧亢進症の歴史

1883 年に Banti は，肝硬変のような明らかな原因がなく，著明な脾腫と門脈圧亢進をきたす原因不明の疾患で，この疾患の本態は脾臓にあると報告した(Banti 病)．その後，1967 年に Boyer らは，Banti 病のなかで肝硬変を除外し，門脈圧が上昇し，著明な脾腫をきたす原因不明の疾患の存在を報告し，idiopathic portal hypertension(IPH)と命名しその疾患概念を確立した．

(九州大学大学院先端医療医学 赤星朋比古，橋爪 誠)

第4章

研修で学ぶべき知識と技術

1 血液検査(末梢血検査)，肝機能検査

DOs

- □ 疾患スクリーニングとして，末梢血検査で異常となる疾患の鑑別を覚えておこう.
- □ 肝機能検査では，まず結果から病態の理解をし，次に疾患の鑑別診断に進もう.

1 概要・目的

末梢血検査は，白血球，赤血球，血小板の異常から疾患の診断をすることを目的とし，日常臨床では最も広く行われる初診時のスクリーニング検査である[1]．肝機能検査として行われる主要な項目は，逸脱酵素として肝細胞障害の程度を反映するAST(GOT)，ALT(GPT)，胆汁うっ滞や胆道系の障害を反映するALP，γ-GTP，総ビリルビン，肝細胞機能の評価となるアルブミン，アンモニア，プロトロンビン時間などで[2]，異常を示す検査値のパターンから肝疾患の病態や発症経過，障害の程度を判断する必要がある.

2 末梢血液検査の評価

a 赤血球の変化を主とする疾患 ……

大別すると，赤血球(または血色素)の減少する貧血と赤血球の増加する多血症に分類される．貧血の診断のアプローチとしては，MCVやMCHCなどの赤血球指数を用いた形態学的分類により，大球性，正球性，小球性に分け，それぞれの成因の鑑別を行うが(図1)，複数の疾患が併存していることも念頭に置くべきである．多血症に

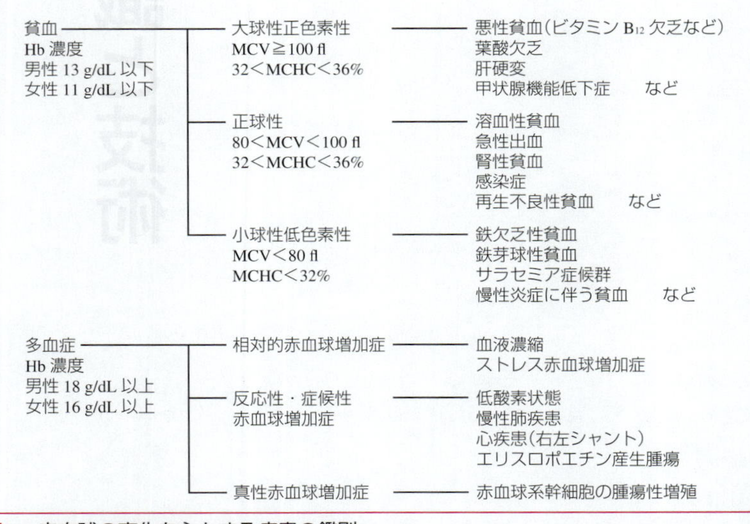

図1　赤血球の変化を主とする疾患の鑑別

ついては脱水などにて見かけ上で出現するものと，ストレス環境への反応や症候性に出現する場合，赤血球系の骨髄増殖性に出現する場合とが含まれる．

b　白血球の変化を主とする疾患

白血球系の疾患については，数の増加あるいは減少をきたすものがあるが，その際には必ず白血球分画を行い，変化をきたしている白血球の種類を同定するのが診断に重要である（図2）．また，その際には異常細胞の出現がないかについても注意する．細菌感染や関節リウマチ，ステロイド投与中などでは好中球の増加，アレルギー性疾患や寄生虫疾患では好酸球の増加，百日咳や結核，ウイルス感染などではリンパ球の増加がみられるが，重症の場合には白血球

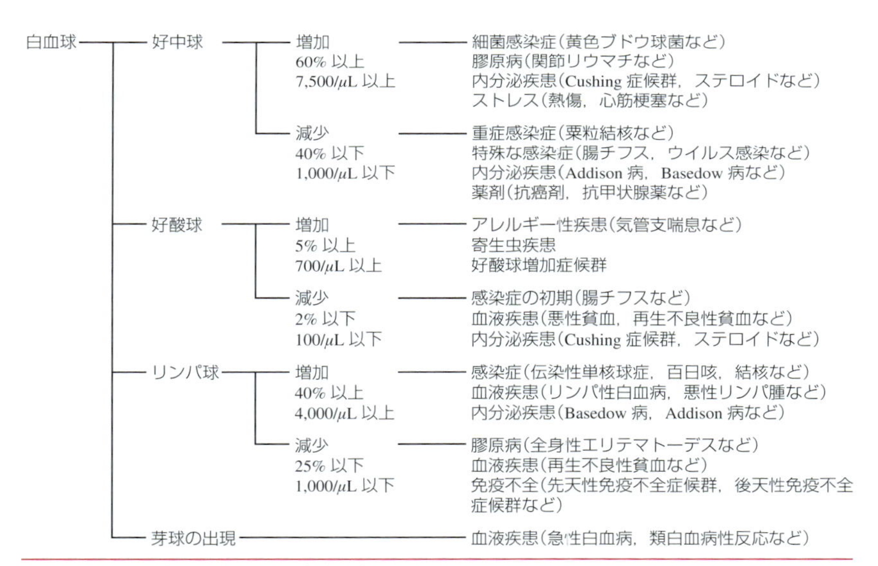

図2　白血球の変化を主とする疾患の鑑別

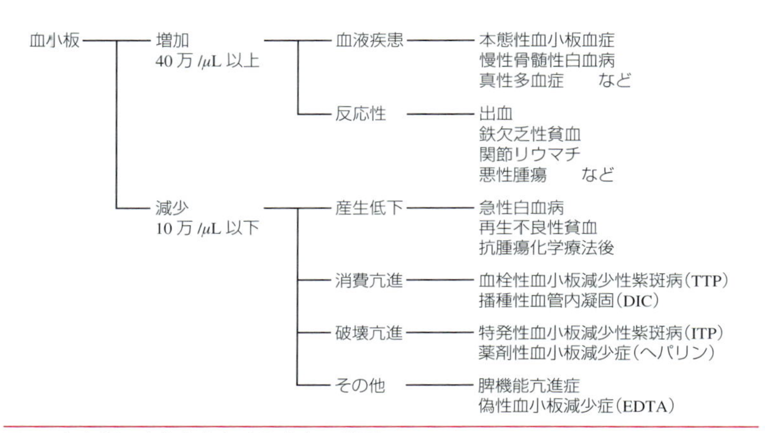

図3　血小板の変化を主とする疾患の鑑別

数が減少する場合もあり，分画だけでなく絶対数でも判断することが大切である．

c 血小板の変化を主とする疾患

血小板数の増加は腫瘍性のほかに，慢性炎症や出血症状に対して反応性に生じる場合もある．一方，血小板数の減少をきたす病態は，血小板の産生の低下もしくは消費・破壊の亢進であり，前者は骨髄機能不全によるもの，後者は免疫的機序によるものが多い(図3)．また，脾腫を伴う疾患では血小板分布の異常により数の低下を示すことや，抗凝固薬(EDTA)に反応して凝集反応が起こった結果，見かけ上で血小板減少になる場合もある(偽性血小板減少症)．

3 肝機能検査の評価

一般に行う肝機能検査は，それぞれの病態により肝臓に生じた形態的または機能的変化をみるものであり，それぞれの肝疾患に特異的な検査法ではない[3)]．肝の病態は大別すると以下の6つに分けることができ(図4)[2)]，それぞれの病態では以下に述べるような肝機能の変化がみられる．さらに，特定の病態や疾患を考える場合には，表1[2)]にあげるような検査項目を追加し，診断評価を進めていく．

a 肝細胞の形態変化

内外の環境因子によって脂肪沈着・空胞化・膨化といった細胞変性や壊死が肝細胞に生じた場合，AST，ALT，LDHなどの血清遊出酵素が上昇するが，肝細胞障害の程度あるいは範囲とは必ずしも併行しない．

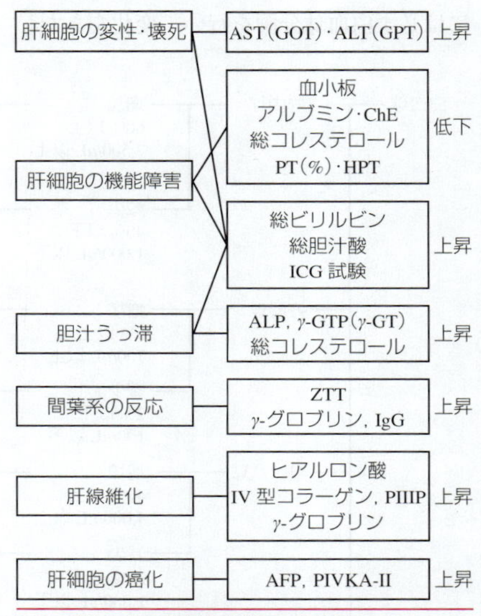

図4　肝病態と肝機能検査の関連
〔日本消化器病学会肝機能研究班：日消誌 2006：103：1419.〕

表1　必要に応じて行う肝機能検査とその意義

検査	特に注目される病態・疾患
ALPアイソザイム	ALP上昇例の鑑別
ICG R_{max}	肝予備能の判定
蛋白分画	慢性肝障害診断，肝硬変の推定
血中アンモニア，遊離アミノ酸	肝性昏睡，劇症肝炎
総胆汁酸	無黄疸性肝障害，重症度の判定
尿ビリルビン	黄疸の鑑別
血清鉄	ヘモクロマトーシスなど
セルロプラスミン	Wilson病
肝線維化マーカー	活動性肝病変，肝線維化
血液の凝固因子・線溶因子・阻止因子	肝細胞障害，重症度の判定
抗核抗体(ANA)	自己免疫性肝炎
抗ミトコンドリア抗体(AMA)	原発性胆汁性肝硬変
AFP，PIVKA II	肝細胞癌

〔日本消化器病学会肝機能研究班：日消誌 2006；103：1419.〕

LDHは生体の臓器に広く分布存在し，肝疾患以外の疾患でも増加する一方，肝実質障害だけでなく肝の悪性腫瘍でも増加する．ASTは心筋，肝細胞，骨格筋などに，ALTはおもに肝に多く含まれているため，ALTのほうが肝細胞障害への特異度が高い．半減期（ASTは11～15時間，ALTは40～50時間）や肝小葉内の分布（ASTは肝臓内に均一に，ALTは門脈域近くに分布）が異なることから[1]，急性肝炎の急性期，アルコール性肝障害，肝硬変などではAST優位，慢性肝炎や肥満による脂肪肝，急性肝炎回復期ではALT優位となる．急性の肝細胞壊死では血清鉄などの上昇もみられる．

b　肝細胞の機能障害

肝臓は糖・脂質・タンパク質などの代謝，血清タンパク質の産生，薬物代謝・解毒，胆汁の産生と排泄といった，生体の維持に重要な多岐にわたる機能を有しており，その多くを肝細胞が担っている．急性肝炎により肝細胞に広範な変性・壊死が生じた場合や，肝硬変のような血行動態や細胞環境に変化が起きた場合には，肝細胞の機能障害を反映して，血清中の総コレステロール，コリンエステラーゼ，アルブミン値の低下や，総ビリルビン値の上昇，血中アンモニア濃度の上昇，プロトロンビン時間やヘパプラスチンテストの延長などがみられる．また，ビリルビンのグルクロン酸抱合は肝細胞で行われるため，ビリルビンの値だけでなく，抱合型および総ビリルビンの比も肝細胞の機能不全の診断に有用となる場合がある．

c　胆汁うっ滞

肝内・肝外の胆道系の障害による胆汁の流出障害で起こる．これを反映して，血清中のALP，γ-GTP，LAP，総コレステロール，総ビリルビンなどの上昇がみられる．胆汁うっ滞の病態を疑った場合には，まず超音波やCTで閉塞性黄疸の有無について確認し，胆道結石，胆道系悪性腫瘍や原発性硬化性胆管炎（PSC）などの鑑別を行う．閉塞性黄疸が除外された場合には，急性肝炎や薬剤性肝障害による胆汁うっ滞や，トランスアミナーゼに比して慢性の胆道系酵素の上昇が持続する場合には，原発性胆汁性肝硬変（PBC）の鑑別のため，抗ミトコンドリア抗体の測定を追加する[2]．

d　間葉系の反応

慢性肝炎は，6か月以上の肝機能検査の異常が持続する病態で，C型やB型などの肝炎ウイルス感染のほか，自己免疫性肝炎，薬剤，アルコールなどが原因となる．組織学的には，門脈域を中心としたリンパ球主体の炎症細胞浸潤を認め，高γ-グロブリン血症を示す．グロブリン分画としては一般にはIgGが上昇するため，慢性炎症の活動度の評価のためには，IgGそのものを測定し確認するか，簡便に血清IgG量を反映する血清膠質反応（ZTT）を測定することもあるが，肝炎に特異的なものではないことは注意すべきである．慢性肝炎の所見を認めた場合には，成因の鑑別のため，ウイルスの抗原，抗体を検査するほか，自己免疫性肝炎なら，抗核抗体，抗平滑筋抗体，原発性胆汁性肝硬変ならば抗ミトコンドリア抗体や抗M2抗体を測定するべきである[2]．

e　肝線維化

慢性の肝障害により肝細胞の壊死反応が持続すると，炎症細胞の浸潤に加えて星細胞，マクロファージならびに類洞内皮細胞などの間質細胞の相互反応を経て，星細胞が筋線維芽細胞に変化する．活性化した筋線維芽細胞はI型コラーゲンを産生し，肝組織への線維沈着が持続すると，最終的には肝硬変へと進展するが，その過程における肝臓の線維化の程度をみるマーカーとしては，タンパク分解酵素の影響を受けにくく血中で安定しているIV型コラーゲンのN末端7Sドメイン，星細胞での産生亢進と類洞内皮細胞で分解処理の低下を反映したヒアルロン酸などが日常用いられる．

また，線維化マーカーではないが，肝硬変では門脈圧の上昇に伴う脾機能亢進を反映して，血小板数の低下がみられることが多い[2]．特に血小板数が10万/mm^3以下の場合には肝線維化の進展を積極的に疑う所見である．

f 肝細胞の癌化

成人の肝臓原発の腫瘍のなかでは肝細胞癌が最も頻度が高く，その多くがB型・C型慢性肝炎や肝硬変を背景として発生することがほとんどである．肝細胞癌で出現する腫瘍マーカーとしては，AFPが最も感度が高く約70%，次いでPIVKA-IIが約60%で陽性となる．後者のほうが特異度は高いが，胆汁うっ滞などによるビタミンK欠乏時や抗凝固薬（ワルファリン）服用時にも陽性となるため，注意を要する．AFPは肝炎・肝硬変の経過中に肝再生を反映して上昇することがあり，その場合はレンズ豆レクチン分画（AFP L3分画）の増加を確認するのが有用である[2]．また，AFPは小児期に多い肝悪性腫瘍である肝芽腫ではほぼ全例で，転移性肝癌でもまれに陽性となる．肝臓は消化器癌をはじめとした多臓器原発の悪性腫瘍の転移好発部位であり，転移性肝癌の鑑別には肝画像検査の所見に加えて，癌胎児性抗原（CEA）やCA19-9, CA125などの糖鎖抗原を組み合わせて評価を行う．

4 注意点

血液検査のデータは，年齢や性別などの生理的条件によって正常域が異なることを常に頭に入れておく．肝疾患では1つだけでなく複数の病態が同時に重なり合っていることが多く，ワンポイントでの検査結果だけでなく経時的な変化から検査結果の意義を読み解き，病態の把握に努めるべきである．

DON'Ts

- □ 急性の出血では，血漿成分の血管外から内への移行に時間がかかるので，ワンポイントで貧血を判断しない．
- □ 採血時のアルコール消毒の混入は溶血の原因となるため，完全に乾く前に採血をしない．

文献

1) 高久史麿：血球検査．高久史麿（監）：臨床検査データブック 2007-2008．医学書院，2007：339-345.
2) 日本消化器病学会肝機能研究班：日消誌 2006；103：1413-1419.
3) 黒川 清，他（編）：吉利 和 内科診断学．改訂9版，金芳堂，2004：482-492.

京都府立医科大学消化器内科 **西川太一朗，伊藤義人**

✓ 外来診療での肝機能障害

日常臨床で肝臓内科の外来診療を行っていると，血液検査スクリーニングで偶然発見された肝機能障害で紹介となる症例を多く経験するが，肝・胆道系疾患以外でトランスアミナーゼが上昇しているケースも少なくない．甲状腺機能異常，右心不全，敗血症・播種性血管内凝固（DIC），ショックなどが原因となっていることがしばしばあるほか，ASTが単独で高値を示す症例では，心筋を含めた筋疾患やまれに存在するAST結合性免疫グロブリンについても念頭に置く必要があり，全身所見と併せた内科医としての判断を要することを日々実感する．

（京都府立医科大学消化器内科 西川太一朗，伊藤義人）

A　検査・治療手技

2 免疫学的検査(肝胆膵に関するもの)

DOs

- □ 原因不明の肝障害の鑑別には必ず自己免疫性肝疾患の除外を考慮しよう.
- □ 各種自己免疫性肝胆膵疾患の診断に有用な免疫学的検査を覚えよう.
- □ 免疫グロブリン上昇や自己抗体陽性は自己免疫性肝胆膵疾患以外でも認める場合があることに注意しよう.

1 概要・目的

ウイルス性肝炎以外の肝障害の鑑別診断に各種自己免疫性肝疾患の除外は必須であり，消化器内科医としてはそれぞれの疾患の特徴を把握するとともに，診断の進め方に精通する必要がある.

自己免疫疾患患者の血清中には，自己の細胞核や細胞質成分と反応する多種類の自己抗体が検出される．これらの自己抗体には特定の疾患や病型と密接に関連するものが多く，疾患の補助診断，病型分類，予後の推定，治療効果判定など，臨床的に有用である．本項では代表的な自己免疫性肝疾患である自己免疫性肝炎(autoimmune hepatitis：AIH)，原発性胆汁性肝硬変(primary biliary cirrhosis：PBC)，原発性硬化性胆管炎(primary sclerosing cholangitis：PSC)における自己抗体を含む免疫学的検査について概説するとともに，近年注目されている胆膵疾患であるIgG4関連疾患についても触れる.

2 評　価

a　自己免疫性肝炎

自己免疫性肝炎(AIH)の診断においては各種自己抗体の測定は必須であり，抗核抗体(antinuclear antibodies：ANA)および抗平滑筋抗体(antismooth muscle antibodies：ASMA)が単独あるいは両方出現する1型と，抗肝腎ミクロソーム-1抗体(anti-liver kidney microsomal type 1 antibodies：Anti-LKM-1)のみが陽性である2型に分類されるが，わが国のAIHは90%程度がANA陽性の1型であり，2型はまれな病型である．ANAは真核細胞の核内にある抗原に対する自己抗体であり，対応抗原は多種類であるが，肝に特異的ではないため，AIHの病因にこれらの標的抗原が直接的に関与している可能性は低い．また，血清IgG高値を高率に伴い，わが国の診断指針では基準上限値の1.1倍以上と定義されている.

b　原発性胆汁性肝硬変

原発性胆汁性肝硬変(PBC)ではこれまでに60種類以上の自己抗体が検出されることが報告されているが，なかでも抗ミトコンドリア抗体(antimitochondrial antibodies：AMA)は感度・特異度ともに極めて高く，陽性率は90～95%，特異度は98%を超える．AMAのスクリーニング検査はラット

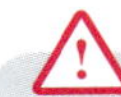

Pitfall

最近のAIH症例は，男性例，ANAが低力価，IgG低値など，非典型例が増加傾向であり，診断の際には注意が必要である.

コツ

増加傾向にある非アルコール性脂肪性肝疾患(NAFLD)でも20～33%はANA陽性と報告されているが，基本的には肝組織学的に鑑別が可能である.

胃・腎複合組織切片を基質とした間接蛍光抗体法であるが，わが国ではリコンビナントM2蛋白を抗原としたELISAによるM2抗体も広く測定されている．PBCにおけるおもな自己抗体を**表1**に示すが[1]，ANAも約60%で陽性となる．

以前からAMAはPBCの臨床像との相関がみられないとの報告が多く，AMA自体の病態における直接的な役割は明確となっていない．一方，抗セントロメア抗体（anti-centromere antibodies：ACA）は染色体のセントロメア領域と反応し，限局型強皮症であるCREST症候群に特異的な抗体であることが報告されているが，PBCにおいても20～40%に検出される．ACA陽性のPBCは比較的緩徐に進行するものの門脈圧亢進症に進展する頻度が高いことが報告されている．また，核膜孔蛋白質gp210に対する自己抗体である抗gp210抗体（anti-gp210）はPBCにおける陽性率は約20～30%と高くはないものの，PBCに特異性が高く，抗gp210抗体陽性群は陰性群に比べて有意に肝不全死，肝移植に至った症例が多く，抗gp210抗体陽性は肝不全への進行の強い危険因子であることが報告されている．PBCにはSjögren症候群を中心とした他の自己免疫性疾患を合併する頻度が高く，各疾患に特異的な自己抗体も陽性となることがある．PBCにおいては血清IgMの上昇を伴うことが多い．

表1　PBC病態との関連が示唆されているおもな自己抗体

PBCの診断，重症度，予後との関連が示唆される自己抗体	
抗ミトコンドリア抗体（AMA），抗ミトコンドリアM2抗体	疾患特異的マーカー
抗gp210抗体	重症化と予後不良
抗セントロメア抗体（ACA）	門脈圧亢進症型
合併症に関連する自己抗体	
抗セントロメア抗体（ACA）	CREST症候群
抗SS-A抗体，抗SS-B抗体	Sjögren症候群
抗M3R（muscarinic acetylcholine type-3 receptor）抗体	Sjögren症候群
抗平滑筋抗体（ASMA）	PBC-AIHオーバーラップ
抗CCP（cyclic citrullinated peptide）抗体	関節リウマチ

c　原発性硬化性胆管炎

原発性硬化性胆管炎（PSC）においても胆管細胞や腸管上皮細胞抗原，好中球顆粒抗原などに反応する多くの自己抗体が検出されることが知られているが，疾患活動性と関連するものや疾患特異性が高い自己抗体は発見されていない．わが国の全国調査ではANAは37%の陽性率であった．抗好中球細胞質抗体（antineutrophil cytoplasmic antibodies：ANCA）は血管炎で高率に検出される好中球細胞質に対する自己抗体であり，蛍光染色パターンから細胞質型（cytoplasmic ANCA：cANCA）と核周辺型（perinuclear ANCA：pANCA）とに分類される．欧米では半数以上で陽性になることが報告されているpANCAの陽性率はわが国では低く，またpANCAは潰瘍性大腸炎や膠原病患者でも検出されるため疾患特異性も低い．わが国の全国調査では，20～40歳を中心とした若年層ではIgMが高く，65～70歳を中心とした高齢層ではIgAが高いことが報告されているが，IgG高値の場合にはIgG4関連疾患の除外も必要である．

d　IgG4関連疾患

IgG4関連疾患では高γ-グロブリン血症，高IgG血症，高IgG4血症を高頻度に認め，特に血清IgG4は135 mg/dL以上と高値であり，最も診断価値が高い．自己抗体ではANA，リウマチ因子（rheumatoid factor：RF）が陽性になることがあるが，疾患特異的な自己抗体は認めていない．IgG4が上昇する機序は未解明であるが，疾患活動性を反映するとされ，ステロイド治療により効果を認める場合には低下する．

3 注意点

肝胆膵疾患に関連する免疫学的検査としては，自己抗体と免疫グロブリンが重要であるが，免疫グロブリンのIgGはウイルス性慢性肝炎でも活動性の高い時期には増加し，さらに慢性肝炎から肝硬変へと進行するにつれて増加する．IgMはA型急性肝炎で上昇する場合が多く，IgAはアルコール性肝疾患で上昇するなど，自己免疫性疾患以外でも上昇する場合があることに注意が必要である．また，肝疾患に他の全身性自己免疫疾患や感染症，多発性骨髄腫などを合併した場合にも，免疫グロブリンは上昇することがある．

4 患者・家族への説明

自己免疫性肝胆膵疾患の場合，現在のところ病因は未解明で根本的な治療法がないため，疾患によっては副作用が多い免疫抑制薬の投与が必要であることを十分に説明する．また，他の自己免疫疾患の合併頻度も高く，経過観察にも注意が必要である．PBCの場合，病名は“肝硬変”であるが，早期の診断・治療例が多く約90%程度の症例は“肝硬変”の状態ではないため，病状の適切な把握と説明に配慮する．

5 専門医への紹介

薬物性肝障害との鑑別など，自己免疫性肝胆膵疾患の診断は難しい場合も多く，非典型例が増加していることも考慮し，診断に苦慮する場合には早期に専門医への紹介を考慮すべきである．特にAIHの場合，診断・治療が遅れた場合には他の肝疾患と比較して病状の進行が早く，短期間で肝硬変の状態になりうることや，診断時に肝不全の症例では予後が不良であることを念頭に，『自己免疫性肝炎(AIH)の診療ガイドライン(2013年)』の重症度判定により重症と判定された場合には，遅滞なく肝臓専門医のいる医療機関への紹介を考慮する．

DON'Ts

- ☐ 免疫学的検査で異常を認めても，自己免疫性疾患と決めつけてはいけない．
- ☐ 自己免疫性肝胆膵疾患の診断の際には，他の全身性自己免疫性疾患の合併を見逃してはいけない．

文献

1)　大平弘正，他：肝胆膵 2011；62：629-637.

新潟大学大学院医歯学総合研究科消化器内科学分野　**山際　訓，寺井崇二**

☑ 診断が確定しても安心せずに

AIHとPBCのオーバーラップ症候群は，AIHとPBCの病態がほぼ同時に出現する場合とともに，一方の病態が先行する場合があるため，どちらかの診断が確定しても経過観察には注意が必要である．実際，PBCと確定診断した症例の経過観察中に，トランスアミナーゼ値の上昇が出現・継続していたものの，AIH合併の可能性を考慮されずにオーバーラップ症候群の診断が遅れた症例を経験した．IgG高値などに気づき肝生検でAIHの合併を診断してステロイド治療を開始したものの，肝線維化はすでにかなり進行してしまっていた．PBCの診断が確定し，ウルソデオキシコール酸(UDCA)で肝機能が改善すると安心して漫然と経過観察しがちであり，注意が必要である．

(新潟大学大学院医歯学総合研究科消化器内科学分野　山際　訓，寺井崇二)

3 肝炎ウイルスマーカー

DOs

- □ 急性ウイルス性肝炎の診断には，IgM-HA，IgM-HBc，IgA-HE 抗体検査などでスクリーニングしよう．
- □ 遺伝子検査により確定診断や治療のモニタリングすることを覚えておこう．
- □ HCV 抗体は感染防御抗体ではなく，現在の HCV 感染と過去の既往感染の両者で陽性となる．両者の鑑別には HCV-RNA 検査を行おう．

1 概 要

肝炎ウイルスにはおもに経口感染する A 型肝炎ウイルス(HAV)，E 型肝炎ウイルス(HEV)とおもに血液を介して感染する B 型肝炎ウイルス(HBV)，C 型肝炎ウイルス(HCV)，D 型肝炎ウイルス(HDV)がある．いずれも急性肝炎の原因となるウイルスであり，早期診断が必須である．HAV，HEV 感染ともに劇症化するまれなケースを除けば，多くは一過性の感染で慢性化することはない．一方，HBV，HCV，HDV 感染は慢性化し，慢性肝炎，肝硬変を経て肝細胞癌に至るので，世界中で大きな問題となっている．ここでは，急性肝炎あるいは慢性肝炎の診断には欠かすことのできないウイルスマーカーの使い方について述べる(表 1，表 2)．

表 1　急性ウイルス性肝炎の診断

IgM-HA 抗体	IgM-HBc 抗体	HBs 抗原	HBV-DNA	HCV 抗体	HCV RNA	IgA-HE 抗体	HEV-RNA	
+	−	−	−	−	−	−	−	A 型急性肝炎
−	+	+または−	+	−	−	−	−	B 型急性肝炎
−	−または+	+	+	−	−	−	−	HBV キャリアから急性増悪
−	−	−	−	+または−	+	−	−	C 型急性肝炎
−	−	−	−	−	−	+	+	E 型急性肝炎
−	−	−	−	−	−	−	−	非 A-E 型急性肝炎

表 2　慢性ウイルス性肝炎の診断

HBs 抗原	HBc 抗体	HBV-DNA	HCV 抗体	HCV-RNA	
+	+	+	−	−	B 型慢性肝炎
+	+	+	+	+	B 型肝炎・C 型肝炎重複感染
−	高力価+	多くは−	−	−	B 型キャリア(HBs 抗原消失例)
−	低力価+	多くは−	−	−	潜在性 B 型肝炎(既往感染含む)
−	−	−	+	+	C 型慢性肝炎

2 A型肝炎ウイルスマーカー

急性A型肝炎の血清学的診断の要点を示す．

①急性期血清IgM-HA抗体を検出する方法が最もよい(表1)．

②急性期と回復期のペア血清で，HA抗体の4倍以上の上昇を認めることによってもなされる．

③IgM値の上昇．

検査結果の解釈として，IgM-HA抗体が陽性の場合，A型肝炎ウイルスの感染の急性期にあること，または最近感染が起きたことを示す．A型急性肝炎発症後3～6か月間血中に持続し，陰性化する．また，HA抗体はIgM，IgA，IgGを検出するが，通常検出されているのはIgGである．急性肝炎の発症時ないし発症2週目頃より血中に出現して，発症6か月から12か月後に最高値に達する．そして，終生血中に存在してA型肝炎ウイルスの再感染を予防する．

3 B型肝炎ウイルスマーカー

B型急性肝炎では，HBV-DNA，HBs抗原，HBe抗原が出現し，遅れてAST，ALTが上昇し肝炎となる．IgM-HBc抗体はAST, ALT上昇後から陽性となり，AST, ALT正常化後数か月間陽性である(表1)．また，慢性肝炎の急性増悪の場合も，ALTの上昇に先行して血清HBV-DNA量が増加するが，IgM-HBc抗体価はそれほど高くない．このように，B型肝炎の血清学的診断には，複数のマーカーが用いられている．

a　HBs抗原，HBs抗体

血中HBs抗原が陽性ということは現在HBVに感染していることを意味し，HBs抗体が陽性ということは過去のHBV感染(既往感染)を意味し，HBVの感染防御抗体(中和抗体)としてHBVに抵抗性をもつ．

b　HBe抗原，HBe抗体

HBVの増殖に伴いHBc抗原蛋白のC末端部分が一部切断され，可溶性のHBe抗原蛋白として血中に放出される．これが

表3　HEVの持続感染の経過

	免疫寛容期	免疫応答期	低増殖期 (非活動性キャリア)	①寛解期(80～90%) ②再増殖期(10～20%) HBe抗体陽性慢性肝炎
HBeAg	＋	＋	－	－
Anti-HBe				
HBsAg	＋	＋	＋	①一部消失
Anti-HBs				
HBV DNA (log copies/mL)			< 4.0	①< 4.0 ②> 4.0
ALT				
肝組織所見	正常肝 or 軽度肝炎	正常肝 or 軽度肝炎	正常肝 or 軽度肝炎	①正常肝 or 軽度肝炎 ②中等度 or 高度肝炎 一部肝硬変

HBe抗原である．したがって，HBe抗原量はHBV増殖やウイルス量を反映し，一般にHBe抗原陽性者はウイルス量が高く，感染性が高い(免疫寛容期，表3)．また，従来よりHBe抗原陽性のB型肝炎では，HBe抗原の陰性化に続くHBe抗体の出現，すなわちseroconversion(SC)をもって肝炎の鎮静化としてきた(免疫応答期→低増殖期)．しかし，HBe抗原陰性，HBe抗体陽性にもかかわらず，一部の症例(10～20%)で活動性の肝炎を呈する例や肝細胞癌進展例も少なからず存在することが知られている(再増殖期)．また，SCにはcore promoter(CP)およびpre-core(Pre-C)の変異が密接に関与していることも知られている．

c HBc抗原，HBc抗体

HBVコア関連抗原(HBcr抗原)は，HBVの中に含まれHBs抗原に覆われていることから測定が困難であったが，検出法が開発され，臨床応用されている．未治療ではウイルス量と相関するが，核酸アナログ投与例ではウイルス量と乖離がみられ，治療効果のモニタリングに有用である．一方，HBc抗体は，HBc抗原に対する抗体であり，感染の早期から出現し，その後は血中に長期にわたり存在する．この抗体が低力価陽性の場合はHBV既往感染を示し，高力価陽性の場合はHBVのキャリアの状態であることを示す(表2)．最近，「免疫抑制・化学療法により発症するB型肝炎対策ガイドライン」[1]が策定され，HBs抗原陰性でもHBc抗体あるいはHBs抗体陽性の場合，免疫抑制・化学療法によりHBV再活性化(*de novo*肝炎)が起こる可能性があり，HBV-DNAによるモニタリングが推奨されている．

d IgM-HBc抗体

IgM-HBc抗体は，B型急性肝炎の感染初期に一過性に血中に出現し，2～12か月の間に陰性化するのが一般的である．また，HBVキャリアでもIgM型HBc抗体が陽性を示す場合があるが，これは肝炎の急性増悪が考えられ，一般にその抗体価は低く，IgG-HBc抗体価が高い点で鑑別される(表1)．

e HBV-DNA定量

HBV感染の有無のみならず，HBVキャリアの病態や予後，治療の効果判定の指標としては，前述のHBe抗原・抗体とあわせてHBV-DNAの定量が重要である．治療ガイドラインでは，HBV-DNA量とALT値などを参考にして抗ウイルス療法の適応を決定する．

f HBV遺伝子型(genotype)分類

HBV遺伝子配列に基づいて，現在A型からJ型(IはCの亜型)までの9つのgenotypeに分類されている．わが国では，EIA法によるセロタイプが保険適用であり，PreS2領域のgenotype特異的なアミノ酸を認識するモノクローナル抗体を組み合わせた酵素免疫測定法である．

遺伝子型には地域特異性が存在する．わが国では，genotype B(約10%)とgenotype C(約85%)がおもに分布しており，genotype CにおいてはHBe抗原の陽性率が高く，肝癌発症例も多く，予後不良であると考えられている[2]．

4 C型肝炎ウイルスマーカー

a HCV抗体

現在の第二世代，第三世代のHCV抗体測定系はコア領域とNS3，4，5領域の発現蛋白を同時に抗原とするため感度が高く，これらを使用することにより，95%以上のC型慢性肝炎を血清的に診断することが可能である．HCV感染後約2か月で検出可能となり，その後持続する．しかし，この抗体は感染防御抗体ではなく，現在のHCV感染と過去の既往感染の両者で陽性となる．後者は，低力価を示すことが多いが，両者の鑑別にはHCV-RNA検査が必要である(表2)．

b　HCV-RNA 検査

HCV-RNA の測定は，HCV 感染診断として HCV 抗体陽性のキャリアと既往感染者の鑑別に用いられるほか，抗ウイルス治療患者の治療前効果予測や治療法の選択，治療中のモニタリング，治療終了後の効果判定に用いられるなど，HCV キャリアの診断や治療に不可欠なマーカーとして汎用されている．

c　HCV genotype またはグルーピング（serotype）

現在，抗原抗体反応を利用した ELISA 法が保険適用となっている．NS4 領域の抗原性が遺伝子型により異なり，これらに対する特異抗原を用いて血清学的に 2 つのグループに分類する．これによる型別は serotype とよばれており，serotype 1 は genotype 1a，1b に相当し，serotype 2 は genotype 2a，2b に相当する．ELISA 法による HCV genotype の判定は，特異性，感度ともに優れており，PCR 法に比較し簡便で安価で，しかも多数の検体の測定が容易に可能であることより，臨床の場で広く用いられている．ただし，免疫原性が弱いために判定できないことが PCR 陽性例の約 10% にみられる．

d　その他の治療効果予測因子（抗 HCV 療法に影響を及ぼす因子）

1）　Interleukin-28B（*IL28B*）遺伝子多型

2009 年に異なる人種間の複数のゲノムワイド関連解析（GWAS）によって，C 型慢性肝疾患患者に対するインターフェロン（IFN）治療効果に極めて強く関連する予測因子として，*IL28B* 遺伝子多型が報告され[3]，先進医療として臨床応用されている．

2）　薬剤耐性変異

第二世代プロテアーゼ阻害薬の耐性変異として NS3-4A 領域 D168A/E/V が，NS5A 阻害薬の耐性変異として NS5A 領域 L31M/V と Y93H が存在し，IFN-free である DAAs による内服治療効果に影響を及ぼす．

5　D 型（デルタ）肝炎ウイルスマーカー

HDV 抗体は，感染初期には出現せず，HDV 持続感染状態なら高力価，一過性感染なら低力価，あるいは一過性の抗体保有となる．EIA 法による HDV 抗体測定法が以前は実施されていたが，現在は販売中止となり，PCR 法による HDV-RNA の確認が必要である．

わが国では，D 型肝炎の頻度が低く見逃されやすいが，HBe 抗原陰性 HBV-DNA 陰性 B 型肝炎，B 型劇症肝炎などの原因として HDV 感染を考慮し，HDV マーカーの検索を行う．

6　E 型肝炎ウイルスマーカー

E 型肝炎ウイルス（HEV）は E 型急性肝炎を引き起こす病原体であり，流行性に E 型肝炎が発生しているアジア，アフリカおよび中米などの発展途上国に常在している．わが国においても，2001 年に海外渡航歴のない原因不明の急性肝炎症例から国内型 HEV 株が分離され報告されたことが端緒となり，国内型 E 型急性肝炎の報告が相次いだ．また，ヒト以外のシカ，イノシシ，ブタといった動物に HEV が感染している知見も得られはじめ，人畜共通感染症の観

☑ HBV cccDNA

HBV は肝細胞に感染後，不完全 2 本鎖の DNA 遺伝子が閉環し cccDNA となる．cccDNA はミニ染色体ともいえる安定した構造であることから，HBV の完全排除を困難にしている．また，cccDNA は複製の起点であり，再活性化の原因となる．

（信州大学医学部内科学第二教室　田中榮司）

点からも現在では国内問題となっている.

E 型急性肝炎の血清学的診断は ELISA 法による患者血清中の IgA-HE 抗体の検出が保険適用となっている. HEV 抗体測定系はスクリーニング検査としては使用可能であるが, 現在のところ HEV の診断には必ず RT-PCR 法による HEV-RNA の確認が必要である.

DON'Ts

- □ 急性ウイルス性肝炎の確定診断には, HBV-DNA, HCV-RNA, HEV-RNA などの遺伝子検査を忘れてはいけない.
- □ HBs 抗原陰性でも HBc 抗体あるいは HBs 抗体陽性の場合, 免疫抑制・化学療法により HBV 再活性化(*de novo* 肝炎)が起こる可能性があり, HBV-DNA によるモニタリングを忘れてはいけない.
- □ HBe 抗体陽性の慢性肝炎や肝癌があることを忘れてはいけない.

文献

1) 日本肝臓学会肝炎診療ガイドライン作成委員会：B 型肝炎治療ガイドライン(第 1.1 版). 肝臓 2013；54：402-472.
2) Orito E, et al.：Hepatology 2001；34：590-594.
3) Tanaka Y, et al.：Nat Genet 2009；41：1105-1109.

名古屋市立大学大学院医学研究科病態医科学　田中靖人

✓ ウイルス性肝炎は克服できるか？

輸血後肝炎の原因ウイルスとして発見された B 型肝炎ウイルス(HBV)と C 型肝炎ウイルス(HCV)は, ともに持続感染し, 慢性肝炎から肝硬変・肝癌へと至る. ウイルス性肝炎は克服できるか？　答えは, Yes とも No とも言えない.

HBV はワクチンにより予防できるウイルスであるが, わが国ではユニバーサルワクチンが導入されていない. いったん感染するとヒトゲノムへの組み込みや肝細胞の核内に covalenty closed circular DNA(cccDNA)として残存するため完全駆除は困難である. 臨床的には治癒と判断できる HBc 抗体陽性の既往感染者ですら, がん化学療法や免疫抑制薬を使用することで HBV が再活性化し, 劇症肝炎を発症することがある. 一方, HCV はワクチンの開発は遅れているが, インターフェロン(IFN)などにより完全排除(SVR)が可能である. 特に近年の Direct Acting Antivirals(DAAs)の登場により, HCV に対する治療効果は飛躍的に向上した. しかし, 注意しないといけない落とし穴がここにもある. 現在の治療対象者はこれまで IFN 治療ができなかった高齢者や肝硬変患者であることが多いので, HCV が駆逐できても肝炎(肝硬変)自体は完治したわけではなく, HCV 治癒後も一定の頻度で発癌例がみられる可能性がある. 今後は, SVR 後の肝発癌予測因子の検討を含めて, 効率的なフォローアップ体制の構築が望まれる.

(名古屋市立大学大学院医学研究科病態医科学　田中靖人)

A　検査・治療手技

4 膵酵素，インヒビター

DOs

- □ 膵炎だけでなく，膵癌で上昇することがあるため，必ず腫瘍マーカーの測定や画像検査をしよう．
- □ アミラーゼが高値を示している場合，アミラーゼアイソザイムやアミラーゼ・クレアチニンクリアランス比(ACCR)の測定をしよう．
- □ アミラーゼに比較しリパーゼの上昇が有意な疾患もあるため，アミラーゼだけでなく，リパーゼの測定も行おう．

膵は内・外分泌機能として多彩な生理活性物質を産生する．その測定は膵疾患の指標として古くから利用されてきた．膵炎や膵癌などの膵疾患で施行される血液生化学検査項目として，アミラーゼ，リパーゼなどの膵酵素やトリプシンインヒビターなどがある(表1)．

これらは膵炎による膵組織の破壊や膵癌などでの膵管閉塞による膵液のうっ滞で血中に逸脱し上昇する．逆に膵機能が荒廃した慢性膵炎や膵癌では低値となる．

表1　おもな膵酵素，インヒビターと正常値(SRL)

・アミラーゼ	37 ～ 125	U/L
P型アミラーゼ	21 ～ 64	U/L
尿中アミラーゼ	65 ～ 700	U/L
ACCR	1 ～ 4.7	%
・リパーゼ	11 ～ 53	U/L
・エラスターゼ1	100 ～ 400	ng/dL
・トリプシン	110 ～ 460	ng/mL
・PLA_2	130 ～ 400	ng/dL
・PSTI	4.6 ～ 20.0	ng/mL

アミラーゼ / クレアチニンクリアランス比（ACCR）

$$\mathrm{ACCR}=\frac{\text{尿中アミラーゼ}}{\text{血中アミラーゼ}}\times\frac{\text{血中クレアチニン}}{\text{尿中クレアチニン}}\times 100$$

〔高山敬子：膵酵素，インヒビター．白鳥敬子，他(編)：消化器研修ノート．診断と治療社，2009：193.〕

1 アミラーゼ

測定方法が簡便でかつ結果が迅速に出るため，膵疾患の診断時の測定項目として広く普及している．アミラーゼ値が異常を示す疾患・病態を表2に示す．アミラーゼはおもに膵臓　唾液腺で産生されるが，卵管・肺・肝・腎・小腸・筋肉にも存在するため，総アミラーゼ活性測定の膵特異性は低い．アミラーゼには膵型アミラーゼ，唾液腺型アミラーゼの2種類のアイソザイムがあり，膵疾患マーカー中，唯一膵非特異的なマーカーである．また，アミラーゼは約1/3が腎糸球体を通じて尿中に排泄されるため，腎不全ではアミラーゼクリアランスが低下し血清アミラーゼ値は上昇する．尿アミラーゼ活性は尿量に影響するため，アミラーゼクリアランスをクレアチニンクリアランスで補正したアミラーゼ・クレアチニンクリアランス比(ACCR)を測定すれば病態の絞込みを行うことができる．高アミラーゼ血症を認めた場合，原因検索のためにアイソザイムである膵型アミラーゼの測定や尿中アミラーゼの測定のほか，リパーゼなどの膵特異性が高い酵素も測定することが重要である．

2 リパーゼ

膵リパーゼはトリグリセリドを加水分解する酵素である．膵腺房細胞で合成されるため膵特異性が高く，膵疾患の診断に用いられる．アミラーゼ同様に急性膵炎・慢性

表2 アミラーゼ値が異常を示す疾患と病態

血中・尿中アミラーゼともに高値
1)膵疾患 急性膵炎・慢性膵炎急性増悪 膵管閉塞(膵癌などの膵腫瘍・膵石症・薬剤による Oddi 筋の攣縮) 2)唾液腺疾患 耳下腺炎・唾液腺炎・唾石による唾液腺導管の閉塞 放射線照射 3)その他 胆道系疾患(胆管結石・胆管癌・乳頭部癌など) 肝疾患(急性肝炎・慢性肝炎・肝硬変) ショック・腸閉塞・糖尿病・糖尿病性ケトアシドーシス 肺疾患(肺炎・肺梗塞・肺癌など)・アミラーゼ産生腫瘍・外傷性膵損傷 妊娠・薬剤性・手術後など
血中アミラーゼ高値・尿アミラーゼ正常〜低値
1)腎不全 2)マクロアミラーゼ血症
血中・尿中アミラーゼともに低値
1)膵疾患 慢性膵炎非代償期・重症急性膵炎後・膵切除後 2)その他 重症肝障害・妊娠高血圧症候群

〔高山敬子:膵酵素,インヒビター.白鳥敬子,他(編):消化器研修ノート.診断と治療社,2009:194.〕

膵炎急性増悪・膵癌などで上昇し,膵外分泌機能不全となっている病態では低値を示す.リパーゼも迅速に測定が可能であるため,急性膵炎,高脂血症などでアミラーゼ値が正常範囲を示す場合の診断および他疾患との鑑別に,アミラーゼよりも有用な場合がある.

3 エラスターゼ1(膵エラスターゼ1)

エラスターゼは,結合組織の弾性線維エラスチンを加水分解する酵素である.膵に特異的な酵素の1つで,膵炎などの膵疾患において血中に逸脱,上昇する.感度,膵特異性がアミラーゼよりも高く,網内系で代謝され血中半減期がアミラーゼよりも長いため,各種膵疾患の優れた指標として臨床応用されている.膵癌に随伴する膵炎を反映して腫瘍径の小さい早期膵癌(特に膵頭部)でも高値を示すことがあるため,膵癌の早期発見に有用性が高いとされている.

4 トリプシン

トリプシンは,膵から分泌される蛋白分解酵素であり,膵以外には存在しないため最も膵特異的な酵素である.トリプシンはα_1-アンチトリプシン,α_2-マクログロブリンと複合体を形成するため単独で酵素活性を測定できない.そのため,免疫学的測定法によってトリプシノーゲン,α_1-アンチトリプシンと結合したトリプシンを測定している.トリプシンは急性膵炎の key enzyme であり発症直後に増加するが,測定に時間がかかるため急性期診断には不向きである.

5 膵ホスホリパーゼ A_2(膵 PLA_2)

膵 PLA_2 は膵腺房細胞で前酵素(proP-LA_2)として膵液中に分泌され,十二指腸内の活性型トリプシンにより活性化される.トリプシンと同様に膵特異性の高いマーカーであり,急性膵炎や慢性膵炎急性増悪で著明に上昇し,重症度と相関することが知られている.しかし,通常免疫学的測定法での測定となるために迅速な判定は困難である.

6 膵分泌性トリプシンインヒビター(PSTI)

膵分泌性トリプシンインヒビター(PSTI)はおもに膵から分泌され,膵内で活性化したトリプシンに作用して膵を自己消化から守る作用を有するポリペプチドである.上昇の程度が膵炎の重症度を反映するため,急性膵炎の重症度判定に有用である.また,膵癌をはじめ各種悪性腫瘍でも上昇がみられるが,腎不全でも上昇を認めることがある.

Pitfall

保険上トリプシンと同時に測定ができないので注意が必要である.

DON'Ts

- □ 血中アミラーゼ，リパーゼは膵炎の重症度と相関しないことが多いため，上昇が著しくない場合でも重症化する可能性があることを忘れてはいけない．
- □ 膵疾患においてデータの反映が遅く出る場合や優位な上昇がみられない場合もしばしばあるため，画像検査を疎かにしてはいけない．

文献

1）高山敬子：膵酵素，インヒビター．白鳥敬子，他(編)：消化器研修ノート．診断と治療社，2009：193-195．

東邦大学医療センター大森病院消化器内科　**岩﨑　将，五十嵐良典**

✓ 膵・胆道疾患の内視鏡治療を始める前に—日常診療を大切に—

私が，膵胆道疾患の内視鏡診断および治療を学び始めたのは，医師になって4年目のことです．もともと総合内科医(開業すること)を目指していたので，循環器内科，CCU，消化器内科，呼吸器内科，血液透析などのトレーニングを受けることができる内科医局に入局しました．消化器内科，特に内視鏡医を目指したのは，自分で検査をして，自分で病気を診断するところに喜びと魅力を感じたからです．その当時，医局に膵胆道疾患を専門に診察する医師がいないために，1984(昭和59)年に新潟県立がんセンターへ国内留学しERCPを勉強しました．東京生まれの東京育ちの私には，雪国の生活に苦労しました．当時，腹部超音波検査の機械がよくなく，画像が不明瞭でした．腹部CT検査も患者は息止めが30秒必要であり，1回の検査に30分かけて撮影していましたが，写真は不明瞭であり，診断が困難でした．この当時は，ERCPが膵臓，胆道のスクリーニング検査かつ精密検査でした．また，内視鏡はファイバースコープのために術者しか主乳頭を観察できず，レクチャースコープを付けることで第一助手だけが手技を一緒に観察することができました．当然，私は主乳頭を見ることができず，上司が何をしているのかわからず，時々画面を見せてもらう程度でした．そのため，術者の手の動き，体の使い方などを必死に覚えていたことが思い出されます．今ではビデオスコープのため，皆がモニターを見ることが可能になっていますが，意外と術者の手の動き，体の使い方などを見ていないような気がします．このことは，専門書や医学雑誌についても同じです．私が勉強を始めたときには，専門書の数が少なく，とても高価だったために，繰り返し読んだことが思い出されます．医学雑誌も同様で，繰り返し読んで気になるところをチェックして書き出しました．しかし，現代ではたくさんの専門書や医学雑誌が溢れており，どれを読んでよいのか分からないし，次から次へと新刊が出版されることや，インターネットで簡単に検索することができ，いつでも見ることが可能なために，深く読み込むことができなくなっているのではないかと心配する次第です．

1984(昭和59)年当時，新潟県立がんセンターでは，ERCP 4,500件の写真と診断記録が残っていました．私はデータをとるために，1年間で3回見直したことで，正常膵管・胆管像を含めてERCP画像が頭の中に入りました．同様に，20年分の早期胃癌症例を読影させていただきました．画像診断は，本を読むことも重要ですが，たくさんの画像を見ることも重要です．それは，胸部や腹部の単純X線写真でもCT画像でも同様と考えます．たくさんの画像を見ることが重要であり，また正常所見をたくさん見ることも重要と考えます．

勉強するのは，本だけでなく，日常診療からもたくさん得られることがあることを理解して，働いてください．また，人より1時間長く働くことで，1年で非常に大きな差となります．特に若いときには，すごく差がつきますので，がんばってください．

（東邦大学医療センター大森病院消化器内科　五十嵐良典）

5 腫瘍マーカー・腫瘍関連マーカー

DOs

- □ 腫瘍マーカーは特定の悪性疾患を疑ってから測定しよう.
- □ 悪性疾患を疑った場合はまずは 3 ～ 4 項目を選択しよう.
- □ 確定診断後は代表的な 2 項目を選択してフォローしよう.

1 概要・目的

腫瘍マーカー測定の目的は，①診断補助，②治療効果判定予測，③再発モニタリングである．腫瘍マーカーは悪性腫瘍が強く疑われる場合，保険請求では確定診断までに一度限り算定できるが，4 項目以上を検査すると 420 点しか算定されない．また，確定診断後は 1 項目 360 点，2 項目以上は 400 点とされるため，各腫瘍マーカーはどの消化器癌に保険適用があるかを十分に理解する必要がある（**表 1**）[1]．本項では研修医が迷わないように各消化器癌で特に重要な 3 つを選択しやすいように解説した．

2 食道癌

食道癌における腫瘍マーカーとして重要なものは SCC，p53，CYFRA の 3 つである．SCC 抗原は唾液，汗，皮膚，フケに大量に含まれているため，それらが検体に混入すると陽性になることがある．また，重篤な呼吸器疾患や腎不全でも上昇するので注意する必要性がある．CEA は保険適用があるが，食道扁平上皮癌での感度は 4.8 ～ 17% と低値であり，食道癌の場合，喫煙者が多いので CEA は偽陽性となることも注意する．p53 の陽性率は 30 ～ 40% と他の腫瘍マーカーと比較して最も感度がよい．CYFRA は食道癌で保険適用がないが，陽性率は 18 ～ 47.9% と高いことから実臨床の現場では頻用される．

3 胃癌・大腸癌

胃癌や大腸癌などの腺癌系マーカーとして共通する重要なものは CA19-9，CEA の 2 つである．Lewis a（Le^{a}）抗原陰性症例では CA19-9 は上昇しないため，そのような症例の場合には影響を受けない同じ I 型糖鎖の Span-1 やII型糖鎖の SLX，NCC-ST-439，母核糖鎖の CA72-4 などが選択される．このなかで，胃癌に対しては保険適用がないが，Span-1 が最も陽性率が高いため上記 2 つに追加する．CEA は胎児消化管に存在する糖蛋白であり，がん化に伴い発現してくる．胃癌で 30 ～ 50%，大腸癌で 50 ～ 70% の陽性率である．加齢や長期喫煙などでも軽度の上昇を認め，肝臓で代謝されることから肝機能障害でも変動することに留意する．p53 は早期大腸癌症例では CEA より陽性率が高いため，大腸癌症例には上記 2 つに追加する．また，癌性腹膜炎などの腹水貯留例には CA125 が高値になるため，診断の補助に有効である．HER2 蛋白は保険診療上，HER2 陽性胃癌と確定診断された患者・再発癌患者に限り使用される．

4 肝　癌

肝癌における腫瘍マーカーとして重要なものは AFP，AFP-L3%，PIVKA-II の 3 つである．AFP は胎児期では前腸と卵黄嚢で産生されているため，前腸由来の癌である胃，肝，膵，胆道・胆嚢癌で上昇することがある．AFP は肝硬変や急性・慢性の肝

表1　各腫瘍マーカーと保険適応疾患

腫瘍マーカー	悪性腫瘍							保険点数
	食道癌	胃癌	大腸・直腸癌	肝癌	膵癌	胆嚢・胆管癌	膵・消化管神経内分泌腫瘍	
AFP				●				112点
AFP-L3%				●				190点
CA19-9	○	●	●	○	●	●		136点
CA72-4		●	●		●			146点
CA125		○	○		○			155点
CEA	●	●	●	●	●	●	○	110点
CYFRA	○							175点
DUPAN-2				●	●	●		126点
Elastase I					●			131点
HER2蛋白		●						320点
NCC-ST-439		●	●	●	●	●		126点
NSE							●	146点
PIVKA-II				●				150点
Pro-GRP							○	175点
p53抗体	●		●					166点
SCC	●							112点
SLX					●			155点
Span-1		○		○	●	●		146点
STN		●	●		●	●		146点
TPA		●	●					112点

● 保険収載されている疾患．
○ 保険収載されていないが臨床上重要と思われる疾患．
▒ 最初のスクリーニングとして選択すべき3腫瘍マーカー．

炎においても上昇するため，特異性はない．一方，AFP-L3%は原発性肝癌に特異的であり10%以下で予後がよいことが知られている．PIVKA-IIは肝癌により産生されるため，特異度が高い．AFPとの相関がないため，AFP低値ないし陰性の症例の30%前後で上昇するが，ビタミンK欠乏(胆汁うっ滞や閉塞性黄疸)，アルコール性肝障害，ビタミンKサイクルを阻害するワルファリンやN-methyltetrazolethiolを有するセフェム系抗菌薬でも上昇することに留意する．

5 膵癌・胆道癌

膵癌・胆道癌における腫瘍マーカーとして重要なのはCA19-9，CEA，Span-1の3つである．特にCA19-9とCEAを併用することで90%以上の陽性率が得られる．CA19-9は膵管・胆管の閉塞や炎症，また肝炎・肝硬変患者，空腹時血糖コントロールが不良な糖尿病患者でも上昇することに留意する．日本人の4～10%に存在するLewis a(Le^{a})抗原陰性症例ではCA19-9は上昇しないため影響を受けないDUPAN-2やSLX, Span-1が用いられるが，Span-1は総ビリルビンと相関せず，SLXやDUPAN-2より膵癌で81.9%，胆道癌で71.3%と陽性率が高いため，Span-1を選択すべきである．

DON'Ts

- □ 腫瘍マーカーが高値なだけで悪性疾患と診断してはいけない.
- □ 腫瘍マーカーのみで化学療法の効果判定に用いてはいけない.

文献

1) 日本臨床検査医学会(編): 最新 検査・画像診断事典 2014-15 年版. 医学通信社, 2015: 101-112.

東邦大学医療センター大森病院消化器内科 **菊池由宣, 五十嵐良典**

☑ 心に残った症例

私が研修医 1 年目のとき, 当時東京大学第一外科教授であった武藤徹一郎先生が退官される最後の年であった. その後, 私はがん研に赴任し, 同院の名誉院長である武藤先生に再びご指導いただいているが, つい先日, 非常に印象深い直腸カルチノイド再発例を経験した. 症例は 70 歳代後半の男性で, 30 年以上前に 1 cm 弱の直腸カルチノイドに対し, 東大にて武藤先生執刀のもと, 経仙骨的全層切除で根治切除された既往がある. この患者さんが, 30 年以上経って, 直腸間膜内のリンパ節腫大と多発肝腫瘍を指摘され, 私に紹介されたのである. 定期的な検診結果では, 少なくとも数年前まで肝臓に異常なく, 明らかにここ数年で再発が顕在化したようであった. 低位前方切除＋肝切除で根治切除し, 病理診断にて直腸カルチノイド再発と確定した. 30 年以上も経って転移が顕生化するとは, たまげた腫瘍だと驚いた. それと同時に, 恩師が若い頃に手術した大昔の症例を, 今度は自分が手がけることに, 何か因縁めいたものを感じた症例であった. 幸い, 合併症なく退院し, 現在まで元気に生存中である.

(がん研究会有明病院消化器センター消化器外科 小西 毅)

6 便潜血検査，便培養検査

DOs

- □ 便潜血検査は化学法と免疫法の特徴を理解しておく．
- □ 検診では便潜血が一度でも陽性ならば必ず精密検査を行い，異常がなくても1年後の検診を勧める．
- □ 便培養検査は最適な培地選択のため，目的を伝えておく．

1 便潜血検査

a 目的

便中のヘモグロビンの有無で消化管出血を検出する検査である．また，癌からの微量の出血にも反応するため，大腸癌スクリーニング検査として検診に利用されている．

b 方法

ペルオキシダーゼ反応を利用した化学法と抗ヒトヘモグロビン抗体を用いた免疫法がある．それぞれの特徴を表1に示す．

1） 化学法

ヒト以外のヘモグロビンにも反応するため，影響を与える肉，魚，緑黄色野菜などの食事や鉄剤などの薬を制限する必要がある．試薬の違いからオルトトリジン法とグアヤック法があるが，オルトトリジン法のほうが50～100倍感度が高く，ごく微量の潜血にも反応する．変性ヘモグロビンにも反応するので，上部消化管出血にも陽性となる．また，検体を室温放置しても反応性の低下が少ない．化学法は大規模ランダム化比較試験（RCT）で大腸癌死亡率の減少効果が示され，海外ではエビデンスの高い検診法と位置付けられている．

表1 便潜血検査の種類と特徴

化学法（ペルオキシダーゼ反応）
・食事や薬の制限が必要 ・オルトトリジン法はグアヤック法より感度が高い ・上部消化管出血にも反応 ・室温放置に対し，反応性が低下しない ・RCTで大腸癌死亡率の減少効果あり
免疫法（抗ヒトヘモグロビン抗体）
・食事や薬の制限が不要 ・上部消化管出血に対し偽陰性となる ・大腸癌に対し化学法より感度が優れる ・室温下に放置すると反応性が低下 ・2日法が大腸癌検診で用いられている

2） 免疫法

ヒトヘモグロビンにのみ反応するため，食事や薬の影響を受けず制限が不要である．胃酸や胆汁により変性を受けたヘモグロビンには反応しないため，上部消化管出血に対して偽陰性となる．また，検体を室温放置すると反応性が低下する．しかし，免疫法は大腸癌に対する感度が化学法より優れており，また食事制限が不要であるため，わが国では検診に利用され，2日法が用いられている．

3） 採便・提出

患者本人が採取するが，できない場合は介助者が行う．スプーン付きやブラシ付きがあり，採便シートなどを利用してトイレ水との接触を避けて採取する．採便量が少なすぎれば偽陰性となりうる．癌からの出血は表面に不均一に分布するため，便の表面をまんべんなく擦って採取する．採便後は冷暗所に保存し，速やかに提出する．痔出血や月経時は偽陽性となるため，避けたほうがよい．

4） 精密検査

大腸癌検診における精密検査を図1に示す．検診では一度でも陽性ならば必ず精検を行う．また，異常がなくても1年後の検

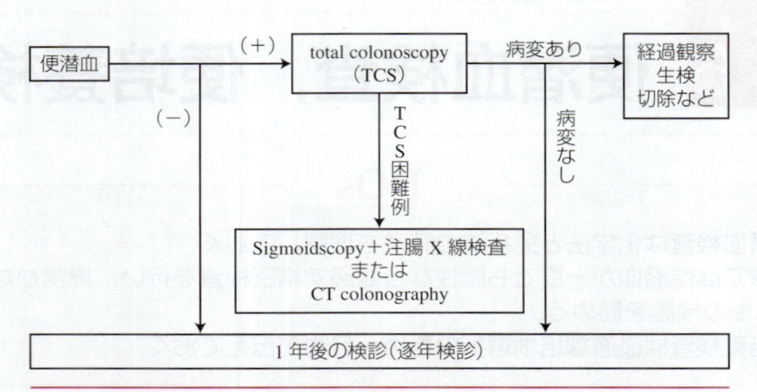

図1　大腸癌検診における精密検査

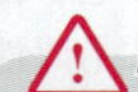

Pitfall

大腸内視鏡前処置の下剤には，腎障害や心疾患に対し禁忌となる薬剤がある．

診を勧め，逐年検診の徹底を図ることが重要である．精検はtotal colonoscopy(TCS)を第一選択とする．ただし，前処置を行う前にイレウスなどの危険を除外しておかなくてはならない．TCSが困難な場合，精度は劣るが，sigmoidscopy＋注腸X線検査やCT colonographyを検討する．

2　便培養検査

a　目　的

下痢，腹痛，発熱などの症状から細菌性腸炎が疑われる際に，原因菌の同定を行う検査である．

b　採取時期

抗菌薬使用後の培養検査は菌が陰性となるため，投与前に採取して提出する．入院72時間以後に発症した下痢には培養検査を行わず，*Clostridium difficile*の検索を行う．

c　採便・提出

厚手で大型の使い捨て紙コップや，寝たきり患者には差し込み便器を用いる．偽陰性の原因となるので，スワブを肛門に挿入して採取しない．採取した検体は1時間以内に検査室に届ける．外注検査に提出する場合はCary-Blair培地の入った便輸送用の試験管を用いる．

d　検　査

カンピロバクター，サルモネラ，腸管出血性大腸菌やビブリオなどを想定して分離培養が行われるが，目的の菌に最適な選択培地を用いる必要がある．そのため，患者情報や可能性を疑う細菌など，検査の目的を検査室に伝えておく．原因菌の同定率は必ずしも高くないため，感染が否定できない場合は数回検査を繰り返し，海外渡航歴，飲食歴や症状とあわせて総合的に考える必要がある．

コツ

ベロ毒素，CD toxin A / Bの迅速検査や，病原性大腸菌O157，*Clostridium difficile*，ノロウイルス，アデノウイルスやロタウイルスに対する迅速抗原も，ウイルス性腸炎との鑑別を含め早期診断に有用である．

DON'Ts

- □ 便潜血陽性者に対し機械的に大腸内視鏡検査を行わない(イレウスの除外)．
- □ 入院3日後以降に発症した下痢には便培養検査を行わない(*Clostridium difficile*の検索)．

古庄胃腸科・内科医院　**松永久幸，古庄精一**

7 *Helicobacter pylori* —感染診断・除菌—

DOs

- □ 内視鏡所見で慢性胃炎(特に慢性萎縮性胃炎)の記載がある場合，*Helicobacter pylori* 感染を疑い検査を考慮する．
- □ *Helicobacter pylori* 感染は“全例”を除菌対象と考える．
- □ *Helicobacter pylori* の除菌薬処方後は必ず除菌判定検査を施行する．

1 概要，目的

Helicobacter pylori(以下 *H. pylori*)は，胃・十二指腸潰瘍，慢性萎縮性胃炎，胃 MALT リンパ腫，胃癌，胃過形成性ポリープなどの消化管疾患だけではなく，特発性減少性紫斑病や慢性蕁麻疹，鉄欠乏性貧血などの消化管外疾患にも関連する．除菌で *H. pylori* 陽性の慢性胃炎を治療することは，胃癌発症のリスクを低減することにもなる．2013 年 2 月に，「ヘリコバクター・ピロリ感染胃炎」に対する除菌療法が保険適用となり，ほとんどすべての感染者に健康保険で除菌することが可能になった．除菌を行ううえで，*H. pylori* の正確な感染診断，除菌判定が必要とされている[1]．

2 感染診断

H. pylori 感染は通常，内視鏡所見から感染を疑う．胃・十二指腸潰瘍を認める場合は必ず *H. pylori* 感染評価が必要である．また，内視鏡検査所見で萎縮性胃炎と記載のある場合は内視鏡術者は *H. pylori* 感染を疑っている場合が多い．胃体部のびまん性斑状発赤や皺襞腫大，あるいは鳥肌胃炎や黄色腫なども *H. pylori* 感染を疑わせる内視鏡所見である(表 1)．

H. pylori 感染の診断法は 6 種類あり，そのうちから原則は 1 つ選び，内視鏡所見なども参考にして，偽陰性が疑われる場合は別の 1 検査を追加する．検査によって，得手不得手があることと，自施設で実施可能かどうかについて知っておく必要がある．個々の検査法は以下の 6 種類である．

- 内視鏡による生検組織を必要とする検査法：①迅速ウレアーゼ試験，②鏡検法，③培養法．
- 内視鏡による生検組織を必要としない検査法：①尿素呼気試験，②抗 *H. pylori* 抗体測定(血中，尿中)，③便中 *H. pylori* 抗原測定．

除菌判定は除菌治療薬中止後 4 週以降に行うとされているが，偽陽性の可能性を極力排除するため，できれば 8 週以降，12 週くらいで行うのが適当である．通常，尿素呼気試験もしくは便中 *H. pylori* 抗原測定を用いることが多い[2]．

表 1　内視鏡における代表的な *Helicobacter pylori* 感染陽性所見，陰性所見

H. pylori 感染陽性所見	*H. pylori* 感染陰性所見
萎縮性胃炎	
鳥肌胃炎	
点状・斑状発赤	稜線状発赤
皺襞の腫大や蛇行	
粘液付着	
RAC の消失	RAC 観察可能
過形成ポリープ	胃底腺ポリープ
黄色腫	ヘマチン付着

RAC：regular arrangement of the collecting venules.

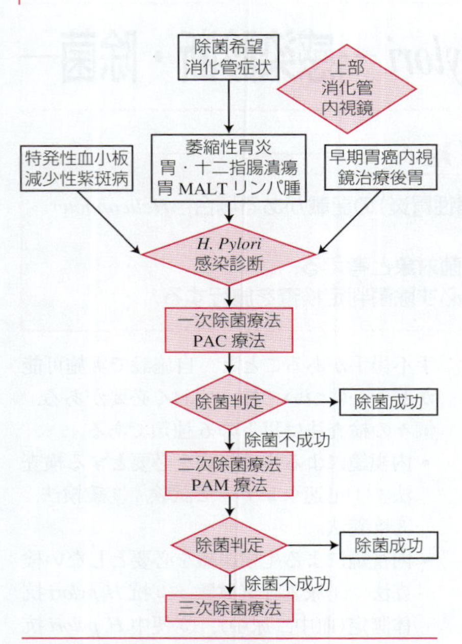

図 1 *Helicobacter pylori* 除菌フローチャート
PAC：PPI ＋ amoxicillin ＋ clarithromycin.
PAM：PPI ＋ amoxicillin ＋ metronidazole.

コツ

除菌診断は尿素呼気試験もしくは便中抗原検査で行う．血中ヘリコバクター・ピロリ IgG 抗体価は陰転化に時間を要し，内視鏡を使った検査はサンプリングエラーで偽陰性の判断になりうる．

Pitfall

尿素呼気試験で 2.5 ～ 5‰の間は検査結果としては陽性と判断されるものの，実際には偽陽性の場合がある．同様に血中ヘリコバクター・ピロリ抗体も 4 ～ 9 U/mL は偽陰性の症例が多い．これらの検査結果の場合は，便中抗原法などの検査を組み合わせて総合的に感染診断をしたい（ただし，保険診療では，陽性の場合の追加の検査は認められていない）．

3 除菌治療

通常，一次除菌治療としてはプロトンポンプ阻害薬（PPI）＋アモキシシリン（AMPC）＋クラリスロマイシン（CAM）を 1 週間投与する 3 剤併用療法を，一次除菌治療レジメンとする（図 1）．

一次除菌不成功例に対しては，二次除菌として，PPI＋AMPC ＋メトロニダゾール（MNZ）を処方する（図 1）．

2015 年 2 月に上市されたカリウムチャネル阻害薬ボノプラザン（タケキャブ®）を用いた除菌成績は，一次除菌で 92.6%，二次除菌で 98.0% と極めて良好な除菌成績を示しており，今後は，酸分泌抑制薬としてボノプラザンの使用が推奨されている[3)]．

処方例

- 一次除菌：
  ①ボノプラザン（20 mg）1 錠　1 日 2 回
  ②アモキシシリン（250 mg）3 Cap（錠）　1 日 2 回
  ③クラリスロマイシン（200 mg）1 錠もしくは 2 錠　1 日 2 回

上記①②③を朝，夕食後に 1 週間内服

- 二次除菌：
  ①ボノプラザン（20 mg）1 錠　1 日 2 回
  ②アモキシシリン（250 mg）3 Cap（錠）　1 日 2 回
  ③メトロニダゾール（250 mg）1 錠　1 日 2 回

上記①②③を朝，夕食後に 1 週間内服

4 患者・家族への説明

H. pylori 除菌後の再発率は低く，*H. pylori* 感染の再検査は原則必要はない．*H. pylori* 感染既往がある患者は除菌後も胃癌のリスクがゼロにはならない．定期的に内視鏡によるフォローアップが必要であることを十分に説明する．

5 専門医への紹介

二次除菌不成功症例，ペニシリンアレルギー症例については，専門施設へ紹介すべきである．特に胃・十二指腸潰瘍や早期胃癌内視鏡治療後，特発性血小板減少性紫斑病などの疾患がある患者は積極的に除菌すべきである．

DON'Ts

- ☐ 内視鏡画像検査所見だけで感染診断はできない．必ず感染診断検査で確認を．
- ☐ ペニシリンアレルギー症例にアモキシシリンを含む除菌処方は禁忌である．必ず処方前にアレルギーは念入りに確認する．
- ☐ 内視鏡検査では，生検部位により *Helicobacter pylori* の感染にムラがあるため，サンプリングエラーの可能性もある．粘液付着や点状・斑状発赤を認め，現在の感染を積極的に疑う場合には，尿素呼気試験や便中抗原法などの追加検査を考慮しなければならない．

文献

1）浅香正博，他：日ヘリコバクター会誌 2009；10：104-128.
2）鈴木秀和：医事新報 2013；4651：60-61.
3）鈴木秀和：医事新報 2015；4751：32-39.

慶應義塾大学医学部内科学（消化器）　**森　英毅**
慶應義塾大学医学部医学教育統轄センター　**鈴木秀和**

☑ 経験談・失敗談

外来業務でも病棟業務でも“申し送り”のなかに不注意，記載漏れ，伝達不良などのトラブル，失敗の種が潜んでいることが多い．外勤先の外来パートで二次除菌まで不成功であり，三次除菌検討にて紹介された症例であるが，専門施設へ三次除菌目的に紹介したところ，結局，内視鏡下培養法陰性，便中抗原陰性であり，除菌は成功していたと考えられた．確かに一次除菌，二次除菌後の尿素呼気試験は陽性であったが，3～4‰前後とグレーゾーンであり，本来ならば便中抗原法での確認をしてから，専門施設に送るべきであったが，二次除菌不成功という診断を疑うことができず，結果的に不要な紹介をしてしまった．申し送りの際には，紹介する人・紹介される人ともに細心の注意を払いたい．

（慶應義塾大学医学部内科学（消化器）　森　英毅）

8 肛門・直腸指診

DOs

- □ 血便や腹痛など消化器症状のある患者には肛門・直腸指診を積極的に行おう.
- □ 指診の前に症状をよく聞き肛門をよく観察し，痛くないようにゆっくりと丁寧に行おう.
- □ 指診のルーチン・ワークを行い，病変を見逃さないようにしよう.

1 基本的な考え方

肛門・直腸指診は特別な器具を必要とせず，肛門・大腸のみならず泌尿器・婦人科疾患などについても有意義な情報を得ることができる．しかし，診断する気持ちがなければ単に指を挿入するだけになってしまう．指診のルーチン・ワークを行えば的確な診断が可能で，病変を見逃すリスクを減らすことができる.

2 指診のルーチン・ワーク[1,2)]

a 肛門の観察

指診の前に肛門の観察を行う．体位は膝を曲げた側臥位が一般的である．肛門周囲の異常や分泌物などを観察する．肛門部痛を訴える患者や視診で見張りイボ(図1)を認める場合は激痛を与えることがあるので，特に愛護的に指診を行う.

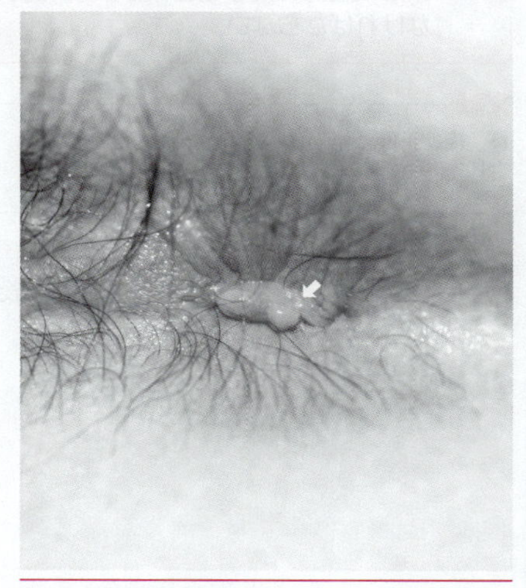

図1 見張りイボ
写真左が12時方向．6時方向に慢性裂肛による見張りイボ(矢印)が認められる．視診でこれを認めたら裂肛の存在を考え愛護的な指診が必要である.
(口絵 No.2 p.ii 参照)

b 肛門指診

薄いディスポーザブル手袋をはめ，示指に潤滑ゼリーを塗り，肛門周囲の皮膚をなでるようして圧痛や索状物の有無を確認する．次に肛門内にゆっくり挿入する．まず括約筋間溝を触知する(図2)．徐々に指を進めて肛門の締まり具合を感じる．また，肛門管内をさすったり回したりして異常を感じとる．示指と母指とで挟むようにして硬結を探る(双指診).

1) 裂 肛

慢性裂肛はざらっとした特有の感触で触知できる．慢性裂肛口側に肛門ポリープ，下端に見張りイボができるが，この見張りイボは裂肛が存在する目安になる(図1).

2) 痔 核

血栓を伴うもの，線維化の著しいものは容易に触知できる．また，ある程度大きな内痔核は肛門管内で指を回すと“ぐにゅっ”とした感触で触知できる.

3) 肛門周囲膿瘍，痔瘻

肛門周囲膿瘍は疼痛を伴う波動として触知できる．大部分は発赤・腫脹を伴うので視診も診断の助けになるが，膿瘍が奥の場

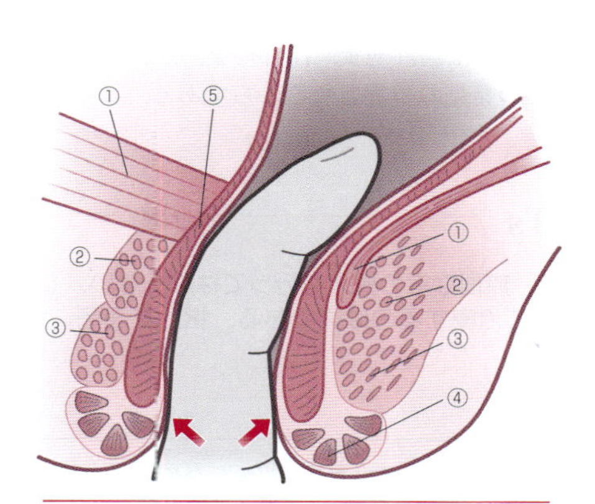

図2　肛門周囲の解剖（正中矢状断）
矢印の辺りが括約筋間溝である．括約筋間溝は内括約筋下縁と皮下外括約筋により形成される凹みで，通常肛門縁から1 cmほど口側に存在する．①の恥骨直腸筋は後方では腱のようになり肛門直腸角を形成する．
①恥骨直腸筋，②深外括約筋，③浅外括約筋，④皮下外括約筋，⑤内括約筋．

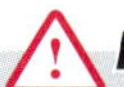
Pitfall

痔核など肛門疾患を発見するとそれで満足してしまい奥の直腸癌を見逃すことがある．指を奥まで挿入することを習慣にしよう．

合，指診が重要となる．

肛門周囲に索状物を触知する場合には痔瘻の瘻管を考える．

4）　肛門腫瘍

肛門管に潰瘍と圧痛を伴う硬結を触知する場合，肛門癌を疑う．

c　直腸指診

示指をさらに深く挿入すると括約筋の緊張を抜け直腸に達する（図2）．直腸内は通常，便を認めない．直腸を指診するときは示指を360°回し，直腸の隆起，陥凹，狭窄の有無などを調べる．このとき，指を後方へ回すと肛門と直腸の境界である肛門直腸角を触れる（図2）．これは後方で腱のようになった恥骨直腸筋により形成される屈曲である．この部位は後方複雑痔瘻の好発部位であり，正常の感触に慣れておくことが異常の発見につながる．さらに，その外側には肛門挙筋が付着しているので，肛門挙筋の硬さ，圧痛の有無を調べる．示指を最大限奥まで挿入するよう心がける．

1）　大腸腫瘍性病変

指診で硬い腫瘤を触知すれば直腸癌と容易に診断できる．この場合，肛門縁からの距離，位置，大きさ，環周度，可動性の有無などを調べる．病変を直接触知しなくても直腸壁を介してS状結腸癌を触れることもある．

慣れてくるとコリッとした粘膜下腫瘍はカルチノイド腫瘍，軟らかいビロビロした腫瘍は絨毛腺腫などと指診で推測できるようになる．

2）　直腸周囲膿瘍，深部痔瘻

発熱と肛門痛や臀部違和感を生じるときには，直腸周囲膿瘍や深部痔瘻を考える．この場合，肛門直腸角が鈍になり圧痛を呈する．外側に触診を進め，浅い坐骨直腸窩に硬結があるか（低位坐骨直腸窩膿瘍・痔瘻），深い部位で肛門挙筋に沿うような板状の硬結を触知するか（高位坐骨直腸窩膿瘍・痔瘻）を調べる．

3）　直腸瘤，直腸脱

女性で便がつかえるという患者については，直腸内に挿入した示指を腟側に曲げ，直腸腟中隔が脆弱でポケット状になっているかを調べる（直腸瘤）．

直腸脱の患者は肛門管の緊張が極端に低下している場合が多く，指診で推測できる．

4）　泌尿器科的疾患，婦人科的疾患，その他

直腸指診では直腸周辺臓器の触診もできる．男性では前方に前立腺と精嚢があり，前立腺肥大や前立腺癌を念頭に置いて指診する．女性では子宮腟部や子宮後屈を触知できるが腫瘍と誤らないよう注意する．Douglas窩に膿や血液の貯留，あるいは胃癌など悪性腫瘍の転移が認められることがある（Schnitzler転移）．

d　指診後の指の観察

指診後に手袋の先端に血液，膿などの付着があるかどうかを確認することも大切である．潰瘍性病変，深部痔瘻，悪性腫瘍などの発見の契機となるからである．

DON'Ts

- □ 肛門・直腸診は疼痛を伴うことがあるので，無理な指の挿入を行ってはならない．
- □ 指診で簡単に診断がつく直腸癌を"痔"として治療するのは罪である．指診を面倒だと思ったり躊躇してはならない．

文献

1）栗原浩幸：肛門疾患の診断．金井忠男（監）：肛門疾患―解剖から手術まで―．南山堂，2014：51-55.

2）栗原浩幸，他：肛門疾患診断のKnack & Pitfalls．幕内雅敏（監）：大腸・肛門外科の要点と盲点．第3版，文光堂，2014：340-347.

所沢肛門病院　**栗原浩幸，金井忠男**

A　検査・治療手技

9 胃管，イレウスチューブ挿入

DOs

- □ 胃管の気管への誤挿入は大きな合併症につながる.
- □ イレウスチューブの挿入は体位変換，ガイドワイヤー，腹部圧迫を併用する.
- □ イレウスチューブ挿入困難な場合は内視鏡を使用した挿入を検討する.

1 概要，目的

経鼻胃管は，栄養や薬剤の投与，胃内容物の確認，胃内の減圧，洗浄などの目的で挿入する．イレウスは，消化管の通過障害により，腸液や残渣が貯留し，腸管内圧が高くなった状態である．イレウスの治療に対し，まず胃内の減圧を行う意味で経鼻胃管を行うことが多いが，改善が乏しい場合，チューブ先端を，Treitz 靱帯より肛門側に留置するイレウスチューブを減圧目的で挿入する．また，イレウスチューブは，先端から，消化管の造影を行うこともできる．イレウスチューブは，おもに小腸イレウスに対して行う経鼻からのものと，大腸の閉塞に対して行う経肛門イレウスチューブがあるが，今回は経鼻イレウスチューブを解説する．

それぞれ絶対的禁忌はないが，出血傾向や，鼻腔から胃までに病変を有する患者では注意を要する．絞扼性イレウスなど腸管の循環障害をきたす病態では，イレウスチューブ挿入の適応はなく，早急に手術療法を検討する．イレウスチューブを一定期間留置してもイレウスが改善されない場合も外科医にコンサルトし，手術療法を検討する．

2 挿入の実際

a 胃管挿入

1) 挿入前

チューブの太さは，患者の状態や目的に合わせて選択する．挿入時の嘔吐反射による誤嚥の可能性もあるため，左側臥位もしくは半坐位で行う．

2) 鼻から咽頭への挿入

可能であれば患者に問診し，通りのよい鼻孔から挿入を行う．鼻腔にキシロカイン® ゼリーを注入し麻酔効果が得られるまで 1 ～ 2 分待つ．キシロカイン® スプレーを用いる場合は，鼻腔内に直接スプレーを行わず，挿入するチューブにスプレーし，しばらくおいてから挿入する(キシロカイン® スプレーに含有されるエタノールによる鼻腔粘膜障害のため)．鼻腔挿入の際，チューブを頭側に向けすぎると挿入困難になるため，軽度にとどめる．抵抗感があった場合や疼痛があった場合は，対側の鼻孔から挿入する．

3) 咽頭から食道への挿入

可能な場合は患者に嚥下を促し，嚥下のタイミングに合わせてチューブを挿入する．意識障害や嚥下困難な場合，食道へ挿入されず，口腔内もしくは気管に挿入されることもあるので注意が必要である．咳嗽反射がないこともあるので注意を要する．

4) 先端位置の確認

食道に入ると抵抗感がなくなるので，嚥下に合わせて少しずつ挿入していく．40 ～ 60 cm くらいで胃に到達するが，反転やたるみなどが起こるため，必ず先端位置を確認する．ベッドサイドでの先端位置の確認は，鼻側チューブ先端に 20 ～ 50 mL のシリンジを付け，勢いよく空気を送り込み，聴診器を用いて胃泡音を確認することが用いられている．しかし，気管への誤挿入と鑑別できないことが報告されており，吸引による胃内容物の確認と，腹部X線検査による先端の確認を併用するとよい．

b　イレウスチューブ挿入

1)　挿入前

ドレナージ目的が中心となるため，チューブの太さは，16 Fr ～ 18 Fr と太い．また，全長も 3,000 mm と長くなっている(図1)．留置のため，先端にバルーンが付いており，事前に先端バルーンが拡張するかどうか，破損がないかを確認しておく．図1のチューブの場合，矢印の部分がバルーンへの注入部であるが，図1のように複数個バルーンがあるタイプなど製品によって形状が異なっているため，事前に説明書で確認しておく．挿入に関してはガイドワイヤーを使用するが，親水性ガイドワイヤーの場合は，ガイドワイヤー，チューブ内に水を通して滑りをよくしておく．

2)　鼻から胃への挿入

前述の経鼻胃管と同様である．ガイドワイヤーを通した状態で嚥下しづらい場合は，嚥下してからガイドワイヤーを通す．

3)　胃から十二指腸，空腸への挿入

挿入はX線透視下で行う．図2に示すように，チューブ先端は重力により垂れ下がる．したがって，チューブを挿入したい方向を下側(重力が向く方向)にするとチューブ先端が意図した方向に進むことが多い．チューブ先端が胃内に入ったら，右側臥位とし，チューブ先端が幽門方向に向くようにする．チューブが幽門側に入ったら，ガイドワイヤーをチューブ先端近くまで挿入し，左側臥位とし，幽門側に空気を貯め，幽門輪を拡張し，チューブを押し込んでいく．穹窿部でチューブが一回転してしまうことが多いが，そのまま押し込んで幽門側に先端が入ったら，チューブ全体を引き戻してループを解除してみる．解除できない場合は，ループのままで挿入していく．基本的な体位は前述したとおりだが，挿入困難な場合，逆の体位や，頭側を上げたり，下げたりしてみると挿入できることもあるので試してみるとよい．腹部を圧迫したり，軽くゆするとよいこともある．

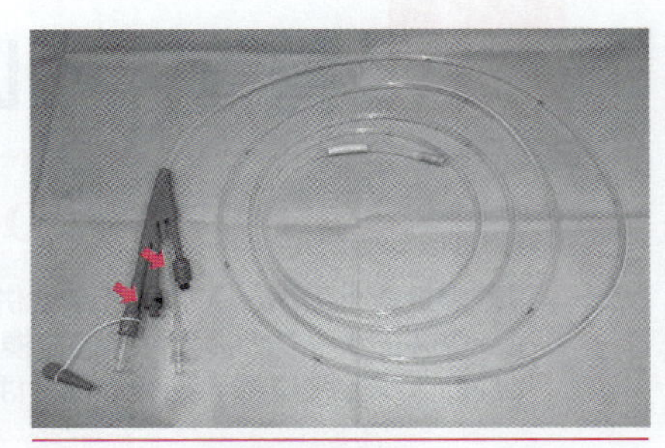

図1　イレウスチューブ外観

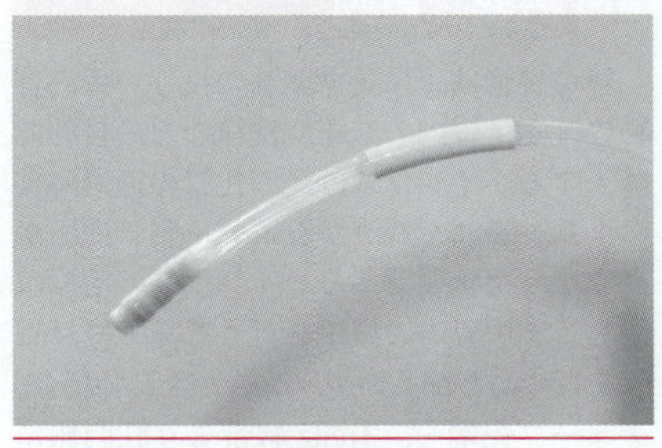

図2　イレウスチューブ先端部

少量の液体造影剤で幽門輪の方向を確認することも有効である．幽門輪をチューブ先端が通過したら，ガイドワイヤーを先端部まで挿入し押し込んだり，逆にワイヤーを少し抜き気味にして押したり，引いたりすると深部に挿入される．先端バルーンを軽く拡張させておくとよい場合もある．チューブの出し入れは鼻腔の疼痛を伴うため，適宜キシロカイン® ゼリーを塗布する．

4)　挿入後

Treitz 靱帯を越え，なるべく深部に挿入したら，先端バルーンを蒸留水で拡張させる．胃内にたるみをつくり，先端が進む余裕をもたせておく．鼻側をテープで固定し，位置確認のためのX線を撮影し，可能な限り腸液を吸引し終了する．

5)　挿入困難例の対処

上記操作を行っても，幽門輪をチューブ先端が挿入できない場合がある．長時間の挿入は患者への負担や誤嚥などのリスクもあるため避けるべきである．経鼻内視鏡を利用したイレウスチューブ挿入キット（先端開口型のチューブと 5,000 mm の長いガイドワイヤーがセットになっている）を使用し，経鼻内視鏡を使用して，挿入すると安全で短時間に挿入が可能である．

3 術後管理

チューブに間欠的吸引装置を接続するとより早く減圧が可能である．可能であれば，適宜，腹部 X 線にてチューブ先端を確認し，胃内でのたるみがなくなっている場合は，チューブを送り込んでおく．

DON'Ts

- □ 絞扼性イレウスなど腸管の循環障害をきたす病態では，イレウスチューブ挿入の適応はない．
- □ 胃管先端が胃内に留置されていることは胃泡音の確認だけで行わない（吸引による胃内容物の確認と腹部 X 線検査による先端の確認を併用）．
- □ 長時間の挿入は患者への負担や誤嚥などのリスクもあるため避けるべき．

慶應義塾大学医学部内視鏡センター　**細江直樹**

A 検査・治療手技

10 Sengstaken-Blakemore（S-B）チューブによる止血

DOs

- □ 食道・胃静脈瘤出血の一時的なコントロールのための処置であり，内視鏡治療への橋渡しであることを認識しよう．
- □ 経鼻胃管をスムーズに挿入できる基本技術は必須であり，必ず体得しておこう．
- □ 使用時イコール緊急時であり一刻の猶予も許されない事態であるため，いざというときのために，構造と使用法を理解しておこう．

1 基本的な考え方

食道・胃静脈瘤破裂は突然の大量出血で始まることが多い．その原因はおもに肝硬変であるが，特発性門脈圧亢進症，原発性胆汁性肝硬変，Budd-Chiari 症候群，肝外門脈閉塞症，先天性肝線維症といった肝疾患だけでなく慢性膵炎，胆道系の悪性腫瘍や転移性肝癌などもある．また，低蛋白血症，凝固線溶系異常などの背景因子を有することが多く自然止血はほぼ不可能で，一時止血がされていても再出血は必発である．出血によりショック症状に陥るばかりか，肝不全を中心とした多臓器不全へと移行する可能性が高い．したがって，その出血に対する救急処置および出血源となる静脈瘤に対する治療をいかにすばやく確実に行うかが重要である．

2 S-B チューブ挿入までの流れ

a ショック対策

食道・胃静脈瘤破裂は大量出血による吐下血から失血によるショック状態や肝性脳症も加わった昏睡状態であることも少なくない．まずバイタルサインを確認し，血管確保，同時に採血，酸素投与，必要ならば気道確保，中心静脈圧のモニタリングなど，出血性ショックに対する基本的管理を行う．

b 食道胃静脈瘤破裂の診断

1） 問診および身体所見

既往の肝疾患，吐下血，静脈瘤治療の有無のみならず輸血歴，飲酒歴などからも肝疾患を推察する．また，腹水，黄疸，肝脾腫，羽ばたき振戦，アンモニア臭はもちろんのこと，皮膚所見としてのクモ状血管腫，手掌紅斑，腹壁静脈怒張はもとより，酒，刺青などからも肝硬変による食道・胃静脈瘤破裂を疑う．

2） 内視鏡所見

確定診断には不可欠であるが，ショック状態からある程度脱却し呼吸循環動態が落ち着いてから行うのが原則である．観察は食道・胃静脈瘤内視鏡所見記載基準[1]を念頭に置いて迅速に行い，特に出血所見についても正確に診断，記載する．静脈瘤があっても必ずしも出血源とは限らず，肝硬変では門脈圧亢進症性胃症（portal hypertensive gastropathy：PHG）やびらん，胃・十二指腸潰瘍からの出血も鑑別する必要があり，Mallory-Weiss 症候群のみといった場合もある．逆に出血源が同定できない場合はやはり静脈瘤からの出血として対処する必要がある．特に胃静脈瘤破裂の場合，観察時に止血しているとフィブリン栓が確認できないこともある．吸引が追いつかないほどの出血例，残渣と凝血塊などにより体位変換を行っても観察が困難な例など，洗浄や観察に時間をかけても無駄な例を適切に見極め，早めに次の処置に移ることも非常に重要である．視野確保が困難な出血でも静脈瘤からの出血かどうかはできるだけ確認し，止血困難と判断した場合や緊急治療によっても止血が得られない場合にも，止血の最終手段としてS-Bチューブを挿入する．

3 S-Bチューブ挿入

ショック例，休日・夜間の医療体制が不十分な時間帯，緊急内視鏡での視野確保困難例ばかりか緊急止血法として最も古くから現在に至るまで広く行われている方法である．しかし，あくまで内視鏡的硬化療法を中心とした根本的な治療へ至る橋渡しとしての一時的な治療であることを認識すべきである．

まず挿入前にバルーンに空気を入れて，破損やチューブの閉塞がないことを確認する．確認後は十分に空気を吸引しておく必要がある．スタイレットワイヤーがあるタイプはスタイレットがチューブ先端まで入っているか確認する．鼻，咽頭の表面をキシロカイン® スプレーで麻酔した後，チューブにキシロカイン® ゼリーを十分塗布し，経鼻胃管の挿入と同じ要領で愛護的に挿入する．原則，側臥位で口腔内の吸引を適宜行いながら挿入する．胃用バルーンが胃内に到達するまで少なくとも50 cm以上は挿入する．胃バルーンに約50 ccの空気を注入してさらに5 cm挿入し胃バルーンが食道内にないことを確認する．次に胃バルーンに150～250 ccの空気を注入する．胃静脈瘤破裂の場合は300～600 cc注入すべき場合もある．空気注入後食道胃接合部に密着するまで引っ張り上げる．この操作のみで食道静脈瘤の血流も遮断されることも多いが，止血が得られない場合に食道バルーンに空気を注入する．水銀血圧計と連結して圧を確認しながら注入するが，食道バルーン内圧を出血直後は40 mmHg，3時間後30 mmHg，翌日より20 mmHgを保つ．

最も注意すべきは，その固定法であり，鼻翼固定にすると圧迫潰瘍や壊死を起こしやすいため，われわれは図1のように整形外科用の2巾アルフェンスシーネ3本を用い顔面に固定している．本法は安静を保ちながら，患者自身による体位変換が可能である．本法の一時止血率は72～92%と良好であるが，合併症も10%前後はあるといわれており，注意が必要である．すなわち，圧迫による食道壁の脆弱化による潰瘍形成・穿孔を防ぐためにバルーンへの空気の持続注入は最長でも48時間を限度とする．しかし，5～6時間でも食道潰瘍ができる場合があり，5分ほど圧迫を弱める必要がある．また，胃バルーンにより食道内の血液が逆流し誤嚥や窒息などの合併症も多い．胃バルーンの食道内空気注入による食道破裂も起こりうる重篤な合併症であるが，透視下での挿入もしくは最低でも挿入直後のX線写真での確認が必要であることはいうまでもない．緊急内視鏡後のS-Bチューブ挿入の場合は後述の硬化療法により硬化剤をある程度静脈瘤に注入してからのほうがバルーンに注入する空気量を少なくできる場合もある．S-Bチューブ挿入中は胃内の貯留血液を吸引しラクツロースを注入することで肝性脳症の予防に努める．また，抜去するときはまず食道バルーンを十分に脱気し出血のないことを確認のうえ胃バルー

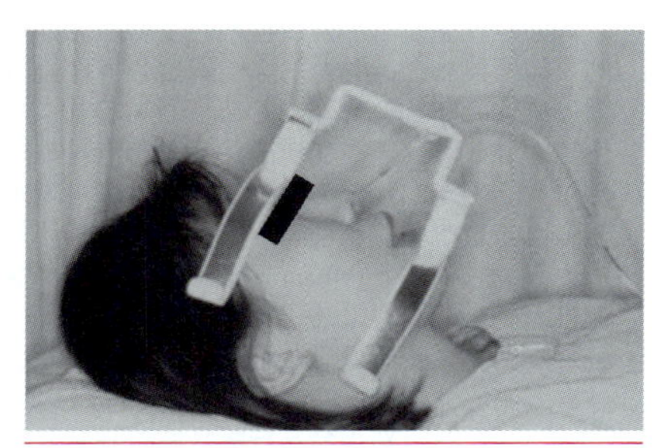

図1　S-Bチューブの固定法（北里方式）

ンを徐々に脱気する．十分脱気し終わっても出血しないことをしばらくバルーンフリーのまま確認した後，ゆっくり抜去する．

4 静脈瘤治療

前述した処置により循環動態の安定と一時止血が得られても静脈瘤そのものに対する治療が行われないと意味がない．

緊急時はいかに素早く診断しかつ初期治療を行うかが救命できるか否かの分かれ目になるが，緊急治療のみで終わらず再発防止のため確実な治療を加えることが必要である．

DON'Ts

- □ X 線で位置を確認せずに胃バルーンを 500 ～ 600 cc 拡張してはならない．また，挿入・抜去時には必ず空気を十分抜いて操作し，決して暴力的な挿入をしない．
- □ 留置は最長 48 時間までで 6 時間毎に食道バルーンの空気を抜くことを忘れてはならない．

文献

1） 日本門脈圧亢進症学会（編）：門脈圧亢進症取扱い規約．第 3 版，2013：37-40.

村上記念病院内科　**村上匡人**

新百合ヶ丘総合病院肝疾患低侵襲治療センター / 内視鏡センター　**國分茂博**

☑ 胃静脈瘤の治療

胃の静脈瘤には，食道胃噴門部静脈瘤（#1）と孤立性胃穹窿部静脈瘤（#2）の 2 種類があり，内視鏡所見も血行動態も全く異なる．食道胃噴門部静脈瘤（#1）は供血路から成立する食道静脈瘤に連続する胃静脈瘤であり通常の EIS で治療できるが，孤立性胃穹窿部静脈瘤（#2）は食道静脈瘤をほぼ伴わず排血路である胃腎短絡の経路で胃静脈瘤を形成するため，緊急止血の際は，その出血部位の診断も穿刺治療も内視鏡を反転して行う必要性があり，特に専門的な知識と技量を有する術者が施行する．使用する硬化剤も食道胃噴門部静脈瘤（#1）のエタノールアミンオレイト（ethanolamine oleate）ではなく，瞬時に血液を凝固させる cyanoacrylate 系薬剤（ヒストアクリル® もしくはアロンアルファ®）を油性造影剤と混合し 2：1 の比率で用いる必要がある．その薬剤が院内に保有されていることを確認してから，緊急内視鏡検査に入るべきである．また，待機・予防的にはバルーン下逆行性静脈的塞栓術（BRTO）が施行される．

（新百合ヶ丘総合病院肝疾患低侵襲治療センター / 内視鏡センター　國分茂博）

A 検査・治療手技

11 食道内圧検査，24時間食道・胃pHモニタリング

DOs

- □ 食道運動機能について理解しよう．
- □ 24時間食道・胃pHモニタリング，食道内圧検査の実際の方法・適応について理解しよう．
- □ 機能検査を行い，食道運動障害を診断しよう．

1 食道運動機能検査とは

内視鏡検査では明らかな異常を認めないが，機能異常により症状を引き起こしている疾患が存在する．それらの疾患を評価する検査法が機能検査であり，日常臨床において行われる検査としては，食道運動を評価する食道内圧検査と胃酸逆流を評価する24時間食道・胃pHモニタリングがある．

食道の機能は，口腔からの液体・固形物を胃に送ることと，胃内容物の食道への逆流を防止することである．食道内の液体・固形物の胃への排出には蠕動波が重要であり，胃から食道への逆流防止には下部食道括約部（lower esophageal sphincter：LES）が重要となる．

健常者では嚥下後にLES弛緩が始まり，また同時に一次蠕動波が上部食道より出現し，一次蠕動波がLESに達した後LESの弛緩が終了する．その後，LESは胃食道逆流を防止するために15～20 mmHg程度の圧で収縮している[1]．

食道蠕動波，LESの状態を評価することができるのが食道内圧検査であり，食道・胃pHモニタリングを組み合わせることで，食道内への胃酸逆流を含めて評価を行うことができる．また，24時間食道・胃pHモニタリングを行うことにより，短時間の測定では評価できない酸逆流と症状の関連，逆流性食道炎発症の原因である食道内の過剰な酸曝露の有無および胃内の酸の状況を評価することができる．

2 検査の方法・適応

a 食道内圧検査

食道内圧検査は，鼻腔から挿入したカテーテルで，咽頭から胃近位部までの圧変化を測定する検査である．食道運動機能を評価するためには，咽頭，食道体部（最低4か所以上），LES，胃上部の内圧を測定できるカテーテルを使用し，嚥下の有無，食道体部収縮波，LES静止圧，LES弛緩，食道・胃の静止圧を測定する必要がある．実際には一定の間隔で10回の水嚥下を繰り返し，これらの測定結果の平均値，それぞれの波形を評価することとなる[1]．

LESは吸気時には下方へ移動し，嚥下時に食道は短縮するため，微小（2 mm前後）な圧チャンネルの受圧面では呼吸・嚥下により容易に受圧面がLESと解離してしまい，LES圧を持続的に測定することはできない．LES圧の持続的な測定をするためには，6 cmの受圧面（スリーブセンサー）を有するカテーテル，またはhigh-resolution manometry（咽頭から胃近位部までを1 cm間隔，36個のmicrotransducerにて測定し，圧データをカラープロット化し評価する）が必要である．スリーブセンサーを用いたconventional manometryによる食道運動異常症の診断基準を表1に示す[2]．食道内圧検査の適応は，食道運動異常症（LES弛緩不全＋蠕動異常 → 食道アカラシア，蠕動

表 1　一次性食道運動障害の食道内圧検査所見

	必須項目	付記項目
achalasia	一次蠕動波の消失 LES 不完全弛緩	LESP 上昇（＞45 mmHg） 食道体部静止圧の上昇
diffuse esophageal spasm（DES）	同期性収縮（水嚥下時＞10%） 間欠的な正常蠕動波	反復性収縮（＞2 ピーク） 振幅または蠕動波高の上昇 自発性収縮，LES の不完全弛緩
nutcracker esophagus（NE）	下部食道の蠕動波高の増加（＞180 mmHg） 蠕動波正常	蠕動波の振幅の延長（＞6 秒）
hypertensive LES	LES 圧の上昇（＞45 mmHg）	正常蠕動波 LES 弛緩正常
nonspecific esophageal motility disorder（NEMD）	正常な食道運動ではないが，上記一次性食道運動障害の定義を満たさないもの（右項目のいずれの組み合わせ）	非蠕動波の増加（水嚥下＞20%） 振幅の延長（＞6 秒），三相波 蠕動波高の低下（＜30 mmHg） LES の不完全弛緩，逆行性蠕動

〔Katz PO, et al.：Ann Intern Med 1987；106：593-597.〕

異常 → びまん性食道けいれん，蠕動波の強収縮 → nutcracker esophagus など）患者が有することの多い，つかえ感，胸痛を有する患者である．健常者と逆流性食道炎患者間の LES 圧のオーバーラップは大きく，食道内圧検査を施行しても逆流性食道炎の診断はできない．

b　24 時間食道・胃 pH モニタリング…

24 時間食道・胃 pH モニタリングは，胃酸逆流，食道内の胃酸曝露時間，胃内の酸の状況を評価する検査である．臨床的な食道・胃 pH モニタリングの適応としては，内視鏡検査にて逆流性食道炎を認めないものの，胃食道逆流症状（胸やけ，胸痛，咳嗽など）を有する NERD（非びらん性胃食道逆流症）患者の症状と胃酸逆流との関連，また PPI 抵抗性の逆流性食道炎患者に対する PPI 使用時の胃内の酸の状況，食道内の胃酸曝露時間の評価が pH モニタリングのよい適応となる．逆流性食道炎に関しては，24 時間食道 pH モニタリングによる過去の多くの検討から，食道内の過剰な胃酸曝露により発症していることは明らかであり，逆流性食道炎の存在のみでは食道 pH モニタリング検査の適応とはならない．

食道 pH モニタリングの検査方法は，径 2 mm の pH カテーテル（アンチモン電極またはガラス電極）を鼻孔より挿入し，LES の口側約 5 cm に設置する．通常 LES が約 3 cm 存在することから，pH カテーテル先端の実際の位置は，胃食道接合部から約 8 cm 前後口側となる[3]．

評価項目としては，食道内の pH 4 未満の時間率，胃酸逆流回数，5 分以上の胃酸逆流回数である．pH 4 未満の時間率は健常者でも最大 4% 前後はみられる．重症な逆流性食道炎になるに従い，食道内の胃酸曝露時間は延長する．胃酸逆流は，食道内の通常 pH である 6 前後から急激に pH が 4 未満になったとき，胃酸逆流ありと判定している．また，5 分以上の胃酸逆流回数は食道内の胃酸排出が遅延していることを意味し，3 回以上は異常と考えられている．最近の pH モニタリング機器ではこれらの項目を自動解析できるようになっている．

3　注意点

食道内圧検査，24 時間食道・胃 pH モニタリングなどの機能検査は，内視鏡検査では診断が困難な疾患を評価できる可能性があるが，あくまで上部消化管精査の第一選択は内視鏡検査である．内視鏡検査にて明らかな異常が指摘されないものの，胸やけ，つかえ感，胸痛などが持続する症例に対し，機能検査を行うことが有用である．

4 患者・家族への説明

機能検査で診断がつく疾患は，一般臨床において診断困難な疾患であることが多く，症状が持続しているものの，長年診断がつかずに患者自身も診断を諦めていることも多い．内視鏡検査で異常を認めないものの，機能検査で診断がつく疾患があることを，十分に説明し，検査を行うことが重要である．

5 専門医への紹介

以前よりも機能検査が一般的になってきたとはいえ，機能検査を日常診療の一環としている医療機関は一部である．機能検査が必要な際は，専門医への紹介が必要である．

DON'Ts

- □ 内視鏡検査で異常がないものの，胸やけ，つかえ感，胸痛などが持続する患者の診断を諦めてはならない．
- □ 治療介入によって生活の質が向上する食道運動障害(アカラシアなど)を見逃してはならない．

文献

1） 岩切勝彦，他：日消誌 2003；100：1084-1094.
2） Katz PO, et al.：Ann Intern Med 1987；106：593-597.
3） 岩切勝彦，他：日消誌 2010；107：538-548.

日本医科大学消化器内科学　**星野慎太朗，岩切勝彦**

12 血球成分除去療法

DOs

- □ ステロイド抵抗性，ステロイド依存性の中等症以上の潰瘍性大腸炎患者では，血球成分除去療法を考慮しよう．
- □ 疾患活動性の高い患者には，治療間隔を短縮した intensive 治療を考慮しよう．

1 概要・目的

炎症性腸疾患は，腸管局所に存在する免疫担当細胞の過剰な活性化が原因の1つと考えられている．血球成分除去療法は，過剰な免疫応答の主役を担っている白血球を体外循環により除去することにより，病態の改善を目指した治療法である．血球成分除去療法には，おもに白血球中の顆粒球・単球を除去するとされる顆粒球・単球吸着療法(granulocyte and monocytapheresis：GMA)，顆粒球，単球およびリンパ球を除去するとされる白血球吸着療法(leukocytapheresis：LCAP)，遠心分離法(centrifugal leukocytapheresis：CFLA)の3種類があるが，おもにGMAとLCAPの2種類の方法が用いられている(表1，図1)．

2 作用機序

GMAは酢酸セルロース性のビーズにより約60%の顆粒球・単球が選択的に吸着可能とされる．LCAPはポリエチレンテレフタラート製の不織布により顆粒球・単球のほぼ100%，リンパ球の約60%が吸着可能とされる．血球成分除去療法の作用機序はいまだ十分に明らかにされていないが，白血球除去による直接的な免疫抑制効果，補体活性化による間接的な抗炎症作用，免疫寛容に関わるとされる制御性T細胞の誘導などが報告されている．

3 有効性

ステロイド抵抗性，ステロイド依存性の潰瘍性大腸炎に対してステロイド減量・離

表1　血球成分除去療法の方法

方法	顆粒球・単球吸着療法(GMA)	白血球吸着療法(LCAP)	遠心分離法(CFLA)
分離方法	吸着法 酢酸セルロースビーズ	吸着法 ポリエチレンテレフタラート製不織布	遠心法 分離ボウル
	Adacolumn		抗凝固薬加全血 → → 血漿 血漿 血小板 白血球 赤血球
穿刺法	両腕法	両腕法	片腕法
除去する成分	顆粒球・単球	リンパ球・単球・顆粒球	リンパ球・単球・顆粒球
副作用	頭痛，湿疹		クエン酸による口唇のしびれ

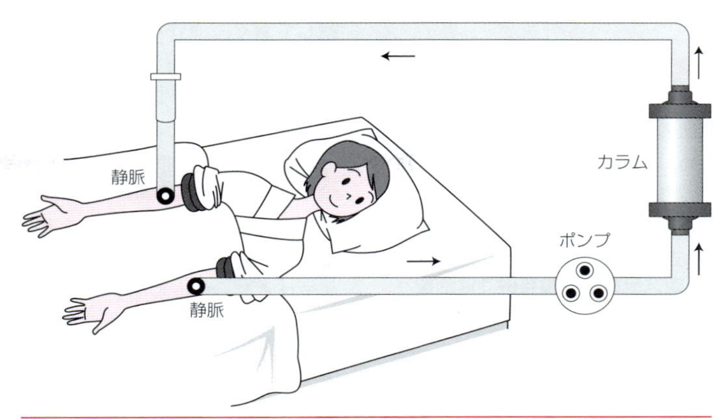

図1　血球成分除去療法の回路図

脱効果を示しながら高い頻度(70 ～ 85%)で寛解導入に成功することが報告されている．厚生労働省の研究班の治療指針改定案[1]でも，ステロイド依存例，抵抗例における治療として血球成分除去療法が組み込まれ，国内で定着した治療法となり実績を上げている．ステロイド投与を必要とする比較的活動度の高い潰瘍性大腸炎患者では，血球成分除去療法を併用し，様々な副作用を有するステロイドの減量を図るほうが，高用量ステロイドのみで治療するよりも効果が高く，より安全であると考えられている．

4 治療の実際

炎症性腸疾患の病態を内視鏡検査や血液検査，CTなどを用いて十分に評価し，血球成分除去療法の適応を判断する．肘静脈などの静脈に脱血と返血ルートを確保し，体外循環治療を行う．血流速度はGMAが30 mL/分，LCAPが40 ～ 50 mL/分，目標

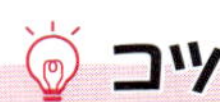

コツ

2009年にSakurabaらにより週2回のintensive GMAの有効性が報告された[2]．活動性の高い患者にはintensive CAPを選択することで早期の症状改善，治療効果の判定，ステロイドの早期減量に寄与すると考えられる．

血液処理量はGMAが1,800 mL，LCAPが2,000 ～ 3,000 mLであり，治療時間は約1時間である．従来，週1回に施行回数が制限されていたが，2010年に潰瘍性大腸炎に対する週の施行回数の制限がなくなり，施行間隔を短縮することで治療効果の上乗せが可能となった．中等症潰瘍性大腸炎では計10回，劇症では計11回までが保険適応となっている．また，2009年には大腸を病変範囲に含むCrohn病に対してGMAが適応になった．Crohn病に対しては，週1回5回を1クールとして2クールまでの制

☑ 血球成分除去療法のメリット

炎症性腸疾患の活動期患者には，サイトメガロウイルスや*Clostridium difficile*などの感染が併存していたり，感染が否定できない場合がある．潰瘍性大腸炎やCrohn病に対する治療法の多くは免疫抑制作用をもつ薬剤が多いが，血球成分除去療法は免疫抑制作用を有する薬剤を用いないため，感染症合併が否定できない場合にも施行しやすい．

（大阪大学大学院医学系研究科消化器内科学　飯島英樹）

限がある.

5 注意点

脱血，返血のための太い血管の確保が必要であるため，あらかじめ血管の状態を観察しておく．血管を穿刺することによる血管痛や，抗凝固薬などによる発熱，発疹，頭痛や貧血などが認められることがあるが，一般的には軽微である.

Pitfall

血球成分除去療法は，難治例，特に慢性持続例，長期ステロイド投与例では治療効果が低い場合が多いため，他の治療法の選択も考慮する.

6 患者・家族への説明

本治療法は，おもに中等症程度の潰瘍性大腸炎患者に対して行われることが多いが，ステロイド，免疫調節薬，抗TNFα抗体製剤など，同様の病態における代替治療法についても十分に説明を行う.

DON'Ts

- □ 治療中に増悪する症例や無効と考えられる症例に対して漫然と治療を継続すべきではない.
- □ 小腸のみに病変を有するCrohn病に対しては保険適応がない.

文献

1) 潰瘍性大腸炎・クローン病　診断基準・治療指針　平成25年度改訂版(平成26年3月31日)，厚生労働科学研究費補助金難治性疾患克服研究事業「難治性炎症性腸管障害に関する調査研究」班(渡辺班)平成25年度分担研究報告書. 2014：437-443.

2) Sakuraba A, et al.：Am J Gastroenterol 2009；104：2990-2995.

大阪大学大学院医学系研究科消化器内科学　飯島英樹

13 検体の出し方

DOs

- □ 精度の高い病理診断のためには，内視鏡所見を念頭にした正確な生検が重要である．
- □ 組織生検には出血リスクが伴うことを念頭に置く．
- □ 細胞診は診断率の低さを考慮して治療方針を決定する必要がある．

1 基本的な考え方

消化器内視鏡では比較的容易に生検標本を採取できることから極めて有用な診断法となる．内視鏡所見のみでは診断が困難な場合でも生検を行うことで質的診断が可能となる半面で，病理診断に頼りすぎるため基本となる内視鏡診断が疎かになっているという指摘もある．日常的に内視鏡画像と組織像の対比を繰り返すことで，生検を含めた内視鏡検査の総合的な診断力の向上が期待できる．本項では内視鏡生検を含む消化器領域の検体取り扱いのコツと注意点に関して概説する．

2 内視鏡生検

a 鉗子生検のコツ

まずは良好な視野を確保することが重要である．上部消化管スコープの場合には画面の左下方から鉗子が出るように設計されており，病変が視野の左下方にくるようにスコープを調整する．一方，下部消化管スコープでは画面のやや右下方から鉗子が出るため，病変が画面の右下方にくるようにスコープを調整する．最適な視野を得るためには，スコープ操作や空気量の調整が必要となる．

生検採取を行う部位は，病変をよく観察して慎重に決定する必要がある．例えば，悪性サイクルを繰り返す潰瘍性病変では一部が非腫瘍性粘膜で覆われてしまうことがあり，その部位から生検しても癌細胞は検出されない．必要に応じて，インジゴカルミン液を散布したり，NBI 拡大観察などを併用したりして，癌組織が表面に露出した部位から正確に検体を採取する必要がある（図 1）．また，生検鉗子を病変に対して可能な限り鋭角にあて，先端をやや下方に押し付けるようにすると十分量の検体が採取できることが多い．病変に対して鈍角に鉗子を押し当てると先端が滑って狙った部位から生検できないことがある．病変をつかんだ際の内視鏡写真を残すことも後から検査を見直す際に重要となる．

同一病変から複数個の生検検体を採取する場合，生検によって生じた血液が病変に被らないように血液の流れを考慮する必要がある．上部消化管では基本的に肛門側から口側に血液が流れるため，口側から生検することが多い．未分化癌など粘膜下伸展

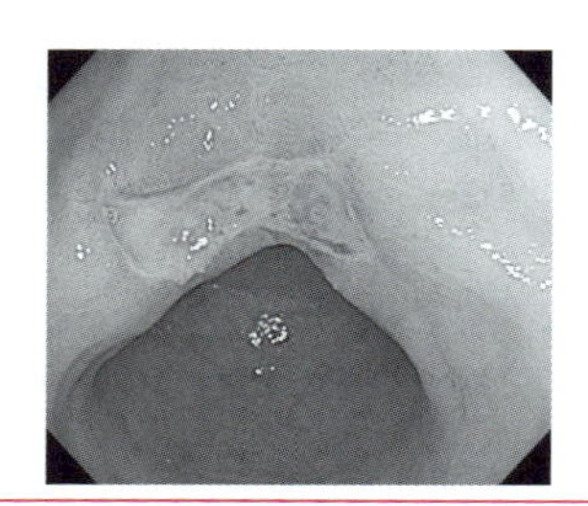

図 1　潰瘍形成を伴う胃癌
悪性サイクルを繰り返すことで口側には再生性変化が生じている．診断を確定するためには潰瘍辺縁の腫瘍が露出した部位から生検を施行する必要がある．
（口絵 No.3 p.ii 参照）

コツ

良好な生検視野を得るために内視鏡操作が重要である．右利きの場合，上下・左右のアングル，空気量，さらには手首の返しにより左手1本でスコープの位置を調節し，適切な視野を得られるように日々の検査で意識する．これは右手でデバイスの操作を強いられる内視鏡治療に必須の技術となる．

Pitfall

食道癌や大腸癌（特に平坦型）では生検により粘膜下層の線維化が生じ，引き続いて行われる内視鏡治療の妨げになることがある．そういった病変では拡大観察も含めた十分な内視鏡評価を行ったうえで，“あえて生検しない”という選択も必要となる．

をきたす腫瘍では病変の広がりを確認するために陰性生検を行うことがあるが，筆者らはコンタミネーションを防ぐため陰性生検から施行するようにしている．

b 偶発症への対応

組織生検は常に出血リスクを伴うものである．まず，検査を施行する前に併存疾患や内服薬などの患者背景を把握する必要がある．2012年に日本消化器内視鏡学会が中心となって，「抗血栓薬服用者に対する消化器内視鏡診療ガイドライン」が発表され，近年では出血リスクよりも血栓塞栓症リスクを重視するようになってきた．細径鉗子を用いるなど侵襲を最小限に抑え，出血が遷延する場合にはトロンビン散布やクリッピングなどの止血術を積極的に行うことが好ましい．

c 病理結果との対比

正確な診断を行うため，生検した目的が病理医に正確に伝わるように病理依頼書を作成する．鑑別が必要な疾患があれば必ずその疾患名を記載するようにする．内視鏡所見と病理所見が一致しない場合には，内視鏡専門医による内視鏡診断と生検部位の再検討が必要となる．内視鏡診断偽陰性の原因の半分以上に内視鏡医の診断能力不足が関わるとされている．内視鏡医は内視鏡診断学を軸とし，生検診断はあくまで補助診断とする心構えが重要である．

3 切除検体の取り扱い

消化管切除検体はホルマリン固定するとかなり収縮するため，ゴム板などに広げてピンで固定する．その際，切除断端には特に注意をはらう必要がある（図2）．内視鏡治療の最終的な成否はガイドラインに沿って病理診断に委ねられるため，とにかく丁寧に検体を扱わなければならない．

4 細胞診

生体の細胞を様々な方法で採取し，良悪鑑別や感染症の診断などに用いる検査であり，消化器領域では胆汁・膵液の細胞診が重要となる．胆汁・膵液は組織傷害性が強いため，新鮮な検体を速やかに提出する必要がある．ブラシによる擦過細胞診など工夫も行われているが，最終的な診断率は30～60％程度にとどまっている．近年，超音

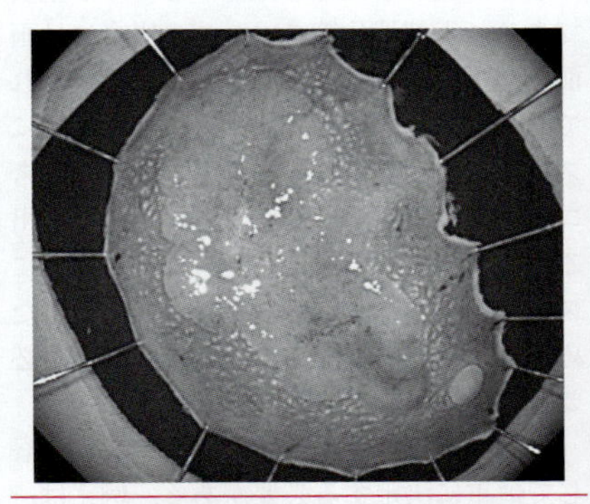

図2　内視鏡的粘膜下層剥離術（ESD）後の検体（LST-NG）
（口絵 No.4 p.ii 参照）

波内視鏡ガイド下細径針穿刺吸引細胞診(EUS-FNA)の登場により高い診断成績が得られるようになってきたが，他臓器を介しての検体採取は播種のリスクを伴うことを念頭に置く必要がある．

DON'Ts

- □ 病理医との連携を疎かにしてはならない．
- □ その後の観察や治療に支障をきたす可能性がある不必要な生検をしない．

NTT 東日本関東病院消化器内科　**酒井英嗣**

☑ 他科との連携

食思不振の精査のため上部消化管内視鏡検査を施行したところ，噴門部に病変の立ち上がりは健常粘膜で覆われた大きなⅠ型腫瘍を認めた．腫瘍の表面は肉芽や壊死物質で覆われているが，通常の進行胃癌とは異なる印象であった．黒色調ではないが，患者は悪性黒色腫の治療歴があるため病理医に臨床情報を伝えたところ，免疫染色の結果，悪性黒色腫の胃転移と診断できた．外科医や病理医をはじめ他科と十分なコミュニケーションを図りながら診療を進める姿勢は，質の高い医療を提供するために消化器内科医としての重要な要素である．

（横浜市立大学肝胆膵消化器病学　野中　敬）

14 肝生検(経皮的・頸静脈的),腹腔鏡検査

DOs

- □ 肝生検の意義や適応について理解しよう.
- □ 肝生検(腹腔鏡検査)の際には必ず患者に必要性と方法を説明して同意を得る.
- □ 検査前の出血傾向の確認や画像検査は必須である.忘れないようにしよう.

1 基本的な考え方

肝疾患の診断は,血液生化学検査と画像診断のみでは難しく,肝生検による病理診断が必要となる.また,腹腔鏡検査は肝臓の色調,疾患特異的な肝表面像の情報が得られ,さらに正確な診断に有用である(表1)[1].

2 肝生検の禁忌

肝生検の禁忌には,患者が検査に非協力的であったり,息止めができない場合のほかに,血液凝固遅延や,血小板減少などの高度の出血傾向がある.抗血小板薬や抗凝固薬を内服している患者では,休薬やヘパリンへの置換などの対応が必要となる.閉塞性黄疸や大量の腹水貯留がある場合にも肝生検は禁忌である(表2).

3 肝生検の方法

超音波ガイド下で経皮的に行う肝生検が最も一般的である.検査前から絶飲食とし,前投薬として硫酸アトロピンと鎮痛薬(ヒドロキシジン塩酸塩)の筋肉内注射を行う.滅菌カバーをつけた穿刺用プローブを用いて,穿刺ライン上に大きな血管,胆管がなく,周囲臓器と十分な距離があることを確認し,穿刺部の皮下,腹膜を0.5%リドカインで局所麻酔する.16～18G生検針を用いて右肋間から息止めしている間に穿刺し,肝組織を採取する.肝腫瘍生検の場合には細めの20～22G生検針を用いる.穿刺後は穿刺ルートおよび肝表面を超音波ドプラ検査で評価し,出血がないことを確認して終了する.検査後3～4時間は安静臥床とし,貧血の進行がないことを確認したうえで安静解除する.

高度の出血傾向や腹水などの症例では経頸静脈的肝生検が行われることがある.右内頸静脈を穿刺し,カテーテルとガイドワイヤーを用いて肝静脈を選択し,肝静脈を

表1 腹腔鏡検査の適応

1. 診断目的
   - 肝疾患の成因,病態精査
   - 肝疾患の治療法決定,予後判断
   - 2種以上の肝障害の原因が想定される例
   - 成因,病態の確定診断が困難な例
   - 原因不明の腹水の精査(結核性腹膜炎,腹膜中皮腫,癌性腹膜炎)
   - 原因不明の腹痛の精査(Fitz-Hugh-Curtis症候群,腹腔内癒着)
   - 癌の進行度判定(staging)
2. 治療目的
   - 肝細胞癌
   - 腹腔内癒着

〔井戸健一,他:腹腔鏡ガイドライン.日本消化器内視鏡学会(監):消化器内視鏡ガイドライン.第3版,医学書院,2006:121.より改変〕

表2 肝生検の禁忌

1. 絶対的禁忌
   - 非協力的な患者,息止めができない患者
   - 高度の出血傾向,血小板減少
   - 抗血小板薬,抗凝固薬使用中
   - 大量のコントロール不能な腹水
   - 閉塞性黄疸
   - 肝包虫症が疑われる患者
2. 相対的禁忌
   - 少量またはコントロール可能な腹水
   - 右胸腔,右横隔膜下の感染症
   - 肝アミロイドーシス

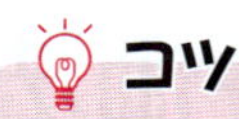

肝臓は呼吸により移動するので，経皮的肝生検における生検針の穿刺時には，息止めが必要となる．逆に息止めができない患者には肝生検は困難である．

経由して専用の生検針を用いて肝組織を採取する．肝被膜の欠損がないため出血のリスクを回避できるが，手技が煩雑である．

4 腹腔鏡検査の方法

検査前から絶飲食とし，前投薬として硫酸アトロピンと鎮痛薬(塩酸ペチジンまたはペンタゾシン)を投与する．体位変換可能な検査台に仰臥位となり，四肢・体幹を固定する．検査中は心電図，経皮的酸素飽和度，血圧のモニタリングを行う．左下腹部(Monro 点：臍と左上腸骨棘を結ぶ点の外側 1/3)に 0.5% リドカインを用いて局所麻酔を行い，気腹針を刺入する．腹腔圧をモニタリングしながら気腹針から十分な気腹が得られるまで二酸化炭素を注入する．臍の左上部でトロッカーの刺入部位を決定し，その部位を中心に局所麻酔を行って，トロッカーの外筒径に合わせて切開を加える．トラカールを刺入し，光学視管を用いて腹腔内の観察を行う．体位を変換しながら，肝右下縁から左外側まで詳細に観察する．腹腔鏡検査では気腹操作が必要なため高度腹膜癒着がみられる患者や，心・肺機能が不良な患者では施行が難しい．

観察が終了したら肝生検を行う．生検針は 14G の Silverman 針を用いることが多く，主要な脈管を避けるため，肝右葉胆嚢外側上部からやや外側に向けて刺入する．術前に CT などで刺入予定部位に腫瘍や大きな血管がないかを確認しておく．組織採取後は生検時に残していた外針にゼラチンスポンジ細片を詰めながら少しずつ抜き，抜去した後に肝表面からの出血がないことを確認し，検査を終了する．当日は絶飲食のうえ，安静臥床とし，3～4時間後に貧血進行がないことを確認する．

5 肝生検に伴う偶発症と対策

超音波下，腹腔鏡下肝生検に共通した偶発症として，感染，穿刺に伴う疼痛，徐脈，血圧低下のほか，刺入部からの出血，胆管損傷による胆道出血，動脈損傷による仮性動脈瘤形成がある．胆道出血や仮性動脈瘤破裂は検査終了より数時間から数日後に腹痛，血圧低下で発見されることがあり，注意を要する．胆嚢，腎臓，腸管などの肝臓周囲臓器の誤穿刺もありうる．肋間動静脈が走行する肋骨下縁からの穿刺は避ける．上位(頭側)肋間からの穿刺は，気胸の危険性がある．腹腔鏡下肝生検では，気腹に伴う偶発症として，嘔気，嘔吐，腹部膨満感，血圧低下，皮下気腫，縦隔気腫がある．気腹針，トラカール挿入は盲目的に行うため，検査前に血管走行を超音波，CT などで評価しておく．

DON'Ts

- □ 抗血小板薬や抗凝固薬の内服を確認し，出血リスクがある状態で検査してはいけない．
- □ 息止めできない患者に肝生検してはいけない．
- □ 検査後は安静臥位とし，症状や採血結果を確認せずに安静解除してはならない．

文献

1)　井戸健一，他：腹腔鏡ガイドライン．日本消化器内視鏡学会(監)：消化器内視鏡ガイドライン．第3版，医学書院，2006：120-133.

愛媛大学大学院消化器・内分泌・代謝内科学　**阿部雅則，日浅陽一**

15 非侵襲的な肝線維化評価法

DOs

- □ 慢性肝疾患において，肝線維化を正しく診断することは重要である．
- □ 肝生検のもつ問題点を理解しよう．
- □ 非侵襲的な肝線維化評価法を知ろう．

1 概 要

慢性肝疾患の診療において，治療方針の決定や予後の予測，肝発癌リスクなどを把握するために，肝線維化進展度を正しく診断することは重要である．肝線維化診断のゴールドスタンダードは肝生検であるが，サンプリングエラーや病理診断医による結果の差を考慮する必要がある．また，侵襲的で，疼痛，感染，出血などのリスクを伴うため，反復の検査は難しい．近年，このような肝生検のもつ問題点を克服し，非侵襲的に肝線維化を診断する方法が開発されている．それらを複数組み合わせることでより精度の高い線維化評価および肝発癌予測につながることが期待されている．

2 肝線維化の非侵襲的評価方法

a 血液検査

血小板や血清線維化マーカー(IV 型コラーゲン 7S，III 型プロコラーゲン N 末端ペプチド〈P-III-P〉，ヒアルロン酸など)が参考にされているが，これら単独での肝線維化ステージ分類は困難である．Mac-2 binding protein(M2BP)は，血中に存在する糖たんぱく質であるが，肝線維化進展に伴い特定のレクチンに結合する糖鎖構造をもつ異性体(M2BP 糖鎖修飾異性体)量が増加し，肝線維化ステージと相関することが報告されている[1]．肝線維化進展の診断補助として 2015 年 1 月に保険収載された．

また，複数のパラメータを組み合わせた肝線維化を表す index として，AAR(AST/ALT ratio)，APRI(AST-to-platelet ratio index)，FibroIndex，FIB-4，FibroTest などがあるが，肝臓以外の要素が影響する可能性がある．

b 超音波エラストグラフィ

超音波を用いた組織弾性測定装置として開発された．“何を測定するか”によって，“Shear wave imaging”と“Strain imaging”の 2 つに分類される．

1) Shear wave imaging

剪断弾性波(Shear wave)の伝播速度を測定することにより，肝の弾性度を測定する．肝線維化ステージとよく相関するが，炎症・黄疸・うっ血などがあれば測定値は高値となる．

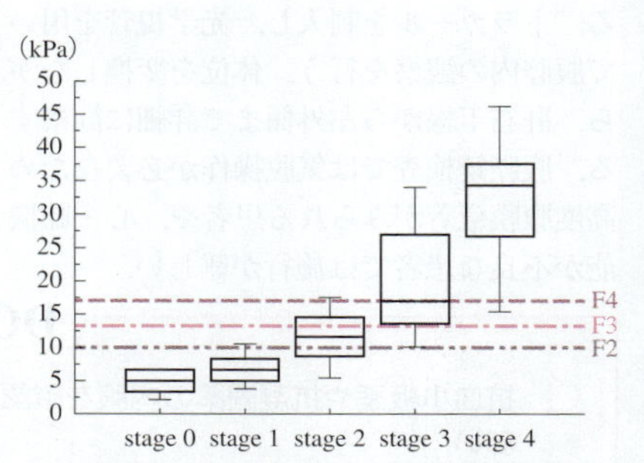

n=96	F≧2	F≧3	F=4
AUC	0.92	0.95	0.95
cutoff(kPa)	10.1	13.3	16.3
sensitivity(%)	88.6	89.7	85.7
specificity(%)	86.5	86.6	85.4
PPV(%)	84.8	74.3	50.0
NPV(%)	90.0	95.1	97.2

図 1 FibroScan による C 型慢性肝炎 96 例の線維化ステージ別の肝弾性値

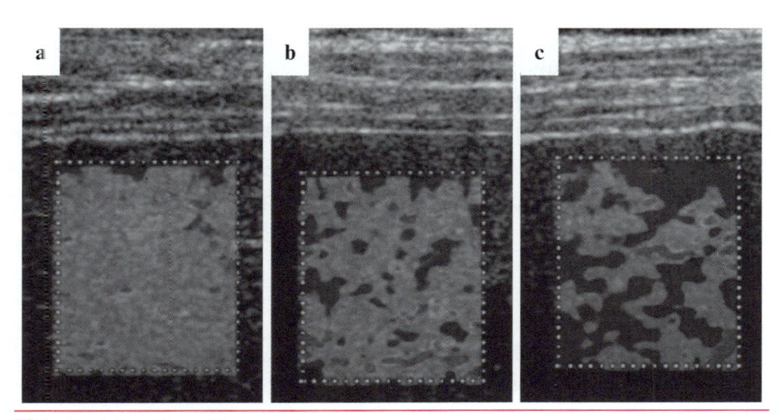

図2　Real-time Tissue Elastography
相対的に柔らかい組織は赤，硬い組織は青で表示される．正常肝から慢性肝疾患，肝硬変と進行するにつれ，青い部分が多くなる．
a：stage 1 症例．b：stage 3 症例．c：stage 4 症例．
〔Morikawa H, et al.：J Gastroenterol 2011；46：350-358. より改変〕
（口絵 No.5 p.iii 参照）

① FibroScan

体表をピストンで叩打して shear wave を発生させる．2011 年より保険収載されており，肝のエラストグラフィとしては最も普及している．validation のデータも豊富であり，実臨床における信頼性は高い．われわれの施設で 96 例の C 型慢性肝炎症例に対して測定したところ，線維化ステージと肝弾性値はよく相関し，stage 2・3・4 の cut off 値はそれぞれ 10.1・13.3・16.3 であった（図1）．著明な肝萎縮や腹水，肥満などで測定困難な場合もあるが，容易で，短時間でかつ反復して測定できる．

② Virtual Touch Quantification（VTQ）

超音波の照射によって物体を後方に押しやる力が生じる物理現象 Acoustic Radiation Force Impulse（ARFI）により，深部組織を振動させて shear wave を発生させる．B モードで観察しながら任意の部位での測定が可能であり，腹水があっても測定できる．

2）　strain imaging

圧迫による変形を測定することにより，肝弾性度を測定する．

① Real-time Tissue Elastography（RTE）

ROI（region of interest）内で相対的に歪が小さい（硬い）部分は青色に，歪が大きい（軟らかい）部分は赤色に色づけされ，B モ

☑ 気合い

「気合い」という言葉をよく使われる先生がいた．若手スタッフが処置を完遂できないときの最後の砦となる先生であった．「気合い」とは絶対に成功させるという気持ちで取り組めということであろうが，不可能だと思われた処置を実際に成功させてしまう姿は，患者を助けていることを実感させてくれ，感動的であった．消化器内科の醍醐味の 1 つは処置で患者を救命できることである．救急・当直業務は，特にそれを実感できる場面といえよう．どんなときも絶対に成功させるという気合いを忘れずに，研鑽を積み，患者を救命できるような消化器内科医を目指してほしい．

（横浜労災病院消化器内科　廣谷あかね）

ード画像に重ねて表示される(図2).目視での評価のみでなく，客観的な定量的解析方法も報告されている．われわれの施設では101例のC型慢性肝炎症例に対してRTEを行い，歪み値の平均値，標準偏差，低歪み領域の占める面積率，形状の複雑度と肝線維化との相関を示した[2]．炎症・黄疸・うっ血，腹水の影響を受けずに測定できる．

c　MR elastography(MRE)[3]

生体組織を外部から振動させ，内部を伝播するshear waveをMRIで画像化する．その有用性と安定した再現性が報告されており，今後の発展に期待がもたれる．

DON'Ts

- □ 1つの検査結果のみで診断すべきではない．
- □ 各検査法の限界を知らずに診断を行うべきではない．

文献

1) Tamaki N, et al.：Hepatol Res 2015；45：E82-88.　doi：10.1111/hepr.12466.
2) Morikawa H, et al.：J Gastroenterol 2011；46：350-358.
3) Van Beers BE, et al.：J Hepatol 2015；62：690-700.

大阪市立大学大学院医学研究科肝胆膵病態内科学　**打田佐和子，河田則文**

✓ 肝生検後の出血の経験

肝生検後に病室に帰室した患者さんから腹痛の訴えがあった．血圧低下，心拍数の増加があり，肝生検後の出血を疑い，腹部単純CTを緊急で撮像．腹腔内の出血を確認した．血管造影下肝動脈塞栓術にて止血．バイタルサインは回復した．その後，腹腔内血腫は約1か月で消退した．検査後の症状には十分注意し，異変がある場合は早急に上級医に相談して，迅速に対応する必要がある．

(愛媛大学大学院消化器・内分泌・代謝内科学　阿部雅則，日浅陽一)

16 腹水穿刺

DOs

- □ 事前に身体所見や超音波検査にて安全に穿刺できる部位を確認する.
- □ 穿刺排液の際には患者のバイタルサインに注意する.
- □ 排液量が多い場合，代用血漿やアルブミンの投与などを考慮する.

1 基本的な考え方

腹水穿刺とは，腹腔内に貯留した液体(腹水)を経皮的に穿刺し，検体の採取あるいは排液を行う手技である．その主たる目的を以下に分類する.

- 診断(表1)[1]：腹水貯留の原因検索，外傷などによる腹腔内出血の有無，癌性腹膜炎や細菌性腹膜炎などの診断.
- 治療：腹水貯留による圧迫症状の改善，抗癌剤などの薬物注入.

なかでも消化器領域においては，非代償性肝硬変患者における難治性腹水への対応として腹水穿刺・排液を経験することは多い．なお，腹水の診断・穿刺の前提として，腹部の身体所見や画像検査による腹水貯留の確認，腹部膨隆をきたす他の原因との鑑別を忘れてはならない.

2 方 法

a 必要な器具

- カテラン針：局所麻酔用(22G 程度)，エラスター針：本穿刺用(16 ～ 18G)，注射筒(10 mL，20 mL)，局所麻酔(0.5% リドカイン).
- 手袋，ドレープ，消毒液など清潔操作に必要な物品.
- 検体提出用の容器(血算，生化学，細胞診，細菌検査など).
- 点滴ルート，血圧計やベッドサイドモニターなどの患者のバイタルサインを確認するための器具.

b 手技の実際

①患者を仰臥位とし，腹部超音波検査(ポ

表1 腹水の性状と原因疾患

性状(検査値)		原因疾患
漿液性	漏出性 (SAAG≧1.1 g/dL)	肝硬変*，特発性門脈圧亢進症，Budd-Chiari 症候群，うっ血性心不全，ネフローゼ症候群，低栄養 (＊特発性細菌性腹膜炎を疑う：腹水中多核白血球≧250 μL)
	滲出性 (SAAG＜1.1 g/dL)	細菌性腹膜炎，結核性腹膜炎，癌性腹膜炎，急性膵炎
血性		腹腔内出血(外傷，穿孔，肝細胞癌破裂，子宮外妊娠など腹部骨盤臓器・血管系の破裂・損傷)，急性膵炎，絞扼性イレウス，癌性腹膜炎
膿性		消化管穿孔，虫垂炎，腸間膜リンパ節炎，外傷性腹膜炎，卵管炎
乳糜性		リンパ管閉塞・損傷
胆汁性		胆嚢・胆管穿孔，十二指腸穿孔
粘液性		腹膜偽粘液腫

SAAG：serum-ascites albumin gradient，血清－腹水アルブミン濃度勾配＝血清アルブミン－腹水アルブミン
〔深谷孝夫，他：腹腔穿刺．日産婦会誌 2007；59：N150-N151．より改変〕

ータブル機器も有用)を行い，安全に穿刺可能な部位を探し(注意点❶参照)，油性ペンなどでマーキングする．
②マーキング部を中心に十分に消毒を行う．
③穿刺部の皮膚，筋膜，腹膜に浸潤麻酔を行う．特に腹膜は傷みを感じやすいため，十分に麻酔を行う．そのまま軽く陰圧をかけながら麻酔針をゆっくり進め，腹腔に到達し腹水が吸引されることを確認したうえで抜去し，皮膚からの距離を確認する．
④注射筒にエラスター針を付け，軽く陰圧をかけながら，局所麻酔穿刺点から腹壁に対して垂直にゆっくり進める．
⑤腹膜を貫通し腹壁に達すると抵抗がなくなり，腹水が流入してくる．
⑥内筒はそれ以上入れずに少しずつ抜去しながら，外筒をゆっくり進める．
⑦流出してくる腹水を注射筒に吸引採取し，各種検査に提出する(注意点❷参照)．
⑧排液を行う場合，そのまま点滴ルート・排液バッグに接続する．点滴ルートのびん針側の端を介助者に渡し，滴下筒の部分で切断，排液バック内に滴下するように固定する．穿刺した外筒にルートのコネクター側を接続する．
⑨接続したルートのクレンメを開放し排液を開始する．排液はルート内を自然に流出する速度以内で行う(注意点❸参照)．点滴ルートのクレンメを用いて速度の調節も可能である．
⑩抜針後，穿刺部は沈子による圧迫を行う．

c 注意点

❶可能な限り超音波検査を行い，腹壁直下に腹水が貯留し，腸管を避けて穿刺が可能なこと(特に肝硬変患者では腹壁の側副血行路などの脈管が介在しないこと)を確認する．穿刺部は臍と左上前腸骨棘を結ぶ線(Monro-Richter 線)上の外側 1/3 の点である Monro 点などが原則とされている(図 1)[2]が，他に安全な部位を同定して穿刺しても問題はない．

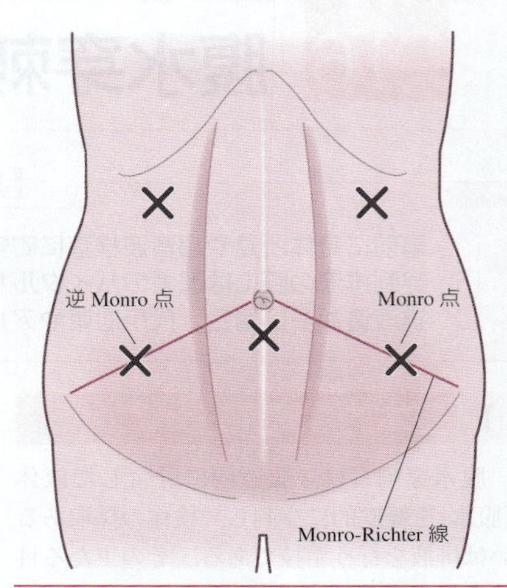

図 1　腹水穿刺のおもな部位と注意点
① Monro 点，逆 Monro 点：拡張した腸管に注意する．
②左右肋弓下の腹直筋鞘外縁：横行結腸，胃，腫大した肝・脾に注意する．
③正中線上臍下部 2 横指：手術瘢痕がある場合は避ける．拡張した膀胱や骨盤内臓器に注意する．

❷特発性細菌性腹膜炎(spontaneous bacterial peritonitis：SBP)が疑われる場合など，腹水の細菌培養の提出にあたり，血液培養ボトルに入れると検出感度が上がるとの報告がある[3]．無論，臨床的に SBP が疑われる場合は培養結果を待たず抗菌薬投与などの治療を開始する．
❸排液に伴う循環不全を予防するため，排液速度は 1,000 mL/ 時を超えないこと．特に非代償性肝硬変における血管内脱水の増悪に注意する．また，排液中はその場を離れず，患者の様子やバイタルサインを観察する．

3 禁　忌

- 全身状態の悪い症例，播種性血管内凝固など高度の出血傾向を有する症例．
- 広範な腸管癒着や腸管拡張などにより安全な穿刺部位が確保できない症例．
- 高度の腎不全，低ナトリウム血症，循環動態が不良な症例では大量の排液を行うべきではない．

4 合併症

- 他臓器　腸管などの誤穿刺，腹壁の血管損傷があるが，超音波で穿刺場所を確認することでほぼ回避できる．
- 大量の排液を行う場合，循環不全による腎障害，肝障害をきたす場合がある．特に肝硬変症例では 1 回の排液量が 2,000 mL を超える場合，代用血漿，アルブミンの経静脈投与や，SBP や癌性腹膜炎が否定されれば腹水濾過濃縮再静注（Cell-free and Concentrated Ascites Reinfusion Therapy：CART）も考慮する．

DON'Ts

- □ 全身状態の悪い症例，高度の出血傾向を呈する症例への穿刺は避ける．
- □ 腹水貯留の確認や安全な部位の確認を行わずに盲目的な穿刺をしてはならない．
- □ 循環動態が不良な症例では大量排液は避ける．

文献

1）深谷孝夫，他：腹腔穿刺．日産婦会誌 2007；59：N150-N151.
2）寺島裕夫：レジデント 2011；4：120-126.
3）Siersema PD, et al.：J Clin Microbiol 1992；30：667-669.

山口大学大学院医学系研究科消化器内科学　**久永拓郎，坂井田　功**

☑ 右大腿静脈穿刺のコツ

最初の右大腿静脈穿刺を上手に行うことが大切です．動脈と違い拍動は触れないし，意外と大腿静脈穿刺ってふだん行わないものです（中心静脈カテーテルの留置部位として大腿静脈を選択してきましたか？　私はまず選択しません）．右大腿骨頭の下縁を透視で確認，マーキングし，そのやや下方から穿刺すると上手くいくことが多いです．うまくいかない場合はだいたい穿刺位置が足側すぎることが多いようです．最初につまずかないことは，気持ちよく治療を行うためのコツです．

（川崎医科大学肝胆膵内科　吉岡奈穂子）

17 経皮的ドレナージ(胆道・膿瘍・嚢胞)

DOs

- □ 超音波プローブ走査に慣れよう.
- □ 適応と禁忌, 偶発症と対処法を理解しよう.
- □ まずは肝膿瘍, 肝嚢胞, 胆嚢穿刺で十分に穿刺経験を積もう.

1 基本的な考え方

経皮経肝的ドレナージはいずれも成功すれば劇的な効果が期待できるが, 血管損傷による出血やドレナージチューブの逸脱, それに伴う腹膜炎などの合併症も存在し, 時に重篤化する. 手技中のみならず術後経過にも注意が必要である. 穿刺に際しては禁忌事項(出血傾向や凝固異常, 腹水貯留や Chilaiditi 症候群など)を事前に採血・CT で確認する必要がある. いずれも可能な限り長い距離の正常肝を介しての穿刺が望ましく, 経胸腔穿刺を避けるために穿刺前に X 線透視で穿刺ラインを確認しなるべく下位肋間からの穿刺を試みる.

2 概 要

a 経皮経肝的胆道ドレナージ

近年, 内視鏡手技の発展により閉塞性黄疸や急性胆管炎に対する胆道ドレナージは侵襲度の低さから内視鏡的逆行性胆管膵管造影(endoscopic retrograde cholangiopancreatography：ERCP)下の内視鏡的ドレナージが第一選択となっている. 以前は経皮経肝的胆道ドレナージ(percutaneous transhepatic biliary drainage：PTBD)が主役であった術後再建腸管症例に対してはバルーン小腸内視鏡の登場により内視鏡的ドレナージが可能となってきた. しかし, 全身状態などにより内視鏡挿入自体がリスクのある例, 内視鏡的ドレナージのみではコントロール不可能な肝門部胆管癌などの胆管高度分断例やバルーン小腸内視鏡を用いても術後癒着や距離の長い挙上空腸により乳頭到達困難な例においては PTBD の果たす役割は依然として大きい. 肝内結石に対しては PTBD ルートを用いて経皮経肝的胆道鏡(percutaneous transhepatic cholangioscopy：PTCS)を挿入し結石除去することができる.

b 経皮経肝的胆嚢ドレナージ

最新のガイドライン[1]では急性胆嚢炎治療のゴールドスタンダードとして早期の腹腔鏡下胆嚢摘出術が推奨されているものの, 高齢や重篤な基礎疾患(心・肺機能低下)を有するなど surgical high risk 患者や施設の事情により早期手術が行えない場合の緊急ドレナージとして経皮経肝的胆嚢ドレナージ(percutaneous transhepatic gallbladder drainage：PTGBD)の有効性が述べられている. 経皮経肝的胆嚢穿刺吸引術(percutaneous transhepatic gallbladder aspiration：PTGBA)はチューブ留置の必要がなく, ベッドサイドで繰り返し施行できる簡便な手技であるが, PTGBD と比較して臨床的効果の面で劣る[2].

前述の胆道ドレナージ同様, 近年 ERCP 関連手技を用いた経乳頭的なアプローチである内視鏡的経鼻胆嚢ドレナージ(endoscopic nasobiliary gallbladder drainage：ENGBD)も盛んに行われており, 抗血栓薬内服患者や腹水貯留例などの PTGBD 施行困難な症例に対して行われるが, ERCP 特有の偶発症である ERCP 後膵炎に注意が必要となる.

c　経皮経肝的膿瘍ドレナージ

肝膿瘍は感染病原体によって，①細菌性，②アメーバ性に大別される. 細菌性の原因菌は *Escherichia coli*, *Klebsiella pneumoniae* などのグラム陰性桿菌が多く，感染経路としては経胆道性(最多)，経門脈性，経動脈性，直接波及性，医原性，外傷性(表1)などがある. 小さな膿瘍ではチューブ留置自体が困難であり，抗菌薬投与のみで消失することもあるが，一般的に3 cm 以上のものでは経皮経肝的膿瘍ドレナージ(percutaneous transhepatic abscess drainage：PTAD)の施行が望ましい. アメーバ性は *Entamoeba histolytica* 感染であり，背景にアメーバ大腸炎があり，下部消化管内視鏡で大腸病変の確認も必要となる. 腹部造影 CT で典型的な膿瘍の所見を呈しても，液状化していないことも経験するため，腹部超音波での事前の確認も必要である.

d　嚢胞ドレナージ

肝嚢胞は超音波検診でも比較的よく遭遇する頻度の高い疾患であるが，治療適応となるのは嚢胞増大による自覚症状(腹痛，嘔吐，腹部膨満感)を有する例や閉塞性黄疸を呈する例，感染合併例などである. 治療としては，嚢胞ドレナージ(percutaneous transhepatic cyst drainage：PTCD)ルートを作成し，嚢胞液を排液後にエタノールやミノサイクリン，OK-432(ピシバニール®)，5% ethanolamine oleate(オルダミン®)などを注入し，嚢胞壁破壊による癒着術を行う.

表1　細菌性肝膿瘍の感染経路

経路	原因
経胆道性	急性胆管炎，胆管狭窄
経門脈性	虫垂炎，憩室炎，大腸癌
経動脈性	敗血症
直接波及性	急性胆嚢炎
医原性	TAE，RFA，膵頭十二指腸切除術
外傷性	

TAE：transcatheter arterial embolization，肝動脈塞栓術.
RFA：radiofrequency ablation，ラジオ波焼灼術.

3　手技の実際

拡張胆管例に対する超音波ガイド下 PTBD を例にあげ，手技の実際を解説する.

a　穿刺前

事前に必ず腹部 CT，MRCP などの画像を入念に確認し，穿刺部位およびチューブ留置部位などを検討しておく. 当日は絶食とし，末梢静脈路を確保し十分な輸液および抗菌薬を投与する. 胆管炎併発例では cholangio-venous reflux 予防にステロイドを投与する. 術前に十分なインフォームドコンセントをしておくことはいうまでもない.

b　穿刺時

穿刺胆管は肝外胆管閉塞例では左外側区域枝(B2 もしくは B3)を第一選択とすることが多い. この理由としては，皮膚と胆管との距離が短いこと，胆管と門脈の区別がつきやすいこと，胸腔を介するリスクがないこと，チューブ留置後の呼吸性変動が少なく逸脱のリスクが減ることなど[3]があげられる. 右からの穿刺は右前区域枝(B5 もしくは B8)が選択されるが，経胸腔穿刺とならないように透視下に穿刺針の方向を確認する. 肝内結石の治療においては原則，結石の存在する対側肝より穿刺する. 前投薬として鎮痛薬(ペチジン塩酸塩®)を静注するが，ミダゾラム(ドルミカム®)などの鎮静薬は呼吸制止が困難となるために穿刺成功後に投与する. 穿刺部位を含め広範囲に消毒し滅菌ドレープをかけ清潔野を確保する. 皮下，腹膜，肝表面まで十分な麻酔が必要となる. 麻酔が不十分であると穿刺時の疼痛により体動が激しくなり，不成功につながる. 麻酔後は穿刺部にメスで小切開を加え，ペアン鉗子で皮下組織を剥離しておくとその後の操作が容易となる. 超音波ガイド下に針先エコーを目標とする胆管からそらさずに一気に穿刺する．胆管壁を貫く際には穿刺針を把持した指先に手応えが伝わってくる．内筒を抜き，胆汁の逆流を確認した後に少量の造影剤を注入し透視下に胆管であることを確認する．続いて，0.035インチのガイドワイヤーを可能な限り胆管内に長く留置し，ガイドワイヤーが抜けないように外筒（穿刺針）を抜いてくる．拡張ダイレーターを用いて穿刺ルートを拡張後，ドレナージチューブ（バルーン付きチューブや糸付きρ型チューブ）を留置する．初回はドレナージ目的のみであれば7 Frもしくは8 Frで十分である．チューブは刺入部でしっかりと皮膚に固定する．

c　穿刺後

留置翌日には必ず腹部X線を撮影し，チューブの位置を確認する．また，排液量や性状などにも注意する．

コツ

右からの穿刺の際には，深吸時の穿刺はチューブ留置が成功してもその後の呼吸性変動により徐々に腹腔内でチューブが撓んでしまい逸脱することがあるため，呼気と吸気の中間位置での穿刺が望ましい．

4　偶発症

PTBDで特に問題となるのは血管損傷による出血とチューブ逸脱である．門脈出血の場合には保存的に止血することが多く，持続する場合にはチューブを太いものに交換したり，チューブ側孔の位置調整を行うことで圧迫止血されることが多いが，動脈出血が疑われる際には至急dynamic造影CTを施行し仮性動脈瘤やextravasationの有無を確認し，肝動脈塞栓術（transcatheter arterial embolization：TAE）を準備する．

DON'Ts

- □ いかなるドレナージであっても翌日の腹部X線でのチューブ位置確認を怠ってはならない（早期に気づけば修正可能となる）．
- □ ドレナージ終了（チューブ抜去）日まで1日たりとも排液量・性状の確認を怠ってはならない（自分の目で確認すること）．

文献

1）急性胆管炎・胆嚢炎診療ガイドライン改訂出版委員会（編）：急性胆管炎・胆嚢炎診療ガイドライン2013．医学図書出版，2013．

2）Ito K, et al.：AJR Am J Roentgenol 2004；183：193-196.

3）武内周平，他：肝胆膵画像．2009；11：127-134.

東邦大学医療センター大橋病院消化器内科　**権　勉成，前谷　容**

最後の砦

近年，胆道ドレナージはほとんどの例が内視鏡的に完遂できる時代になってきており，若い先生方が経皮経肝的胆道ドレナージ（percutaneous transhepatic biliary drainage：PTBD）を経験できる機会は確実に少なくなってきている．PTBDはこれら内視鏡的アプローチ困難もしくは失敗した例に施行するいわば"最後の砦"の手技であり，ぜひとも身につけておかなければならない手技である．担当患者さんではなくとも，院内でPTBD症例があれば，積極的に見学にいく姿勢が望ましいと考える．

（東邦大学医療センター大橋病院消化器内科　権　勉成，前谷　容）

18 肝癌局所療法（RFA，PEIT）

DOs

- □ 肝癌局所療法の適応について理解しよう．
- □ 治療前の評価から，治療，治療後評価の流れを理解しよう．
- □ 肝癌局所療法の合併症の概要について理解しよう．

1 概要・目的

局所療法とは，超音波ガイド下，腹腔鏡ガイド下，あるいは開腹下に癌結節に穿刺針を穿刺し，腫瘍を破壊する治療法である．肝細胞癌患者のほとんどが背景にウイルス性肝炎に代表される慢性肝疾患を合併しており，肝切除の適応となるのはおよそ3割といわれている．肝機能を温存しながら局所の根治性も期待できる局所療法は，わが国で開発され，肝切除，肝動脈化学塞栓術（transcatheter arterial chemoembolization：TACE）とならぶ肝癌治療の3本柱として広く行われてきた．

2 適　応

1990年代，穿刺した電極の先端から電磁波を放射し，腫瘍を熱凝固させるラジオ波焼灼術（radiofrequency ablation：RFA）が開発された．RFAは，局所根治性でそれまで行われてきた経皮的エタノール注入療法（percutaneous ethanol injection therapy：PEIT）よりも優れており，また生存予後の観点からもPEITを凌駕することが複数の無作為比較試験で示されたために[1]，それまで主流であったPEITを置き換えて現在では第一選択の治療法となっている．切除不能の肝細胞癌でChild-Pugh分類Aあるいは Bの肝機能かつ腫瘍径3 cm以内，腫瘍数3個以内を最もよい適応とするが，腫瘍径・腫瘍数が上記基準を超える場合でも一部のハイボリュームセンターでは行われている[2]．現在では，PEITは腫瘍の存在部位が他臓器に接しているなどの理由でRFAの施行が困難である場合に行われている．

3 手技の実際

RFAの穿刺は，ほとんどの場合，超音波ガイド下に経皮的に行われる．電極には，単純な針の形状をしたタイプと，穿刺後先端から細い電極が傘状に開く展開針とよばれるタイプの2通りがある．単針，展開針の太さはそれぞれ17G，14Gである．単針型は電極周囲の炭化を防止するために内部に冷却水を還流する機構を備えており，それによって最大直径3 cmの焼灼領域を得ることができる．安全性が高く，穿刺部位を選ばないという利点があるが，cooling effectとよばれる血流の影響により，焼灼領域がいびつになることがある．展開針は単針よりもより確実な焼灼領域を得ることができるが，他臓器に接している場合などで焼灼困難な場合がある．

単針型電極の場合，1回の穿刺・通電で2 cmあるいは3 cmの焼灼領域が得られる電極があり，腫瘍の大きさによって使い分ける．十分なマージンをとって焼灼するためには，複数回の穿刺を要することも多く，また腫瘍近傍の血管分布に応じて穿刺の方向を調整してcooling effectの影響を受けにくくする工夫も行われる．

PEITでは，RFAと同様，超音波ガイド下に20GのPTBD針を腫瘍に穿刺し，無水エタノールを注入する．1回の注入で凝固壊死する範囲がRFAと比較して小さいために複数回の穿刺を必要とし，また治療中に病変が見えなくなるため複数の治療日に分けて治療する必要がある．

RFAやPEIT施行翌日以降には，評価目的のダイナミックCTを撮影し，合併症の確認とともに治療が十分に行われたか評価を行う．壊死範囲がもとの腫瘍を取り囲むように一回り大きければ治療終了とするが，不足している箇所があった場合は，追加治療を行う．

4 注意点

比較的低侵襲の手技であるが，少なからず術後の合併症が認められる．おもな合併症は出血性合併症で，腹腔内出血，血胸，胆道出血がある．腹腔内出血は下腹痛や血圧低下・脈拍数の上昇，血胸は呼吸困難と血圧低下・脈拍数の上昇，胆道出血は下血や黄疸を契機に発見されることが多い．それぞれ，治療後しばらくの間，超音波で観察することによって早期発見できる場合がある．それ以外の重篤な合併症として，肝膿瘍，消化管穿孔がある．全国1万1,688例の集計によると，在院死亡率は0.25%と報告されている[3]．もともとの肝機能障害が重症であるほど，合併症が致死的になる可能性が高まるので注意が必要である．

5 患者・家族への説明

肝切除と比較して患者・家族は軽い気持ちで治療を受けることが予想される．頻度は少ないものの死亡につながる合併症があることをよく理解してもらう．また，評価CTで治療が十分でなかった場合，追加治療が必要になることも事前によく説明しておくことが必要である．追加治療を躊躇することによって後々局所コントロールが不能になることもある．肝細胞癌は局所根治的に治療が行えたとしても頻回に再発をきたす癌である．治療後の経過観察の重要性についても治療前から説明しておく必要がある．

6 専門医への紹介

肝癌局所療法は，外見の簡便さと比較して，穿刺経路の選択，焼灼範囲の選定，リスク評価などに高度の専門的知識を要する．特に重症合併症が起こった場合，救命できるかどうかはチームの経験の蓄積に左右される．局所療法の対象となる患者は，一刻をあらそう状態ではないため，年間施行数が50件以下の施設はハイボリュームセンターに紹介するのが望ましい．

DON'Ts

- □ 自分の（あるいは自分の所属しているチームの）技量を超える症例には，決して手を出してはいけない．
- □ 合併症を見落とさないため，治療後のラウンドは決して手を抜いてはいけない．

文献

1) Germani G, et al.：J Hepatol 2010；52：380-388.
2) Shiina S, et al.：Am J Gastroenterol 2012；107：569-577；quiz 578.
3) Sato M, et al.：J Gastroenterol 2012；47：1125-1133.

東京大学大学院医学系研究科消化器内科学　建石良介

A 検査・治療手技

19 肝動脈塞栓療法/肝動注化学療法

DOs

- □ 肝動脈化学塞栓術(TACE)は肝障害度A・Bで，手術不能で穿刺局所療法の対象とならない多血性肝細胞癌が対象である.
- □ 近年導入されたDEB-TACEは従来のTACEと治療効果に差は認めない.
- □ 肝動注化学療法(HAIC)は肝内多発や門脈浸潤症例に奨励されている.

1 概要

肝動脈化学塞栓術(transcatheter arterial chemoembolization：TACE)は，切除不能でかつ穿刺局所療法の対象外の多血性肝細胞癌を対象とし，肝細胞癌治療の約25%を占めている．TACEは切除不能進行肝細胞癌の予後を改善することが証明されている．最近ではゼラチンスポンジに加え球状塞栓物質(ビーズ)もわが国で導入され，塞栓物質の適切な選択基準の設定に注目が集まっている．一方，肝動注化学療法(hepatic arterial infusion chemotherapy：HAIC)は，根治術やTACEの治療対象外の症例に対し行われ，標準的な治療法は定まっていないものの30～70%の症例で腫瘍縮小効果が認められる．HAICは比較試験により予後改善に関与することは証明されていない.

2 肝動脈塞栓療法

a 適応と禁忌

TACEの適応は，肝障害度AまたはBで，3 cm以上の複数の腫瘍を有している症例となっている．高度門脈内腫瘍栓症例では，肝不全を惹起する可能性が高く，原則禁忌とされている．その他の禁忌症例は，PS 3以上，高齢者，非代償性肝硬変症合併，高度血液凝固系異常，腎障害などである.

b 手技

1) conventional TACE(c-TACE)

抗癌剤とリピオドールの懸濁液を腫瘍血管に注入後，ゼラチンスポンジで血管を塞栓する(図1).

2) drug-eluting beads-TACE(DEB-TACE)

DCビーズはアントラサイクリン系のドキソルビシンやエピルビシン，イリノテカンを吸着する．ヘパスフィア®はアントラサイクリン系抗癌剤に加え白金製剤なども取り込むことが可能である．ビーズを用いた塞栓は阻血効果と共にビーズから除放される抗癌剤による抗腫瘍効果も期待した治療である.

3) ブランド塞栓

抗癌剤やリピオドールを用いずエンボスフィア®やゼラチンスポンジで腫瘍血管を塞栓し，阻血による抗腫瘍効果を期待した治療である．その他，バルーンカテーテルを用いて血管を一時的に閉塞させ，より効果的に抗癌剤や塞栓物質を注入するballoon occluded TACE(B-TACE)も導入された.

c 治療効果

高安らの8,510例を用いた解析で1，3，5，7年生存率は各々82%，47%，26%，16%であった．C-TACEとDEB-TACEの比較では，奏効率，生存率(2年)共に有意差は認めないが，Child-Pugh分類B，両葉多発または再発例のような進行例においてDEB-TACEの局所治療効果が良好であっ

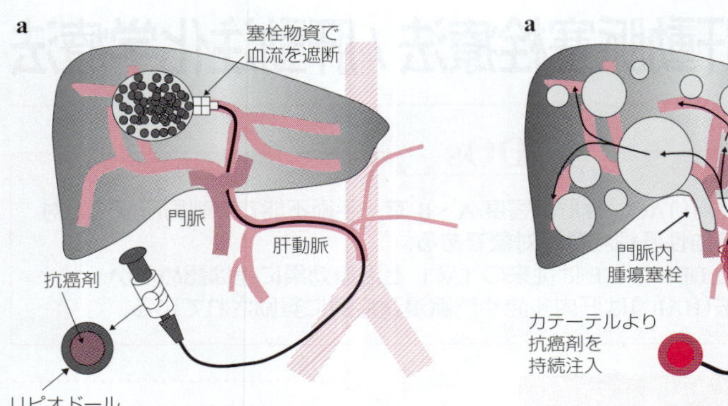

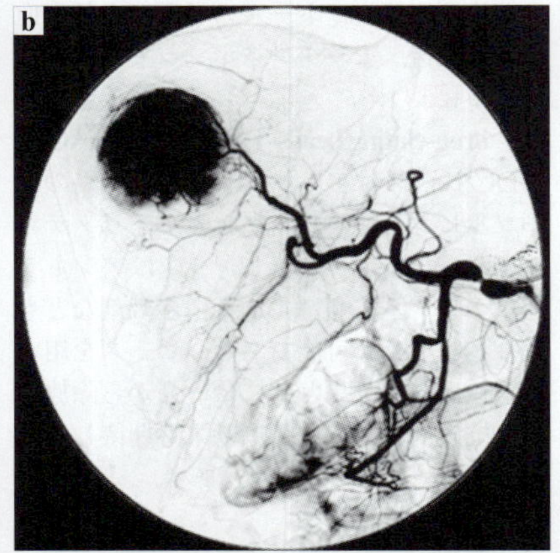

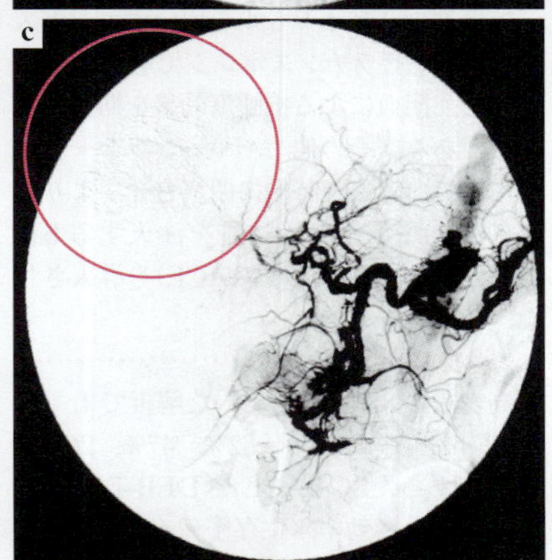
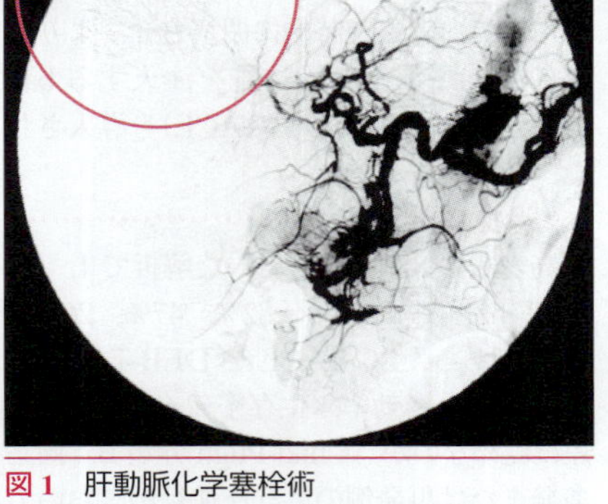

図 1　肝動脈化学塞栓術
a：模式図．**b**：治療前．**c**：治療後．腫瘍濃染域の消失をみた（○部）．

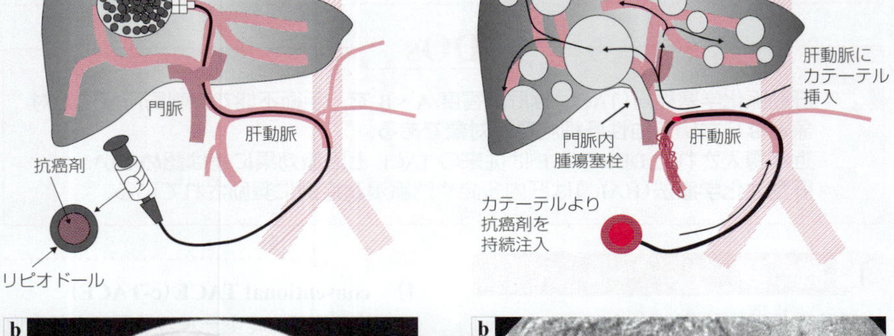

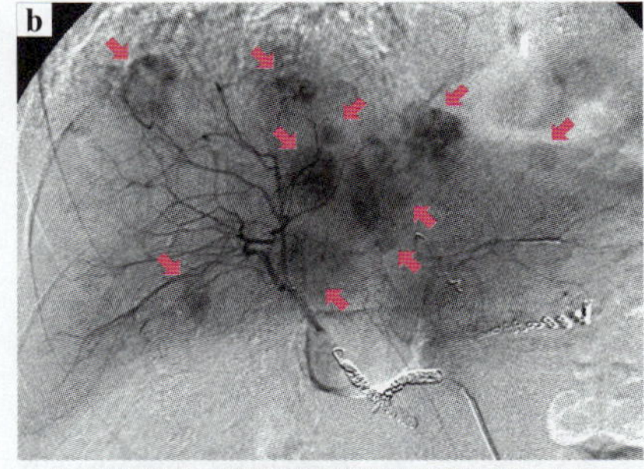

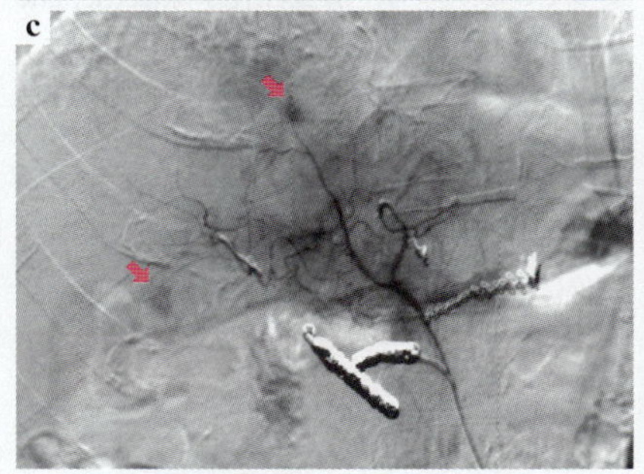

図 2　肝動注化学療法
a：模式図．**b**：治療前．多発する腫瘍濃染がみられる．
c：治療後．腫瘍濃染域の減少がみられる．

たとの報告がある.

d　合併症

TACE中の合併症は，血管損傷，薬剤によるアレルギー，出血などである．TACE後に起こる症状として，腹痛，発熱，嘔気などが知られているが，ほかに重篤な合併症として肝不全，肝膿瘍などが報告されている．TACEによる死亡率は0.4%と低いが，その多くが肝機能不良症例である．

e　TACE不応

- TACE直後(1か月以降)のCTで，リピオドールの沈着が腫瘍の50%以下の場合が2回以上続いたり，TACE直後(1か月以降)に新病変が多数出現する場合が2回以上続く．
- 脈管浸潤の出現．
- 遠隔転移の出現．
- 腫瘍マーカーがTACE後一過性の低下のみで上昇傾向が続く．

このような場合は，抗癌剤の変更や塞栓物質の変更を行うか，ソラフェニブ，HAICへの移行を考慮すべきである．

3　肝動注化学療法

a　適応と禁忌

HAICは，肝癌診療ガイドラインにおいて肝障害度AまたはBで4個以上の多発か門脈浸潤(Vp3，4)症例に対し推奨されている．肝障害度Cのような肝予備能低下症例に対しては推奨されていない．

b　手　技

留置カテーテルを挿入し抗癌剤が肝臓のみに分布するように留置する．留置法は胃十二指腸動脈留置法と肝動脈内投げ込み法が代表的である．以下，代表的な治療法を示す．

1)　low-dose FP療法

シスプラチン(10 mgもしくは20 mg/日を5日間)，5-FU(250 mg/日を5日間)を1クールとし継続する(図2)．

2)　IFN併用5-FU療法

5-FUを週5日間投与すると共に，インターフェロン(IFN)を週3回もしくはペグ化IFNを週1回皮下注する．

3)　シスプラチン動注療法

CDDP単独で肝動注する方法．最近は，微粉末型のCDDP(IA-call)を用いる場合もある．low-dose FP療法，IFN併用5-FU療法，CDDP単独療法でわが国におけるHAICの90%を占める．

Pitfall

肝細胞癌に対するカテーテル治療は，一朝一夕で習得できる手技ではない．習得の際は指導医の所作をよく見て覚え，その所作の意味を指導医に質問し，感覚だけでなく，理論的に手技を覚えたほうが上達が早い．まずは，助手につき，術者の行うことを先回りして準備できるようにまでなるとよい．

✓ 経験数が増えても慢心は禁物

筆者は，日本で最多の肝癌局所療法症例数を誇る大学病院で300例あまりを経験したのち独り立ちし，市中病院に移ってRFAを始めた．大学病院時代は，深刻な合併症を経験していなかったため，安全性に関して自分の技量にある程度の自信をもっていたが，独り立ちしてすぐに腹腔内出血の症例に遭遇した．大学病院時代に合併症がなかったのは，使用していた機器が恵まれていたことと，単に運がよかっただけだったことを痛感した．現在では累積2,000例を超え，技量は向上しているが，合併症は0にはならない．慢心することなく，日々謙虚に治療にあたることが重要である．

（東京大学大学院医学系研究科消化器内科学　建石良介）

c 治療効果

1） low-dose FP 療法

当施設における奏効率は35%，平均生存期間は10.2か月であった．一方，CDDPをリピオドールに懸濁して投与した後に5-FUを持続投与するNew FP療法の奏効率は75%，平均生存期間は27か月であった．

2） IFN併用5-FU療法

Obiらの報告では奏効率は52.6%，平均生存期間は6.9か月であった．

3） シスプラチン動注療法

奏効率は14～42%で，Ikedaらの報告では平均生存期間は7.6か月であった．

d 合併症

HAIC特有の合併症は，リザーバー留置部の血腫，感染，カテーテルのdislocation，抗癌剤による消化管潰瘍，血管損傷・閉塞，肝，腎機能障害などがある．

DON'Ts

- □ カテーテル操作による血管損傷を起こしてはならない．
- □ TACE時の塞栓物質を標的血管以外に流してはならない．
- □ HAICにおいて抗癌剤を肝臓以外に流してはならない．

久留米大学医学部内科学講座消化器内科部門 **鳥村拓司，岩本英希**

A　検査・治療手技

20 バルーン下逆行性経静脈的塞栓術(B-RTO)

DOs

- □ 胃腎シャントがある胃静脈瘤の治療適応を考えてみよう.
- □ 胃静脈瘤をみつけたらダイナミック造影CTで血行路を確認しよう.
- □ 胃腎シャントの側副流出路を正確に把握しよう.

1 概要・目的

バルーン下逆行性経静脈的塞栓術(balloon-occluded retrograde transvenous obliteration：B-RTO)は胃腎シャント(短絡路)(図1-a)を伴った孤立性胃静脈瘤のシャントの流出路から塞栓物質を逆行性に注入する治療である．胃静脈瘤は短胃静脈，後胃静脈系がその流入路となり下横隔静脈から副腎静脈に流出するルートで形成される．ダイナミック造影CTを行えば血行路の評価が可能である．一般的にChild-Pugh分類Cの肝硬変にはB-RTOの適応はない．B-RTOは待機的な治療で，術前に必ず血行動態の把握，肝予備能の評価が必要であり，B-RTOが奏効した場合は，胃静脈瘤の再発はほとんどみられず極めて有効な治療である(図1-b).

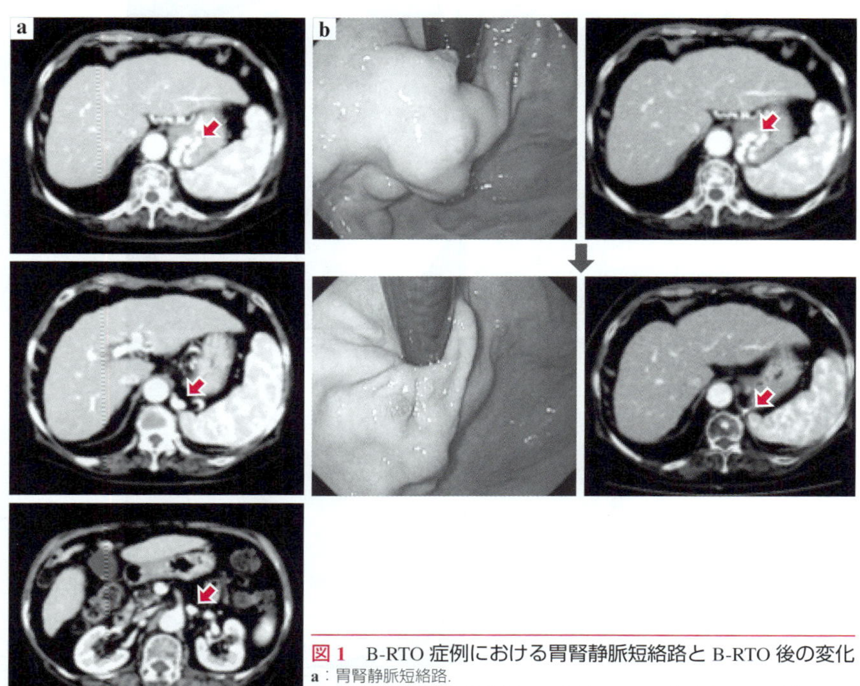

図1　B-RTO症例における胃腎静脈短絡路とB-RTO後の変化
a：胃腎静脈短絡路.
b：B-RTO前後の胃内視鏡像とCT像(上；B-RTO前，下；B-RTO後).
(口絵No.6 p.iii参照)

2 適　応

一般に，胃静脈瘤破裂緊急例，待機例(出血歴を有する胃静脈瘤，F2 以上で RC サイン陽性のもの，明らかな増大傾向にあるもの)，胃静脈瘤を形成する門脈大循環シャントが同時に肝性脳症顕性化の主因となっている場合，が B-RTO の適応とされる．

3 方　法

一般的に右大腿静脈を穿刺し，ガイドワイヤーを左腎静脈内に挿入して，バルーンカテーテルを追従させながら挿入する．その後，ガイドワイヤーを抜き，先端が胃腎シャントにかかるまでカテーテルを引いてくる．バルーンカテーテルの先端を胃腎シャント流出口に固定した後，ガイドワイヤーを胃腎シャント内に挿入し，ガイドワイヤーに沿わせながらカテーテルを進める．胃腎シャントは椎体の左縁に沿って走行すること，副腎静脈側への誤挿入があることを認識し，静脈壁は容易に穿破するため愛護的にガイドワイヤーを操作することが大切である．胃腎シャント内にバルーンカテーテルを留置できたらバルーンを拡張，血流を遮断し，バルーン閉塞下逆行性シャント造影(B-RTV)を行う．

造影所見において下横隔静脈とほかの体静脈との吻合を介する側副流出路を確認することは重要であり，側副流出路が発達している場合には，胃静脈瘤内に硬化剤を停滞させるためにそれらの流出路を閉塞させるか，それら側副流出路を超えた，より静脈瘤側でのバルーン閉塞が必要になる．具

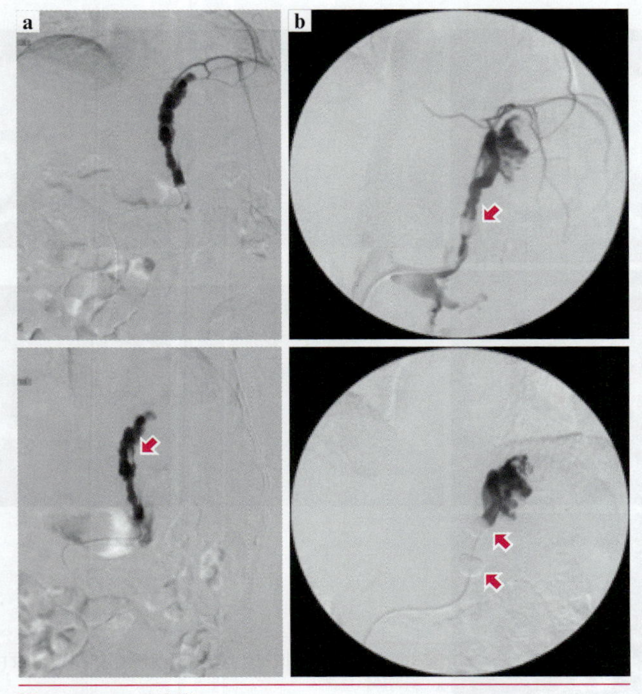

図 2　B-RTO の実際
a：コイル塞栓．**b**：ダブルバルーン．

体的には，B-RTV で胃静脈瘤のみが描出される場合はそのままバルーンカテーテルから硬化剤を注入する．左下横隔静脈といくつかの細い静脈が描出されるだけで胃静脈瘤本体が描出されている場合は，少量の硬化剤や 70% ブドウ糖などを塞栓物質として側副流出路に注入し，5 分ほど待ってから再度造影し，側副路の消失を確認してから静脈瘤へ硬化剤の追加注入を行う．一方で，多数の側副路の描出により胃静脈瘤本体が一部のみしか造影されない場合は注意が必要で，そのまま硬化剤を注入すると大循環への流出が危惧される．そのため，下横隔静脈，心横隔膜静脈など側副路を選択的に金属コイルで塞栓したり(図 2-a)，専用のダブルバルーンカテーテルで側副流出路を越えた位置でのバルーン閉塞を追加したりして硬化剤を注入する(図 2-b)．

注入する硬化剤には，通常 EO(エタノラミンオーレイト〈オルダミン®〉)1 バイアル 10 mL に非イオン性造影剤 10 mL を加え 5%EOI として使用する．EO の溶血反応に伴う腎障害の予防のため，注入前にハプトグロビン® 2,000 単位 2 バイアルを点滴静注する．EO の使用量は通常 2 バイアルまでとされている．5%EOI 注入は透視下で緩徐に行い，シャント血管から胃静脈瘤本体を経て供血路に一部至るまで注入して硬化するが，門脈へは注入しないように注意する．バルーンカテーテルは一晩留置し(オーバーナイト留置)，翌日に再びカテーテルから少量の造影剤を注入し静脈瘤内の血栓化の程度を評価し，十分であればその時点でシステムを抜去するが，不十分な場合は 5%EOI を追加注入したうえで 1 ～ 2 時間留置し，その後システムを抜去する[1]．

Pitfall

短時間でバルーン閉塞を解除した場合，十分に静脈壁に固着していない粗大な血栓が大循環に流出し肺塞栓症を起こすおそれがある．

4 注意点

B-RTO では排血路を塞栓することによって門脈血流は遠肝性から求肝性に変化し肝機能がよくなり肝性脳症も改善するが，全体の門脈圧は下がらない．B-RTO 後に約半数で食道静脈瘤など他部位の静脈瘤の悪化が認められ，定期的な経過観察が必要である．

5 患者・家族への説明

患者および家族に対する説明として，治療の必要性，治療手技，硬化剤の名称と特徴，治療効果，治療に伴う合併症(カテーテル操作による血管損傷，血流遮断に伴う心窩部痛，EO による急性腎不全・肺塞栓症，一時的な腹水の増加・発熱，食道静脈瘤の悪化，肝不全，門脈血栓など)，予後(治療後の再発)などを十分に説明し，承諾書を得る．

DON'Ts

- ☐ 側副流出路の処理が行えず，胃静脈瘤内に硬化剤が停滞できない場合は手技を続行すべきではない．
- ☐ ガイドワイヤー，カテーテル操作を乱暴に行ってはならない．
- ☐ たとえ治療がうまく完遂できても，治療後の患者の状態把握を怠ってはならない．

文献

1）　前田弘彰，他：IVR 2012；27：321-325.

川崎医科大学肝胆膵内科　**吉岡奈穂子，日野啓輔**

A 検査・治療手技

21 血漿交換と血液浄化療法

DOs

- □ 血漿交換と血液浄化療法は出血傾向の是正および昏睡覚醒を目的とした対症療法である.
- □ 血漿交換は欠乏する凝固因子を補充する能力は十分あるが，体内プールの大きな水溶性物質除去能力はほとんどない.
- □ 血液濾過透析の昏睡覚醒効果は使用したバッファーの総量に依存する.

1 概要・目的

血漿交換は，歴史的には1980年代からわが国で広まった治療法で保険診療上20の適応疾患がある．そのなかで肝疾患は，劇症肝炎(一連につき概ね10回)，術後肝不全(一連につき概ね7回)，急性肝不全(一連につき概ね7回)の3疾患である.

急性肝不全と劇症肝炎は同義語として使われ，両者とも急激かつ広範な肝細胞破壊により，意識障害と出血傾向の2大症候を呈する症候群である．術後肝不全は，一般には肝硬変の術後に肝再生が不良で肝不全に陥った状態を指す.

回数の制限が設けられている理由は，血漿交換および血液浄化療法が対症療法のためである．制限回数のうちに肝臓が再生すれば，患者は血漿交換・血液浄化療法を離脱できるが，離脱の目途が立たないと判断した場合は，できる限り早めに肝移植の準備をする必要がある．肝不全に用いる血液浄化療法である，血漿交換と血液濾過透析の，各々の主目的は血漿蛋白の補充と水溶性の毒性物質の除去である.

2 血漿交換とはどんな治療法か

広範かつ急激な肝細胞破壊の生じる劇症肝炎・急性肝不全患者の生存を保証するには，出血傾向の是正と昏睡起因物質の除去が必要となる．血漿交換の目的は前者であり，膜型血漿分離器を用いて患者血漿を分離し新鮮凍結血漿と交換する治療である．この治療法の利点は凝固因子を効率よく補充できることであるが，歴史的な経験から，昏睡起因物質の除去能力は極めて低いと考えられる.

血漿交換で除去可能な物質は，体内プールの小さな蛋白結合性物質だけで，体内プールの大きな水溶性物質の除去はほとんど望めない.

体内プールの大きな小分子物質の代表はアミノ酸である．急性肝不全で増加する血漿アミノ酸のグルタミンは，脳浮腫との関連が指摘されており，血漿交換直後には減少するが，血漿交換だけでは，数時間のうちに元の値に戻ってしまうことが多い[1].

また，血漿交換は単独で施行すると，クエン酸中毒や血液浸透圧異常に加えて輸血関連肺障害を起こすことがあり，したがって筆者の施設では，治療効果の点からも，合併症予防の見地からも，血漿交換を単独では原則として施行しないことにしている.

血漿交換の適応疾患は前述の3つであるが，歴史的な経験から血漿交換単独で覚醒が望めるものは，肝障害の程度が比較的軽く原因が一過性に排除される劇症肝炎か，再生の良好な術後肝不全に限られ，治療上の見地からも，合併症予防の見地からも，血液濾過透析の併用は必須である.

3 血液濾過透析の役割

高率に肝性昏睡から患者を覚醒させるためには，血漿交換の欠点を補う治療法が必要である．わが国では昏睡起因物質が体内プールの大きな水溶性物質であるという仮定から，血漿交換の欠点を補いうる治療法として，high performance membrane を用いて大量の緩衝液で血液を浄化する血液濾過透析が開発された．血液濾過透析は原理的に低分子から大分子までの水溶性物質を効率よく除去することが可能であり，1回の治療で200～500 L の緩衝液で血液を浄化すれば，劇症肝炎患者の90%以上が昏睡から覚醒する．

一方，欧州では蛋白結合性毒性物質が昏睡起因物質であるという仮定の下にアルブミン透析の変法であるMARS（molecular adsorbent recirculating system）が現在の治療法の主体となっているが，MARSは昏睡覚醒効果の点で，わが国で行われている血液濾過透析に及ばない．

血液濾過透析の治療効果は200～500 L の大量の緩衝液で血液を洗うことと密接に関連している．劇症肝炎の致死的な合併症として脳浮腫があり，脳浮腫を克服しないと，たとえ肝移植を行ったとしても永続的な神経障害の合併が懸念される．脳浮腫の発症のメカニズムは，アストロサイトに蓄

コツ

血液浄化療法を上手に施行するためにまず重要なことは，blood access の位置である．十分な血流量をとりやすい位置は内頸からのアプローチである．また，肝不全用の透析液がないため，低カリウム血症に注意してKを補う必要がある．

Pitfall

血液浄化療法に慣れていないと，本項で述べた血液濾過透析と一般に行われている持続血液濾過透析を混同しがちである．劇症肝炎治療に用いる血液濾過透析は，1回の治療に用いる緩衝液の量（透析液と補充液の和）が200～500 L であることを強調しておく．

☑ 急性肝不全に対する血液浄化療法の歴史

急性肝不全に対する血液浄化療法は1950年代に始まり，すでに半世紀以上の歴史がある．しかし，現在に至るまで治療のtargetの肝性昏睡起因物質は不明のままである．1950年代にアンモニアをはじめとする小分子を除去すれば，患者は昏睡から覚醒するであろうという，楽観的な予測のもとに急性肝不全患者に腎透析が行われたが，明らかな覚醒効果は認められなかった．その次に試みられたのは全血交換輸血であるが，これも効果に乏しく，今日では小児科領域の一部で行われているのみである．その後1970年代にチャコールによる吸着療法が大いなる期待をもって迎えられたが，当時の方法は生体適合性の問題もあり播種性血管内凝固（DIC）を併発し救命率の向上に結びつかなかった．さらに，低分子物質の除去効率の悪さから脳浮腫の発生を防ぎえないという欠点も露呈した．

現在の血液浄化療法は，これまでの治療の歴史を基礎に1980年代に広まった血漿交換の欠点を補うものとして開発された．血漿交換は血漿を入れ替えることで，多くの毒性物質を除去しうる治療であると考える方が多いが，実際この治療法で除去しうる毒性物質は，蛋白結合性で体内プールの小さな物質に限られている．体内プールの大きな毒性物質の除去には大量の緩衝液で血液を浄化する血液浄化法が必要であるとの考えから現在の血液浄化療法は構築された．この点が欧州で行われているMARSやPrometheusのようなアルブミン透析の変法とは大きく異なる．

（昭和大学藤が丘病院消化器内科　井上和明）

積されたグルタミンにより引き起こされる細胞の膨化が主因と考えられている．血液濾過透析を繰り返し施行すれば，脳浮腫の発症を阻止することは可能である[1]．

4 注意点

血液浄化中に昏睡覚醒を阻害するものとして，まず感染に注意すべきである．昏睡から覚醒するまでは，挿管して呼吸管理をすることが望ましい．

また，特殊組成アミノ酸輸液を肝性脳症の治療として投与することも，窒素負荷を増大させて昏睡覚醒を阻害することになる．この点が肝臓の尿素回路がある程度動いている，肝硬変の肝性昏睡と大きく異なるので注意が必要である．

5 患者・家族への説明

「血液浄化療法（血漿交換と血液濾過透析）は出血傾向を是正し，肝性昏睡から覚醒させるために必須の治療法です．ただし，この治療法は原因治療ではないので，10回という回数制限があります．肝臓の破壊が止まり肝臓が再生してくれれば内科的に救命は可能ですが，もしそうでなければ肝移植が必要となり，血液浄化療法は移植治療までの橋渡しとなります」のように説明する．

6 専門医への紹介

劇症肝炎・急性肝不全は血液浄化療法が可能で移植医療機関と連携している専門医療機関へ転送すべきである．

DON'Ts

- □ 血漿交換は単独で施行すべきではない．
- □ アミノ酸輸液は窒素負荷になるので，昏睡から覚醒するまで投与すべきではない．

文献

1） Inoue K, et al.：Overview of Artificial Liver Support Systems in the World and New Promising Methods. Peralta C, et al.(eds)：Liver Failure：Etiologies, Neurological Complications and Emerging Therapies. Nova Science Publishers, 2013：159-176.

昭和大学藤が丘病院消化器内科　**井上和明**

A 検査・治療手技

22 肝移植

DOs

- □ 肝移植の適応時期，レシピエントの検査を理解しよう．
- □ 肝移植の術後の合併症，管理を理解しよう．

1 概要・目的

肝移植は，病気の肝臓を取り除いて健康な肝臓に入れ替える，他の治療では救命できないような場合に考慮されるべき治療方法である．肝移植治療は，移植外科医はもちろん，移植コーディネーター，および関係診療科・部門の専門スタッフの相互の協力が必要である．肝移植術前，術後における消化器内科医の役割は重要である．本項では肝移植における内科の役割について述べる．

2 評価と注意点

a 肝移植の適応時期

肝移植の適応を最初に検討するのは，慢性肝疾患患者をみている消化器内科の可能性が高いと考えられる．肝移植の適応は大きく慢性肝疾患と劇症肝炎などの急性肝疾患に分けられる．劇症肝炎の予後予測式は，厚生労働省研究班が報告したスコアリングシステムを用いると，スコアが5点以上での死亡予測は正診率78.1%，感度，特異度は79.6%，75.8%で，肝移植を実施するか内科的治療を継続するか決定するのに有用である．

慢性肝疾患の場合，保存的加療を継続した場合に比較して，肝移植後の予後が上回るとされた場合が移植時期の目安となり，その場合の指標としてはおもにChild-PughスコアとModel for Endstage Liver Disease (MELD)スコアが用いられる．Child-Pughスコアが10点，11と12点，13点となるとそれぞれの平均生存期間は831日，392日，166日とされる．米国ではMELDが臓器配分基準に用いられている．MELDスコア＝3.78×loge(T-Bil mg/dL)＋11.2×loge(PT－INR)＋9.57×loge(Cre mg/dL)＋6.43(アルコール性肝疾患または胆汁うっ滞性肝疾患では×0，他のすべての肝疾患では×1)で表わすことができる．MELD 18点以上では肝移植による生存率は改善し，スコアが高いほど効果は増すとされる．

b レシピエント評価

当院では肝移植が治療の候補として考えられたレシピエントは内科入院のうえ検査を行い，肝移植が可能であるかを判断する．術前検査を表1に示すが，耐術能の検査，

表1 肝移植前レシピエント検査

1. 一般術前検査
・身長・体重の測定，体重の変化(小児の場合，発育曲線) ・尿検査，尿量，尿比重，検尿，尿生化学(電解質，BUN，Cr，NAG，β_2-MG) ・血液生化学検査 ・胸・腹部X線写真，心電図など
2. 感染症関連検査
・細菌培養および感受性試験 ・ワッセルマン反応，カンジダ抗原 ・ウイルス関連検査
3. 特殊検査
・ceruloplasmin，α_1-antitrypsin，抗ミトコンドリア抗体，血清鉄，フェリチンなど
4. 画像診断
・腹部超音波検査(カラードプラ) ・上腹部CT ・腹部MRI ・上部消化管・下部消化管の内視鏡検査：食道・胃静脈瘤

感染症の検査，術後合併症，原疾患再発の予測のための検査に分かれる．

3 肝移植後

肝移植後は時期により様々な合併症が生じうるため，移植チームでの対応が必要になる．このうち，消化器内科での対応が中心となる移植後の肝障害と免疫抑制薬の使用法について示す．

a 肝移植後の肝障害

肝移植後肝機能障害が生じた場合，①拒絶反応，②胆道合併症，③ウイルス肝炎や原発性胆汁性肝硬変などの原疾患の増悪を考えなければならない．外来では上記を念頭に置き，診察を行い，必要時は入院して肝生検，腹部造影CTなどの検査を行う．

1) 拒絶反応

急性拒絶，慢性拒絶が起こりうるが，移植後は原疾患の再燃や *de novo* AIHが生じうるため，肝障害が生じた場合は肝生検を行い，診断を行う．拒絶反応に対しては維持療法にステロイドのパルス療法を追加することになる．

2) 胆道合併症

発熱や腹痛があり，肝障害を認めた場合は考慮する．ただし，免疫抑制薬内服中では発熱を認めないこともあり注意が必要である．内視鏡的に胆道処置を行う場合，再建法が問題になるため，移植を行った施設に術式を問い合わせる必要がある．

3) 原疾患の再発

肝移植後のB型肝炎ウイルス再活性化に関しては，現在高力価HBs抗体含有免疫グロブリンと核酸アナログの投与により，移植後のB型肝炎の再発は抑えられる．

HCVは移植肝にほぼ100%再感染する．移植後C型肝炎は線維化進展が早く，抗ウイルス治療は積極的に行われてきた．現在インターフェロンfreeの治療が導入されており，治療効果の向上が期待させる．自己免疫性肝炎の再発は23%，原発性胆汁性肝硬変の再発は欧米での再発は15%前後だが，生体肝移植に依存するわが国の報告では高い傾向にある．

b 免疫抑制薬の使用方法と副作用

免疫抑制薬はステロイド，カルシニューリン阻害薬とセルセプト（MMF）の3剤をおもに用いる．移植後ステロイド，MMFは漸減していき，カルシニューリン阻害薬のコントロールが中心になる．カルシニューリン阻害薬は日和見感染，耐糖能障害，腎障害を合併しうるため，血中濃度を測定しながら投与量を決定する．移植後は免疫抑制薬を長期間使用するため，移植患者では悪性腫瘍の発生頻度が高いとされ，内視鏡検査，CT検査などを定期的に行うことが望まれる．

4 患者・家族への説明

予測式を用いて評価を行い，移植の可能性がでてきた場合，家族に治療法の1つとしての肝移植の説明を行う．わが国では生体肝移植が主流であるため，ドナーとしての条件を説明し，ドナー候補者を検討してもらう．また，生体ドナーがいない場合は脳死肝移植の登録の説明も行う．

DON'Ts

- □ 劇症肝炎や慢性肝不全では，治療の選択肢として肝移植の可能性を常に考慮し，肝移植施行病院への紹介のタイミングを逃してはいけない．
- □ 免疫抑制薬投与下では薬物濃度モニタリングや薬物相互作用を忘れてはいけない．

長崎大学病院消化器内科 **宮明寿光，中尾一彦**

B　内視鏡検査

1 内視鏡検査─上部消化管

DOs

- ☐ 検査前に十分な説明・同意を得て，全身状態を把握してから検査を行う．
- ☐ 少しでも楽に円滑に検査を行う技術を習得する．
- ☐ 読影会で数多くの症例を経験するとともに，自分の撮影した写真を見直す．

1 上部消化管内視鏡検査の基本

上部消化管症状を有する場合の検査として内視鏡検査が広く用いられている．スクリーニング検査としては一般的には直視型内視鏡を用い，最近では極細径内視鏡を用いた経鼻内視鏡検査も広く普及してきている．食道，胃，十二指腸を観察するが，口腔や咽喉頭の観察も可能である．

診断にあたっては，消化管粘膜表面の凹凸や色調の変化を見分けるのが基本である．異常所見を認めたら，近接して詳細に観察し，画像強調観察機能が搭載されていれば狭帯域光観察(narrow band imaging：NBI)やレーザー内視鏡(blue laser imaging：BLI)などで観察し，拡大機能が搭載されているスコープならば拡大観察により微細粘膜構造や微小血管構造を観察する．さらに，色素内視鏡を用いて詳細に観察する．

生検を施行することにより，腫瘍性病変やポリープ，炎症，*Helicobacter pylori* の確認(ウレアーゼ試験，培養，Giemsa 染色)，アミロイドなどの診断が可能である．

上部消化管内視鏡検査は頻回に行われる検査であり，ほかの内視鏡検査・治療の基本となるため，十分に手技を習得することが重要である．

2 検査の適応

上部消化管病変が疑われる場合のほとんどすべてが適応となる．しかし，全身状態不良例，イレウス，消化管穿孔，呼吸循環動態などの重篤な基礎疾患を有する場合には，検査の有用性が危険性を上回る場合のみ適応となる．消化管穿孔でも原因の精査のため，あまり送気せずに短時間で観察する場合もある．このようなときには熟練者が行うようにする．

3 インフォームドコンセント

内視鏡検査を行うにあたって，患者または家族に検査の必要性，方法，偶発症の可能性，代替となる検査方法を説明し，口頭での説明のみならず文書での説明書と署名入りの同意書を検査前に取得する．

患者に検査の必要性を十分に納得してもらい，検査に対する不安感を軽減させてから検査を行うことが，スムーズな検査とトラブルの減少につながる．

4 前処置

①抗血小板薬や抗凝固薬の服用を確認し，日本消化器内視鏡学会のガイドラインに従って休薬が可能ならば決められた日数を止める．休薬が難しい場合には抗血小板薬1剤のみならば止めないで生検が可能である．ワルファリンも治療域ならば生検可能である．これらにあてはまらない場合には原則生検は施行しない．

②前日夜9時以降は食事を控えて，当日朝は食べないようにする．しかし，前日や当日早朝時の少量の飲水(ジュースや牛乳などは除く)や必要な薬剤は服用してかまわない．

③検査着の着衣が望ましいが，ネクタイ，ベルトなどを緩めて締め付けない状態にすれば通常の着衣のままでよい．義歯や眼鏡は外す．
④検査の前に胃内有泡性粘液の除去のためにジメチルポリシロキサン（ガスコン® ドロップ）40 ～ 80 mg と重曹 1.0 g を約 10 mL の水に加えて服用させる．蛋白分解酵素（プロナーゼ MS®）2 万単位を加えて 50 ～ 80 mL として服用させることも多い．
⑤咽頭麻酔として，リドカイン塩酸塩ビスカス（キシロカイン® ビスカス）5 ～ 10 mL（100 ～ 200 mg）を 3 ～ 5 分間喉の奥に含ませて，ゆっくり飲み込むか吐き出させて咽頭麻酔する．さらに，リドカイン塩酸塩スプレー（キシロカイン® スプレー）を 1 ～ 5 回（8 ～ 40 mg）噴霧する．咽頭麻酔時のリドカイン塩酸塩の使用上限は 200 mg である．
⑥経鼻内視鏡では，血管収縮薬のナファゾリン液（プリビナ® 液）を点鼻して鼻腔内の充血を軽減し鼻腔を拡張して出血を予防するとともに，局所麻酔薬の吸収を遅らせて中毒を防ぐ．その後，キシロカイン® ビスカスを注入，またはキシロカイン® を噴霧する．キシロカイン® スプレーはアルコールが混入しており，刺激があるため避ける．
⑦近年は苦痛の少ない内視鏡検査の要望も多く，施設によって，または患者によって意識下鎮静法のセデーションを施行する．ベンゾジアゼピン系鎮静薬（ミダゾラム〈ドルミカム®〉）またはフルニトラゼパム〈サイレース®〉など）や麻薬性鎮痛薬（ペチジン塩酸塩）がおもに用いられている．しかし，呼吸抑制や血圧低下などに十分に注意し，パルスオキシメータによる経皮的動脈血酸素飽和度測定によるモニタリングが必要である．
⑧検査前に消化管運動の抑制のため鎮痙薬（ブチルスコポラミンまたはグルカゴン）を投与するが，心疾患や緑内障，前立腺肥大があればブチルスコポラミンは禁忌であり，褐色細胞腫があればグルカゴンが禁忌となる．ミント製剤（ミンクリア®）を内視鏡下で幽門前庭部に散布することも有用である．

5 検査手技

a 患者体位

患者は左側臥位となり，下顎を突き出すような姿勢で，右下肢は屈曲し，左下肢は伸展した状態とする．

b スコープの保持・基本操作

左手で操作部を持ち，母指の先をアップ・ダウンアングルノブに添え，示指と中指は送気・送水ボタン，吸引ボタンの操作のためフリーな状態にしておく．薬指と小指は操作部の軸を保持する．患者から外のスコープ部分をできる限りたわませないようにすることにより，コントロール部を捻じることでシャフトにもその動きが伝わりやすくなる．右手はおもにシャフトの挿入・抜去などの操作を行い，コントロール部の協調運動として手を添え，鉗子口からシリンジで送水して粘液を除去したり，生検などの処置具の操作を行う．

c 食道への挿入

上部消化管内視鏡検査で最も重要なのは食道入口部への挿入である．ここで難渋したり，苦痛が強く嘔吐反射がみられると，検査中に患者の苦痛が持続することにより，その後の検査に支障をきたす．検査前に患者と会話して緊張をほぐすことが重要である．

マウスピースを噛んでもらい，右手で先端から 20 cm ぐらいの部分を持って，患者と水平に挿入する．舌の上を沿わしながらアップアングルをかけて中咽頭を通り，舌根部へスコープがあたらないように注意しながら下咽頭後壁に進めると，声帯が正面に観察される．アップアングルを少し解除し左に少し向けて左梨状陥凹を正面視して，左喉頭結節の外側を滑らせるような感じで軽く押し込み，やや右にトルクをかけながら挿入すると，スムーズに食道に挿入される（図1）．抵抗感が強い場合には決して無理に押し込まず，嚥下運動をしてもらい，一瞬スコープが押し戻される抵抗をとらえ，次の瞬間に食道入口部の弛緩により抵抗が軽くなるタイミングに合わせて軽く押し込むと挿入できる．

経鼻内視鏡の場合には，鼻腔から中鼻甲介または下鼻甲介を通過し，咽喉頭を通り，食道へ挿入していく．

d　食道の観察（挿入時）

ガスコン® 水を注射器で注入して食道粘膜を十分に洗浄する．食道は送気しながらよく伸展した状態で観察する．正常な食道粘膜は伸展時に血管が透見される．食道癌の拾い上げに白色光観察とともに画像強調観察が有用で，brownish area として描出される（図2，図3）．病変を発見した場合には切歯列からの距離を記載する．

食道上皮と胃粘膜の接合部は，扁平上皮と円柱上皮の境界で squamo-columnar junction（SCJ）とよばれ，深呼吸をさせると食道内腔が広がり同時に食道胃接合部が胸腔側へ移動するため，観察が容易となる．ヘルニア例では境界線が口側から観察される．食道下端部では逆流性食道炎や円柱上皮化した Barrett 食道に注意する．

e　胃の観察（挿入時）

噴門が開いたときに観察しながら胃に挿入する．最初に出血や食物残渣の有無を確認する．大量の残渣の場合には幽門前庭部周辺の狭窄があるか，胃排泄能の低下が疑われる．そのまま検査を継続する場合には，あまり送気せず，時間もなるべく手短にして無理せずに観察し，嘔吐による誤嚥に注意する．

胃体部から前庭部に内視鏡を進める．体部から胃角大弯がスコープでこすれて発赤を生じることがあるため，挿入前に写真撮影をしておく．

f　十二指腸の観察

球部への挿入は押しすぎず蠕動に合わせて進めるが，無理ならば幽門の手前でスコープを保持していると球部に入る．球部では，上十二指腸角（SDA）を指標にして観察・記録する．

アップアングルで右に捻じるようにすると先端は下行部に進む．下行部では Vater 乳頭に注意しながら観察した後に，スコープを右捻りでアップをかけた状態で引くと胃内のたわみがとれてスコープの先端が逆に進む．さらに，スコープを引いて球後部を観察しながら胃に戻る．

g　胃の観察（抜きながら逆視観察）

前庭部の小弯，大弯，前後壁を観察した後に，アップアングルをかけて送気し十分に伸展させて，胃角小弯と前後壁を観察，その後，体下部から中部の小弯を中心に前後壁を J ターン逆視観察する．そして，体上部から噴門部を U ターン逆視の状態でスコープを回しながら観察し，穹窿部に貯留している粘液や洗浄水を吸引除去して穹窿部を観察する．

最後にスコープを順視に戻して，胃角裏の前後壁を観察し，その後，送気して胃体部大弯の粘膜襞の谷間が見えるまで伸展して，大弯を中心に前後壁を引き抜きながら隠れている小病変を見逃さないよう観察する．噴門部小弯と体部後壁は接線方向により観察が困難なことが多いため，わずかな左右のアングル操作も駆使して見逃さないようにする．

画像強調観察や拡大観察は観察途中で随時施行する．病変が疑われればインジゴカルミンを散布することにより，コントラストが強調されて病変の境界や表面性状が鮮明となる（図4，図5）．

色素撒布や胃生検は胃内全域の観察が終了してから施行し，終了時は胃内の空気や

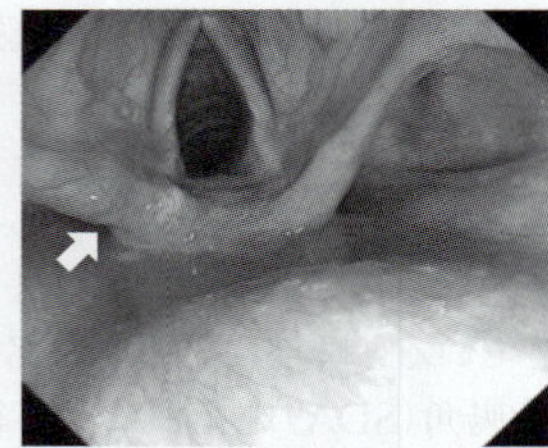

図1　咽喉頭部
（口絵 No.9 p.iv 参照）

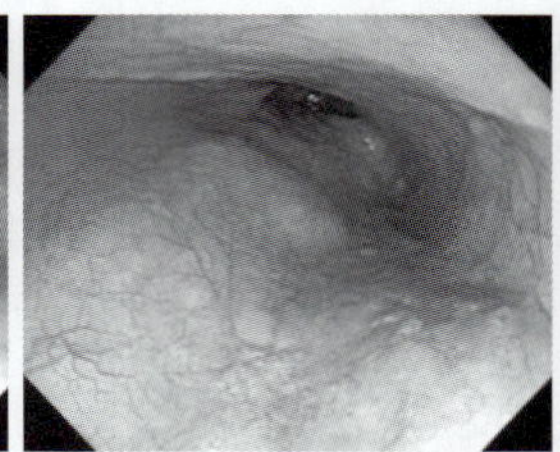

図2　食道癌（通常観察）
（口絵 No.10 p.iv 参照）

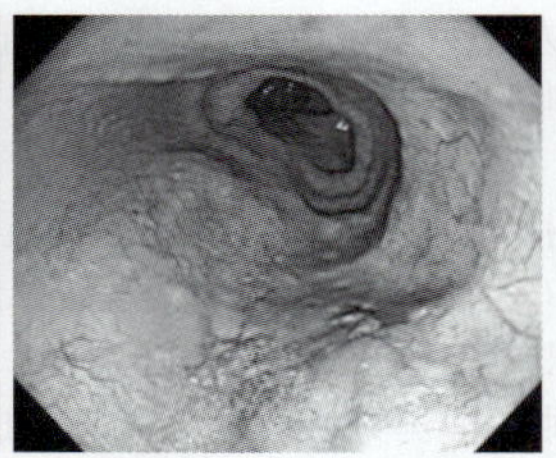

図3　食道癌（NBI 観察）
（口絵 No.11 p.iv 参照）

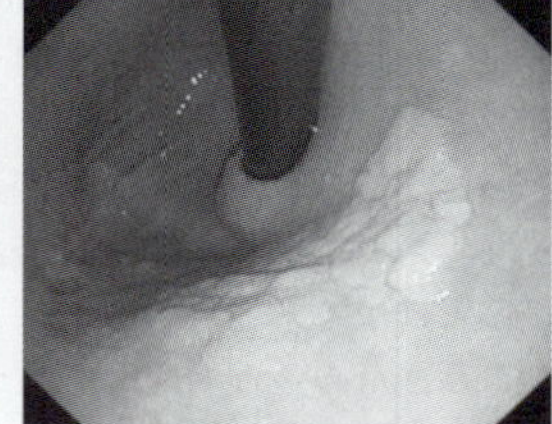

図4　早期胃癌（通常観察）
（口絵 No.12 p.iv 参照）

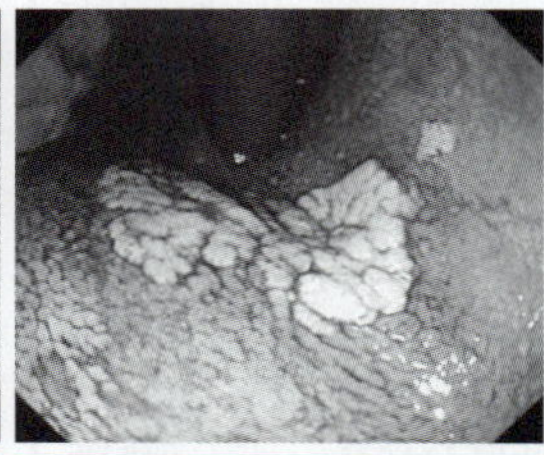

図5　早期胃癌（インジゴカルミン色素内視鏡観察）
（口絵 No.13 p.iv 参照）

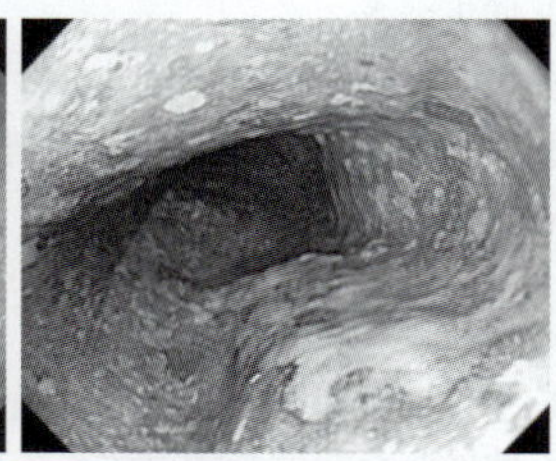

図6　食道癌（ヨードによる色素内視鏡観察）
（口絵 No.14 p.iv 参照）

色素液などを吸引してから食道まで引き抜く.

h　食道（引抜時）

伸展させて食道を観察しながら，スコープをゆっくり抜いていく．食道癌を疑えばLugol 染色を施行し，不染帯を検出する（図6）.

上部食道は挿入時に通り過ぎてしまうことが多いため，抜去時にゆっくりと観察する.

6　検査後処置

検査終了後に検査結果を簡単に説明する.

セデーションを行った場合には終了時に拮抗薬（フルマゼニル〈アネキセート®〉またはナロキソン〈ナロキソン®〉）を投与するが，しばらく回復室のベットで経過観察する.

咽頭麻酔が消えるまで1時間ぐらい絶飲食を説明する．生検した場合には2時間ぐらい絶飲食として，その後は刺激が少ない食事を摂るように指導する．また，検査後の注意点と連絡先を説明して，吐下血などの徴候があれば外来を受診するように伝える.

7　内視鏡診断の考え方

周辺粘膜と異なる色調や形態を示す局在性病変が疑われた場合には，①粘膜病変か否か，②陥凹性病変か隆起性病変か，③炎症性病変か腫瘍性病変か，良性か悪性かを鑑別して診断を進めていく.

8　偶発症と予防

上部消化管内視鏡検査の偶発症頻度は日本消化器内視鏡学会の第5回全国偶発症調

コツ

写真撮影に際し，病変を認めた場合には，まずは病変の部位がわかるように遠景で撮影し，その後，中影，近景の写真を撮る．また，空気量を変えることにより病変が伸展するか，変形するか，厚みがどうかなどを判断し，病変の深達度を推測する.

査報告(2003～2007年)によれば0.005%と低いが，死亡例の報告もみられる．

a　リドカインやブチルスコポラミンによるアレルギー

リドカインアレルギーは重篤な場合には声帯浮腫で気道閉塞が生じる．投与前にリドカイン過敏症の既往(蕁麻疹，浮腫などの皮膚症状や徐脈，血圧低下など)を必ず問診する．

b　鎮静薬による呼吸抑制や血圧低下

過度な鎮静を避け，モニタリングすることが重要である．すぐに拮抗薬を投与できるように準備しておく．

c　穿　孔

部位としては食道入口部が最も多く，咽頭痛と皮下気腫が出現する．早期なら絶飲食・抗菌薬投与で保存的治療が可能であるが，対処が遅れると縦隔炎を起こし治療に難渋する．

d　生検後の出血

生検したら，内視鏡を抜去する前に止血を確認し，持続するならばトロンビン散布やクリップ止血などを施行する．

e　その他

誤嚥による肺炎や急性胃粘膜病変(acute gastric mucosal lesion：AGML)，経鼻内視鏡では鼻出血などがみられることがある．

9　感染対策

消化器内視鏡検査に伴う感染としては，内視鏡機器を媒介として患者から患者への感染と，患者から医療従事者への感染がある．まずは，内視鏡機器の洗浄消毒が大切である．術者側への感染については手袋，マスク，ガウンなどの十分な防護処置を行う．

DON'Ts

- □ スコープ操作に抵抗がある場合には無理な操作をしない．
- □ スクリーニングをただのルーチンワークと考えず新たな発見の場と考える，写真はただたくさん撮影するのではなく構図を考えるなど，内視鏡検査に妥協しない．
- □ 内視鏡診断は1人で判断せず，上級者の指導を仰ぐ．

文献

- 榊　信廣．内視鏡検査 上部消化管．白鳥敬子，他(編)：消化器研修ノート，診断と治療社，2009：121-125.
- 永原章仁：上部消化管内視鏡検査．渡辺純夫：消化器内科レジデントハンドブック．第2版，中外医学社，2014：66-77.
- 田尻久雄：上部消化管内視鏡検査．日本医師会雑誌 2012：S80-S83.

埼玉医科大学総合診療内科　**今枝博之**

☑ 内視鏡検査の習得

上部消化管内視鏡検査は内視鏡検査の基本で，難しい手技ではありませんが，観察する項目は細部までこだわるととても多く，件数も多くて忙しいと1検査にゆっくりと時間をかける余裕がありません．いかに要領よくもれなく観察することがポイントとなります．一方で，患者さんに対して安楽で安心，安全な検査を施行できるよう注意を払うことが重要です．内視鏡観察と撮影を細部にまでこだわる上司の厳しい指導を受け，また研究会や学会で他施設の先生の情熱のこもった発表を数多く見ることにより，内視鏡に対する向上心がより一層高まります．

(埼玉医科大学総合診療内科　今枝博之)

2 内視鏡検査―下部内視鏡

DOs

- □ 大腸の形は 100 人 100 様，スムーズに通り抜けよう．
- □ 無麻酔・無痛検査は可能．痛みには必ず原因があることを考えよう．
- □ 検査の主目的は観察．病変は必ずあるものと思って観察技術を磨こう．

1 概要・目的

下部内視鏡は難しさや苦痛から挿入に注目が集まりがちだが，目的は言うまでもなく病変の検出・評価である．光学系と画像処理の進歩で感度・特異度ともに高い検査とされているが，術者の技量，腸管洗浄の良否に大きく依存している．

近年，精検の対象となる 6 mm 以上の病変検出能で放射線技師が施行する CT コロノグラフィが内視鏡と同等と報告されている[1)]が，CT コロノグラフィの再検査としても用いられる内視鏡にはさらなる高い診断精度が要求される．

2 適応と禁忌

腹痛や便秘，下痢，血便，便潜血検査陽性など大腸疾患が疑われる際の診断や治療方針の決定に行われる[2)]．

年齢の明確な制限はないが，2 L 以上に上る洗腸液の内服と頻回の排便に耐えられる ADL と検査を受容できる認知能力が確保されていることが条件となる．腸管穿孔や腸間膜破断，循環動態への影響などの合併症のほとんどは挿入時に起き，頻度は 0.008% と報告されている．

高度の腸管炎症や閉塞，腹膜刺激症状がある症例では腹部 CT などの非侵襲画像で評価し，必要症例では穿孔や出血などのリスクを十分に説明し，承諾を得たうえで検査を施行すべきである．

3 準備するもの

前処置として腸管洗浄を要し，その良否が検査精度を左右する．

数日前からの低残渣食と前日夜の刺激性下剤による便排泄に加え，クエン酸モサプリドの内服，当日 2 L 程度のポリエチレングリコール(PEG)やクエン酸マグネシウムでの洗腸，洗浄不十分な場合は 4 L までの増量や浣腸の追加が行われる．

検査中の腸管運動抑制のため，抗コリン薬やグルカゴンなどの鎮痙薬もしくは鎮静薬が必要となる．鎮静薬を用いる場合は鎮静薬単独でも腸管運動が抑制される．オピオイドでは $\mu 2$ 受容体を介して分節型運動が出現する可能性に留意すべきである．

内視鏡の選択には太さや硬さ，可撓管(レバー操作で曲がる部位)の屈曲角度が基準になることが多い．ただ，実際に通過が困難で疼痛を引き起こす最大の要因は可撓管のアングルが屈曲を通過してもそれ以降送り込めない“ステッキ現象”である．

“ステッキ現象”は可撓管手元に曲がらない固く長い(10 cm 以上)構造物が存在することに起因する．富士フイルムの内視鏡やオリンパスの受動弯曲内視鏡は固い構造物の長さを抑制しており，挿入困難例で苦痛や挿入性の著しい改善がみられる．

横行結腸以降の結腸過長症例では，内視鏡操作を伝えるため内視鏡手元側の高い曲げ剛性が要求され，富士フイルムの 2 層成型内視鏡やオリンパスの可変硬度内視鏡が有用である．排便障害症例や挿入困難例ではそれらの機種を積極的に活用すべきである．

炭酸ガスは腸管から速やかに吸収・呼気より排出され 20 ～ 30 分でほぼ消失する．炭酸ガス送気装置を用いると検査中，特に検査後の苦痛を著しく軽減できる．

4 挿入方法

結腸長は国内外でほぼ差がなく，便秘症例では伸長することが CT コロノグラフィによる検討で報告されている．S 状結腸は，直腸上部－下行結腸下部の短距離を蛇行するため挿入困難部位として知られており，わが国では S 状結腸の回転異常，欧米では多発憩室による S 状結腸変形で通過時の疼痛を起こすことが多い．

検査中の腹痛は腸管・腸間膜過伸展のアラームサインである．筆者自身，無麻酔検査を 3 回経験し，S 状結腸を伸展させなければ全く疼痛がないどころか内視鏡を知覚できないこと，また欧米人でも無麻酔で苦痛なく検査可能であることを確認している．

通常症例で適切に挿入操作が施行されれば無麻酔で無痛検査が可能であることを銘記したうえで，鎮静薬は必要症例で適正に使用すべきであり，初心者の荒い操作による苦痛をマスクするだけのために鎮静薬を使用することは厳に戒められるべきである．

S 状結腸通過法には大きく分けて，①腸管形態に合わせて緩いループを描いて挿入する“二木会法”系列と，②短縮直線化しながら挿入する工藤の“軸保持短縮法”系列の 2 つが存在する．それぞれ長所・短所があり，それぞれ得意・不得意があるため，可能であれば両者を習得することが好ましい．

仰臥位で緩いループを描いて挿入する“二木会法”の導入では視野がとりにくい場面は少ないが，初心者が適切なループを描けない場面で苦痛を生じることがある．

左側臥位で短縮直線化しながら挿入する“軸保持短縮法”では必要最小限の送気で腸管を膨らませず挿入するのが理想だが，初心者では視野確保に難渋しての過送気が挿入困難や腹痛の原因になる．対処策として，左側臥位では内視鏡先端に水が貯留することで注入量が少なくても視野がとれることを利用した酒井の“注水法”や関岡の“サブマリン法”がある．また，“注水法”に直腸・S 状結腸の脱気を追加することで“サイホンの原理”により S 状結腸の水を下行結腸に流出させ自ずと短縮直線化するのが水上の“浸水法[2]”（図 1）[3] で国内外の RCT で挿入性・苦痛軽減の有用性が報告されている．

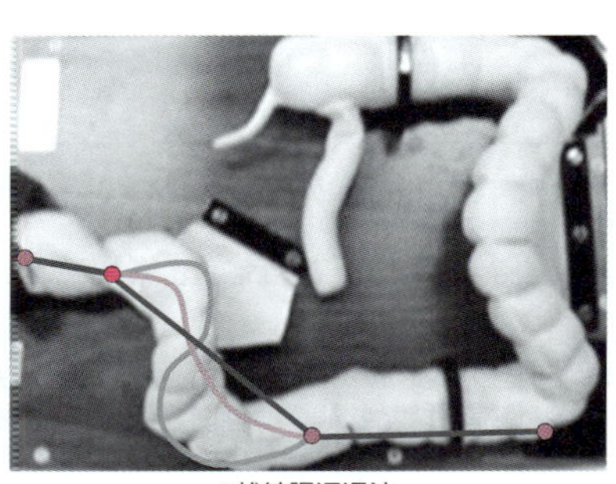

S状結腸通過法

- 少量注水後，直腸・S状結腸の完全脱気で視野改善
- 水・残渣は下行結腸へ

↓

- S状結腸容積減少で自ずと短縮・直線化

↓

大腸鏡を“コルク抜き”様に捻り込み“直線的”挿入

図 1　浸水法（注水法の改良）
〔Mizukami T, et al.：Dig Endosc 2007；19：43-47.〕

日本人には半数以上に下行結腸間膜や総腸間膜症などの腸管形態異常が存在し，S状結腸通過以降も困難な症例が多い．水やガスの比重バランスを考慮した体位変換や結腸の伸展を抑制する腹部圧迫などの挿入補助手技を積極的に活用すべきである．

5 観察方法

挿入時と抜去時では腸管内腔の見え方が異なり，挿入時にも病変に注意を払うべきである．ただし，挿入時の観察にこだわりすぎると以降の挿入を困難にすることが多く，抜去時の観察に注力すべきである．抜去時に6分間以上観察した場合の病変発見率はそれ以下に比し有意に向上した報告があり，観察に十分な時間配分をすべきである．

見逃しに注意すべき部位として，①上行結腸の結腸襞裏や，②肝弯曲内側，③S状結腸の結腸襞間があげられる．

内視鏡は140°～170°の広視野だが，接線方向や襞裏は死角になりやすい．内視鏡先端装着フードは襞をめくって死角を減らすことが可能で，病変発見率を向上させる．挿入時の視野確保にも貢献し，処置も容易となるため，常時装着することが好ましい．先端フードは腸管粘膜を傷害しにくいもの，視野を狭めないものが適している．

通常画像で病変を検出した後の切り替え操作で利用可能な特殊機能として，数十倍の光学ズームや近接での合焦能力による拡大観察機能，画像強調（オリンパスNBI，富士フイルムFICE，ペンタックスi-scan）があり，粘膜病変の質的評価の強力なツールになる．

ただ，これらの特殊機能は通常画像で病変を検出した後の切り替え操作で有効になるため，病変検出能自体を向上させるわけではない．

DON'Ts

- ☐ 無麻酔・無痛検査は可能．麻酔に頼りすぎない．
- ☐ 高度の疼痛は腸管・腸間膜破断の徴候，無理は禁物．
- ☐ 盲腸に到着してからが正念場，観察に気を抜かない．

文献

1） An S, et al.：Am J Roentgenol 2008；191：W100-W106.

2） 五十嵐正広，他：大腸内視鏡ガイドライン．日本消化器内視鏡学会（監）：消化器内視鏡ガイドライン．第3版，医学書院，2006：94-104．

3） Mizukami T, et al.：Dig Endosc 2007；19：43-47.

NHO久里浜医療センター　**水上　健**

☑ 挿入困難には理由がある

盲腸到達まで2分程度の容易な症例と1時間程度を要する症例がある．挿入困難な原因として鎮痙薬で抑制できない"腸管運動異常"や下行結腸間膜や総腸間膜症などの"腸管形態異常"がある．

検査自体の緊張による"腸管運動異常"や先天的な"腸管形態異常"は過敏性腸症候群（IBS）や便秘などの排便障害の原因となっていることが多く，患者に挿入困難の原因を伝えることは"苦労した医師""排便障害の原因を知りたい患者"双方にメリットがある．

（NHO久里浜医療センター　水上　健）

3 小腸・バルーン内視鏡

DOs

- □ 小腸も内視鏡による詳細な観察が可能であり診療ストラテジーに組み込もう.
- □ 負担もあるので，目的と得失を明確にして施行しよう.
- □ どうしても挿入困難な場合はあるので，そのときは他の検査法を考えよう.

1 概要・目的

消化管の暗黒大陸とよばれていた小腸に内視鏡の光が当たるようになり[1]，様々な疾患の小腸病変がカラーで直接に観察することが日常臨床で可能となった．小腸内視鏡は不可欠である．

a 挿入原理

深部小腸への挿入を困難にしている原因は，他部位の消化管と異なり，Treitz 靱帯から回盲弁までの長距離に支点となる固定された部位がないためである．このため，内視鏡を押しても腸が伸びるばかりで先端が進まない．山本は，内視鏡本体に，先端にバルーンの付いた外筒を組み合わせ，腸管を内腔から把持することによって腸管の進展を防いで深部への内視鏡挿入を可能にした[1]．内視鏡本体を挿入した後に，続いて先端バルーンを収縮させた外筒を進め，そこで再び先端バルーンを広げて腸管を把持する．続いてスコープと外筒を引き戻して腸管を短縮する．この一連の動作を繰り返して深部に挿入していく(図 1)．ダブルバルーン内視鏡(DBE)は，外筒を進めるときに内視鏡が抜けてくることを防ぐために，内視鏡本体の先端にもバルーンを装着して腸管を把持している[1]．シングルバルーン内視鏡(SBE)ではバルーン装着は外筒のみであり，外筒を進めるときの内視鏡の抜けの防止をバルーンではなく，アングル操作

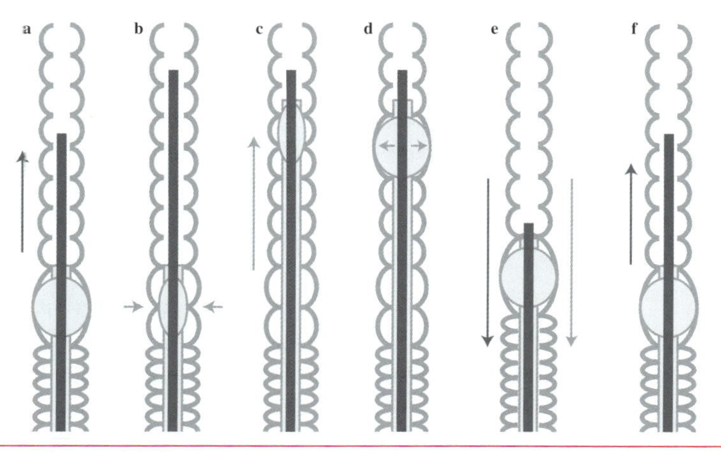

図 1　バルーン内視鏡の原理
a：内視鏡を挿入する．b：バルーンを収縮する．c：外筒を進める．
d：バルーンを膨らませる．e：腸管を短縮する．f：再び内視鏡を挿入する．

によって腸管を把持して行う[2)].

b 内視鏡システム

内視鏡本体に加え，外筒(オーバーチューブ)，バルーン内圧を調整するバルーンコントローラーからなっている.

2 適 応

小腸疾患が疑われる場合や，小腸疾患の経過観察などが適応である．侵襲性があるので，CT，MRI などの画像診断やカプセル内視鏡などを先行する．また，止血，病変切除，狭窄拡張，異物除去などの内視鏡治療が可能である.

3 禁 忌

内視鏡一般と同様である．また，DBE は，スコープバルーンがラテックスであるので，ラテックスアレルギーのある者には使用できないが，今後シリコンに改良される予定である.

4 準備するもの

a 検査室

挿入困難時のループ形成の有無や挿入形状の確認，異物除去や狭窄拡張などの治療内視鏡の可能性を考慮して透視が可能な検査室が望ましい.

b 人 員

術者と，外筒を持つ助手が必要である．さらに，外回りの看護師，放射線技師もいることが望ましい．挿入手技に大腸内視鏡の挿入法を利用することが多いので，術者は大腸内視鏡に習熟していることが望ましい.

c 前処置

小腸は，通常一晩の絶食で空虚になる．経口挿入時の前処置は，上部消化管内視鏡検査と同様に，検査前日は 19 時までに夕食をとり，その後は液体のみ摂取可とする．検査当日は絶食であるが，少量の透明な液体ならば摂取できる．経肛門挿入では，下部消化管内視鏡検査と同様である．前日に下剤を内服させ，検査当日は大腸内視鏡に準じて腸管洗浄を行い，大腸を空虚にする.

d 機器の準備

通常の内視鏡の準備に加え，バルーンの膨らませと収縮，さらに過剰な内圧となったときの減圧がスムーズに行われるか確認しておく.

5 手順・方法

a セデーション

血管確保をしてセデーションを行う．経口挿入では，ERCP に準じペンタゾシン 15 mg，アタラックス-P®(塩酸ヒドロキシジン) 25 mg を前投薬に使用している．さらに，ミダゾラムを適宜追加して鎮静を行う．経肛門挿入では，経口挿入に比し被検者の苦痛は小さいが，必要に応じ鎮静薬，鎮痛薬を使用する．鎮静薬による呼吸抑制に注意し，酸素投与の準備もしておく.

b 患者の体位

経口挿入では，上部消化管内視鏡検査に準ずるが，ERCP と同様に腹臥位にすると誤嚥が少ない．ただ，深部小腸での挿入が難しくなることがあるので，そのときは体位を変えるとよい．経肛門挿入では下部消化管内視鏡検査に準ずる．左側臥位で検査を開始し，途中で背臥位にする.

c 送 気

送気は慢性閉塞性肺疾患(COPD)などの禁忌でなければ炭酸ガスで行う．室内気での送気は腸管内に貯留し，挿入困難となりやすい.

d 挿入の実際

内視鏡挿入に続いて外筒を内視鏡可動部の手前まで進める．外筒のバルーンを膨らませた後に，内視鏡と外筒を共に引き抜いて腸管を直線化する．続いて，DBE では内視鏡本体のバルーンを収縮させた後に，SBE ではそのまま，内視鏡本体を挿入していく．以下同様に，内視鏡を進め，腸管を

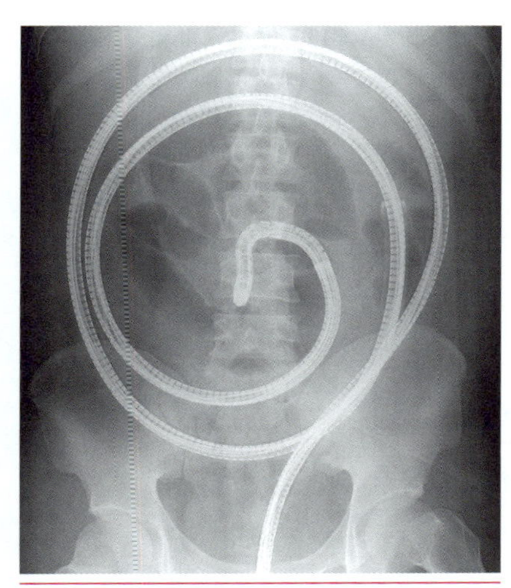

図2　渦巻き型の挿入

先端バルーンまたはアングルで把持した後に外筒を進め，外筒のバルーンを膨らませて腸管を把持し，内視鏡と外筒を引き戻して腸管を短縮するという“しゃくとり虫”操作を繰り返していく．スコープの形状が渦巻き状になるように挿入していく（図2）．それ以上の挿入が困難となり検査時間が長時間となってきたら，点墨して，抜去，観察を始める．

e 観　察

下部消化管内視鏡検査と同様にできる限り送気せずに挿入していくため，観察は基本的に抜去時に行う．小病変の場合，挿入時に気づいても抜去時に見失うことがあるので，クリスタルバイオレットでマーキングしておくと見つけすい．外筒が滑って同じ部位を往復している場合も，マーキングをしておくと進んでいるのか同じ部位なのか判別しやすい．抜去では，挿入と同様に外筒と内視鏡を小刻みに交互に抜いてくる．外筒の抜去は1回あたりの10～20 cmにする．外筒を一度に長距離抜去すると一気に内視鏡が抜けてしまい，観察が不十分となりやすい．また，外筒による粘膜損傷があるので，artifactに注意する．

コツ

外筒の手元側とスコープを右手で扱う一人法での操作は，術者がすべてをコントロールでき，かつ無理な操作をしにくい．

コツ

スコープが鋭角になると挿入しにくい．大きなカーブを描くように挿入する．

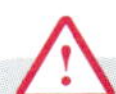

Pitfall

小腸粘膜は絨毛で被覆されている．病変の発見は，いわば絨毯に落とした針を探すようなもので，出血病変の発見は，出血時のみ認識可能なことも少なくない．

小腸造影に挑戦してみよう

小腸造影はゾンデによる二重造影でより微細な病変の検出が可能であるが，患者の苦痛や術者の被曝，手技の難易度の問題があり，どこの施設でもアクセスが容易な検査というにはほど遠い．しかし，経口での検査でも非常に多くの情報が得られるため，小腸病変の評価には積極的に小腸造影を行いたい．特にCrohn病では小腸病変は無症候のことが多く，ある程度定期的にモニタリングしておかないと，気づいたときにはすでに腸閉塞や複雑性瘻孔，腹腔内膿瘍で手術，といった最悪の状況に陥ってしまう．狭窄の有無がわかるだけでも，患者の病態把握　治療方針の決定にとって非常に大きな情報である．MR enterographyや小腸内視鏡など他のモダリティでも構わないので，小腸検査をぜひ前向きな気持ちで施行してほしい．

なお，経口でも検査中に発泡剤を追加すると擬似的に二重造影を行うことができる．

（東京医科歯科大学消化器内科，潰瘍性大腸炎・クローン病先端治療センター　藤井俊光）

f 治療

止血，ポリープ切除，狭窄の拡張，異物除去などが施行される[3]（p.206 第4章 B-9，p.219 第4章 B-12，p.245 第4章 B-19 参照）．小腸壁は薄いので穿孔に注意する．

6 偶発症と予防策

出血や穿孔といった内視鏡一般の偶発症のほかに，バルーン内視鏡に特有のものとして，肺炎，膵炎がある．共に経口挿入で約1％に起こる．肺炎は誤嚥によるものが考えられている．膵炎は膵の圧迫や変位によるものが想定されている．

対策として，経口挿入はできる限り短時間にする．経肛門挿入ではまず肺炎や膵炎は起きないので，先に経肛門挿入でできる限り深部まで観察し，残余を経口挿入で観察するとよい．

DON'Ts

- □ 小腸粘膜は脆弱である，無理な力を加えた操作は行わない．
- □ 穿孔を防ぐため，深い潰瘍の部位でバルーンを膨らませない．

文献

1） Yamamoto H, et al.：Gastrointest Endosc 2001；53：216-220.
2） 大塚和朗，他：Gastroenterol Endosc 2009；51：1172-1180.
3） 山本博德（監）：Visual 小腸疾患診療マニュアル．メジカルビュー社，2011.

東京医科歯科大学医学部附属病院光学医療診療部　**大塚和朗**

4 ERCP

DOs

- □ 進行方向を適宜確認して内視鏡を挿入しよう.
- □ カニュレーションを始める前に乳頭をよく観察しよう.

1 概要・目的

十二指腸鏡(側視鏡)を十二指腸下行脚まで挿入し，ここにある乳頭の胆管・膵管開口部から造影用チューブ(カニューレ)を挿入し，胆管あるいは膵管に造影剤を注入することによって胆管像，膵管像を評価し，胆道・膵疾患の診断を行う.

2 適 応

乳頭部，胆管，胆嚢，膵管に形態的異常をきたす疾患が対象となる．具体的には，膵腫瘍(膵癌，嚢胞性腫瘍など)，慢性膵炎，胆管癌，胆嚢癌，胆石症(胆嚢・総胆管)，良性胆道狭窄(原発性硬化性胆管炎，術後狭窄など)，先天奇形(膵管癒合不全，膵・胆管合流異常，先天性胆道拡張症など)，乳頭部腫瘍などが疑われる場合が適応となる.

しかし，近年 CT や MRI といった他の画像診断法の進歩，特に MRCP の出現により画像診断のみを目的とした ERCP はほとんど行われなくなっている．ERCP は，入院が必要で，患者の苦痛を伴い，重篤な偶発症を起こす可能性がある検査であることから，MRCP や CT で十分な診断情報が得られれば，むやみに行うべきではない．乳頭部腫瘍の胆管・膵管内進展の評価や胆管癌の進展度診断，膵嚢胞性疾患における主膵管との交通の確認など，精度の高い胆管・膵管像が必要な場合や，引き続き病理検体採取や治療手技を行う場合が現時点では適応と考えられている.

3 禁 忌

全身状態不良で検査に耐えられないと判断される症例や，食道・胃・十二指腸の狭窄あるいは術後腸管再建例で十二指腸乳頭部への内視鏡到達が不可能と考えられる例は，適応外である．ただし，最近では，以前であれば適応外であった術後腸管再建例，特に Roux-en-Y 吻合再建例に対しても小腸内視鏡を用いた ERCP が盛んに行われており，手技成功率も向上している.

造影剤アレルギー(ヨードアレルギー)については，以前は禁忌とされていたが，現在はアナフィラキシーショック既往例以外は禁忌ではなく，必要な場合においては慎重に施行してもよいとされている.

また，急性膵炎例は原則禁忌であるが，胆石膵炎が疑われ，かつ熟練した術者がいる場合には，むしろ積極的に行うべきである.

4 準備するもの(必要な人員)

十二指腸鏡，造影カニューレ，造影剤，シリンジが必要である．また，関連手技へ移行する可能性がある場合には，その手技に必要な物品も準備しておく．なお，最近では，ガイドワイヤーを先行させて胆管を探る方法(wire-guided cannulation：WGC)が欧米を中心に普及してきているが，この方法においては造影カニューレの代わりに，通常パピロトームを使用する.

前投薬としては，鎮痙薬，鎮静薬と拮抗薬を準備しておく.

人員は，検査を安全に進めるには，術者

と検査を介助する助手，それに被験者のモニタリングと外回りを担当するスタッフ，透視を出すスタッフの最低4名を必要とする．

5 手順・方法

①検査当日は朝から絶食とするが，脱水状態は前投薬の効果増強や術中の状態に悪影響を与えるため，朝から補液を行う．なお，血管ルートは術中の体位変換を考慮して右前腕に確保することが望ましい．

②被験者を透視台に移動した後，血圧，心電図，脈拍，血中酸素飽和度モニターを装着する．

③被験者の体位は，初めから腹臥位で検査開始する施設と，左側臥位で内視鏡を挿入したのち腹臥位にする施設があるが，体位変換には人手がかかるため，少ない人員で行う場合は初めから腹臥位とする．

④マウスピースを装着し，前投薬を投与した後，内視鏡を挿入する．

⑤咽頭，食道，胃，十二指腸球部，下行部へと内視鏡を進める．

⑥内視鏡が上十二指腸角を越えたら，右アングル，時計方向回転，アップアングル，引き抜き操作で内視鏡をストレッチさせ，内視鏡先端を下行部深部に進めて乳頭を探す．

⑦乳頭を正面に捉えたら，カニュレーションを開始する．通常，膵管へのカニュレーションは真っ直ぐ1時から2時の方向を，胆管へのカニュレーションは乳頭を見上げて開口部上縁を11時方向にすくい上げるようにして探る（図1）．また，カニュレーションの方法には，造影カニューレを用いて造影しながら探る従来法

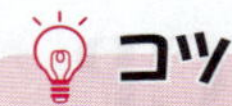

コツ

側視鏡では進行方向を見ながら進めることができないが，食道入口部，食道胃接合部，体上部（分水嶺），幽門，十二指腸球部は，それぞれ盲目的に内視鏡を進めると，うまく通過することができないばかりか，粘膜損傷や穿孔をきたす可能性がある．これらの部位に近づいたら内視鏡を捻ったり，ダウンアングルをかけたりして，必ず一度進行方向を確認してから内視鏡を進める．また，普段，直視鏡観察を行う際に，これらの部位を通過する際の内視鏡操作を感覚的に覚えておくとよい．

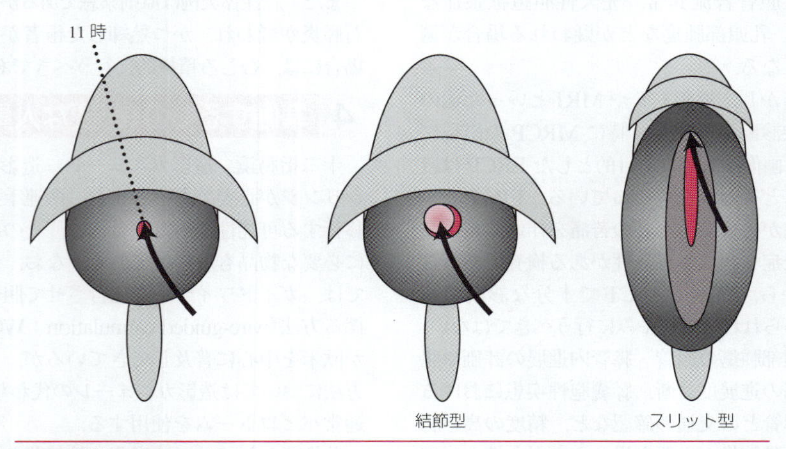

図1 胆管へのカニュレーション
乳頭を見上げて11時方向をすくい上げるようにして探る．結節型では，結節を左上方に向かって押しつぶすようにカニューレを挿入し，スリット型では通常よりも強い見上げが必要で，開口部上縁を浅くすくい上げるようなイメージでカニュレーションを行う．

コツ

カニュレーションを行う前には，乳頭開口部の形態をよく観察し，カニュレーションの方向をよくイメージする．結節型の場合は結節を左上方にめくり上げるように，あるいは結節を左上方に向かって押しつぶすようにカニューラを挿入し，縦長型（スリット型）の場合は通常よりも強い見上げが必要になるため，開口部上縁を浅くすくい上げるようなイメージでカニュレーションを行う（図１）．

と前述のWGC法がある．

6 偶発症と予防策

診断的ERCPの偶発症発生率は，日本消化器内視鏡学会の第5回全国調査（後ろ向きアンケート調査）では0.408％（死亡率0.007％）[1)]であるが，Andriulliら[2)]による21編の前向き研究の系統的調査では6.85％（死亡率は0.33％）であり，膵炎3.47％，胆道感染1.44％，出血1.34％，消化管・胆管穿孔0.60％と報告されている．そのほかにも，鎮静などによる呼吸・循環器系合併症やショック，誤嚥性肺炎などが起こりうる．

こうした偶発症を防ぐには，乱暴な内視鏡操作を慎むこと，処置具を清潔に扱うこと，乳頭に対して愛護的にアプローチすることなどは基本中の基本である．また，偶

Pitfall

ERCP後膵炎の危険因子には，若年（60歳未満），女性，Oddi括約筋機能障害，膵炎の既往，拡張のない胆管，膵管造影，胆管挿管困難，プレカット，膵管口切開，内視鏡的乳頭バルーン拡張術（endoscopic papillary balloon dilation：EPBD）などがある．特に膵管造影については，必要がなければ極力避けるよう心がける．

発症の発生を早期に診断し，いち早く治療を開始することは重症化を防ぐうえで重要である．したがって，検査後は必ず自身で診察をし，腹部所見をとる．異常が感じられたら，直ちに血液検査，CTなどの必要な検査を行うとともに，補液，蛋白分解酵素阻害薬，抗菌薬をその診断に基づいて行う．

なお，わが国において一般的に行われている蛋白分解酵素阻害薬の予防的投与は，エビデンスに乏しく海外では行われていない．一方，NSAIDs（インドメタシン）坐剤がERCP後膵炎予防に有効との結果が最近報告されている．

7 患者・家族への説明

検査がどうして必要か，どのような検査か，どういった偶発症がどれくらいの頻度で起こるか，代替となる検査があるかなどについて説明する．

DON'Ts

- □ 乱暴な内視鏡操作をしない．
- □ 無用な膵管造影は行わない．

文献

1）芳野純治，他：Gastroenterol Endosc 2010；52：95-103.
2）Andriulli A, et al.: Am J Gastroenterol 2007；102：1781-1788.

帝京大学医学部附属溝口病院消化器内科　安田一朗，土井晋平

5 色素内視鏡・画像強調観察

DOs

- □ 各臓器の画像強調観察の特性を覚えておこう.
- □ 精査が必要な病変に遭遇したら，積極的に画像強調観察を行おう.

1 画像強調内視鏡

周囲の正常粘膜に比べて形態や色調変化に乏しい早期癌は，通常の白色光観察のみでは，診断が困難なことが多い．電子内視鏡によって得られた画像を様々な手法で強調し，粘膜のわずかな形態変化や性質の違いを効果的に強調することで，通常では診断困難な早期癌，各種消化器疾患をより正確に診断する方法を画像強調内視鏡(image enhancement endoscopy：IEE)という．丹羽ら[1)]によって定義されたIEEには，色素内視鏡および，デジタル法・光学デジタル法といった画像強調観察が含まれる.

a 色素内視鏡

色素内視鏡は消化器表面に種々の色素液を噴霧または散布し，内視鏡観察を行うことで診断能の向上と病態の把握を図ることが目的である．代表的な色素散布法として，一般によく使用されているインジゴカルミン法，ルゴール法，クリスタルバイオレット法について解説する.

1) インジゴカルミン法

陥凹部への色素液のたまりを利用して病変や周囲粘膜の形態変化や粘膜の表面構造の違いを強調し観察するコントラスト法である.

2) ルゴール法

色素液の食道粘膜のグリコーゲン顆粒への染色反応から食道癌の診断に用いる色素反応法である.

3) クリスタルバイオレット法

粘膜上皮への色素液の吸収による生体組織の染色を観察する染色法である．拡大内視鏡との併用で被蓋上皮の染色からpit patternを観察する.

4) 適応と禁忌

精査が必要な症例はすべて適応となるが，行う観察方法・対象疾患の基礎的知識を事前に十分に理解することが必要である．ルゴール液散布時には極めてまれにアナフィラキシーを生ずるおそれがある．造影剤アレルギーなどヨード過敏の有無を確認する.

b 画像強調観察

画像強調観察法は白色光にて得られた画像をコンピュータ処理することによって強調するデジタル法と，色素や白色光以外の光を用いる光学デジタル法に大別される.

1) デジタル法

白色光で得られた情報をコンピュータ処理することで，画像の明暗・色彩のコントラストを強調したり，画像を構成する輪郭や微細模様を強調する技術である．この機能は現在の内視鏡にはほぼルーチンに装備されており，オリンパス社の画像強調，色彩強調，富士フイルム社のFICE(flexible spectral imaging color enhancement)やHOYAペンタックス社のi-scanなどがこれに相当し，表面構造や血管構造をより詳細に観察することができる.

2) 光学デジタル法

自家蛍光を用いるオリンパス社のAFI(autofluorescence imaging)，ヘモグロビンに吸収される光域のみを狭帯化して用いるNBI(narrow band imaging)，レーザー光を用いた富士フイルム社のBLI(blue laser imaging）などがあげられる．各画像がボタン１つでワンタッチでの切り替えが可能で，色素液の準備や散布といった手間が不要であるため簡便であり，腫瘍性病変の診断に非常に有用である．

2 観察の実際

咽頭・食道，胃，大腸の IEE を使用した当院における観察法の実際をそれぞれ，色素観察，NBI 観察を中心に述べる．

a　咽頭・食道の観察（図 1）

当院では，咽頭・食道の NBI 観察の設定は色彩 1 または 2，構造強調は A8 で行っている．NBI の登場により，今まで発見が困難であった咽喉頭領域の表在癌の拾い上げが可能となった[2]．濃厚な飲酒・喫煙歴・flusher など high risk 因子を有する患者では，内視鏡挿入時に系統的な咽喉頭領域の NBI 観察を行う必要がある．NBI 観察で周囲との境界が明瞭な茶褐色調の領域（brownish area），および領域内に拡大観察で異常血管の増生を認める病変で拾い上げるのが重要である．

食道の観察は，挿入時に NBI 観察を行い，胃の観察後抜去時に通常光観察を行う．質的診断・範囲診断のためルゴール染色を行う．ルゴール液は 1 ～ 2% のものを使用するが，施設によりまちまちである．ルゴール染色では健常な食道粘膜が濃染されるのに対して，表在癌は染色されず，淡いピンク色の不染帯となる．この現象は pink color sign（PC sign）とよばれ，この所見が陽性であれば癌の可能性が極めて高く，不染帯が多発している症例での生検部位のメルクマールになる．ただし，ルゴール染色後は病変の凹凸が不明瞭となり，正確な

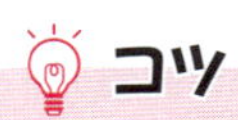

NBI 観察では，深吸気時に内視鏡で送気し，食道をしっかり拡げた状態と吸引して少し窄ませた状態を繰り返しながら，口側から細血管網の透見を確認しながら観察するのが病変発見のコツである．

コツ

ルゴール染色は，散布チューブを用いて切歯列 20 cm くらいから下部食道まで万遍なくルゴール液を散布し，散布後表面に付着したルゴール液を洗浄，吸引してから観察を行う．

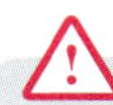
Pitfall

ルゴール散布を行うと，食道炎を惹起し，治療時の内視鏡観察で再度ルゴール染色を行った際に病変部の不染帯の形が変化することがある．そのため，少なくとも 1 か月以上は内視鏡治療まで間隔をあけたほうがよい．

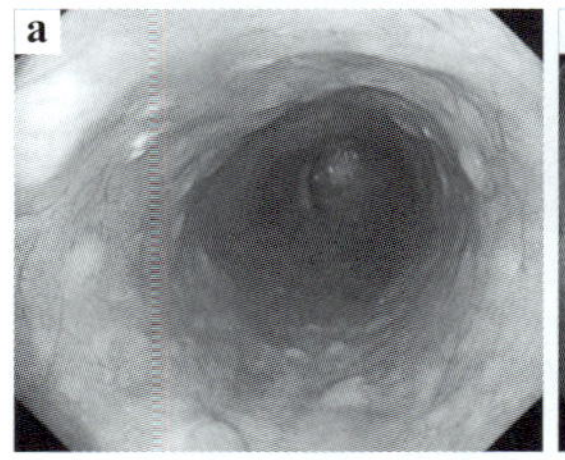

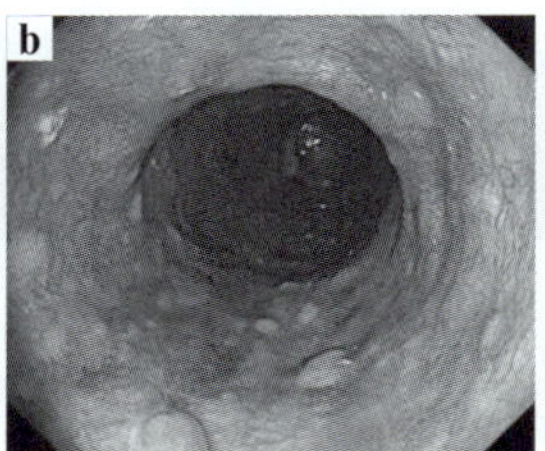

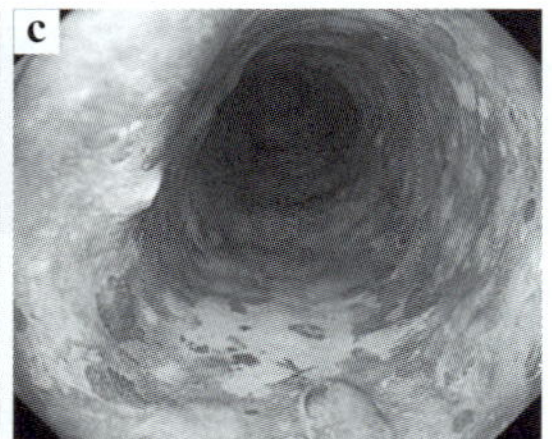

図 1　食道表在癌の色素内視鏡・画像強調観察
a：通常光観察．後壁に血管透見性が不良な淡い発赤調の平坦陥凹性病変を認めるが，周囲との境界が不明瞭である．
b：NBI 観察．病変は領域性のある brownish area として描出される．
c：ルゴール散布後色素観察．病変は pink color sign 陽性で境界明瞭なルゴール不染帯となる．
（口絵 No.16 p v 参照）

深達度診断が困難となるため，癌を強く疑う病変の場合は色素散布前に観察を行う．ルゴール液は食道粘膜に対する刺激が強く，患者の不快感が強いため，あらかじめルゴール染色を行う患者には，塩酸ペチジン（オピスタン®）などの鎮痛薬や鎮静薬などの前投与が望ましい．また，検査後の不快感を低減させるため，ルゴール液は観察後可能な限り吸引回収し，最後にチオ硫酸ナトリウム（デトキソール®）を散布することを忘れないようにする．

b　胃の観察（図 2）

病変を見落とさないためには，まずは通常観察が大切であり，病変として認識しなければならない．癌の存在を疑う所見は，自然出血・凹凸不整・色調の変化・血管透見所見に集約され，そう難しくは感じないかもしれない．しかし，背景粘膜とわかりにくい病変のもつ所見の差は“極めてわずかな差”でしかない．凹凸不整の微細な所見の拾い上げには，インジゴカルミンなどの色素内視鏡検査法が有用である．インジゴカルミン液は一般的に 0.1 ～ 0.2% で使用されるが，市販のインジゴカルミン液は 0.4% であるため，それぞれ 2 倍，4 倍の希釈であらかじめ作製しておく．内視鏡を始めたばかりの初心者は特に白色光で診断に迷う病変にしばしば遭遇することと思われる．こうした場合に調整の手間を惜しまず，色素散布を行い追加の情報を得たうえで診断を行っていくのが上達の早道である．

コツ

胃は前処置を行っても粘液付着が多いため，病変発見後はガスコン® 水，プロナーゼ® などでさらに粘液を洗浄しインジゴカルミンを散布するのがコツである．

コツ

NBI 拡大観察を行う際は近接時に距離を保てるように，黒フードを先端に装着し，出血させないように病変の外側から観察していく．

Pitfall

II b 進展など，白色光観察より病変の存在範囲が想像以上に広い胃癌がある．“木を見て森を見ず”ということにならないよう，インジゴカルミンは病変周囲まで広めに散布し，はじめは近接せずに，必ず遠景からの観察を行う．

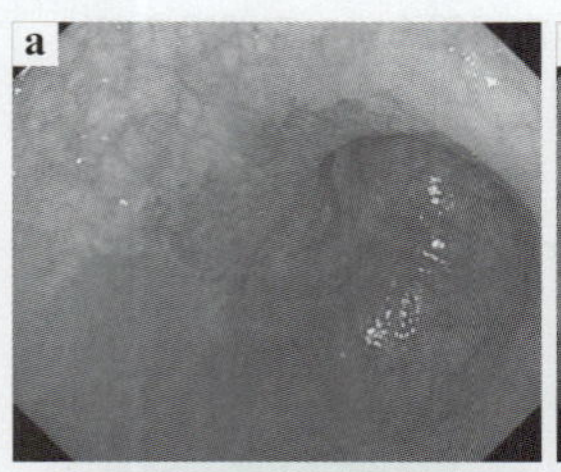

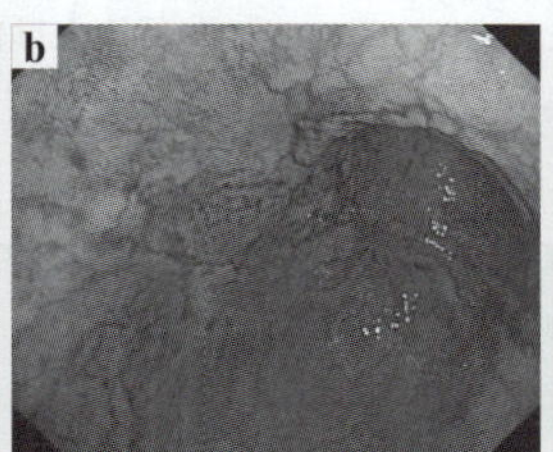

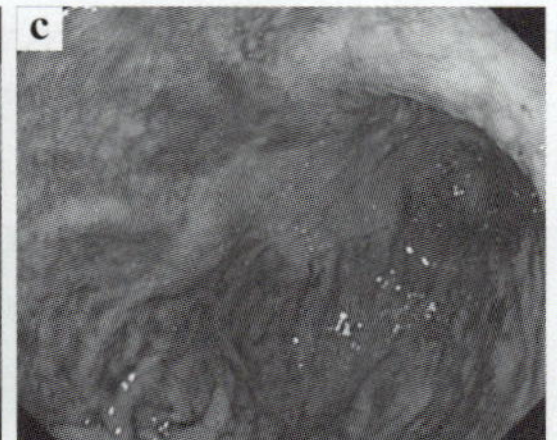

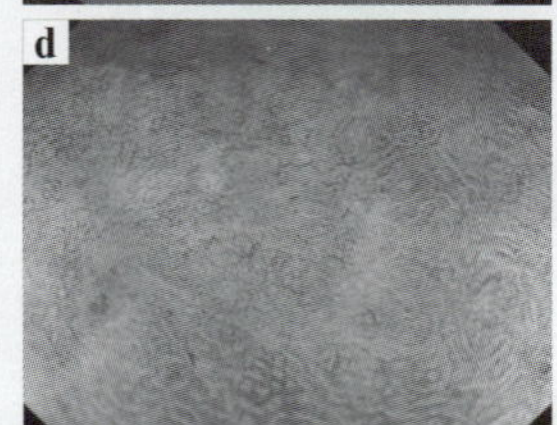

図 2　早期胃癌の色素内視鏡・画像強調観察

a：通常光観察．胃角後壁に発赤調の不整形の陥凹性病変を認める．
b：インジゴカルミン散布後．表面の凹凸が強調され，境界がより明瞭となる．
c：酢酸インジゴカルミン混合液散布後．癌の範囲ではインジゴカルミンが wash-out され，周囲とのコントラストがより明瞭となる．
d：口側辺縁の NBI 拡大観察．明瞭な demarcation line を有する irregular microvessel pattern を認める．
（口絵 No.17 p.v 参照）

ンジゴカルミン散布後，少し時間をおくと胃液分泌能の違いにより病変の境界がより明瞭となる場合がある．胃内に残った液体や散布によるミストを含む胃内の空気を吸引し，少し間隔をあけ観察と撮影を行う．

早期胃癌には萎縮性胃炎などの影響により周囲との高低差がはっきりしない病変，腺頸部を側方に進展し表層粘膜が正常な非全層置換型の癌などが存在し，インジゴカルミンによる色素観察のみでの診断には限界がある．胃は管腔が広いためNBI観察は十分な光量が得られず，病変の拾い上げには不向きであるが，病変発見後の癌・非癌の鑑別に，拡大内視鏡を併用した正常粘膜との境界線を有する不整な微小血管構築像または粘膜表面微細構造に着目したVS classification system[3]などの分類が用いられており，質的診断，範囲診断に有用である．通常光の所見に加え，必要に応じてNBI拡大観察・周囲生検を併用し，確実な範囲診断を行う必要がある．

c　大腸の観察（図3）

大腸のNBI観察に適したモードは，構造強調A-8，色彩3が最も適しているとされている．これは上部消化管内視鏡のNBI観察の推奨設定と異なるので注意が必要である．

病変の拾い上げに関しては，NBI観察は通常光観察で認識しにくい陥凹型腫瘍やlaterally spreading tumor non-granular type（LST-NG）のような平坦な病変の発見に有効な可能性がある．

コツ

クリスタルバイオレットは，non-traumatic catheterから垂らすように染色していく．

コツ

粘液付着による染色不良域をV_N型pit patternと誤診しないよう染色前には特に念入りに粘液を洗浄除去する．

コツ

関心領域の観察は空気量の調節，non-traumatic catheterを用いて，なるべく正面視する．

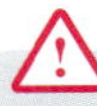

Pitfall

病変から出血させてしまうと，拡大内視鏡による正確な深達度診断が困難となってしまう．病変辺縁の非腫瘍粘膜に先端フードやnon-traumatic catheterをそっと接触させ，出血させないように丁寧に操作を行っていく．

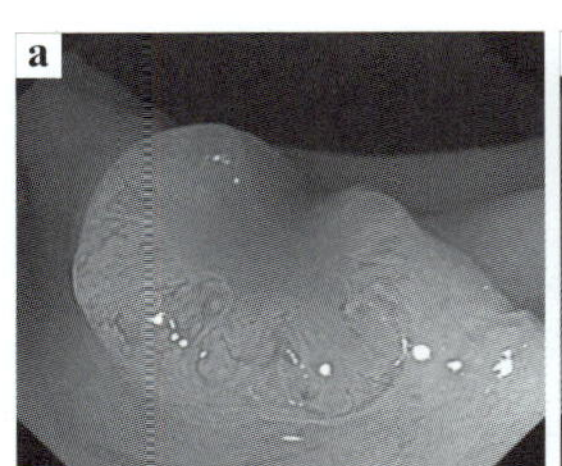

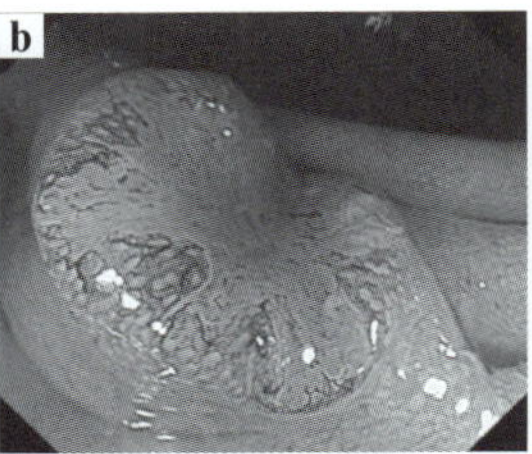

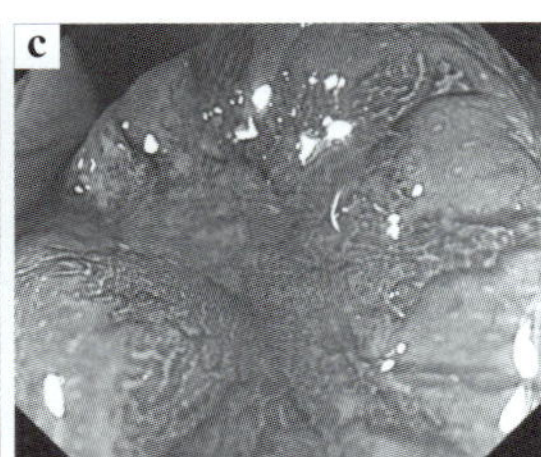

図3　早期大腸癌の色素内視鏡・画像強調観察
a：上行結腸にやや辺縁に隆起の目立つ6 mm大の陥凹性病変を認めた．
b：NBI観察では，陥凹内に口径不同，不規則な分布を示す血管を認めた．
c：クリスタルバイオレット染色下拡大観察では，陥凹内に領域性をもった内腔狭小，辺縁不整のあるpitを認め，VI invasive patternと診断した．
（口絵No.18 p.v参照）

病変発見後は，前述の通り観察前に洗浄を行う．粘液や残渣が除去しきれないときは，non-traumatic catheter およびプロナーゼ® などを用いて，病変表面を丁寧に洗浄・吸引する．出血をさせると後の観察に影響を与えるので，病変の手前から洗浄するなど出血させないよう十分注意しながらに洗浄することが重要である．

まず，治療が必要かどうか腫瘍・非腫瘍の鑑別診断を行う．通常観察でもある程度の診断は可能であるが，佐野らが，NBI を使用することで，血管が認識できるか否かの容易な診断で鑑別が可能であると報告した[4]．さらに，拡大内視鏡を使用することで高い確信で診断できる．

次に，治療方針を決めるため深達度診断を行うが，T1b 大腸癌の診断において NBI 拡大観察は色素拡大内視鏡による pit pattern 診断よりも正診率が低いため，深達度診断のゴールドスタンダードは色素拡大内視鏡である．実際の流れとしては，通常観察，NBI 観察，インジゴカルミン散布で SM 浸潤癌が疑われる病変のふるい分けを行った後にクリスタルバイオレット染色下拡大内視鏡による pit pattern 診断を行っていくという方法で検査を施行している．

DON'Ts

- □ 病変およびその周囲を洗浄せず，画像強調観察をしてはいけない．
- □ 患者さんへの配慮なしに，刺激のある色素散布や長時間の精査は行わない．

文献

1) 丹羽寛文，他：臨床消化器内科 2008；23：137-141.

2) Muto M, et al.：Cancer 2004；101：1375-1381.

3) Yao K, et al.：Gastrointest Endosc Clin N Am 2008；18：415-433.

4) Sano Y, et al.：Gastrointest Endosc 2009；69：278-283.

国立がん研究センター東病院　**今城眞臣，池松弘朗**

6 超音波内視鏡―診断

DOs

- □ ラジアル型 EUS とコンベックス型 EUS の特徴を理解する.
- □ 胆管・胆嚢病変では隆起性病変と壁肥厚病変に区別して考える.
- □ 膵病変では充実性病変と嚢胞性病変に区別して考える.

超音波内視鏡(endoscopic ultrasonography：EUS)とは消化管を介して周囲臓器や組織を観察する検査である．特に胆膵 EUS は現在では胆道，膵の診断から治療まで多岐にわたり使用されており，胆膵疾患の診療に欠かせない検査である．胆膵 EUS のスコープにはラジアル型 EUS とコンベックス型 EUS がある．前者は 360° の観察が可能で広範囲の描出に優れ，後者は血流を評価することが可能で，かつ細胞診・組織診を行うことができ，それぞれの症例に応じたスコープが選択される.

1 胆道疾患における EUS 診断

胆管，胆嚢ともに隆起性病変と壁肥厚病変に区分し考える.

a 胆管病変

ラジアル型 EUS では乳頭部から上部胆管の一部まで，コンベックス型 EUS では乳頭部から肝門部胆管まで観察可能である.

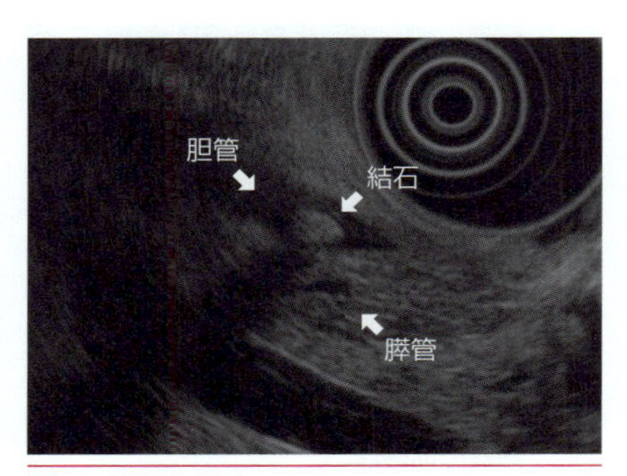

図 1 総胆管結石
下部胆管に音響陰影を伴う可動性の高エコーを認める.

胆管の隆起性病変は高エコーで可動性や音響陰影を伴う胆管結石(図 1)と可動性のない胆管癌(図 2)がある．胆管壁肥厚は限局性とびまん性のものがあり，限局性では胆管癌，びまん性では自己免疫性膵炎(図 3)や硬化性胆管炎が考えられる．また，一般的には良性疾患は全周性で均一な壁肥厚を呈すが，時に偏側性の壁肥厚を認めることもある.

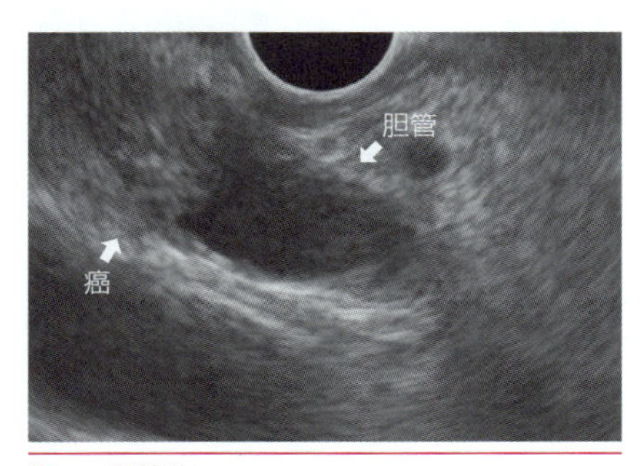

図 2 胆管癌
胆管内に充満する低エコー腫瘤を認める.

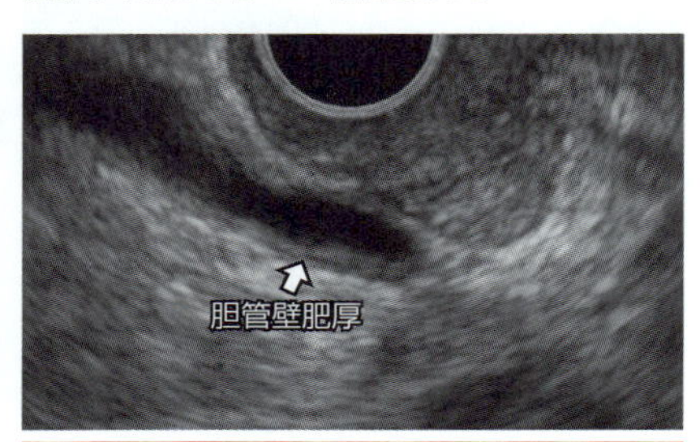

図 3 自己免疫性膵炎による胆管壁肥厚
びまん性で均一な胆管壁肥厚を認める.

b　胆嚢病変

胆嚢はラジアル型 EUS，コンベックス型 EUS ともに観察可能だが，ラジアル式のほうが比較的容易に胆嚢全体の観察が可能である．

胆嚢の隆起性病変でも可動性，音響陰影を伴うものは結石や胆泥である．また，多発しているものであれば第一にコレステロールポリープ（図 4）を考える．コレステロールポリープは単発であるものもあるが，桑実状で点状高エコーを呈するのが特徴である．そのほか，単発のものとしては過形成ポリープ，腺腫，胆嚢癌（図 5）などがあるが，これらは EUS での画像診断のみでは鑑別は容易ではない．また，茎の有無の診断のポイントとなるが，茎は必ずしも描出されるわけではないが，広茎性であれば胆嚢癌を考える．

壁肥厚病変では限局性かびまん性に着目し診断していく．胆嚢腺筋腫症（図 6）では限局性，びまん性と様々な形態を示すが，コメットサイン（壁在結石）や Rokitansky-Ascoff sinus（RAS）を示唆するエコーフリースペースの存在が診断の手がかりとなる．また，良性疾患でも慢性胆嚢炎や膵・胆管合流異常などでは壁肥厚を認めることがあるが，そのほとんどはびまん性であり，限局性の壁肥厚やびまん性であっても均一でない壁肥厚に関しては胆嚢癌を第一に考え診断していかなくてはならない．

2　膵疾患における EUS 診断

膵病変は充実性腫瘤と嚢胞性病変に区分される．膵の描出はラジアル型 EUS，コンベックス型 EUS ともに優れているが，ラジアル型 EUS では膵鉤部や頭体移行部はスコープが抜けやすく見逃しやすい部分であるため注意が必要である．

a　膵充実性病変

充実性腫瘤では辺縁が不整な腫瘤であれば膵癌（図 7），整であれば内分泌腫瘍（図 8），充実性偽乳頭状腫瘍（solid-pseudopapillary neoplasm：SPN）（図 9），自己免疫性膵炎の腫瘤形成性型（図 10），腫瘤形成性膵

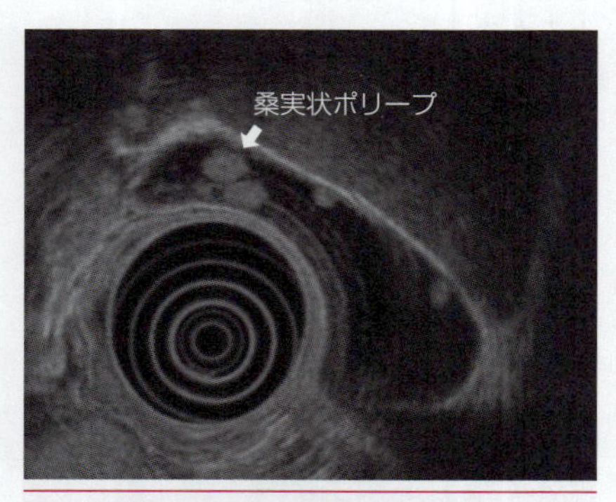

図 4　胆嚢コレステロールポリープ
桑実状のポリープが散在する．

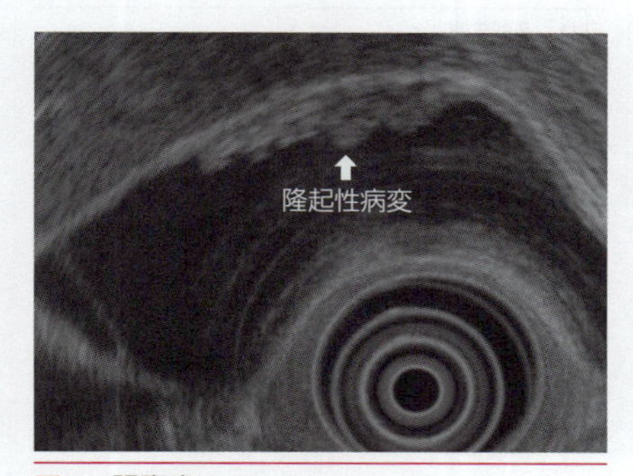

図 5　胆嚢癌
胆嚢内に広茎性の隆起性病変を認める．

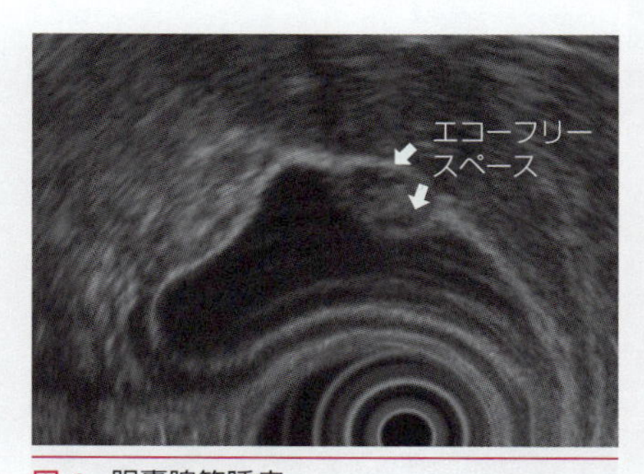

図 6　胆嚢腺筋腫症
限局した壁肥厚と内部に RAS を示すエコーフリースペースを認める．

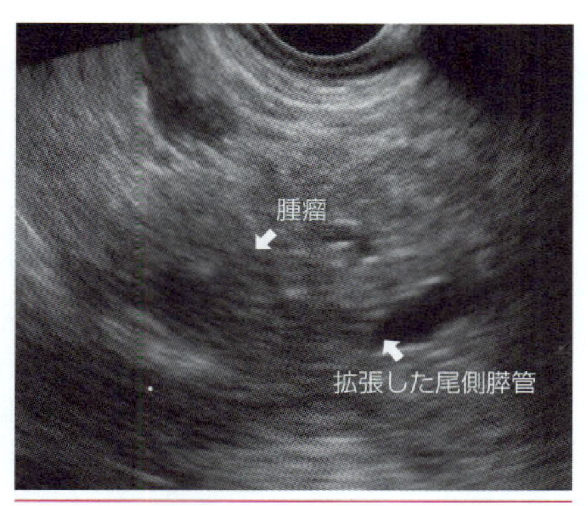

図７　膵癌
辺縁不整な低エコー腫瘤と認め，尾側膵管の拡張を認める．

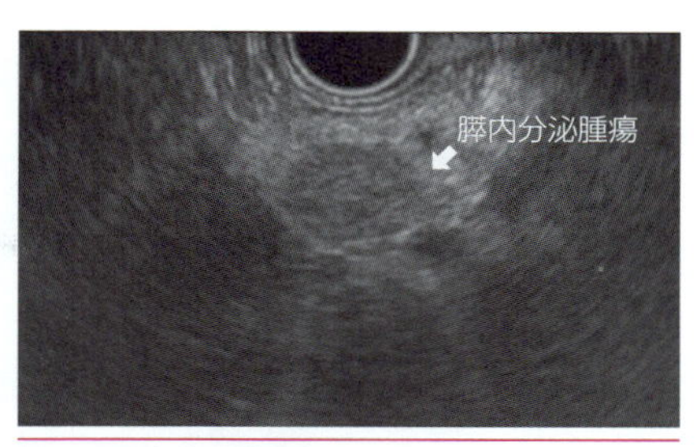

図８　膵内分泌腫瘍
辺縁整な低エコー腫瘤を認める．

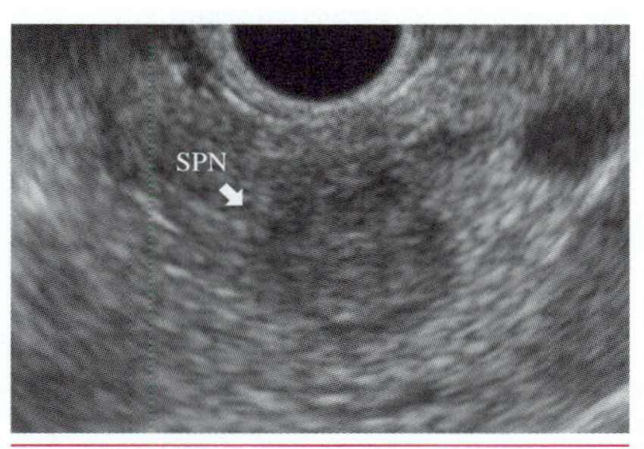

図９　SPN
辺縁整な低エコー腫瘤を認める．

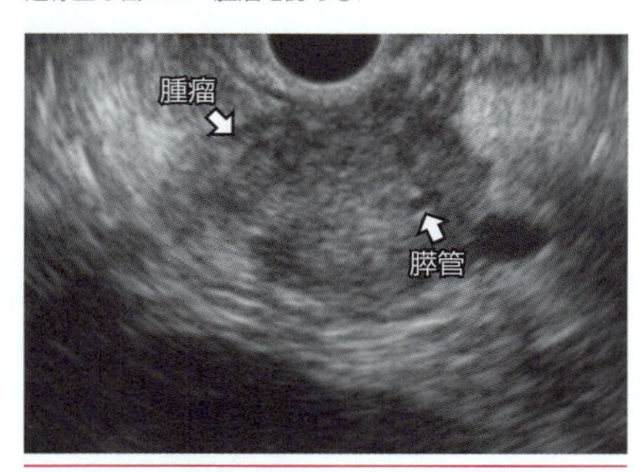

図10　自己免疫性膵炎
腫瘤内に膵管が確認できる（penetrating duct sign）．

炎などを考える．また，腫瘤の存在だけでなく主膵管の形状にも注意し観察する．自己免疫性膵炎や腫瘤形成性膵炎など良性の充実性病変では腫瘤内を膵管が貫いているところを描出できることがある．

b　膵嚢胞性病変

膵嚢胞性病変では充実性病変よりもさらにその形態が診断に重要である．隔壁様構造を有する多房性嚢胞性病変では膵管内乳頭粘液性腫瘍（intraductal papillary mucinous neoplasm：IPMN）（図11）が考えられる．IPMNは分枝膵管との交通を認めるためEUSにて分枝膵管との交通が確認できることがある．また，IPMNのなかには単房性のものも存在するが，分枝膵管との交通が診断の手がかりとなる．隔壁を有する病変としては膵粘液性嚢胞腫瘍（mucinous cystic neoplasm：MCN）（図12）があるが，内部にcyst in cystの形態を認める．また，MCNでは分枝膵管との交通は認めない．充実部と嚢胞部の混在した病変としては漿液性嚢胞腫瘍（serous cystic neoplasm：SCN）（図13）があげられる．しかし，症例によっては内部エコーが蜂巣状の場合は一見，充実性病変（図14）に見えることがある．そのほか，充実性病変と嚢胞性病変が混在していた場合には膵管と貯留嚢胞との合併やIPMN由来の浸潤癌が考えられる．単房性の非腫瘍性嚢胞としては単純性嚢胞，仮性嚢胞，類上皮嚢胞がある．

以上，胆膵EUSにおける診断について

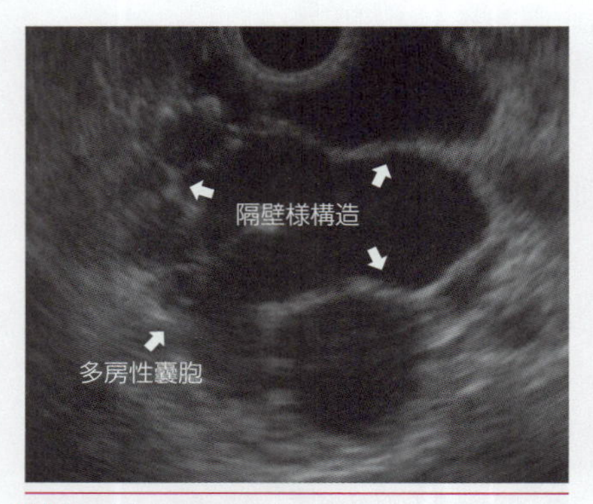

図 11　IPMN
隔壁様構造を伴う多房性嚢胞性病変を認める．

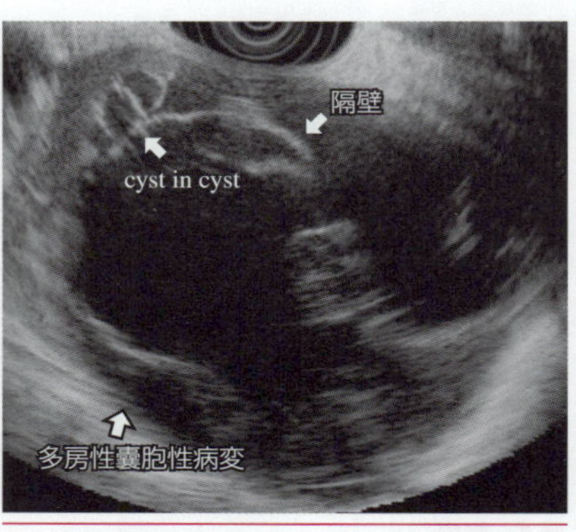

図 12　MCN
隔壁を有する多房性嚢胞性病変を認める．

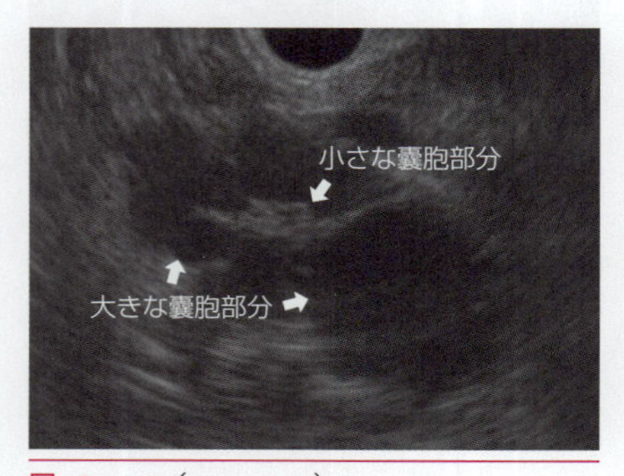

図 13　SCN（mixed type）
大きな嚢胞と小さな嚢胞が混在している．

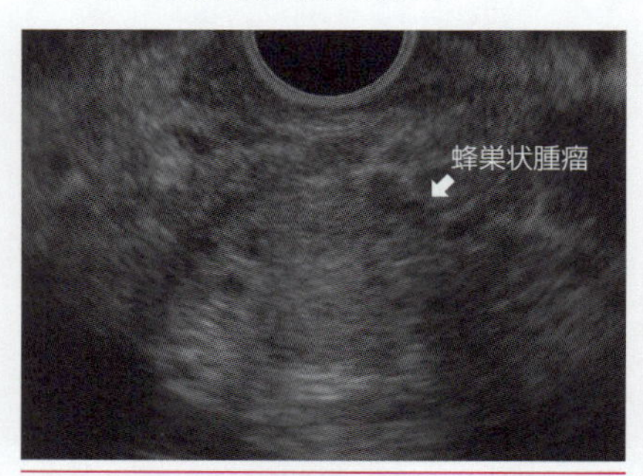

図 14　SCN（microcystic type）
小さな嚢胞が蜂巣状に集簇している．

述べた．今日，日常診療においても欠かせない内視鏡検査であるが，単独での診断には苦渋することもあり，他画像検査ともあわせて診断していくことが重要である．

DON'Ts

- □ 小病変や微細な変化を見逃してはならない．
- □ 典型例でない場合は EUS のみで診断してはならない．

文献

- 膵・胆道領域の標準化に関する検討会（監）：超音波内視鏡による膵・胆道領域の標準描出法．オリンパスメディカルシステムズ，2004.
- 超音波内視鏡下穿刺術標準化検討委員会（監）：超音波内視鏡下穿刺術のためのコンベックス型超音波内視鏡による標準描出法．オリンパスメディカルシステムズ，2006.
- 山雄健次，他（編）：画像所見のよみ方と鑑別診断—胆・膵—．医学書院，2006.
- 糸井隆夫（編）：胆膵内視鏡の診断・治療の基本手技．改訂 2 版，羊土社，2012.

東京医科大学消化器内科　**田中麗奈，糸井隆夫**

7 超音波内視鏡 — FNA・インターベンション

DOs

- □ EUS-FNA の適応を理解する.
- □ EUS-FNA の全体の流れを理解する.
- □ 超音波内視鏡下膵液体貯留ドレナージの適応を理解する.

超音波内視鏡下穿刺吸引術(endoscopic ultrasound-guided fine needle aspiration：EUS-FNA)は，コンベックス型 EUS を用い，組織診，細胞診を行う検査である．また，近年では，EUS-FNA を応用し，超音波内視鏡下膵液体貯留ドレナージなどの治療も行われるようになった[1,2]．

1 EUS-FNA

a 適 応

EUS-FNA のおもな適応は，膵腫瘤，リンパ節，腹水の良悪性の鑑別診断，癌の進展度診断である．また，癌における化学療法や放射線療法前の組織学的証拠を得るために行われることも多い．膵嚢胞性病変に関しては画像診断のみで診断可能なことが多く，穿刺後の播種の報告もあるためわが国では積極的には行われてはいない．また，抗血栓薬を内服していないこと，出血傾向のないことは必ず確認しておく．

b 穿刺針の選択

現在市販されている穿刺針の太さは 19G，22G，25G である．どの太さの針を使うかは症例や穿刺する位置にもよるが，一般的には 22G が用いられている．

c 方 法

①コンベックス型 EUS にて病変を観察する．

②ドプラモードで穿刺ルートに血管が介在しないことを確認する(図 1)．

③穿刺針のシースを EUS 画像上で確認し，病変までの距離を測定する．

④穿刺針の内針を 5 mm 程度抜去し，スコープと消化管を密着させるために吸引をかけながら穿刺する(図 2)．

⑤内針を完全に抜去し，陰圧をかけたシリンジを装着する．

⑥ EUS 画像を確認しながら穿刺針を病変内で 20 回程度前後(ストローク)させる．

⑦陰圧を解除し，穿刺針をシースに収納後，スコープから取り出す．

⑧シリンジ内の空気または内針を入れ直し

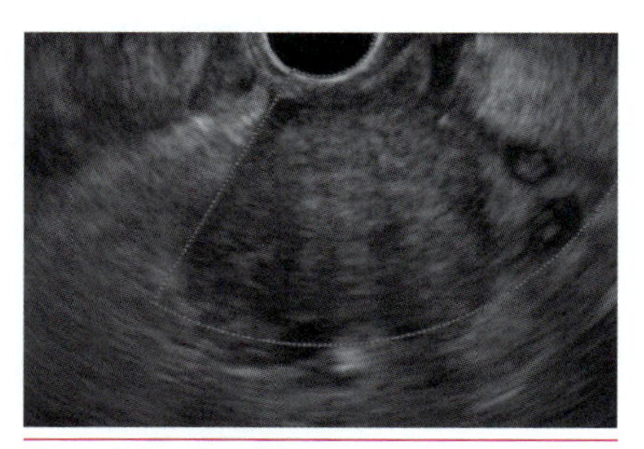

図 1 介在血管の確認
(口絵 No.7 p.iii 参照)

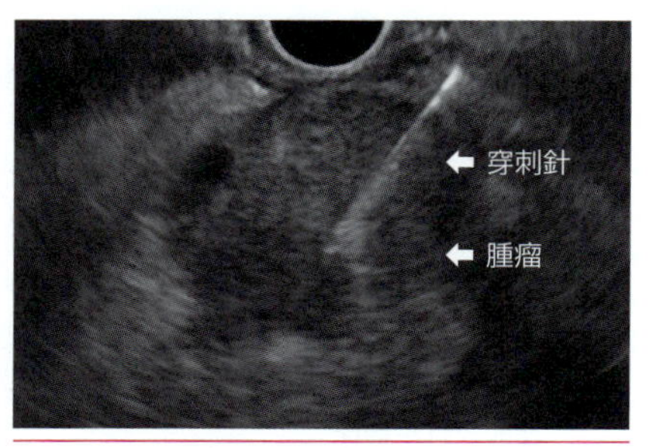

図 2 穿刺時(超音波画像)

穿刺針内の検体を取り出す(図3).

⑨得られた検体を用いて細胞診，組織診を行う.

d 偶発症

EUS-FNAの偶発症発症率は数%程度であり，出血，穿孔，膵炎，感染などがある．そのため，術後の腹痛，タール便などの消化管出血症状，発熱などの炎症所見に注意し観察する．また，穿刺による癌の播種の報告も数例ではあるが報告されている.

2 超音波内視鏡下膵液体貯留ドレナージ

膵液体貯留に対する治療法は外科的，経皮的，経乳頭的ドレナージがあるが，近年では超音波内視鏡下ドレナージが安全性からも注目されている.

a 適 応

一般的には直径6cm以上で発症から6週間経過した膵液体貯留は自然消失の可能性は低いとされその適応となる．また，感染や出血を伴うもの，増大傾向のものに関しては大きさにかかわらずドレナージの適応となる．膵液体貯留はCT，MRIなどの画像検査やその既往から腫瘍性膵嚢胞と診断は容易であることが多いが，まれに診断が困難なこともあり術前の診断は慎重に行うべきである.

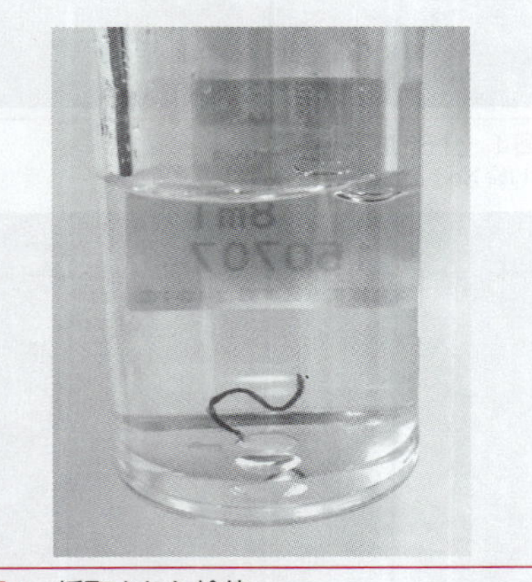

図3 採取された検体
(口絵No.8 p.iii参照)

b 方 法

ドレナージの方法としては内瘻，外瘻があるが，現在は内瘻と外瘻を一期的に留置する方法が最もよく行われている．穿刺部位としては膵液体貯留壁と消化管壁が癒着し穿刺距離が1cm以内であることが理想的である．また，癒着のないもの，穿刺距離があるものは困難例でありドレナージ前に慎重な判断が必要である.

①19G穿刺針にてEUS-FNAと同様に膵液体貯留を穿刺する(図4，図5).

②内針抜去後，内溶液を吸引し造影剤を注入し膵液体貯留内であることを確認する.

③穿刺針内にガイドワイヤーを通し，膵液体貯留内にガイドワイヤーを留置する(図6).

④穿刺針を抜去し造影カテーテルで穿刺部を拡張し，さらにダイレーターや胆道拡張用バルーンにて拡張する(図7).

⑤膵液体貯留内に2本目のガイドワイヤーを留置する(図8).

⑥7Fr両端pig tailステントと経鼻嚢胞ドレナージチューブを留置する(図9).

穿刺後は液体貯留内溶液の消化管内(癒着がなければ腹腔内)への漏れを認める．内溶液の漏れは内腔の虚脱を起こし，ステントや経鼻嚢胞ドレナージチューブの留置を困難にさせ，また腹腔内に漏れた場合には術後の腹膜炎を重症化させる．これを最小限にとどめるためには，手技開始前にしっかりと準備をし，穿刺後はすばやく手技を行う必要がある.

c 偶発症

出血，腹膜炎，穿孔がおもなものである．その他，まれではあるが，透視下ではステントが膵液体貯留内に留置されているように見えても逸脱していることもある．偶発症の発見の遅れは特に重篤な状態を導いてしまうため，腹痛や炎症所見を認めた際はCTなどの画像検索も行い迅速な対応が必

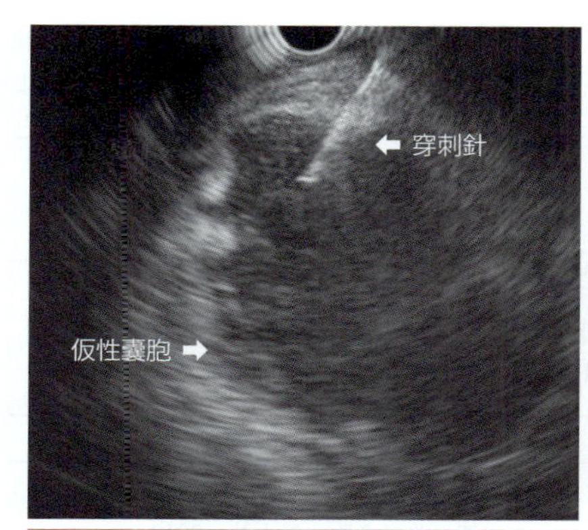

図4　膵仮性嚢胞を穿刺（超音波画像）

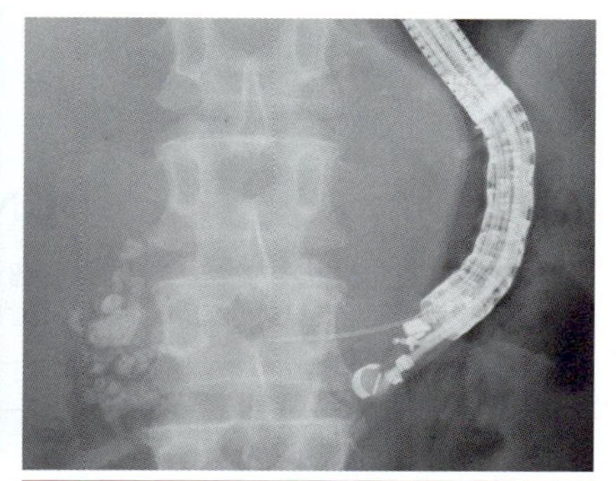

図5　膵仮性嚢胞を穿刺（透視画像）

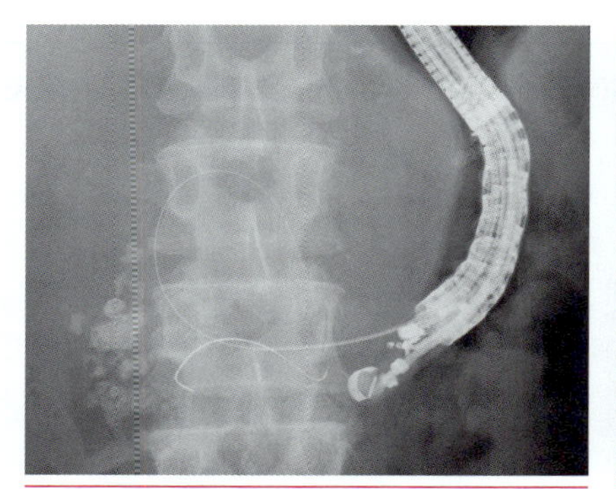

図6　膵仮性嚢胞内にガイドワイヤーを留置

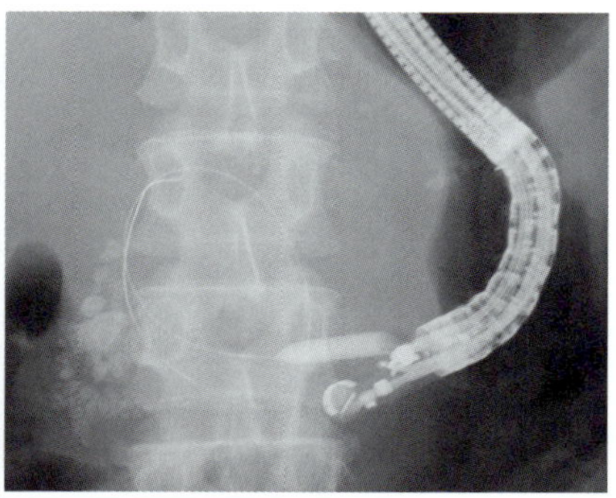

図7　瘻孔部の拡張

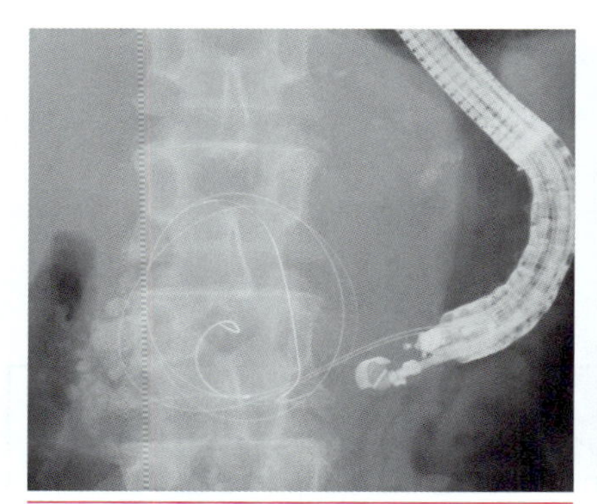

図8　2本目のガイドワイヤー留置

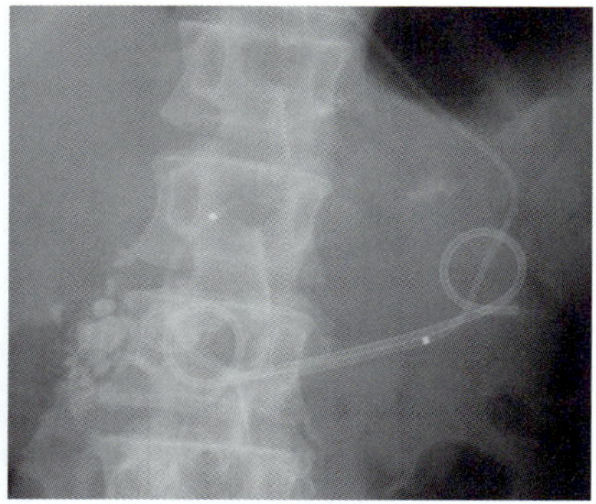

図9　7 Fr 両端 pig tail ステントと経鼻嚢胞ドレナージチューブを留置

要である．

内視鏡検査・治療は一般的に低侵襲であると認識されているが，時に偶発症を発症した際には重篤となりうる．そのため，偶発症が発症した際には迅速に対応できるよう常にその対応について心がけておくことが大切である．

DON'Ts

- □ EUS-FNA，超音波内視鏡下膵液体貯留ドレナージの適応を誤ってはならない．
- □ 偶発症の発症を見逃してはならない(CTなどを早めに検査する)．

文献

1) 超音波内視鏡下穿刺術標準化検討委員会(監)：超音波内視鏡下穿刺術のためのコンベックス型超音波内視鏡による標準描出法．オリンパスメディカルシステムズ，2006.

2) 糸井隆夫(編)：胆膵内視鏡の診断・治療の基本手技．改訂2版，羊土社，2012.

東京医科大学消化器内科　**田中麗奈，糸井隆夫**

✓ 国内外で異なる内視鏡

日本ではモノクロCCDを3色の回転フィルター光源で運用する面順次式(静止物のドット単位の色決定ができる)が主流だが，海外はカラーCCDを白色光で運用する面同時式(動画の色ずれがなく高画素)が主流である．内視鏡視野角も日本140°，海外170°が主流と異なる．2006年には広角・高画素内視鏡の病変検出能向上を示す海外論文もある．

臨床研究をする場合は国内外の機種の違いを把握している必要がある．

(NHO久里浜医療センター　水上　健)

8 カプセル内視鏡

DOs

- □ 小腸カプセル内視鏡検査，大腸カプセル内視鏡検査の適応・禁忌・合併症を把握しよう．
- □ 検査の実際を理解し，被験者にわかりやすく説明できるようになろう．
- □ 検査のタイミングを把握し，カプセル内視鏡を効果的に利用しよう．

1 概要・目的

小腸は口からも肛門からも遠く，長さが5～6 m，進展すると7 mにも及び，複雑に屈曲蛇行しているため，従来の内視鏡検査では観察が困難である．小腸カプセル内視鏡検査は上部・下部消化管の検査を行っても出血源を同定しえない消化管出血（obscure gastrointestinal bleeding：OGIB）や小腸腫瘍性病変，小腸炎症性病変の診断およびマネジメントを，大腸カプセル内視鏡検査は癒着などにより下部消化管内視鏡が挿入不可能な場合の大腸検査を目的とする．わが国では小腸用のカプセル内視鏡としてコヴィディエンジャパン株式会社のPillCam® SB 2plus, PillCam® SB3，オリンパスメディカルシステムズ株式会社のEndo Capsule®，大腸用としてPillCam® COLON2が保険収載となっている．

2 適 応

カプセル内視鏡は被験者に対して負担が少なく，外来診療でも施行可能で使用しやすいことが特徴である．しかし，消化管の蠕動運動で勝手に写真が撮られるので，静止してじっくり観察したり，戻って観察したり，生検や治療などの通常内視鏡検査で行えることができないことが短所である．小腸カプセル内視鏡検査では，OGIBおよび小腸疾患が既知もしくは疑われる患者が適応となり，大腸カプセル内視鏡検査では，癒着などにより通常内視鏡検査が挿入できない，もしくは挿入が困難と判断される場合の下部消化管内視鏡検査が適応となる．

3 禁 忌

カプセル内視鏡検査は，他の内視鏡検査に比較して侵襲性が少なく，ただカプセルを嚥下するだけなので安全な検査といえる．しかし，カプセル内視鏡検査の特徴的な問題として滞留（腸管の狭窄や病変部をカプセル内視鏡が通過せずに2週間以上体内に留まること）があげられる．カプセルが滞留しても腸閉塞症状を伴うことは少なく，自然排出される場合もあるが，排出されない場合や腸閉塞症状を伴う場合は手術が必要となる場合もあるため，消化管の狭窄または狭小化が疑われる場合は消化管開通性確認用カプセルであるパテンシーカプセルを用いて開通性評価を行う必要がある．顕性の小腸出血が疑われ，急を要する場合を除くと，できる限りパテンシーカプセルを事前に行うことが望ましい．また，このほか，カプセル内視鏡との干渉が否定できないため，他の電気医療機器を使用している場合，およびカプセル内視鏡内服後のMRI検査も禁忌となる．したがって，以下の場合において，カプセル内視鏡検査は禁忌となる[1]．

- 消化管の閉塞，狭窄，瘻孔が既知または疑われる．
- カプセルが滞留すると考えられる既知の

Pitfall

NSAIDs（非ステロイド性抗炎症薬）長期内服例における消化管粘膜傷害では，小腸に膜様狭窄を呈する場合がある．問診をしっかりとって，パテンシーカプセルを施行し滞留を回避しよう．

消化管狭窄がある．
- 心臓ペースメーカーまたは他の電気医療機器が埋め込まれている（カプセル内視鏡が体内にある状態でMRI検査を受けると腸管または腹腔に重篤な障害を受ける可能性がある）．
- 嚥下障害がある．
- カプセル内視鏡の排泄前にMRI検査が予定されている．
- バリウム過敏症（パテンシーカプセルに対して）．

4 準備するもの

検査に必要な装置一式は，パテンシーカプセル，カプセル内視鏡本体，センサーアレイ，データレコーダー，画像解析装置である．センサーアレイは腹部に8か所貼り付け，カプセル内視鏡の位置を把握する受診センサー，データレコーダーは外部記録装置，画像解析装置は撮影された画像を処理し解析する装置である．検査に際しては，検査前の絶食（目安として8時間）で検査可能ではあるが，良好な小腸画像を得るためには前処置を行うことが望ましいため，上記のほか前処置薬が必要となる[2)]．

5 手順・方法

a パテンシーカプセル

PillCam® パテンシーカプセルを用いる．内服後約30時間程度で溶解を始めるため，排出を確認するとともに，内服から排出までの時間および排出形態を確認することが重要である．排出が確認されてもパテンシーカプセルの本体部分がすでに崩壊した状態であれば，開通性なしと判断する．また，前日朝に絶食の状態でパテンシーカプセルを内服し，翌日病院へ受診の際に排出を確認するが，排出が確認しえない場合は腹部単純X線検査もしくは腹部骨盤CT検査にてパテンシーカプセルの正確な位置を把握する．大腸内にすでに到達していることが確認できていればカプセル内視鏡検査は施行しうる．腹部単純X線検査では小腸内か大腸内かの判断が困難なことが多いため，CTによる確認が推奨される．

b 小腸カプセル内視鏡検査

検査前に絶食（目安として8時間）し，腹部にセンサーアレイを貼り付け，データレコーダーと体外電池を取り付けたベルトを装着後，カプセル内視鏡を適量の水で飲みこみ，検査を施行する．活動性の小腸出血が疑われ，緊急性を要する場合は絶食のみの前処置での検査も可能であるが，より良好な画像を得るためには前処置を行うことが望ましい．以下に一例を述べる．

①検査前日の夕食後より絶食，飲水は可能（水，お茶のみ）．
②当日6時よりニフレック® に水2L，バロス® 20 mLを加え，1Lを1時間かけて内服．
③当日8時にガスモチン® 内服．
④当日9時にカプセル内視鏡内服．
⑤当日11時にガスモチン® 内服．
⑥当日13時より食事可能．
⑦当日18時ごろ検査終了．

c 大腸カプセル内視鏡検査

大腸カプセル内視鏡検査は，大腸内視鏡検査と同様に，腸管洗浄液による前処置が必須である点で小腸カプセル内視鏡検査と異なる．さらに，大腸カプセル内視鏡を嚥下した後に，カプセルを押し流す目的での追加下剤（ブースター）も服用しなければならない．具体的には，検査当日に大腸内視鏡検査と同様の前処置を行い，十分に腸管内が洗浄できていることを確認する．その後，カプセル内視鏡を内服する．レコーダでカプセルが小腸に到達したことを確認した後に，ブースターとしてニフレック®に水2Lを加え，4回に分けて内服する．

6 合併症と予防策

小腸カプセル内視鏡検査，大腸カプセル内視鏡検査ともに腸管滞留が合併症としてあげられる．検査前に十分な問診を行い，Crohn病などの小腸疾患，放射線性腸炎の可能性，腹部外科手術の既往，NSAIDsの長期内服などは必ず確認しておくことが重要である．問診にて消化管通過障害が否定できない場合はパテンシーカプセルにて開通性を確認することが予防策となる．

7 患者・家族への説明

有害事象について，十分に説明する必要がある．カプセルが滞留して，数か月間排泄されない場合は内視鏡的，もしくは外科的に摘除する必要があること，滞留に対する医療行為については通常の保険診療であるため，費用が発生すること，その他，腸管洗浄液や下剤による副作用(嘔吐，脱水，電解質異常など)についても言及する．また，検査中においては，カプセル内視鏡とデータレコーダの間のデータの送受信に干渉する可能性についても説明する必要がある(検査中の携帯電話の使用，医療用電気治療器の使用，電磁波を出す可能性のある家電製品の使用，磁石の使用などを控える)．

DON'Ts

- □ 過障害が疑われる場合は開通性を確認せずにカプセル内視鏡検査をしない．
- □ 画像検査でパテンシーカプセルの位置を誤らない．

文献

1) 樋口和秀，他：必携！　消化器内科研修ナビ．ヴァンメディカル，2012．
2) 能田貞治，他：胃と腸 2013；48：449-456．

大阪医科大学第二内科　**井上拓也，樋口和秀**

☑ Crohn病とカプセル内視鏡

2012年7月にわが国においてパテンシーカプセルの使用が認められるとともに，これまでOGIBだけであった適応が拡大され，Crohn病に対しても検査が可能となった．臨床的寛解とされるCDAI(Crohn's disease activity index)150未満でも，カプセル内視鏡検査を行うと，53.8%に活動性病変が認められる[2]．Chronic activeなCrohn病に対しては正確なモニタリングと的確な治療介入が必要であるため，今後ますますCrohn病に対するカプセル内視鏡検査の必要性は増えると考えられる．

(大阪医科大学第二内科　井上拓也，樋口和秀)

9　内視鏡的止血術

DOs

- □ 出血源を推定するために，問診，身体所見を大切にしよう．
- □ バイタルサインを確認し迅速に重症度の判定をしよう．
- □ 内視鏡的止血の種類をいくつか覚えておこう．

1　概　要

内視鏡的止血術とは消化管出血に対して内視鏡検査を行い，出血部位を確認し，止血の適応がある病変に対して内視鏡を用いて行う止血術である．消化管出血の症状は吐血(hematomesis)，下血(melena)，血便(hematochezia)があり，その性状によって，おおよその出血部位が特定可能な場合が多い．

吐血とは，肉眼的に血液が確認できる嘔吐であり，Treitz 靱帯より口側の消化管に出血源が存在する．食道からの出血による吐血は鮮血であるが，いったん胃内に貯留した血液は胃酸の還元作用によりヘモグロビンがヘマチンへと変化するため，暗赤色から黒色を呈した吐血となる．一方，下血とは黒色のタール便(melena)を指す．タール便となるか血便となるかは出血部位と経過時間に依存してくる．胃酸の影響を受けた場合や，あるいは右側結腸より口側腸管の出血で結腸内に長期停滞し腸内細菌の影響を受けた場合はタール便となる．以前はタール便と血便を含めて下血とされていたが，現在は明確に区別されている．血便は肉眼的に血液が混入した排便を認めることである．左結腸から肛門部にかけての出血は鮮血便として認められる．例外として，持続した大量出血の鮮血便を認め，ショック状態を呈している場合は十二指腸潰瘍出

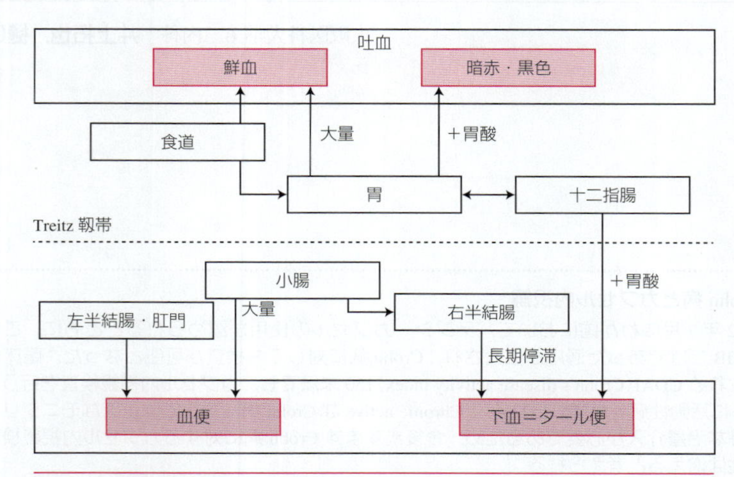

図 1　消化管出血の症状
〔加藤元嗣，他：消化器内視鏡 2006；18：1495. より改変〕

血を疑う必要がある．十二指腸からの大量出血による浸透圧の変化で下痢となり，急速に血液が排出されるために鮮血便となるからである（図1）[1]．

2 適　応

吐血，下血，血便をきたす消化管の原因疾患は多数認め（表1），上部消化管出血の割合が75～90%，下部消化管出血の割合が10～25%とされている[1]．全身状態が安定していれば内視鏡検査，さらには内視鏡的止血術の適応となる．

a　問診と身体所見

前述のように，消化管出血の原因は多岐にわたるので出血部位，原因疾患を推定しつつ診断と治療を行っていく．そのためには，問診が重要となってくる．本人へ問診が不可能な場合は家族からも状況を聴取する必要がある．

1）出血の性状

色調，回数，量を確認し，おおよその出血部位を推定する．

2）自覚症状

腹痛，下痢，嘔吐の有無などを確認する．

表1　吐血，下血をきたす消化管疾患

食道疾患	食道静脈瘤，食道炎，食道潰瘍，食道癌など
胃疾患	胃潰瘍，胃癌，Mallory-Weiss症候群，悪性リンパ腫，GIST，急性胃粘膜症候群（AGML），胃静脈瘤，過形成性ポリープなど
十二指腸疾患	十二指腸潰瘍など
小腸	angiodysplasia，GIST，小腸癌，小腸びらんなど
大腸	痔核，虚血性腸炎，大腸癌，大腸憩室，直腸潰瘍，宿便潰瘍，炎症性腸疾患（潰瘍性大腸炎，Crohn病），感染性腸炎，薬剤性腸炎，放射線性腸炎など

3）既往歴，内服薬の状況

非ステロイド性抗炎症薬（NSAIDs），抗血栓薬，抗菌薬の内服の有無などを確認する．

b　バイタルサイン

消化管出血の対応において最も重要な点はバイタルサインのチェックである．バイタルサインとショック徴候により，ショック状態の有無を評価する必要がある．もしショック状態の場合は，例外を除き緊急内視鏡の適応から外れ，呼吸循環状態の管理を行い，ショック状態からの離脱を優先する必要がある．消化管出血は循環血液量減少性ショックであるため，末梢血管が収縮していることが多く，そのために血圧低下より頻脈のほうがバイタルサインとしては顕著に出現してくる．ショック状態の判定としてはショックの5徴を確認することが重要である（表2）．また，急性期の出血ではヘモグロビンの低下は軽度となり出血量を反映していない場合が多いため，出血量と重症度はバイタルサインから診断する必要がある（表3）．ショック状態から離脱できない場合は，内視鏡中に急変の可能性もあるため，相対的禁忌となる．

表2　ショックの5徴（5P's）

1. Pallor（蒼白）
2. Prostration（虚脱）
3. Perspiration（冷汗）
4. Pulselessness（脈拍触知不能）
5. Pulmonary insufficiency（呼吸不全）

表3　出血性ショックの重傷度

収縮期血圧	脈拍	出血量	症状	重症度
90 mmHg以上	100/分	1,000 mL以下	四肢冷汗	軽症
60～90 mmHg	100～120/分	1,000～2,000 mL	冷汗 蒼白 不穏	中等症
60 mmHg以下	120/分以上	2,000 mL以上	意識低下 チアノーゼ 呼吸窮迫	重症

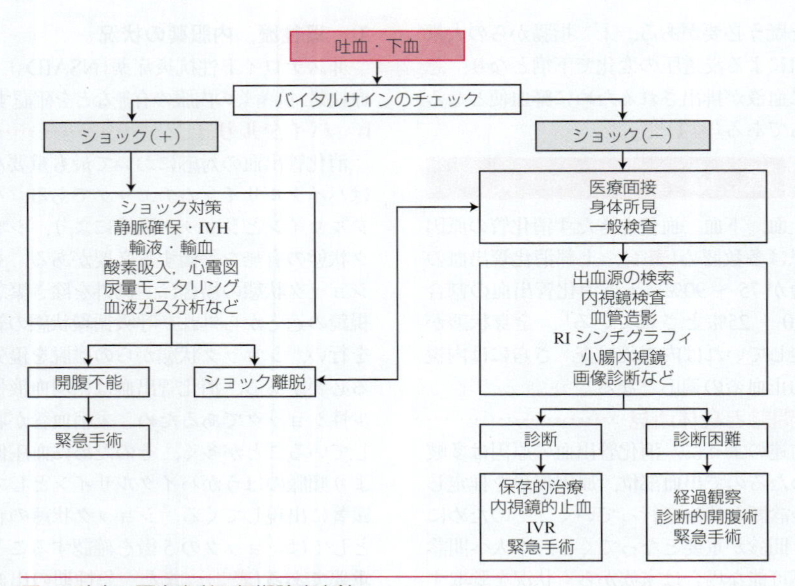

図 2　吐血・下血患者の初期診療方針
〔寺野　彰，他：吐血・下血の診断手順．寺野　彰(責任編集)：消化器診療プラクティス 7；吐血と下血．文光堂，1994：2-6．より改変〕

c　確定診断

問診および身体所見から出血部位，原因疾患を推定し検査を進めていく．採血，胸腹部 X 線や CT 検査(イレウスや消化管穿孔の有無)を行い，全身状態が許せば内視鏡検査へ移行する．消化管出血時の初期治療方針を図 2[2]に示す．

3　準備するもの(必要な人員)

緊急内視鏡検査では術者は 1 名，術者以外の医師が 1 名以上，内視鏡処置を熟知した看護師 1 名を配置して，術者以外の者で患者のバイタルなどの観察を行える状況が望ましい．また，内視鏡的止血が困難な場合は外科的処置あるいは interventional radiology(IVR)での対応が必要となるので，他科との連携も重要である．バイタルサインは検査開始前から終了まで連続して観察を行う必要があり，血圧測定，パルスオキシメータ，心電図モニターの準備・装着が必要である．緊急内視鏡検査では，可能であれば前方送水機能付きの内視鏡を使用するとよい．また，十二指腸球部，胃体部後壁，結腸襞の裏などの正面視が難しい局面での止血も予想されるため先端フードを使用する．血便に対して下部内視鏡を行う場合は，患者の状態が安定しており，腸管狭窄の疑いがなければ良好な視野を確保するために，できる限り前処置を行った後に内視鏡を行うのが望ましい．

4　手順・方法

止血方法に関しては術者の最も慣れている方法で行うとよいが，複数の処置の準備をしておき，状況によってはいくつかの止血法を組み合わせて行う場合もある．止血法の種類は，①機械的止血法，②局注法，③熱凝固法，④薬剤散布法がある(表 4)[2]．以下，代表的な止血法について述べる．

a　クリップ止血法

1)　特　徴

露出血管を直接結紮し機械的に止血する

表4　止血機序からみた内視鏡止血法の種類

1. 機械的止血法 1)クリップ止血法 2)バルーン圧迫法 3)結紮法(留置スネア，EVL)
2. 局注法 1)純エタノール局注法 2)高張Naエピネフリン(HSE)局注法 3)エトキシスクレロール局注法 4)シアノアクリレート局注法 5)フィブリン接着局注法
3. 熱凝固法 1)高周波凝固法 2)ヒータープローブ法 3)アルゴンプラズマ凝固法(APC)
4. 薬剤散布法 1)トロンビン散布法 2)アルギン酸ナトリウム散布法 3)スクラルファート散布法 4)フィブリン糊散布法

〔寺野　彰，他：吐血・下血の診断手順．寺野　彰(責任編集)：消化器診療プラクティス7；吐血と下血．文光堂，1994：2-6.〕

方法.

2)　コ　ツ

活動期の潰瘍面は硬くクリップが弾かれることが多いため，出血点に対して正面視でアプローチしクリッピングを行う(接線アプローチではうまくクリップできないときがある).

b　HSE局注

1)　特　徴

アドレナリン(エピネフリン)の血管収縮作用と高張ナトリウム液による組織の膨化，血管壁のフィブリノイド変性および血栓形成により止血する方法．組織へのダメージは少ない.

2)　コ　ツ

10%NaCl 20 mL ＋アドレナリン(エピネフリン)1 mLの溶液を使用する．出血源の数か所に1～4 mLずつ局注を行う．いったん局注針を潰瘍面に刺し，針を少し抜きながら局注を行うとよい.

c　エタノール局注法

1)　特　徴

純エタノールの脱水・凝固作用により血管を収縮させて血管壁を障害し，血栓を形成し止血する方法．組織へのダメージは大きい.

2)　コ　ツ

出血血管に接するように周囲3～4か所に純エタノール0.1～0.2 mLずつをゆっくり局注する．出血血管が白色あるいは茶褐色になるまで繰り返し局注を行うが，総量は3 mLを超えないようにする．局注の針穴からの出血は，あせらず様子をみていると止血されることが多い．HSEとの併用が有効な場合もある.

d　高周波凝固法

1)　特　徴

出血点に対して止血鉗子を用い，接触して熱凝固を行い止血する方法.

2)　コ　ツ

潰瘍面に付着しているコアグラを取り除いてから止血を行う．コアグラの上から止血を行っても炭化するのみで止血効果は得られない．コアグラを取り除くときはスネアが有効である.

5　合併症と予防策

a　処置中の誤嚥

上部消化管出血の対応時は，時にfull stomachのことがある．その場合は食残によって観察が不十分となり，処置も困難となる．また，検査・処置中に嘔吐を起こし，誤嚥の危険も伴ってくる．よって，バイタルが安定していれば少し時間を空けて検査を行う選択も必要である.

b　過鎮静

処置は意識下鎮静で行うことがあるが，その際に過鎮静に気をつけなければならない．自分が使用した薬剤に対しての拮抗薬などを熟知しておく必要がある.

c 抗血栓薬休薬に伴う血栓・塞栓症

抗血栓薬を内服しているケースが多いが，消化管出血処置後は一時的に休薬が必要な場合があり，それに伴い血栓・塞栓症のリスクがでてくる．血栓・塞栓症は抗血栓療法を行っている原疾患によって血栓症リスクは異なるが，出血時は通常時より血栓症リスクが亢進している．したがって，内視鏡的止血後は休薬しない選択肢も考慮して，休薬する場合は必要最低限の期間の休薬が望ましい．

d 内視鏡処置に伴う穿孔など

前処置不良な状況での内視鏡検査や高周波凝固法施行時などに消化管穿孔をきたす可能性がある．穿孔時に長時間の処置を継続すると腹部コンパートメント症候群を引き起こし心肺停止となる場合があるので注意が必要である．処置中は患者の腹部触診を頻繁に行い腹部膨満の有無を確認する．また，体内への吸収が速い二酸化炭素送気での検査・処置が望ましい．腹部コンパートメント症候群をきたした場合は，可及的にサーフロ針を使用して脱気を行う．

e 内視鏡止血困難例

合併症とはやや異なるが，内視鏡的止血が困難な症例の場合は，速やかにIVRや外科手術へ移行する判断が必要である．具体的には，①ショックバイタル，②大量のコアグラなどで視野の確保が不能，③短期間に再出血を繰り返す，④輸血に反応しない症例である．

6 患者・家族への説明

下記に関しての説明を行う必要がある．

- 現在の病状の説明を行い，緊急内視鏡の必要性．
- 内視鏡処置周術期の合併症を含めた急変の可能性．
- 内視鏡的止血が困難な場合は，外科手術やIVRへ移行する可能性．
- 再出血をきたす可能性．

DON'Ts

- □ 内視鏡検査・処置が困難な状況では（ショックバイタルや止血困難症例），内視鏡のみに固執しない．
- □ 抗血栓薬の休薬に関してはむやみに休薬しない．必要時は専門科へのコンサルトも行う．
- □ 内視鏡処置の技術的方法も大切であるが，それ以上に大事なのは何か不測の事態が発生したときの対応である．よって，トラブルシューティングはおろそかにしない．

文献

1） 加藤元嗣，他：消化器内視鏡 2006；18：1494-1498.
2） 寺野　彰，他：吐血・下血の診断手順．寺野　彰（責任編集）：消化器診療プラクティス 7：吐血と下血．文光堂，1994：2-6.

北海道大学病院光学医療診療部　水島　健，加藤元嗣

10 食道静脈瘤治療法(硬化療法，結紮術，APC)

DOs

- □ 内視鏡的硬化療法(EIS)では，安全に手技を遂行するため，患者の状態を把握する専門スタッフをおくべきである．
- □ 5% ethanolamine oleate(5%EO)が血管内に 8 mL 以上注入された際は，溶血による腎障害の予防のため，ハプトグロビンを 2,000 ～ 4,000 単位を点滴投与する．
- □ 内視鏡的静脈瘤結紮術(EVL)後の狭窄予防には，同一水平面上での，3 個以上の結紮は避け，螺旋状に結紮する．

1 概要・目的

肝臓と消化管は，門脈が架け橋となってつながっており，食道・胃静脈瘤は，門脈圧亢進症の重要な合併症の 1 つとして知られている．多くは，肝硬変を背景にしており，適切な治療の選択は，患者の予後に重要な意義をもつ[1]．食道・胃静脈瘤治療には，内視鏡治療，IVR(interventional radiology)治療や手術療法があげられる．近年では，内視鏡治療が主流となっており，内視鏡的硬化療法(endoscopic injection sclerotherapy：EIS)，内視鏡的静脈瘤結紮術(endoscopic variceal ligation：EVL)などが施行されている．

2 適　応

食道・胃静脈瘤は，『門脈圧亢進症取扱い規約 第 3 版』(2013 年)をもとに診断され，治療適応も，これに準じて判断される[2]．

『消化器内視鏡ガイドライン』[3]では治療適応となる静脈瘤は次のように定められている．

①出血静脈瘤．
②出血既往のある静脈瘤．
③出血既往のない F2 以上の静脈瘤，もしくは RC2 以上の静脈瘤．

出血例では，全身状態を安定化が第一に優先される．静脈瘤破裂例では EVL で一時止血をはかるが，止血困難例や内視鏡不能例では S-B チューブでの圧迫止血を試みる．

未出血例では，肝障害の程度や合併肝細胞癌の有無，門脈血行動態を治療前に把握することが，適切な治療法の選択に重要である[4](図 1)．超音波内視鏡検査(endoscopic ultrasonography：EUS)は食道静脈瘤と食道壁内外の静脈血行路との局所での関係を，multi-detector row CT(MD-CT)や magnetic resonance angiography(MRA)は食道静脈瘤の供排血路や大循環系の短絡路といった門脈系全体の把握に有用である[5]．

3 禁　忌

EIS 禁忌例は次の症例とされている[3]．

①著明な黄疸(T-bil＞4.0 mg/dL)．
②低アルブミン症例(Alb＜2.5 g/dL)．
③血小板低値(＜2 万 /mm^3)．
④全身の出血傾向．
⑤大量腹水．
⑥高度の肝性脳症．
⑦腎機能低下症例．

これらの症例では，アルブミンや腹水，脳症などの補正や改善を試み，原疾患の予後などを鑑みて治療を検討する．治療が必要な場合は，EVL などの肝腎機能へ影響の少ない治療法を選択する．

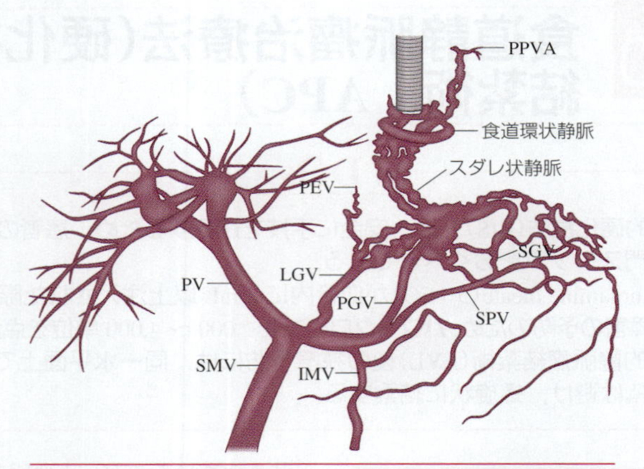

図 1　食道・胃静脈瘤硬化療法で知っておくべき門脈血行動態
供血路（LGV，PGV，SGV）三系統は，いずれも脾静脈・門脈に連なっているので，決して門脈本幹に硬化剤を注入してはいけない．
LGV：左胃静脈．PGV：後胃静脈．SGV：短胃静脈．

4 治 療

a EIS

EIS は，高瀬らによる報告以来，高い根治率から食道静脈瘤治療の主流となっている．EIS では，確実な硬化剤の血管内注入や門脈内への流入を予防するために，X 線透視（硬化療法中内視鏡的静脈瘤造影〈endoscopic varicealography during sclerotherapy：EVIS〉）[5]下に施行する．

1）　準備物品

- 直視型スコープ．
- 静脈瘤穿刺針．
- 内視鏡装着バルーン：硬化剤の口側への流出を予防する．
- 硬化剤．

① **5% ethanolamine oleate（5%EO）**（高瀬法）

10%EO を等量の水溶性造影剤と混和し，おもに静脈瘤内，すなわち血管内注入に用いる．血管内皮細胞を障害し，静脈瘤を血栓化・閉塞させる（EO 法）．

当科では，最初の穿刺（血管内か？血管外か？の確認）には 2.5%EO を用いて開始し，逆流があれば 5%EO に変更している．

② **1% polidocanol（1%AS）**（鈴木法）

おもに静脈瘤外注入に用いる．5%EO に比べて，組織障害性や血栓化作用が弱い．EO 法と併用されることが多い（AS 法）．

2）　必要人員

術者，硬化剤注入係，スコープ保持係など 3 ～ 4 人．可能であれば，安全に手技を遂行するため，患者の状態を把握する専門スタッフをおくべきである．

3）　方　法

① **EO 法**[3]

①患者体位：左側臥位でスコープを挿入し，処置開始時に仰臥位とする．

②まず，内視鏡装着バルーンを 15 ～ 25 mL の空気で膨らませて，硬化剤の頭側への流出を予防する．

③標的とする静脈瘤を内視鏡の穿刺針が出てくる 7 時方向になるよう施行医がスコ

Pitfall

優先順位

- 出血している血管．次に，白色栓や赤色栓を認める静脈瘤．
- 形態的には，F3 → 2 → 1 の順番．
- 同じ太さ（F 形態）の場合は，発赤所見（RC sign）の高度なもの．

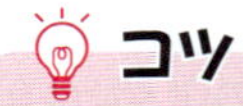

5%EOのみを用いることが多いが，当科では，EOの血管外注入による組織障害を最小限とするため，2.5%EOで開始し，血管内注入を確認後，5%EOに変更している．

ープを回転させて，静脈瘤の上行する方向に合わせて穿刺し，逆流を確認する．逆流がない場合は，透視下に1cc注入する．

④穿刺後，血液の逆流を確認し，硬化剤を注入する．X線透視下で，供血路の描出を確認し，硬化剤が門脈手前まで到達したら，終了とする．1回の総注入量は，5%EO換算で0.4 mL/kg以内とする．硬化剤が血管外に漏出した場合は，1 mL以内の注入にとどめる．

⑤穿刺後は，バルーンで穿刺部位を圧迫止血する．血小板低下例などでは，穿刺部にEVLを併用することもある．

⑥治療は，通常1～2週間おきに，計4回を要する．

② AS法

EVISは必要なく，いわゆる地固め療法として施行される．ASを，下部食道の"粘膜内"および"粘膜と粘膜下血管との間隙"に1～2 mLずつ注入し，粘膜が膨隆するように注入する．1回の治療におけるASの総量は20 mL以内(最大5 mL/1条)とする．EO法後に追加し，食道壁の硬化により，再発予防に備えるものである．

b　EVL

EVLは，Stiegmannが開発し，わが国の山本学が改良した手技であり，緊急止血目的やEIS非適応例に施行される．O-ring(ゴムバンド)で静脈瘤を結紮することで，静脈瘤血流の遮断，その後の壊死脱落，線維化により静脈瘤の消失を図る．EVISの必要がなく，EISよりも簡単で，第一選択

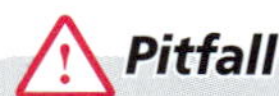

止血困難な場合に備えて，同一施設内でのEISの準備を怠らない．

としている施設も多い．

1）　準備物品

- 直視型スコープ．
- オーバーチューブ：Pneumo-activate EVL Device® 以外でも，緊急(出血)例での誤嚥予防や，頻回のスコープ挿入が必要な際は必須である．
- EVLデバイス：わが国ではStiegman原法のPull Deviceではなく，住友ベークライト社Pneumo-activate EVL Device®(PA Device)を使用している．また，Boston Scientific社やCook社からは連続処置が可能なデバイスも発売されている．

2）　必要人員

術者，デバイス係など2～3人．

3）　方　法

①スコープに，オーバーチューブを装着した状態で，スコープを挿入し，静脈瘤の観察を行う．

②観察後，オーバーチューブを挿入する．このとき，オーバーチューブには，潤滑ゼリーなどを十分に塗布し，ゆっくりと挿入する．抵抗があるときは，無理に挿入しない．

③スコープを抜去し，EVLデバイス，O-ringを装着し，スコープを再挿入する．

④静脈瘤のできるだけ胃側からEVLを施行する．優先順位はEISと同様である．

⑤1本の静脈瘤に対して，2～3か所に結

目的の静脈瘤を2時方向に調整すると施行しやすい．デバイスの全周が静脈瘤に接するように吸引し，デバイス内に静脈瘤を引き込むことが大切である．

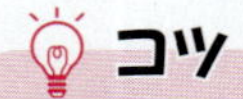

各結紮部位を 1.5 ～ 2 cm くらい離すと，十分に吸引でき，O-ring の脱落が予防できる．

紮を施行し，1 回の治療で 7 ～ 10 個までとする．

c アルゴンプラズマレーザーによる地固め療法

小原が提唱し，広くわが国で用いられてきた地固め療法の原法は AS によるものであった．その進化形として，EO・AS 法で，食道静脈瘤がほぼ消失した後で，アルゴンプラズマレーザーを用いて下部食道壁を全周性に焼灼する方法(アルゴンプラズマ凝固法〈argonplasma coagulation：APC〉)である．焼灼後に生じる線維化を利用し，新規静脈瘤の発生を予防する．

5 合併症と予防策[3]

a EIS

比較的多く認められる合併症としては，食道潰瘍，胸痛，発熱がある．重篤な合併症としては，食道穿孔，硬化剤による門脈血栓，肝腎障害などがある．特に EO 使用時は，必ず EVIS を施行し，門脈へ流入しないようにする[5]．また，その注入量は 0.4 mL/kg を超えないようにする．血管内に 8 mL 以上注入された際は，溶血による腎障害の予防のため，ハプトグロビンを 2,000 ～ 4,000 単位を点滴投与する．AS 法では，筋層内への注入でより深くなれば縦隔炎や食道穿孔のリスクが増すため，穿刺深度などに注意する．

b EVL

オーバーチューブ挿入時のまれな穿孔の報告は散見するが，EVL 自体の重篤な合併症は少ない．しかし，結紮が不十分な場合，O-ring の脱落後の潰瘍から大量出血をきたすことがある．不完全結紮の可能性があるときは，同一静脈瘤の肛門側に EVL を追加しておくとよい．また，術後の狭窄予防には，同一水平面上での，3 個以上の結紮は避け，螺旋状に結紮する．

EIS，EVL ともに，処置後は術後出血の予防の観点からプロトンポンプ阻害薬の点滴注入やアルロイド G® などの直接粘膜保護薬やトロンビン末の内服投与が必須である．

DON'Ts

- □ EO 使用時は，必ず EVIS を施行し，門脈へ流入させない[5]．
- □ EO 注入量は 0.4 mL/kg を超えないようにする．

文献

1) 國分茂博：日消誌 2008；105：1588-1596.
2) 日本門脈圧亢進症学会(編)：門脈圧亢進症取扱い規約．第 3 版，金原出版，2013：37-65.
3) 小原勝敏，他：食道・胃静脈瘤内視鏡治療ガイドライン．日本消化器内視鏡学会(監)消化器内視鏡ガイドライン．第 3 版，医学書院，2006：215-233.
4) 青山友則，他：II-2 食道静脈瘤硬化療法．小原勝敏(監)：消化器内視鏡 プロフェッショナルの技. 日本メディカルセンター, 2013：169-173.
5) 國分茂博，他：第 VII 部 -VI EVIS からみた門脈血行動態．小原勝敏，他(監)：食道・胃静脈瘤．改訂第 3 版，日本メディカルセンター，2012：148-150.

新百合ヶ丘総合病院消化器内科 / 肝臓内科　**石井成明**
新百合ヶ丘総合病院肝疾患低侵襲治療センター / 内視鏡センター　**國分茂博**

11 消化管異物除去(食道・胃・直腸)

DOs

- □ X線透過性陰性の異物も多い.
- □ 異物除去時は器具の選択や摘出の手順を事前にシミュレーションしておく.
- □ 偶発症が起こりうる手技なのでインフォームドコンセントを行う.
- □ 外科と連携をとり，不成功時や緊急時にすぐに対応できるようにする.

消化管異物は日常診療においてしばしば遭遇する病態である．消化管を通過して自然に排泄される異物であれば必ずしも摘出術を行う必要はないが，異物の形状，大きさ，種類によっては早急に摘出しなければならない．多くの異物は適切な方法を用いれば，内視鏡的に安全に摘出できる．

1 異物の診断

a 問　診

異物の診断では問診が重要である．誤飲した(可能性のあるものも含め)異物の種類，誤飲した時間，自覚症状の有無などを問診し，摘出術の緊急性の有無を判断する．また，小児や認知症のある高齢者では異物摂取(誤飲)の認識がなく無症状の患者もいるため，家族からの問診(情報聴取)が重要である．

b 身体所見

頸部の腫脹，圧痛，握雪感は穿孔を疑う所見であり，腹部では腹膜炎や腸閉塞徴候に注意し，これらを認めた場合は速やかに外科治療を考慮する．

c 単純X線撮影

X線非透過性のものは単純写真で確認できる．胸部であれば正面像と側面像，腹部であれば立位と臥位で撮影し，異物の形状，大きさ，停滞部位を判断する．

d CT

X線透過性の異物でも認識可能である．異物の存在部位や周囲臓器についても把握できる．腸管壁の肥厚，腹水の有無，free air などについても評価する．一般に造影検査は誤嚥の可能性があるため施行すべきではない．もし行う必要があれば，水溶性造影剤で行う．

2 異物の種類・適応

異物は様々な種類がある．日本消化器内視鏡学会の異物摘出術ガイドラインでは性状，大きさ，化学的性状に基づき，異物を緊急性の有無で分類している(表1)[1]．緊急性のあるものは消化管に対し重大な影響を及ぼす危険性があると判断し，速やかに異物摘出を行う．最も緊急を要するのが電池であり，反対に停滞しても人体に影響の少ない比較的小さな異物であれば自然排泄を

表1　異物除去術の適応

1. 緊急性のある場合
①消化管壁を損傷する可能性があるもの
　有鉤義歯(部分入れ歯)，針，PTP包装した薬剤，魚骨(特に鯛の骨)，爪楊枝，鉛筆，ガラス片，剃刀歯など
②腸閉塞をきたす可能性があるもの
　胃石，食物塊(肉片など)，内視鏡的切除術を行った巨大な切除標本，ビニール袋など
③毒性のある内容物を含有するもの
　乾電池(マンガン，アルカリ)，ボタン電池(アルカリ，マンガン，水銀，リチウムなど)
2. 緊急性がない場合(上記以外のもの)
　コイン，パチンコ玉，ボタン，碁石，ビー玉，体温計内の水銀など

〔赤松泰次，他：異物摘出術ガイドライン．日本消化器内視鏡学会(監)：消化器内視鏡ガイドライン．第3版，医学書院，2006：206-214.〕

期待して経過観察でもよい.

3 セデーション

成人では通常の上部消化管内視鏡検査と同様に咽頭麻酔のみで行うことが可能であるが，処置に時間がかかる場合にはセデーションを行う．乳幼児は全身麻酔下で行うことが原則である.

4 実際の手技

a 回収方法

異物を把持し回収する際は，偶発症を起こさず安全に摘出することが重要である．鋭利な異物は摘出時に消化管穿孔を引き起こす危険性が高く，大きいものは把持しても腸管壁との抵抗で外れる可能性もある．そのため状況により次に示す方法を組み合わせ，適切な鉗子や処置具を用い摘出を行う.

1) 通常鉗子法（図 1-a）[2)]

形状が鈍な異物の場合に使用する．回収処置具には鰐口型鉗子，5 脚鉗子，スネア，回収用ネット，バスケット鉗子などがあり異物の形状に合わせて選択する.

2) フード法（図 1-b）[2)]

内視鏡先端にフードをつけ，回収時にフード内に異物を収納し回収する．PTP 包装などの比較的小さな異物で用いる.

3) オーバーチューブ法（図 1-c）[2)]

オーバーチューブを頸部食道や肛門などの狭い部分を通過させておき，異物をオーバーチューブ内に収納し回収する．オーバーチューブの長さにより保護される消化管の範囲が異なる．バルーン内視鏡用の長いオーバーチューブを用いれば胃のみでなく小腸や大腸からも安全に回収できる.

4) カバー法（図 1-d）[2)]

鋭利な部分がフード内やオーバーチューブ内に収納できない大きな異物で用いる．ゴム手袋などを加工し内視鏡の先端にスカート状に装着し，異物をその中に包み込むようにして回収する.

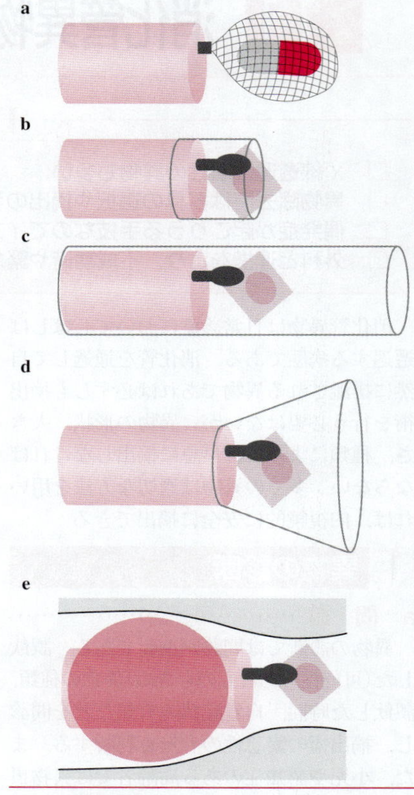

図 1 回収方法
a：通常鉗子法，b：フード法，c：オーバーチューブ法，d：カバー法，e：装着バルーン法.
〔砂田圭二郎：消化管異物除去．白鳥敬子，他（編）：消化器研修ノート．診断と治療社，2009：216.〕

5) 装着バルーン法（図 1-e）[2)]

硬化療法用のバルーンを内視鏡先端に装着し，バルーンを拡張させた状態（空気 10 cc くらい）で内腔を確保し，頸部食道などの狭い部分を通過させる方法である.

6) 吸引法

EEMR（食道粘膜切除術用）チューブを挿入し，異物にあてて吸引し（掃除機の要領で）異物を吸い込んだまま回収する.

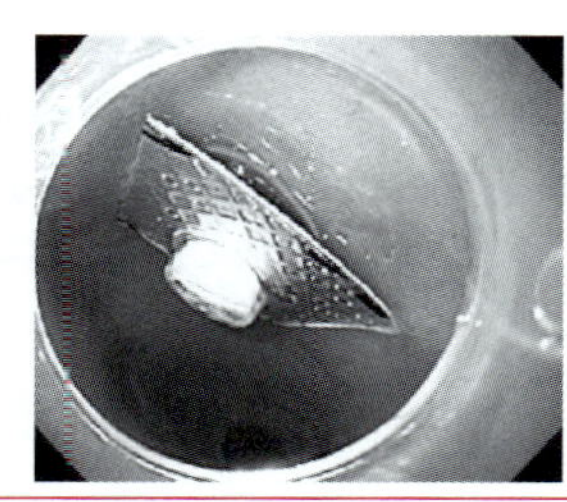

図2　上部食道のPTP包装
この後，生検鉗子で把持し摘出した．

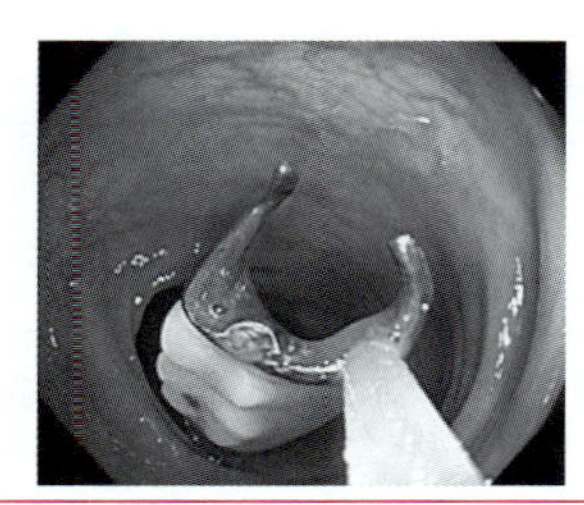

図3　直腸の義歯
スネアでブリッジ把持，絞扼し摘出した．

b　その他の工夫

大きな異物で前述の方法で摘出困難な場合は分割して摘出できないかを検討する．胃石などでは電気水圧破砕装置や電気的破砕装置を用いて破砕したり，大きな組織片では高周波電流を用いスネアで分割して回収する．

コツ

事前に十分なシミュレーションを行う．摘出困難な場合は1つの方法に固執せずに，次の方法に変更する．

c　小腸異物の摘出

従来は小腸異物に対しては外科的異物摘出術が一般に行われてきた．近年はバルーン内視鏡の開発により深部小腸にも挿入することができ，異物摘出も含め様々な内視鏡治療も可能となっている．小腸異物を摘出する際はオーバーチューブ法で行うことが最も安全である．

d　外科的異物摘出術

異物によって消化管穿孔や腸閉塞を認める場合，内視鏡的異物摘出術を含めた非観血的方法では不可能と判断される場合などが適応である．

5　術後処置と偶発症

内視鏡を用いて異物を摘出した後，もう一度内視鏡を挿入し，①異物による消化管壁の損傷の有無，②回収操作による噴門部や頸部食道の損傷の有無などを確認する．損傷がなければそのまま帰宅させてよいが，損傷を認める場合はその深さや出血の状態を確認する．浅い場合は特に処置の必要はないが，深い裂創を認める場合はクリップによる創閉鎖を考慮し，消化管穿孔も念頭に理学的所見や単純X線撮影，CTなどを検討する．

偶発症としては穿孔と出血があり，穿孔を認めた場合は入院とし，直ちに絶飲食，

☑ 低栄養時の栄養投与は注意

リフィーディング症候群は，低栄養状態にある生体に急速な栄養の補給を行った場合にみられる，死亡する可能性もある重篤な代謝異常である．第二次世界大戦の捕虜が解放されて食糧を与えられた際に，心不全や神経学的異常を生じたことが最初の報告である．絶食状態では糖質摂取量減少のためインスリン分泌が減少し，糖質の代わりに遊離脂肪酸とケトン体がエネルギー源として使われ，リンが枯渇している．急速なグルコース投与でエネルギー源が脂質から糖質に急速に切り替わると，インスリン分泌が増加し，グルコースとリン，カリウム，マグネシウム，水分などの細胞内移動が起こる．その結果生じる低リン血症が，クエン酸回路の機能不全をきたし，心不全などを引き起こす．また，肝機能障害にも注意が必要である．

（鹿児島大学病院心身医療科　木下和久，乾　明夫）

輸液，抗菌薬投与による治療を開始し，外科医と連絡をとりながら経過観察とする．出血に関しては湧出性ないし噴出性の出血を認める場合は直ちに内視鏡的止血術を行う．

異物の種類は多彩である（図2，図3）．まずは問診とX線撮影などで異物の状況を的確に把握する．その後，器具の選択や摘出の手順を事前にシミュレーションを行う．また，予定していた方法で摘出できなかった場合，第二，第三の方法を考慮しておく必要がある．

DON'Ts

- □ 鋭利な異物を消化管内でそのまま移動させてはならない．
- □ 異物が完全に嵌頓している場合，穿孔をきたす可能性があるため絶対に押し込んではならない．

文献

1） 赤松泰次，他：異物摘出術ガイドライン．日本消化器内視鏡学会（監）：消化器内視鏡ガイドライン．第3版，医学書院，2006：206-214.

2） 砂田圭二郎：消化管異物除去．白鳥敬子，他（編）：消化器研修ノート．診断と治療社，2009：215-217.

東京女子医科大学消化器病センター消化器内科　**山本果奈**

12 内視鏡的ポリープ摘除術・粘膜切除術（EMR）

DOs

- □ 治療前に既往歴やアルコール飲酒歴の確認，ペースメーカーの装着，抗血小板薬や抗凝固薬の服用がないか確認しよう．
- □ 正しい内視鏡処置具の選択や使い方を確認しよう．
- □ 偶発症に対する対応を熟知しよう．

1 概 要

内視鏡的ポリープ摘除術・粘膜切除術（EMR）は，消化管のポリープなどの腫瘍性病変を内視鏡下に切除する手技である．1970年代より隆起性病変にポリープ摘除術が施行されていたが，早期胃癌に多い平坦な病変は切除困難であった．そのため，早期消化管癌に対して1980年代より粘膜切除術（endoscopic mucosal resection：EMR）が開発され，2チャンネル法やEMRC法などのより安全で簡便な様々なEMR手技が報告されてきた．しかし，最近では，食道表在癌や早期胃癌における内視鏡治療は内視鏡的粘膜下層剝離術（endoscopic submucosal dissection：ESD）が主体となっている．一方，大腸腫瘍の80%が腺腫であり，大腸腫瘍に対する内視鏡的ポリープ摘除術・粘膜切除術（EMR）は広く普及している．

2 適 応

a 内視鏡的ポリープ摘除術

基本的に有茎性あるいは亜有茎性の隆起性病変に対して行う．

b 粘膜切除術（EMR）

主として広茎性や平坦型病変に対して行う．内視鏡的切除は病理組織学的評価を正確に行うため，大きい病変であって一括切除が望ましい．そのため，スネアによる一括切除可能な病変は，腫瘍径20 mm程度までとされる．内視鏡診断にて大腸腫瘍全体が腺腫と診断した場合は，一括切除ができない大型病変でも分割切除（EPMR）での切除が許容される場合もある．

3 術前チェック

既往歴や基礎疾患の評価を行う．抗血小板薬や抗凝固薬の服用の有無を必ず確認し，それぞれに定められた休薬期間を確認する．また，高周波電源装置を使用するため，心臓ペースメーカー患者は，治療前後にペースメーカーのチェックを受ける，またはバイポーラスネアを使用する．

4 実際の手技

a 内視鏡的ポリープ摘除術（図1,図2[1]）

スネアをポリープの上からかぶせる．スネアをゆっくりと閉めてポリープを絞扼する．軽く絞扼しながら通電し病変を切除する．また，通電時はポリープを少し持ち上げるようにする．有茎性でstalkが太く長い場合は，出血予防のため留置スネアであらかじめ結紮してから切除する場合もある．

b 粘膜切除術（EMR）（図3，図4[1]）

EMRでは，まず病変の肛門側近くから病変の直下に生理食塩液を局注する．大型病変の場合は，濃グリセリン・果糖液やヒアルロン酸ナトリウムを局注液として使用する．結腸襞を跨る病変の場合には，病変の口側から局注を行い，病変全体が均一に膨隆した後にスネアで絞扼できように工夫

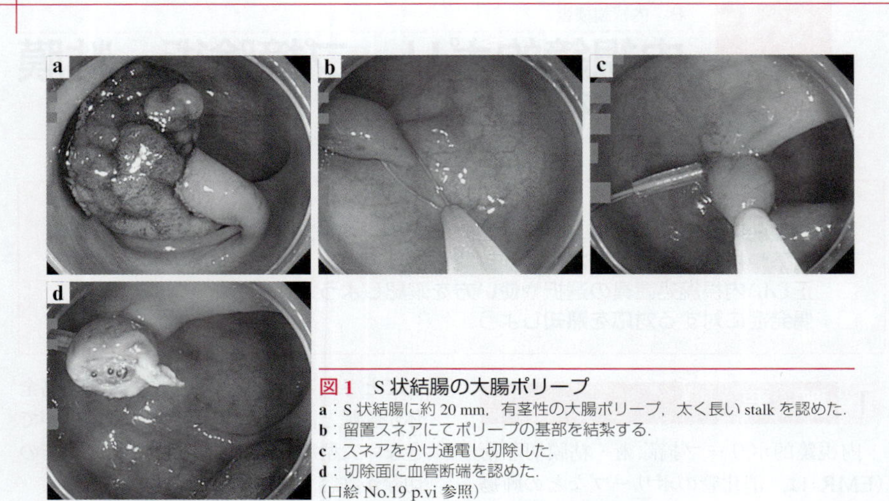

図 1　S 状結腸の大腸ポリープ

a：S 状結腸に約 20 mm，有茎性の大腸ポリープ，太く長い stalk を認めた．
b：留置スネアにてポリープの基部を結紮する．
c：スネアをかけ通電し切除した．
d：切除面に血管断端を認めた．
（口絵 No.19 p.vi 参照）

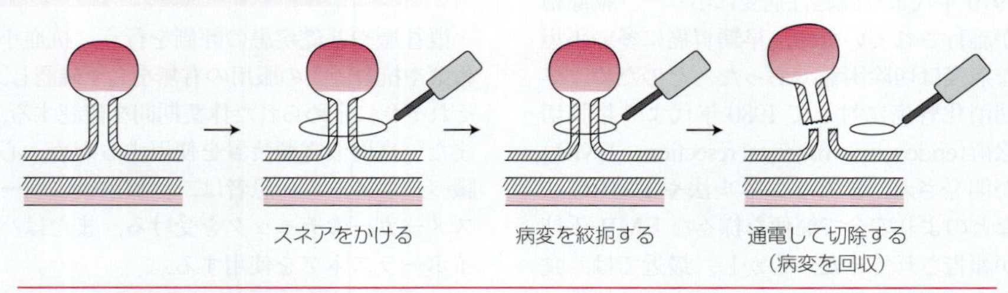

図 2　内視鏡的ポリープ摘除術

〔樫田博史，山野泰穂，田村　智：ホットバイオプシー，ポリペクトミー，EMR，EPMR．日本消化器内視鏡学会（監）：消化器内視鏡ハンドブック．日本メディカルセンター，2012：349.〕

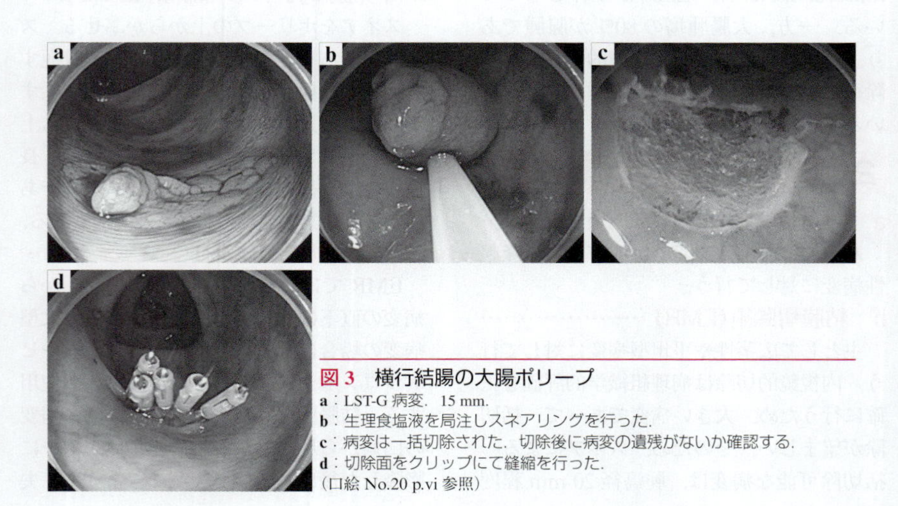

図 3　横行結腸の大腸ポリープ

a：LST-G 病変．15 mm．
b：生理食塩液を局注しスネアリングを行った．
c：病変は一括切除された．切除後に病変の遺残がないか確認する．
d：切除面をクリップにて縫縮を行った．
（口絵 No.20 p.vi 参照）

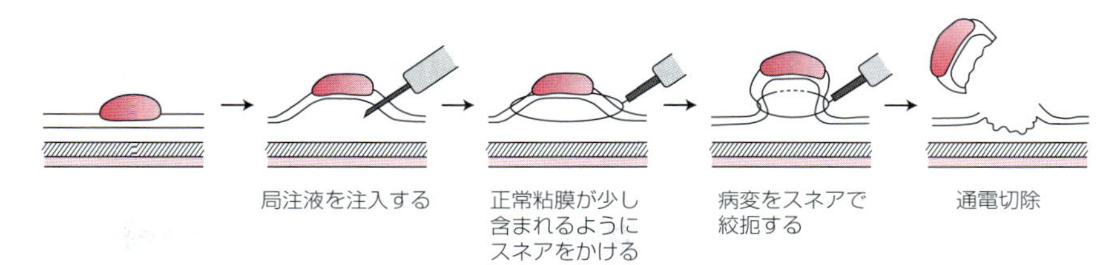

図4　粘膜切除術（EMR）
〔樫田博史，山野泰穂，田村　智：ホットバイオプシー，ポリペクトミー，EMR，EPMR．日本消化器内視鏡学会（監）：消化器内視鏡ハンドブック．日本メディカルセンター，2012：351〕

する．内視鏡的ポリープ摘除術の場合も同様であるが，スネアリングの際は，スコープを操作して極力病変を鉗子口側に移動させるとスネアリングしやすくなる．断端陽性を防ぐため，周囲に健常粘膜を少し含めてスネアリングし，通電する前にスネアを軽く緩めてもう一度スネアリングすることで筋層の巻き込みを予防できる．通電時は，病変を少し持ち上げるようにして通電切除する．病変を切除したら切除面を確認して出血や穿孔の有無，病変の遺残がないかを確認する．

5 偶発症と予防策

代表的な偶発症としては，出血と穿孔があげられる．出血は術中出血と後出血があり，術中出血は，通電が不十分なまま切除すると切除面から出血しやすくなる．切開電流に加え凝固電流も交互に通電する．後出血は，0.5～1% の頻度であるが，治療日から3日以内に多く認められる．予防策として治療後1週間程度は，飲酒や入浴，旅行や過度の運動は控える．切除面は，一般的にクリップによる縫縮が汎用されている．

出血した場合は洗浄を行い，出血点を確認することが重要で，その際は送水機能付きスコープを使用すると効果的である．出血点が明らかであればピンポイントにクリップで止血する．止血鉗子を使用する場合もあるが，過度の凝固は遅発性穿孔の危険があるので注意する．

穿孔は術中穿孔と遅発性穿孔があり，前者は切除の際に筋層を損傷した場合に起こる．後者は過度の通電が原因となる．

穿孔率は 0.1% 程度であるが，大腸の場合は腸液に汚染され腹膜炎を起こす危険が高く，穿孔後には慎重さと迅速な対応が重要となる．術中穿孔をきたした場合は，直ちにクリップでの閉鎖を行う．クリップでの閉鎖が困難な場合には，緊急手術を考慮する．遅発性穿孔の場合は食事や腸管内容物が腹腔内に漏れ出ている可能性があり，保存的加療は困難で，緊急手術をまず検討すべきである．

DON'Ts

□ 内視鏡的ポリープ摘除術・粘膜切除術（EMR）は出血や穿孔などの偶発症を考慮し，安易な気持ちで治療を行ってはならない．

文献

1）樫田博史，山野泰穂，田村　智：ホットバイオプシー，ポリペクトミー，EMR，EPMR．日本消化器内視鏡学会（監）：消化器内視鏡ハンドブック．日本メディカルセンター，2012：349・351．

東邦大学医療センター大森病院消化器内科　**大塚隆文，五十嵐良典**

13 内視鏡的粘膜下層剥離術（ESD）

DOs

- □ 内視鏡的治療の適応病変について十分に理解しよう．
- □ 治療前には，既往歴やアルコール飲酒歴の確認，抗血小板薬や抗凝固薬の服用がないか確認しよう．
- □ 偶発症に対する対応を熟知しよう．

1 概　要

早期胃癌に対する内視鏡治療として内視鏡的粘膜切除術（endoscopic mucosal resection：EMR）が世界に先駆けて進歩，普及し早期胃癌治療として確立した．しかし，EMR は一括切除できるサイズに制限があり，大きな病変の場合は分割切除および不完全切除となることが多い．そのため，正確な病理診断に基づく根治性の評価が難しく，遺残・再発が問題点としてあげられていた．これらを解決するために考案されたのが，内視鏡的粘膜下層剥離術（endoscopic submucosal dissection：ESD）である．ESD は病変周囲の粘膜を切開後，直接粘膜下層を剥離し腫瘍を切除する方法である．ESD により病変の確実な一括切除が可能となり，より正確な病理組織学的検索が可能となった（図 1）．

このような理由から ESD は 2006 年度よりは早期胃癌に対する保険適応手技となり，2008 年度からは早期食道癌に，2012 年度

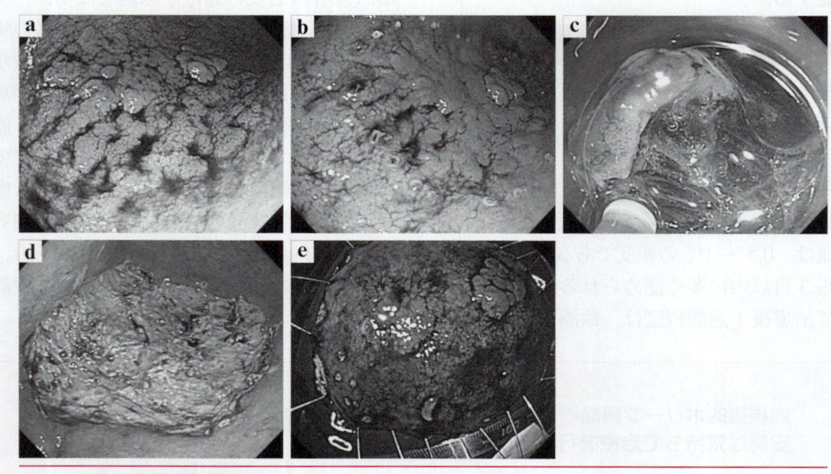

図 1　胃体下部大弯の早期胃癌
a：0-IIa，60 mm の早期胃癌．
b：病変周囲の 5 mm 程度外側に全周マーキングを行う．
c：粘膜下層をデュアルナイフで剥離を進める．
d：一括切除後，潰瘍底の露出血管は止血鉗子で凝固止血する．
e：切除病変．
（口絵 No.15 p.iv 参照）

からは大腸腫瘍に対しても保険収載された．

近年，ESDは早期消化管癌に対する内視鏡的治療として広く普及した．しかし，手技的に難易度も高く，出血や穿孔といった偶発症の頻度が高いなどの問題点もある．

2 適 応

a 食 道

内視鏡的治療の適応となるのは，リンパ節転移がほとんどないと考えられる病変である．食道表在癌のESD適応については，食道癌診断・治療ガイドラインでは，壁進達度が粘膜層のうち，粘膜上皮層(EP)と粘膜固有層(LPM)の病変ではリンパ節転移は極めてまれでありESDの絶対的適応となっている．また，粘膜筋板(MM)や粘膜下層にわずかに浸潤(200 μmまで)する病変は，リンパ節転移の可能性があり相対的適応となっている．

b 胃

早期胃癌における従来のEMR適応病変は，胃癌治療ガイドラインによれば「リンパ節転移の可能性がほとんどなく，腫瘍が一括切除できる大きさと部位にあること」である．具体的には「2 cm以下の肉眼的粘膜癌と診断される病変で，組織型が分化型腺癌(pap，tub1，tub2)．肉眼型は問わないが，陥凹型では潰瘍所見を伴うこと」とされている．その後の5,000例を超える手術症例の検討によると，①粘膜癌で分化型で潰瘍所見を伴う病変の場合は大きさ無制限，②粘膜癌で分化型，潰瘍所見を伴う病変の場合に3 cm以下，③未分化型，潰瘍所見を伴わない病変なら2 cm以下，④分化型，SM1癌(500 μm以下の浸潤)で潰瘍所見なし，脈管浸襲なし3 cm以下の病変であればリンパ節転移の危険性はほとんどないことが判明し，これらの適応拡大病変も一括切除が可能であれば，根治的治療になりうると考えられている．胃癌治療ガイドラインでも臨床研究的に適応条件の拡大が可能であることが示唆されている．

c 大 腸

大腸癌研究会における内視鏡摘除手技の標準化プロジェクトや，日本消化器内視鏡学会での先進医療として施行された大腸ESDの安全性と有用性が認められ，大腸ESDの保険適応病変は最大径2～5 cmの早期癌または腺腫とされている．腺腫の場合はEMRによる一括切除が困難な病変が適応で，具体的には側方発育型腫瘍(LST)などである．早期癌の場合は粘膜内癌から粘膜下層軽度浸潤(1,000 μm以下の浸潤)と診断した2 cm以上の病変が大腸ESDの適応となる．

3 術前チェック

既往歴や基礎疾患の評価を行う．抗血小板薬や抗凝固薬の服用の有無を必ず確認し，それぞれに定められた休薬期間を確認する．また，高周波電源装置を使用するため，心臓ペースメーカー患者は，治療前後にペースメーカーのチェックを受ける．

4 準備するもの

a 使用機器

スコープは送水機能付きスコープを用いる．切開・剥離を行ううえで出血はほぼ必発で，この出血をいかにコントロールできるかが重要である．送水機能を使用することでよりよい視界が保たれるため，出血点の正確な把握と速やかな止血処置が可能となる．

また，穿孔した場合などは気腹症や腹部コンパートメント症候群の予防からCO_2送気で治療を行う．

b 前処置

血圧計，パルスオキシメータを装着し，呼吸循環動態のモニタリングを行う．ESD開始時に塩酸ペチジン17.5～35 mg，ミダゾラム0.02～0.04 mg/kgを年齢，体格，既往症，飲酒歴に応じて用いている．

c　マーキング

胃や食道の病変の場合は，処置中病変の境界が不明瞭となるため，必ず事前にマーキングを施行する．マーキングはデュアルナイフの先端で soft 凝固で行う．

d 局　注

通常の胃病変の場合にはグリセオール®に少量のインジゴカルミンとアドレナリン（エピネフリン）を混合し使用している．また，瘢痕を有するなどの治療困難症例，食道や大腸病変には，粘膜下隆起を保持するため，ヒアルロン酸ナトリウム液を局注液として用いている．

e　切開・剥離

十分局注を行った部位にデュアルナイフを軽く押し当てて切開を行う．2～3 cm 程度切開した後，局注剤による粘膜下隆起が十分なうちに粘膜下層の剥離を続けて行う．粘膜下の線維を確認し，線維をなぞるように剥離を進める（**図 1-c**）．ある程度剥離が進んだ段階で粘膜切開の追加を行い，先端アタッチメントを装着しスコープごと粘膜下層に入り込むようにする．これにより剥離する粘膜下層が直視可能となり，安全かつスムーズな剥離が可能となる．

f　術中出血

切開，剥離を行ううえで術中の出血はほぼ必発である．そのため，安全かつ速やかに治療を終了するためには，この出血をいかにコントロールできるかが重要である．出血の際は，まず出血点を同定し，デュアルナイフで凝固止血する．比較的太い血管からの出血の場合は止血鉗子を用いて凝固させる．動脈性出血でも出血点を正確に同定し，止血鉗子で把持できればほとんどの場合，止血可能である．

5　偶発症と予防策

ESD におけるおもな合併症は出血と穿孔である．術中の出血は，前述のように内視鏡的に止血可能である．穿孔は，剥離時に生じることがほとんどである．万一穿孔を起こした場合，送気を控え速やかにクリッピングを行う．全身状態が良好と判断されれば，穿孔部をクリップ閉鎖後に剥離を続行し，切除後に絶食，抗菌薬投与などで保存的治療が可能な場合が多い．しかし，食道や大腸 ESD では，重篤な合併症をきたすこともあり，状況により緊急外科的手術となる場合もある．

DON'Ts

- □ ESD は治療の難易度が高く，常に出血や穿孔などのリスクを考慮する．特に食道や大腸においては難易度やリスクも高くなるため，安易な気持ちで ESD を施行することは御法度である．

東邦大学医療センター大森病院消化器内科　**大塚隆文，五十嵐良典**

14 腹腔鏡・内視鏡合同胃局所切除術

DOs

- □ 腹腔鏡・内視鏡合同胃局所切除術だと長すぎるので"LECS"と覚えよう.
- □ LECS の手技を覚えよう.
- □ LECS の適応疾患を覚えよう.

1 概要

腹腔鏡・内視鏡合同胃局所切除術は英語で laparoscopy and endoscopy cooperative surgery なので LECS と略して通常使用される. 以下 LECS と記載する. LECS は比企ら[1]が 2007 年に報告した方法で, 内視鏡による ESD の手技を用いて腫瘍周囲の粘膜を切開することで正確な切離線を決定し, この粘膜切開線上を腹腔鏡下に漿膜筋層切開することで過剰な胃壁の切開を避けることができる. これにより術後の胃の変形も少なく食物の停滞などの予防も期待できる.

2 適応

gastrointestinal stromal tumor(GIST)をはじめとする胃粘膜下腫瘍(submucosal tumor：SMT)の治療の第一選択として確立されてきた. 発育が胃外であれば, 腹腔鏡下で自動縫合器を用いて simple wedge resection により, 容易に切除される[2]. しかし, 胃内に発育している場合, simple wedge resection では切除が困難となる. これを simple wedge resection で切除すると胃の切除範囲が大きくなることは容易に理解できる. 最大の大きさが 5 cm を超える症例では転移を起こしている可能性があるので開腹手術を勧める施設もある. また, 胃癌は ESD が部位や潰瘍瘢痕のために困難であり N0 の早期胃癌が対象となる. 胃癌と胃粘膜下腫瘍が 2014 年に保険収載された. 胃だけでなく, 十二指腸腫瘍にも応用されている. ESD 施行後, 十二指腸穿孔が頻回にみられることから, ESD 後に腹腔鏡手術で ESD 施行部の補強を追加する, あるいは初めから穿孔させて全層切除を行い, 穿孔部を縫合閉鎖するものであるが, これは保険適用ではないので研究段階である.

コツ

胃の切除では腫瘍の部位と発育形式を術前に確実に診断することである. 腹腔鏡手術は内視鏡技術認定医またはそれに準ずる医師の施行が望ましい. 内視鏡手術は ESD が施行できる医師が施行すべきである. 内科医が処置中, 外科医チームは内科医とコミュニケーションをとり続け, 内科医が孤独にならないようにすることが大事である.

3 禁忌

GIST であれば, 中心に潰瘍がある場合, 腹腔内に腫瘍細胞がこぼれるため, 通常の LECS は禁忌である. 癌であれば腹腔に癌が露出してはならない.

4 準備するもの(必要な人員)

腹腔鏡手術では胃切除術に準じた準備, 内視鏡手術では ESD に準じた準備をする. ムコアップ® などの粘膜下注入薬では色素を混注するが, 漿膜面から見えるように濃度を調整する. ESD 用の粘膜切開デバイス(施行医の使い慣れたもの). 人員は腹腔鏡手術では術者 1 名と助手 2 名, 内視鏡手術ではESDが施行できる医師1名と介助者1名.

5 手順・方法

術中内視鏡があるため，麻酔の挿管チューブは口角で固定しておく．体位は仰臥位で開脚または砕石位とする．

まず臍からカメラポートを入れる．ポートの配置は図1の逆台形が基本となる．腹腔鏡手術のポートの位置や数は病変の位置や発育形式，術者の力量によって単孔式やreduced port surgeryを行う．切除予定部位を確実に切除するため，血管や神経の切開剝離を行う．ここで内視鏡を挿入してもらう．送気は二酸化炭素が望ましいが，通常の送気であれば腹腔鏡手術側で空腸にクランプ鉗子をかけて腸管内に空気が入って腹腔内の視野が障害されることを予防する．内視鏡で腫瘍周囲に十分なマージンを取り，マーキングし，ムコアップ®などで粘膜下注を行う．色素を混注し，漿膜面から視認できるようにする．腹腔鏡で切除する方向を確認し，最も奥になる部分を残し，3/4から4/5周に内視鏡で粘膜切開を行う（図2）．その後に全層切開を行い，粘膜切開線に沿って全層切開を内視鏡的に行う．胃内の空気が漏れるため，内視鏡的な視野が確保できないときは腹腔鏡で全層切開を行う．ここで腫瘍は腹腔側に反転される（図3）が，

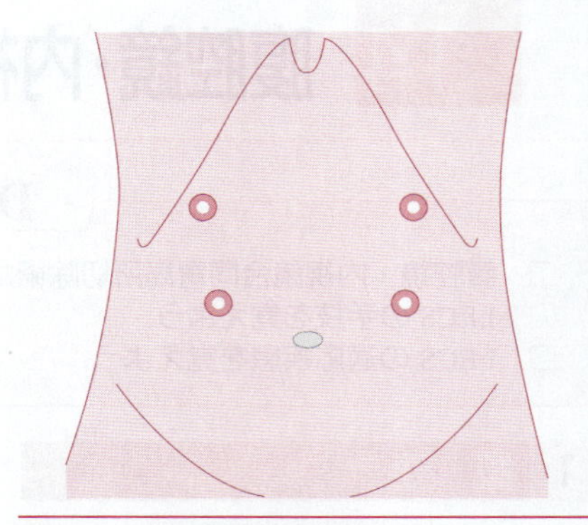

図1 手術でのポートの配置

内翻させる手技もある．胃に開いた穴を腹腔鏡下で数針仮閉鎖の縫合を行い，自動縫合器で仮閉鎖部とともに腫瘍を切除する（図4）．回収用の袋に腫瘍を入れ（図5），腹壁に触れないように体腔外に回収する．胃内に内翻した場合は内視鏡で経口的に回収する．回収した検体で断端陰性を確認する．

最後に切除線からの出血，縫合不全の有無を腹腔鏡，内視鏡で確認する（図5）．

6 合併症と予防

合併症は出血，感染，皮下気腫，他臓器損傷が主である．胃を穿孔させるため，腹腔内汚染が最大の問題点で，検体回収後，腹腔内の生理食塩液による洗浄が感染予防に重要となる．また，切離線からの出血や

✓ 十二指腸腫瘍症例

十二指腸腫瘍の診断で他院にて膵頭十二指腸切除が必要と言われた患者がいました．われわれの施設に来院し，術前の生検では明らかに癌ではなかったので研究段階の手術であることを説明し，十二指腸の部分切除を施行することになりました．内科と相談し，まず内視鏡で全層切除を施行し，腹腔鏡で縫合閉鎖を行いました．これが十二指腸症例の第1例目でした．術後経過は良好で，術後7日目に退院．病理も腺種で膵頭十二指腸切除は回避できました．

一方，失敗例もあります．小さい十二指腸腫瘍でESD施行を見学していたところ，筋層も温存できており，このような症例では腹腔鏡手術の必要はないと考えていましたが，翌日穿孔してしまいました．十二指腸腫瘍の症例ではLECSを常に考慮すべきと考えるようになりました．

（横浜市立大学外科治療学　利野　靖）

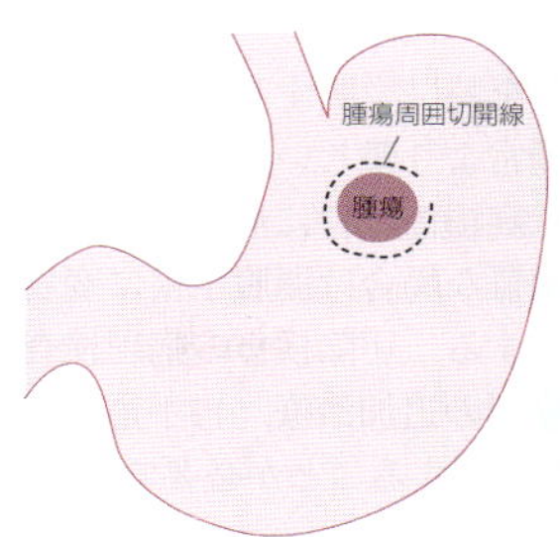

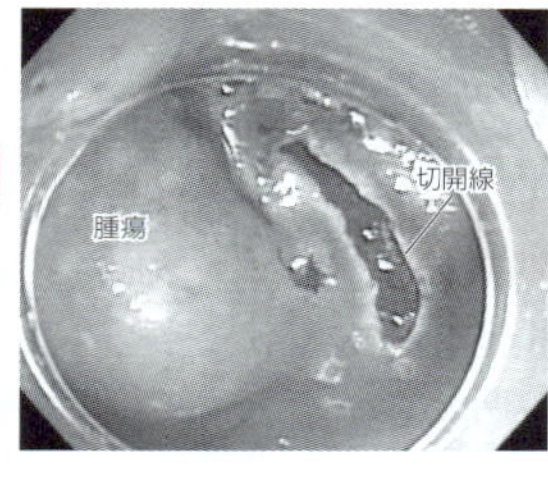

図2　腫瘍周囲切開線
（口絵 No.22 p.vii 参照）

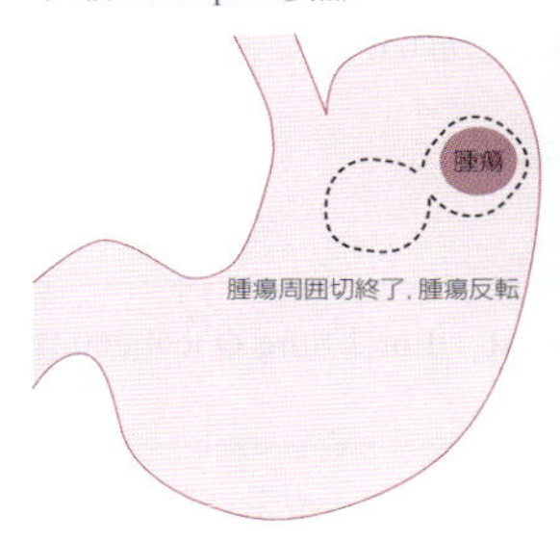

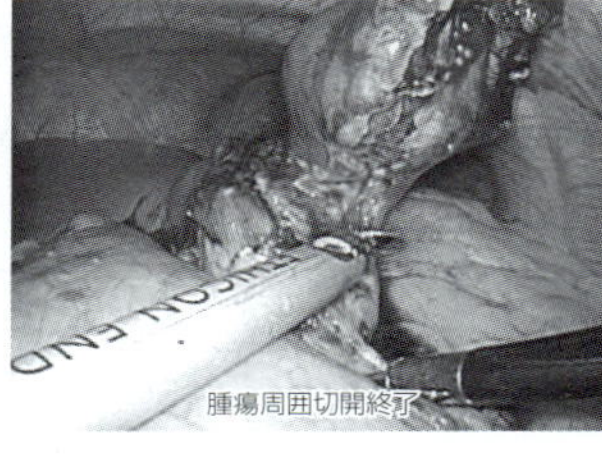

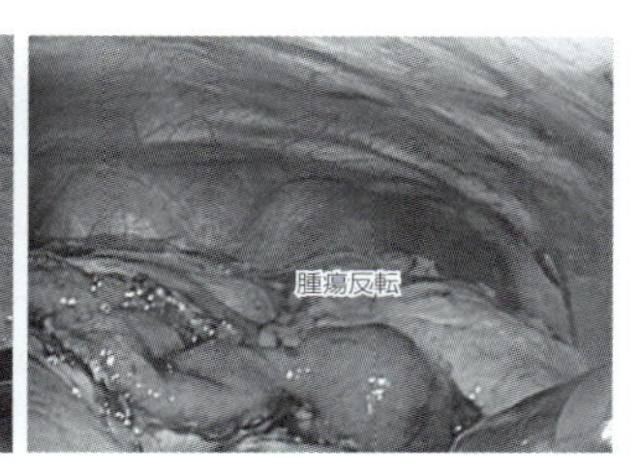

図3　腫瘍周囲切開終了，腫瘍反転
（口絵 No.23 p.vii 参照）

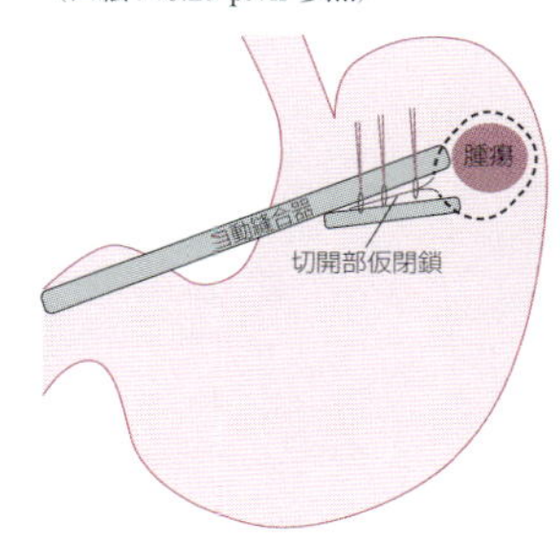

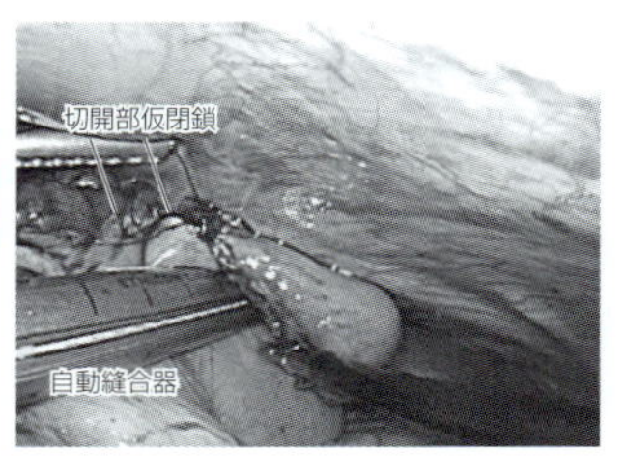

図4　切開部仮閉鎖
（口絵 No.24 p.vii 参照）

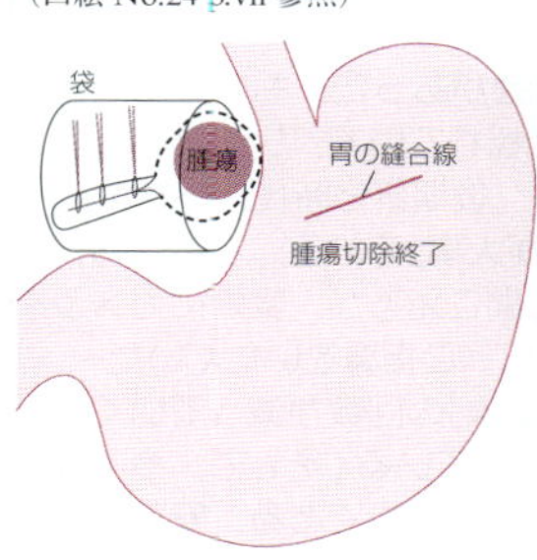

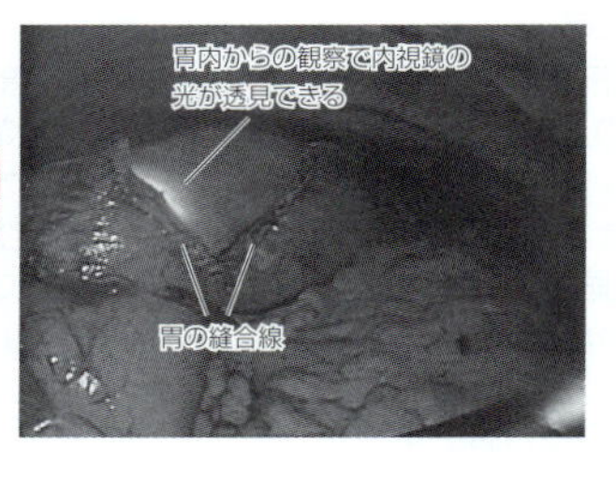

図5　腫瘍切除終了，回収
（口絵 No.25 p.vii 参照）

空気の漏れも重要で，腹腔鏡，内視鏡両者の観察が重要である．

7 患者・家族への説明

施行方法，出血，感染，他臓器損傷などの合併症について一般的な手術の説明をする．腹腔鏡手術と内視鏡手術の合同で行う手技であることを特に説明する．麻酔の挿管中の手技で通常より難しい操作であることを説明，梨状窩損傷は特に注意して説明する．切除が困難な場合は開腹手術に変更することも説明する．切除検体の病理検査で手術後に抗癌剤の追加治療，再手術の可能性についても説明することが必要である．

DON'Ts

- ☐ 切除困難や術中出血などで継続困難の判断を遅らせてはならない．
- ☐ 切除完了後，腹腔内洗浄を省いてはならない．
- ☐ 他の術式が施行しやすい場合，LECS に確執してはならない．

文献

1) Hiki N, et al.：Surg Endosc 2008；22：1729-1735.
2) Choi SM, et al.：Eur J Surg Oncol 2007；33：444-447.

横浜市立大学外科治療学　**利野　靖**

☑ 内視鏡は右手の固定が大事

最近，昔の内視鏡的粘膜下層剥離術（ESD）の DVD を見直す機会があった．もちろん，術者は自分である．ひどいものであった．内視鏡画面が上下左右に揺れていて，いつ穿孔してもおかしくない状況であり，またあまりの揺れに酔ってしまった．後期研修時代，ESD の師匠に常日頃よく言われていた言葉がある．「内視鏡は右手の固定が大事」である．右手は内視鏡から離さず，右手で視野（画面）を固定する．言われれば簡単に聞こえるが，実際にカメラを持つと，なかなかうまくいかない．「画面ぶれてるよ」と毎日毎日，ご指導をいただいた….スクリーニング検査のときにもである…．しかし，「画面ぶれてるよ」の回数が減っていくのと反比例して ESD を含む内視鏡処置の手技が安定していった気がしている．そして，今では自分が後輩たちに「画面ぶれてるよ！」と口うるさく言っている今日この頃である．安定した視野（画面）をつくれるかが，内視鏡処置上達の秘訣である．

（北海道大学病院光学医療診療部　水島　健）

15 内視鏡的胆道ドレナージ・胆管ステント留置術

DOs

- □ 急性胆管炎と診断したら胆道ドレナージを検討しよう.
- □ 胆管ステントにはいろいろな種類があることを覚えておこう.
- □ 胆管ステントは原疾患や患者の状態によって使い分けよう.

1 概要・目的

内視鏡的胆道ドレナージ(endoscopic biliary drainage：EBD)は，胆汁うっ滞を解除するために，内視鏡を用いて経乳頭的にドレナージを行う手技である．以前は体外式超音波ガイド下に肝内胆管を穿刺し，ドレナージチューブを留置する経皮経肝的胆道ドレナージ術(percutaneous transhepatic biliary drainage：PTBD)が行われることも多かったが，内視鏡的手技が発達した近年では，低侵襲である本手技が胆道ドレナージの第一選択となっている．外瘻法である内視鏡的経鼻胆管ドレナージ(endoscopic nasobiliary drainage：ENBD)(図 1)と内瘻法である内視鏡的胆管ステント留置術(endoscopic biliary stenting：EBS)がある．ENBD は胆汁の性状や量などが肉眼的に確認でき，必要な場合には体外から洗浄や造影が行える点で優れているが，チューブの逸脱や咽頭部の違和感，自己抜去の問題がある．通常は生理的な EBS が優先される．

胆汁うっ滞時には，黄疸を呈するとともに胆道感染を生じるが，胆道内圧上昇により胆汁内の細菌やエンドトキシンが血中へ移行することで，敗血症などの重篤かつ致死的な感染症に進展しやすい．急性胆管炎と診断した場合には，「急性胆管炎・胆嚢炎診療ガイドライン 2013」[1)]に基づいて重症度判定を行い，中等症では早期胆道ドレナージを，重症では緊急胆道ドレナージを行う．

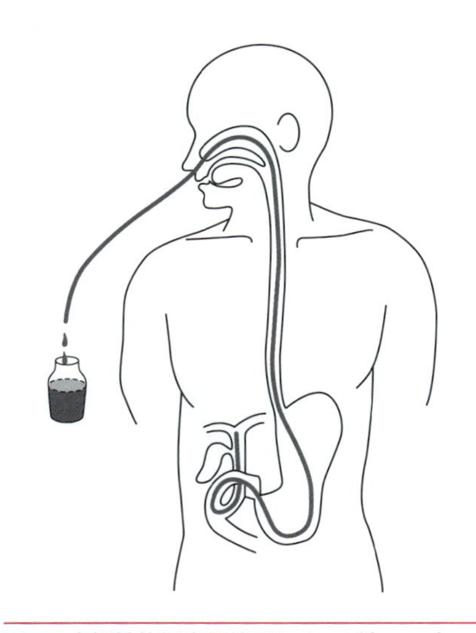

図 1　内視鏡的経鼻胆管ドレナージ(ENBD)

2 EBS の適応

EBS の適応は，悪性および良性胆道狭窄あるいは総胆管結石による閉塞性黄疸や胆管炎である．また，術中胆道損傷による術後胆汁瘻なども適応となる．

3 胆管ステントの種類と選択

EBS にはプラスチックステント(plastic stent：PS)(図 2)あるいは金属ステント(metallic stent：MS)(図 3)が用いられる．表 1 にそれぞれの特徴を示す．PS は安価であること，交換が容易であることが長所であるが，閉塞をきたしやすく開存期間が

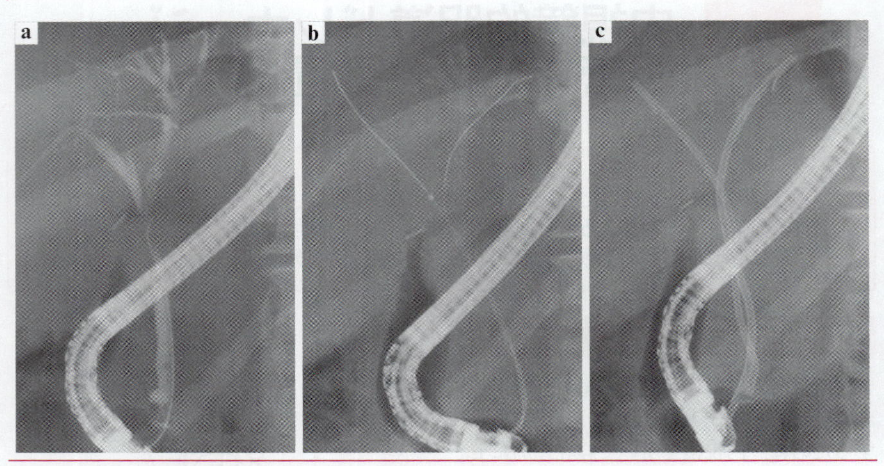

図 2　胆嚢摘出術に伴う肝門部胆管狭窄に対する PS 留置例
a：肝門部に狭窄を認める．
b：左右の胆管にガイドワイヤーを留置した．
c：左右の胆管にそれぞれ 7 Fr の PS を留置した．

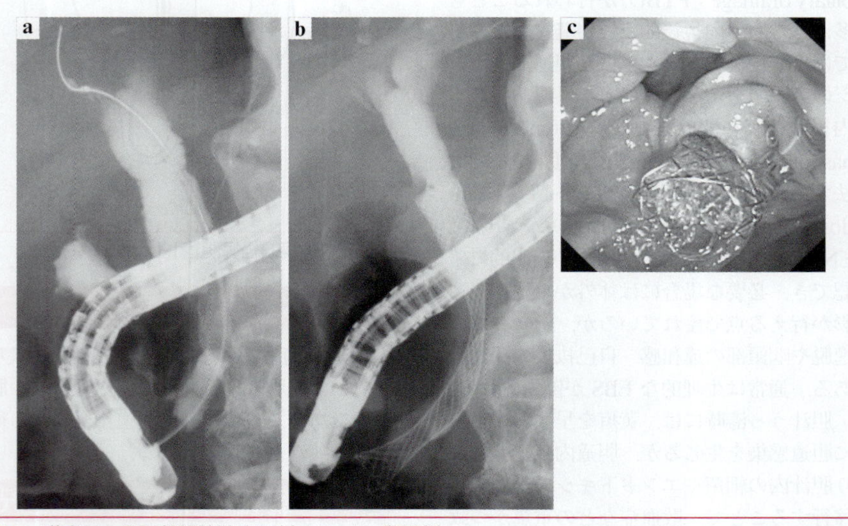

図 3　膵癌による下部胆管狭窄に対する cMS 留置例
a：下部胆管に狭窄を認める．
b：下部胆管に cMS を留置した．
c：cMS の内視鏡像．
（口絵 No.26 p.viii 参照）

表1　各種胆管ステントの特徴

ステントの種類	長所	短所
plastic stent（PS）	安価 交換が容易	閉塞しやすい 逸脱しやすい
metallic stent（MS）	大口径で閉塞しにくい	高価 腫瘍内腔増殖による閉塞をきたす 閉塞時の抜去が困難
covered metallic stent（cMS）	大口径で閉塞しにくい 腫瘍内腔増殖がない 閉塞時に抜去可能	高価 逸脱することがある

短い．一方，MSは高価であるが，大口径のステント留置が可能であり，長期の開存期間が期待できる．しかし，mesh構造のため腫瘍内腔増殖により閉塞するという短所をもつ．これを克服するために考案されたのがカバーで被覆されたcovered MS（cMS）である．

良性疾患や術前減黄などの一時的なドレナージにはPSが第一選択である．手術不能の悪性胆道狭窄にはMSが用いられるが，生命予後が極めて短いと予想される場合にはPSが用いられることも多い．

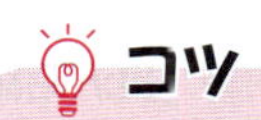

コツ

編み込み型のMSは展開後にステントが短縮するため留置する位置よりも上流側から展開を開始する．

コツ

狭窄が強い場合には，バルーンやテーパードカテーテルで狭窄部を拡張してからステントを挿入する．

4 手順・方法

EBSを行うためには，後方斜視の十二指腸内視鏡を用いる．スコープを十二指腸乳頭部まで挿入し，ERCPの手技により胆管造影を行う．続いて，狭窄部の長さおよび乳頭から狭窄部までの距離を測定し，ガイドワイヤーを胆管内に残す．最後にガイドワイヤーに被せてPSあるいはMSのデリバリーシステムを挿入し，胆管内に留置する．

5 合併症と予防策

a　胆嚢炎

cMSを留置すると，胆嚢管を閉塞して胆嚢炎を生じることがある．ステントが胆嚢管を塞ぐ可能性がある場合には，PSあるいはcover付きでないMSの使用を考慮する．

b　膵　炎

PSでもMSでも膵管口の閉塞により膵炎を生じることがある．太径のPSやMSを留置する場合には，ステントの膵管口閉塞による膵炎を予防するために内視鏡的乳頭括約筋切開術（endoscopic sphincterotomy：

☑ **「大胆かつ繊細に」**

ERCPを習い始めた頃に，ERCP関連手技を行う際の心構えとして上司から繰り返し言われた言葉である．ご存じの通り，ERCP関連手技は膵炎や出血，穿孔など偶発症の多い手技であり，常に愛護的な操作が求められる．しかし，恐れてばかりいては，十分な検査，治療はできない．状況によっては勇気をもって，手技を遂行することも求められる．偶発症を起こさないように細心の注意を払いながらも，最大のパフォーマンスが得られるような仕事をする．それが，「大胆かつ繊細に」ということである．

（埼玉医科大学国際医療センター消化器内科　良沢昭銘）

EST)を施行しておくことが望ましい.

c　ステント逸脱

ステント逸脱を防止するためには適切な長さのステントを選択し，適切な位置に留置することが重要である.

d　ステント閉塞

PS 閉塞の際には，抜去して新しいステントに交換する．MS 閉塞の際には，バルーンカテーテルによるステント内のクリーニングや PS の留置を行う．cMS も同様であるが，スネアによるステント抜去も不可能ではない.

6　患者・家族への説明

手技の必要性と実際について説明することはもちろんであるが，偶発症の可能性について詳細に説明しておく.

DON'Ts

- □ 施設で胆道ドレナージ術が困難な場合には経過観察してはいけない(速やかに対応が可能な施設に搬送しよう).
- □ 急性胆管炎の場合には過度の胆管造影を行ってはいけない(cholangiovenous reflux を引き起こすため注意しよう).
- □ 出血傾向，抗血栓薬内服中の患者に内視鏡的乳頭括約筋切開術(EST)を行ってはいけない.

文献

1)　急性胆管炎・胆嚢炎診療ガイドライン改訂出版委員会，他(編)：急性胆管炎・胆嚢炎の診療ガイドライン 2013．第 2 版，医学図書出版，2013.

埼玉医科大学国際医療センター消化器内科　**良沢昭銘**

16 内視鏡的乳頭括約筋切開術(EST)，内視鏡的乳頭バルーン拡張術(EPBD / EPLBD)

DOs

□ EST，EPBD，EPLBD それぞれの特徴をよく理解して治療戦略を立てよう．

1 概要・目的

十二指腸乳頭部の胆管開口部を広げることを目的として，乳頭開口部を高周波ナイフ(パピロトーム)で切開，あるいはバルーンで拡張する．パピロトームで切開するのが，内視鏡的乳頭括約筋切開術（endoscopic sphincterotomy：EST)，バルーンで拡張するのが内視鏡的乳頭バルーン拡張術(endoscopic papillary balloon dilation：EPBD)であるが，さらに 12 mm 以上の大口径バルーンで拡張するのが内視鏡的乳頭大口径バルーン拡張術(endoscopic papillary large balloon dilation：EPLBD)である．

2 適　応

これらの手技のおもな適応は総胆管結石である．胆管口を広げたのち，バスケットカテーテルやバルーンカテーテルを用いて結石の除去を行う．また，EST は金属製胆管ステント(self expandable metallic stent：SEMS)の留置前，経口胆道鏡の挿入前，乳頭括約筋機能障害(sphincter of Oddi dysfunction：SOD)の治療目的などにも用いられている．

総胆管結石の治療は，現在 EST が標準的な治療法であるが，わが国では EPBD を行っている施設もあり，また最近では大結石や多発結石(積み上げ結石)に対する EPLBD も盛んに行われている．

各治療法の特徴(表 1)と適応(表 2)を示す．

EPBD は胆管内にガイドワイヤーを挿入できれば，あとはこのガイドワイヤーを通してバルーンカテーテルを挿入し，乳頭部を拡張するだけなので，手技的には EST よりも簡単である．しかし，使用するバルーン径は通常 8 ～ 10 mm で，胆管開口部はそれほど広げられないため，引き続きの截石処置具の挿入は EST よりも難しく，また EST ではそのまま取り出せるような 10 mm 程度の結石も EPBD では機械的砕石具で破砕してから取り出さなければならず煩雑である．したがって，1 個か 2 個の小結石例が EPBD のよい適応であり，また EST が技術的に難しい再建腸管例(Billroth II 法，Roux-en-Y 吻合)や憩室内開口例，あるいは EST が危険な出血傾向を有する例(肝硬変，血液疾患，血液透析，抗凝固療法を中止できない例など)もよい適応と

表 1　EST，EPBD，EPLBD の特徴

	EPBD	EST	EPLBD
手技の難易度	容易	やや難	比較的容易
処置後の胆管開口部	小さい	大きい	非常に大きい
処置具の挿入	難	比較的容易	容易
機械的砕石具の使用頻度	高い	適宜	低い
術後乳頭機能	温存	ほぼ廃絶	廃絶
偶発症	膵炎	出血，穿孔	出血，穿孔

表2　EST，EPBD，EPLBDの適応

	よい適応	要注意
EST	・現在の標準的治療法	・出血傾向を有する例
EPBD	・小結石（1 cm未満）で1個か2個 ・胃切除後（Billroth II法，Roux-en-Y吻合） ・出血傾向を有する例 ・憩室内開口例	・膵炎既往のある例 ・胆管径の細い例 ・結石多数例 ・大結石例（機械的砕石具使用対象例） ・胆管へのカニュレーション困難例
EPLBD	・大結石 ・結石多数例（積み上げ結石） ・高齢者 ・胃切除後（Billroth II法，Roux-en-Y吻合）	・出血傾向を有する例 ・若年例 ・胆管径の細い例

考えられる．

EPLBDは，大口径バルーンを使用することによりESTよりも大きく胆管口を広げられるため，大結石や多数結石（積み上げ結石）に対しても容易に截石を行うことができ，機械的砕石具を必要とする頻度も少ない．また，Billroth II法あるいはRoux-en-Y吻合再建例で，結石が比較的大きい場合や複数ある場合にも比較的容易に治療できる．

3　禁　忌

ESTの禁忌は，出血傾向を有する例である．急性膵炎例に対しては，総胆管結石の乳頭部嵌頓が原因として疑われる場合に適応となるが，必ず熟練した術者によって行われるべきである．

EPBDについては，術後膵炎のハイリスクとされる膵炎既往例，胆管径の細い例，結石多数例，大結石例，胆管カニュレーション困難例に対しては原則として行うべきではない．

EPLBDについても，出血傾向を有する例，あるいは胆管径の細い例では出血や穿孔の危険があるため行うべきではない．さらに，術後乳頭機能は完全に廃絶されるため，長期予後が明らかにされるまでは若年例にも行うべきではない．

4　準備するもの（必要な人員）

ESTでは，造影カニューレ，ガイドワイヤー，パピロトームおよびこれに接続する高周波電流発生装置が必要であるが，胆管へのカニュレーションをパピロトームで直接行う場合（WGC〈wire-guided cannulation〉）は，造影カニューレは不要である．

EPBDでは，パピロトームの代わりに6～10 mmの胆管拡張用バルーンとこれを拡張するためのインフレーターを準備する．

EPLBDでは12～20 mmの胆管拡張用バルーンを準備する．

前投薬としては，鎮痙薬，鎮静薬と拮抗薬を準備しておく．

人員は，手技を安全に進めるには，術者と検査を介助する助手，それに被験者のモニタリングと外回りを担当するスタッフ，透視を出すスタッフの最低4名を必要とする．

5　手順・方法

a　EST

胆管にガイドワイヤーを挿入した後，パピロトームを乳頭に挿入し，切開を開始する．内視鏡のポジションは，乳頭に正対あるいはやや見下げとし，刃を少し張った状態で先端1/3から1/2を挿入し，11時から12時の方向に切開を進める．切開範囲は，はちまき襞を越えるが口側隆起上縁に達しない程度の切開（中切開）が標準である（図1）．なお，高周波電流発生装置の切開モードはエンドカットモードが現在の主流

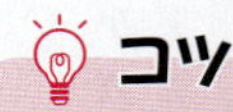

刃を胆管開口部上縁に軽く押し当てながら少しずつ切開していくのが一般的である．

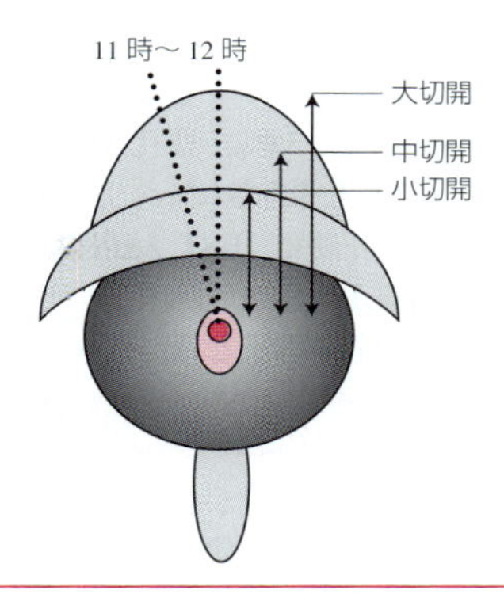

図1　ESTの切開方向と切開範囲
はちまき襞までの切開が小切開，口側隆起上縁まで切るのが大切開，その間が中切開である．

コツ

拡張はゆっくり行い，バルーンの乳頭部にできるくびれが消失したら，数秒〜1分程度でバルーンをデフレートする．

Pitfall

ESTを付加せずにバルーン拡張を行う手技が，より簡便な方法として最近報告されているが，安全性に関してはさらなる検討が必要である．

である．

b　EPBD

胆管に挿入されたガイドワイヤーを通して拡張バルーンを挿入し，バルーンの中心が乳頭部にくるように位置を調節してバルーンをインフレーターで拡張する．

c　EPLBD

ESTで小切開を加えたあとに大口径バルーンで拡張するのが基本手技である．

6　偶発症と予防策

ESTにおける偶発症の発生頻度は，日本消化器内視鏡学会の第5回全国調査報告（後ろ向きアンケート調査）によると0.861％（死亡率0.0228％）[1]，Freemanら[2]の前向き調査では9.8％（死亡率0.4％）で，膵炎（5.4％），出血（2.0％），穿孔（0.3％）などが報告されている．

切開中の出血に対しては，凝固波での焼灼，エピネフリン生食/トロンビン散布，バルーンカテーテルによる圧迫止血，ヒータープローブ/止血鉗子による焼灼止血，クリッピング，高張エピネフリン生食（HSE）の局注，covered SEMSの留置などが行われているが，こうした方法で止血が困難な場合には，速やかに経カテーテル的動脈塞栓術あるいは緊急手術へ移行する．

EPBDの偶発症で最も問題となるのは膵炎である．これまでに報告されたEPBDとESTのいくつかの比較対照試験において，EPBDにおける術後膵炎発生頻度の高さが指摘されている．特に2004年にDiSarioら[3]が報告した米国の多施設比較対照試験において，膵炎発生率はEST 0.8％に対し

介助のススメ

随分前になるが，韓国の先生から「日本では若い医師が検査の介助をするのですね」と驚かれた．韓国では，レジデントですら自分が術者でなければ，透視室に入って来ないとのことであった．そういえば留学先のドイツでも，その後内視鏡ライブを行ってきたアジア諸国でも，ほとんどの施設で介助は看護師が行っていた．よくトレーニングされた看護師の介助は，経験少ない医師よりも確かに効率的ではあるが，“技術は教わるものではなく，見て盗むもの”と教わってきた世代としては，介助経験は手技を学ぶうえで必須のプロセスであると考える．若い医師たちには，ぜひ嫌がらずに積極的に介助に入ってもらい，手技の極意を盗んでもらいたい．

（帝京大学医学部附属溝口病院消化器内科　安田一朗）

てEPBD 10.3%と有意に高く，死亡例もみられたことから，欧米では現在EPBDは行われていない．EPBD後膵炎の原因としては，乳頭の拡張・截石手技による膵管口の挫滅，乳頭浮腫，処置具の膵管への誤挿入などが考えられるため，拡張は低圧でゆっくり行い，截石処置具挿入も慎重に行う．また，乳頭浮腫が著明な場合や，X線透視で胆管内・膵管内の造影剤の排出が悪い場合には，ボスミン®生食散布や膵管ステント留置を考慮する．胆管径よりも大きな径のバルーンを使用しないこと，無用な膵管造影を避けることも重要である．

EPLBDの偶発症については，Kimら[4]のsystematic reviewによると全体で8.3%（膵炎2.4%，出血3.6%，穿孔3.6%など），死亡率は0.2%と報告されており，危険因子については，肝硬変，EST大切開，16 mm以上の大結石が出血の危険因子，下部胆管狭窄が穿孔の危険因子と報告されている．

7 患者・家族への説明

病状およびなぜ処置が必要か，どのような手技か，どういった偶発症がどれくらいの頻度で起こるか，代替となる治療法について説明する．

DON'Ts

- □ 出血傾向のある症例にESTは行わない．
- □ EPBD / EPLBDにおいて，胆管径より明らかに大きなバルーンは使用しない．

文献

1）芳野純治，他：Gastroenterol Endosc 2010；52：95-103.
2）Freeman ML, et al.：N Engl J Med 1996；335：909-918.
3）Disario JA, et al.：Gastroenterology 2004；127：1291-1299.
4）Kim KH, et alm,：World J Gastroenterol 2013：19：7168-7176.

帝京大学医学部附属溝口病院消化器内科　**安田一朗，土井晋平**

☑ 学会・論文発表のススメ

昔から新しい手技への興味が強く，EPBDも1994年にMac Mathunaらの報告を読んですぐに始めた．EPBD手技は，従来行われてきたESTと比べてはるかに簡単であり，出血や穿孔の心配もしなくてよく，ERCP経験がそれほど多くない自分にも気軽に行えた．しかし，症例を積み重ねていくうちに，術後膵炎の発生が多いのでは，といわれるようになり，自身でも膵炎を経験した．とはいうものの，果たしてEPBD後の膵炎発生率はESTよりも本当に高いのか？　どういった発生機序が考えられるのか？　どうしたら防げるのか？　乳頭機能はESTよりも温存できるのだろうか？　次から次へと湧いてくる疑問に対して，自身のデータを解析して学会・論文発表を行ってきた．技術も知識も振り返って検討することによって熟成されるものである．

（帝京大学医学部附属溝口病院消化器内科　安田一朗）

17 経口胆道鏡・経口膵管鏡

DOs

- □ 胆管内や膵管内の病気を直接観察してみよう．
- □ 胆管癌や IgG4 関連硬化性胆管炎，主膵管内乳頭粘液性腫瘍（IPMN）などの診断に役立てよう．
- □ 治療困難な胆石や膵石の治療に役立てよう．

1 概要・目的

経口胆道鏡（peroral cholangioscopy：POCS）は，1975 年に直接胆道鏡[1]や，1976 年に親子式胆道鏡[2]が報告された．POCS は，現在は，親子式と直接胆道鏡の 2 方法が施行されている．初期には，ファイバースコープのために画像は不明瞭であった．その後，細径化された電子スコープが開発され，2004 年に臨床導入された[3]．電子スコープ化（CHF-B260・CHF-BP260，オリンパス社製）（図 1）と画像強調システム（narrow band imaging：NBI，オリンパス社製）を併用することで飛躍的に診断能が向上した．一方，SpyGlass™ システム（ボストン・サイエンティフィック社製，以下ボストン社）（図 2）は，1 人で操作が可能で 4 方向の先端アングル機構がある．Spy Scope（ボストン社）はディスポーザブルで，電気水圧衝撃波結石破砕術（electrohydraulic lithotripsy：EHL）などの結石破砕などの処置には向いている．ただし，SpyGlass™ は 0.8 mm のファイバースコープで観察しているため，画像が不明瞭であり，光ファイバーの破損が起きやすい．

直接胆道鏡は，細径の上部消化管用スコープを使用するために高画質で，鉗子口径が太く，1 人の術者で処置が可能で，壊れにくいのが利点であるが，胃・十二指腸で撓むために，胆管への挿入が難しい．

主膵管内乳頭粘液性腫瘍（intraductal papillary mucinous neoplasm：IPMN）などの主乳頭が開大している症例で経口膵管鏡（peroral pancreatoscopy：POPS）を行う．主膵管径が 5 mm 未満は，CHF-BP260 を使用し，5 mm 以上の症例では CHF-B260 を使用する．また，B260 は，3 Fr の生検鉗子，SpyGlass™ は 3 Fr の Spy Bite（ボストン社）で，直視下生検が可能である．

2 適　応

MRCP や造影 CT だけでは診断できない胆管 / 膵管狭窄や透亮像の良悪性診断（図 3，図 4）と胆管 / 膵管癌の水平進展度診断や，IPMN の良悪性診断（図 5，図 6），内視鏡単独治療困難な胆管結石 / 膵石破砕（図 2，図 7）．

3 禁　忌

胆管炎や膵炎の急性期は観察や処置時に胆管 / 膵管内圧を上昇させるため，適切なドレナージ後に行うべきである．また，Roux-en-Y 吻合術再建後や乳頭・十二指腸位置異常などの解剖学的理由により ERCP 困難例

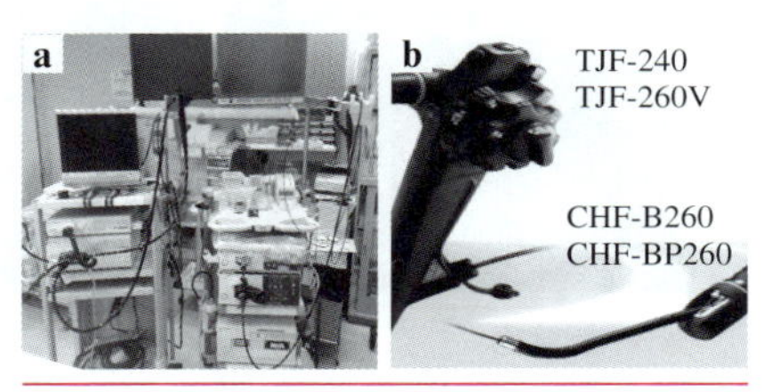

図 1　電子スコープ

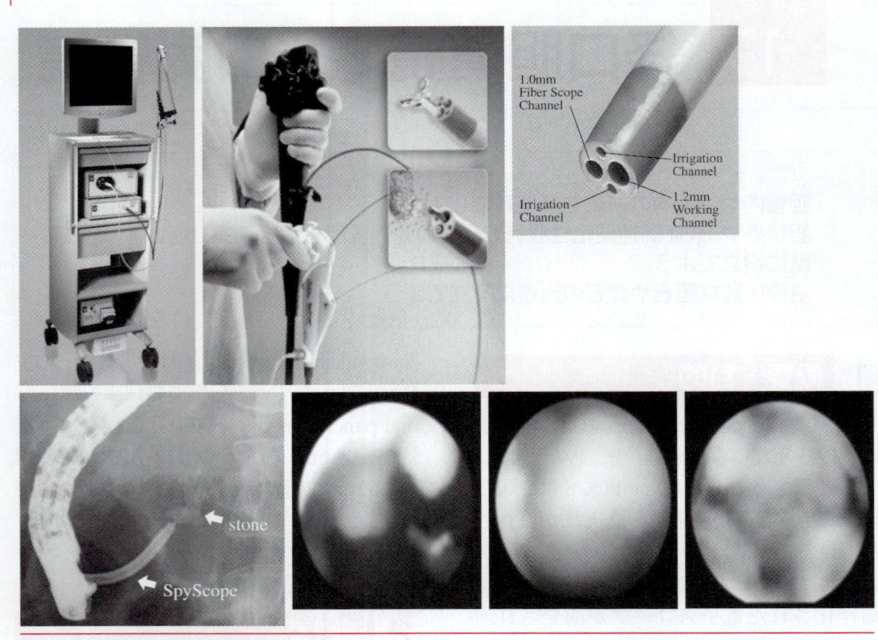

図 2　SpyGlass™ システムを用いた EHL
（口絵 No.27 p.viii 参照）

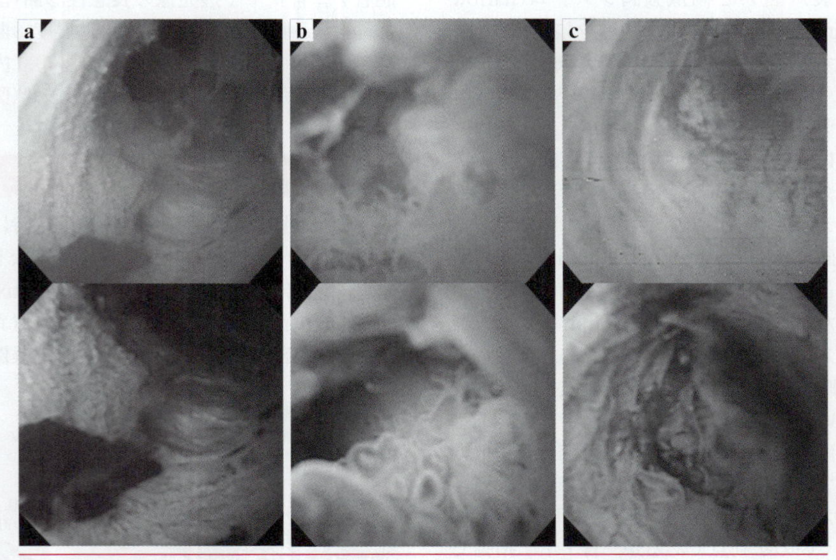

図 3　胆管癌
POCS．粘膜所見は顆粒状（**a**），乳頭状（**b**），褪色調（**c**）で，血管は拡張や広域不整である．
（口絵 No.28 p.viii 参照）

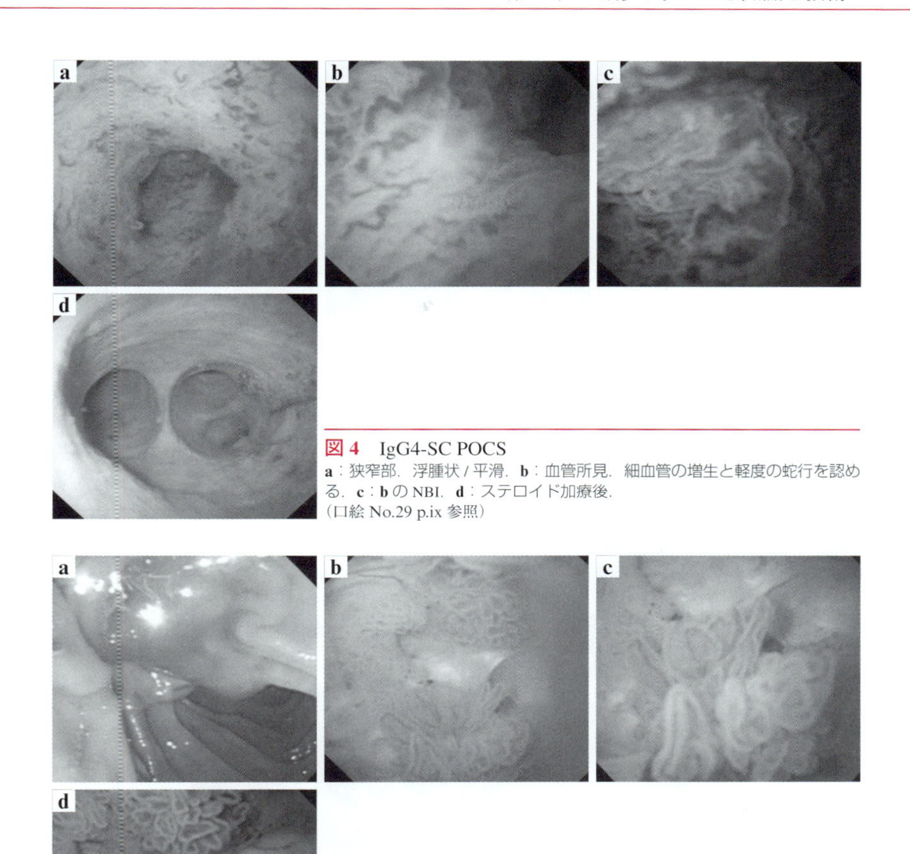

図4　IgG4-SC POCS
a：狭窄部．浮腫状/平滑．**b**：血管所見．細血管の増生と軽度の蛇行を認める．**c**：**b**のNBI．**d**：ステロイド加療後．
（口絵No.29 p.ix参照）

図5　POPS：IPMN（絨毛状隆起）
a：主乳頭．粘液により膵管口が開大している．**b**：主膵管内．IPMN．**c**：**b**の近接．**d**：**b**の近接のNBI．
（口絵No.30 p.ix参照）

も施行できない．

4　準備するもの（必要な人員）

親子式胆道電子スコープは，2台の観測装置が必要であるために，最低2人以上の術者が必要になる．一方，SpyGlass™ システムは，1人で操作が可能である．Spy Scope（ボストン社）はディスポーザブルで，EHLなどの結石破砕などの処置には向いている．ただし，SpyGlass™ はファイバースコープで観察するため，画像が不明瞭であり，光ファイバーの破損が起きやすい．直接胆道鏡は，細径の上部消化管用スコープを使用し，観察装置は1台で，1人の術者で処置が可能である．

5　手順・方法

当科での手技を示す．前処置は，通常のERCPと同様に行い，スコープを挿入するために内視鏡的乳頭切開術（endoscopic

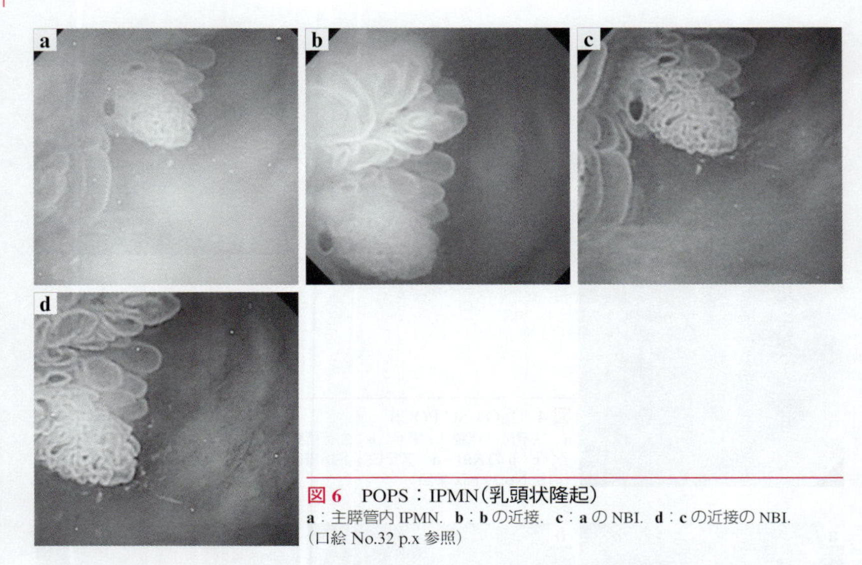

図 6　POPS：IPMN（乳頭状隆起）
a：主膵管内 IPMN．**b**：**b** の近接．**c**：**a** の NBI．**d**：**c** の近接の NBI．
（口絵 No.32 p.x 参照）

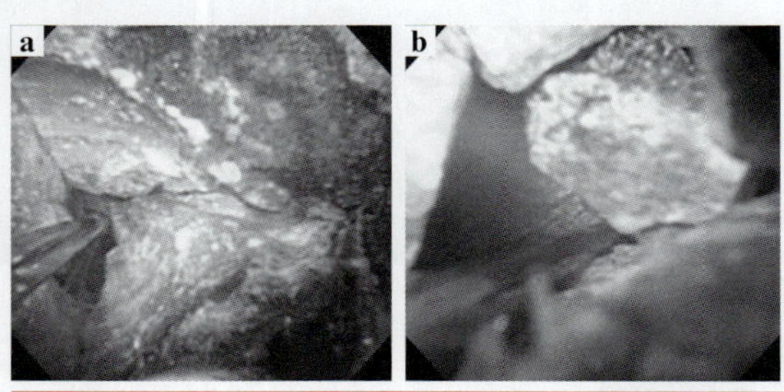

図 7　総胆管結石
a：EHL で砕石中．**b**：砕石後．
（口絵 No.31 p.ix 参照）

sphincterotomy：EST）を施行後に，親子式で胆管・膵管に子スコープを直接挿入する．IPMN の場合は，乳頭が開大しているので，EST は施行しない．胆管・膵管の観察は，できる限り胆管・膵管に接触しないようにして，胆管の場合は肝門部に導き，肝門部から引き抜きながら観察する．膵管では，膵頭部から観察し，徐々に体部，尾部へスコープを進める．可能な限り胆汁・膵液を吸引する．観察前に造影すると，視野を悪化させるため，胆管・膵管造影は極力控える．空気送気で観察すると，空気塞栓を起こす可能性があるため，生理食塩液で還流を行う．生理食塩液の還流で胆管・膵管内圧が上昇し，患者が疼痛を訴える場合には，鎮痛薬を適宜使用している．

コツ

NBI 使用時は胆管内に胆汁や血液が存在すると，画面が赤く暗くなってしまうので評価困難になる．また，IPMN では粘液を十分に吸引する．生理食塩液で洗浄と吸引を繰り返しながら検査を進める．

6 合併症と予防策

術後に生理食塩液の還流による急性胆管炎・術後膵炎を生じる可能性がある．抗菌薬や抗膵酵素薬の投与，胆管炎や膵炎予防にステントや経鼻ドレナージ留置を考慮する．

初心者は，子スコープは破損しやすいので，愛護的な方法でガイドワイヤー誘導下での胆管膵管挿入法を行う．ガイドワイヤー接触によるアーチファクトを考慮する．

7 患者・家族への説明

ERCP 後膵炎・EST の偶発症の出血・膵炎についての説明もする．胆管炎予防に，ステントや経鼻ドレナージを留置することもあることも説明する．

DON'Ts

- ☐ 空気を送気しながら観察してはいけない．
- ☐ 内視鏡観察前には造影剤を使用してはいけない．
- ☐ 術後膵炎，胆管炎に気を見過ごさない．

文献

1）竹腰隆男，他：Gastroenterol Endosc 1975；17：678-683.
2）Nakajima M, et al.：Am J Gastroenterol 1976；66：241-217.
3）Igarashi Y, et al.：Dig Endosc 2005；17：S63-66.

東邦大学医療センター大森病院消化器内科　**岸本有為，五十嵐良典**

☑ 新所見の発見

胆管や膵管の粘膜所見による診断学は，いまだ確立されていないため，各種画像検査，さらに生検やブラシ細胞診，吸引細胞診を行い，総合的に診断していくことが重要である．IPMN で主膵管内に乳頭状の隆起を認め，NBI で腫瘍内血管を明瞭に認めたときは感激したことを覚えている．また，IgG4 硬化性胆管炎で，癌の腫瘍血管とは異なる粘膜血管像を観察したときには，検査室内で歓声があがったことを覚えている．

（東邦大学医療センター大森病院消化器内科　岸本有為，五十嵐良典）

B　内視鏡検査

18 経皮内視鏡的胃瘻造設術（PEG）

DOs

- □ 胃瘻造設の医学的な有用性は高いが，その適応をしっかりと判断する必要がある．
- □ 十分なインフォームドコンセントと十分な準備・環境のもとに施行すべきである．

1 概要・目的

内視鏡を用いて腹壁と胃壁に瘻孔を造設する手技を経皮内視鏡的胃瘻造設術（percutaneous endoscopic gastrostomy：PEG）とよぶ．嚥下摂食障害に対する確実な栄養投与，炎症性腸疾患で長期経腸栄養を必要とする場合，もしくは消化管閉塞に対する減圧治療などがおもな目的である（表 1）[1, 2]．

2 適応と禁忌[1)]

PEG は低侵襲手術に属する．このため，事前に以下の医学的な適応，倫理面を配慮した適応を十分検討する必要がある．

a　医学的な適応

1）　栄養投与経路

消化管がしっかりと機能し消化・吸収が可能であれば経腸栄養の適応となるが，その期間が 4 週間未満であれば非侵襲的な経鼻胃管留置が適応となり，4 週間以上の場合は胃瘻もしくは腸瘻が適応となる．

2）　生命予後

一般的には予後 1 か月以上が期待できる患者が適応となるが，厳格な基準はない．

3）　PEG に耐えうる全身状態

基本的には低侵襲手術に属するが，全身状態不良の場合はまずそちらの治療を優先する．極度の低栄養や貧血，重篤な感染症を有している場合などである．

表 1　PEG の適応と禁忌

適応
1. 嚥下摂食障害
脳血管障害，認知症，神経筋疾患，頭頸部癌，食道癌など
2. 繰り返す誤嚥性肺炎
摂食できるが誤嚥を繰り返す，経鼻胃管留置に伴う誤嚥
3. 炎症性腸疾患
特に Crohn 病など経腸栄養を長期間必要とする患者
4. 減圧治療
幽門狭窄，上部小腸閉塞
絶対的禁忌
通常の内視鏡検査の絶対的禁忌，内視鏡が通過不能な咽頭・食道狭窄，胃壁を腹壁に近接させることができない患者，補正できない出血傾向，減圧目的以外での消化管閉塞
相対的禁忌
大量腹水，極度の肥満，著明な肝腫大，胃の腫瘍性病変や急性粘膜病変，横隔膜ヘルニア，出血傾向，妊娠，門脈圧亢進症，腹膜透析，癌性腹膜炎，全身状態不良，生命予後不良，胃手術の既往，同意が得られない患者

〔鈴木　裕，他：経皮内視鏡的胃瘻造設術ガイドライン．日本消化器内視鏡学会（監）：日本消化器内視鏡ガイドライン．第 3 版，医学書院，2006：311.〕

b　倫理的面からみた適応

医学的にPEGが必要と考えられても，患者が望まない場合は適応とならない．また，患者自身に自己判断力がない場合は，発症前に本人の意思表示があったかどうかによるが，この確認ができない場合は親族の判断に委ねられる．

3 人員・準備など

PEGには，術者，内視鏡医，看護師の連携が重要である．術者が適切な造設部位を決定し，安全に手技を遂行するためには，内視鏡医による安定した視野確保が重要である．さらに，看護師は心電図モニターや血圧モニター，パルスオキシメータを事前に装着し，術中のバイタル管理に備える．後述のようにPEGは合併症の多い処置であるため，万一の場合に備え，救急カートを必ず準備しておく．

4 手順・方法

胃瘻造設には，カテーテルが口腔内を通過するか否かで，Pull法 / Push法，Introducer法に分けられる．本項では，頭頸部食道の腫瘍・狭窄例でも施行可能なIntroducer法について述べる．

①指押し試験で穿刺部位を確認後，局所麻酔を兼ねて試験穿刺を行う（図1-a）．
②固定具を用い，固定糸で胃壁と腹壁を2か所固定する（図1-b・c）．
③皮膚切開後，本穿刺を行う（図1-d）．
④穿刺針の内筒を抜去し，留置した外筒に

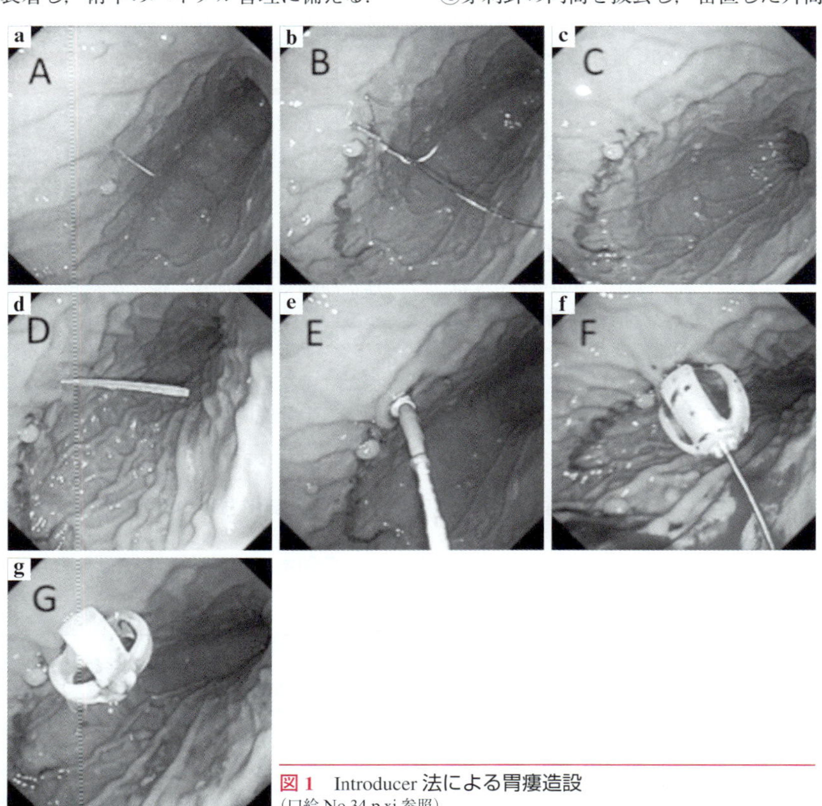

図1　Introducer法による胃瘻造設
（口絵 No.34 p.xi 参照）

ガイドワイヤーを通す.
⑤外筒を抜去し，残したガイドワイヤー沿いにダイレーターを通し，瘻孔を作成する(図 1-e).
⑥ダイレーターを抜去し，あらかじめオブチュレーターでバンパー部分を伸展した胃瘻ボタンをガイドワイヤーに沿って挿入する(図 1-f).
⑦オブチュレーターとガイドワイヤーを抜去する(図 1-g).

5 合併症と予防策[1]

a 出血・胃粘膜下血腫

内部・外部ストッパーによる圧迫止血や止血薬の局所注射などにより対処するが，止血困難な場合は外科的手術も考慮する．予防策としては，穿刺の時点で血管が透見される部位をなるべく避けるなどの工夫が必要である.

b 他臓器の誤穿刺

横行結腸や肝臓の誤穿刺が多い．横行結腸を穿刺してしまった場合は，腹膜炎がなければ瘻孔の完成を待ってからカテーテルを抜去し，瘻孔閉鎖を待つ．腹膜炎が重篤な場合は緊急手術を行う．予防策としては，事前の CT での入念な横行結腸位置確認や X 線透視下での造設である．一方，肝臓を誤穿刺してしまった場合は，カテーテルを体外で切断して抜去し，内部ストッパーは内視鏡的に回収する．出血が続く場合は緊急手術が必要となる.

c チューブの事故的抜去・逸脱

瘻孔が完成した慢性期では重篤となることはないが，瘻孔は数時間で自然閉鎖してしまうため，ネラトンカテーテルや尿道カテーテルなどを用いて速やかに瘻孔を確保する．その後可能ならば内視鏡下で再挿入を行う．瘻孔完成が不十分な段階での早期逸脱は，消化管内容の腹腔内漏出による腹膜炎のリスクがあり，胃穿孔に準じて対処する.

d その他

一般的な内視鏡処置による合併症である．誤嚥性肺炎や手術に伴う深部静脈血栓症などがあげられる．予防策としては，随時サクションチューブによる口腔内吸引や弾性ストッキングの着用などがあげられる.

6 患者・家族への説明

胃瘻造設は多くの医療機関で広く行われている低侵襲手術であり，嚥下摂食障害に対する確実な栄養投与や上部消化管の減圧が可能になるなど，医学的な有用性が大きい．しかし，その反面，適応となる患者自体が高齢であったり，様々な基礎疾患をもっていることが多いため，処置が非常に高リスクである．このため，起こりうる合併症だけでなく，それにより致命的となる可能性も十分説明する必要がある.

DON'Ts

- □ 合併症により致死的となることもあるため，安易な気持ちでの胃瘻造設は禁物である.
- □ 全身状態が悪く処置に耐えうることができない場合は，無理に施行してはならない.

文献

1) 遠藤高夫，他：PEG．日本消化器内視鏡学会(監)：消化器内視鏡ハンドブック．日本メディカルセンター，2012：288-295.
2) 鈴木　裕，他：経皮内視鏡的胃瘻造設術ガイドライン．日本消化器内視鏡学会(監)：日本消化器内視鏡ガイドライン．第 3 版，医学書院，2006：310-323.

横浜市立大学肝胆膵消化器病学　**大久保秀則**

19 内視鏡的バルーン拡張術

DOs

- □ 消化管狭窄症状改善のために有用な治療法を検討しよう.
- □ 治療効果や穿孔を避けるために，術前に消化管造影，内視鏡でバルーン拡張術の適応を検討しよう.

1 概要・目的

消化管狭窄部を内視鏡下で拡張用バルーンを用いて拡張する手技である．内視鏡到達が可能であれば，食道，胃，十二指腸，小腸，大腸いずれも治療可能で悪性・良性狭窄を問わない．しばしば再狭窄をきたし複数回の治療が必要となることが多い.

2 適　応

a. 狭窄に伴う症状(嘔吐，腹痛，腹部膨満，腸閉塞など)がある，b. 内視鏡通過困難狭窄(軽度狭窄では内視鏡通過で症状の改善が得られることが多い〈内視鏡ブジー拡張〉)で長径が 5 cm 未満，c. 狭窄部に深い潰瘍，屈曲や瘻孔を伴わない線維性狭窄，以上 a. b. c. を満たす必要がある(代表的な疾患に，アカラシア，ESD 後食道狭窄，術後吻合部狭窄，Crohn 病，NSAIDs 潰瘍〈膜様狭窄〉，癌性狭窄，食道癌放射線治療後狭窄など)(図 1).

3 禁　忌

- 浮腫性狭窄：炎症性狭窄には急性炎症に伴う浮腫性狭窄と慢性に経過した後の線維性狭窄がある．浮腫性狭窄に対しては炎症治療により狭窄は改善する. 浮腫性/線維性狭窄の鑑別には腹部超音波検査や造影 CT が有用である.
- 狭窄部長 5 cm 以上：バルーンダイレータ(図 2)のバルーン長は 5.5 cm であり 5 cm 上の狭窄拡張は困難である．確実な拡張には 3 cm 以下の狭窄が望ましい.
- 深い潰瘍，高度屈曲や瘻孔を伴う：深い潰瘍，高度屈曲や瘻孔を伴う場合は穿孔の危険性が高い.
- 放射線治療直後：放射線治療直後は穿孔の危険性が高いため一定の間隔をあける

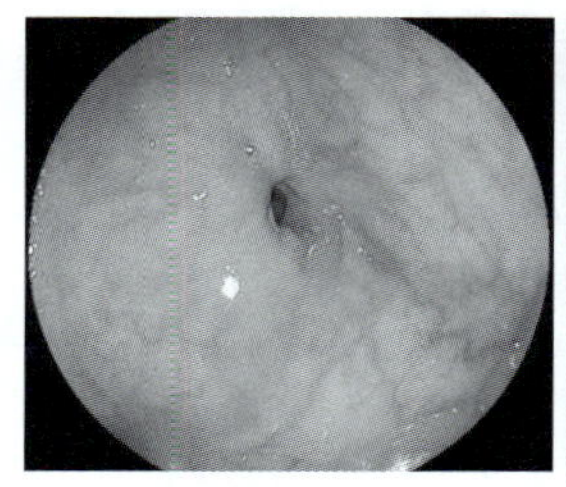
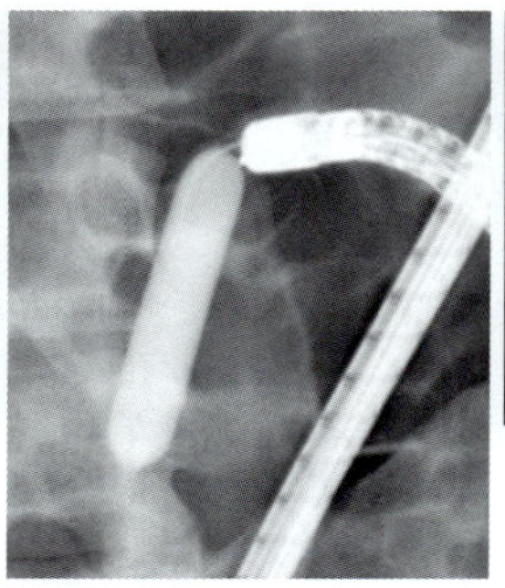
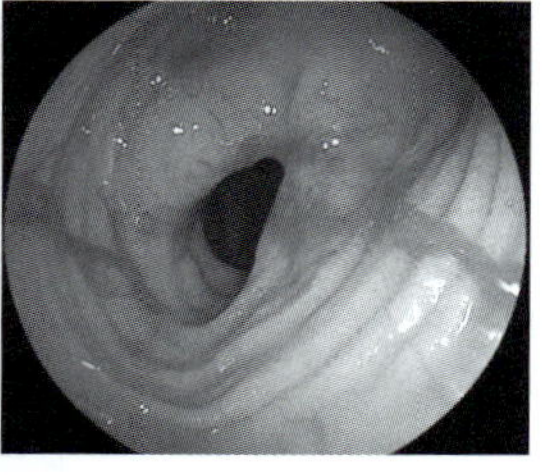

図 1　Crohn 病(内視鏡的バルーン拡張)
(口絵 No.35 p.xi 参照)

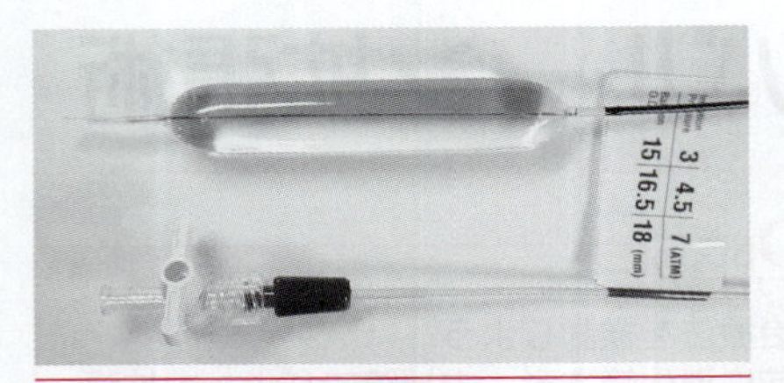

図 2　CRE™ balloon dilator（ボストン・サイエンティフィック社）

ことが望ましい．

（狭窄症状がない：Crohn 病では消化管狭窄が進行することが多いため予防的に治療する場合があるが，穿孔の危険性があるため有症状例の治療が一般的である.）

4 準備するもの（必要な人員）

バルーンダイレータ，インフレータ，内視鏡，生理食塩液，X 線透視，ガストログラフィン®，ガイドワイヤー．必要な人員 2 名（術者および助手）.

5 手順・方法

①治療前に内視鏡検査と消化管造影検査などで適応病変であることを確認する.

②内視鏡所見と造影所見から狭窄部内径を把握し拡張目標径を決定し，使用するバルーンダイレータを選択する.

③内視鏡を狭窄部まで挿入し，透視で内視鏡が屈曲なく挿入されていることを確認する.

④ガストログラフィン® で造影を行い，狭窄部と先の消化管走行を確認する.

⑤内視鏡鉗子孔にダイレータを挿入し，内視鏡と透視で確認しながら狭窄部に位置を合わせる.

⑥透視で確認しながらダイレータを膨らませ拡張を行う.

⑦疼痛を訴えた場合，穿孔の危険性が高いためその時点で拡張を中止する.

⑧目標径まで拡張し透視で notch の消失を確認，その後 1 〜 3 分留置しダイレータバルーンを萎ませ，抜去する.

⑨拡張部位の内視鏡観察を行い，出血や穿孔のないことを確認する.

⑩ガストログラフィン® 造影を行い，通過障害の改善を確認し終了する.

コツ

拡張目標径の設定にあたって，1 回の治療で大きな径まで拡張すると穿孔の危険性が高まる．ピンホールのような高度狭窄では複数回の治療で目標径までの拡張を行う必要がある．狭窄症状の改善のためには 13 mm の拡張で十分なことが多い．バルーンダイレータには CRE™ balloon dilator（ボストン・サイエンティフィック社），Hercules® 3 Stage Balloon（Cook 社）などがある．使用する内視鏡とダイレータ全長が適合している必要がある．最近のダイレータは内圧を変えることができ，3 段階で拡張径を変えることができる．CRE™ balloon dilator には 6 〜 20 mm の拡張径に対応した 6 種類の製品があり，食道・小腸では 15 mm，大腸では 20 mm まで拡張可能なダイレータを使用することが多い.

コツ

小腸，大腸拡張では内視鏡が複雑なループを形成しているとダイレータの出し入れに難渋する．また，狭窄部より先の腸管壁にダイレータ先端が当たることがしばしばある．この場合，無理なダイレータ挿入を行うと穿孔する危険性がある．ダイレータ挿入前に透視でスコープ挿入形状を確認し，スムーズに挿入できるように内視鏡挿入形状を整える必要がある．不安を感じた場合はガイドワイヤーを先行させてダイレータ挿入を行う.

6 合併症と予防策

合併症として出血と穿孔の可能性がある.

出血は止血処置を必要としないことが多い．穿孔率は拡張部位と疾患で異なり，アカラシア食道拡張 3 ～ 5%[1]，Crohn 病大腸拡張 5%，小腸拡張 7 ～ 9%[2] とされている．

7 患者・家族への説明

- 他の治療法として手術，ステント留置がある．
- バルーン拡張術の偶発症（出血，穿孔）とその頻度．さらに，内視鏡挿入に伴う偶発症（上部消化管内視鏡：嚥下性肺炎，経口小腸内視鏡：膵炎など）．
- 1 回の治療で目標までの拡張ができない場合，繰り返し拡張術が必要となる（癌性狭窄では数週，Crohn 病では 6 ～ 12 か月程度で再治療が必要となる症例が多い．一方で，NSAIDs 小腸膜様狭窄では治療効果が持続することが多い）．
- 治療後再狭窄をきたす可能性がある．

DON'Ts

- ☐ 深い潰瘍合併例，浮腫性狭窄や放射線治療後など，消化管壁が脆弱な状態で治療しない．
- ☐ 頻回な治療を必要とする場合は外科治療を検討すべきである．

文献

1）Nguyen L, et al.：Pneumatic dilation and botulinum toxin injection for achalasia. Up to date. updated：Jan 23, 2015.
2）Yamagami H, et al.：Clin Endosc 2013；46：321-326.

大船中央病院消化器・IBD センター　**遠藤　豊**

☑ Crohn 病の小腸内視鏡挿入に伴う穿孔

Crohn 病の小腸狭窄に対しバルーン拡張術を行うことが多い．良好な治療効果を得るためには内科治療（生物学的製剤など）で狭窄部が粘膜治癒（潰瘍がない状態）していることが重要である．粘膜治癒例では 1 年以上の治療効果が期待できる．治療効果確認のためには小腸内視鏡での観察が必要となるが，治療後 1 年でバルーン内視鏡挿入を行い穿孔した症例を経験した．拡張術の治療効果は持続し狭窄部を越えて内視鏡挿入が可能であったが，内視鏡挿入により狭窄部近傍での小腸穿孔を合併した．狭窄部近傍は癒着し腸管可動性が悪いことが多い．内視鏡挿入やスライディングチューブ挿入時に抵抗に注意して内視鏡挿入を行う必要がある．

（大船中央病院消化器・IBD センター　遠藤　豊）

20 内視鏡的消化管ステント留置術

DOs

- □ ステント留置の適応を十分に理解しよう．
- □ 狭窄部位，狭窄長に適したステントを選択しよう．
- □ 合併症として，閉塞や逸脱，出血，穿孔などの可能性があることを覚えておこう．

1 概要・目的

内視鏡的消化管ステント留置術は，おもに手術不能な進行癌患者に対してしばしば施行される処置である．消化管の開存性を保つことで，通過障害を改善し，悪性消化管閉塞患者のQOL向上のための有効な治療法として欠かせない治療手技となっている．また，緩和治療の1つとしても位置付けられている．

2 適 応

嘔吐やイレウス，サブイレウスなどの臨床症状を伴う悪性狭窄が基本となる．適応症例は表1に示すが，内視鏡処置に耐えられる全身状態であることが必須である．

3 準備するもの（必要な人員）

原則，治療前に造影CTで，原病や閉塞部位の状況・多発狭窄の有無などを確認する．造影検査，内視鏡検査などでも狭窄部位や狭窄長の確認が必要である．

必要な人員としては内視鏡操作・ステント留置操作者に1名，直接介助者，間接介助者に各1名と少なくとも3名は確保したい．

- 透視室．
- 内視鏡：胃十二指腸・大腸ステントの多くは，デリバリーシステムが10 Fr（3.3 mm）となっているため，それ以上の鉗子口径をもつスコープ（3.7 mm）が必要である．
- 造影カテーテル・ガイドワイヤー：造影カテーテルは，ガイドワイヤー操作と造影が同時にできるものが望ましい．ガイドワイヤーは狭窄突破時に消化管穿通の危険性があるため，尖端に軟性部のあるタイプで処置を行うのが一般的である．
- ステント：現在わが国で市販されている消化管ステントは4社から10種類の消化管ステント（表2）が販売されている．各社のステント特性についても理解する必要があり，狭窄部位，狭窄長などによって適切なステントを用意する．

表1 悪性疾患に対するステント療法の適応

1. 適応
   - 嚥下障害を伴った切除不能食道癌，噴門部癌，幽門部癌
   - 癌性食道気管・気管支瘻
   - 狭窄症状を伴う切除不能の大腸癌を含めた悪性腫瘍（姑息的適応）
   - イレウス症状併発する大腸癌で緊急手術回避目的（術前一時的適応）
2. 慎重決定を要する適応
   - 放射線治療や化学療法後の食道狭窄
   - 気管・気管支狭窄を伴った食道癌
3. 適応外
   - 経口摂取意欲がない例
   - 食道入口部に近い頸部食道癌
   - 反回神経麻痺を伴った食道癌
   - 長大な狭窄
   - 出血傾向，炎症併発例

〔松井敏幸，他：消化管狭窄に対する拡張術とステント療法ガイドライン．日本消化器内視鏡学会（監）：消化器内視鏡ガイドライン．第3版，医学書院，2006：234-246.〕

表 2　わが国で市販されている消化管ステント

	販売元	製品名	デリバリー外径	適応ガイドワイヤー
食道ステント	Boston Scientific	Ultraflex	20-F	0.038-inch
	センチュリーメディカル	Niti-S 食道ステント	16.5，18-F	0.038-inch
		Niti-S TTS 食道ステント（カバー）	10.5-F	0.035-inch
	MC メディカル	HANAROSTENT	18，24-F	0.038-inch
	バイオラックス	Flexella-J	24-F	0.035-inch
胃十二指腸ステント	Boston Scientific	WallFlex 十二指腸ステント	10-F	0.035-inch
	センチュリーメディカル	Niti-S 幽門十二指腸 D-type stent	10-F	0.035-inch
		Niti-S 十二指腸 comVi stent（カバー）	10.5-F	0.035-inch
大腸ステント	Boston Scientific	WallFlex 大腸ステント	10-F	0.035-inch
	センチュリーメディカル	Niti-S 大腸 D-type stent	9，10-F	0.035-inch

〔宮山士朗：IVR Interventional Radiology 2015；30：52.〕

4　手順・方法

a　共通の前処置

食道，胃十二指腸ステント留置では，上部消化管内視鏡検査に準じた前処置を行う．術前の CT で食物残渣が確認される場合には，経鼻胃管を入れて事前に胃内を洗浄しておくとよい．

大腸ステント留置では，急性大腸閉塞の場合には，術前の腸管洗浄は施行せずに処置を行う．不完全閉塞の場合には，腹部症状を考慮しながら，小量の下剤や浣腸などで前処置を行う．

術前・術中の鎮静については，各施設のガイドラインに基づいて適宜使用する．

b　食　道[2)]

内視鏡または胃管・カテーテルを挿入し狭窄部まで進める．同部より造影を施行し直前の狭窄部位・狭窄長などを確認する．狭窄部の口側と肛門側の位置を透視下で確認し，体表に 18 G 針などをテープで張り付けマーキングをする．

ガイドワイヤーを造影透視下もしくは内視鏡誘導下に胃内に挿入し，胃内腔で十分にたわませておき，ワイヤーを残しながら

Pitfall

Ultraflex の短縮率は意外に大きく，最初の展開部で大きく短縮するように設計されている．そのため，食道入口部近傍に留置する場合は，口側から展開される proximal type では展開部が咽頭となるため，肛門側から展開される distal type を使用するとよい．

内視鏡もしくは胃管・カテーテルを抜去し，残したワイヤーに沿わせてステントシステムを挿入する．ステントのリリースに際しては使用するステントの特性を十分考慮しながら慎重に留置する．

ステントの留置部位の上端は食道入口部より 2 cm 以内に入らないようにする．

ステント留置後，内筒およびガイドワイヤーをゆっくり抜去し，最後に内視鏡もしくは胃管から造影を行い，ステントの留置部位と通過性・瘻孔の閉鎖を確認する．

c　胃十二指腸・大腸[3)]

スコープを通過可能なデリバリーシステムに装填されたステントを用いる through-the-scope（TTS）法で行うのが基本である．内視鏡を狭窄部まで進め，造影カテーテル

を用いて同部より造影を施行し狭窄長・狭窄部位を確認する．ガイドワイヤーを造影透視下または内視鏡誘導下に狭窄部位を越えて留置した後，ステントシステムの挿入・リリースを行うが，処置の手順は食道ステント留置の際とほぼ同様である．

屈曲部が強い部位に留置する際は，なるべくaxial force（ステントが直線化しようとする力）の弱いステントを選択するとよいが，腹膜播種による硬い狭窄例もあるため，必要に応じて拡張力の強いステントを選択することも考慮する．

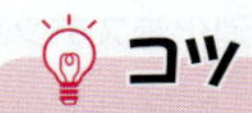

コツ

狭窄部を越える際，ガイドワイヤーがはねてうまく狭窄突破できないときは，造影カテーテルを狭窄部にあてがい，軸を合わせてガイドワイヤーを先進すると狭窄突破が可能である．

d 術後管理

処置翌日に消化管穿孔を疑わせるような腹部症状がなく，X線でステントの拡張が確認されれば食事再開とする．繊維の多い食事は控え，可能であれば常食まで徐々に食上げしていく．大腸の場合は腸管ガスの減少も確認し，硬便にならないように腸管蠕動薬や緩下薬を積極的に使用する．低残渣食を基本とし，可能であれば常食まで徐々に食上げをしていく．

5 合併症と予防策

a 穿孔

狭窄や屈曲が強い場合，ガイドワイヤーによる穿孔をきたす場合があり，慎重な挿入が必要である．

緊急手術や抗菌薬の投与，消化管の減圧が必要で，時にドレナージを行うこともある．留置後に生じる穿孔ではステントの圧迫による消化管壁の壊死などが原因となるが，悪性疾患では致命的となる場合があるため，定期的な診察，単純X線検査，造影検査などによる経過観察を行い，早期に発見しその対策を講じることが大切である．

b 出血

拡張後ほとんどの症例で出血するが，多くは自然止血する．動脈性出血で止血術を必要とするのは1％以下である．

c ステント閉塞

腫瘍のステント内への増殖（tumor ingrowth）やステントを越えての腫瘍の増大（tumor overgrowth）により生じる．可能であれば内腔に新たなステントを追加留置（stent in stent）し対応する．

食物塊や便塊による閉塞では内視鏡的に除去するか，洗浄を行う．

d ステント逸脱

ステント留置後に化学療法などが行われ，治療の奏効により腫瘍の縮小が得られた場合に起こりえる．カバードステントできたしやすい．内視鏡的にアプローチ可能な位置にあればステントを回収することもあるが，重篤な合併症を起こさず肛門より自然排出されることも多い．術後の癒着や回盲弁などで小腸に停滞すると穿孔や閉塞をきたし外科的処置が必要となる例もあるため，

✓ ステント留置の適応は慎重に

以前performance status（PS）が悪く，全身状態不良の症例で，経口摂取再開の意欲が強く本人に懇願されステント留置術を施行したことがあったが，ステント留置後に持続嘔吐が出現し誤嚥性肺炎を併発して亡くなった症例を経験した．腹膜播種などの影響もあったと思われるが，消化管開存性が改善しても結果的にQOLは低下させてしまったため，安易にステント留置を行うべきではなかったと考えさせられた一例であった．

（藤田保健衛生大学消化管内科　大久保正明）

厳重な経過観察が必要である．

6 患者・家族への説明

口頭の説明とともに，同意書を取りかわす．以下に説明のポイントを記載する．

- 臨床診断，特に悪性疾患ではその告知と，根治を目的とする治療ではないこと．
- これまでの成績や可能な他の治療法との比較（高カロリー輸液など栄養投与に関する説明，外科的治療などの侵襲性，合併症，術後 QOL の比較など）．
- 治療法選択に関する主治医の意見．
- 最終的な選択権は患者本人に帰属すること．
- 穿孔，出血，逸脱などの合併症が発生する危険性と，それに伴う緊急手術の可能性があること．
- 出血は予防できないか，または増悪する可能性があること．
- 腫瘍に対する長期の影響など長期成績に関して不明な点もあること．

DON'Ts

- □ 無理なガイドワイヤー操作をしない．
- □ 嚥下機能や performance status（PS）が著しく低下している症例にはステント留置を行わない．

文献

1）松井敏幸，他：消化管狭窄に対する拡張術とステント療法ガイドライン．日本消化器内視鏡学会（監）：消化器内視鏡ガイドライン．第３版，医学書院　2006：234-246.
2）鈴立博文，他：IVR Interventional Radiology 2010；25：226-230.
3）佐々木　隆：IVR Interventional Radiology 2015；30：58-63.

藤田保健衛生大学消化管内科　**大久保正明，大宮直木**

21 抗血栓薬服用者のマネジメント

DOs

- □ 内視鏡の前に患者が抗血栓薬を内服していないか必ず確認しよう.
- □ 消化器内視鏡は出血危険度により分類されていることを理解しよう.
- □ 出血危険度ごとに，各抗血栓薬で異なる対応が推奨されていることを知っておこう.

1 抗血栓薬に関する背景

社会全体の高齢化に伴い，血栓塞栓症の予防を目的とした抗血栓薬の処方は漸増傾向にあり，消化器内視鏡を受ける患者において13%が何らかの抗血栓薬を内服していたという報告がある[1]. 抗血栓薬は脳梗塞や心筋梗塞，肺塞栓や深部静脈血栓症などの様々な血栓症の予防に有効である一方，起こりうる合併症の1つに消化管出血があり，消化器内視鏡を施行する際には抗血栓薬の取り扱いに注意する必要がある．そのため，内視鏡を施行する前に，抗血栓薬内服の有無と種類を必ず確認しておく必要がある.

2 抗血栓薬服用者への対応

日本消化器内視鏡学会が中心となって2012年に改訂されたガイドライン「抗血栓薬服用者に対する消化器内視鏡診療ガイドライン」(JGES2012)では，抗血栓薬は可能であれば内視鏡前に休薬することが望ましいとされている[2]．しかし，本来抗血栓薬は脳梗塞や心筋梗塞，肺塞栓のような致死的となりうる血栓症を予防するために内服している薬剤であり，休薬することでそれらを引き起こすリスクがある．実際に，抗血栓薬内服中の患者が内視鏡の前に抗血栓薬の休薬を行った場合に，1%の患者で脳梗塞を発症したという報告がある[3]．そのため，JGES2012では抗血栓薬を休薬しな

表1　出血危険度による消化器内視鏡の分類

1. 通常消化器内視鏡
上部消化管内視鏡(経鼻内視鏡を含む)，下部消化管内視鏡，超音波内視鏡，カプセル内視鏡，内視鏡的逆行性膵胆管造影(ERCP)
2. 内視鏡的粘膜生検
超音波内視鏡下穿刺吸引術(EUS-FNA)を除く
3. 出血低危険度の消化器内視鏡
バルーン内視鏡，マーキング(クリップ，高周波，点墨など)，消化管・膵管・胆管ステント留置法(事前の切開手技を伴わない)，内視鏡的乳頭バルーン拡張術
4. 出血高危険度の消化器内視鏡
ポリペクトミー(ポリープ切除術)，内視鏡的粘膜切除術(EMR)，内視鏡的粘膜下層剥離術(ESD)，内視鏡的乳頭括約筋切開術，内視鏡的十二指腸乳頭切除術，超音波内視鏡下穿刺吸引術(EUS-FNA)，経皮内視鏡的胃瘻造設術，内視鏡的食道・胃静脈瘤治療，内視鏡的消化管拡張術，内視鏡的粘膜焼灼術，その他

〔藤本一眞，他：抗血栓薬服用者に対する消化器内視鏡診療ガイドライン．日本消化器内視鏡学会雑誌 2012；54：2073-2102.　http://minds4.jcqhc.or.jp/minds/gee/20130528_Guideline.pdf(最終アクセス 2016年4月1日)〕

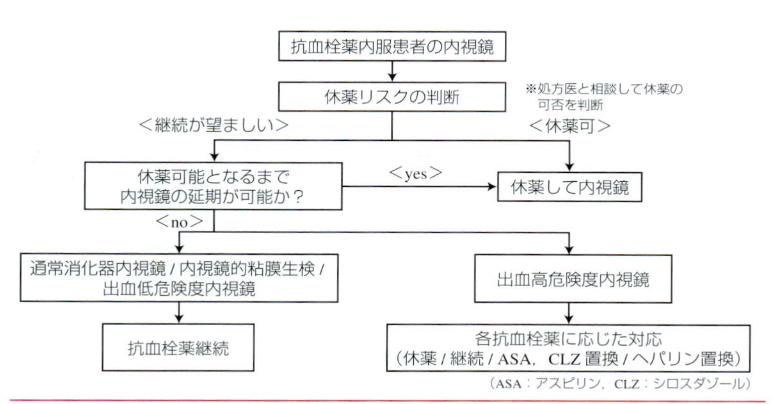

図１　抗血栓薬内服患者の内視鏡の考え方
〔藤本一眞，他：抗血栓薬服用者に対する消化器内視鏡診療ガイドライン．日本消化器内視鏡学会雑誌 2012；54：2073-2102.　http://minds4.jcqhc.or.jp/minds/gee/20130528_Guideline.pdf（最終アクセス 2016 年４月１日）をもとに筆者作成〕

表２　抗血栓薬（抗血小板薬，抗凝固薬）単剤内服時の対応

	一般名	商品名	生検 / 出血低危険度内視鏡	出血高危険度内視鏡
抗血小板薬	アスピリン（ASA）	バイアスピリン，バファリン，アスピリン，タケルダ（PPI との合剤）	○	休薬なし / 3～5 日休薬
	クロピドグレル硫酸塩	プラビックス		ASA or CLZ 置換 /5～7 日休薬
	チクロピジン塩酸塩	パナルジン		
	シロスタゾール（CLZ）	プレタール		1 日休薬
	イコサペント酸エチル	エパデール		
	サルポグレラート塩酸塩	アンプラーグ		
	ジピリダモール	ペルサンチン		
	ベラプロストナトリウム	ドルナー，プロルナー，プロサイリン		
	リマプロストアルファデクス	オパルモン，プロレナール		
抗凝固薬	ワルファリンカリウム	ワーファリン，ワルファリン K	○*1	ヘパリン置換*2
	ダビガトランエテキシラート	プラザキサ		ヘパリン置換*3
	アピキサバン	エリキュース	○	
	リバーロキサバン	イグザレルト		ヘパリン置換*4
	エドキサバン	リクシアナ		

/：または　○：休薬なし
＊１：事前の採血で PT-INR の値が治療域であることを確認すること．
＊２：抗凝固薬は３～５日前に休薬．
＊３：抗凝固薬は１～２日前に休薬．
＊４：抗凝固薬は１日前に休薬．
〔藤本一眞，他：抗血栓薬服用者に対する消化器内視鏡診療ガイドライン．日本消化器内視鏡学会雑誌 2012：54：2073-2102.　http://minds4.jcqhc.or.jp/minds/gee/20130528_Guideline.pdf（最終アクセス 2016 年４月１日）をもとに筆者作成〕

いで内視鏡を行う場合の各薬剤についての対応が，内視鏡の出血危険度に応じて推奨されている（**表1**，**図1**）[4]．

患者が抗血栓薬を単剤内服している場合の各抗血栓薬の具体的な対応を**表2**[4]にまとめた．多剤を併用している場合は基本的にこれらの組み合わせになる．ただし，その場合も処方医に対応を確認する必要がある．また，内視鏡に伴って出血が起きた場合の対応が可能かどうかも含め，施設における抗血栓薬内服者への対応を事前に確認しておくことが重要である．

Pitfall

事前に抗血栓薬の内服状況を把握してその対応を決めておかないと，当日になって予定されていた内視鏡処置などができないといったことが起こりうる．

DON'Ts

- □ 抗血栓薬内服者に内視鏡をする際に，抗血栓薬休薬 / 継続などの対応を自分だけで判断してはいけない．
- □ 血栓薬内服患者に消化器内視鏡を施行する際には，処置中や内視鏡終了後も出血がないか確認を怠ってはならない．

文献

1） Fujita M, et al.：Dig Endosc 2015；27：25-29.
2） Fujimoto K, et al.：Dig Endosc 2014；26：1-14
3） Blacker DJ, et al.：Neurology 2003；61：964-968.
4） 藤本一眞，他：抗血栓薬服用者に対する消化器内視鏡診療ガイドライン．日本消化器内視鏡学会雑誌 2012；54：2073-2102.

東京大学医学部附属病院消化器内科　**齋藤　格**
東京大学医学部附属病院光学医療診療部　**藤城光弘**

✓ 常に謙虚に

従来よりも抗血栓薬休薬のリスクを重視した画期的な JGES2012 ではあるが，ガイドラインを尊重しつつも施設ごとに微妙に異なる方針があるのが実状である．その大きな理由の1つには，施設によっては出血した場合の緊急の対応等にも制限があり，施設としてガイドラインを順守することが難しい場面があるためである．かつて私が，施設によって抗血栓薬への対応が異なり戸惑っていたときに，謙虚に柔軟に対応するように，と先輩医師に教えていただいた．同一施設内でも内視鏡医によって方針が異なるようでは，その施設の方針に従って診療を行っている他のメディカルスタッフも混乱してしまうだろう，と．

また，特に研修医の時期は，他科の先生への相談は時に敷居が高いと思ってしまうことがある．しかし，患者さんの安全のためには，内視鏡医が責任をもって抗血栓薬の対応を処方医に確認しなければならない，とも教えられた．患者さんのために常に謙虚に，労力を惜しまない姿勢が大切だ，という基本を先輩医師に教えていただいたのだと思う．

（東京大学医学部附属病院消化器内科　齋藤　格）

22 内視鏡処置における鎮静薬

DOs

- □ 鎮静薬の特徴を理解し，他のメディカルスタッフとチーム医療で内視鏡診療に臨もう．
- □ 過剰鎮静に備え，酸素投与，気道確保，拮抗薬の事前準備をしておこう．
- □ 覚醒遷延に注意し，検査後も十分な経過観察を行える体制を整えよう．

1 概要・目的

消化器内視鏡診療において，時間を要する検査や治療内視鏡を中心に鎮静のニーズは高まっている．日本消化器内視鏡学会から『内視鏡診療における鎮静に関するガイドライン』が作成されており，鎮静を行う前にガイドラインや日本消化器内視鏡学会監修の『消化器内視鏡ハンドブック』で詳細を確認されたい．鎮静は患者満足度の向上のみではなく，検査・治療の完遂率向上にも有用だが，一方で鎮静の偶発症について患者に十分なインフォームドコンセントのもと使用されるべきである．さらに，検査施行医は使用薬剤，偶発症に対する予防・対処法について熟知することが必須である．

2 適応と禁忌

鎮静の適応は，治療内視鏡や緊急内視鏡に限らず，検診などの通常内視鏡においても鎮静を使用する施設は増えている．ただし，安全に施行するために，鎮静の必要性と患者状態を十分に評価しておくことが重要となる．

禁忌としては，①鎮静薬に対するアナフィラキシーなどの副作用の既往，②呼吸循環動態が不安定な患者，③鎮静により呼吸障害が予想される慢性呼吸器疾患・神経疾患を合併する患者，④誤嚥リスクが高い意識障害や full stomach などの患者，⑤極度の肥満や開口障害などの気道確保困難，などがあげられる[1]．

3 準備するもの

a 必要な人員

鎮静を施行する場合，施行医は患者状態を一緒に監視する助手とともにチーム医療で内視鏡診療を行う．また，検査後は安静中の患者のケアを行い，帰宅時の注意説明を行うスタッフも確保する必要がある．

b モニタリングと静脈ルートの確保

検査中はパルスオキシメータを装着し，酸素飽和度・脈拍を監視することが必須である．同時に自動血圧計により循環動態のモニタリングも適宜行う．鎮静により呼吸・循環抑制が予想される合併症を有する患者では心電図モニターの装着も考慮する．

また，鎮静薬の追加投与や拮抗薬の使用に備えて静脈ルートの確保を行うことが好ましい．

c 呼吸・循環抑制に対する管理

酸素飽和度の低下を認めた場合，まず声掛けなどで自発呼吸を促し，下顎挙上法などを併用しながら酸素投与を開始する．また，必要に応じて拮抗薬の投与を行う．それでも呼吸状態の改善が得られない場合，バッグバルブマスクでの補助換気や気管挿管まで考慮する．

血圧低下時は，輸液，昇圧薬を使用して血行動態の維持を図る．さらに，心肺停止などの最悪の急変も想定し，鎮静に関わるスタッフは心肺蘇生法も習得しておく必要がある[2]．

4 手順・方法

a 鎮静レベル

米国麻酔学会の鎮静・麻酔の分類を表1に示す．内視鏡診療において行われる鎮静はおもに中等度鎮静／鎮痛(意識下鎮静)である．また，小児内視鏡や長時間の治療内視鏡では全身麻酔での検査・治療が選択されることもある．

b 使用する鎮静薬，鎮痛薬，拮抗薬

1) 鎮静薬(表2)

①ベンゾジアゼピン系薬剤

- 薬理特性：GABA受容体を賦活することで鎮静作用を発揮する．ジアゼパムが代表薬剤だが，半減期が35時間と長く投与時に血管痛を有する．ミダゾラムは血管痛がなく，半減期は約2～3時間程度で短い．フルニトラゼパムはジアゼパムの約10倍の力値を有し強力な催眠・鎮静作用を示し，半減期は7時間である．
- 使用法：ジアゼパム5～10 mgを静注．ミダゾラム0.02～0.03 mg/kgを静注．フルニトラゼパム0.004～0.03 mg/kgを静注．

②デクスメデトミジン塩酸塩

- 薬理特性：α_2アドレナリン受容体作動性の鎮静薬で，呼吸抑制が少なく気道確保されていない患者でも安全性が高いとされる．半減期は2.4時間である．一方で，血圧低下・徐脈をきたすことがあり，心血管障害，心機能低下のある患者などでは慎重投与とされており，他の鎮静薬の選択を考慮する．
- 使用法：初期負荷投与として10分間，6.0 μg/kg/hrで持続静注する．その後，0.2～0.7 μg/kg/hrで維持投与を行う．

③プロポフォール

- 薬理特性：プロポフォールは静脈麻酔で覚醒がよいとされるが，鎮静と麻酔の幅が狭く注意を要し，妊産婦，小児への使用は禁忌である．半減期は約7時間である．
- 使用法：20～50 mgを緩徐に静注し導入を行い，維持は間欠的に20 mgずつ追加投与を行う，または2～4 mg/kg/h程度で持続静注することが多い．実際の投与方法・投与量は施設によって異なる．また，添付文書では，麻酔技術が熟練し

表1 鎮静・麻酔の分類(米国麻酔学会)

・軽度鎮静＝不安除去 (minimal sedation)
問いかけに正常に反応する 自発呼吸，心血管機能は影響なく正常
・中等度鎮静／鎮痛＝意識下鎮静 (moderate sedation / analgesia, conscious sedation)
問いかけまたは触覚刺激に対して意図して反応できる 通常，自発呼吸，心血管機能は維持される
・深い鎮静／鎮痛 (deep sedation / analgesia)
繰り返しまたは痛みを伴う刺激に反応できる 自発呼吸は障害され，気道確保が必要なことがある
・全身麻酔 (general anesthesia)
疼痛刺激に反応せず，気道確保を必要とする

表2 鎮静で用いられる代表的な薬剤

鎮静薬	ベンゾジアゼピン系：ジアゼパム(セルシン®，ホリゾン®)，ミダゾラム(ドルミカム®)，フルニトラゼパム(サイレース®，ロヒプノール®)
	非ベンゾジアゼピン系：デクスメデトミジン塩酸塩(プレセデックス®)
鎮痛薬	ペチジン塩酸塩(オピスタン®)，ペンタゾシン(ソセゴン®)
静脈麻酔	プロポフォール(ディプリバン注®)
拮抗薬	ベンゾジアゼピン系の拮抗薬：フルマゼニル(アネキセート®)
	合成麻薬の拮抗薬：ナロキソン塩酸塩(ナロキソン®)

た医師または集中治療に熟練した医師が取り扱うよう記載されている.

2)　鎮痛薬(表2)

①ペチジン塩酸塩

- 薬理特性：オピオイド受容体作動薬で,鎮痛効果はモルヒネの1/5～1/10で,半減期は4時間である.
- 使用法：35～50 mgを皮下または筋注もしくは緩徐に静脈内投与する.

②ペンタゾシン

- 薬理特性：鎮痛作用と弱いオピオイド拮抗作用を有し,鎮痛作用はモルヒネの1/2～1/4の効力をもつ.
- 使用法：15～30 mgを静注する.

3)　拮抗薬(表2)

①フルマゼニル

- 薬理特性：ベンゾジアゼピン系の特異的拮抗薬で,半減期は約50分と短い.
- 使用法：0.2 mgを静注し,必要に応じて0.1 mgずつ追加投与する(総投与量1.0 mgまで).

②ナロキソン塩酸塩

- 薬理特性：合成麻薬拮抗薬でオピオイド作用を競合的に拮抗し,半減期は約60分である.
- 使用法：0.2 mgを静注し,必要に応じて0.2 mgを1～2回追加投与する[3].

5 合併症と予防策

鎮静薬のおもな副作用は,薬剤に対するアレルギー,過剰鎮静に伴う呼吸・循環抑制,徐脈・不整脈,健忘,脱抑制などがあげられる.

偶発症の予防策として,鎮静を行うための適切な人員確保と検査環境の整備,さらに鎮静薬は用量調整しながら使用することが重要である.

慣習的な使用量を漫然と投与するのではなく,年齢,体格,合併疾患を考慮し適宜調整を行う.特に高齢者では半量にするなどして,少量ずつ投与することが過剰鎮静を予防するコツである.

6 患者・家族への説明

内視鏡に伴う苦痛軽から鎮静希望の患者も多いが,鎮静を行うにあたっては,メリットとデメリットについて事前説明を行い,同意取得が必要である.さらに,自転車や自動車の運転を行わないこと,高齢者では付き添いが必要になることなど,検査後の注意も重要となる.

コツ

鎮静薬を用いた場合,検査直後の説明では患者が内容を覚えていないことがある.リカバリースペースでの経過観察後に検査説明を行うことで,施行医も帰宅前の患者状態を把握し十分な覚醒が得られているか確認を行うことができる.

DON'Ts

- □ 内視鏡手技中も患者のバイタルサインへの注意を怠らない.
- □ 年齢,体格,併存疾患による患者ごとの適切な薬剤選択,用量調整を怠らない.

文献

1)　荒川廣志,他：消内視鏡 2013；25：597-601.
2)　小原勝敏,他：日本消化器内視鏡学会雑誌 2013；55：3822-3847.
3)　峯　徹哉,他：前処置・前投薬・sedation. 日本消化器内視鏡学会(監)：消化器内視鏡ハンドブック.日本メディカルセンター,2012：64-71.

東京大学医学部附属病院消化器内科　**片岡陽佑**
東京大学医学部附属病院光学医療診療部　**藤城光弘**

C　その他の画像検査

1　X 線検査―上部消化管・小腸

DOs

- □ 圧迫する際は疼痛をきたさないよう無理をせず愛護的に行う．治療ではなく検査であることをしっかり念頭に置く．
- □ 頭低位の際に転落事故が起こらないよう十分注意する．
- □ 小腸検査では小腸内視鏡やカプセル内視鏡，MRE，CTE，腸管エコーといった他のモダリティの利点と欠点をよく検討し，小腸造影をする場合も経口法とゾンデ法のどちらにするか考えること．

上部消化管造影

1　概要・目的

上部消化管造影は食道，胃，十二指腸の形態の変化を評価することを目的とする．前処置は上部消化管内視鏡と同様で，前日夕食以降絶食となる．穿孔，腸閉塞，急性腹症，妊娠がないことを問診および開始時の X 線撮影で確認してから開始する．180 ～ 220 W/V% の高濃度低粘稠性粉末バリウム 120 ～ 150 mL，発泡剤 0.5 g を経口的に飲用し二重造影を中心に撮影する．

2　撮影の要点と留意点

一般的には食道撮影と胃部 10 体位 + α に圧迫撮影が加わる．施設や症例に応じて撮影法や体位を追加して行う（**図 1～図 12**）．

a　食　道

- 立位第 1 斜位二重造影：上部下部を撮影．造影剤の飲用直後を撮影する．胃部撮影前に背臥位から右方向への 360° 回転を 3 回行う．

b　胃

- 背臥位正面二重造影（目標部位：体部－幽門部の後壁）：新・胃 X 線撮影法ガイドライン 2011 では体の正面位でも胃角の正面像でもどちらでもよい．
- 背臥位第 1 斜位二重造影（幽門部－体下部）．
- 背臥位第 2 斜位二重造影・頭低位（体部－幽門部）：2015 年 5 月，胃検診の際の頭低位で受診者が転落し，台と検診車の壁に頭部を挟まれ死亡するという事故が起きた．十分な説明と術者が受診者を十分観察して行い，またそれが可能な構造にするなど，日本消化器がん検診学会から注意喚起がなされた．
- 腹臥位正面二重造影・頭低位（体部－幽門部の前壁）：心窩部あるいは左季肋部に圧迫用フトンを挿入し腹臥位頭低位で撮影する．手すりをしっかりと握るよう指示を行い，十分に転落に中止する．
- 腹臥位第 2 斜位二重造影・頭低位（体部－幽門部の前壁）：幽門部の変異を生じるので斜位は強くしない．
- 腹臥位第 1 斜位二重造影（噴門部小弯－体上部前壁）：水平に戻し腹臥位から左側臥位方向へ 360° 回転してから腹臥位第 1 斜位とする．軽い頭高位で撮影する．
- 右側臥位二重造影（噴門部小弯を中心に前後壁）．
- 半臥位第 2 斜位二重造影（噴門部－体上部の後壁）．
- 背臥位第 2 斜位二重造影（体部後壁，振り分け）．
- 立位第 1 斜位または正面位二重造影（上部大弯－後壁）．

発泡剤で胃を膨らませると鎮痙薬を用いなくても数分間は胃蠕動が抑えられるので，その間に手際よく短時間の撮影で終えることが重要である．

- 立位圧迫像（胃体部，胃角部，前庭部，幽門部）：それぞれ4部位を圧迫撮影する．圧迫部が肋骨に重なる場合は無理に圧迫しない．

3 偶発症

バリウムによる排便遅延が起こるため，十分な水分摂取が必要である．日本消化器がん検診学会の414万1,522件を対象とした胃がん検診による偶発症の全国調査では，誤嚥が最も多く0.019%，その他腸閉塞0.00005%，腸管穿孔0.00014%，過敏症0.0013%となっている．死亡は腸管破裂によるもので約400万人に1人の割合であった[1)]．

4 被　曝

年間にX線検査による被曝に起因するとされる癌の発症が3.2%と英国を含めた14か国の0.6～1.8%に対し有意に高いとする報告が2004年*Lancet*になされた．また，オーストラリアでの1,090万人を対象とした*BMJ*の報告では，未成年でのCT施行により発癌リスクが1.24倍となり，CTが1回追加されるごとに発症率が0.16上昇するとされる．

放射線被曝による発癌は，どんなに低い線量でも確率が0にならない確率的影響に分類され，低線量であっても発癌のリスクがある可能性は否定されない．小腸造影も同様だが，被曝線量を最小限に抑え，若年者には他のモダリティでの代替を考慮する必要がある．

小腸造影

1 概要・目的

小腸病変は無症候のことが多く，積極的に検査介入をしないと長期にわたり見落とす可能性がある．疑われた場合はスクリーニング，さらに精査を行うことになるが，小腸造影，小腸内視鏡やカプセル内視鏡，MR enterography / MR enterocolonography（MRE / MREC），CT enterography（CTE），腸管エコーとそれぞれ利点と欠点があるため，検査へのアクセスも含めて適したモダリティを選択する．小腸造影は造影剤を経口的に投与する経口法と，十二指腸チューブを留置し経管的に投与し二重造影を行うゾンデ法とある．経口法は被験者に対する負担は少ないが，造影剤の流れを観察しながら充盈像で所見を拾い上げる．撮像の精度は劣る．ゾンデ法はゾンデ挿入の苦痛，留置時の術者の被曝，小腸への空気注入による苦痛が伴う．

2 撮影の要点

前処置，禁忌は上部消化管造影や上部消化管内視鏡と同様である．60～70 W/V%のバリウムを300～500 mL使用し，蠕動

☑ 上部消化管造影は過去の遺物か

現在では胃検診でもABC検診でハイリスク群に経鼻内視鏡を行う施設が増えてきており，造影検査の出番は減ってきている．厚生労働省が導入を予定している新胃がん検診でも，より精度の高い内視鏡検査を選択可能になっている．また，他の画像モダリティの進化により胃術前評価としても必須としていない施設もでてきている．そのため，検査，読影をしっかり行える医師が顕著に減少しており，近い将来過去のものになってしまうのかもしれない．

（東京医科歯科大学消化器内科，潰瘍性大腸炎・クローン病先端治療センター　藤井俊光）

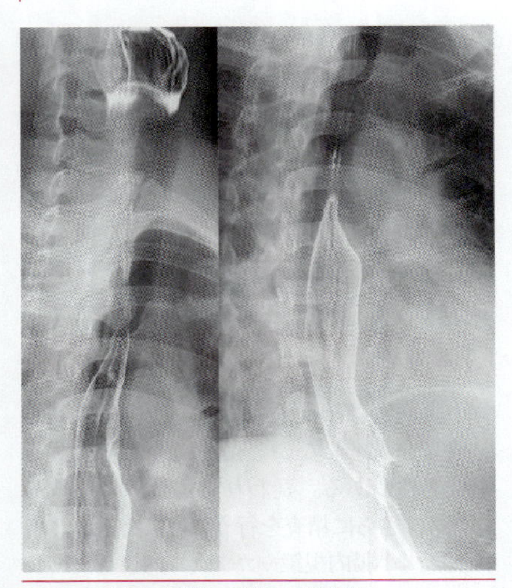

図 1　食道立位第 1 斜位二重造影

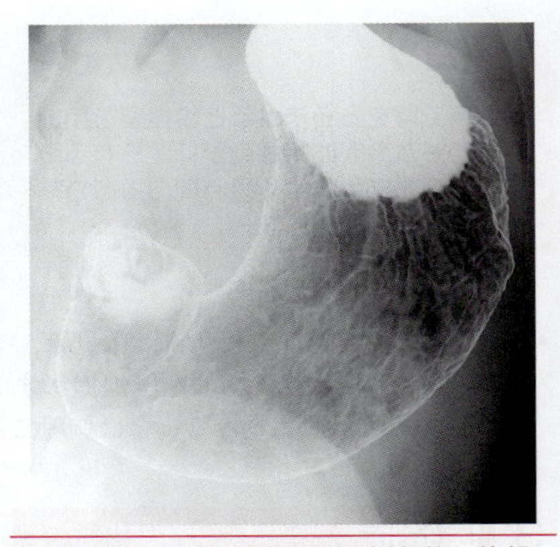

図 2　背臥位正面二重造影（目標部位：体部－幽門部の後壁）

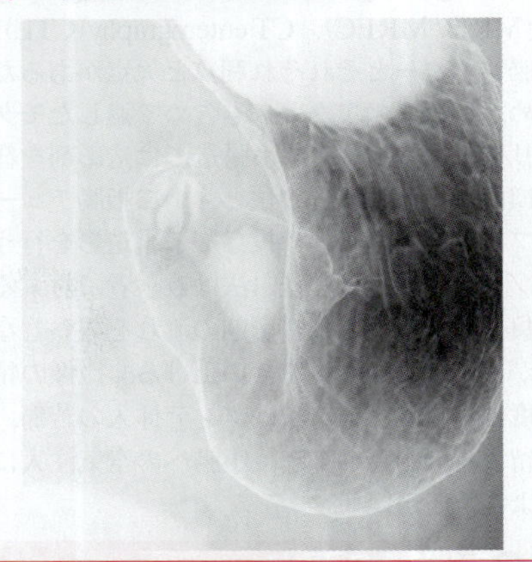

図 3　背臥位第 1 斜位二重造影（幽門部－体下部）

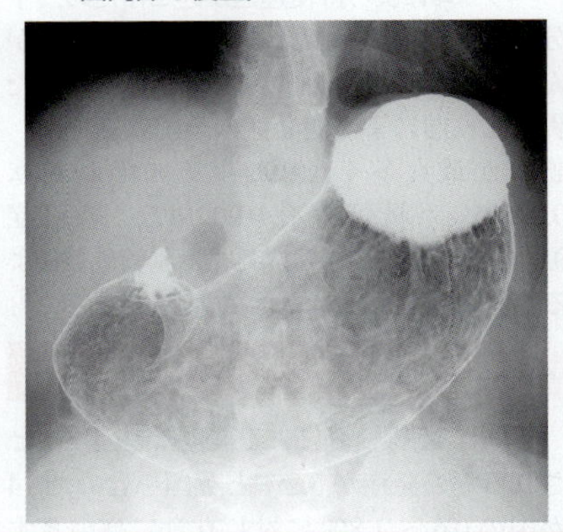

図 4　背臥位第 2 斜位二重造影・頭低位（体部－幽門部）

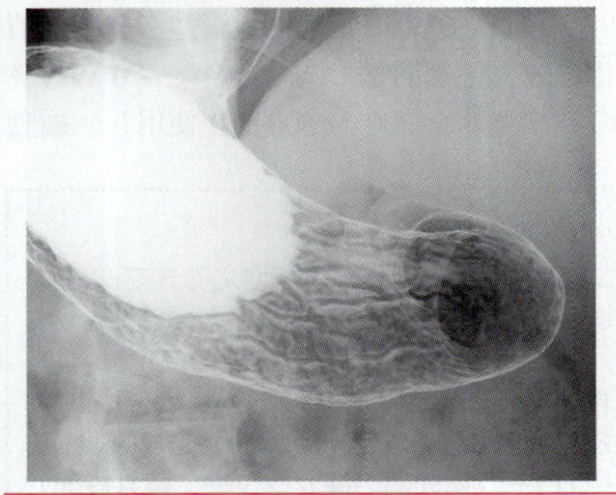

図 5　腹臥位正面二重造影・頭低位（体部－幽門部の前壁）

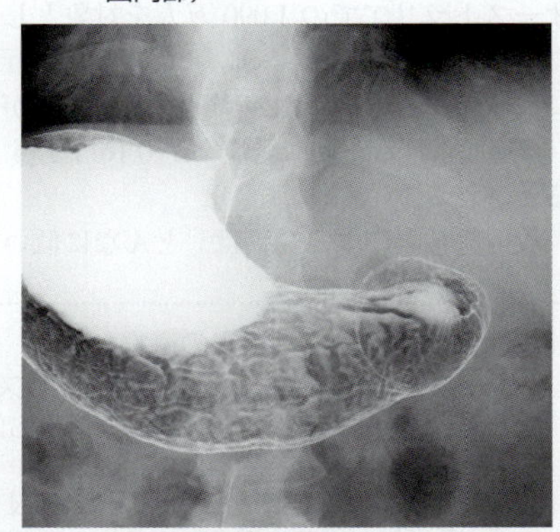

図 6　腹臥位第 2 斜位二重造影・頭低位（噴門部小弯－体上部前壁）

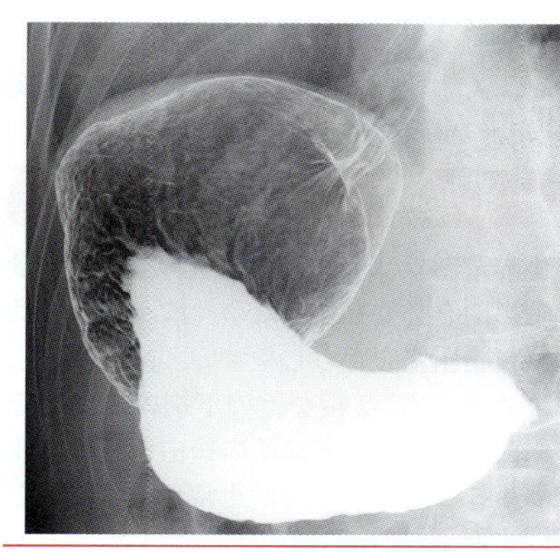

図 7　腹臥位第1斜位二重造影（噴門部小弯を中心に前後壁）

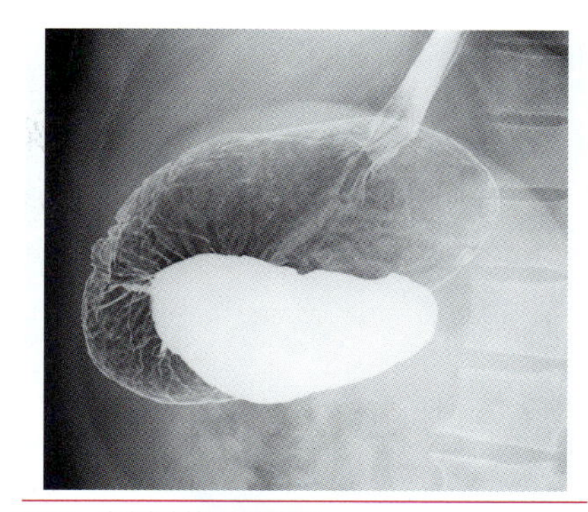

図 8　右側臥位二重造影

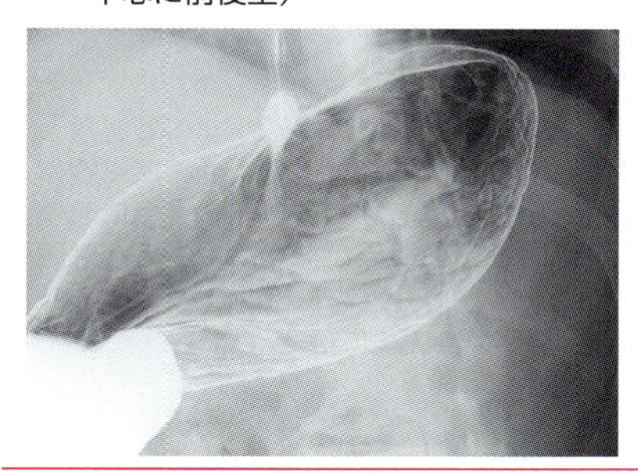

図 9　半臥位第2斜位二重造影（噴門部－体上部の後壁）

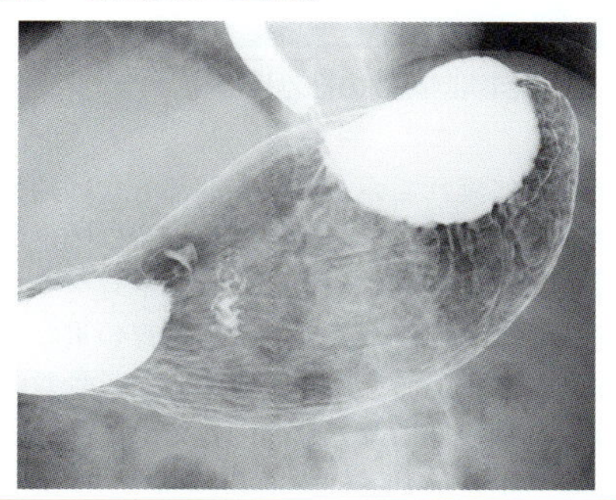

図 10　背臥位第2斜位二重造影（体部後壁，振り分け）

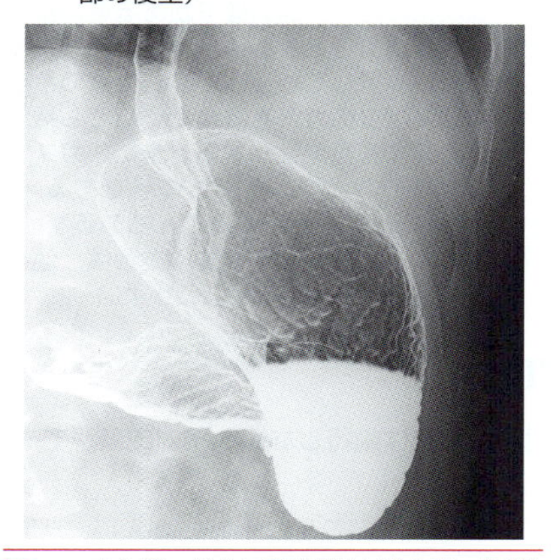

図 11　立位第1斜位二重造影（上部大弯－後壁）

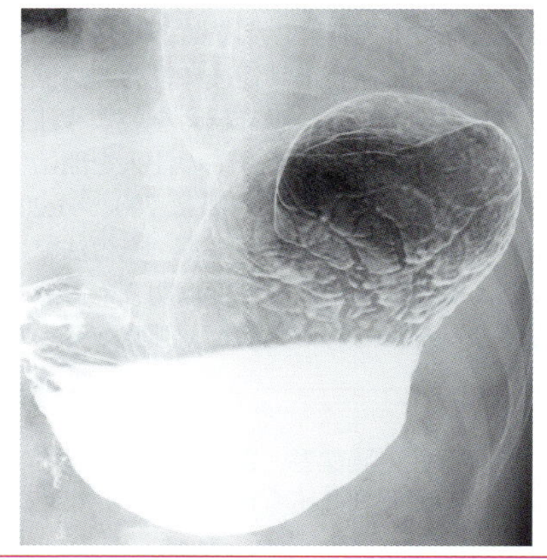

図 12　立位正面位二重造影（上部大弯－後壁）

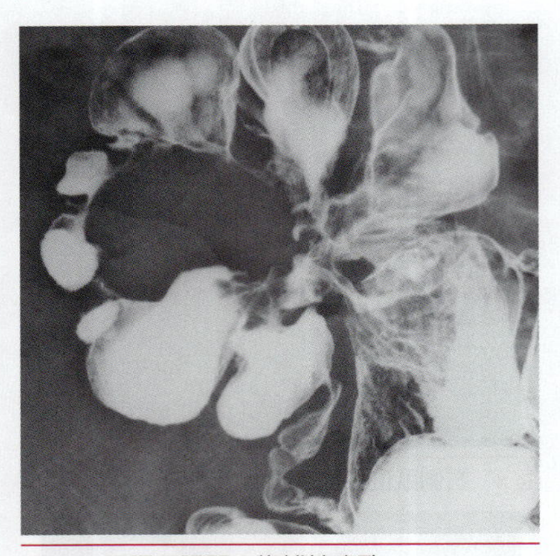

図 13　回腸回腸間の複雑性瘻孔

とともに流れていく際に先進部も含め観察する．高度の狭窄が疑われる場合は中止か精度は格段に落ちるもののガストログラフィン®での造影に変更する．腸管の重なりがあれば圧迫筒を用い分離するが，骨盤内回腸や癒着部では分離が困難である．この点はMRE/MRECやCTEといったcross sectional imagingに劣る部分である．腹臥位で枕を挿入し分離してもよい．経口法では回盲部に十分到達した時点で終了となる．ゾンデ法では回盲部到達後に軽い頭高位としバリウムが上行結腸を越えないよう注意しながら，ゾンデより空気の注入を開始する．小腸全体の二重造影に700～1,200 mL程度の空気注入を要する．充盈法ではびらんや小潰瘍の検出精度は明らかに低くなるが，それでも縦走潰瘍や弧状変形，貝殻状変形，狭窄，口側拡張，偽憩室，瘻孔(図 13)など，診断や治療方針の決定に必要な多くの重要な所見を拾うことができる．

3 後処置

小腸造影では上部消化管造影に比べ多量の造影剤を必要とするため，飲水のみでは便秘・腸閉塞をきたしやすい．後処置としてプルゼニド® 2錠などの下剤の投与をその場で行い，被験者にその後白色便の排泄があること，便の色調が正常化することを確認する．

コツ

小腸造影は造影中の評価がすべてと言っても過言ではない．検査中注意深く観察しなければならない．しかし，特に若年者では被曝の観点から照射量を可能な限り抑える必要があり，パルス波にするなど漫然と照射しないようにする．

コツ

経口での小腸造影は回盲部への到達が腸蠕動次第のため，蠕動低下がある場合長時間を要することがある．いったん検査を中断し歩行してもらったり，少量の冷水を飲んだり梅ガムを噛んだりしても蠕動が改善する可能性がある．また，ガストログラフィン®の追加も有用である．プリンペラン®を投与することもあるが，検査にあまり長時間を要する場合は，他のモダリティで代替したほうがよい．

DON'Ts

- □ 穿孔，腸閉塞，急性腹症，妊娠などの絶対的禁忌では施行しない．相対的禁忌でも必要性をよく検討する．

文献

1）日本消化器がん検診学会胃がん検診精度管理委員会(編)：新・胃X線撮影法ガイドライン．改訂版(2011年)，医学書院，2011.

東京医科歯科大学消化器内科，潰瘍性大腸炎・クローン病先端治療センター　**藤井俊光**

C　その他の画像検査

2 X 線検査—下部消化管（CT コロノグラフィ）

DOs

- □ 便潜血反応などの他の検査法で大腸の悪性腫瘍が疑われる場合，内視鏡挿入困難例に特に適応となることを覚えておこう.
- □ スクリーニング検査だけではなく，進行大腸癌の術前検査としても有用なことを覚えておこう.
- □ 微細な病変，特に陥凹病変の検出は時に困難であることを覚えておこう.

1 概要・目的

computed tomography colonography (CTC)は2003年に大腸癌検診法として最初に報告[1]されてから欧米各国で普及が進み，わが国でも2012年に専用炭酸ガス注入器と16列以上のmulti-detector row CT (MDCT)を併用したCTCが保険収載された．その適応は，便潜血反応などの他の検査法で大腸悪性腫瘍が疑われた場合の精査である.

2 CTC の前処置と撮影

CTCの病変検出能に影響する大きな要因の1つは前処置法である．現在までに統一されたCTCの前処置法は確立していない．前処置において重要な点は，腸管内残渣をできる限り少なくすること，残存した腸管内残渣物と病変は十分に区別できるようにすること，そして安全かつ被検者の認容性(受容性)が高いことである．一般的なCTCの前処置は大腸内視鏡検査と同様にブラウン変法(高張法)やゴライテリー法(等張法)が用いられている．前者では腸管洗浄液の服用量は少なくできるが，残渣が残りやすく腸管壁に付着する欠点がある．後者では，腸管洗浄液の服用量が多くなるため被検者の認容性が低く，また水様残渣が腸管内に残り粘膜面を被覆してしまう．どちらの洗浄方法でもCTCでは通常，背臥位と腹臥位の2方向でスキャンが行われる.

最近のCTCのワークステーションには，electronic cleansing機能が搭載されている．これは，経口造影剤を前処置の際に低残渣食や腸管洗浄剤とともに服用させ残渣・残液のCT値を上昇させ(faecal tagging)，ワークステーションによる画像構成を行う際にこのelectronic cleansing機能を用いて残渣・残液をデジタル処理により消去し腸管粘膜の性状を明瞭化する技術である(図1)．この方法は，CTCの病変検出能を高くするだけではなく，腸管洗浄液の服用量を低減することで前処置も簡便にできるため，被検者の認容性の向上にも貢献する．しかし，現在までに確立されたfaecal taggingの方法はないのが現状である.

CTCのスキャン約5分前に，禁忌例以外は腸管蠕動による影響を除くため臭化ブチルスコポラミンなどの鎮痙薬投与を行う．しかし，鎮痙薬により回盲弁が弛緩しガスが回腸に逆流して大腸の拡張が不十分になることがあるため使用しない施設もある.

大腸の拡張は，専用のチューブを直腸内に留置し専用注入器により炭酸ガスを送気する．当院では通常，最初に左側臥位で15～20 mmHgの低圧で緩徐に1.2 Lほど送気し，最終的に2.0～2.5 Lほど送気した時点で腹臥位にして，位置決めのためのスキャンを行っている．前述のように，画像診断のための撮像は腹臥位で行った後，背

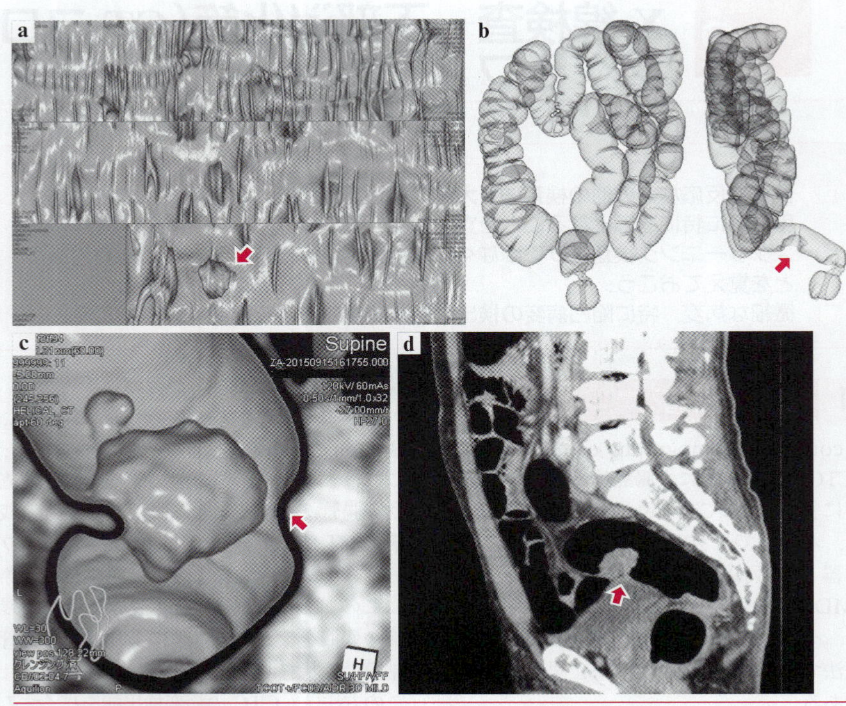

図 1　CT コロノグラフィ

CTC の画像は，**a**：virtual gross pathology（VGP，展開像），**b**：air image 像（AI，仮想注腸像），**c**：virtual endoscopy 像（VE，仮想内視鏡像），**d**：multiplanar reconstruction 像（MPR，多断面再構成像）の 4 画像が主体となる．それぞれの画像における矢頭は，同一の直腸進行癌を示している．
（口絵 No.36 p.xii 参照）

臥位でも行う．faecal tagging を併用した場合は経静脈的造影剤は使用しないが，軟部組織の観察や CT angiography も目的として造影を行った場合は背臥位のみで造影 CT 画像の撮像を行っている．

当院での前処置方法を一例として提示する（**表 1**）．

3　CTC 画像の読影

CTC では通常の CT 画像に加えて，専用

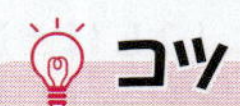
コツ

大腸内視鏡後に CTC を行えば前処置は一度で済み，さらに内視鏡で水様残渣を除去すれば CTC の描出能も向上する．

表 1　CT コロノグラフィ前処置

［前日］	昼·夕食	低残渣食
	夜	緩下薬（ピコスルファートナトリウム水和物製剤）服用
［当日］	朝	禁食，飲水可
		腸管洗浄液（ポリエチレングリコール製剤あるいはクエン酸マグネシウム製剤）服用
	faecal tagging	施行例では腸管洗浄剤にガストログラフィン® を 5%V/W に混ぜて服用させる
［検査前］		鎮痙薬筋注（チメピジウム臭化物水和物，ブチルスコポラミン臭化物，禁忌例ではグルカゴン）筋注

ワークステーションにより再構成された画像により評価を行う．それらは，腸管の管腔を擬似的に内視鏡で観察したように見せる virtual endoscopy 像（VE，仮想内視鏡像），X 線二重造影（注腸造影）像に類似した画像である air image 像（AI，仮想注腸像），腸管内腔を展開して俯瞰することを可能にした virtual gross pathology 像（VGP，展開像），そして通常の横断画像である multiplanar reconstruction 像（MPR，多断面再構成像）の 4 画像からなる（図 2）．また，経静脈的造影を併用し，血管像と AI 像を組み合わせて画像表示することで，術前の血管 mapping が可能になる．

読影方法に定型化されたものはないが，VGP 像や VE 像などの仮想三次元画像を主体として水平面を中心とした二次元画像と対比して読影している施設が多い．すなわ

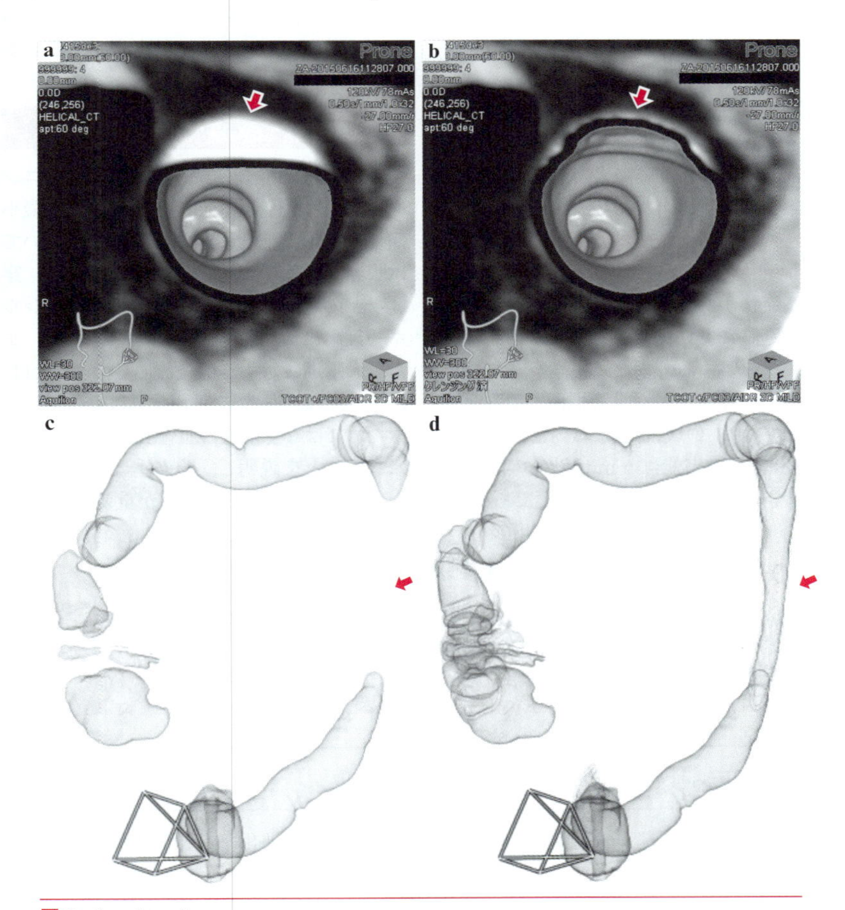

図 2　faecal tagging
faecal tagging を行うと残渣・残液の CT 値が上昇し，腸管内で明瞭に区別できる．さらに，electronic cleansing を行えば，tagging（標識付け）された残渣・残液はデジタル処理により消去することが可能である．VE 像（**a**）において白い液体として描出されていた水様残渣は，AI 像（**c**）では画像を欠損させる．electronic cleansing で処理することにより，VE 像（**b**）では粘膜面が露出し，AI 像（**d**）では欠損がなくなり下行結腸が描出される．（口絵 No.38 p.xiii 参照）

Pitfall

CTC の VE 像は病変が内視鏡と同様に見えるが，色調の濃淡は炎症を表現したものではなく実際とは異なり立体像であることを覚えておこう．

ち，一般的には VGP 像，VE 像や AI 像により腸管全体をスクリーニングし，疑い病変については二次元画像と対比し診断を行う．また，最近の CTC ワークステーションにはデジタル処理により病変が疑われる部位を画像上にマーキングする computer aided detection（CAD）機能が搭載されており，読影時に補助的に使用することで病変検出に有用である．

4 注意点

腸閉塞症状があり腸管狭窄が疑われる症例では前処置により状態が悪化する可能性があり注意を要する．また，憩室炎や急性活動性の炎症性腸疾患も腸管損傷による穿孔の懸念があり，CTC は避けるべきである．

CTC の病変検出能は 6 mm 以上の隆起性病変については大腸内視鏡と同等である．しかし，5 mm 以下の小ポリープや平坦型・陥凹性病変については内視鏡検査に劣ることも適応について考慮すべきである．

さらに，適応については X 線被曝を常に考慮すべきである．最近では，CT による被曝低減技術が進み，低線量 CT による CTC も可能になっている．しかし，その際には低線量撮影にノイズが増加し画質が低下するため，腸管の微小病変の検出が困難になるほか，腸管外の軟部組織の病変の描出も十分ではなくなることも考慮する必要がある．

5 患者・家族への説明

便潜血反応検査に続く二次スクリーニング検査として行う場合は，5 mm 以下の微小病変や平坦型病変についての検出については限界があること，医療被曝があること，穿孔などの危険性や造影を行う場合はアレルギー反応についても説明すべきである．また，大腸癌に対する精査として行う場合は，CTC では血管造影を併用すれば転移巣の検索だけではなく術前の血管 mapping も可能になることを説明し，その重要性と有用性を理解し同意をもらうことが重要である．

DON'Ts

- □ 低線量 CT を使用する以外は，CTC は注腸造影検査より被曝する可能性があり，容易に CTC を反復して行ってはいけない．
- □ 憩室炎や急性活動期の炎症性腸疾患に容易に行ってはいけない．

文献

1） Pickhardt PJ, et al.：N Engl J Med 2003；349：2191-2200.

東邦大学医療センター佐倉病院内科学講座消化器内科学分野　**竹内　健**

3 腹部超音波（エコー）検査

DOs

- □ 超音波機器の特性と超音波解剖を理解する.
- □ 観察するポイントを把握する.
- □ 他の画像や手術所見，病理組織所見と対比させて“ふりかえり”をする.

1 基本的な考え方

腹部超音波検査は簡便かつ低侵襲の画像検査方法である．基本的な超音波機器の設定や特徴と腹部臓器の解剖学的知識が必須であり，正常例と多くの疾患を念頭に検査を行う．そのうえで，自ら積極的に腹部超音波検査をすることで経験とともに診断能が高まる．さらに，CT や MRI など他の modality，あるいは手術所見や病理組織所見と超音波所見とを対比させることで病態を深く理解できる．

2 腹部超音波検査の前に

超音波とは“人間の耳には聞こえない高い音”のことで，2 MHz ～ 20 MHz がおもに使用されているが，腹部ではおおよそ 2.5 MHz ～ 6 MHz の周波数が使用され，探触子はおもにコンベックス型プローブを使用する．準備が簡単で非侵襲的，リアルタイムな画像が得られる一方で，死角も存在し，検査者によって診断精度が異なる．

3 各臓器の描出

a 肝　臓

左葉は心窩部，左肋骨弓下，右葉は右肋骨弓下と右肋間から観察する．右肋骨弓下から観察する場合は深吸気が必要なことが多い．門脈と静脈の走行を参考に区域の同定を行う．胆管は門脈に併走しているが，末梢枝は通常は描出されない．左葉外側区域の辺縁，右葉の横隔膜直下は観察しにくく，完全な左側臥位で右肋骨弓下からも観察する．大きさ，辺縁や表面の性状，肝実質のエコーの状態や輝度，脈管の性状，腫瘤性病変の有無を観察する．

b 胆　嚢

右肋間と右肋骨弓下から観察する．食事摂取による影響を受けるため，絶食検査が望ましい．頸部と底部は特に注意して検査を行う．腫大，壁の状態，胆石や腫瘤性病変について観察する．

c 総胆管

右肋骨弓下で観察する．門脈に併走しており，壁肥厚，結石や腫瘤性病変など，内腔の観察と拡張の有無を確認する．

d 膵　臓

通常は胃の背側にある．背側には脾静脈が走行しており，これを目印とするが，多少圧迫気味に胸骨下縁より探触子で圧迫しながら横走査で尾側へ平行移動していくと観察可能である．膵鉤部は上腸間膜動脈を目印に斜め操作で，膵尾部は脾臓をウィンドウにすると描出されやすい．腫大，膵管拡張，狭小化の有無，石灰化，腫瘤性病変の有無について観察する．

e 腎　臓

後腹膜臓器であるので左右の背側より観

コツ

膵臓描出のコツとして，胃内のガスが多い場合は，坐位あるいは 200 ～ 300 mL 脱気水やミルクティーなどを飲水すると観察しやすい.

察する．サイズ，腎盂の拡張，皮質，石灰化や腫瘤性病変の有無を観察する．

f 脾 臓

左側腹部肋間より観察する．左腎臓を描出後，プローブを頭側へ移動させると観察可能である．腫大，腫瘤性病変の有無，脾門部の血管やリンパ節，膵尾部も観察する．

g 骨盤内臓器

膀胱に加えて，男性は前立腺，女性は卵巣・子宮を観察する．排尿前に観察することが望ましい．膀胱を目印に臓器を特定する．大きさ，腫瘤性病変の有無を観察する．Douglas 窩の状態も観察する．

h 消化管

通常はガスがあるが，見えないという先入観を捨てる．まず規則正しいガス像を観察する．ガス像に加えて，拡張，狭窄，壁肥厚や腫瘤性病変の有無を観察するが，コンベックス型プローブとリニア型の高周波プローブを使い分ける．

4 各臓器別の代表的疾患の B モード所見

a 肝疾患

1) 腫瘍性疾患

代表的な肝腫瘤性病変の B モード所見について表 1 に示す．形状，境界，腫瘍辺縁，腫瘍内部，後方エコーについて観察する（図 1，図 2）．典型的な所見（超音波用語）を覚え[1]，病理組織と対比して理解する．

2) びまん性肝疾患

急性肝炎，慢性肝炎，肝硬変，脂肪肝（図 3）などがある．慢性肝炎は進行するにつれて実質のエコーレベルが不均一になり，肝硬変では粗造になる．脂肪肝は，肝実質の深部減衰，エコーレベルの上昇，肝腎コントラストや肝内脈管の不鮮明化が特徴的である．

3) その他

肝嚢胞は内部無エコーで後方エコーの増強を伴う．肝膿瘍は病時期によって見え方が全く異なる．

b 胆道疾患

1) 腫瘍性疾患

胆嚢癌（図 4）と胆嚢ポリープの鑑別は大きさが 10 mm を超えると胆嚢癌の割合が増加する．特にポリープ茎の形状を十分観察する．胆嚢癌は，胆石の合併が多い．胆嚢腺筋腫症は RAS（Rokitansky-Aschoff sinus），comet sign が特徴である．胆管癌のエコーレベルは様々で閉塞すれば上部の胆管拡張を伴う．

2) 炎症性疾患

急性胆嚢炎は胆嚢腫大と壁肥厚，胆泥や結石の存在が特徴的である．慢性胆嚢炎は胆嚢壁の全周性の肥厚と萎縮，結石を合併することが多い．総胆管結石の有無も確認する（図 5）．

3) 胆石症

strong echo とそれに続く後方の音響陰影が特徴的で，体位変換による移動を確認する．

c 膵臓疾患

1) 腫瘍性疾患

膵癌（膵管癌，膵内分泌癌，腺房細胞癌）と膵嚢胞性腫瘍が代表的な疾患である．膵管癌は境界不明瞭な乏血性の低エコー腫瘤として描出され，尾側膵管の拡張を伴うことが多い（図 6）．特に膵管拡張に注目することが膵管癌の早期発見につながる．膵内分泌癌は血流が豊富な腫瘍であることが鑑別点の 1 つである．膵嚢胞性腫瘍は単房性か多房性か，隔壁や嚢胞内結節の有無などが重要である．

2) 炎症性疾患

急性膵炎は膵腫大や膵境界の不鮮明化，

コツ

消化管ガスで描出が難しい臓器（総胆管や膵臓など）はプローブで軽く圧迫した状態で少し待ってみると観察できる場合がある．

表1　Bモード所見

主分類	細分類	形状	境界・輪郭	腫瘍辺縁	腫瘍内部	後方エコー	付加所見
肝細胞癌	結節型（2cm以下）	円形，類円形	やや不明瞭，整	辺縁低エコー帯（類度少）	エコーレベルはさまざま（mosaic pattern）を認めることもある）	不変〜時に増強	bright loop
	結節型（2cmを超える）	円形，類円形	明瞭，整	薄い辺縁低エコー帯（ハロー）	mosaic pattern，nodule in nodule（大きさや分化度により異なる）	増強	外側エコーの増強
	塊状型	不整形	不明瞭		エコーレベルはさまざま		門脈や肝静脈の腫瘍栓を有する場合がある
肝内胆管癌（胆管細胞癌）		不整形	不明瞭		エコーレベルはさまざま 血管が腫瘍を貫く		末梢胆管の拡張を認める場合がある．また，末梢胆管の拡張のみで腫瘤が描出されない例もある
転移性肝腫瘍		不整脈で，小さなものは円形	明瞭，時に不明瞭，不整（あらい凹凸）	厚い辺縁低エコー帯（bull's eye pattern，target pattern）	高エコー，低エコー，中心部に無エコー域，石灰化		cluster sign，strong echo，全肝で多数の結節がみられることが多い
肝細胞腺腫		円形，類円形	明瞭，整		エコーレベルはさまざま 隔壁を認めない		腫瘍内出血は低エコー，脂肪変性は高エコー
肝血管腫		円形，類円形	明瞭，不整（細かい凹凸）	辺縁に高エコー帯を認めることもある（marginal strong echo）	高エコー型，辺縁高エコー型，混在型，低エコー型に分けられる		chameleon sign，wax and wane sign，disappearing sign
限局性結節性過形成（FNH）		不整脈	不明瞭		低〜高エコーさまざま．中心部高エコー		

〔日本超音波医学会用語・診断基準委員会，他：肝腫瘤の超音波診断基準．Jpn J Med Ultrasonics 2012；39：317-326.〕

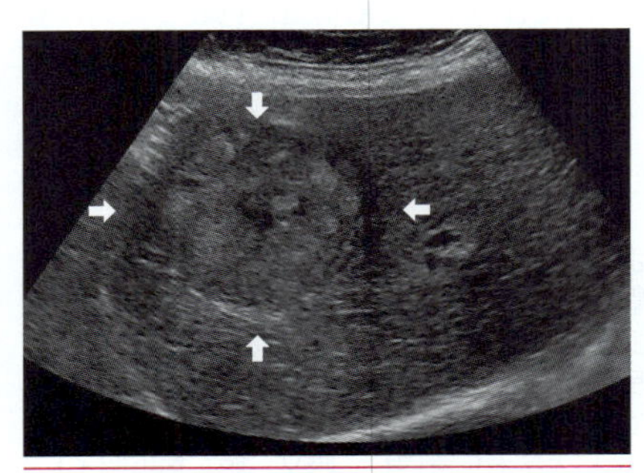

図1　肝細胞癌（mosaic pattern）

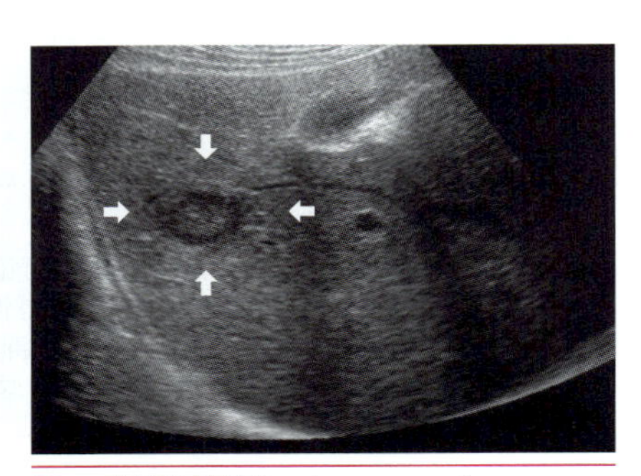

図2　転移性肝癌（bull's eye pattern）

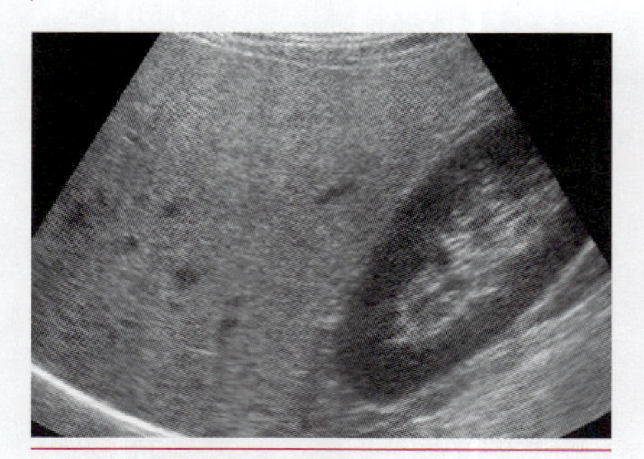

図 3　脂肪肝（肝腎コントラスト）

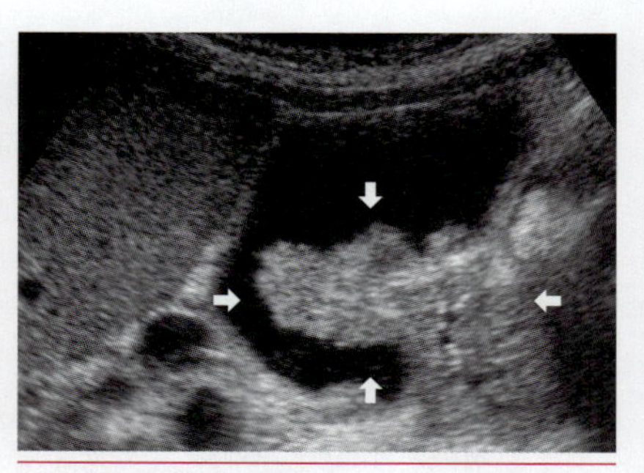

図 4　胆嚢癌

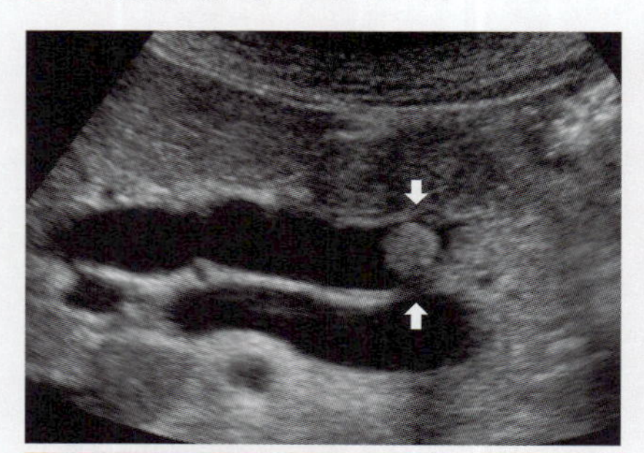

図 5　総胆管結石

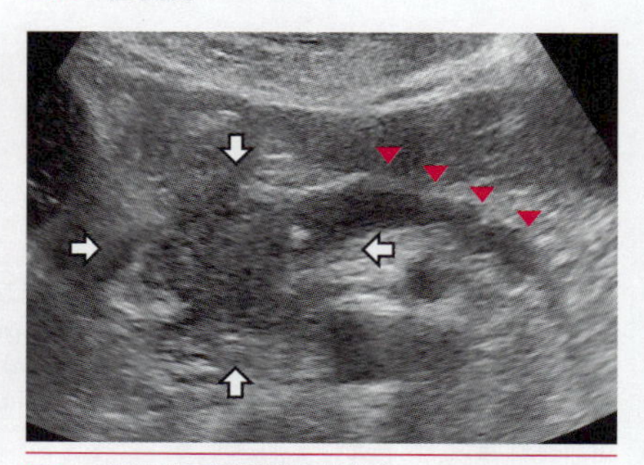

図 6　膵癌（尾側膵管の拡張）

膵実質エコーの低下，慢性膵炎は膵実質の萎縮や石灰化，膵管内の結石を伴う．特殊な膵炎として限局性膵腫大を認める腫瘤形成性膵炎や限局性あるいはびまん性膵腫大（ソーセージ様の腫大）を認める自己免疫性膵炎がある．

d　腎臓疾患

腫瘍性疾患は腎細胞癌と血管筋脂肪腫が大半で腎細胞癌は辺縁に突出した充実性腫瘤として認められる．血管筋脂肪腫はエコー輝度が高いものが多い．腎嚢胞は境界明瞭な無エコー領域として，腎結石や石灰化は strong echo として観察される．

e　脾疾患

肝疾患や血液疾患があれば脾腫の有無を確認する．先天異常（無脾症，副脾など），限局性病変（嚢胞，膿瘍，梗塞など）を観察する．

f　消化管疾患

消化管の厚みと層構造，内腔と蠕動に着目する．壁の厚みの正常値は便宜的に胃と直腸下部で 5 mm 以下，小腸で 4 mm 以

☑ 機能性疾患にご用心

日常診療において，慢性の難治性腹痛の原因は，機能性あるいは心因性によること多い．しかし，Crohn 病，大腸癌・膵臓癌，好酸球性胃腸炎などの器質的疾患が見過ごされている症例を経験することがある．特に心療科で通院加療を受けているような患者さんは，ドクターショッピングを行い，不必要な検査を繰り返し受けていることも多いが，逆に先入観により，適切な検査が行われずに器質的疾患を見過ごされている例を経験することがある．

（川崎医科大学消化管内科　勝又　諒，塩谷昭子）

下，大腸で3mm以下が目安である．層構造は5層構造に描出され，内腔は絶食時で胃から小腸に大量の残渣や内容物が確認できる場合は異常と判断する[2)]．

超音波検査は被験者がすぐそばにいるため，言動には十分に気をつけないといけない．検査室がカーテンで仕切られている場合もあり，プライバシーの問題に配慮する．また，プローブを押し付けすぎたり，“こそばがり”の患者がいたりと，診断するだけに目がいってはいけない．一度被験者を体験するのが望ましい．

DON'Ts

- □ 観察する努力を怠ってはいけない．
- □ 被験者が側にいることを忘れてはいけない．

文献

1）日本超音波医学会用語・診断基準委員会，他：肝腫瘤の超音波診断基準．Jpn J Med Ultrasonics 2012；39：317-326．
2）関根智紀：消化管超音波検査に必要な解剖の知識，消化管の正常像．畠　二郎，他(編)：消化管エコーUPDATE．医歯薬出版，2013：9-18．

兵庫医科大学超音波センター，内科・肝胆膵科　**西村貴士**，**飯島尋子**

4 腹部 CT 検査

DOs

- □ 各疾患の典型的な CT 検査所見を把握する.
- □ 造影剤使用のリスクを知り，患者の既往歴に注意する.

1 CT の原理

人体の横断断層面を小立方体(ボクセル)に分け多方向から X 線を照射して，個々のボクセルの X 線減弱係数(μ)を算出する．μはボクセルの X 線吸収値を反映しており，水のμ(μw)に対する相対値が CT 値(Hounsfield unit：HU)である．CT 画像は各ボクセルの CT 値に従ってグレイスケールの濃淡で示したものである．水の CT 値は 0 HU，空気は−1,000 HU，脂肪組織は−30 〜−130 HU，筋肉は 30 〜 60 HU，骨は 1,000 HU である．

2 CT 装置の種類

従来型では管球が被験者の周りを回転し，寝台が一定方向に移動・停止を繰り返し撮像するため，撮像に長時間を要していた．それに対し 1980 年代に開発されたヘリカル CT は管球が同一方向に連続回転し，寝台が一定速度で移動しながら撮像する方法であり，撮像時間が短縮し，かつ 3 次元的に連続したデータが得られるようになった．さらに，マルチスライス CT(多列検出器型 CT)では検出器を複数配列することで，時間分解能・空間分解能が向上した．近年の汎用機種は 16-64 列のマルチスライス CT が一般的である．

3 造影 CT 検査の適応と方法，副作用

ヨード造影剤を自動注入装置で静脈内にボーラス投与し撮像する．プロトコルは施設ごとに様々であるが，概ね造影剤(300 〜 370 mg/dL)100 〜 150 mL を 3 mL/ 秒で注入し，注入開始 35 秒後に動脈優位相，50 秒後に門脈優位相，120 秒後に平衡相を撮像する．

副作用は即時型として投与中から投与後 20 分以内のアレルギー反応がある．悪心・嘔吐，蕁麻疹，血圧低下，ショックなどを認め，死亡率は 0.00025% である．出現時はすぐに投与を中止しアナフィラキシーに即した対応が必要である．遅発型として皮疹・悪寒・悪心，腎障害が多い．特に腎障害は投与後 3 日以内に血清クレアチニン値が 25% 以上もしくは 0.5 mg/dL 以上上昇するものと定義される．脱水・糖尿病・既存の腎障害・腎毒性薬剤併用などが危険因子として報告されており，検査前後の輸液が推奨される[1)]．

4 各領域の代表疾患

a 消化管

1) 食道癌(図 1)

原発巣は限局性の壁肥厚として描出され，

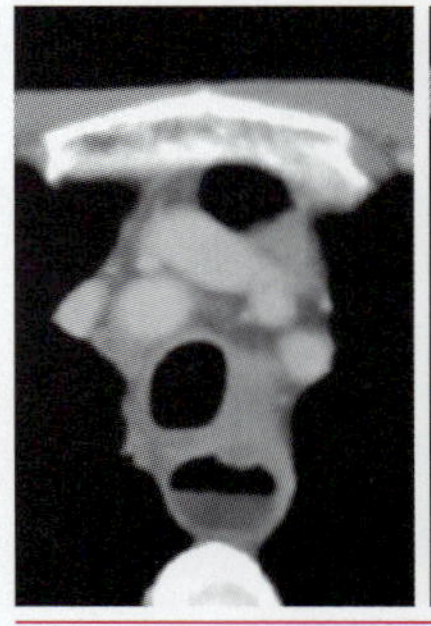
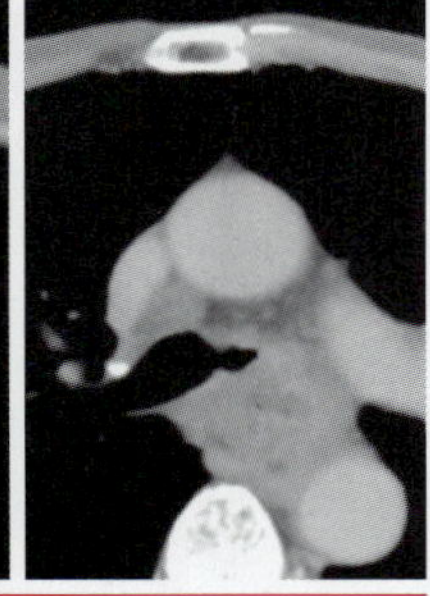

図 1　中部食道癌による狭窄とその口側拡張

5 mm 以上は異常を疑う所見である．外科治療可能なT3以下と適応外となるT4症例の鑑別が重要であり，周囲臓器への浸潤の評価が重要である．CTの縦隔浸潤診断の感度，特異度は88～100%，85～100%と有用である．

2)　胃癌（図2）

深達度がsm以深となって初めて胃壁の肥厚として認識される．CTでの深達度診断は正診率9割程度と良好である[2]．

3)　急性虫垂炎（図3）

CTの診断能は感度94%，特異度94%と，超音波の83%，93%に比較し優れている．さらに，蜂窩織炎性以上の急性虫垂炎では虫垂腫大・増強，周囲脂肪織の濃度上昇を全例で認め，感度100%，特異度80%との報告もあり，重症度判定・手術適応判断においても有用である．

4)　結腸癌（図4，図5）

大腸内気体を陰性造影剤として用いるCT colonography（CTC）は比較的簡便かつ低侵襲に行え，海外の報告では大腸ポリープの診断感度は病変サイズ10 mm以上で80～94%，6 mm以上では70～89%である．内視鏡検査と比較しても遜色ないが，側方発育型腫瘍や表面平坦型腫瘍の検出能が低い点が欠点である．

5)　腸閉塞（図4）

CTの診断能は感度94%，特異度78%と，単純X線に比較し優れており，原因検索も87%で可能である．また，絞扼の有無についての診断は感度95%，特異度90%，陰性的中度98%で，CTで所見がなければ絞扼はない可能性が高い[3]．

b　肝胆膵

1)　肝癌（図6）

肝腫瘤の質的診断においてCT検査は極めて有用である（表1）．古典的肝細胞癌は

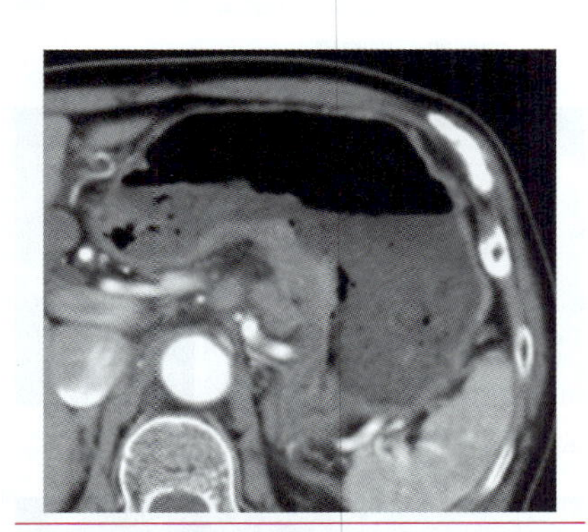

図2　胃体部の進行胃癌

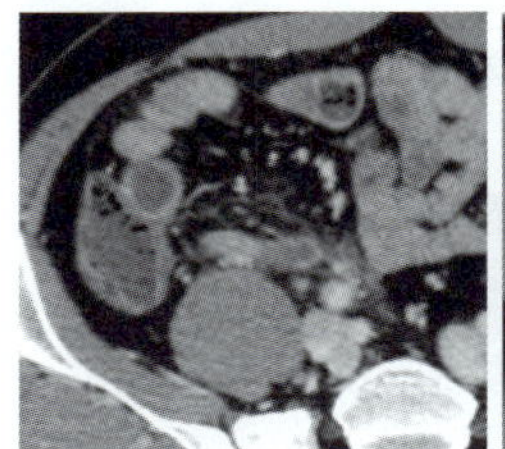
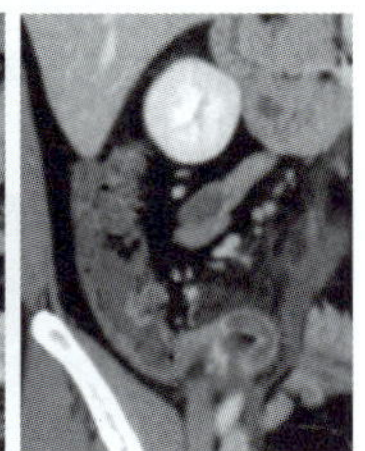

図3　急性虫垂炎

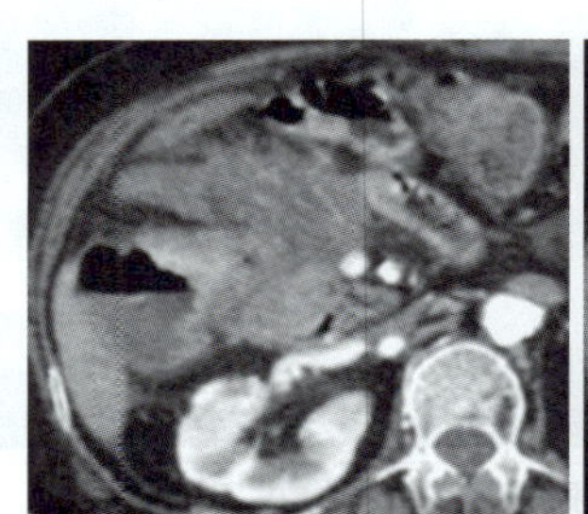
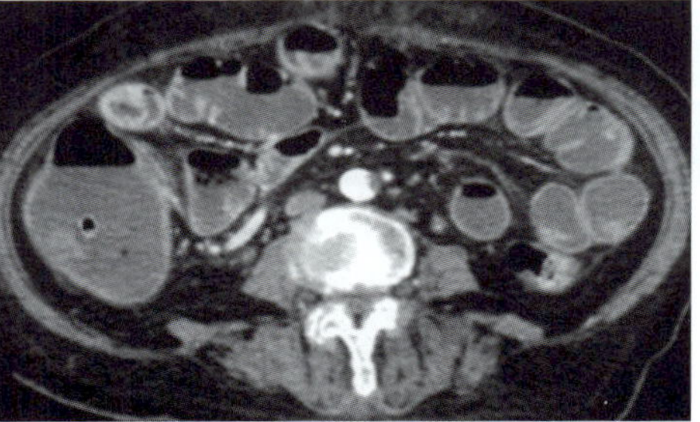

図4　上行結腸癌による狭窄とその口側拡張（腸閉塞）

表 1 肝腫瘤性病変の CT 所見

	単純	動脈優位～門脈相	平衡相
海綿状血管腫	低吸収	辺縁に spotty stain	辺縁より内部に濃染が拡大
典型的肝細胞癌	低	高	低
転移性肝癌	低	リング状に全体が濃染	低
胆管細胞癌	低	辺縁が濃染	低(被膜濃染有)
限局性結節性過形成	低～等	高，中心部は低(central scar)	低～等，中心部は高
肝細胞腺腫	低～等	軽度濃染	低
肝嚢胞	低	低	低
肝膿瘍	低	最外層から低高低の三層構造	低～等

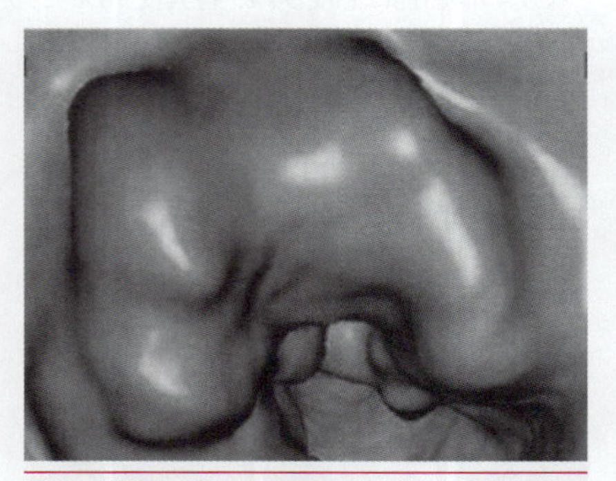

図 5 進行大腸癌の CT colonography 像
(口絵 No.37 p.xii 参照)

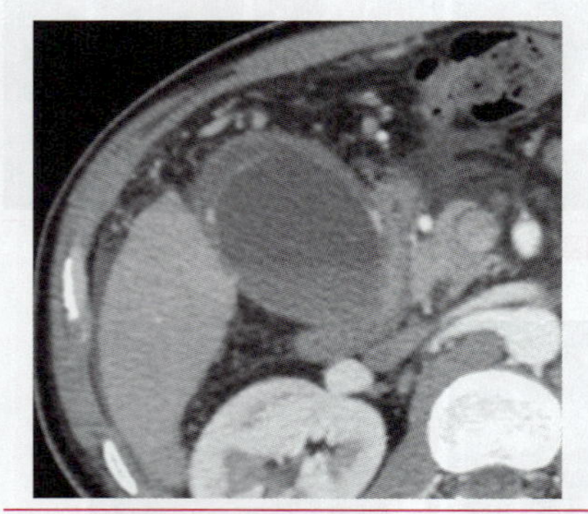

図 7 急性胆嚢炎

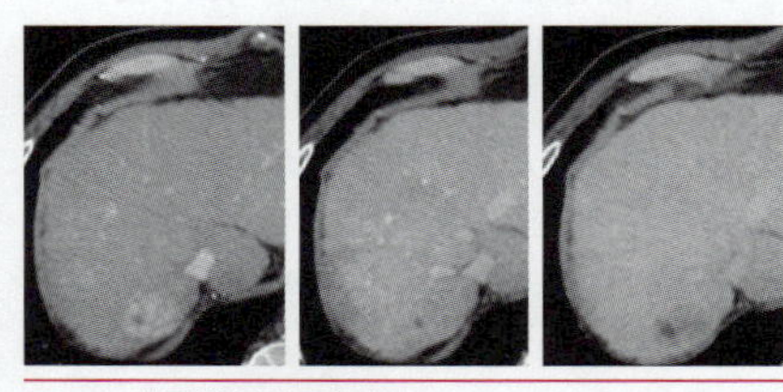

図 6 典型的肝細胞癌

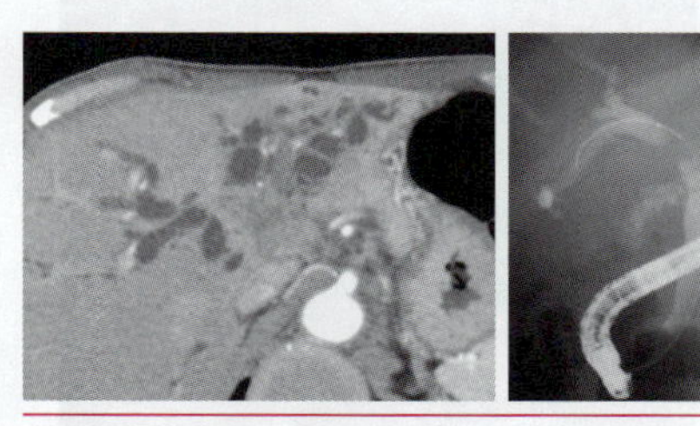

図 8 胆管癌の CT・ERC 像

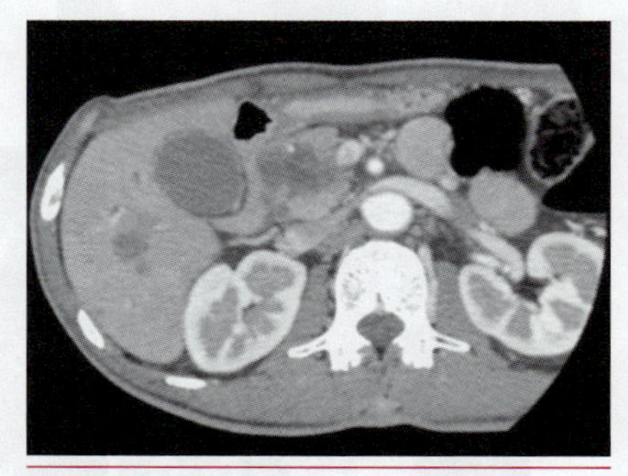

図 9 膵頭部癌

早期相で濃染し後期相で低吸収域・腫瘍辺縁のリング状造影効果を呈する．

2）　胆嚢炎（図 7）

CT の診断能は感度 39%，特異度 93% と，超音波検査の 83%，95% に比較し劣るが，穿孔や膿瘍などの合併症診断に有用である．

3）　胆管癌（図 8）

胆管拡張の閉塞機転は 90% 以上の正確度で診断されるが，閉塞原因の正診率は 60 ～ 70% である．一因となる胆管癌は比較的乏血性で遅延性濃染を示す[4]．

4）　膵癌（図 9）

膵実質相で増強効果に乏しい低濃度域，遅延相で高濃度域として描出される．手術適応として大血管（門脈や腹腔動脈など）への浸潤，遠隔転移の有無が重要である．

DON'Ts

- □ 造影剤使用禁忌症例を見逃さない．

文献

1）　荒木　力：腹部 CT 診断 120 ステップ．中外医学社，2002.
2）　鶴丸大介，他：臨放 2012；57：1005-1026.
3）　木村佳起，他：日消誌 2014；111：2121-2130.
4）　山下康行（編）：肝胆膵の画像診断 CT・MRI を中心に．学研メディカル秀潤社，2010.

武蔵野赤十字病院消化器科　**高田ひとみ，黒崎雅之**

5 MRI

DOs

- □ MRI の基本的な撮像パルス系列(シーケンス)を覚えよう.
- □ MRI 検査でないと得られない情報があることを理解しよう.
- □ 肝特異性造影剤(Gd-EOB-DTPA)を理解しよう.

1 概要・目的

MRI は組織コントラスト分解能が高く,様々なシーケンスを組み合わせることで,CT では得られない情報が得られる.腹部 MRI では呼吸性移動による撮影の制約を受けるが,撮影技術の進歩によりアーチファクトの少ない画像を得られるようになった.また,CT にはない肝特異性造影剤(Gd-EOB-DTPA)を用いた造影 MRI 検査は肝細胞癌の診断のブレイクスルーとなった.

2 基本撮影シーケンス

a T1 強調像

グラジエントエコー(gradient echo:GRE)法を用いることで,呼吸停止下に T1 強調像が撮影できる.出血,脂肪,高タンパク,メラニンなどは T1 強調像で高信号を示すため,組織の性状を推定するのに役立つ.GRE 法からは in phase 像,out of phase 像などの脂肪成分の位相の違う T1 強調像が得られる.in phase 像と比較して out of phase 像で信号が低下していれば,脂肪を含有していると判断でき,脂肪肝や脂肪を含む腫瘍の診断に有用である.

b T2 強調像

高速スピンエコー(SE)法が開発されたことで,T2 強調像の撮影時間を大幅に短縮することが可能となった.T2 強調像は嚢胞の診断に非常に有用であり,T2 強調像で強い高信号を示せば嚢胞と診断可能である.現在では呼吸同期下脂肪抑制高速 SE 法と single shot 高速 SE 法が T2 強調像として撮影されることが多く,single shot 法では呼吸停止下で撮影できる.肝血管腫の診断にも T2 強調像が有用であり,嚢胞に近い高信号を呈することで診断できる.逆に T2 強調像での高信号が不明瞭であれば,嚢胞や血管腫以外の病変を考える必要がある.

c 拡散強調像

パラレルイメージングが登場したことで腹部領域でも歪の少ない画像が得られるようになった.悪性病変の検出には高い b factor(500 ~ 2,000 s/mm^2)の拡散強調像が用いられる.拡散強調像の大きな利点は,悪性病変の見落としを少なくすることができる点である.他のシーケンスでは不明瞭な病変が拡散強調像で明瞭に描出されることも少なくない.

d 造影 T1 強調像

T1 強調像の造影剤としては細胞外液性のガドリニウム(Gd)製剤,または肝細胞に取り込まれ胆汁に排泄される肝細胞特異性造影剤の Gd-EOB-DTPA が用いられる.造影 T1 強調像は,以前は 2D GRE 法が用いられてきたが,近年,LAVA や e-THRIVE,VIBE といった 3D GRE 法でも呼吸停止下に時間・空間分解能の優れた画像が広範囲に撮影できる高速撮像法が開発された,現在では脂肪抑制法を併用した 3D GRE 法が主流になっている.

e Gd-EOB-DTPA による造影 MRI

Gd-EOB-DTPA は,肝細胞に特異的に取り込まれ胆汁として排泄される造影剤であり，ダイナミック検査による血流評価と肝細胞機能に基づく画像評価の両方が可能である．Gd-EOB-DTPA の肝細胞への取り込みは肝細胞膜の有機アニオントランスポーター（OATP1）を介した受動拡散によると考えられ，ヒトでの Gd-EOB-DTPA の取り込みは OATP1B3（OATP8）に依存することが報告された[1]．ダイナミック検査では，動脈相，門脈相，後期相を撮影する．動脈相はボーラストラッキング法を用いれば，タイミングを外すことなく撮影できる．造影剤の大動脈到達から肝細胞癌が最も濃染されるまでの平均時間は 14 秒と報告されている[2]．

肝細胞相は造影剤投与後 20 分後に撮影する．T1 短縮効果により，正常な肝細胞を有する肝実質は Gd-EOB-DTPA を取り込んで白く染まり，肝細胞のない病変は Gd-EOB-DTPA が取り込まれず黒く抜ける．転移性肝腫瘍では造影 CT で指摘できない病変も描出されるため，消化器癌などの術前の肝転移巣の評価に非常に有用である．肝細胞癌においても 2014 年の第 50 回日本肝癌研究会にて Gd-EOB-DTPA-MRI を第一選択とする診断アルゴリズムが提唱された[3]．

Pitfall

Gd-EOB-DTPA 造影 MRI では肝血管腫も肝細胞癌と同じく取り込み低下病変として描出されるため，診断に悩むことがある．肝血管腫の確定診断を目的とした造影 MRI では細胞外液性の Gd 製剤を用いるべきである．

DON'Ts

- ☐ MRI では複数の撮像法（シーケンス）があり，どのシーケンスの画像も見逃してはいけない．
- ☐ 肝血管腫の確定診断の目的のために Gd-EOB-DTPA-MRI 検査をすべきではない．

文献

1）Kitao A, et al.：Radiology 2012；265：780-789.
2）Kagawa Y, et al.：J Magn Reson Imaging 2011；33：864-872.
3）日本肝臓学会（編）：肝癌診療マニュアル．第 3 版，医学書院，2015：62-66.

近畿大学医学部放射線医学教室放射線診断学部門　**熊野正士，村上卓道**

MRI 検査費は？

一連の MRI 撮影は 3.0 T 装置で 1,600 点，1.5 T 装置で 1,330 点，それ以外の装置では 920 点と算定され，磁場強度で異なる．これに造影剤使用加算が 250 点，コンピュータ断層診断料が 450 点，画像診断管理加算が 70 点（加算 1）もしくは 180 点（加算 2），電子画像管理加算が 120 点となり，3.0 T 装置の検査費用合計は，管理加算 2 の場合で 2,600 点（2 万 6,000 円）となる．これに造影剤料金が加算される（2015 年 8 月現在）．

（近畿大学医学部放射線医学教室放射線診断学部門　熊野正士，村上卓道）

6 MRCP

DOs

- □ ERCPを施行する前に，まずはMRCPを撮像しよう．
- □ MRCP撮像前には，必ず被撮像者の手術歴や既往歴を把握しよう．

1 概要・目的

MRCP(magnetic resonance cholangiopancreatography)とは，磁気共鳴画像による膵胆道投影法のことである．MRIの原理からみたMRCPの特徴は，MRIの最大の長所である高い組織コントラストをあえて捨てて，管腔内情報を得ることに特化したしたところである．MRI画像のコントラストは，対象物のもつT1値，T2値によって構成されるが，MRCPはあえて非常に強いT2強調画像を用いてうっ滞した水のみを描出することにより，水によって満たされた膵胆道の形態を画像化する方法である．MRCPはすべての胆膵疾患が撮像の適応となるほか，原因不明の上腹部痛などにも施行する場合があり，幅広い範囲で施行される画像診断法である．本法は，非侵襲的に膵胆管像を描出できる画期的な診断法である．ERCP(endoscopic retrograde cholangiopancreatography)は，手技施行によるERCP後膵炎などの偶発症の問題があるが，MRCPは検査による偶発症の問題がなく，診断的ERCPに取って代わる検査法と位置付けられている[1-3]．

2 評　価

MRCPは，膵胆道造影と比較して様々な特徴を有する．

a 利　点

- 検査施行時の被曝がないため，妊婦でも施行可能である．
- 外来で検査が可能であり，検査による偶発症がない．
- 検査に造影剤を必要としない．
- 経静脈性胆道造影のように患者の生理機能に依存しない．
- 上部消化管の再建術後や通過障害を有する患者でも容易に膵胆管像が得られる．
- 閉塞部より中枢および末梢側のいずれの膵胆管像も描出可能である(図1)．
- 検者の熟練を必要としない．

b 欠　点

- ERCPと比較し，空間分解能が低い．
- ERCPと違い組織や胆汁・膵液の採取が行えないため，病理学的検査や細菌培養検査，遺伝子工学的な検討をすることができない．また，ドレナージや結石切石などの治療手技を施行することができない．
- 閉所恐怖症患者や心臓ペースメーカー装着患者には施行することはできない．
- 腹腔内の磁性体(コイル，金属ステント

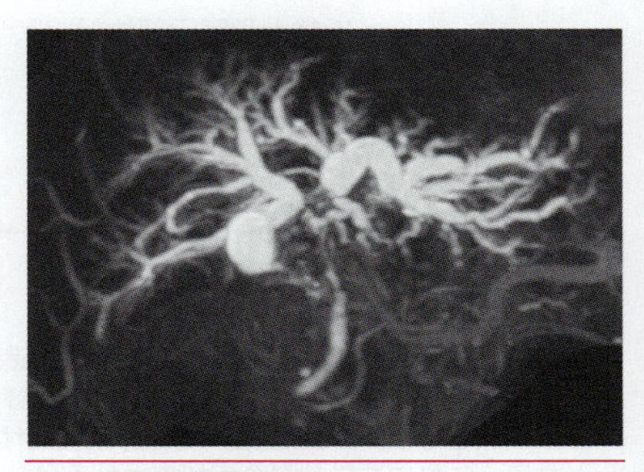

図1　肝門部胆管癌
MRCPを撮像することにより，狭窄部の末梢・中枢側ともに偶発症なく胆管像を得ることが可能であった．

コツ

MRCPは特別な前処置は必要ないが，胃内の食物残渣は膵胆管像の描出の妨げになるので検査前の絶食は必ず行う．検査前日は夜9時以降は食事をせず，検査当日は朝食を抜いた状況で午前中に検査を施行するのが望ましい．高速撮像法では問題ないが，撮像法によっては消化管運動抑制するために鎮痙薬の投与を行う必要がある．また，消化管内容液の高信号が妨げになる場合はクエン酸アンモニウム製剤を用いることによって高信号を回避することが可能となる．

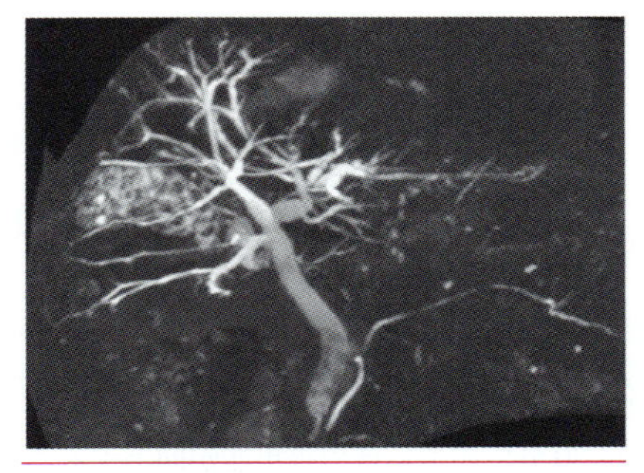

図2　総胆管結石
MRCPにて胆管内に複数の透亮像を認め，総胆管結石と診断した．

など）により画像が劣化する．

- 胆管や膵管の嚢胞性病変との交通の判定にはERCPのほうが容易で確定的である．
- 非常に濃度の高い胆汁や胆道出血症例は胆管が描出されないことがある．

3　注意点

近年のMRCPは，高磁場のMRI装置の導入や撮像方法の工夫により診断的ERCPの代替になりうると考えられる．ERCPを施行する前にMRCPを撮像し膵胆管像を把握し治療方針を決定することは非常に重要である．ただし，実際にはいまだにERCPと比較し空間分解能では劣っているのが現状である．近年，総胆管結石同定におけるMRCPの感度，特異度は，90～100%と報告されている（図2）．臨床現場においても総胆管結石が疑われる場合，MRCPを撮像しERCPを施行するかを判断するのは一般的に受け入れられている．しかし，空間分解能が低いMRCPでは径3～5 mmの小結石や乳頭部付近の結石は描出されにくいため，臨床症状や検査値と併せながらERCPの適応を決定する必要性がある．胆道気腫症例はMIP画像では結石と鑑別が困難でありaxial画像で確認する必要がある．

4　患者・家族への説明

過去の既往歴や手術歴を聴取し把握したうえでMRCPの必要性について説明を行う．MRCPで得られる情報として膵胆管の結石の存在の有無，膵胆管の狭窄部位，狭窄長，嚢胞性病変の存在の有無などを得ることができることを伝える．そこから得た情報により，結石の切石やドレナージの必要性やドレナージ領域の選択などの治療方針を決定することを伝える．

5　専門医への紹介

狭窄病変に対するMRCPの良悪性診断能は，ERCPと同等としている報告も多く，MRCPが施行できれば診断目的のERCPは不要であると記述している報告も多い．しかし，実際にはMRCPの空間分解能はまだまだERCPに及ばないことは確認しておく必要がある．MRCPでは，細胞・組織学的に良悪性の診断をすることはできないうえに，膵胆管狭窄病変は，悪性であると手術は非常に侵襲性が高く，手術適応も施設間で大きく異なるため，良悪性診断に苦慮する症例を経験したら早急に専門施設に紹介することが必要である．

6 MRCP撮像の工夫

MRCPはERCPと比較すると空間分解能が低いことが弱点である．よって，MRCPでは末梢胆管や胆道付加手術後の吻合部の評価が困難な場合が存在する． そこで，MRCP撮像の際に即効性のある水利胆薬としてデヒドロコール酸を経静脈的に投与することで胆汁量が増加し，投与前より投与後30分で胆道領域の描出能が向上することが報告されている[4)]． 評価困難な肝内結石や吻合部に対して試みてもよい撮像法である．しかし，Child-Pugh分類Cの肝硬変などの肝機能の悪い症例ではデヒドロコール酸を投与しても胆汁量が増加せず，胆道領域の描出能の向上が認められない可能性があることや，胆管炎を併発している症例では，デヒドロコール酸投与により胆道内圧が上昇することで病態の悪化や胆道穿孔を起こす可能性があるので注意が必要である．

DON'Ts

- □ MRCPは，閉所恐怖症患者や心臓ペースメーカー装着患者には施行することはできない．
- □ MRCPの膵胆管病変の診断能は高いが，それだけで診断を確定してはいけない．

文献

1） Sakai Y, et al.：Hepatogastroenterology 2007；54：2212-2215.
2） Sakai Y, et al.：J Gastroenterol Hepatol 2008；23：736-740.
3） Sakai Y, et al.：World J Gastroenterol 2009；15：3283-3287.
4） Sakai Y, et al.：Hepatogastroenterology 2008；55：323-328.

酒井医院　**酒井裕司**
千葉大学大学院消化器内科・腎臓内科学　**露口利夫**

7 腹部血管造影検査

DOs

- □ 腹部血管造影検査は，消化器領域の検査手技として最も繊細なものの 1 つである．丁寧な施行を心がけよう．
- □ 腹部血管造影検査は，血管内腔を通っていく，言わば“道筋の決まった”手技である．撮影した画像をしっかり参照し，血管の走行や分岐点などの情報把握に努めよう．
- □ マイクロガイドワイヤーの選択的挿入のコツは，押したり引いたりするだけではなく，目的血管の分岐点と思しき部位で“回しながら”挿入することである．

1 腹部血管造影検査とは

腹部血管造影検査(abdominal digital subtraction angiography：DSA)は侵襲性の高い検査であるが，肝細胞癌(hepatocellular carcinoma：HCC)の局在や進行度の把握，また他の肝腫瘍の診断を正確にするために，血管造影 CT(CT during arterial portography：CTAP，CT during hepatic arteriography：CTHA)とともに施行される．最近，三次元構築 CT や Gd-EOB-DTPA を用いた造影 MRI などの高性能かつ外来で施行可能な非侵襲的検査法も登場したが，血管造影手技は HCC 破裂・消化管出血などに対する経カテーテル的止血術(interventional radiology：IVR)や，後述の TACE(transcatheter arterial chemoembolization)などの経カテーテル的抗癌治療と，活躍の場が今後も十分にある[1,2]．本項では腹部血管造影検査の実践的なテクニックに重点を置き述べていきたい．

2 手技の実際

われわれはシース抜去後の止血時間の短縮や，患者の安静時間の短縮のため，4 Fr 血管造影用イントロデューサーキットを使用している(止血困難例や安静中の再出血例などはほとんど経験していない)．また，Seldinger 法でシース挿入後に，シース先端が左右総腸骨動脈分岐部を越えていたほうがその後の親カテーテル操作が安定するため，患者の体格によってミドルサイズ，ロングサイズを使い分けるとよい．

a 局所麻酔

右大腿動脈の鼠径靱帯(の前後あたり)で，動脈の拍動がしっかり触れるところを選び局所麻酔をする．その後 2 ～ 3 mm の皮膚切開を加える．

b 穿 刺

左手で動脈の走行を確認しながら，18G 留置針を右手に“ペン”のように持って，斜め 45° の角度で穿刺する．肝腎なのは，“刺している右手で動脈拍動が感じられるか”という点である．内筒針と外筒針の間に血液が逆流してくるのを確認したら，さらに数 mm 進めて動脈を貫通させた後，内筒針を抜去する．そして外筒針をゆっくり引き抜き，動脈血が拍動性・連続性に噴き出してきたらガイドワイヤーを挿入する．

c シース挿入

ガイドワイヤーの挿入は透視下で確認できる高さ＝横隔膜の高さ付近までにしておく．次に外筒針を抜去し，ガイドワイヤーに沿わせてシースを挿入していく．このとき，必ずガイドワイヤーを先行させる．ワイヤーが抜けているのにシースを先行させると，簡単に動脈内膜が切り裂かれてしまう（＝動脈解離！）．シース根部まで挿入できたら，ガイドワイヤーを抜去する．

d　親カテーテル操作，挿入

丁寧で慎重な操作が大切である．慌てたり，雑な操作によって主要な動脈を損傷してしまってはいけない．ここでは汎用するシェファードフック型カテーテルの挿入について解説する．

シース挿入時と同様にガイドワイヤーを先行させ，それに沿わせて親カテーテルを挿入する．そして，まず先端のフック形状をつくる．方法は腎動脈に挿入するつもりでゆっくりと親カテーテルを左右のどちらかに向けて押していき，腎動脈に挿入できたら，そのまま親カテーテルを押し上げるようにするとよい．

次にフックを前面（腹側）に向ける．親カテーテルを時計回りに回転させ，フックが左側に向けば前面（腹側）に向いている（自分の手指でフックの動きの真似をするとわかりやすい）．そして，第1腰椎上部の高さから分岐する上腸管膜動脈と，第12胸椎下部の高さから分岐する腹腔動脈へ順番に挿入する．

親カテーテルをやや頭側から引いてきて目的の動脈に挿入するが，ここで動脈硬化などに引っ掛かってしまった場合はカテーテルの先端が“硬い感触で”動かず，フックのみが伸びる形状になる．目的の動脈に挿入できた場合はカテーテルの先端が“スムーズに”挿入され，かつフックの形状が動脈根部の形状と似る．挿入できたと考えられた場合は，造影剤を少量 test injection して確認する．

上腸管膜動脈や腹腔動脈への親カテーテル挿入は血管造影手技において大切なプロセスである．闇雲に親カテーテルを操作したり，test injection を繰り返したりするのではなく，初回検査では造影CT画像で，再検査では以前のDSA画像で分岐点を確認しておく．そのような一手間で患者への透視時間と造影剤使用量を軽減することができる．

e　DSA，CTAP 撮影

上腸管膜動脈や腹腔動脈からは秒間3 mL，6〜8秒注入してDSA撮影するが，動脈走行や分岐を確認するだけなら3秒間程度でよい．そして，上腸管膜動脈へプロスタグランジン E_1 乳剤を注入し，3倍希釈した造影剤を60 mL注入開始後30秒でCTAP撮影する．CTAPは病変の局在診断として非常に感度が高い検査であるが，一方で病変は“円形や球形の陰影欠損像”として描出される場合が多いため，質的診断にはなりにくい．肝動脈DSAやCTHAと照らし合わせて画像診断していく．

f　肝動脈 DSA，CTHA 撮影

腹腔動脈根部に親カテーテルが挿入されている状態で，その内腔を通してマイクロカテーテル，マイクロガイドワイヤーを操作する．

まずマイクロガイドワイヤーの先端5 mm程度が直角に曲がった形状にすると，選択的操作性が向上する．血管造影手技は，内視鏡や超音波などの三次元的な検査・手技と異なり，血管内腔を通っていく，言わば“道筋の決まった”手技である．撮影したDSA画像をしっかり参照し，血管の走行や分岐点などの情報把握に努めよう．マイクロガイドワイヤーの選択的挿入のコツは，押したり引いたりするだけではなく，目的血管の分岐点と思しき部位で“回しながら”挿入することである．また，マイクロガイドワイヤーがつかえて先に進まないときは，たいてい細い分枝動脈に引っ掛かっている．参照しているDSA画像には太くてしっかりした動脈しか写っておらず，細い分枝動脈は見えないことが多い．よって，つかえた感触があった場合は無理に押さないほうがよい．次にマイクロガイドワイヤーを総肝動脈（〜固有肝動脈）に挿入し，それに沿

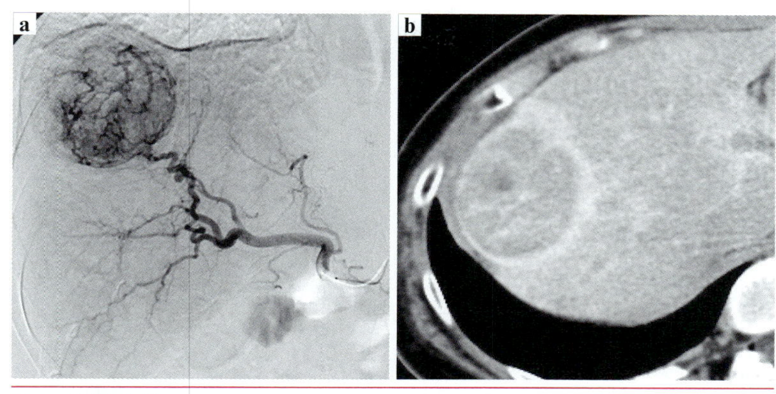

図1　肝細胞癌（hepatocellular carcinoma：HCC）
a：DSA．拡張蛇行した腫瘍血管が腫瘍を覆うように存在し，濃染像を呈する（basket pattern）．
b：CTHA 後期相．腫瘍から wash out した造影剤が，被膜外で順行性の門脈血流とぶつかり停滞することで，corona 濃染（classical HCC の画像所見として最も特異性が高い）を呈する．

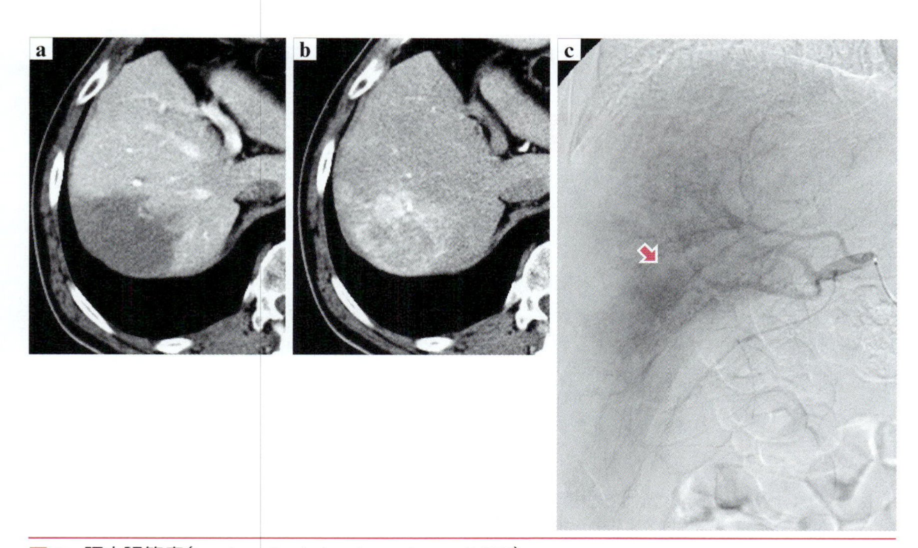

図2　肝内胆管癌（intrahepatic cholangio carcinoma：ICC）
a：CTAP．陰影欠損像を呈する．
b：CTHA 早期相．腫瘍辺縁に造影効果を認め，腫瘍内部は乏血性を呈する（リング状濃染）．転移性肝癌（特に消化器由来の腺癌）も同様の所見を呈する場合が多い．
c：DSA．リング状濃染を二次元的にした形で，やや tumor stain 様に見えてしまう場合があり，注意を要する．

わせてマイクロカテーテルを挿入する．そして，DSA 撮影後に，3倍希釈した造影剤を 30 mL 注入開始後 10 秒で CTHA 撮影する．

　ここで造影剤を多量に圧入すると，非多血性腫瘍や乏血性腫瘍も“腫瘍濃染像＝tumor stain”のように見えてしまうことがあるので注意が必要である．DSA 撮影時に造影剤の逆流がないか確認し，CTHA 撮影時に注入量を微調整するとよい．

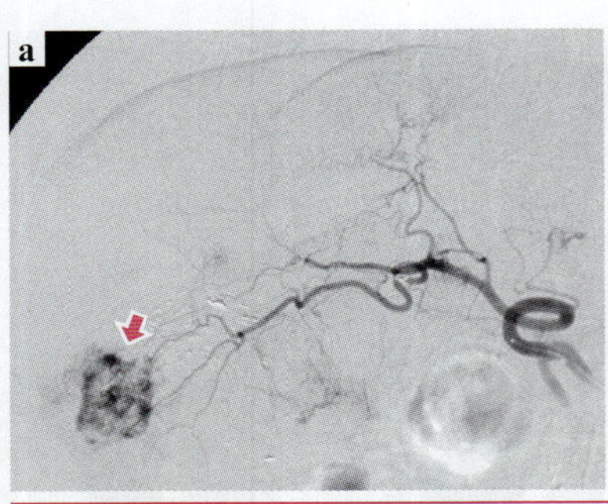

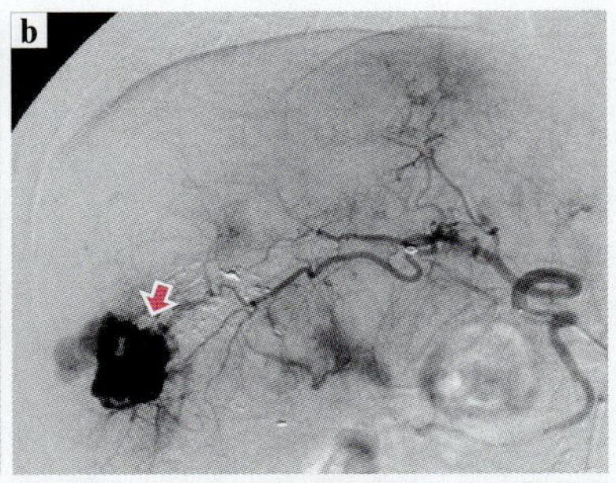

図 3　肝血管腫
HCC 症例に偶発していた肝血管腫を提示する．
a・b：DSA．病変の辺縁から中心部へ緩徐な造影効果が認められ，かつ遷延する(fill-in pattern，pooling)．造影剤が停滞しているため，造影効果が非常に濃く遷延することになる．HCC や ICC に対し画像診断上の鑑別点となる．

3 画像診断

DSA，angio-CT の典型例を提示する(図 1，図 2，図 3)．

4 さらなるテクニック向上のために

腹部血管造影検査としては，主要な動脈や左肝・右肝動脈までのカニュレーションでほぼ十分であるが，前述の IVR や TACE ではより細かい出血点や，より末梢の腫瘍栄養動脈までのカニュレーションテクニックが必要である．

- 闇雲にカテーテル操作をせず，撮影した画像をしっかり参照する．
- マイクロガイドワイヤーは押し引きだけではなく，“回す”．
- 目的の動脈にマイクロガイドワイヤーが挿入できたら，なるべく奥まで進め(屈曲している動脈が少し伸びる)，次にマイクロガイドワイヤーをゆっくり引きながらマイクロカテーテル挿入を試みると成功しやすい(いわゆる“引きながら押す”)．

上記などをコツとして，ぜひさらなるテクニック修得や高度手技にチャレンジしよう．

DON'Ts

- □ ガイドワイヤーを先行させずに，シースや親カテーテルを挿入してはいけない．主要な動脈を損傷してしまうおそれがある．
- □ 闇雲に親カテーテルを操作したり，test injection を繰り返してはいけない．落ち着いて参照画像を見直そう．

文献

1） Kirikoshi H, et al.：BMC Gastroenterol 2009；9：29.
2） Kirikoshi H, et al.：Hepatol Res 2009；39：553-562.

横浜市立大学附属病院臨床検査部　**桐越博之**

8 シンチグラフィ，PET

DOs

- □ 検査法の種類と適応をよく理解して検査を依頼する．
- □ シンチグラフィの特徴は生理的機能を画像として描出できることにある．
- □ FDG-PET の読影には集積機序の理解が大切であり，悪性腫瘍のほかに炎症巣にも集積する．

シンチグラフィ

他の画像検査の進歩に伴い，コロイド肝シンチグラフィなどの消化器系核医学検査は現在ではほとんど施行されなくなっている．しかし，適応をよく考えて実施すれば，核医学検査ならではの生理的機能を反映した画像情報が得られ，臨床に役立てることが可能である（表 1）．

1 肝受容体シンチグラフィ

肝細胞表面に存在するアシアロ糖タンパク（ASGP）受容体に特異的に結合する検査薬（^{99m}Tc-GSA）を使用し，肝内の ASGP 受容体の分布状態を画像化する．ASGP 受容体量は肝疾患の病態によって減少することが知られており，本剤を投与すると肝臓に摂取される ^{99m}Tc-GSA は減少する．投与後の肝集積の様相を評価することによって，肝機能を評価することができる．取り込みはビリルビンの影響を受けないため，高度の黄疸症例においても使用可能である．

肝切除前における術後残肝機能の予測やびまん性肝疾患における重症度評価に有用である．肝予備能の指標としては静注 15 分後の肝摂取率が用いられる．そのほか，肝受容体量の算出，局所肝機能の定量なども可能である．

2 コロイド肝シンチグラフィ

放射性コロイドを用いた Kupffer 細胞の異物貪食能を利用した検査法である．Kupffer 細胞のほかに脾や骨髄の細網内皮系の貪食細胞に摂取され，肝機能の低下に伴って脾や骨髄への集積が増加する．

肝の腫瘍性病変における Kupffer 細胞の評価に用いることが可能である．従来，びまん性肝疾患の重症度評価に用いられていたが，現在ではその目的に利用されることはほとんどない．

表 1 検査法の種類と適応

検査名	原理	適応
肝受容体シンチグラフィ	ASGP 受容体への集積	肝予備能の評価
コロイド肝シンチグラフィ	Kupffer 細胞による貪食	局所肝機能の評価
肝胆道シンチグラフィ	ビリルビンに類似した動態	胆汁排泄能評価
消化管出血シンチグラフィ	全身の血液プール像	出血部位の推定
消化管運動機能検査	非吸収性トレーサーの動態	消化管の通過状態の評価
唾液腺シンチグラフィ	活動性上皮細胞への摂取	唾液腺の機能評価
異所性胃粘膜シンチグラフィ	粘液産生上皮細胞への集積	Meckel 憩室の描出

3 肝胆道シンチグラフィ

トレーサーが肝細胞に摂取され，ビリルビンと同様に抱合された後，胆道系から消化管に排泄される過程を経時的に画像としてとらえる検査である．検査薬としては ^{99m}Tc-PMT を用いる．

胆汁うっ滞や黄疸時の肝細胞機能や胆道通過性，術後の胆汁の流れ，胆汁漏出の評価などに用いられる．体質性黄疸のタイプの鑑別に役立ち，乳児黄疸では腸管排泄の確認により，先天性胆道閉鎖症を否定できる．また，肝細胞癌の転移巣に集積する性質を利用して，転移巣の質的診断を行うことが可能である．

4 消化管出血シンチグラフィ

血管造影では 0.5 ～ 1 mL/ 分以上の出血でないと検出困難であるが，核医学検査ではその 10 分の 1 の 0.05 ～ 0.1 mL/ 分以上の少量の出血でも検出可能である．

検査薬としては ^{99m}Tc-コロイドや ^{99m}Tc-赤血球が用いられる．持続的に出血している場合には ^{99m}Tc-コロイドのほうが出血した部位で陽性に描出されるため高い感度を示すが，消化管出血の多くは間欠的出血であることから，一般的には ^{99m}Tc-赤血球が用いられる．出血部位で漏出した ^{99m}Tc-赤血球が周囲に比較して高集積部位として描出され，RI 投与後約 8 時間までは経時的にイメージ可能である．

5 消化管運動機能検査

消化管粘膜に吸着せず，吸収もされないトレーサー（^{99m}Tc-コロイドや ^{99m}Tc-DTPA）を水あるいは検査食と混和して摂取させ，消化管内の通過状態を評価する．

嚥下困難を訴える食道の機能的疾患，胃食道逆流症，胃運動機能異常，小腸や大腸の通過時間測定などが適応となる．低侵襲で，消化管の運動機能を評価できる点が特徴である．

6 唾液腺シンチグラフィ

$^{99m}TcO_4^-$ を静注すると唾液腺の機能に応じて集積し，ビタミン C などの刺激によって唾液とともに口腔内に排泄される．ほとんどの唾液腺腫瘍は $^{99m}TcO_4^-$ を摂取しないため，欠損または限局性の集積低下として描出されるが，Warthin 腫瘍では腫瘍部に集積し，排泄刺激後も腫瘍部に集積が残る．

7 異所性胃粘膜シンチグラフィ

Meckel 憩室からの下血が疑われた場合などが対象となる．$^{99m}TcO_4^-$ は，胃粘膜の粘液産生上皮細胞に取り込まれた後，胃内腔に分泌される．H_2 受容体拮抗薬を検査前に投与すると胃粘膜からの分泌を阻害し，集積が増加する．

PET

PET（positron emission tomography，ポジトロン断層撮影法）とは，トレーサーとなる物質に陽電子放出核種を標識し，電子－陽電子の衝突から生じる消滅放射線を捉える検査法である．

1 FDG の集積機序

^{18}F-FDG はブドウ糖の誘導体で，グルコーストランスポーターを介して細胞内に取り込まれた後，ヘキソキナーゼによってリン酸化されるが，その後の代謝は受けないために細胞内に蓄積する．多くの悪性腫瘍ではグルコーストランスポーターとヘキソキナーゼの活性が亢進しており，また脱リン酸酵素活性が低いものが多く FDG は高集積を示す．

2 PET の検査法

前処置として 4 時間以上の絶食を行う．FDG 投与の 4 時間後に撮像し，必要に応じて2時間後以降に後期像を追加する．血糖値が高いとFDGの腫瘍集積が低下し，バックグラウンド集積が増加するために病変検出能が低下することがある．一方，血糖値を下げるためにインスリンを投与すると骨格筋などのバックグラウンド集積がかえって高くなるので注意を要する．また，FDG投与前後の活動も骨格筋への集積を増加させるため，検査前後は安静が必要である．

集積程度の評価には視覚的評価とSUV値(standardized uptake value)による半定量的評価が用いられる．SUVは単位体重当たりの投与量に対する集積比で，全身に均等に分布した場合はSUV＝1.0となる．

$$SUV = \frac{組織\ ^{18}F\ 濃度}{^{18}F\ 投与量／体重}$$

3 PETの適応疾患

腫瘍の良性・悪性の鑑別，病期診断，治療効果の判定，転移・再発の診断における有効性が報告されており，従来の腫瘍シンチグラフィよりも優れた診断能を有する．わが国では2015年現在，早期胃癌を除くすべての悪性腫瘍が保険適応となっている．しかし，FDGは癌病巣に特異的な親和性を示すわけではないので，読影に関しては，偽陰性となりやすい悪性腫瘍(表2)，生理的集積や良性病変への集積(表3)に注意する．また，悪性腫瘍への集積は1時間後以降も増加し，良性疾患では低下するものが多いため，後期像の追加が診断に役立つことがある．

表2　FDG集積の乏しい悪性腫瘍

腫瘍のタイプ	例
細胞密度の低い腫瘍	印環細胞癌，粘液癌
平坦な腫瘍	扁平型の大腸癌
脱リン酸化酵素活性の亢進した腫瘍	分化型肝細胞癌

表3　悪性病変との鑑別を要する集積

- 大腸への生理的集積：下痢，便秘，下剤服用時に目立つ
- 良性病変への集積：胃食道逆流症，胃炎，大腸炎，Crohn病，膵炎，胆嚢炎など

a　肝胆道

肝臓は生理的に軽度から中等度の集積を示し，同程度の集積を示す腫瘤では検出が困難となる．一般に，転移性肝癌や胆管細胞癌などの悪性腫瘍では高集積を示し，肝の良性腫瘍では周囲肝と比べて低～等集積となることが多い．一方，肝細胞癌では分化度と関連して脱リン酸化酵素活性が異なり，高分化癌では低集積，低分化癌では高集積の傾向を示す．肝内胆管細胞癌では胆管炎を伴い，腫瘍より広範囲に集積を示すことがあり，浸潤範囲の評価には注意を要する．胆嚢癌も高集積を示し胆嚢腫瘍の鑑別には有用であるが，胆嚢炎の合併がある場合は疑陽性となりうる．

b　膵

膵癌の診断に用いられるが，膵炎でも集積を示すため注意を要する．特に活動期には高集積を示し，後期像で集積が増加する悪性パターンを示すこともあり，他の検査所見と併せた評価が重要となる．膵癌では偽陰性となる原因としては腫瘍サイズのほかに高血糖の影響があげられる．

c　食　道

食道には生理的集積がほとんど認められないので，異常集積の検出は比較的容易である．一方，胃食道逆流症や食道裂孔ヘルニアへの集積が偽陰性の原因として問題となる．また，粘膜面に薄く広がったタイプの早期食道癌では偽陰性となることが多い．

d　胃・十二指腸

胃にしばしば種々の程度の集積がみられる．生理的集積や慢性胃炎との関連が考えられているが，詳細は不明である．印環細胞癌では進行癌でも集積が低く偽陰性となりやすい．

e 大 腸

大腸癌の検出，病期診断，腹腔内播種の診断，術後瘢痕と再発の鑑別などに有用である．偽陰性の原因としては大腸への生理的集積があげられ，特に便秘，下剤使用，下痢時などにみられることが多く，診断の妨げとなる．消化管への限局的集積が早期・後期像ともに認められる場合は病的集積を疑う必要がある．大腸癌のほかに腺腫でも高集積を示し，集積程度による鑑別は困難である．また，扁平なタイプの腫瘍や粘液腺癌では偽陰性となりやすい．

DON'Ts

- □ 核医学検査薬は半減期が短く，前日に注文して検査日に使用する場合が多い．検査薬の保存はきかないので，不用意なキャンセルはやめよう．
- □ PET 前の食事は厳禁！　検査前の食事は血糖値を上げ，インスリンの分泌を介して骨格筋への集積を亢進させ，病変の検出能に大きく影響する．

横浜市立大学肝胆膵消化器病学　**細野邦広**

1 栄養サポート

DOs

- □ 栄養不良が疾患治癒の妨げ，入院期間の延長につながることを認識しよう．
- □ 適切な栄養投与量の算出法を理解しよう．

1 栄養評価の重要性

入院患者の栄養状態を把握しておくことは，専門科を問わずすべての医師にとって必要である．原疾患の治療のみにとらわれ，栄養不良状態を放置するようなことがあっては，疾患治癒の遅延，ADLの低下，褥瘡の発生，ひいては入院期間の延長や全身状態の悪化につながるおそれがある．特に消化器疾患を有する場合は，原疾患による食事摂取量の低下，治療上絶食が必要となる場合など，栄養不良を起こしうる可能性が比較的高いと考えられる．

2 栄養障害のスクリーニング

a 主観的包括的アセスメント

主観的包括的アセスメント(subjective global assessment：SGA)では，外来初診時に得られる簡単な情報を用い，栄養障害の有無を診断することができる．SGAで必要とされる情報を表1[1)]に示す．

b 体 重

体重は最も簡単に測定できる栄養障害の指標である．入院時の体重，BMI(体格指数，体重kg／身長cm^2)および体重の変化を把握する．BMI 20未満で栄養障害の可能性を疑い，18未満は積極的な栄養療法の適応である．有意な体重減少は表2[1)]のように定義されている．

c 血清アルブミン値，RTP

血清アルブミン値は栄養障害の指標として用いられるが，脱水，心不全，肝機能障害，ネフローゼ症候群など，栄養状態以外にも様々な要素の影響を受ける点に留意する必要がある．また，半減期が約20日と長く，短いスパンでの栄養評価に適切でない場合がある．アルブミンより半減期が短いRTP(rapid turnover protein)が短期間の栄養評価に有用で鋭敏な指標として用いられる．

1) トランスフェリン

半減期7日．鉄の運搬に関わる．血清鉄の影響を受けるため，貧血を有する場合に

表1 SGAで使用する項目

1. 問診・病歴	2. 理学的所見
・年齢，性別	・皮下脂肪の損失状態(上腕三頭筋部皮下脂肪)
・身長，体重，体重変化	・筋肉の損失状態(上腕筋肉周囲)
・食物摂取状況の変化	・浮腫(くるぶし，仙骨部)
・消化器症状	・腹水
・ADL(日常生活活動強度)	・毛髪の状態 など
・疾患と栄養必要量との関係 など	

〔岩佐幹恵：栄養障害のスクリーニング．日本静脈経腸栄養学会(編)：静脈経腸栄養ハンドブック．南江堂，2011：104. より許諾を得て改変し転載〕

表2　有意な体重減少

%体重変化≧1〜2%/1週間
5%/1か月
7.5%/3か月
10%/6か月

10%以上の体重変化は期間にかかわらず有意と判断する．
〔岩佐幹恵：栄養障害のスクリーニング．日本静脈経腸栄養学会(編)：静脈経腸栄養ハンドブック．南江堂，2011：105．より許諾を得て改変し転載〕

高値となる．

2）プレアルブミン（トランスサイレチン）

半減期2日．甲状腺ホルモンのサイロキシン(T4)の運搬に関わる．甲状腺機能の影響も受ける．

3）レチノール結合蛋白

半減期0.5日．レチノール(ビタミンA)との結合，運搬に関わる．

4）アルブミンとCRP

感染症や外傷・手術による侵襲などでCRP(C-reactive protein)が上昇しているときには，適切な栄養療法を行ってもアルブミンが上昇しにくい．身体が炎症反応を起こしているときに肝臓はCRPなどの急性期蛋白を合成する方向に働き，アルブミンが合成されにくくなるためである．CRP上昇の原因となっている疾患・状況を改善させることが優先される．

3　エネルギー必要量の算出

a　Harris-Benedictの式

- 男性：66.47＋13.75×体重kg＋5.00×身長cm－6.75×年齢
- 女性：665.1＋9.56×体重kg＋1.85×身長cm－4.68×年齢

Harris-Benedictの式を用いて，基礎エネルギー消費量(basal energy expenditure：BEE)を求める．これに活動係数，ストレス係数を乗じて必要エネルギー量を算出する．詳細は日本静脈経腸栄養学会による『静脈経腸栄養ハンドブック』を参照されたい．

b　間接熱量測定

間接熱量計により安静時エネルギー消費量(resting energy expenditure：REE)を実測する．最も正確とされるが，間接熱量計を有する施設でなければ施行することができない．

Harris-Benedictの式は特殊な機器も必要とせず，一般に広く用いられているが，間接熱量測定と比し10〜15%過剰に算出されることが示唆されたり，超高齢者のエネルギー必要量の算出には適さないとの見解も出されている．体重維持のためには25〜30 kcal/kg/日のエネルギーで十分ともされており，簡便で実用的といえる．

4　なぜ食事が入らないか？

筆者は食事摂取不良，低栄養状態の入院患者について栄養サポートチーム(nutrition support team：NST)介入依頼を受け，病棟回診を行っているが，ベッドサイドで実際に患者を診察すると，原疾患以外に食事が入らない原因があることをしばしば経験する．

a　原疾患以外の器質的疾患

口腔・食道カンジダ，逆流性食道炎など，また便秘が原因となっていることもあり排便コントロールができているか確認する．

b　歯牙の問題

やせてしまったことにより従来の義歯が合わない，また長らく義歯を使用せず自宅でも柔らかいものしか摂取していなかった，といった事例もみられる．必要に応じて歯科・口腔外科とも連携をとる．

c　嚥下機能の低下

高齢者や脳血管疾患の既往がある患者の場合，念頭に置く必要がある．患者自身が自覚していない場合や，家族も“むせ”を認識していない場合もある．嚥下障害を疑えば言語聴覚士などに嚥下評価を依頼し，嚥下障害を認めれば食事の形態や投与法，嚥下リハビリテーションなどについて検討する．

d　味覚異常

味覚異常のため食欲が低下する事例も経験する．化学療法中の患者は味覚異常を訴えることが多く，濃い味付けを好む印象がある．亜鉛欠乏症が味覚異常の原因になっていることがあり，測定して欠乏があれば亜鉛の投与を検討する．補助食品としてはテゾン®，ブイ・クレス® などが亜鉛含有量が高い．うがいやブラッシングで口腔内を清潔に保つことも大事である．

e　精神疾患

疾患や治療に対する不安，入院生活のストレスなどにより，うつ状態になり食欲が低下している場合もある．疑えば精神科へ精神状態の評価を依頼する．

経口摂取が困難，もしくは望ましくないと判断される場合は，経静脈栄養，経腸栄養を併用，または完全静脈栄養（total parenteral nutrition：TPN），経腸栄養に移行する．

5　リフィーディング症候群

リフィーディング症候群[2]とは，高度の栄養不良患者に栄養療法が開始された際，低リン血症をベースに心不全や不整脈，呼吸不全，けいれんなどを突然引き起こす病態である．神経性食思不振症などで長期に食事を摂取していない患者，高度のやせを認める患者が入院した際，念頭に置く必要がある．リフィーディング症候群の高リスク疾患を表 3[2]に示す．リスクを評価し，低リン血症を認める，もしくは栄養療法開始後の発症が疑われれば，リン酸 Na 補正液®の投与を行う．栄養量は通常の 1/4 ～ 1/2 の量から開始し，2 ～ 3 日ごとに 100 ～ 200 kcal ずつ増量する．低栄養だからといって決して入院当初より過剰な栄養量を投与してはならない．リン以外にも，カリウム，マグネシウム，ビタミン B の欠乏にも注意する必要がある．特にアルコール依存症患者の入院の際にはビタミン B_1 欠乏に注意する．ビタミン B_1 の補給を行わずにブドウ糖を投与すると，Wernicke 脳症（意識障害，眼筋麻痺，失調歩行）を医原性に発症させることになる．

表 3　リフィーディング症候群の高リスク疾患

- 栄養不良
- 神経性食思不振症
- アルコール依存症
- 担がん患者
- 術後患者（blind-roop 症候群，短腸症候群など）
- 低栄養の高齢者
- 長期間の飢餓，断食
- 炎症性腸疾患，慢性膵炎，吸収不良症候群
- 糖尿病性ケトアシドーシス

〔吉岡経明：診断と治療 2014；102（増）：376-381.〕

DON'Ts

- ☐ リフィーディング症候群の発症が疑われる場合には栄養の過量投与をしない（少量より開始，漸増とする）．
- ☐ 低栄養状態の患者で低リン血症，ビタミン B_1 欠乏を見落とさない．

文献

1）日本静脈経腸栄養学会（編）：静脈経腸栄養ハンドブック．南江堂，2011.
2）吉岡経明：診断と治療 2014；102（増）：376-381.

佐賀大学医学部附属病院 NST・総合診療部　**朝長元輔**
佐賀大学医学部肝疾患医療支援学　**江口有一郎**

2 経腸栄養

DOs

- □ 腸が機能している場合は，経腸栄養を選択しよう．
- □ 疾患および消化・吸収機能に適した経腸栄養剤を選択しよう．
- □ 患者の状態や病態，経腸栄養期間に応じたアクセスを選択しよう．

1 基本的な考え方

経管栄養は静脈栄養に比べ生理的であり，腸管粘膜の integrity が維持され機械的・免疫学的バリア機能が維持される結果，感染症などの合併症が少ない利点がある．したがって，経腸栄養の禁忌である汎発性腹膜炎，腸閉塞，難治性嘔吐，麻痺性イレウス，難治性下痢，活動性の消化管出血など以外では経管栄養を選択する．加えて，十分な栄養効果を得るには，経腸栄養の種類と特徴をよく理解したうえで，個々の症例に適した投与方法を選択し，正しく管理する必要がある．経腸栄養で必要な栄養量が投与できない場合には静脈栄養を併用する．

2 経腸栄養剤の種類と選択

経腸栄養剤の種類と特徴を表1に示す．消化・吸収機能が保たれている場合には半消化態栄養剤(窒素源はたんぱく質)が第一選択であり，消化吸収障害がある Crohn 病などにおいては成分栄養剤(エレンタール®)や消化態栄養剤(ツインライン®NF)が適応となる．また，肝疾患においては成分栄養剤のヘパン ED® や半消化態栄養剤のアミノレバン®EN が適応となる．これら以外の病態別の経腸栄養剤(食品)を表2に示すが，いずれも日本人に対するエビデンスは十分ではない．

表1　経腸栄養剤の種類と特徴

医薬品の経腸栄養剤(enteral formula)	栄養剤名	特徴
半消化態栄養剤	エンシュア®・リキッド エンシュア®・H ラコール®NF アミノレバン®EN	窒素源はたんぱく質 アミノレバン®EN は肝不全用，他は標準的組成
消化態栄養剤	ツインライン®NF	窒素源はアミノ酸，ジペプチド，トリペプチド たんぱく質＝0%，脂肪＝0%
成分栄養剤	エレンタール® エレンタール®P ヘパン ED®	窒素源はアミノ酸 食物繊維を含まず低脂肪(1.5 ～ 8.1%) エレンタール®P は小児用
食品の濃厚流動食(medical food)	栄養食名	特徴
半消化態栄養食	100 種類以上	窒素源はたんぱく質
消化態栄養食	エンテミールR® ペプチーノ® ペプタメンAF® ペプタメン® スタンダード	窒素源はアミノ酸，ジペプチド，トリペプチド たんぱく質＝0% 脂肪はそれぞれ 12%，0%，40%，36%

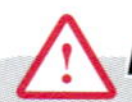

Pitfall

低脂肪製剤（成分栄養剤や消化態栄養剤の一部）は脂溶性ビタミンや必須脂肪酸欠乏症予防のために脂肪乳剤の併用が必須である.

3 経腸栄養アクセス

患者の状態や病態に応じたアクセスを図1に示す．誤嚥のリスク以外にも経腸栄養剤の種類・投与量や方法(間欠的投与，持続投与，周期的投与)などを考慮するとよい．経

表2　病態別の半消化態栄養剤

病態	経管栄養剤（食品）	
肝疾患	ヘパス H®	
腎不全	リーナレン®LP レナウェル™A レナジー U®	リーナレン®M レナウェル™3 レナジー bit®
耐糖能異常	グルセルナ®-EX インスロー® リソース®・グルコパル	タピオン®α ディムベスト® ディムス®
呼吸不全	プルモケア®-Ex	
周術期	インパクト® サンエット®-GP アノム®	イムン® アルファ メイン®
敗血症，急性呼吸窮迫症候群	オキシーパ	
褥瘡	アイソカル®・プラス EX™	
がん性悪液質	プロシュア®	

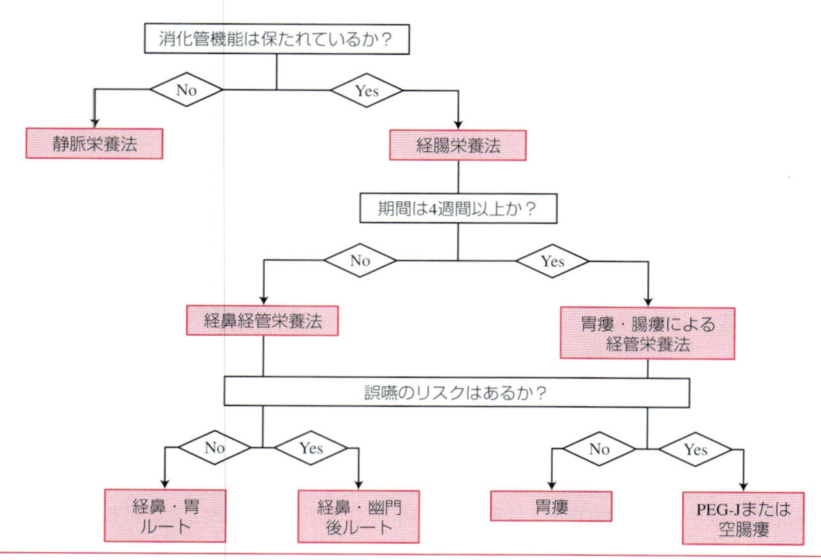

図1　経腸栄養法の選択
PEG-J：percutaneous endoscopic gastrostomy with jejunal extention.

鼻アクセスは，鼻翼の潰瘍や鼻中隔の潰瘍・壊死などの合併症を予防するために細径(5～12 Fr)のやわらかいカテーテルを使用し，必ずX線撮影により経鼻カテーテルの先端が胃内に留置されていることを確認してから経腸栄養剤の投与を開始する．気管・気管支への誤挿入は絶対に避けなければならず，聴診法は推奨されない．

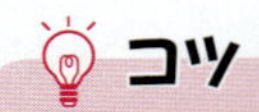

胃食道逆流や嘔吐による誤嚥性肺炎の予防には30°以上の上半身挙上，消化管運動賦活剤（クエン酸モサプリド，メトクロプラミド）の併用が有効である．

DON'Ts

- □ 経管栄養に消化管の減圧用カテーテルを使用してはならない．
- □ 汚染防止のため経管栄養剤は8時間以内に投与を終了，注ぎ足しは厳禁．

文献

• 日本静脈経腸栄養学会(編)：静脈経腸栄養ガイドライン．第3版，照林社，2013.

愛知医科大学消化管内科　**佐々木誠人**

✓ 思わぬ落とし穴

Crohn病にて22年間加療中の患者が千鳥足で診察室に入ってきた．しかも，ろれつが回らない．神経内科を受診していただいたところ，セレン欠乏症と診断された．神経学的所見以外にも縮毛や白色爪床などの所見があったが，全く気づいていなかった．短腸症候群のため，3年前から中心静脈栄養(total parenteral nutrition：TPN)状態であったが，サプリメントでセレン補充を行っていたため，思いもよらぬ結果であった．セレンは十二指腸～上部空腸で吸収されるが，胃空腸切除(Billroth II法)もセレン欠乏に関与していたと思われるが，実は術式を把握していなかった．慢性疾患では長期加療中に主治医が頻回に交代することもあり，病態の把握が十分でなかったことを反省させられる症例であった．

（愛知医科大学消化管内科　佐々木誠人）

3 高カロリー輸液・中心静脈栄養

DOs

- □ どのような患者に中心静脈栄養療法が必要なのか判断しよう．
- □ 個々の病態に応じた適切な輸液メニューを考えよう．
- □ 中心静脈栄養療法に関連した合併症の出現には常に注意を払おう．

1 中心静脈栄養療法の目的

中心静脈栄養療法（intravenous hyperalimentation：IVH）とは上大静脈または下大静脈に中心静脈カテーテル（central venous catheter：CVC）の先端を留置して輸液管理することを指す．高濃度（高浸透圧）の輸液を末梢静脈に投与すると静脈炎を起こしてしまうが，中心静脈内では急速に希釈されるため安全に投与できる．IVH は，経口（経腸）での栄養摂取では改善困難な低栄養を認めている場合や，長期（少なくとも 2 週間以上）の絶食が見込まれる場合に適応となる．

2 穿刺部位・カテーテルの選択

CVC の挿入は内頸静脈，鎖骨下静脈または大腿静脈から選択する．鎖骨下静脈アプローチは伴走する鎖骨下動脈が触知できないことや気胸の危険性があることから，内頸静脈アプローチのほうが安全に挿入できる．一方で，鎖骨下のほうが固定は安定するため管理しやすい．左鎖骨下（左内頸）静脈アプローチではカテーテル先端がほかの静脈や胸管に迷入しやすいため，右からのアプローチが優先される．大腿静脈アプローチは汚染の危険性が高いため，挿入時体位保持が困難な例や急変時に限られる．肘静脈からの末梢挿入型中心静脈カテーテル（peripherally inserted central catheter：PICC）は挿入手技がより安全であるが，静脈炎やカテーテルの屈曲・先端位置のずれが生じやすい．最近は CVC 挿入時の誤穿刺を避けるためにエコーガイド下での穿刺が推奨されている．

カテーテルは，栄養管理が目的であればシングルルーメンで十分であるが，多種の薬剤投与が必要な場合や，配合禁忌薬が含まれる場合，循環作動薬など厳格な投与速度の維持が必要な場合などはダブルルーメンやトリプルルーメンのカテーテルを選択する．

短腸症候群や在宅での経口（経腸）栄養摂取困難な症例では在宅静脈栄養療法（home parental nutrition：HPN）が選択される．自己管理を簡便にし，カテーテル感染のリスクを減らすために，体外式カテーテル（BROVIAC®，HICKMANN®）または皮下埋め込み型ポートを挿入する．

3 輸液メニュー

患者の安静度や疾患部位，障害の程度，治療内容により必要量が変化することに注意する．一般的に必要エネルギー量，蛋白

コツ

CVC 挿入時は事前に十分な末梢補液を行い脱水の是正をしておく．静脈圧が低いと血管虚脱により穿刺が困難となる．胸腔内圧が低いと穿刺中に空気が流入し空気塞栓を起こす可能性がある．処置中は常に患者に声掛けを行い，肩や首の緊張を和らげ，浅いゆっくりとした呼吸を心がけるよう伝える．

表1　総エネルギー，蛋白質，脂質，糖質，水分の投与量

総エネルギー	総エネルギー投与量(kcal/日)＝BEE×活動係数×ストレス係数		
	基礎エネルギー消費量(BEE)	活動係数	ストレス係数
	Harris-Benedictの式 ・男性：66.5＋(13.8×体重kg)＋(5.0×身長cm)－(6.8×年齢) ・女性：655.1＋(9.6×体重kg)＋(1.8×身長cm)－(4.7×年齢)	寝たきり　1.0～1.1 床上安静　1.2 床外活動　1.3～1.4 リハビリ　1.5～ 労働作業　1.5～1.7	慢性低栄養状態　0.6～0.9 手術：軽度侵襲　1.1 中等度侵襲　1.2～1.4 高度侵襲　1.5～1.8 外傷　1.2～1.6 癌　1.2～1.3 感染症　1.2～1.5 広範熱傷　1.2～2.0 発熱　＋1℃で＋0.1
蛋白質	エネルギー窒素比(総エネルギー投与量／窒素摂取量)＝100～200 窒素摂取量＝蛋白質投与量(g)／6.25		
	ストレスレベルと蛋白質投与量(g/kg)		
	正常(代謝亢進なし)　0.7～1.0 軽度(小手術，骨折など)　1.0～1.2 中等度(腹膜炎，多発外傷など)　1.2～1.5 高度(多臓器不全，広範熱傷など)　1.5～2.0		
脂質	脂質摂取量＝総エネルギー量の10～20% 重篤な呼吸障害や耐糖能障害では30～50% 非蛋白エネルギー量の最大50%までは投与可 脂肪乳剤の最大投与量：1.0 g/kg/日 脂肪乳剤の投与速度：0.1 g/体重kg/時以下 脂肪乳剤の最低限投与量：50 g/週(必須脂肪酸欠乏予防)		
糖質	糖質摂取量(kcal)＝(総エネルギー投与量)－(蛋白質投与量)－(脂肪投与量) グルコースの必要最低量：100 g/日または総エネルギーの30% グルコース投与速度：5 mg/kg/分以下(侵襲下では4 mg/kg/分以下)		
水分	水分投与量(mL/日)＝体重(kg)×30～40(mL)，または1.0(mL)×投与エネルギー量(kcal)		

エネルギー量：蛋白質4 kcal/g，脂質9 kcal/g，糖質4 kcal/g．

質・脂質・糖質の投与量，必要水分量は表1のように計算するが，個々の症例に応じて調整する．脂質の経静脈投与には脂肪乳剤を用いる．脂肪乳剤は必須脂肪酸欠乏による代謝障害，肝機能障害や脂肪肝を防止するためにも投与が必要である．電解質は血中濃度や尿中排泄量をモニタリングしながら投与量を調整する．特に多量の下痢状態では電解質(Na，K，Ca，Mg)が喪失しやすいため注意が必要である．ビタミンや微量元素の補充も忘れてはならない．ただし，わが国で販売されている微量元素製剤にはセレンが含まれていないため，長期の絶食・IVH患者ではセレン欠乏症(心筋障害など)に注意する．低栄養・飢餓状態の患者に対しては，リフィーディング症候群を予防するために，IVH導入時の投与カロリーは予定投与カロリーの半分量または10 kcal/体重kg/日以下から開始し，4～7日かけて予定量へと漸増する．

4 注意すべき合併症

- カテーテル挿入時合併症：動脈穿刺，皮下血腫，神経損傷，血管損傷，気胸，血栓塞栓，カテーテル位置異常など．
- カテーテル関連感染症：菌がカテーテルから直接血管に侵入するため，容易に菌血症に陥る．カテーテルに接着しバイオフィルムを形成すると抗菌薬も効きにくい．感染が疑われたら速やかにカテーテルを抜去し，カテーテル先端と血液の培養検査を行う．カテーテル感染時に特に注意すべきは，感染性心内膜炎，敗血症性肺塞栓，真菌性眼内炎などであり，カ

テーテル抜去後も発熱が持続する場合や血液培養で菌量が多い場合にはこれらの合併症を速やかに確認する．

- 血栓塞栓症：点滴の滴下不良の際に安易にルート内に圧をかけるとカテーテル内の血栓が飛んで肺塞栓などを起こす危険があるため，逆血が確認できなければ無理せずカテーテルを抜去する．また，カテーテル感染や静脈炎の後に静脈血栓を合併することがあり，エコーやCTで静脈血栓の有無を確認する．
- リフィーディング症候群：飢餓状態では体内の糖が枯渇しエネルギー利用が蛋白・脂質代謝へと移行する．また，各電解質やビタミンも枯渇している．このときに大量の糖が投与されると過剰なインスリン分泌を介してP，Mg，Kなどの電解質および糖が一気に細胞内に移行し血中濃度が低下することで不整脈や神経筋合併症，低血糖症を引き起こす．
- 長期IVH管理による合併症：腸管粘膜萎縮によるbacterial translocation，脂肪肝，セレン欠乏など．

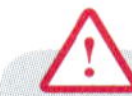
Pitfall

全身管理が楽であるという理由で安易にIVHを続けることは避ける．長期絶食による腸粘膜萎縮，bacterial translocationの予防や咀嚼機能低下の予防，CVC関連合併症の予防の観点からも，できる限り経口・経腸での栄養摂取へと移行するよう心がける．

DON'Ts

- □ 腸管からの栄養摂取が可能な状態を目指し，高カロリー輸液を漫然と継続しない．
- □ 発熱がみられた場合は常にカテーテル感染の可能性を考慮し，放置しない．

文献

- 八木雅夫：各栄養素の投与量の決定基準．東口髙志(編)：NST完全ガイド；経腸栄養・静脈栄養の基礎と実践．改訂版，照林社，2005：41-44.

慶應義塾大学医学部消化器内科　**河口貴昭**

☑ 短腸症候群と中心静脈栄養療法

Crohn病などで小腸大量切除や小腸高位の人工肛門造設により短腸症候群に陥った場合，容易に脱水や電解質喪失，低栄養をきたすことからIVH(HPN)は正に命綱となる．しかし，繰り返すカテーテル感染・静脈血栓による血管確保困難例，長期IVHによる脂肪肝炎・肝硬変例，繰り返す脱水による慢性腎不全例などではさらにIVH管理に難渋する．このようなIVH継続困難例は海外では小腸移植の適応となるが，わが国では対応が困難なのが現状である．

（慶應義塾大学医学部消化器内科　河口貴昭）

第5章

消化管疾患の診療

1 GERD・NERD・食道炎

DOs

- □ 食道炎の鑑別には病歴や服薬状況の詳細な聴取を心がけよう.
- □ 食道胃接合部から離れた食道炎をみたらGERD以外の疾患を考えよう.
- □ 単発する食道びらんをみたらまずは食道癌を疑おう.

1 概 念

刺激や感染などにより食道粘膜に傷害を起こしたものを食道炎という.最も頻度の高い胃食道逆流症(gastroesophageal reflux disease：GERD)は胃食道逆流を原因とするが,それ以外に,全身性疾患や感染症,薬物によるものなど,その原因は様々であり鑑別が重要である.

2 病因・分類

a 逆流によるもの

1) 胃食道逆流症(GERD)

胃食道逆流症(GERD)は,胃酸を中心とした胃内容物が食道内に逆流して食道粘膜に炎症を起こし,胸やけや呑酸,胸痛などの不快な症状を呈する疾患である.GERDのうち内視鏡検査により食道粘膜にびらんや潰瘍を認める逆流性食道炎は約30%で,内視鏡所見を認めない非びらん性胃食道逆流症(non-erosive reflux disease：NERD)が約70%である.亀背,食道裂孔ヘルニア,強皮症,カルシウム拮抗薬や亜硝酸薬などによる下部食道括約筋(LES)圧低下と,過食による胃壁伸展や高脂肪食摂取などで誘発される一過性LES弛緩(TLESR)の増加により,胃内容の食道内逆流が増加することが原因となる.また,高脂肪・高蛋白食や *Helicobacter pylori* 除菌による胃酸分泌過多や食道運動障害による食道クリアランス不全も原因となる.これらの理由からわが国においても欧米並みにGERD患者数は増加傾向にある.

2) 胃切除後の逆流性食道炎

胃切除後の逆流性食道炎は胃切除による噴門または幽門機能の喪失から,胆汁・膵液などの十二指腸内容が食道に逆流することにより生ずる.逆流液が胃酸を主とするものと,アルカリである十二指腸液を主とするもの,両者の混合型が存在する.

b 感染によるもの

おもに免疫不全患者の日和見感染にみられる食道病変であるが,健常者にも発症しうる.カンジダ,単純ヘルペスウイルス(HSV),サイトメガロウイルス(CMV),結核などがある.

1) カンジダ食道炎

軽症例では白色の点状小隆起の散在,重症例ではびまん性の黄白色隆起の強固な付着を認める.白色付着物を鉗子などで回収し,鏡検や培養を行うことで確定する.HSVやCMVとの合併感染に注意をする必要がある.

2) HSV

中～下部食道に小水疱を形成し,それが破裂して類円形の小潰瘍や浅い地図状潰瘍となる.HSVは扁平上皮内にとどまるため,潰瘍辺縁からの生検が望ましい.組織学的に上皮細胞の風船用腫大,核内封入体を認める.

3) CMV

中～下部食道に白苔付着や発赤の少ない小潰瘍や打ち抜き様潰瘍が多発する.CMVは扁平上皮よりも血管内皮細胞,線維芽細胞に感染するため，潰瘍底や肉芽組織からの生検が望ましい．組織学的に核内封入体(フクロウの目所見)を認め，CMV抗体を用いた免疫染色では感染細胞が濃染する．

4）結　核

気管周囲や縦隔リンパ節から食道に穿破する続発性と粘膜に直接感染する原発性がある．縦隔リンパ節結核に続発することが多いため，胸部中部食道に好発する．組織学的にリンパ球浸潤を伴う乾酪性類上皮肉芽腫を認める．

c　薬剤によるもの

薬剤服用後短時間で突然発症する嚥下時の胸痛が典型的な自覚症状である．薬剤が食道に付着停滞することにより発生するため，中部食道に好発する．抗菌薬，非ステロイド性抗炎症薬(NSAIDs)，カリウム製剤などが報告されており，最近ではビスホスホネート製剤やダビガトランによる食道炎が注目されている．

d　腐食性物質によるもの

強酸・強アルカリ・農薬などの自殺企図による服用や幼児の誤飲による．おもに液体のため，病変は咽喉頭，食道，胃へと多発性・連続性に認められる．酸は表面に凝固壊死を起こすため深部への浸透は少ないが，アルカリは蛋白質の融解壊死を起こすため，傷害が深部へ及びやすく食道穿孔の危険がある．治癒過程で瘢痕性狭窄をきたしやすく，長期経過で癌が発生することもある．

e　アレルギーによるもの

好酸球性食道炎は好酸球が食道の扁平上皮粘膜層中に多数浸潤し，慢性炎症と消化管機能障害を生じる．病因は不明だが，食物抗原の刺激による消化管粘膜のアレルギー反応が考えられている．嚥下障害，胸のつかえ，胸痛，胸やけ，呑酸などをきたすため，NERDとの鑑別疾患として注目されている．内視鏡では食道内に白斑，縦走溝，気管様狭窄を認める．診断は生検で好酸球浸潤(> 15 ～ 20個/HPF)を認めることによる．

f　全身性疾患に伴うもの

Crohn病，Behçet病，強皮症，天疱瘡，移植片対宿主病(graft versus host disease：GVHD)などがある．

1）自己免疫疾患関連

天疱瘡，類天疱瘡は皮疹同様の水疱が食道全体に多発し，直ちに破れて浅い潰瘍を形成，あるいは血豆様病変をきたす．強皮症は食道運動障害のため，嚥下障害や食道炎を起こす．

2）Crohn病

全消化管を侵し，食道にも他の消化管と同様にアフタ，小びらんが多発し，高度になると縦走傾向を示す．組織学的にはリンパ球を主体とする慢性炎症性細胞浸潤と非乾酪性上皮肉芽腫を認める．

3）Behçet病

腸病変と同様なびらんや，アフタ，打ち抜き潰瘍がみられる．組織学的に慢性活動性の非特異的炎症所見を示す．特異所見を認めないため，診断には臨床症状や他臓器所見を参考とする．

4）GVHD

GVHDに伴う消化管病変として食道に浮腫と多発発赤，びらん，潰瘍形成が認められる．組織学的には上皮細胞のアポトーシスが観察される．

3　症　状

胸やけ，呑酸，胸痛はGERDの定型的な症状であり，特に胸やけは最も典型的で頻度が高い症状である．非定型的な症状として呼吸器症状(咳嗽，喘息用発作)，咽喉頭症状(喉頭違和感，耳痛，つかえ感，嗄声)，歯牙酸蝕(上顎内側)がある．

その他の食道炎もGERDと同様の症状以外に，つかえ感，嚥下痛，嚥下障害を伴うことがある．

4 診断・検査

a 問　診

原因を推定するために問診は重要である．患者の基礎疾患，飲酒，服薬状況，食事内容のほか，発症様式などを詳細に聴取する．

b 検　査

適応と判断されたら速やかに上部消化管内視鏡検査を施行する．食道胃接合部の粘膜傷害の有無による逆流性食道炎とNERDの鑑別（図1）のほか，びらんや潰瘍の形態，数，分布，性状，発赤や浮腫の程度などを詳細に観察することにより原因をある程度推定することが可能である．また，食道裂孔ヘルニアやアカラシアの有無も観察する．さらに適切な部位から生検を行い，炎症細胞や好酸球の浸潤，核内封入体，菌糸などの有無を検索する．

内視鏡所見を認めない場合や非定型症状を呈する場合については，24時間食道内pHモニタリング検査や食道内圧検査が有用である．また，NERD患者の病態解析には多チャンネルインピーダンス検査が推奨されるが，現在のところ保険適用はなく，施行可能な施設も限られている．

5 治　療

a 胃食道逆流症（GERD）

GERDに対する治療目標は症状の消失とQOLの改善である．また，逆流性食道炎では粘膜傷害を治癒させ，出血，狭窄の形成，Barrett食道およびBarrett腺癌の発生を防ぐことが重要である．

1） 生活指導

禁煙，肥満の是正，就寝時の上半身挙上（Fowler体位），就寝前の食事・アルコール・高脂肪食・過食・原因薬剤の回避などを指導する．

2） 薬物療法

①逆流性食道炎

逆流性食道炎は酸分泌抑制薬であるプロトンポンプ阻害薬（PPI）が第一選択薬である．必要に応じてH_2受容体拮抗薬（H_2RA）を用いる．新規治療薬として，カリウムイオン競合型アシッドブロッカーのボノプラザン（タケキャブ®）が発売され，重症型逆流性食道炎に対する高い治癒効果が示された．また，酸分泌抑制薬の補助的薬剤として制酸薬，粘膜保護薬，消化管運動促進薬，漢方薬も用いられる．なお，常用量のPPI投与で効果不十分な場合はラベプラゾール（パリエット®）の1日2回投与が可能である．

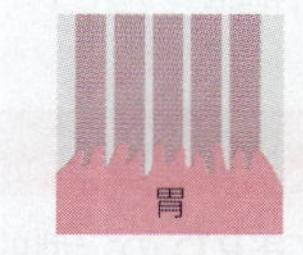

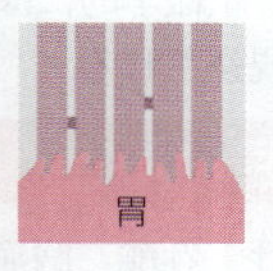

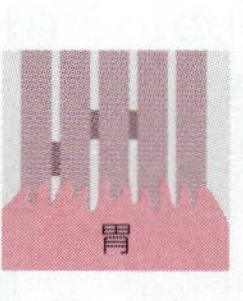

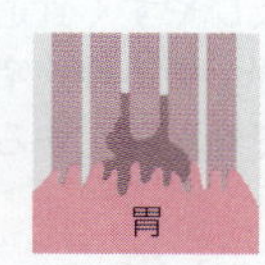

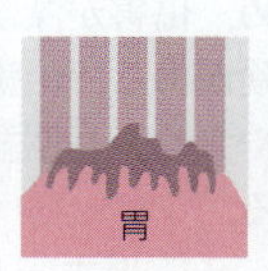

図1 改訂Los Angeles分類
粘膜傷害とは，より正常に見える周囲粘膜と明確に区分される，白苔ないし発赤を有する領域である．

②胃切除後の逆流性食道炎

胃切除後の逆流性食道炎は酸分泌抑制薬のみでは効果が不十分なことが多く，カモスタットメシル酸塩（フオイパン®）の追加投与を行う．

③ NERD

NERDは逆流性食道炎の半量のPPIが保険適用である．しかし，PPI抵抗性のNERD患者が多く存在するため，粘膜保護薬，消化管運動促進薬，漢方薬に加えて，抗うつ薬・抗不安薬なども用いられる．

3)　内視鏡治療

内視鏡的食道噴門部縫縮術（endoluminal gastroplication：ELGP）による胃食道逆流の防止術が行われる．しかし，現在キットの製造中止で施行することができない状況である．

4)　外科的治療

噴門部形成による逆流防止手術（Nissen法，Toupet法）が行われ，近年は腹腔鏡下手術が主流である．

b　感染性食道炎

カンジダ食道炎に対してはミコナゾールやアムホテリシンBを，HSV食道炎はアシクロビルやバラシクロビルを，CMV食道炎はガンシクロビルやホスカルネットを投与する．結核は標準的なイソニアジド，リファンピシン，エタンブトール，ピラジナミドの4剤療法を行う．

c　腐食性食道炎

腐食性食道炎はPPIや食道粘膜保護薬（アルロイドG®）などを投与する．炎症が強い場合はステロイドの投与が必要となる場合がある．また，治癒過程で強い狭窄が生じた場合はバルーン拡張術を考慮する．

d　好酸球性食道炎

好酸球性食道炎はまずはPPI投与を行う．PPI投与にて改善が得られない場合は吸入用フルチカゾン（フルタイド®）の嚥下を行う．難治例には経口ステロイドの投与が必要となる．アレルゲンとなる食品が同定できれば，その食品を避けることで改善するが，食物抗原を同定することは困難な場合が多い．

e　全身性疾患

全身性疾患に伴うものは，原疾患に対する治療が奏効する場合が多いため，そちらを優先しつつ，症状改善のためPPIや粘膜保護薬を併用する．

6　患者・家族への説明

食道炎自体は予後良好な疾患であり，適切な治療により軽快する．しかし，GERDは再発しやすいため，継続した内服治療が必要となることが多い．

7　他科への紹介

GERD症状が胃食道逆流と無関係で，PPIの効果がなく，明らかな器質的異常を認めない場合は，“機能性胸やけ”が疑われ，心療内科や精神科に紹介することも考慮する必要がある．

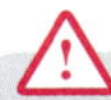
Pitfall

NERDに対するPPIの有効率は50%程度であり，胃食道逆流以外に食道過敏や心理的要因など複雑な病態が考えられている．

DON'Ts

- □ 症状の改善がないのに漫然とプロトンポンプ阻害薬（PPI）を投与してはいけない．
- □ NERDはGERDの軽症型とは考えはいけない．

愛知医科大学消化管内科　春日井邦夫

2 Barrett 食道と潰瘍

DOs

- □ Barrett 食道は発癌リスクを有する．発癌リスクが高い Barrett 食道か，低い Barrett 食道かを判定しよう．
- □ 逆流症状の軽減，発癌予防，Barrett 潰瘍の発症予防を目指した長期治療と経過観察を行おう．

1 概念・疫学

Barrett 食道とは食道下部が胃から連続性に伸びる円柱上皮によって置き換えられた状態を示す．円柱上皮に置き換えられた食道の長さが全周性に 3 cm を越えるものを long segment Barrett esophagus（LSBE）とよび，内視鏡検査受検例の 0.4% 程度に発見される．より短いものは short segment Barrett esophagus（SSBE）とよび，その有病率は LSBE より高い．Barrett 食道の臨床的重要性は発癌リスクと食道潰瘍発症リスクを有することである．LSBE 例からは年間 0.4% 程度の頻度で Barrett 腺癌が発症する．Barrett 潰瘍の発症リスクは腺癌発症リスクより低い．

2 症状と身体所見

下部食道括約筋などの逆流防止機構が障害されると胃酸や胆汁の慢性的な食道内への逆流が起こる．胃酸や胆汁が下部食道の扁平上皮細胞を傷害するとともに扁平上皮の円柱上皮化性を誘導し Barrett 食道が形成されると考えられている．Barrett 食道を有する例は胃酸や胆汁の食道内逆流を長時間認め，これに伴って胸やけ，呑酸，胸痛などの逆流症状を訴えることがある．ただ，Barrett 食道を有する例の半数以上は無症状で，たまたま受検した内視鏡検査で発見されることが多い．Barrett 食道の円柱上皮化生部位に潰瘍が発症したものを Barrett 潰瘍とよび Barrett 潰瘍が発症すると胸痛などの症状が出現しやすい．

Barrett 食道は高齢の男性で，肥満や円背を有する例に多い．さらに口腔内の観察を行うと胃酸の口腔内逆流に伴って歯の酸蝕像をみることがある．

3 検　査

a 内視鏡検査と生検

診断のためには内視鏡検査が必須である．内視鏡検査では食道下部に胃から連続したサーモンピンク色の円柱上皮を認め食道の扁平上皮粘膜と明確な境界を形成している（図 1）．円柱上皮は近接観察すると円柱上皮に特有な粘膜構造であるピットパターンとよばれる構造を有していることがわかる．食道内の円柱上皮の長さが長いと発癌リスクが高く，また表面に凹凸などの irregularity があっても発癌リスクは高い．さらに，円柱上皮に腸上皮化生や異型上皮を認めても発癌リスクが高いため，円柱上皮部の多

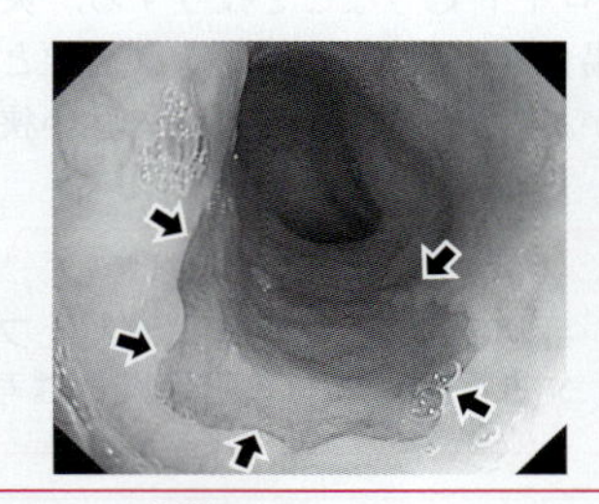

図 1　Barrett 食道
（口絵 No.53 p.xviii 参照）

コツ

Barrett 食道は発癌リスクを有するため内視鏡観察時は慎重な観察が必要である．Barrett 癌は Barrett 食道の右前壁に発症しやすい．また，Barrett 食道の口側端にも発症しやすいため，これらの部位の観察は慎重に行う必要がある．

点での生検診断が必要である．

b　食道内逆流モニタリング検査 ……

多チャンネル・インピーダンス・pH モニタリング検査を行えば，食道内への酸，非酸の逆流状態を把握することができ，症状と逆流の一致性も評価できる．ただ，必須の検査ではない．

4 診断と鑑別診断

胸やけや呑酸症状を訴えて内視鏡検査を受け Barrett 食道と診断される場合と検診目的で内視鏡検査を受け診断される場合とがある．Barrett 食道の臨床的問題点は発癌リスクと潰瘍発症リスクを有することであるため，まずこれらの合併がないか詳細な内視鏡観察が必要となる．診断時にこれらの合併がない場合には発癌リスクの判定を行う．高齢者，男性，喫煙，長期持続している胸やけ症状，Barrett 食道の長さが長い，Barrett 食道に腸上皮化生や異型上皮がある，ことなどが発癌リスクを高くすると報告されている．

Barrett 食道と鑑別が必要な疾患は，逆流性食道炎，食道裂孔ヘルニア，食道癌，噴門部癌，などである．

5 治　療

胸やけ，呑酸症状があり QOL が低下している場合には胃酸分泌抑制薬を投薬すると自覚症状が軽快することが多い．ただし，Barrett 食道に対して保険適応を有する薬剤はない．一般的には逆流性食道炎の治療，維持療法に準じて，プロトンポンプ阻害薬を用いた治療を行うことが多い．

処方例
エソメプラゾール（ネキシウム®）20 mg カプセル：1 回 20 mg　朝前

自覚症状がない場合には治療は必要としないが，プロトンポンプ阻害薬，アスピリン，非ステロイド性抗炎症薬（NSAIDs），スタチンの投薬が発癌リスクを低下させる可能性があるのではないかと検討が行われている．

6 合併症

Barrett 腺癌と Barrett 潰瘍の発症が起こりうる．

7 予　後

Barrett 食道を有する例に出現する症状はプロトンポンプ阻害薬の投薬で多くの場合は消失する．Barrett 潰瘍も同様にプロトンポンプ阻害薬の投薬で治療と再発抑制が可能である．Barrett 腺癌は粘膜内癌の状態で発見されれば内視鏡切除が可能なことが多く，早期発見を目指した高リスク群に対する定期的な内視鏡検査が必要であろうと考

☑ Barrett 食道の臨床的意味

Barrett 食道の臨床的な重要性は，発癌リスクを有することにある．Barrett 食道から発症する Barrett 腺癌は，欧米の白人では食道癌全体の半数以上を占めており食道扁平上皮癌より多い．日本では全食道癌のなかで Barrett 腺癌が占める割合は 3% 程度で高くはないが，1990 年代と比較すると確実に増加している．Barrett 食道は *Helicobacter pylori* 感染陰性者に多いため，今後 Barrett 食道，Barrett 腺癌の増加が確実視されている．

（島根大学第二内科　木下芳一，石村典久）

えられている.

8 患者・家族への説明

Barrett 食道は症状があれば薬物の内服でコントロール可能であること，発癌リスクを有するが，そのリスクは長さが 3 cm 以上と長く腸上皮化生を有する Barrett 食道でも年間最大 0.4% 程度と高くはないこと，リスクが高い例では定期的な内視鏡検査が必要であることを説明する.

9 他科への紹介

Barrett 腺癌を有する例では消化器外科と一緒に治療方針について検討をする必要がある.

DON'Ts

- □ 長さが 1 cm 以下の短い Barrett 食道に対する内視鏡医間の診断一致率は低く，かつ発癌リスクが低いために，患者説明時に過度に発癌リスクを強調してはいけない.
- □ 症状のない長さ 1 cm 以下の Barrett 食道を有する例に漫然と胃酸分泌抑制薬を長期投薬してはいけない.

文献

1） Spechler S, et al.：N Engl J Med 2014；371：836-845.

島根大学第二内科　木下芳一，石村典久

鎮静処置の反省エピソード

内視鏡処置中は，術者と介助者で会話のやりとりが必要なこともある．筆者は，内視鏡治療の際に患者さんが鎮静下であるという意識もあり，介助者とともに会話しながら治療を行い，処置後に患者さんから「楽しそうに治療されていましたね」と指摘された苦い経験がある．以後，当然のことではあるが，鎮静の有無にかかわらず処置以外の話に花を咲かせることのないよう，初心を忘れず内視鏡診療に臨むことを心がけている.

（東京大学医学部附属病院消化器内科　片岡陽佑）

3 食道裂孔ヘルニア

DOs

- □ 胃食道逆流症，Barrett 食道との関係があり，重要な疾患である．
- □ 内視鏡検査の際に，胃食道逆流症，Barrett 食道ともに必ず記録することが重要である．
- □ 今後 *Helicobacter pylori* の感染者の減少とともに増加することが予想される．

1 概　念

横隔膜の食道裂孔を通して，胸腔内に胃の一部が常時あるいは横臥位に入り込む状態をいう．基本的には，1 型(滑脱型：食道・胃接合部が横隔膜から逸脱したもの，約 90%)と 2 型(傍食道型：食道・胃接合部はそのままの位置であり，胃のみが食道裂孔を通り，胸腔内に突出している，約 5%)に分けられる．1 型と 2 型が合わさった混合型(数 %)もある(図 1)．

内視鏡検査を受けた約 50% と高頻度に認められ[1]，男性が女性より有意に高い．

2 特　徴

滑脱型ヘルニアでは，胃内容の食道へ防止機構が破綻し，逆流性食道炎の原因となる．

3 症　状

症状は少ない．げっぷ，つかえ感，胸骨後部痛など．

4 診断・検査

診断は，X 線造影検査で臥位にてバリウムの食道内逆流，食道・胃接合部が横隔膜

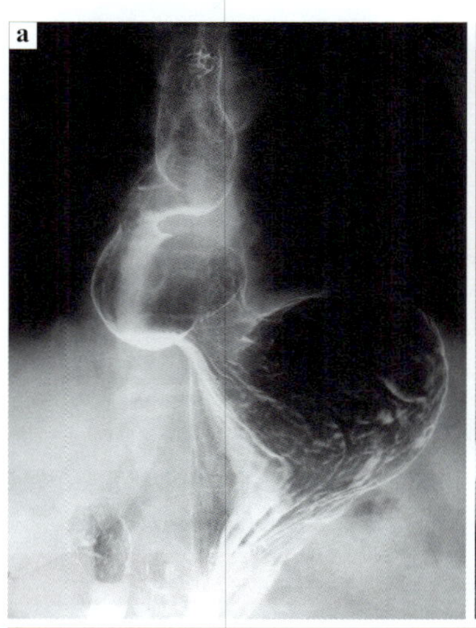

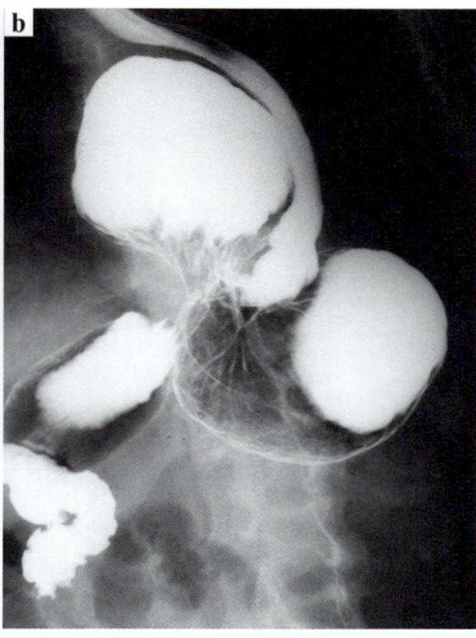

図 1　食道裂孔ヘルニアの X 線像
a：1 型(滑脱型)．**b**：2 型(傍食道型)．

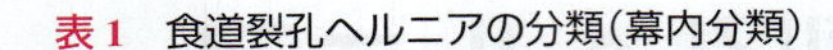

表1　食道裂孔ヘルニアの分類（幕内分類）

分類	内視鏡像
Grade A： 明らかな食道裂孔ヘルニア （3 cm 以上の胃粘膜に被われた嚢状の部分が認められる場合）	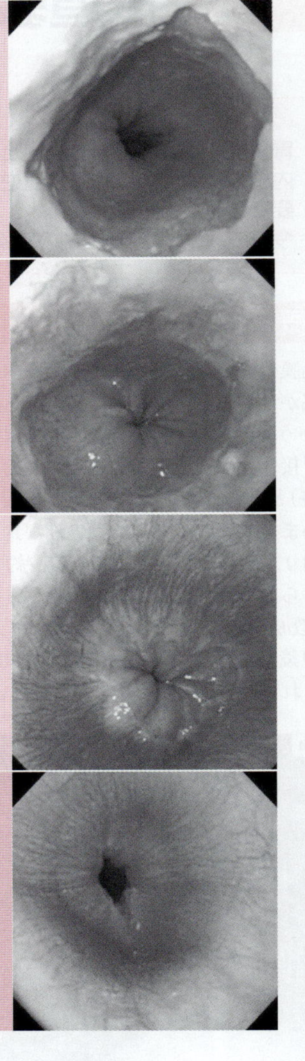
Grade B： 軽度ヘルニア （全周性に胃粘膜を認めるも 3 cm 以下の場合）	
Grade C： 軽度ヘルニア （胃粘膜を一部に認める場合）	
Grade O： 正常 （食道裂孔により内腔が狭小となっている部位より上方に胃粘膜が認められない場合）	

（口絵 No.39 p.xiv 参照）

上にあることを確認する．内視鏡検査で食道裂孔ヘルニアを診断する場合が多いが，その分類には幕内[2]の分類が有用である（表1）．Hill ら[3]が提唱している内視鏡反転観察時の flap valve の評価も有用である．また，内視鏡検査よりも，X 線検査のほうが，食道裂孔ヘルニアの状態を把握しやすい症例もしばしば認められる．

5 治　療

滑脱型ヘルニアでは，無症状では治療の必要なく，胃食道逆流症（gastroesophageal

	H.pylori 陰性	*H.pylori* 陽性
age 20 ～ 29	11.9%(7 / 59)	9.1%(1 / 11)
age 30 ～ 39	26.9%(29 / 108)*	7.1%(3 / 42)
age 40 ～ 49	26.5%(25 / 94)	14.2%(7 / 49)
age 50 ～ 59	41.1%(7 / 17)*	7.1%(3 / 38)
total	24.6%(68 / 278)*	10.0%(14 / 140)

*：$p < 0.05$（対 *H.pylori* 陽性）

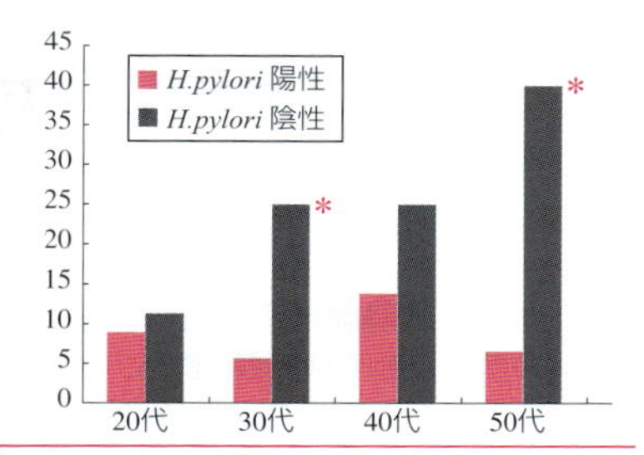

図 2　*Helicobacter pylori* 感染および年齢別の食道裂孔ヘルニアの割合

Pitfall

一般的に，食道裂孔ヘルニアは年齢の高い者に多いと考えがちであるが，近年 *Helicobacter Pylori* 陰性の患者で，若年・壮年者の食道裂孔ヘルニアが増加していることを頭に入れてほしい[4]（図 2）.

reflux disease：GERD）の治療に準じる．ただし，薬物療法，特にプロトンポンプ阻害薬（PPI）に対しても抵抗する場合，外科的手術となることもある．ただし，新しい酸分泌抑制薬である P-CAB の使用も有用と思われる．

傍食道型ヘルニアでは，次第に増強し合併症も伴いやすいので，基本的には外科的手術をする．

6 合併症

滑脱型ヘルニアは 20 ～ 30% に食道炎，傍食道型ヘルニアはヘルニア囊圧迫による通過障害を合併することがある．

DON'Ts

☐ 近年 *Helicobacter Pylori* 陰性の患者で，若年・壮年者の食道裂孔ヘルニアが増加していることを忘れない．

文献

1）幕内博康：滑脱型食道裂孔ヘルニアの臨床的研究 診断基準と程度分類を中心に．日本消化器病學會雜誌 1982；79：1557-1567.
2）河野辰幸，他：日本人の Barrett 粘膜の頻度．日本消化器内視鏡学会雑誌 2005：47：951-961.
3）Hill LD, et al.：J Clin Gastroenterol 1999；28：194-197.
4）Kawai T, et al.：J Gastroenterol Hepatol 2010；25：S80-85.

東京医科大学病院内視鏡センター　河合　隆

4 食道・胃静脈瘤

DOs

- □ 食道・胃静脈瘤の存在は門脈圧亢進症を示唆し，基礎疾患として肝硬変などの慢性肝疾患を想起する．
- □ 慢性膵炎，膵癌など脾静脈が閉塞した病態にも発生する(左側門脈圧亢進症)．
- □ 肝病態のマネジメントとともに，定期的(年 1 〜 2 回)な内視鏡検査を行う．
- □ 食道・胃静脈瘤に対する治療として内視鏡治療，放射線科(カテーテル)治療，外科手術，薬物療法がある．

1 概念・疫学

食道・胃静脈瘤とは食道あるいは胃噴門部周囲の粘膜下層の静脈が拡張蛇行し，瘤状に隆起した連続血管走行として肉眼的に認められるものである．おもに門脈圧亢進症により代償的に自然に形成された門脈系から大循環系への側副血行路である．門脈圧亢進症の原因は，①門脈血栓や門脈閉塞などの肝前性，②肝硬変などの肝内性，③Budd-Chiari 症候群などの肝後性に大別される．わが国ではウイルス性肝炎に基づく肝硬変が最も多く，次いでアルコール性肝障害，原発性胆汁性肝硬変，特発性門脈圧亢進症，Wilson 病などがある．

2 症状(身体所見・病態生理)

一般に無症状である．静脈瘤出血により吐下血，貧血を認める以外は基礎疾患(おもに慢性肝疾患)による症状のみである．肝硬変では黄疸，腹水，浮腫，出血傾向，肝性脳症，脾腫，くも状血管腫，手掌紅斑，女性化乳房などを認める．

門脈圧が亢進(上昇)すると左胃静脈(left gastric vein：LGV)，後胃静脈(posterior gastric vein：PGV)，短胃静脈(short gastric vein：SGV)を介する門脈への流入が障害され，胃上部の血流は亢進状態となり，うっ血，怒張する．次第に食道胃接合部に存在するスダレ状静脈が拡張，逆流し，食道の粘膜固有層や粘膜下層にある静脈も拡張，蛇行をきたし，食道静脈瘤を形成する．下横隔静脈が拡張し，左腎静脈へ流出する脾腎シャントが発達すると途中に胃静脈瘤を形成する．

肝硬変における門脈圧亢進症は肝硬化に伴う肝抵抗の上昇と動脈拡張に起因する門脈流入血流量増多の両者によって生じる．門脈圧の正常値は 100 〜 150 mmH_2O(単位変換：1 mmH_2O = 0.074 mmHg，1 mmHg = 13.6 mmH_2O)である．200 mmH_2O 以上に上昇してくると側副血行路が発達してくる．門脈圧を直接測定することは侵襲を伴うため，肝静脈カテーテル法による閉塞肝静脈圧(wedged hepatic venous pressure：WHVP)や肝静脈圧較差(閉塞肝静脈圧－自由肝静脈圧：正常 6 mmHg 未満)(hepatic venous pressure gradient：HVPG)が概ね門脈圧として代用される．HVPG が 10 mmHg を超えると静脈瘤が発生し，12 mmHg を超えると静脈瘤出血の危険が生じるとされる．

3 検査・診断(鑑別診断)

上部消化管内視鏡検査で食道および胃噴門部から穹窿部に連珠状もしくは結節状に拡張した粘膜下静脈の存在を確認できれば診断できる(図 1，図 2)．鑑別診断として

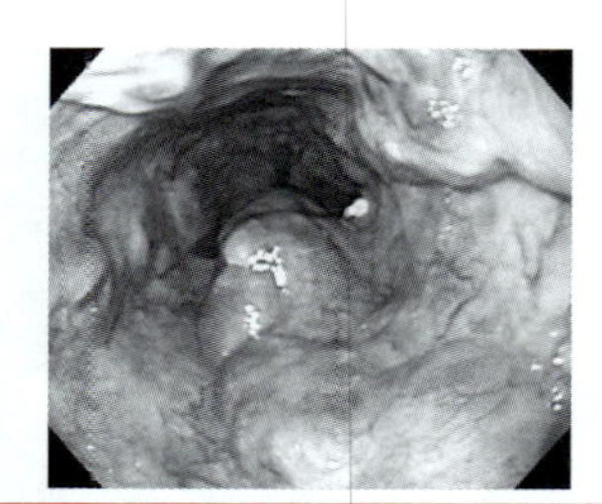

図 1　食道静脈瘤の上部消化管内視鏡像
下部食道に緊満した連珠状の静脈瘤を認める（F3RC2）.
（口絵 No.41 p.xv 参照）

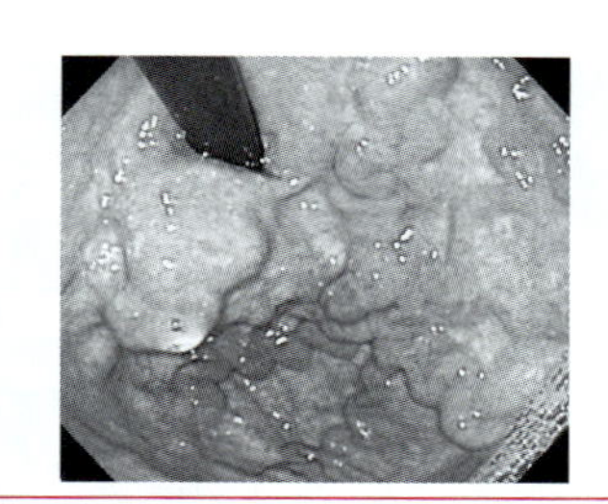

図 2　胃静脈瘤（Lg-f）の上部消化管内視鏡像
胃噴門部後壁から穹窿部に結節状および連珠状に拡張した静脈瘤を認める.
（口絵 No.42 p.xv 参照）

表 1　食道・胃静脈瘤内視鏡所見記載基準

<table>
<tr><th></th><th>食道静脈瘤（EV）</th><th>胃静脈瘤（GV）</th></tr>
<tr><td>占拠部位
location（L）</td><td>Ls：上部食道にまで認められる
Lm：中部食道にまで及ぶ
Li：下部食道のみに限局</td><td>Lg-c：噴門部に限局
Lg-cf：噴門部から穹窿部に連なる
Lg-f：穹窿部に限局
（注）胃体部にみられるものは Lg-b，幽門部にみられるものは Lg-a と記載する</td></tr>
<tr><td>形態
form（F）</td><td>F0：治療後に静脈瘤が認められないもの
F1：直線的な比較的細い静脈瘤
F2：連珠状の中等度の静脈瘤
F3：結節状または腫瘤状の静脈瘤</td><td>食道静脈瘤の記載法に準ずる</td></tr>
<tr><td rowspan="2">色調
color（C）</td><td>Cw：白色静脈瘤
Cb：青色静脈瘤</td><td>食道静脈瘤の記載法に準ずる</td></tr>
<tr><td colspan="2">（注）(i) 紫色・赤紫色に見える場合は Violet（V）を付記して Cbv と記載してもよい
(ii) 血栓化された静脈瘤は Cw-th，Cb-th と付記する</td></tr>
<tr><td rowspan="3">発赤所見
red color（RC）
sign</td><td colspan="2">RC にはミミズ腫れ red wale marking（RWM），チェリーレッドスポット（cherry red spot：CRS），血マメ（hematocystic spot：HCS）の 3 つがある</td></tr>
<tr><td>RC0：発赤所見をまったく認めない
RC1：限局性に少数認めるもの
RC2：RC1 と RC3 の間
RC3：全周性に多数認めるもの</td><td>RC0：発赤所見をまったく認めない
RC1：RWM，CRS，HCS のいずれかを認める</td></tr>
<tr><td colspan="2">（注）(i) telangiectasia がある場合は Te を付記する
(ii) RC の内容 RWM，CRS，HCS は RC の後に付記する
(iii) F0 でも RC が認められるものは RC1-3 で表現する</td></tr>
<tr><td>出血所見
bleeding sign</td><td>出血中所見：
湧出性出血 gushing bleeding
噴出性出血 spurting bleeding
滲出性出血（にじみ出る）oozing bleeding
止血後間もない時期の所見：
赤色栓 red plug，白色栓 white plug</td><td>食道静脈瘤の記載法に準ずる</td></tr>
<tr><td>粘膜所見
mucosal finding</td><td>びらん erosion（E）：認めれば E を付記する
潰瘍 ulcer（Ul）：認めれば U を付記する
瘢痕 scar（S）：認めれば S を付記する</td><td>食道静脈瘤の記載法に準ずる</td></tr>
</table>

〔日本門脈圧亢進症学会（編）：門脈圧亢進症取扱い規約，第 3 版．金原出版，2013：37-62.〕

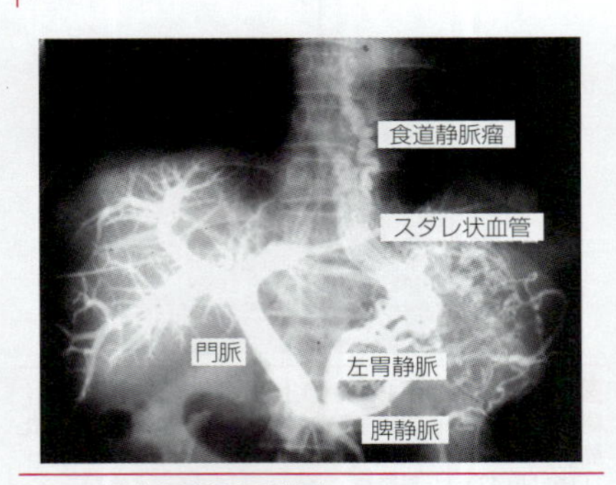

図 3　経皮経肝門脈造影
門脈，左胃静脈，食道静脈瘤が順行性に造影されている．

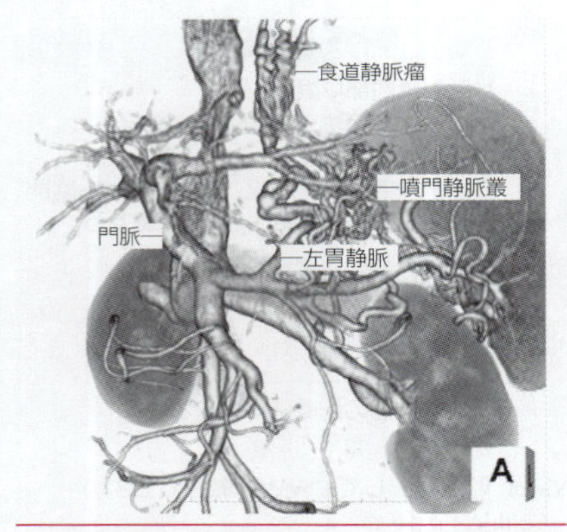

図 4　3D-CT angiography（volume rendering 法）
門脈，食道静脈瘤とその供血路が描出されている．
（口絵 No.43 p.xv 参照）

は孤立性血管腫や海綿状血管腫があげられる．他の粘膜下腫瘍とは色調が青色であり，軟らかいことから容易に鑑別できる．日本門脈圧亢進症学会による食道・胃静脈瘤内視鏡所見記載基準が用いられ，占拠部位，形態，基本色調，発赤所見，出血所見，粘膜所見が規定されている（表 1）[1, 2]．

血管造影，特に門脈系の造影で供血路，静脈瘤，側副血行路を確認できれば，確定診断となる．門脈系の造影（経皮経肝門脈造影〈percutaneous transhepatic portography：PTP〉，経動脈的門脈造影〈arteriographic portography〉）によって，静脈瘤の存在診断

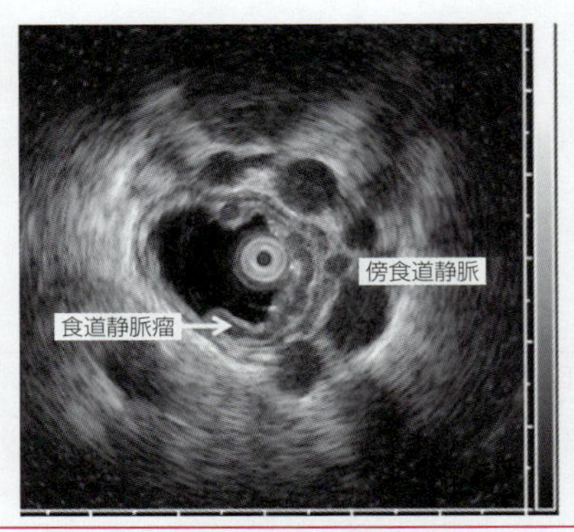

図 5　食道静脈瘤の超音波内視鏡（EUS）像
下部食道の静脈瘤と壁外に大小の傍食道静脈が描出されている．

 **Pitfall**

左側門脈圧亢進症－胃穹窿部から体部大弯側に少し変わった静脈瘤をみたら，脾静脈閉塞の病態を想起する．慢性膵炎や膵癌，要注意！

と供血路，排血路，側副血行路の成り立ちが把握できる（図 3）．ただし，PTP などの直接造影は侵襲的であるため，近年，血行動態診断には 3D-CT angiography や超音波内視鏡検査（endoscopic ultrasonography：EUS）が有用なモダリティとなっている（図 4，図 5）．

4　治　療

出血所見を認める静脈瘤すなわち活動性出血およびフィブリン栓を認める症例，出血既往のある静脈瘤は速やかな止血処置が必要である．非出血例でも静脈瘤形態 F2 以上もしくは red color sign（RC sign）2 以上は出血のリスクがあり，予防的治療の適応とされる．食道静脈瘤に対する予防的治療の効果と安全性はほぼ確立しているが，年齢，肝予備能，肝癌の病状を勘案し，慎重に実施すべきである．なお，胃静脈瘤（孤立性胃静脈瘤 Lg-f）では，静脈瘤上に RC sign やびらん，潰瘍を認めるもの，F2～3の緊満したもの，6か月以内に急速に増大したもの，が予防的治療の適応とされる．

a　内視鏡治療

食道静脈瘤に対しては内視鏡的硬化療法（endoscopic injection sclerotherapy：EIS）と内視鏡的静脈瘤結紮術（endoscopic variceal ligation：EVL）がある．アルゴンプラズマ凝固法やレーザー法による粘膜線維化治療も行われる．胃静脈瘤に対してはcyanoacrylate系薬剤を用いた塞栓療法がある（p.211参照）．

b　放射線科（カテーテル）治療（interventional radiology：IVR）

胃静脈瘤に対してはシャントの排血路からアプローチし，硬化剤で静脈瘤を血栓化，閉塞させるバルーン閉塞下逆行性経静脈的塞栓術（balloon-occluded retrograde transvenous obliteration：B-RTO）がある．脾機能亢進の改善と門脈血流の減少を目的として部分的脾動脈塞栓術（partial splenic artery embolization：PSE）がある．

c　外科手術

シャント手術と直達手術がある．直達手術として，食道離断術や経腹的に脾摘と下部食道，胃上部の血行遮断を行うHassab手術などがある．

d　薬物療法

門脈圧降下作用を意図して，心臓非選択性β受容体遮断薬，硝酸薬，アンジオテンシンII阻害薬などが用いられる．食道粘膜保護の目的で，酸分泌抑制薬（プロトンポンプ阻害薬，H_2受容体拮抗薬）を用いる．また，出血例に対する緊急止血を目的として，門脈圧を低下させる抗利尿ホルモンのバゾプレシン，ソマトスタチンアナログのオクトレオタイドを用いる．

e　その他の治療法

活動性出血例に対し緊急的に用いる手技で，食道バルーンタンポナーデ（Sengstaken-Blakemcre tube：SB tube）法がある．

5 合併症

食道・胃静脈瘤は無症状であり，静脈瘤出血によりはじめて吐下血，貧血などの症状を呈する．かつては肝不全，肝癌と並び，肝硬変，慢性肝疾患の3大死因であったが，内視鏡治療の進歩により，肝硬変末期や進行肝癌の症例を除き，食道・胃静脈瘤出血で死亡する症例は少数である．その他，基礎疾患に起因する門脈圧亢進症のため，腹水や脾機能亢進による症状を認める．

6 予　後

食道・胃静脈瘤の直接的な予後 / 重症度は“出血の可能性と出血した場合の生命の危険度”であり，“静脈瘤出血という有害事象が近い将来高い確率で発生し，出血した場合に大量出血となり生命の危険を生じる”ことである．病型分類では“静脈瘤形態が大きなもの”“RC sign が高度なもの”が重症と判定される．静脈瘤出血をきたした場合は血圧，脈拍，尿量，ヘモグロビン値など出血性ショックの基準が重症度を表すことになる．また，肝予備能や肝癌の進行度は生命予後を規定する重要な因子であり，間接的な予後 / 重症度といえる．門脈圧亢進症に関する肝予備能評価としてChild-Pugh分類が用いられる．肝癌の進行度に関しては，肝癌取り扱い規約に門脈浸潤，静脈浸潤などが規定されている．

7 患者・家族への説明

肝予備能や肝癌の経過観察のため，1～2か月に一度は外来を受診する．上部消化管内視鏡検査は年に1～2回受診すべきで，静脈瘤形態（大きさ）が増大，RC signが進展した場合には予防的治療を考慮する．吐血や黒色便などの消化管出血の徴候に留意する．

8 他科への紹介

食道・胃静脈瘤症例の多くは基礎疾患としてある程度進行した(もしくは特異な)慢性肝疾患を有しており，一度は肝臓専門医に相談すべきである．また，内視鏡治療や放射線科的治療(IVR)で治療困難が予想される場合は外科手術を考慮する．

DON'Ts

- □ 食道・胃静脈瘤は肝病態の一面である．肝機能の悪化，肝癌や腹水の発生を見落としてはならない．
- □ 無症状だからといって，内視鏡検査を省略してはいけない．静脈瘤形態の増大や RC sign の進展に留意する．
- □ 食道・胃静脈瘤出血の疑い？ 即，内視鏡！ はよくない．全身状態や理学的所見を確認し，輸液や輸血の準備を怠らない．

文献

1) 日本門脈圧亢進症学会(編)：門脈圧亢進症取扱い規約，第3版．金原出版，2013：37-62.
2) 中村真一，他：食道・胃静脈瘤に対する治療．日本消化器内視鏡学会卒後教育委員会(責任編集)：消化器内視鏡ハンドブック．日本メディカルセンター，2012：199-210.

東京女子医科大学消化器病センター消化器内視鏡科　**中村真一**

✓ 忘れることのできない吐血症例

最も印象に残っているのは腹腔動脈瘤の胃穿破症例である．胸部大動脈瘤術後の70歳代の男性で胃潰瘍の既往にて内視鏡検査も実施し，プロトンポンプ阻害薬(PPI)も服用されていた．腹腔動脈瘤は積極的治療の対象にならず経過観察されていたが，突然大量吐血を生じた．ショック状態となり，口腔内からは新鮮血が溢れ出していた．CT を実施しようとしたが，出血が多く誤嚥しそうになるため中止し，緊急内視鏡を実施した．内視鏡を挿入すると胃体下部小彎から滝のような出血を認めたが，clipping してもまるで歯が立たない．内視鏡室で赤血球輸血を20単位以上実施したが，血圧は安定せず，外科に緊急手術をお願いした．開腹して腹腔動脈瘤の穿破と判明し，何とか外科的に止血していただいたが，患者さんを救命することはできなかった．動脈瘤出血の恐ろしさを身にしみて実感した．

(帝京大学ちば総合医療センター消化器内科・光学診療部　東納重隆)

A 上部消化管

5 アカラシア

DOs

- □ アカラシアの特徴的な画像所見を捉えよう.
- □ 可能なら食道内圧検査を施行しシカゴ分類のタイプを決めよう.
- □ 治療法とその予後を提示し治療法を選択してもらおう.

1 概念・疫学

一次性食道運動障害の代表的疾患であるアカラシア[1]の本態は，胃食道接合部(esophago-gastric junction：EGJ)の弛緩不全と食道体部の一次蠕動波の消失である．嚥下障害や非心臓性胸痛(non-cardiac chest pain)の原因となる．発生率は10万人に1～2人，男女差はなく，20～50歳代に多いとされるが，高齢者にも起こりうる．

2 症状(身体所見・病態生理)

アカラシアにおいては壁内Auerbach神経叢のニューロンの変性・消失が認められ，抑制神経系(NO神経，VIP〈vasoactive intestinal peptide〉神経)の障害のほかに興奮性コリン作動性神経の障害も加わるとされている．抑制性神経の障害があるとEGJは弛緩不全となり食道体部は同期性収縮となる．そこに興奮性神経の障害が加わると食道体部運動が消失すると考えられている．ニューロンの変性はウイルス感染によるとする説，自己免疫説，神経の変性説などがある．

アカラシアでは嚥下障害，嚥下した食物の口腔内逆流，胸痛，胸焼け，夜間咳嗽などが認められる．嚥下障害は徐々に進行し，液体と固形物の両方で起こるとされるが，液体のほうが顕著であることもある．情動ストレスや早食いで悪化する．嚥下とは関係なく時々EGJが短時間弛緩するため全く食物が通過しないわけではない．そのためか体重減少や貧血を全くきたさないこともしばしばある．その弛緩の間に酸逆流が起こり下部食道に胃酸がトラップされると胸焼けや逆流性食道炎を合併することもある．

3 検査

a 胸部X線検査

縦隔の拡大や食道内に鏡面像(niveau（ニボー）)を認めることがある．嚥下した空気がEGJを越えることが少なく胃泡を認めないことが多い．

b 食道造影検査

食道体部の蠕動波消失と拡張，食道胃接合部のなめらかな狭窄(鳥の嘴（くちばし）サイン bird beak sign，図1)を認める．EGJは全く弛緩しないわけではなく嚥下とは無関係に時々短時間弛緩する．拡張型により直線型，シグモイド型(蛇行が強く，L字型を呈するものは進行シグモイド型)に，拡張度によりⅠ度：食道体部径3.5 cm以下，Ⅱ度：3.5～6.0 cm，Ⅲ度：6.0 cm以上と分類される．

c 上部消化管内視鏡検査

典型例では食道体部は拡張し多量の食物残渣を認めるが，拡張や残渣の貯留を認め

> **Pitfall**
>
> シカゴ分類のタイプⅡ，Ⅲでは食道体部の拡張がほとんどない場合があり食道造影検査で正常とされてしまうことがある．バリウムの食道からの流出速度の遅延などを注意深く観察する必要がある．

ないこともある．送気しながら深吸気時に下部食道を観察すると健常者では下部食道が伸展し柵状血管全体が観察されるが，アカラシアでは柵状血管全体，特に下端は観察されず全周性に放射状のヒダが観察される．EGJは締まってはいるが，内視鏡をある程度の力で押すと意外とすんなり胃内まで挿入可能なことが多い．食物残渣が時々胃内に入るため，胃内にも残渣を認めることがある．反転観察で噴門部はリング状に肥厚し，内視鏡に密着して巻きついているように見える(巻きつき像)．

d　食道内圧測定

EGJの弛緩不全と食道体部蠕動波の消失を認める．近年，1 cm間隔で36個の圧センサーを配置した高解像度食道内圧測定(high resolution manometry：HRM)が開発された．HRMでは下咽頭から胃までの連続した圧測定が可能であり，今まで捉えられなかった異常が捉えられるようになった．また，連続した等圧カラー表示により圧を色に変換して表示することができ視覚的にも見やすくなり，一目で食道運動機能が捉えられるようになった．HRMを用いたシカゴ分類[2,3]という新しい分類が提唱され，より体系的に食道運動障害がまとめられている．この分類では，まずLESの弛緩の有無を評価し，次に蠕動波の異常により分類していく．アカラシアはシカゴ分類により新たに3つのタイプに分類され，タイプ別に治療による予後が異なることが近年報告されている．タイプI：食道体部の圧上昇なし，タイプII：水嚥下2回/10回以上に全食道で30 mmHg以上の圧上昇，タイプIII：水嚥下2回/10回以上でspasmによる収縮を認める．タイプIIIでは胸痛をきたすことが多い．タイプIIが最も治療反応性がよいとされている．図2にHRMの正常例，図3にアカラシアのシカゴ分類による3つのtypeを示す．

4　診　断

臨床症状，画像検査所見，食道内圧検査所見から診断する．診断のゴールドスタンダードは食道内圧検査(特にHRM)であるが，施行可能な施設はまだ少ない．鑑別診断

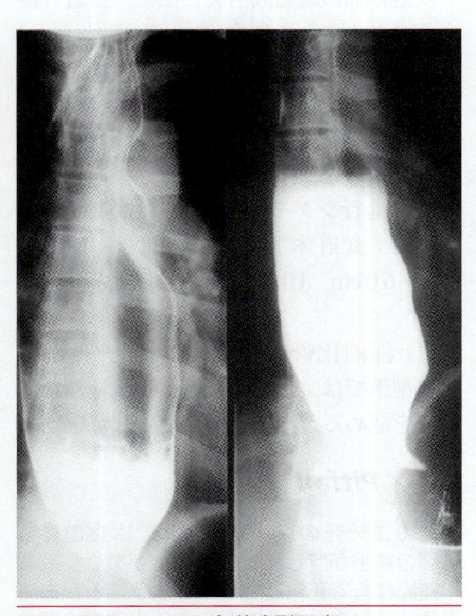

図1　アカラシアの食道造影写真
拡張度III度の直線型アカラシア．下部食道はなめらかに狭窄を示し，鳥の嘴サイン(bird beak sign)を認める．

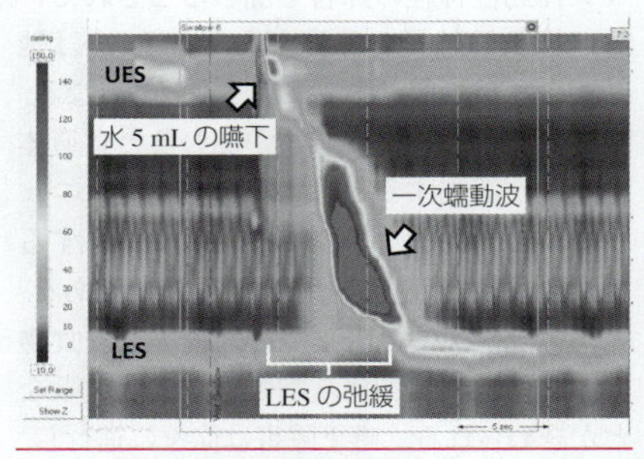

図2　高解像度食道内圧測定(HRM)による正常食道運動
青色は圧が低く黄色から赤色になるほど圧が高い．横軸は時間．UES(upper esophageal sphincter)は上部食道括約部，LES(lower esophageal sphincter)は下部食道括約部．UESとLESの間が食道体部であり，赤く表示された斜めの高圧帯が一次蠕動波．嚥下と共にLESは水色に表示され，これはLESが弛緩していることを示す．
(口絵No.44 p.xvi参照)

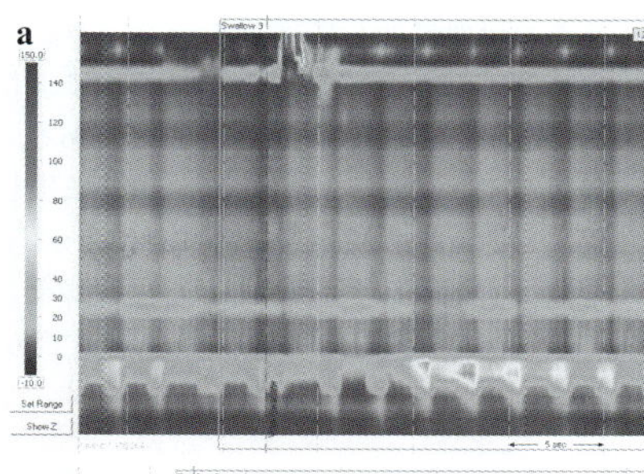
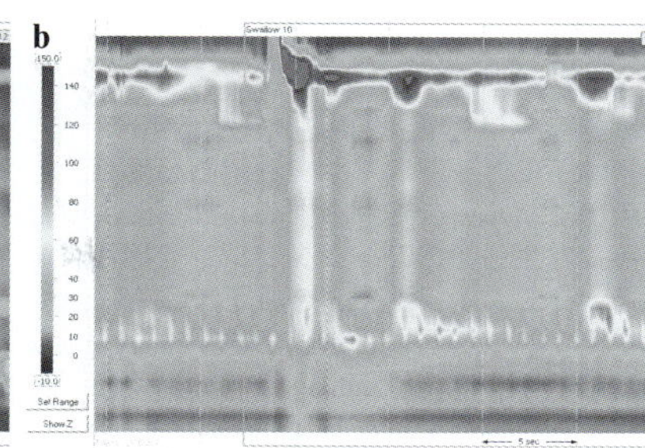
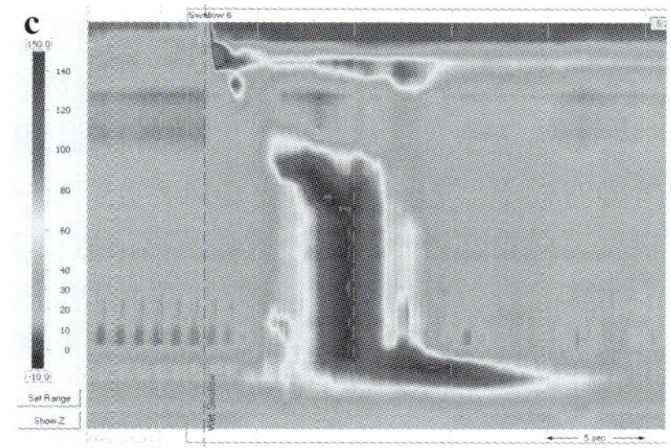

図 3　HRM によるアカラシアのシカゴ分類
a：type I（classic）achalasia．食道体部の圧上昇が認められないもの．
b：type II achalasia（with compression）．10 回中 2 回以上に食道全体に 30 mmHg 以上の圧上昇が認められるもの．
c：type III（spastic）achalasia．10 回中 2 回以上に spasm による収縮がみられるもの．
（口絵 No.45 p.xvi 参照）

として，EGJ outflow obstruction（EGJOO）と二次性アカラシアがある．シカゴ分類により新しく導入された疾患概念である EGJOO は，EGJ 弛緩不全を認めるが一次蠕動波の保たれているものでアカラシアの亜型とも考えられている．二次性のアカラシアには偽性アカラシア（pseudachalasia）や Trypanosoma cruzi の感染による Chagas 病などがあるが，後者はわが国では認めない．偽性アカラシアは，胃癌や食道癌の食道壁内浸潤によりアカラシア類似の所見を呈するものや，多臓器癌の腫瘍随伴症候群（paraneoplastic syndrome）としてアカラシア様の病態を呈するものがあり，特に高齢発症では注意が必要である．

5 治　療

a　薬物療法

EGJ を弛緩させる目的で硝酸薬やカルシウム拮抗薬（nifedipine 5 ～ 10 mg）を食前に舌下させると食事摂取可能となることが多い．軽症例に用いられることや他の治療までの間に一時的に用いられることが多い．

b　バルーンによる強制拡張術

標準的な内科治療で，EGJ の筋線維を断裂させ EGJ 圧を下げる．かなりの疼痛を伴うのでペンタゾシンなどの投与下に行う．

c　ボツリヌス毒素局注治療

ボツリヌス毒素は節前性コリン作動性神経からの神経伝達物質の放出を抑制し，EGJ 圧を低下させる．100 IU の A 型ボツリヌス毒素を内視鏡下に EGJ に 4 ～ 6 か所局注する．6 ～ 12 か月で再発しやすい．わが国では保険適応外である．

d　下部食道括約筋切開術

Heller の筋層切開術に術後の胃食道逆流を防止するための逆流防止術，特に Dor 法を併用することが多い．鏡視下の手術も普及してきている．近年，内視鏡下に筋層を切開する POEM（Per-Oral Endoscopic submucosal Myotomy）もよく行われている．

6 合併症

疾患の合併症としては，体重減少，鉄欠乏性貧血，誤嚥性肺炎，食道気管支瘻などがある．また，食道癌（扁平上皮癌）の合併

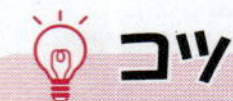

強制拡張術は透視で観察しながら行う．内視鏡下にガイドワイヤーを留置しそれを用いてバルーンを挿入する．拡張により疼痛を生じるのでペンタゾシンを静注する．一気に 6 〜 8 atm を加圧する方法も提唱されているが，穿孔の危険性が高い．われわれは 100 mmHg（2 atm）ぐらいまで加圧し徐々に圧を上げていく．一定の圧で 3 〜 5 分間保った後解除し，さらに圧をあげて一定時間加圧する．3 〜 4 回の加圧で 1 クールとし 1 週間開けて 2 クール目，3 クール目と施行していく．Rigiflex 社製のバルーンダイレーターを用いる．直径 30 mm，35 mm，40 mm の 3 つがあるが，最終的には 40 mm のバルーンを用い，透視上バルーンのくびれが消失するまで行う．200 mmHg 程度まで加圧することを目指すが，もっと加圧が必要なこともある．体型の小さい人では 40 mm まで用いないこともある．拡張中に嘔吐反射が生じた場合には直ちに速やかに減圧しないと穿孔（食道破裂）をきたす危険性がある．

の頻度が高いとされている．

治療による合併症としては，硝酸薬やカルシウム拮抗薬の舌下ではそれぞれ頭痛や立ちくらみ・起立性低血圧，強制拡張術では穿孔(食道破裂)と出血がある．穿孔をきたした場合は基本的には緊急手術の適応である．出血に関してはバルーンである程度の時間圧迫されているので，それによりすでに止血していることがほとんどである．拡張術後や手術後，胃酸逆流が頻繁に生じ胸焼けや逆流性食道炎を合併することがある．逆流性食道炎の炎症により通過障害をきたすことがあり再発との見極めが重要である．

7 予　後

基本的には良性疾患である．誤嚥性肺炎を起こさないように治療し，食道癌の合併には注意する．バルーンによる強制拡張術の有効率は 66 〜 93% とされるが，約 3 割に再発を認める．その場合，再治療により再発しなくなる症例もある．筋層切開術の奏効率は 90% 前後と良好であるが，少数ではあるが再発を認めることもある．

8 患者・家族への説明

病態をきちんと説明し，薬物療法，バルーンによる強制拡張術，POEM を含めた手術療法とその予後を提示し，治療法を患者に選択してもらう．

9 他科への紹介

バルーンによる強制拡張術を施行していない施設では施行可能な施設へ，筋層切開術を希望されれば消化器外科(食道外科)に紹介する．

DON'Ts

- □ シカゴ分類のタイプ II，III を見落としてはならない．アカラシアが疑われるが確定できない場合は食道内圧検査施行可能な施設へ紹介する．
- □ 癌による偽性アカラシアや食道癌(扁平上皮癌)の合併を見落としてはならない．
- □ 拡張術による合併症(穿孔)を起こさない．

文献

1）草野元康，他：日消誌 2003；100：1095-1105.
2）Kahrilas PJ, et al.：Neurogastroenterol Motil 2015；27：160-174.
3）Pandolfino JE, et al.：Gastroenterology 2008；135：1526-1533.

群馬大学消化器・肝臓内科　**河村　修**

A 上部消化管

6 食道良性腫瘍

DOs

- □ 全食道腫瘍の約 1% とまれな疾患であり，粘膜下腫瘍が最も多いことを覚えておこう.
- □ 良性であるので，無治療で内視鏡で経過観察をしていこう.
- □ 悪性が疑われる例(急速に増大する，表面に潰瘍を有する)は，食道癌に準じた精査を行おう.

1 概念・疫学・分類

食道内腔に向けて発育する良性腫瘍である．病理学的診断から図 1 のように分類されるが，まれな疾患であり，全食道腫瘍の約 1% である[1]．組織学的診断のついている良性腫瘍の頻度をまとめた報告では，表 1 に示すように，平滑筋腫が最も多い．一方，手術症例の検討で，食道粘膜下腫瘍のうち 25% が GIST(gastrointestinal stromal tumor)であったとの報告があり，GIST の頻度は意外に高い[2]．日常臨床では，粘膜下腫瘍，乳頭腫など多く遭遇するが，生検を行わない例も多く，確定診断が得られていない例が数多く存在する．さらに，無症状であるため，内視鏡での診断機会のない例(病変が診断されていない例)も多いと推定される．したがって，各疾患の本当の頻度についての評価は困難である．

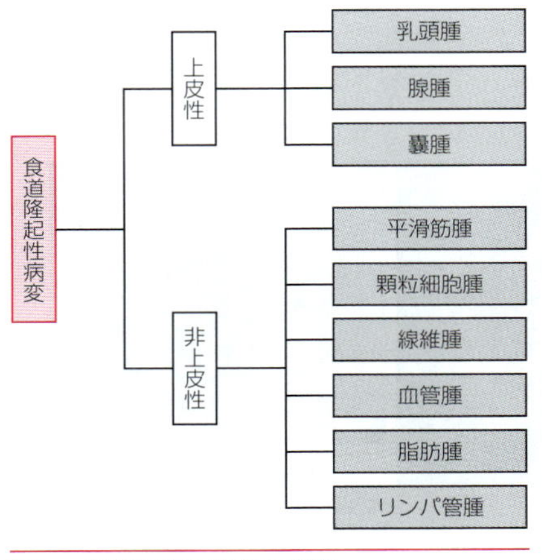

図 1 食道隆起性病変の分類

2 症 状

腫瘍の長径が 5 cm を超えると，通過障害に伴う症状を呈することが多いとされている[1]が，一般に無症状である．したがって，消化管バリウム造影や内視鏡で偶然に診断される例が多い.

3 診 断

上部消化管内視鏡検査で存在診断は可能である．最も多い平滑筋腫は粘膜下腫瘍で

表 1 内視鏡で診断された食道良性腫瘍 48 例の内訳

	頻度
平滑筋腫	39.6%
血管腫	10.4%
ケラトーシスなど	10.4%
乳頭腫	8.3%
リンパ血管腫	8.3%
顆粒細胞腫	6.3%
異所性胃粘膜(隆起など)	4.1%
線維腫	2.1%
嚢胞	2.1%
脂肪腫	2.1%
潰瘍(食道癌類似)	6.3%

あるので，表面は正常粘膜で覆われている．超音波内視鏡（endoscopic ultrasonography：EUS）で質的診断，発生母地の診断が可能であるが，確定診断は超音波内視鏡下穿刺吸引生検法（EUS-fine needle aspiration biopsy：EUS-FNA）で組織を採取して行う．また，CT も診断の一助となる．しかし，日常臨床で，全例に対し EUS や EUS-FNA を行うのは現実的ではない．悪性が疑われる病変（急速に増大する，表面に潰瘍を有する）については積極的に質的診断を行うべきであるが，悪性が疑われなければ，定期的に内視鏡で経過観察を行う（図 2 ～図 5）．

類粒細胞腫では 4.6% で悪性例がみられ

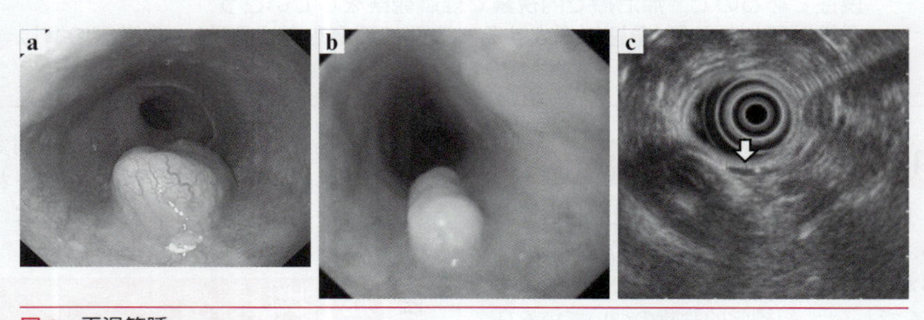

図 2　平滑筋腫
正常粘膜に覆われた腫瘍である（**a**，**b**）．EUS では低エコーの腫瘤として描出される（**c**，矢印）．
（口絵 No.46 p.xvii 参照）

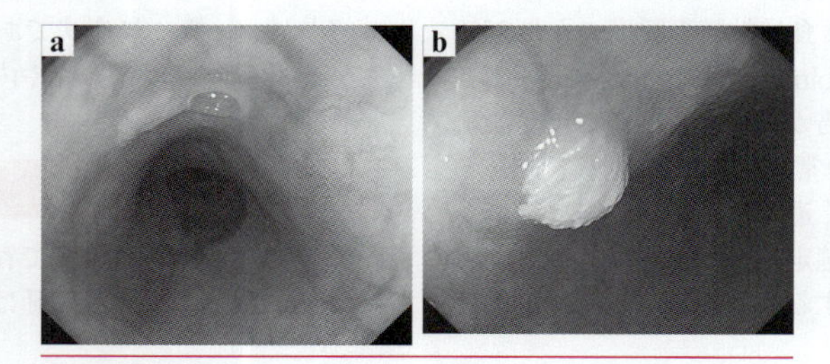

図 3　乳頭腫
a：丸く平滑な exophytic type.
b：火炎状，イソギンチャク状の spiked type.
（口絵 No.47 p.xvii 参照）

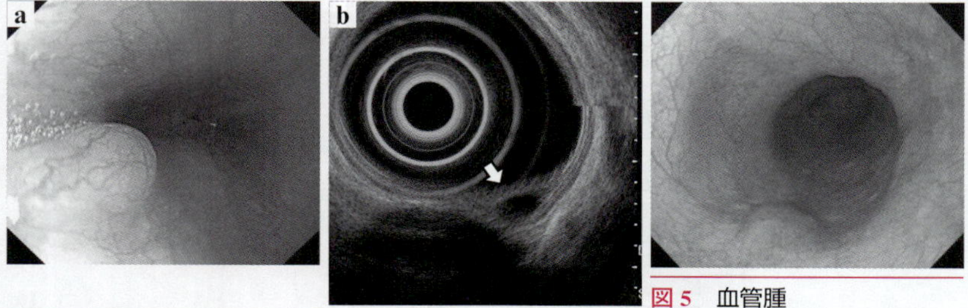

図 4　嚢　胞
透明感のある粘膜下腫瘍である（**a**）．EUS で嚢胞がみられる（**b**，矢印）．
（口絵 No.48 p.xvii 参照）

図 5　血管腫
青色調を呈する粘膜下腫瘍で表面に軽度の凹凸がみえる．
（口絵 No.49 p.xvii 参照）

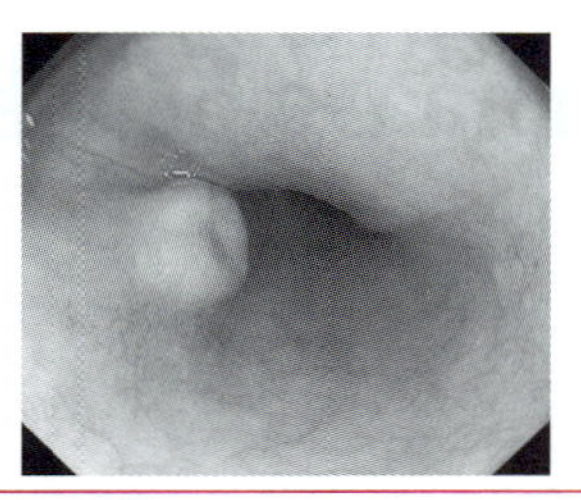

図6　顆粒細胞腫
立ち上がりの比較的はっきりとした黄白色隆起で，臼歯状にみえる．
（口絵 No.50 p.xvii 参照）

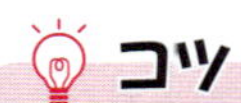

悪性所見のない小さな粘膜下腫瘍，乳頭腫は経過観察でよい．大きな腫瘍，増大傾向，潰瘍のあるものは精査をする．

るとされ注意が必要である（図6）．良悪性の鑑別は困難であるが，①組織学的に悪性であるもの，②組織学的悪性所見の有無にかかわらず周囲組織に浸潤をきたしている場合，③転移，再発を認める場合，は悪性と診断され治療対象となる[3]．

4 治　療

良性であるので，無治療で内視鏡で経過観察をする．

症状を有する例，EUSや生検で良悪性の診断がつかない例については十分な説明と同意の下，内視鏡的切除などの治療を行うことがある．悪性が疑われる例は，食道癌に準じた精査を行い，治療する．

5 予　後

良好である．

6 患者・家族への説明

- 組織診断が得られていない例については，内視鏡所見で良性であれば，定期的な経過観察でよいと説明する．
- 組織診断が得られている例やEUSで確定診断がついた例については，良性腫瘍であること，治療不要であるが，定期的な経過観察を行うと説明する．
- 経過観察をしていれば，日常生活の制限はないこと，良性疾患なので，心配不要であることを話し，患者に無用な不安を抱かせないことが肝要である．
- 増大する，潰瘍がある，などの悪性が疑われる例については，EUSや組織診断を行い，治療の適否を検討する必要のあることを説明する．

DON'Ts

□ むやみに生検をしてはいけない（血管腫だと出血をする．粘膜下腫瘍は通常の生検では腫瘍が採取されないことが多い）．

文献

1）矢﨑義雄（編）：内科学．第10版，朝倉書店，2013：926-929.
2）Miettinen M, et al.：Am J Surg Pathol 2000；24：211-222.
3）竹林克士，他：日本消化器外科学会雑誌 2012；45：23-29.

順天堂大学静岡病院消化器内科　**永原章仁**

A　上部消化管

7 食道穿孔（Boerhaave 症候群）

DOs

- □ 突然発症の胸痛では食道穿孔も鑑別に入れよう．
- □ 魚骨などの食道異物も原因となることを覚えよう．
- □ 縦隔炎，敗血症性ショックとなると致死的となるため，速やかに治療を開始しよう．

1 概念・疫学

食道穿孔とは，何らかの原因により食道壁が断裂した状態である．激しい嘔吐をきっかけに食道壁が破裂・穿孔する．飲酒に伴う場合が多い．食道に器質的な疾患や直接外力が加わることがない状態で，突発的に食道全層の断裂をきたす症例は 1724 年 Boerhaave により初めて報告されたため，Boerhaave 症候群とよばれる．好発年齢は 30 ～ 50 歳代で，男性に多い傾向がある．疾患頻度自体は少ないが，早期診断がなされなければ救命困難である．食道穿孔は魚骨や press through package（PTP 包装）薬剤などの異物誤飲や，内視鏡検査，消化管チューブ挿入などの医療行為が原因となることもある．

2 症状（身体所見・病態生理）

a 自覚症状

突発的に食道が破裂した場合は胸痛が必発で，しばしば救命困難を伴う．上腹部痛や背部痛を伴うことも多く，腹部と胸部の症状が混在する場合が多い．医原性の食道穿孔などでは，初期には自覚症状に乏しい場合もあるので注意を要する．

b 他覚症状

典型例では，頸部皮下気腫や縦隔気腫をきたす．また，胸壁聴診で心拍動に一致した捻髪性雑音が聴取されるのが特徴的な所見である（Hamman's sign）が，発症初期には認められないことが多い[1)]．

発症後時間が経過すると縦隔炎を発症する．悪寒戦慄，発熱，肋骨後方疼痛，嚥下困難などの症状が起こるとともに敗血症性ショック状態となる．

3 検　査

a 胸部 X 線，CT

胸部 X 線では縦隔気腫，縦隔陰影の拡大，偏移，胸水貯留などが認められ，CT では縦隔気腫，胸水貯留，皮下気腫などが認められる．胸部 X 線撮影では全く所見のないこともあるので，穿孔が疑われるときには積極的に CT を行う必要がある．

b 上部消化管造影

水溶性造影剤で食道造影を行い，穿孔部位を確認する．胸腔への漏出がない場合は，漏出した造影剤が食道内へドレナージされることが確認できれば確定診断となる．

4 診断（鑑別診断）

穿孔形式は縦隔胸膜が維持され損傷が縦隔内にとどまる縦隔内限局型と，縦隔胸膜が損傷され胸腔内と交通する胸腔内穿破型に分類され[2)]，両者で症状，治療方針も異なるため，診断と鑑別が重要である．初期症状からみた鑑別診断としては，胃潰瘍，膵炎，気胸，胸膜炎，急性冠症候群，解離性大動脈瘤が重要である．

5 治　療

a　内科的治療

縦隔内限局型や，胸腔内穿破型でも全身状態が良好な症例では保存的治療が選択可能な場合がある．入院のうえ，絶飲食，抗菌薬投与，食道内間欠持続吸引による減圧，中心静脈による栄養管理，胸腔ドレナージを行う．ドレナージは穿孔部位や病変部位で頸部か胸部かも選択する．

b　外科的治療

胸腔内穿破型や，縦隔内限局型であっても全身状態不良な症例が適応となる．破裂創の閉鎖，漏出物の除去，食道切除などを行う．発症後早期に手術できた症例では，破裂部の一期的縫合閉鎖が可能である．破裂部位の縫合閉鎖が不可能な場合は，穿孔部にTチューブを留置して外瘻化を図ったり，胸部食道切除術を施行し二期的再建を考慮する．

6 予　後

1975年までは死亡率47%と高率であったが，1985年以降は18%との報告がある．早期診断・治療が確立しつつあり，また外科治療成績率の向上もあり，死亡率が減少している．

DON'Ts

- □ 発症初期は症状が軽微であることもあるが，急激に全身状態が悪化することも多く，安易に経過観察してはならない．
- □ 魚骨などの鋭利な食道異物を安易に内視鏡的に摘出しない．フードを用いたりして食道壁に傷をつけないよう細心の注意を払う必要がある．

文献

1)　岩切龍一，他：食道穿孔．白鳥敬子，他(編)：消化器研修ノート．診断と治療社，2009：313-314.

2)　岩瀬弘明：特発性食道破裂(Boerhaave症候群)．浅香正博，他(編)：消化器病学．西村書店，2013：509-511.

防衛医科大学校内科学(消化器)　**堀内和樹，穂苅量太**

☑ 安易な手術は禁物

筆者が当直中に，腹部膨満を主訴に来院した35歳女性がいた．CTでは著明な小腸拡張と鏡面形成像，さらに腹腔内にfree airを大量に認めた．器質的原因はみられなかったが，とにかく"腸閉塞による消化管穿孔 → 緊急手術が必要"と慌てた．しかし，患者自身は意外と元気で，腹膜刺激症状はおろか，腹痛や発熱がなく，さらに炎症所見は全くみられなかった．結局手術は行わず保存的入院で症状は改善した．のちに偽性腸閉塞症の腸管内圧上昇による遊離ガス発生であったと判明した．もし安易な手術をしていたら今頃は大変だったとつくづく考える．

(横浜市立大学肝胆膵消化器病学　大久保秀則)

A　上部消化管

8 胃炎

DOs

- □ 胃炎は問診により要因を探り，それらを除去するようにしよう．
- □ 積極的に内視鏡検査を行って，診断を確定させ正しい治療を行おう．
- □ *Helicobacter pylori* 感染胃炎は除菌後には必ず除菌判定しよう．

1 概念・疫学

胃炎は特定の病因により惹起され長期間持続する慢性胃炎と，種々の原因により急性に発症する胃粘膜障害である急性胃炎に大別される．

慢性胃炎は，かつては器質的異常がない症候性の上腹部症状を訴える患者も含まれる雑多な概念であったが，現在は器質的ないし組織学的に異常がある場合にのみ慢性胃炎と診断し，症候性の場合は機能性ディスペプシア(functional dyspepsia：FD)とするようになった．慢性胃炎の原因としては，*Helicobacter pylori* 感染・自己免疫的機序・薬剤性があげられる．*Helicobacter pylori* 感染による慢性活動性胃炎は萎縮性胃炎に進展し，胃がん発生リスクが高い胃粘膜になる．*Helicobacter pylori* 感染の減少により，慢性胃炎・萎縮性胃炎は減少傾向にある．一方，突発する上腹部症状を伴い，内視鏡検査などで胃粘膜に認められる病変は急性胃粘膜病変(acute gastric mucosal lesion：AGML)と称されている．

2 症　状

急性胃炎の発症は通常急激であり，その症状はおもに上腹部痛，膨満感，悪心，嘔吐などで，それらが混在する場合もある．吐血・下血を伴うこともある．出血量が多い場合にはふらつき，めまいなどの貧血症状を伴う．他覚所見としては，上腹部を中心とする腹部の圧痛，緊張がみられる．

慢性胃炎では症状は激烈となることは少なく，訴える症状は機能性ディスペプシアと区別することが困難である場合が多い．

3 検　査

急性胃炎では診断の確定，状況によってはそのまま止血などの治療を行うために内視鏡検査が有用であることを説明し，内視鏡検査を行う．

慢性胃炎は胃 X 線検査，内視鏡検査により襞の肥厚，萎縮粘膜，粘液の存在などにより診断ができる．血清ペプシノーゲン濃度による診断も非侵襲的な方法として期待されている．

4 診　断

急性胃炎は内視鏡検査により，重症度を含めた診断が比較的容易に可能である．

慢性胃炎も内視鏡による診断が可能であるが，治療のために自己免疫性胃炎，*Helicobacter pylori* 感染胃炎などの原因を特定するには生検も必要となる(*Helicobacter pylori* 感染は非侵襲的検査も可能である)．

胃体部に著明な粘膜襞の肥厚がみられる

Helicobacter pylori 感染による急性胃炎の時期は，尿中・血清中の抗体が検出される前であるため，これらは陰性であることが多く，内視鏡時に鏡検法，ウレアーゼ試験などを行うと感染を診断できる．

場合にはMénétrier病，スキルス胃癌，あるいは悪性リンパ腫との鑑別が必要である．

5 治　療

急性胃炎の治療では十分な問診により，原因となる要因を同定し，それを除去することが基本であるが，要因は1つでない場合もあるので注意する（表1）．ただし，症状が強い場合には薬物療法，食事療法が必要となる．

薬物としては酸分泌抑制薬，胃粘膜防御因子製剤，抗コリン薬などが使用される．胃潰瘍を伴う場合はプロトンポンプ阻害薬（PPI），H_2受容体拮抗薬（H2RA）を使用して酸分泌抑制を行う．非ステロイド性抗炎症薬（NSAIDs）が原因と考えられる急性および慢性胃炎には，プロスタグランジン製剤も有効である．

アニサキス症では虫体の除去が有用である．また，*Helicobacter pylori* 感染胃炎では除菌が有効であるが，萎縮した粘膜が改善されるには時間がかかる．

処方例
①急性胃炎（潰瘍がないもの）
ファモチジン（ガスター®）：20 mg 錠　朝夕
② *Helicobacter pylori* 感染胃炎（表2）

表1　急性胃炎・急性胃潰瘍・急性胃粘膜病変（AGML）の原因

1. ストレス
   - 精神的
   - 肉体的
2. 薬剤
   - NSAIDsに代表される抗炎症薬
   - 副腎皮質ホルモン
   - 抗生物質
   - 抗がん剤
   - 経口糖尿病薬
3. アルコール
4. 食事
   - ニンニク，激辛食品など
5. 細菌，寄生虫
   - *Helicobacter pylori*
   - アニサキス
6. 医療行為
   - 放射線治療
   - 肝動脈に対する塞栓療法
7. 全身性疾患
   - 肝硬変
   - 慢性腎不全
   - 中枢神経系疾患，脳外科術後（Cushing潰瘍）
   - 熱傷後（Curling潰瘍）
8. その他不明の要因

6 合併症

急性胃炎でも農薬などの化学物質，強酸，強アルカリは腐食性胃炎を起こす．腐食性胃炎ではショック状態をきたすこともあるほか，穿孔を生じた場合には予後が不良である場合もある．

Helicobacter pylori 感染胃炎では過形成性ポリープ，消化性潰瘍，胃MALTリンパ腫，胃癌といった胃・十二指腸疾患が生じてくる．特に鳥肌胃炎は未分化型胃癌・胃MALTリンパ腫と関連があり，萎縮性胃炎・腸上皮化生がみられる場合は分化型腺癌のリスクが高い．また，他の消化管疾患，特発性血小板減少性紫斑病のような全身疾患との関連もある．

自己免疫性胃炎では，低ビタミンB_{12}血

表2　*Helicobacter pylori* 感染に対する除菌治療

除菌には次の薬剤を，一次除菌・二次除菌の順に決められた組み合わせで行う．
抗菌薬の感受性試験によりクラリスロマイシン耐性が明らかな場合は二次除菌から開始する．

薬剤名
- プロトンポンプ阻害薬（PPI）：タケプロン®（30 mg），ネキシウム®（20 mg），パリエット®（10 mg）
- カリウムチャネル競合型分泌抑制薬（PCAB）：タケキャブ®（20 mg）
- アモキシシリン：サワシリン®（750 mg）
- クラリスロマイシン：クラリス®（200 mg）
- メトロニダゾール：フラジール®（250 mg）

①一次除菌
PPIまたはPCABとアモキシシリン，クラリスロマイシン：朝夕　7日間
②二次除菌
PPIまたはPCABとアモキシシリン，メトロニダゾール：朝夕　7日間

症，悪性貧血がみられる場合がある．

7 予 後

急性胃炎は，一般に基礎疾患がない症例では，誘因が除去できれば予後は良好である．

Helicobacter pylori 感染も保険診療で行われている治療により，ほとんどの感染者で除菌ができる．成人では，除菌が成功した場合には再感染率は少ない．

8 患者・家族への説明

急性胃炎では，問診から導き出される誘因による障害機序を説明し，それらの誘引を避ける，もしくは軽減させるように指導する．禁煙させることも重要である．

Helicobacter pylori 感染による慢性胃炎では，中高年者では除菌成功後も胃がんリスクが残ることを説明し，定期的な胃がん検診の受診を指導する．

DON'Ts

- □ *Helicobacter pylori* 除菌が成功した後に，胃がん検診の必要性の説明を怠らない．
- □ 疼痛の対症療法としてプロトンポンプ阻害薬（PPI），H_2 受容体拮抗薬（H2RA）の静脈注射を使用しない．

弘前大学大学院医学研究科消化器血液内科　下山　克

✓ *Helicobacter pylori* 除菌後の指導の今昔

当科では胃 X 線検診で要精査となった患者で胃粘膜萎縮があるような場合は *Helicobacter pylori* の検査と除菌を行い，除菌後も内視鏡を定期的に受けるように指導している．2013 年の保険適用拡大以降，一般診療で除菌が広く行われるようになり，除菌後に胃 X 線検診を受けて要精査となって当科を受診する患者が増えている．それらの多くは除菌後の定期的な内視鏡の必要性を正しく説明されておらず，そういった除菌治療を行っている医療施設には注意をしてきた．

しかし，ある患者はどこで除菌したかを聞いたところ，それが当科であり，除菌を行ったのが私自身であった．エビデンスの蓄積で除菌に際して説明する内容が変わったということである．除菌時期が古い場合には，除菌後の検査の必要性が正しく説明されていないこともやむをえない．よく確認したうえで，多施設に注意を行うべきであった．

（弘前大学大学院医学研究科消化器血液内科　下山　克）

A 上部消化管

9 胃・十二指腸潰瘍・吻合部潰瘍

DOs

- □ 潰瘍の治癒だけでなく，症例ごとに発症機序を考えるようにする．
- □ *Helicobacter pylori* 感染診断を行い，感染者には除菌治療と除菌判定を行う．
- □ 低用量アスピリン内服者は，できる限り内服を継続できるよう潰瘍治癒後もプロトンポンプ阻害薬（PPI）を併用しよう．

1 概念・疫学

わが国の胃・十二指腸潰瘍の原因は大部分が *Helicobacter pylori* 感染と非ステロイド性抗炎症薬（NSAIDs）あるいは低用量アスピリン（LDA）の内服である．これらの因子により胃酸分泌と粘膜防御機構のバランスが破綻して潰瘍が発生する（図 1）．*Helicobacter pylori* 感染率の低下と除菌治療の普及により，わが国の潰瘍は明らかに減少傾向にある．しかし，高齢者を中心に，NSAIDs・LDA 内服患者が増加し，これらの薬剤による潰瘍が目立つようになってきている．

その他の原因としてガストリン産生腫瘍により難治性潰瘍が発生する Zollinger-Ellison 症候群，粘膜下の血管奇形により出血をきたす Dieulafoy 潰瘍がある．また，Crohn 病などの全身疾患，頭蓋内病変に合併する Cushing 潰瘍，熱傷後の Curling 潰瘍が知られている．

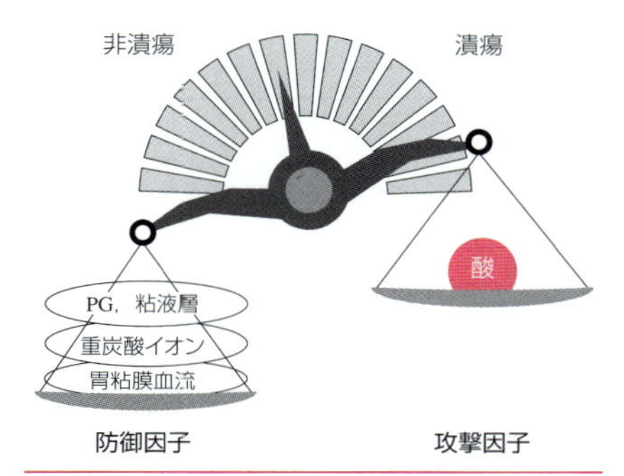

図 1 Shay & Sun の天秤図説（1974）

胃部分切除後に残胃と十二指腸・空腸の吻合部に潰瘍が発生する場合もあるが，術式の進歩により発生頻度は低下している．通常の潰瘍と同様の治療を行えば治療成績もよい．

2 症 状

急性発症の場合は急激な上腹部痛，膨満感，悪心，嘔吐などで発症する．吐血・下血を伴うこともある．出血量が多い場合にはふらつき，めまいなどの貧血症状を伴う．他覚所見としては，上腹部を中心とする腹部の圧痛，緊張がみられる．穿孔があった場合には激しい疼痛をきたし，筋性防御が著明となる．

慢性の潰瘍では，十二指腸潰瘍では空腹時の心窩部痛が特徴である．少量であっても長期間出血が続けば，高度の貧血となる．このような場合はタール便がみられるので注意が必要である．幽門から十二指腸にかけて潰瘍の再発・治癒を繰り返す場合に幽門狭窄をきたすことがある．この場合は摂食低下と頻回の嘔吐がみられる．

3 検 査

胃 X 線検査でも診断が可能であるが，診断の確定，状況によっては止血などの治療を行うために内視鏡検査が有用である．治療効果の判定に関しても内視鏡検査が選択されるべきである．穿孔が疑われる場合は単純 X 線写真，腹部 CT が有用である．狭窄の評価は造影剤を用い，透視下に観察する．

多発性，難治性の場合には Zollinger-Ellison 症候群も念頭に血清ガストリン濃度を測定する．極端に高値となる場合は，画像診断を追加してガストリン産生腫瘍の有無を検索する．

Helicobacter pylori 感染の有無も診断する必要がある（診断法は p.129 参照）．

4 診　断

潰瘍を形成するタイプの胃癌，悪性リンパ腫との鑑別が必要になる．潰瘍の辺縁，集中する襞の形態，伸展されやすさなどから鑑別ができるが，生検を行うことが必要である．NBI（Narrow Band Imaging）による拡大観察も有効である．診断がつかない場合には，繰り返し生検を行う．

5 治　療

日本消化器病学会の消化性潰瘍診療ガイドラインを参考に治療を行う．

合併症がない潰瘍（図 2）[1]では，NSAIDs（低用量アスピリンも含む）内服者の場合は，胃酸抑制薬としてカリウムチャネル競合型

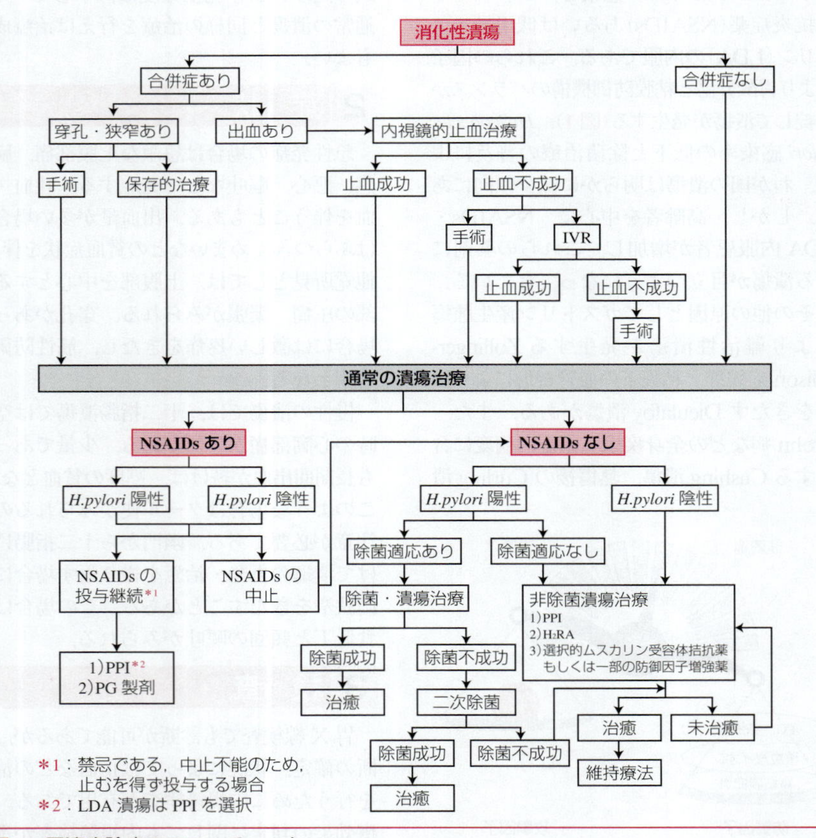

図 2　胃潰瘍診療のフローチャート

〔日本消化器病学会（編）：消化性潰瘍診療ガイドライン 2015．改訂第 2 版，南江堂，2015：xvii．より許諾を得て転載〕

胃酸分泌抑制薬(PCAB)またはプロトンポンプ阻害薬(PPI)を使用する．プロスタグランジン製剤の併用も有効である．この際，特にLDAはできるだけ内服を継続する．

> **処方例**(NSAIDs内服者)
> ①ボノプラザン(タケキャブ®)：20 mg　1錠　朝食前　胃潰瘍は8週まで，十二指腸潰瘍は6週まで
> ②ミソプロストール(サイトテック®)：200 mg　4錠　毎食後・就寝前

NSAIDs内服がない場合には *Helicobacter pylori* の検査を行って，感染者には潰瘍の治療とともに除菌治療を考慮する．潰瘍に対してはPCABまたはPPIを投与する．H_2受容体拮抗薬も有効であるが，治癒率はやや劣る．防御因子製剤の併用も有効であるが，単独では潰瘍治癒率が低い．

> **処方例**(NSAIDs内服のない潰瘍)
> ①エソメプラゾール(ネキシウム®)：20 mg　1カプセル　朝食前　胃潰瘍は8週，十二指腸潰瘍は6週
> ② *Helicobacter pylori* 除菌治療(第5章A-8 胃炎 p.324参照).

酸抑制で潰瘍治癒が得られても，適切な予防策を講じなければ，消化性潰瘍は再発する場合が多い．すなわち，NSAIDs内服者では再発予防のために保険適用があるPCABまたはPPIを併用する．*Helicobacter pylori* 感染者では除菌することで再発率が著しく低下する(図3)[2]．

> **処方例**(NSAIDs潰瘍の再発抑制)
> ①ランソプラゾール(タケプロン®)：15 mg　OD錠　1錠　朝食前

6 合併症

消化性潰瘍の合併症としては出血，穿孔，狭窄がある．出血，穿孔が生じた場合は絶食・補液とし，穿孔例では抗菌薬も投与する．高齢者で全身状態が悪い場合は早期の外科的治療が望まれる．

内視鏡的止血にはいくつかの方法があるが，クリップ法による止血が再出血の頻度が低いとされている．穿孔例で保存的治療を選択した場合には経時的にCTを施行し，腹膜炎，腹腔内ガスについて評価し，改善がない場合は手術を選択する．

幽門部に狭窄をきたす場合，急性期はPPIなどが投与され，潰瘍再発を繰り返して生じた狭窄に対しては内視鏡的バルーン拡張が行われる．これらの治療によって改善がない場合には外科的治療が必要である．

7 予　後

発症原因を特定し，正しい対策を行えば再発率は低い．出血・穿孔といった重度な合併症があっても，適切な治療を講じることができれば，わが国では生命予後も悪くはない．

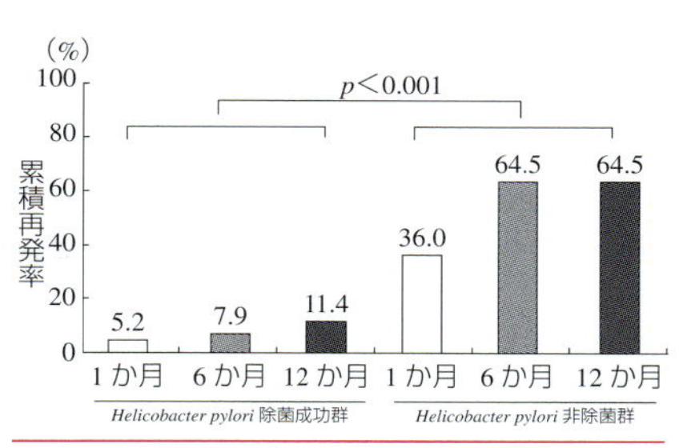

図3　胃潰瘍の累積再発率
〔Asaka M, et al.：J Gastroenterol 2003；38：339-347. より改変〕

コツ

PPIは食後に内服すると空腹時の内服に比して血中濃度が上がりにくくなるので，1日の最初の食事の前に内服させる．また，狭窄などの胃排泄障害がある場合にはOD錠のようなマルチユニット製剤を選択するとよい．

8 患者・家族への説明

Helicobacter pylori 除菌治療，PPIによる胃潰瘍治療が行われた場合，禁煙・食事指導などの生活指導の有用性を示すエビデンスはない．しかし，喫煙は出血のリスクを増大させるので，禁煙とともに過度の酸分泌を刺激する食事について指導することは，健康増進のうえからも適切である．

9 他科への紹介

穿孔，狭窄が保存的治療により改善しない場合，また内視鏡治療によりコントロールができない出血がある場合には外科的治療もしくは放射線科によるIVRが必要である．

DON'Ts

- □ 潰瘍が治癒した後に，プロトンポンプ阻害薬（PPI）併用・*Helicobacter pylori* 除菌といった再発への対策を怠らない．
- □ 出血・穿孔が疑われる場合は食事をとらせない．

文献

1） 日本消化器病学会（編）：消化性潰瘍診療ガイドライン 2015．改訂第2版，南江堂，2015．

2） Asaka M, et al.：J Gastroenterol 2003；38：339-347.

弘前大学大学院医学研究科消化器血液内科　**下山　克**

✓ 酸抑制下の *Helicobacter pylori* 存在診断

消化性潰瘍患者に再発防止のために *Helicobacter pylori* の除菌を行うことは重要であるが，除菌判定時に注意すべきこととしてプロトンポンプ阻害薬（PPI）などの内服がある．*Helicobacter pylori* は高酸環境下では尿素チャネルを発現し，体内の高いウレアーゼ活性によりアンモニアを産生し，局所のpHを上昇させる．除菌判定に用いられる尿素呼気試験はこのウレアーゼ活性を調べるものであるが，PPIを内服し胃の酸度が下がると活性が著しく低下する．潰瘍治療のPPI内服中に尿素呼気試験を行うと偽陰性が生じやすい．実際，除菌が成功したのに潰瘍が再発したと誤って判断されている例が少なくない．

（弘前大学大学院医学研究科消化器血液内科　下山　克）

10 胃良性腫瘍

DOs

- □ 胃腺腫は前癌病変であるため，癌に準じた治療を行う．
- □ 組織診断がついていない 2 cm 以下の粘膜下腫瘍は 1 回 / 年の定期的な内視鏡検査を計画する．
- □ 5 cm を超える間葉系腫瘍は悪性腫瘍を念頭に置いた治療を行う．

1 概念・疫学

胃良性腫瘍は発生部位の違いから上皮性腫瘍と非上皮性腫瘍に大別される．前者は胃の上皮である粘膜から発生する胃ポリープが多くを占め，後者は粘膜より下層から発生し胃粘膜下腫瘍の形態をとることが多い．ポリープも粘膜下腫瘍も形態学的な診断であり，質的診断ではない．胃ポリープを構成する良性のおもな病変としては胃底腺ポリープ，過形成性ポリープ，腺腫の頻度が高く，胃粘膜下腫瘍では筋原性腫瘍，神経原性腫瘍，異所性膵，脂肪腫，リンパ管腫などである．ポリープも粘膜下腫瘍も大きな病変や増大傾向を示す病変は良性腫瘍ではなく悪性腫瘍の可能性があるため，悪性腫瘍を念頭に置いた対応が求められる．

明確な疫学調査のデータは存在しないが，健診時の上部消化管内視鏡検査において，胃ポリープは 5%，胃粘膜下腫瘍は 3% 程度の頻度といわれている．

2 症状（身体所見・病態生理）

良性の病変は腫瘍径が小さいことが多く，一般に自覚症状はない．ただし，過形成性ポリープや腺腫，粘膜欠損を伴う粘膜下腫瘍から少量の出血が持続することで貧血症状を起こしたり，吐血や下血を生じることもある．過形成性ポリープは 80% 以上に *Helicobacter pylori* 感染があり，感染による慢性胃炎の症状として，胃部不快感，胃もたれ，膨満感，みぞおちの鈍痛などがみられることがある．

3 検 査

上部消化管造影検査，上部消化管内視鏡検査，超音波内視鏡検査，CT，MRI などがある．小さい病変は検診などの内視鏡あるいは消化管造影検査で偶然発見される場合が多い．ポリープは管腔内に腫瘍が露出しているため内視鏡検査が有用であり，粘膜下腫瘍は腫瘍が正常粘膜下に存在しているため超音波内視鏡が有用である．画像検査により一部は質的診断が可能となるが，多くは組織学的検査が不可欠である．ポリープであれば内視鏡，粘膜下腫瘍に対しては超音波内視鏡下の生検を行う．CT や MRI は粘膜下腫瘍の質的診断や形状，他臓器との位置関係を把握するのに有用である．特に胃外発育型の病変では内視鏡検査で得にくい所見を描出することが可能である．

4 診断（鑑別診断）

それぞれの腫瘍の特徴を表 1 に示す．上皮性腫瘍では腫瘍の大きさや形態，色調および多発あるいは単発といった腫瘍に関する所見に加えて，背景胃粘膜の変化に注目して鑑別診断を行う[1]．

非上皮性腫瘍の鑑別診断には，超音波内視鏡の所見（胃壁内の病変の場所と内部エコー）と病変部位を加味して鑑別診断を行

表1　胃良性腫瘍の分類

	分類	好発部位	特徴
上皮性腫瘍	胃底腺ポリープ	体部～穹窿部	炎症のない背景粘膜 胃粘膜と同じ色調 1 cm 以下で多発
	過形成性ポリープ	全体	慢性炎症のある背景粘膜 発赤が強い，半球状，有茎性 2 cm 以下で数個程度まで
	腺腫	幽門部	萎縮のある背景粘膜 褪色調の色調，扁平隆起 2 cm 以下で単発
非上皮性腫瘍	平滑筋腫	体上部から食道胃接合部	固有筋層に連続
	神経原性腫瘍	体部小弯	固有筋層に連続
	異所性膵	幽門前庭部	粘膜下層に主座 脈管様エコー
	脂肪腫	幽門前庭部	高エコー，深部エコーの減衰 cushion sign
	リンパ管腫	幽門部	多房性，無エコー cushion sign

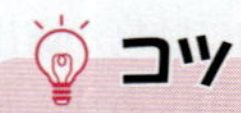

良性の上皮性腫瘍の診断には背景粘膜に注意する．

う[2]．特徴的なエコー像を示す腫瘍もあるが，最終的には超音波下の生検が必要である．

5 治　療

基本的に良性と診断されれば，治療は不要である．5 cm を超える，辺縁不整，潰瘍形成，不均一な内部エコーを示す間葉系腫瘍や悪性前駆病変と考えられる腺腫は切除の対象となる．また，良性腫瘍であっても貧血や腹痛などの症状があれば切除を検討する[2]．過形成性ポリープは *Helicobacter pylori* の駆除により縮小や消失が期待されるが，癌の合併を疑ったり除菌後も出血が持続すれば切除が勧められる．

6 合併症

一般に合併症の頻度は少ないが，腫瘍からの出血による貧血や吐下血，腫瘍による通過障害によるつかえ感，腹部膨満，嚥下困難，腹痛などの腹部症状があげられる．家族性大腸腺腫症では胃底腺ポリープを合併するため，無数のポリープを認める場合は大腸腺腫症に対するスクリーニングを行う[1]．

☑ 超音波内視鏡下生検の手技上達のために

超音波内視鏡下生検では内視鏡軸に沿った方向に操作するコンベックス型を用いるが，汎用されている観察用のラジアル型とは走査面が 90° 異なる．描出画面の違いに慣れるだけでは確実な生検は望めない．教科書での学習に加えて，手技の上達には多くの症例を経験している専門施設での見学や研修が近道である．

（川崎医科大学臨床腫瘍学　澤木　明）

7 予　後

良性腫瘍であるため，予後は良好である．

8 患者・家族への説明

胃底腺ポリープの存在で発癌リスクは上昇しないため，ポリープに対する定期的な検査の必要はない．過形成性ポリープは *Helicobacter pylori* 感染があれば除菌の必要性があることを伝え，背景粘膜の発癌リスクを考慮して 1 回 / 年の内視鏡検査を勧める．腺腫は切除が必要であり，切除後も 1 回 / 年の内視鏡検査を行う[1]．2 cm 以下の粘膜下腫瘍と 5 cm 以下の良性の粘膜下腫瘍は 1 回 / 年の内視鏡検査を推奨する[2]．

9 他科への紹介

診断および内視鏡治療は消化器内科，腹腔鏡を含めた切除は消化器外科に紹介する．

DON'Ts

- □ 胃底腺ポリープのある患者の検診では，消化管造影検査を勧めない．
- □ 粘膜下腫瘍の超音波内視鏡下生検では，穿刺針により腫瘍の被膜損傷しない．

文献

1） Hirota WK, et al.：Gastrointest Endosc 2006；63：570-580.
2） 日本癌治療学会，他(編)：GIST 診療ガイドライン．第 3 版，金原出版，2014.

川崎医科大学臨床腫瘍学　**澤木　明**

11 蛋白漏出性胃腸症・吸収不良症候群

DOs

《蛋白漏出性胃腸症》
- □ 診断をしっかりしよう．除外診断だけでなく漏出の証明をしよう．
- □ 経過観察をしっかりしよう．
- □ 感染症の予防に留意しよう．

《吸収不良症候群》
- □ ビタミンK不足による凝固線溶系の異常は脳梗塞，血栓症の危険となる．必ず確認しておこう．
- □ rapid turnover protein（RTP）は治療効果の判定に役立つので経時的に測定しよう．
- □ 摂食障害などは問診してもわからないことが多い．家族への問診も考えよう．

蛋白漏出性胃腸症

1 概　念

蛋白質の吸収には様々な代償システムが働くため，蛋白質の吸収障害が臨床上問題になることは少ない．しかし，分子量の小さいアルブミンやIgG型の免疫グロブリンは血管内から管腔に移行しやすいため，臨床の場でも蛋白が腸管から漏れ出る病態にはしばしば遭遇し，蛋白漏出性胃腸症として知られている．原発性は頻度が少なく，大部分は続発性である．蛋白漏出性胃腸症をきたす疾患を表1にあげる[1]．

表1　蛋白漏出性胃腸症をきたす疾患

1. 胃疾患
Ménétrier病，胃ポリポーシス，びらん性胃炎
2. 小腸・大腸疾患
腸リンパ管拡張症，腸結核，悪性リンパ腫，非特異的多発性小腸潰瘍，アレルギー性胃腸症，セリアック病，Whipple病，Crohn病，潰瘍性大腸炎，Cronkhite-Canada症候群，アミロイドーシス
3. 心疾患
収縮性心外膜炎，うっ血性心不全，Fontan手術後，粘液水腫心
4. その他の疾患
腹水貯留肝硬変，全身性エリテマトーデス，Sjögren症候群，Henoch-Schönlein紫斑病，低γ-グロブリン血症，後腹膜線維症，膵癌，Budd-Chiari症候群

2 症　状

主たる症状は浮腫である．顔面や下肢の浮腫が唯一の症状である場合が少なくない．時に下痢や腹部膨満を生じ，重症になると脂肪便やカルシウム不足，低カリウム血症が生じたり，胸腹水が貯留することもある．幼児期や小児では成長障害を合併することが多く，管理上問題となることが多い．

3 診　断

a 検　査

1）　血清アルブミンを用いたテクネシウムによる経時的シンチグラフィ（^{99m}Tcヒト血清アルブミンシンチグラフィ）

簡便であり蛋白漏出の可能性と，おおよその漏出の場所を類推することができる．

2）　α_1アンチトリプシンクリアランス

本症での確定診断には消化管への蛋白漏出を定量的に証明することが重要であり，その検出法としてα_1アンチトリプシンの便

表 2　蛋白漏出性胃腸症の診断基準(案)

概念：消化管粘膜からの血漿蛋白，とくにアルブミンの胃腸管腔への異常漏出によって生じる低蛋白血症を主徴とする症候群である．成因として消化管粘膜の異常，脈管系の異常がある．心疾患など消化管以外の疾患が原因になることがある．

・以下の 2 項目からの所見を満たす．

a. 低蛋白血症，低アルブミン血症．[注1注2注3]

b. α_1 アンチトリプシンクリアランス 13 mL/ 日　以上　または ^{99m}Tc ヒト血清アルブミンシンチグラフィーで明らかな漏出

注 1：アルブミン値は測定法による差があり，測定法の記載が望ましい．

注 2：低タンパク血症を来す他の病態を除外する：摂取不足，蛋白合成低下，肝不全，ネフローゼ，吸収不良症候群，慢性消耗性疾患，担癌生体など

注 3：蛋白漏出性胃症では低蛋白血症，低アルブミン血症を呈しない症例もある．

〔厚生労働科学研究費補助金難治性疾患等克服研究事業(難治性疾患克服研究事業)　腸管希少難病群の疫学，病態，診断，治療の相同性と相違性から見た包括的研究班(研究代表者：日比紀文)より引用〕

Pitfall

臨床症状に消化器症状を欠くこともまれではない．低アルブミン血症の鑑別に入れておくことが大事である．収縮性心外膜炎など，他臓器疾患の二次性で起こることを覚えておこう．

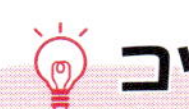

コツ

α_1 アンチトリプシンクリアランスは 1 日当たりの漏出量であるが，1 日当たりの便排泄量の変化に影響されるため最低でも 3 日間の蓄便が必要となる．1 回の便では時間当たりの漏出がわからない．

中へのクリアランスを測定する方法が用いられている．これは α_1アンチトリプシンという蛋白分解酵素に抵抗性である物質の血中から便中への移行を計算するものである．3 日間の蓄便が必要で手間がかかるが，活動性の評価もモニタリングできる．13 mL/日以上を異常とする．α_1アンチトリプシンは胃液の酸により分解されやすいのでMénétrier 病のように胃からの蛋白漏出の場合にはプロトンポンプ阻害薬などを投与し，胃酸分泌を抑制してから検査する必要がある．

3)　画像診断

内視鏡検査が有用である．本症の代表的な疾患であるリンパ管拡張症では，内視鏡所見は病理学的なリンパ管拡張の部位を反映している．このうち白色絨毛，散布性白点，白色小隆起は粘膜内のリンパ管拡張を反映し，粘膜下腫瘤様隆起では粘膜下層のリンパ管拡張を反映すると考えられている．白色絨毛は絨毛粘膜におけるリンパ管への脂肪の吸収転送障害を示すといわれており，散布性白斑は中心乳糜管が拡張した絨毛の集簇を示すと考えられている．近年，全小腸を観察できるカプセル内視鏡やダブルバルーン内視鏡が実用化されたため，深部の小腸病変での診断や治療効果の判定が可能になると考えられる．蛋白漏出性胃腸症(表 2)と原発性リンパ管拡張症(表 3)の診断基準(案)を示す．

b　鑑別診断

①栄養摂取不良に伴う低栄養状態，②慢性炎症や悪性新生物に伴う消耗，③内分泌疾患が重要である．特に神経性無食欲症では病歴から鑑別が困難なことがある．また，ネフローゼ症候群や肝硬変も低アルブミン血症をきたすが，鑑別は容易である．

4　治　療

a　治療方針の決定

原発性で遅発性の腸リンパ管拡張症の場合でも 1 ～ 2 年の経過でリンパ管の側副路

表3　原発性腸リンパ管拡張症の診断基準（案）

概念：消化管粘膜のリンパ管拡張を特徴とする疾患である．拡張したリンパ管には乳糜がうっ滞し，蛋白漏出性腸症をきたす．[注1]

以下の所見を満たす．
a. 低タンパク血症・低アルブミン血症と腸管からの蛋白漏出の証明
b. 腸管リンパ管拡張の病理学的な証明[注2]
c. 消化管内視鏡で特徴的な所見がある．[注3]
d. 腸管リンパ管拡張を来す他の疾患を認めない．[注4]

・確定診断）a. b. d を満たすもの
・疑診）　a. c. d を満たすもの[注5]

注1：蛋白漏出性腸症は蛋白漏出性胃腸症の診断基準に準じ低タンパク血症・低アルブミン血症と腸管からの蛋白漏出により診断する．
注2：リンパ液の過剰産生や，血管透過性亢進でもリンパ管拡張をきたすが，このような病態ではリンパ管内の乳糜うっ滞を伴わない．両者は光顕の観察では鑑別ができないが，電顕では原発性腸リンパ管拡張症のリンパ管内にカイロミクロンを認める．
注3：白色絨毛，散布性白点，白色小隆起，粘膜下腫瘤性隆起，乳糜様物質の粘膜付着像（乳糜の漏出像）など
注4：下流のリンパ管閉塞で2次的にリンパ管拡張を来す場合を除外する．これらの疾患では原発性腸リンパ管拡張症と居所的に同じ病態を呈する．これらを来す疾患：悪性リンパ腫，腸結核，クローン病，ウィップル病，放射線や化学療法による後腹膜線維症，収縮性心外膜炎など
注5：リンパ管拡張が消化管に局所的生じる例や粘膜下層でリンパ管拡張が生じる例がある．

〔厚生労働科学研究費補助金難治性疾患等克服研究事業（難治性疾患克服研究事業）　腸管希少難病群の疫学，病態，診断，治療の相同性と相違性から見た包括的研究班（研究代表者：日比紀文）より引用〕

が育ち改善する可能性がある．それまで低蛋白・易感染性に注意し，しっかりとした対症療法をすることが大事である．

b　治療薬

1）栄養療法

低脂肪食は，脂肪吸収が減少することによりリンパ管内圧を減少させ漏出を低下させることを想定して行われており，治療の基本となる．脂肪であれば中鎖脂肪酸製剤を主体とし，高カロリー低脂肪食で食事指導する．

2）薬物療法

ステロイドの使用に関しては免疫不全状態であることを考えて，本当に有効性が期待できる患者に期間を区切って使用すべきであると考える．安易に使うべきではない．

吸収不良症候群

1　概　念

吸収不良症候群は各種栄養素の消化・吸収障害をきたす疾患を総称したもので，多岐にわたる病態・疾患が含まれる．栄養障害の程度の把握と栄養治療の適応，さらにその効果の判定までが重要である．

2　症　状

吸収不良症候群は基礎疾患を有する二次性のものが圧倒的に多い．そこで，どの疾患が経過観察中に吸収不良症候群をきたしうるかを把握しておくことが第一である．そして，第二にその患者の経過観察中に発症を見逃さないことが重要である．吸収不良症候群をきたす疾患を表4に示す．

3　診　断

胃や大腸の疾患は自覚症状が多い一方，小腸の疾患は自覚症状に乏しいのが特徴である．栄養不全まで栄養素が低下すれば，その症状は消化管にとどまらず全身に及ぶ．全身に多岐の症状がある場合に疑ってみるのもよい．吸収不良症候群で頻度の高い所

表４　吸収不良症候群をきたす疾患

原発性吸収不良症候群の分類
1. スプルー症候群 2. 先天性βリポ蛋白欠損症 3. 選択的腸酵素欠損症 ・二糖類分解酵素欠損症 ・ジペプチダーゼ欠損症
続発性吸収不良症候群の分類
1. 吸収障害 ・医原性：小腸広範囲切除後，blind loop syndrome ・腸管の広範な病変：Crohn 病，腸結核，好酸球性腸炎，Whipple 病，放射線性腸炎 ・全身疾患：アミロイドーシス，全身性エリテマトーデス，強皮症，低γ-グロブリン血症，カルチノイド症候群 ・血管性：腸間膜循環不全 ・その他：悪性リンパ腫 2. 消化障害 ・膵液分泌不全：慢性膵炎，膵切除後 ・胆汁分泌不全：胆摘後，閉塞性黄疸 ・乳化障害：胃切除後

見は，貧血，出血傾向，胃痛，テタニー，末梢神経障害，皮膚炎，口角炎であるが，前提として十分食事を摂取していながらの症状であるので，問診が大切である．続発性吸収不良症候群のうち，アミロイドーシスや小腸型 Crohn 病など，栄養障害以外の症状がなかなか前景にたたない疾患もあるので注意が必要である．

4 初期対応

基礎疾患の診断をするのはもちろんであるが，栄養状態の評価，免疫状態の評価を迅速にする必要がある．免疫不全症に吸収不良症候群が合併することもある．また，抗凝固因子のアンチトロンビン III の減少によると推測される脳梗塞，血栓症の報告もあり，ビタミン K 不足による凝固系の評価のみならず線溶系の評価も重要である．栄養アセスメントに必要な項目は施設によって様々な判定基準が用いられているが，身体計測，生化学検査，免疫学的パラメータ，筋力測定などが中心となる．身体計測で代表的なものは，脂肪の量を測るための上腕三頭筋の伸展側で計測する脂肪厚，それから筋肉蛋白量を反映する上腕周囲を測る上腕筋囲が重要である．生化学検査の代表としては，血清総蛋白，アルブミン，プレアルブミン(PA)，トランスフェリン(TF)，レチノール結合蛋白(RBP)が重要である．このうちの PA，TF，RBP は rapid turnover protein(RTP)とよばれ，血中半減期が数時間から数日間とアルブミンに比較して非常に短期間であるため，今後の治療に対する効果判定の際に極めて重要であるので初期対応の際にも確認しておく．

5 検　査

吸収不良症候群では三大栄養素(脂肪，糖質，蛋白質)に分けて検査する．ここは非常に重要な部分であるので，消化と吸収に分類して個々に考えていきたい．おもな検査を表５に示す．

a 脂　肪

脂肪の消化吸収障害は三大栄養素のなかで最も障害を受けやすい．脂肪は食事として摂取する際，95% 以上が中性脂肪のかたちで摂取され，胃内でエマルジョンをつくり小腸に行き，適当な pH の条件下で膵リパーゼによる加水分解を受け，胆汁酸と 2-モノグリセリドと脂肪酸の三者でミセルをつくる．そこから小腸吸収細胞へは受動的な拡散輸送による吸収と考えられている．したがって，脂肪消化吸収障害のおもな障害部位はミセルをつくるまでの消化の過程であると考えてよい．胃切除後によるエマルジョン形成不全，膵疾患に伴う膵リパーゼの低下，胆道疾患によるミセル化障害などが基礎疾患になる．

脂肪便の定義はわが国では 40 g 以上の脂肪摂取時に 5 g 以上の糞便脂肪排泄量を示すものである．より簡便には便の総量と肉眼的所見である．3 日間連続で計り，1 日当たり 200 g 以上のときに疑い，光沢ある

表5　おもな消化吸収試験の種類

	方法	異常値
van de Kamer 法	脂肪 40 g/ 日負荷後 3 日間便全量採取し，1 日当たりの脂肪酸量	4 g/ 日以上
Sudan III 染色	随意便にスライドガラス上で染色し鏡検	
^{13}C 呼気試験	^{13}C-混合中性脂肪を経口投与し，呼気中の $^{13}CO_2$ を測定	
D-キシロース吸収試験	D-キシロース 25 g を経口負荷後，5 時間の尿中排泄量	尿中排泄量 5 g 以下
乳糖負荷試験	乳糖 20 g を経口負荷し 30 分間隔で 120 分まで採血	血糖上昇が 10 mg/dL 以下
Schilling 試験	^{57}Co-ビタミン B_{12} 経口投与 2 時間後にビタミン B_{12} 1,000 μg 筋注し，24 時間尿中排泄量	^{57}Co の尿中排泄率 12% 以下
胆汁酸負荷試験	ウルソデオキシコール酸 300 mg を経口投与し，30 分間隔で 120 分まで採血	胆汁酸上昇が 10 μmol/L 以下
PFD 試験	PFD 内服液（BT-PABA）を服用後，6 時間の尿中排泄量	73.4% 以下

外観が特徴である．糞便中脂肪測定のゴールドスタンダードは van de Kamer 法である．Sudan III 染色法は膵性脂肪便の場合に検出度に欠けるとの指摘もあるが，スライドガラスに便を取り，Sudan III 溶液を滴下するだけという簡便さからスクリーニングとしては有用と考えられる．

b　糖　質

小腸の上皮細胞の内腔側には刷子縁膜があり，そこで栄養素が最初に腸粘膜と接する．刷子縁膜には糖質と蛋白質の分解酵素とその担体があり，栄養素は膜消化を受けるが，この酵素の欠損あるいは低下する場合，消化吸収障害が起こる原因となる．ここで糖質は多糖類が単糖類まで完全に分解されないと小腸上皮細胞には入らないこと，および乳糖を分解するラクターゼやショ糖を分解するスクラーゼが互いに相手を補えないシステムになっていることもあり，障害が前面に出やすくなっている．

実際に臨床上問題となるのはラクターゼの低下あるいは欠損による乳糖不耐症であるが，そのほかスクラーゼ・アイソマルターゼ欠損症というものが報告されている．最も頻度の高い疾患が乳糖不耐症で，これはミルクを飲むと非吸収糖により下痢を生ずるもので，特に日本人などの東洋人に多くみられる．呼気中水素ガス分析法は診断的に有用であり，乳糖 20 g を飲用後，血糖上昇が 10 mg/dL 未満か，呼気中水素ガス濃度が 20 ppm 以上増加する場合，乳糖不耐症と診断できる．また，D-キシロース吸収試験は広範囲の吸収面積減少に伴い糖質の吸収が悪化することを検出するもので D-キシロース 25 g 負荷にて 5 時間の尿中排泄量が 5 g 以下を陽性とし，腸管実効面積減少型の吸収障害を考える．

c　蛋白質

蛋白質も糖質同様に刷子縁膜の分解酵素と輸送担体が吸収に重要な役割を果たす．しかし，糖質と異なり腸管腔内にはアミノペプチダーゼやカルボキシペプチダーゼをはじめとする多種類のペプチド分解酵素が存在し，異なる基質特異性をもつため，どれか 1 つの酵素欠損が起こっても他の酵素が補うため問題にならない．また，輸送担体についても刷子縁に多種類のアミノ酸輸送体が存在することや，それとは別に基質特異性の低いペプチド輸送システムが効率よく働くということより機能が代償されるので，特異的なアミノ酸やペプチドの吸収障害は起こりにくい状況にある．したがって，蛋白吸収障害は腸管吸収面積が絶対的に低下する状況でのみ生じると考えてよい．

6 blind loop syndrome

本症候群は多種の原因で小腸内容の停滞を生じ，そのため腸内細菌の異常増殖をきたし，脂肪やビタミン B_{12} を中心とする各種栄養素の吸収障害が定義とされるが，小腸内細菌による栄養素の steal という異なるメカニズムのため別項とした．本態は小腸内細菌叢の異常増殖によることから，近年では bacterial overgrowth syndrome として包括されている．

DON'Ts

《蛋白漏出性胃腸症》
- □ 低 IgG 血症を伴った免疫不全状態であることを忘れない．
- □ 安易にステロイドを漫然と使用しない．
- □ 高齢者では後に悪性リンパ腫が明らかになることもあるので，1 回の診断で油断しない．

《吸収不良症候群》
- □ 蛋白漏出性胃腸症と吸収不良症候群を混同しない．
- □ 消化器症状が少ないからといって蛋白漏出性胃腸症や吸収不良症候群を鑑別疾患から除外しない．

文献

1)　三浦総一郎，他：医事新報 2005；4238：1-6.

防衛医科大学校内科学(消化器)　**穂苅量太**，**東山正明**

A　上部消化管

12 胃切除後症候群

DOs

- □ 患者の症状を詳細（内容，頻度，食事との関連など）に聴取しよう．
- □ 以前受けた胃切除の具体的な術式を把握しよう．
- □ 適切な治療で改善しうる症候群であるので，症例ごとにしっかり病態を検討しよう．

1 概念・疫学

胃切除後症候群とは，胃切除によって術後引き起こされる様々な症状からなる症候群であり，胃切除後障害ともよばれる．小胃（無胃），迷走神経切離，内外分泌機能障害などがその原因になるものと考えられているが，術式によって胃切除後症候群のなかでも起こりうる症候は異なることを理解しておく必要がある．すなわち，どのような術式が行われているかをまず知ることが肝要である．胃全摘は当然無胃となるが，幽門側切除後ではおよそ胃上部より 1/3～1/4 と噴門（入口）が残る．噴門側切除では通常下部の胃 1/2 と幽門（出口）が残る．幽門保存胃切除では，胃およそ 1/2 と噴門，幽門が残る．さらに，再建方法も残胃と十二指腸が直接つながる Billroth-I 法か Roux-en-Y 法が主として行われている．胃の各部位にはそれぞれの機能があり，それが失われることによって起こりうる症状にも違いがあることは容易に理解できるものと考えらえる．それぞれの特徴を知ってはじめて胃切除後症候群を理解できるといっても過言ではない．

胃切除後にどの程度の頻度で胃切除後症候群が発生しているかの正しい疫学調査はないものと思われる．それぞれの症状によっても，頻度は異なるものと考えられる．少なくとも，胃切除の既往がある症例では起こりうる症候群であることを知っていることが重要である．

2 症状（身体所見・病態生理）

本症候群に含まれるものとして，逆流性（胃切除後）食道炎，ダンピング症候群，貧血，骨代謝障害，下痢・栄養障害などがある．

a　逆流性（胃切除後）食道炎

症状は胸焼けに代表されるが，通常の逆流性食道炎との違いは，胃酸以外に膵液，胆汁などのアルカリ逆流によっても起きることである．すなわち，胃全摘後の場合は，基本的に酸逆流ではなくアルカリ逆流と考えるべきである．噴門側切除後の食道（残）胃吻合では，逆流性食道炎の頻度が高く，また症状も強いため，これまで噴門側切除の適応であっても全摘を行う傾向があったくらいである．胃全摘以外で，酸によるものか，アルカリによるものかを正しく判断するためには，食道内 pH を測定する必要があるが，現時点では一般的検査になっているとは言い難い．再建法別では，Roux-en-Y 法後が発生頻度少なく，Roux-en-Y 法が選択される主たる理由にもなっている．

b　ダンピング症候群

胃切除後症候群を代表する病態であるが，食後 30 分以内に起きる早期ダンピングと食後 2～3 時間で起きる晩期ダイピングに分けられる．前者は，高張な食物の小腸への急速な流入により，血管作動物質や消化管ホルモンが放出され，動悸，冷感，頭痛などの全身症状，腹痛，下痢などの腹部症状を起こすと考えられている．後者は，急速な上部空腸への食物排出・吸収に引き続いて起こる食後早期の血糖値上昇によるインスリンの過剰分泌に伴う冷や汗，眠気，失神などの低血糖症状によるものである．症状を呈する症例はdumperとよばれるが，同じ術式でもdumperになる例，ならない例があり，またdumperでも起こすとき，起こさないときがあり，おそらくは個体差や体調の影響が大きいものと推測される．再建法別では，Billroth-I法とRoux-en-Y法では発生頻度に差がないと報告されているが，幽門輪機能を残す幽門保存胃切除後では，発生頻度は少ないと考えられている．

c　貧　血

鉄欠乏性貧血とビタミンB_{12}欠乏による巨赤芽球性貧血に大別される．前者は，胃切除による低酸，無酸，急速排出などによる鉄吸収障害によるものである．後者は，Castle内因子の減少，欠乏によりビタミンB_{12}の吸収障害をきたし，肝臓に貯蔵されたビタミンB_{12}が欠乏する胃全摘後4～6年に発症することが多い．

d　骨代謝障害

胃切除によるCa，ビタミンD摂取量の低下，脂肪性下痢や腸管内のpH上昇などでCa，ビタミンD吸収障害が起こり，骨代謝障害を起こすと考えられている．通常，胃切除後5年以降に発生することが多い．骨粗鬆症としての対応が必要になる．

e　下痢・栄養障害

下痢は外出意欲を低下させるなどQOL低下の一因となり，患者にとっては大きな問題である．ダンピング症候群の一症状であったり，また迷走神経切離後の影響があったり，その病態は様々である．内外分泌機能低下による可能性もあり，その原因は個別に検討する必要がある．内外分泌機能低下の場合は，脂肪便となることが多く，特に胃全摘後には発生しやすい．体重減少に代表される栄養障害も患者が最も気にすることである．術式によって差があり，胃を残す量が多いほど，その程度は軽度と思われる．栄養障害を軽くするためには，根治性が許容される範囲で極力胃全摘を避けるべきと考える．

3　検　査

a　逆流性(胃切除後)食道炎

胸焼け症状がある場合，内視鏡検査が必須である．ただし，内視鏡検査で食道炎の所見を認めなくても逆流による症状と考えなくてはならないときもある．施行可能であれば，食道内pHモニタリングを行って，酸，アルカリのそれぞれの逆流程度を確認しておくことが望ましい．

b　ダンピング症候群

特有の検査はなく，丁寧な問診が大切である．

c　貧　血

通常の貧血の血液検査と，大球性の場合にはビタミンB_{12}の確認が必要となる．胃切除後，特に胃全摘後で術後4～5年経過した際には，ビタミンB_{12}を測定しておくことが望ましい．

d　骨代謝障害

骨粗鬆症に準じて骨量，骨密度測定が必要になる．

e　下痢・栄養障害

アルブミン，リンパ球などの栄養指標も重要であるが，体重測定を習慣とすることが大切である．

4　治　療

a　逆流性(胃切除後)食道炎

胃全摘後でもプロトンポンプ阻害薬(PPI)が有効なことがあり，基本薬剤はPPIである．アルカリ逆流に対しては，蛋白分解酵素阻害薬が適応となる．ほか，消化管運動機能改善薬や食道粘膜被覆保護薬も使用される．以上の保存的治療で軽快しないような重症例では，まれではあるが，再建方法の変更術が考慮されることもある．

b ダンピング症候群

早期ダンピングに対しては，十分な咀嚼とゆっくり摂取することの指導が大切となる．血管作動物質に対する対症薬剤の投与が有効なこともある．後期ダンピングは低血糖症状なので，糖質補給が必要あり，患者には飴玉などを常に持っておくことを指導する．

c 貧血

鉄欠乏貧血には鉄補充，また大球性貧血では，ビタミン B_{12} の補充が必要になるが，経口摂取による吸収が困難なので，注射投与が必要になる．最近では，胃全摘後は術後早期からの投与が有用であるとの報告もある．

d 骨代謝障害

予防として，乳製品，小魚などの摂取を指導する．骨量低下例では，カルシウム製剤やビタミンD製剤の投与を行う．

e 下痢・栄養障害

積極的に栄養指導を行う．バランスのとれた栄養価の高い食事と消化剤の使用を勧める．また，乳酸菌製剤を勧めてもよい．

5 患者・家族への説明

術前より起こりうる症候群であることを説明しておくことが重要である．特に早期胃癌症例では術前無症状であることが多く，本来の病気は治ったのに，むしろ術後に症状がでてしまうというgapに悩むことも少なくない．栄養管理なども含めて，家族の理解，支援も大切であることはいうまでもない．

6 他科への紹介

通常の保存的治療で軽快しない場合は，消化器外科医にコンサルトすべきである．

DON'Ts

- □ 胃切除の既往を見落としてはいけない．以前と違い，腹腔鏡手術の創は目立たない．特に臍からのみ行われることもあり，大きな切開創がないから胃切除は受けていないと安易に判断してはいけない．
- □ 胃切除後だから「しょうがない」あるいは「胃癌は治っているのだから」といった安易な対応は慎むべきである．患者にとってはQOLに直結する大きな問題である．

東京大学消化管外科　**瀬戸泰之**

13 Mallory-Weiss 症候群

DOs

- □ 頻回の嘔吐後の吐下血は Mallory-Weiss 症候群を考えよう．
- □ 診断には病歴聴取が重要であり，急激な腹圧上昇の有無などを詳細に聴取しよう．

1 概念・疫学

Mallory-Weiss 症候群は，飲酒後などの激しい嘔吐の反復により食道・胃接合部の内圧が急激に上昇し，食道・胃接合部付近（噴門部や食道下部）に粘膜下層まで縦走の裂創が生じ，消化管出血をきたす疾患である（図 1）．1929 年に George Kenneth Mallory（ジョージ ケネス マロリー）と Soma Weiss（ソーマ ワイス）によって報告された概念である[1]．食道静脈瘤，消化性潰瘍，AGML と並んで上部消化管出血の代表疾患である．一般的に，裂創は食道側より胃側に生じることが多く，特に小弯側にできやすい．上部消化管出血の 5 〜 10% を占め，好発年齢は 90% が男性で，40 〜 50 歳台に多いとされている[2,3]．発生機序としては，頻回の嘔吐刺激によって食道・胃接合部付近に胃軸に沿って左右に過伸展が生じることで粘膜が縦走に裂創すると考えられている．発症要因としては飲酒後の嘔吐がほとんどであるが，上部消化管内視鏡検査，咳嗽，怒責，妊娠悪阻，乗り物酔い，食中毒，腹部打撲，交通外傷などの誘因も報告されている．

2 症 状

主症状は頻回の激しい嘔吐後の吐血が一般的である．突然発症であるため，痛みを伴うことは少ない．吐下血が主症状であるが，約 10% は下血のみを呈する場合がある．新鮮吐血が多い．大量出血でショック状態，緊急処置が必要な場合もあるが，自然止血し無症状の場合もある．

3 検 査

本症の診断には上部消化管内視鏡検査が最も有用であるが，飲酒歴や繰り返す嘔吐などの詳細な問診は診断に重要である．出血に先行する急激な腹圧の上昇などの病例を聴取することである程度診断が可能である．

本症が疑われる場合は，バイタルサイン

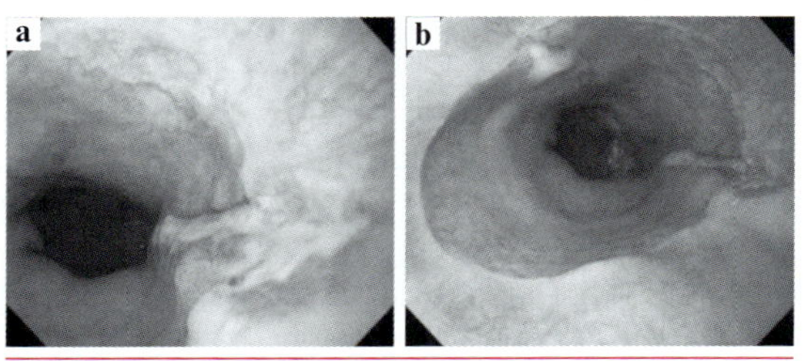

図 1 Mallory-Weiss 症候群の内視鏡像
a, b：食道胃接合部直下に縦走のびらんを認める．
（口絵 No.51 p.xviii 参照）

を確認し，上部消化管内視鏡検査で胃噴門部小弯から食道にかけて縦走する裂創を確認する．ほとんどが単一の裂創であり，発性部位としてはZeifer分類により食道限局型，食道胃併存型，胃限局型の3型に分類されるが，一般的には食道・胃接合部直下の胃側にできる場合が最も多く，食道限局型は少ない．

コツ

診断のコツは病歴聴取をしっかり行うことである．上部消化管内視鏡検査で診断は容易であり，緊急内視鏡時にはスコープの先端に透明フードやアタッチメントを装着し，良好な視野確保が診断・治療に有用である．

Pitfall

奥山ら[4]は消化管粘膜に裂創は認めても，顕性出血をきたさないものMallory-Weiss tearと定義し，この疾患は嘔吐との関連が低く，送気による胃内圧の上昇と内視鏡の押し込み操作による胃壁の過剰な伸展が関与している可能性が高いと報告している．この裂創は90%以上が自然止血するものの，萎縮性胃炎の多いわが国での内視鏡検査時やESDなどでの無理な内視鏡操作，送気時にしばしば引き起こす可能性があるため，注意を要する（図2）．

4 診断（鑑別診断）

Boerhaave症候群は，Mallory-Wess症候群と同様に激しい嘔吐後に発症する．食道壁の全層におよぶ線状長軸方向の裂創である．嘔吐後に発症するが，Mallry-Weiss症候群のように吐血や下血を呈するよりは，激烈な胸痛，心窩部痛が多い．破裂部より縦隔へ空気が流入するため，呼吸困難，チアノーゼ，皮下気腫，縦隔気腫をきたす．緊急手術の適応である．

5 治　療

75～90%は保存的加療で自然止血する．自然止血が困難である場合や新鮮出血が認められる場合は上部消化管内視鏡を施行し，内視鏡的止血術を施行する．内視鏡的止血

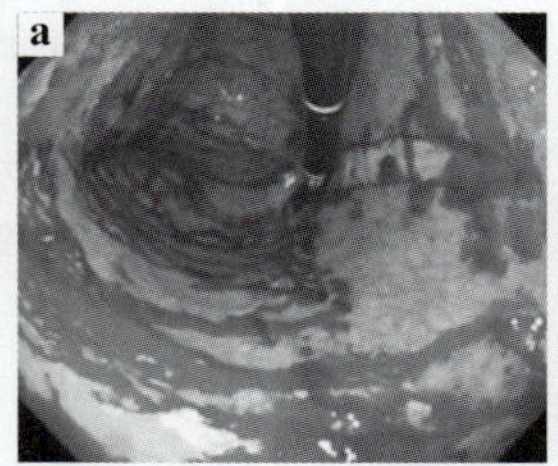

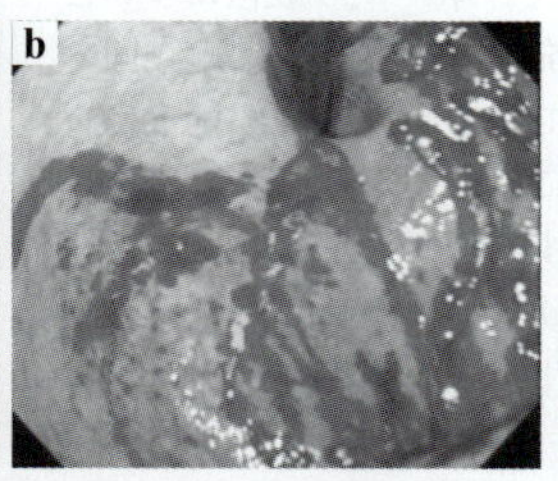

図2　Mallory-Weiss tearの内視鏡像
a：胃体部小弯に裂創を認める．b：胃底部に裂創を認める．
（口絵No.52 p.xviii参照）

若手医師に伝えたいこと

Mallory-Weiss症候群の診断は容易である．しかし，高齢者や来院時にショック状態である患者，輸血が必要になる症例には注意しなければならない．また，飲酒などの嘔吐だけでなく，内視鏡検査などでも粘膜裂創を認めるMallory-Weiss tearがあることも念頭に置いておく必要がある．

（兵庫医科大学内科学消化管科　富田寿彦，三輪洋人）

術はおもにクリッピングや高周波凝固法などを用いる．また，内視鏡的止血に難渋する場合は，速やかに interventional radiology（IVR）による止血術や外科手術に移行することも重要である．一般的には内視鏡検査時にすでに止血されている場合は酸分泌抑制薬が有効である．

6 予　後

基本的に，ほとんどの症例が安静・保存的加療で自然止血されるため，予後良好で再発もほとんどみられない．しかし，高齢者や来院時にショックをきたしている症例では死亡例の報告もあり，注意を要する．

DON'Ts

- □ 内視鏡的止血術が不可能な症例は経過観察するな !!
- □ 縦隔気腫がある場合は食道全層の裂創の可能性があるため，上部消化管内視鏡検査はすべきでない．

文献

1） Mallory GK, et al.：Amer J Med Sci 1929；178：506-515.
2） Rockall TA, et al.：BMJ 1995；311：222-226.
3） 平田牧三：Gastroenterol Endscopy 1986；28：3-10.
4） 奥山山治，他：治療 1991；73：270-271.

兵庫医科大学内科学消化管科　**富田寿彦，三輪洋人**

14 functional dyspepsia（FD）

DOs

- □ FD は器質的異常がなくともれっきとした疾患であり，患者は治療を必要としているとの認識をもとう．
- □ FD の症状はストレスや不安などに大きく影響されるので，よりよい患者・医師関係を築くよう努力しよう．
- □ ガイドラインに基づいて FD 治療は第一選択薬の胃酸分泌抑制薬，運動機能改善薬，*Helicobacter pylori* 除菌治療から始めよう．

1 概　念

ディスペプシアとは心窩部を中心とした様々な上腹部症状をいう．以前は“消化不良”の意味で用いられることもあったが，現在ではその意味で用いられることはほとんどない．具体的には心窩部痛，心窩部不快感，早期満腹感，膨満感，悪心，胸やけなどの症状をさす．functional dyspepsia（FD）にはピタッと当てはまる日本語訳がないため，機能性ディスペプシアが病名になっているが，機能性胃腸症などとよばれることがある．

2 定　義

a　一般的定義

機能性ディスペプシア（FD）は日本消化器病学会のガイドラインで「症状の原因となる器質的，全身性，代謝性疾患がないのにも関わらず，慢性的に心窩部痛や胃もたれなどの心窩部を中心とする腹部症状を呈する疾患」と定義されている[1]．一般的には胃内視鏡検査で食道炎や消化性潰瘍や癌などの器質的疾患を除外し，採血や採尿で代謝性疾患や肝疾患などを否定できれば FD を診断してよい．また，臨床的に膵癌や胆石などが疑われる場合には超音波や腹部

表 1　機能性ディスペプシア診断基準

日本消化器病学会ガイドラインの定義 症状の原因となる器質的，先進性，代謝性疾患がないのにも関わらず，慢性的に心窩部痛や胃もたれなどの心窩部を中心とする腹部症状を呈する疾患 ・ディスペプシア症状は限定されず各臨床医の判断に委ねる ・症状の持続期間や頻度は各臨床医の判断に委ねる
Rome III 基準 ・以下の 4 つのうち少なくとも 1 つ以上の症状がある 食後愁訴症候群（postprandial distress syndrome：PDS） 1. 食後膨満感 2. 早期満腹感（early satiation） 心窩部痛症候群（epigastric pain syndrome：EPS） 3. 心窩部痛 4. 心窩部灼熱感 ・症状を説明できる明らかな器質的疾患がないもの ・少なくとも 6 か月以上前に症状が始まり，最近 3 か月間症状が続いているもの ・症状が持続しているとは PDS に関しては週に数回（2 回以上），EPS に関しては週に 1 回以上の頻度で生じることをいう

CTを追加して行う．これに対して，「上腹部症状があるが内視鏡検査など十分な検査がされていない患者」はuninvestigated（検査されていない）dyspepsia患者として区別する．

b　Rome分類による定義

機能性消化管疾患を調査，分類しているRome委員会がFDを定義している．1998年にRome II分類が，2006年にRome III分類が提唱された[2]．ガイドラインの定義とRome III分類を**表1**にまとめた[1,2]．Rome III分類ではディスペプシアを4つの症状のみで定義し，症状を食事と関連する症状（PDS）と痛みと関連する症状（EPS）に分けていることが特徴的である．しかし，これらの定義は臨床研究を行うときに用いるものであり，日常診療では細かな定義にこだわる必要はなく，わが国のガイドラインの定義に従って診療を行うことで十分であろう（**表1**）．また，以前はFDに胸やけを含めることがあったが，内視鏡で異常がないのに胸やけや逆流感を生じる疾患は“非びらん性胃食道逆流症（NERD）”として別に扱うことが一般的になっている．

3　病　因

FD患者における機能異常として一般的には胃酸分泌異常，胃運動機能異常などが想定されている．胃酸分泌過多ではGERD（胃食道逆流症）の症状が生じるだけでなく，酸の十二指腸への曝露が運動不全様の症状を誘発することが明らかとなっており，実際にディスペプシア患者に対する酸分泌抑制薬の有効性は広く認められている．また，胃運動機能異常に関しては最近，食後の胃運動は食事摂取時に近胃（穹窿部）に生じる反射的弛緩反応とその後に遅れて生じる胃遠位側部の弛緩反応の二相があり，このうち前者の反射的近胃弛緩反応がディスペプシア症状と比較的関連することが明らかとなり注目されている．さらに，FD患者では胃内に留置したバルーンを膨らませたときの痛みの閾値が有意に低下している患者が多いこと，抗うつ薬や催眠術の効果が認められる場合が多いことから，内臓知覚過敏や神経精神要因もその病態に関与していると推測される．また，FDと*Helicobacter pylori*感染の関連も注目されているが，多くの臨床研究の結果からは*Helicobacter pylori*の除菌はディスペプシア症状改善効果は少ないと考えられている．さらに，ある特定の遺伝子の多型との関連も注目されているが，これらに関する定説はない．ただ，ディスペプシア症状は変化したり，消長したりすることが多い．何故一定でないのかは説明されていないが，ストレスや不安などがこの症状発現に大きく影響していることは間違いない．

4　治　療

FDは日常臨床では最もありふれた疾患である．FD患者のQOLは大きく低下していることが知られている．たとえ器質的疾患がなくともFDはれっきとした疾患であり，患者は治療を必要としているのだとの認識をもつことが大切である．

ただ，基本的に薬物治療の効果は低いと考えられている．日本消化器病学会のFDガイドラインでは，これまでのエビデンスを精査し，エビデンスに基づいた治療アルゴリズムを提唱している（**図1**）[1]．これによると，第一選択薬として胃酸分泌抑制薬（プロトンポンプ阻害薬，H_2受容体拮抗薬）と運動機能改善薬の使用が強く推奨されている．また，第一選択薬とは別に*Helicobacter pylori*陽性ディスペプシア患者に対しては，*Helicobacter pylori*除菌が強く推奨されている．また，これらの治療の効果がなかった場合には第二選択薬として，抗うつ薬・抗不安薬や漢方薬の使用が推奨されている．

ただ，FD患者ではストレスや不安などがこれら腹部症状を増強していることも多

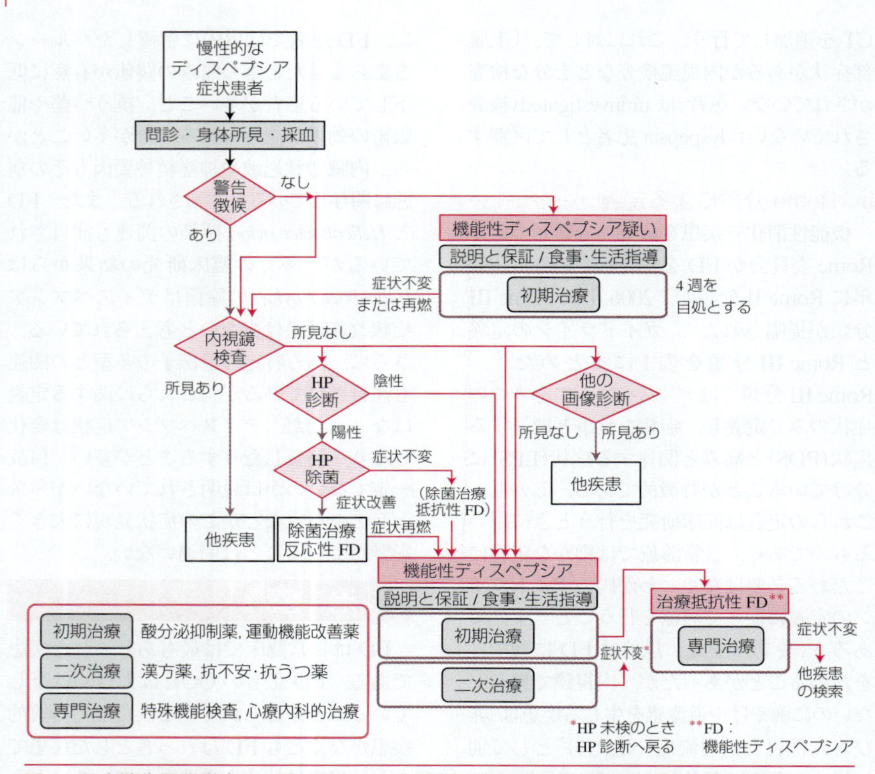

図 1　日本消化器病学会 FD ガイドラインの診断と治療のアルゴリズム（全体像簡略版）
〔日本消化器病学会（編）：機能性消化管疾患診療ガイドライン 2014―機能性ディスペプシア（FD）．南江堂，2014：xviii．より許諾を得て転載〕

いため，検査と薬物療法だけで終わるのではなく，患者の話を注意深く聞く姿勢が大切である．FD 患者ではプラセボ効果が 50% 程度あるともされ，本疾患の治療の第一歩は良好な患者・医師関係を構築することである．ガイドラインでは患者に対して説明・保障を与えることが記載されているが，正にこの点を述べたものである．また，食事・生活指導も薬物療法を行う前，あるいは同時に行うよう推奨されているが，FD 患者では生活リズムや食事が不規則になっていることが知られており，規則正しい生活や食習慣で自律神経の乱れを正すことも症状発現を抑える意味で有意義であると思われる．

5 予　後

FD の生命予後は悪くないことが知られている．ただ，ディスペプシア症状が再発することは多く，治療終了早期の再発もしばしば起こることが報告されている．

6 他科への紹介

問題となるのは精神心理的要素が強いと考えられる FD 患者である．実際，FD 患者には気分障害や神経性障害の合併も多い．重要なのは心療内科や精神科への紹介のタイミングである．内科医としては抗うつ薬などの精神作用薬の使用に不慣れなことも多いため，ある一定以上の精神的障害を疑う場合には専門家に治療を委ねるべきであろう．ただ，FD 患者は総じて不安傾向が強いことが多く，患者・医師関係の構築の努力をせずに安易な紹介は慎むべきであろう．精神科などへの紹介に患者が違和感をもつ場合も多い．FD は非常にありふれた疾患という認識をもつべきである．

DON'Ts

- □ 生活・食事指導や患者・医師関係の重要性を軽視してはいけない．
- □ 器質的疾患がないディスペプシア患者は多く，これら患者に無駄に検査を繰り返すことは慎むべきである．

文献

1）日本消化器病学会（編）：機能性消化管疾患診療ガイドライン 2014―機能性ディスペプシア（FD）．南江堂，2014．

2）Tack J, et al.：Gastroenterology 2006；130：1466-1479.

兵庫医科大学内科学消化管科　**三輪洋人**

☑ FD 患者の診療にあたっての心得と心構え

FD 患者を診察し治療するのは内科医としてそれほど簡単なことではないと思う．なぜ腹部症状を生じるのかという科学的理解に加えて，高いコミュニケーション能力が必要であるからである．FD 患者は多くの症状を有しているので，何が本当に重要なのかを的確にインタビューすることで理解し，病態を推測する．わずかな聞き方の違いで答えが変わる．患者の訴えには病態と治療のヒントが隠されている．高いコミュニケーション能力が必要な理由である．医師が熱心に聞き，理解してくれようとしていると感じれば，信頼関係が生まれていく．ここには患者の信頼を得ること，心から信頼されるという医師としてしか味わえない喜びがある．しかし，表面上のコミュニケーション能力だけでは限界がある．いかに普段から考え，勉強しているかによって，患者への説明，治療が変わるのである．人間力と科学的知識の両方が必要なのである．FD 患者を診察し治療するのは難しいがやりがいがあると感じるのは，こんな理由からかもしれない．

（兵庫医科大学内科学消化管科　三輪洋人）

A　上部消化管

15 消化管の血管性病変，消化管 angiectasia

DOs

- □ 消化管出血の原因として意外に重要であり，小さいものでもばかにできない．
- □ 治療するか迷ったら治療しよう．
- □ しかし，再出血率が高いので，安心しないようにしよう．

1 概念・分類

消化管出血の話題になると臨床の場では，よく血管性病変という言葉を口にする．明確な定義はないが，おおよそ次の病変を想定していることが多い．angiectasia（図1），Dieulafoy潰瘍（図2），胃前庭部毛細血管拡張症（gastric antral vascular ectasia：GAVE），びまん性胃前庭部毛細血管拡張症（diffuse antral vascular ectsia：DAVE），動静脈奇形（arteriovenous malformation：AVM），特殊なものとしてRendu-Osler-Weber病があるがまれである．実際は出血していると詳細な観察はできず，どの診断名をつけるかということより治療すべきか，どう止血するかが先決となる．そういう意味で矢野・山本の分類は小腸病変に限定されるが，現実に即している[1)]．

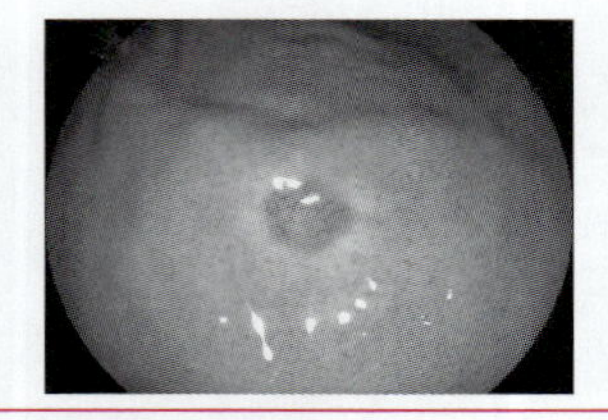

図1　胃のangiectasia
周囲の退色域が明瞭な，特徴的な日の丸紅斑が認められる．
（口絵No.54 p.xviii参照）

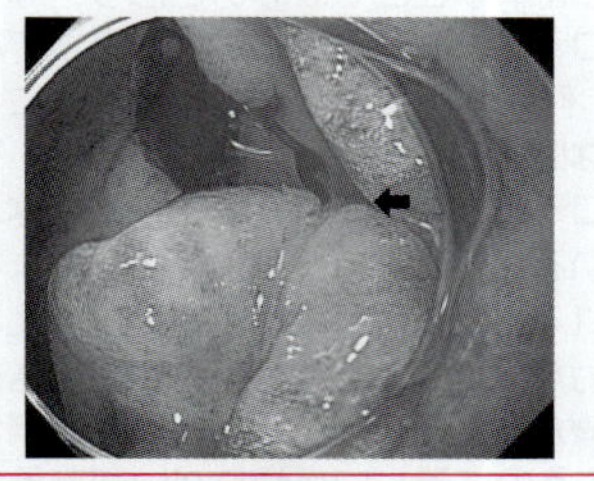

図2　胃のDieulafoy潰瘍
潰瘍底の白苔がなく，血管断端すら明瞭でないが，拍動性出血している．この後，クリップにて止血した．
（口絵No.55 p.xviii参照）

頻度は不明というか人種間，施設間で異なると思うが，特に高齢者の消化管出血の原因として上位にあげられることは間違いない．とはいえ，全く無症状の人にも偶然みつかることがあるし，一方で度重なる消化管出血の原因として同定されることもあるし，臨床的重要度は幅がある．

ついでながら，消化管の血管病変の名称は，臨床の場では，適切な日本語がないかもしくは長いので英語を使用することが多い．また，英語表記すら用語が統一されておらず，angiectasiaはむしろangiodysplasiaのほうが論文では使用頻度は高い．angioectasiaではなくangiectasiaなのは，oが連結母音なので省略可能だからだろう．英論文ではどちらの表記もみられる．

2 原　因

原因は不明であるが，angiectasiaが大動脈弁狭窄の患者に合併するのをHeyde（ハイド）症候群といい，この場合は，大動脈弁狭窄部位で生じる高いずり応力によって血液中のvWF因子高分子マルチマーが減少することが原因と考えられているが，特殊なケースである．放射線治療後にみられることがあるが，医原性である．

3 診　断

AVM の場合はむしろ血管造影による診断確定が必要となるが，通常は内視鏡下での診断確定となる．angiectasia は小さくとも色調が明瞭なので，観察範囲内ならあまり見逃しはないが，鑑別としては，特に胃では，発赤調の 0-II 型病変との鑑別を要する場合があり，特徴的な日の丸紅斑所見が鑑別に役立つ（図 1）．癌であれば要生検だが，これは生検禁忌であるので，肉眼的に鑑別できないといけない．また，病変は 1 個だけでなく，多発していることも多いので，1 個みつけても安心してはいけない．

診断は内視鏡で下されることが多いが，例えば小腸の血管病変は，必ずしもどの施設でもカプセル内視鏡や小腸鏡を備えているとは限らないため，その場合は少なくとも出血部位の同定に造影 CT，出血シンチグラフィ，血管造影が有効である．

4 出血のリスク要因

これらは出血しなければ，無症状である．そうなると出血のリスク要因が問題となるが，やはり抗血栓薬内服中の患者では出血するリスクは高くなる．ほかには，肝硬変などの門脈圧亢進症の随伴所見として現れることがある．こうした患者では原病由来の血小板減少や凝固異常が合併して，より出血しやすい状態になっているので，かかる患者では活動性出血がなくても治療を考慮することがある．小腸の angiectasia は慢性腎不全や肝硬変のほか，内臓脂肪の多い患者ほど出血リスクが有意に高いという論文がある[2)]．

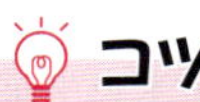

コツ

内視鏡施行時 angiectasia などの血管性病変で出血源かどうか迷ったら，観察だけでなく吸引や送水刺激してみるのも 1 つの手である．

5 治療適応

Dieulafoy 潰瘍はおおよそ発見時出血している（図 2）ので，ほぼ全例治療対象となるが，angiectasia などは，むしろ出血していない状態でみつかるのが一般的なので，すべてが治療対象になるわけではない．その線引きが難しい場合がある．筆者は限りなく消化管出血が疑われ，ほかに出血源の候補がない場合は治療することにしている．

6 治　療

治療は放置でよいものから，内視鏡下での止血術（電気焼灼術，止血クリッピング），それでも止まらない場合は血管造影下での塞栓術が必要になってくる症例まで幅広い．今出血しているのであればとにかく，止まっている場合にどこまで行うかは現場の医

☑ 忍耐が成功に導く

Dieulafoy 潰瘍は本当に出血していないとみつからないことがある．筆者は上部消化管内視鏡施行時何回も胃を往復していたら，ようやく出血におめにかかれた経験がある．そのときまで正常そのものにしかみえない粘膜からであった．その患者は，原因不明の消化管出血で，この 1 年で数回入退院を繰り返し，何回も上下部消化管内視鏡検査を受け，カプセル内視鏡やダブルバルーン小腸内視鏡を施行しても出血源が同定されていない人だった．消化管出血が疑われる患者では，最初出血がないからといってあっさり検査終了としないで，粘り強く根気よく検査を続行するのが，当たり前だが必要であると実感した．

（日本医科大学消化器内科学　辰口篤志）

師の判断に任される．

一方で，治療してもしなくても再出血率が変わらないとする意見もある．治療しても，別の部位にまた出血源ができてそこから出血する患者もいる．内視鏡にしても血管造影にしても局所療法であり，いわば対症療法に近いので，そうしたことは起こりうる．出血源が同定されて治療ができるに越したことはないが，それで安心してはいけないということである．

海外ではサリドマイド，ホルモン療法（ソマトスタチン，女性ホルモン）などの薬物治療の記載もあるが，わが国ではまず行われない．

7 angiectasia

腸管 angiectasia は消化管出血の 5 ～ 6% を占めるといわれる．50 歳以上の小腸出血のなかでは最も多い原因ともいわれる．40 ～ 50% は再出血をきたすといわれる．内視鏡的治療は再出血予防の最も標準的治療である．しかし，これらの出血源は概して小さく，消えることもあり，小腸の深部に存在する場合，局在の同定は困難である．angiectasia の消化管における分布を詳細に検討した報告は少ないが，ある報告では 80% が空腸，51% が十二指腸，23% が胃，6% が回腸，11% が大腸であった（複数箇所に病変をもつものを含める）[3]．

DON'Ts

- □ ひととおり消化管を調べても出血源がみつからなくてもあきらめない．
- □ 血管造影など他の診断法もあるので，内視鏡検査にこだわることはない
- □ 内視鏡生検はしない．

文献

1） Yano T, et al.：Gastrointest Endosc 2008；67：169-172.
2） Yamada A, et al.：World J Gastroenterol 2015；21：7242-7247.
3） Bollinger E, et al.：World J Gastroenterol 2012；18：6235-6239.

日本医科大学消化器内科学 **辰口篤志**
日本医科大学千葉北総病院消化器内科 **藤森俊二**

A　上部消化管

16 好酸球性胃腸炎

DOs

- □ 好酸球性胃腸炎の診断は，疾患の知識をもつこと，本疾患を疑うことが重要である．
- □ 好酸球性胃腸炎が疑われる症例は，内視鏡で粘膜が正常に観察されても複数箇所から生検を行おう．
- □ 寄生虫感染，炎症性腸疾患などを除外しよう．

1 概念・疫学

好酸球性胃腸炎(eosinophilic gastroenteritis：EGE)は消化管壁に好酸球が浸潤する原因不明の疾患である．現在では好酸球性消化管疾患(eosinophilic gastrointestinal disorder：EGID)の部分症として扱われ，食道のみに好酸球浸潤をきたす好酸球性食道炎(eosinophilic esophagitis：EoE)とは区別される．わが国では2015(平成27)年より厚生労働省の定める指定難病となっている．小児から高齢者まであらゆる年齢層で発症するが，小児では成人と病態が異なり激しいアナフィラキシー様の症状を呈することがある[1]．喘息などアレルギーの関与が考えられているが，そうではない症例も存在する．欧米ではEoEが多いのに対し，わが国ではEGEのほうが頻度は多い．病変は胃や小腸，大腸に限局するものもあるが，食道も含め他の消化管と重複することもある．小腸に多く，食道病変の合併は比較的頻度が低い．

2 症　状

食事や微生物などのアレルゲン曝露によりアレルゲンが認識され，IL-4，IL-5，IL-13といったサイトカインの誘導によりアレルギー反応が起こる．そして，ケモカインであるeotaxinなどが誘導され，好酸球の活性化や組織への遊走が生じる．これらの反応が慢性的に生じ，病態を引き起こすとされる．

症状は腹痛，下痢などが比較的多いとされるが，組織の中でどの部分が障害されるか，すなわち好酸球が粘膜，筋層，漿膜下層のどの部分に浸潤するかで症状も異なる．全層に浸潤するものもあり，多彩な消化管症状を呈する．胸痛を認める症例，出血や穿孔をきたす症例も存在する．

3 検　査

血液検査では白血球やCRPといった炎症反応の上昇，好酸球増多やIgEの上昇が比較的高頻度である．消化管造影検査では皺襞腫大など浮腫を主体とする変化がみられるが，潰瘍や狭小化などをきたすこともある．内視鏡検査では発赤，浮腫，びらんなどの頻度が高いが，特異的な所見はないとされ，異常所見がみられない症例もある．これまで一般に，生検病理組織学的に強拡大で1視野に20個以上の好酸球浸潤を有意と捉えてきた．しかし，食道を除く消化管では生理的に好酸球が存在し，さらに強拡大で1視野に20個以上の好酸球浸潤が健常者でも存在することがあり，好酸球数のみで安易に診断することは危険である．内視鏡検査では複数箇所からの生検を行い，慎重に診断する必要がある．ただし，好酸球浸潤が筋層や漿膜下に存在するものでは生検にて好酸球浸潤の証明ができない．

コツ

内視鏡検査での生検や腹水があれば腹水穿刺を積極的に行う．

コツ

十分な問診とともに各種検査で他の疾患を除外する．

その他，CT では消化管壁の肥厚やリンパ節腫大，好酸球が漿膜下に浸潤するものでは腹水が出現する．腹部超音波検査でも CT 同様の所見が得られるが，腹水の確認，腹水穿刺で好酸球性腹水を認めることは診断の大きな助けとなる．

4 診　断

Talley ら[2)]は，①何らかの消化器症状が存在すること，②消化管の 1 か所以上に生検で好酸球浸潤がみられるか，または末梢血中好酸球増多を伴い特徴的な X 線所見を認めること，③寄生虫などその他の好酸球増多を示す疾患が除外できること，これらの 3 項目を満たすものを EGE と診断している．しかし，近年では検査の主体が X 線から内視鏡に変化しているためか，内視鏡下での生検により診断されることが増えている．

わが国では近年，木下らの診断指針（**表 1**）[3)]を用いて診断される症例が増えている．また，症状や検査所見，手術などの重大事象により重症度分類を定めている（**表 2**）．

鑑別疾患は Crohn 病や潰瘍性大腸炎などの炎症性腸疾患，アニサキスなどの寄生虫感染，特発性好酸球増加症（hypereosinophilic syndrome：HES），過敏性腸症候群，collagenous colitis，薬剤関連腸炎，強皮症，アレルギー性肉芽腫性血管炎（Churg-Strauss 症候群），セリアック病など様々な疾患があげられる[3)]．

表 1　好酸球性胃腸炎の診断指針（2011 年改定版）

1. 症状（腹痛，下痢，嘔吐など）を有する．
2. 胃，小腸，大腸の生検で粘膜内に好酸球主体の炎症細胞浸潤が存在している（20/HPF 以上の好酸球浸潤，生検は数か所以上で行い，また他の炎症性腸疾患を除外することを要する）．
3. 腹水が存在し，腹水中に多数の好酸球が存在している．
4. 喘息などのアレルギー疾患の病歴を有する．
5. 末梢血中に好酸球増多を認める．
6. CT スキャンで胃，腸管壁の肥厚を認める．
7. 内視鏡検査で胃，小腸，大腸に浮腫，発赤，びらんを認める．
8. グルココルチコイドが有効である．

1. と 2. または 1. と 3. は必須．これら以外の項目も満たせば可能性が高くなる．
〔木下芳一，他：Gastroenterol Endosc 2012；54：1797-1805.〕

Pitfall

便中虫卵検査のみでは寄生虫感染は完全には除外できない．渡航歴や食事内容などを詳細に聴取することが重要である．必要に応じて寄生虫感染の抗体スクリーニング検査まで行う

初診時，症状が軽度の症例では診断に難渋するものもあり，その際は経過を厳重にみていくことが必要である．特に潰瘍性大腸炎では，下部消化管内視鏡検査での生検で組織に好酸球浸潤を多数認める症例も存在する．さらに，いずれもステロイドが有効であり，症状も類似するため鑑別に注意を要する．

5 治　療

EGE での治療法に関する無作為比較試験や明確なエビデンスはない．現段階ではステロイドの投与が一般的に用いられており，ステロイドは多くの症例で著効する．ステロイドは一般にプレドニゾロン 20 〜 40 mg/ 日前後から投与開始されることが多い．1 〜 2 週間毎に徐々に漸減していくことが多いが，投与開始量や漸減の仕方，さ

表 2　好酸球性食道炎，好酸球性胃腸炎の重症度分類

疾患最盛期の症状スコア（成人 EGID 重症度評価票） 40 点以上重症　15 ～ 39 点中等症　14 点以下軽症	
上部消化管を代表する症状　(1) 嘔吐	
3	嘔気あり（嘔吐なし）
5	1 回 / 日の嘔吐　月に 4 日以上
7	2 ～ 5 回 / 日の嘔吐　月に 4 日以上
9	6 回 / 日以上の嘔吐　月 1 日以上
上部消化管を代表する症状　(2) 嚥下障害	
6	いつも飲み込みにくく苦労する
9	食物圧入，または内視鏡による摘出を経験した
上部消化管を代表する症状　(3) 食欲不振	
6	食欲はいつもない
9	食欲はほとんどなく，経管栄養などを必要とする
腹痛	
3	軽度，短時間で，活動を制限しない
6	中等度，連日で長く続いたり，就眠後に起こる
9	重度，鎮痛剤の使用を必要とする痛みが常にある
下部消化管を代表する症状　(1) 下痢	
3	2 ～ 5 回の水様便　月に 4 日以上
6	6 回以上の水様便　月に 4 日以上
9	脱水を起こした
下部消化管を代表する症状　(2) 血便	
3	少量の血が混じる程度　月に 1 回以上
6	明らかな血便　月に 1 回以上
9	連日，大量の血便
検査所見（最小値をお選びください）	
3	$3.0 \leqq \mathrm{Alb} < 3.5$
6	$2.0 \leqq \mathrm{Alb} < 3.0$
9	$\mathrm{Alb} < 2.0$
末梢血好酸球割合（最大値をお選びください）	
3	5% 以上 10% 未満
6	10% 以上 20% 未満
9	20% <
これまでに以下のいずれかの重大事象があったか	
0	ない
5	ある
EGID の合併症（穿孔，狭窄など）を解除するために手術を行った EGID の治療目的で過去 1 年間にステロイド，免疫抑制薬などの副作用が懸念される薬剤を使用したか	
0	使用していない
5	使用した

〔厚生労働省ウェブサイト（http://www.mhlw.go.jp/stf/seisakunitsuite/bunya/0000062437.html）より〕

らには寛解維持をどうするのかなどは一定の見解はない．また，食事でのアレルゲン除去（牛乳，卵，魚介類，大豆，小麦，ナッツなど）が有効な症例もある．抗アレルギー薬，免疫調節薬，生物学的製剤，5 ～ 10 mg 程度のステロイドなどによる維持療法とする症例もあるが，これらも十分なエビデンスはない．

6 合併症

繰り返す炎症により穿孔や狭窄をきたし，腹膜炎，腸閉塞を合併する症例がある．その際は外科へコンサルトし手術の適応となる．しかし，根本的な治療ではないため，その後の治療が必要となる．

7 予 後

予後についての報告は極めて少ない．自然治癒例も存在し，一般に予後は良好と考えられている．しかし，半数近くの症例で再発するとされており，そのような症例では維持療法が必要となり，今後の課題となる．

8 患者・家族への説明

何らかの原因で好酸球が消化管に浸潤することで症状をきたすこと，一般には予後は良好であるが，穿孔や閉塞を生じることもあること，再発する可能性があることなどを説明する．

DON'Ts

□ 他疾患の除外前に安易にステロイド投与は行ってはいけない．

文献

1) 松井敏幸：胃と腸 2013；48：1849-1852.
2) Talley NJ, et al.：Gut 1990；31：54-58.
3) 木下芳一，他：Gastroenterol Endosc 2012；54：1797-1805.

福岡大学筑紫病院消化器内科 **石川智士，松井敏幸**

☑ 好酸球性胃腸炎と鑑別を要した寄生虫感染症例

腹痛，腹部膨満を主訴に受診された患者がいた．血液検査所見にて白血球 18,000/μL，CRP 4.4 mg/dL と炎症反応が上昇しており，好酸球 50% と好酸球増多も著明であった．下部消化管内視鏡検査で大腸に発赤があり，生検にて強拡大で 100 個以上の好酸球浸潤を認めた．CT にて腹腔内の脂肪織は混濁しており，また腹水もあったため穿刺を行った．腹水細胞診では好酸球 70% と増加していた．便中虫卵は陰性であり，好酸球性胃腸炎(EGE)と考えステロイド投与を行った．しかし，症状の改善は乏しく，その後気胸となった．詳細な問診で，サワガニを生食しており，抗寄生虫抗体スクリーニング検査なども行い，ウエステルマン肺吸虫，肝吸虫と診断された．その後プラジカンテルの内服で症状，検査所見とも改善した．

（福岡大学筑紫病院消化器内科　石川智士，松井敏幸）

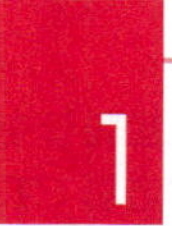

1 感染性腸炎(抗菌薬関連腸炎を含む)

DOs

- □ 頻度の高い原因病原体を覚えておこう.
- □ 緊急性のある原因病原体とその特徴・治療を理解しておこう.
- □ 鑑別すべき腸炎以外の重要疾患を見逃さないようにしよう.

1 概念・疫学

腸に炎症を起こす原因として，病原微生物が関与している疾患は多岐にわたる．病原体の種類は，細菌，ウイルス，原虫，寄生虫と種類は多く，それらはおもに経口感染するか，あるいは抗菌薬使用による菌交代現象や免疫系の低下によって体内で増殖し，腸炎を発症する．腸の炎症は，病原体の腸管感染あるいはそれが産生した毒素などによって生じる．

腸炎発症の様式は，食中毒，散発性腸炎，抗菌薬投与後の腸炎，院内感染などがあり，各病原体によって年間発生数(図1)，発生時期(後述)に傾向がある．

2 症 状

下痢，腹痛，発熱，悪心，嘔吐が基本症状であるが，疾患によって症状に特徴がある(表1)．腹部診察では炎症のある腸管に一致した圧痛を認めるが，反跳痛を認めることは少ない．反跳痛が強い場合には憩室炎，虫垂炎，腸重積，腸間膜動脈閉塞症などの緊急処置を要する他疾患も鑑別にあがる．

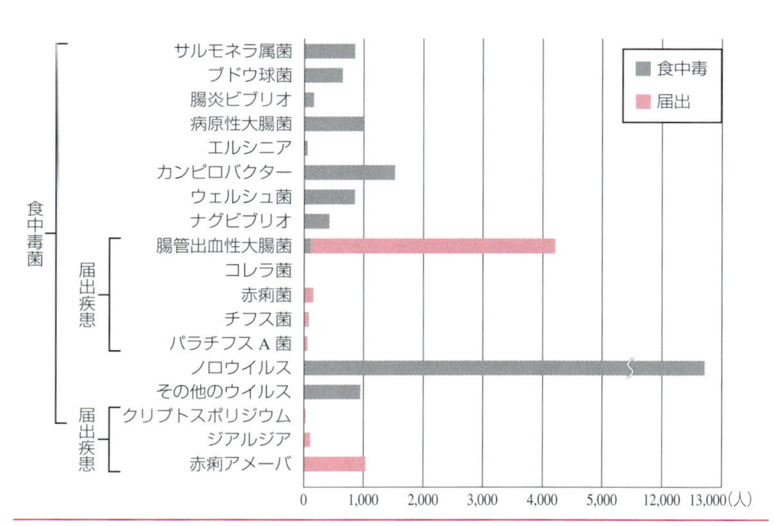

図1 食中毒患者数および届出患者数(2013年)
届出疾患以外の病原体では散発性腸炎患者数が含まれていないため，実際の患者数はこの数値よりもかなり多いと予想される．
(厚生労働省 食中毒統計調査と国立感染症研究所 感染症発生動向調査より編集)

3 検　査(図2)

問診内容をもとに原因病原体をある程度予想し，抗菌薬投与前に便(血液)培養検査と各種便検査を行う．血液一般検査をもとに全身管理を行い，必要な場合には各種血清抗体検査も提出する．血便を伴う場合には溶血性尿毒症症候群(hemolytic-uremic syndrome：HUS)合併の有無を確認する．

腹部超音波検査では炎症腸管を同定することが可能であり，腹部造影CT検査ではそれに加え腸管虚血の有無など他疾患の鑑別に有用な情報も多い．全身状態が安定していれば下部消化管内視鏡検査も有用性の高い検査である．また，直腸診や内視鏡検査で採取した便や粘液の直接鏡検で診断できる病原体もあるため，積極的に鏡検も試みるとよい．

表1　おもな原因とその疾患の特徴

原因病原体	感染源・状況	症状の特徴	炎症部位・形態
サルモネラ	鶏肉，鶏卵，ペット，海外	38～40℃の高熱	右側結腸に深い潰瘍，回腸
黄色ブドウ球菌	おにぎり，毒素型	摂取後3時間で発症	
腸炎ビブリオ	夏期の魚介類	腹痛が強い	回盲弁にびらん
エルシニア	イヌ，ネコ，ブタ，ネズミ	右下腹部痛	回盲部，Peyer板に潰瘍
カンピロバクター	鶏肉	基本的な症状	回盲弁に潰瘍
ウェルシュ菌	旅館の食事，給食	腹痛と下痢のみ	
腸管出血性大腸菌	生肉，水，二次感染	早期に血性下痢	右側結腸中心，縦走潰瘍
赤痢菌	二次感染	膿粘血便，しぶり腹	下部大腸
ノロウイルス	生ガキ，二次感染	嘔吐，下痢が主	
赤痢アメーバ	性的交渉，海外渡航	粘血便	盲腸，直腸にタコイボびらん
Clostridium difficile	抗菌薬投与後に発症	下痢，腹痛，発熱が主	黄白色の偽膜

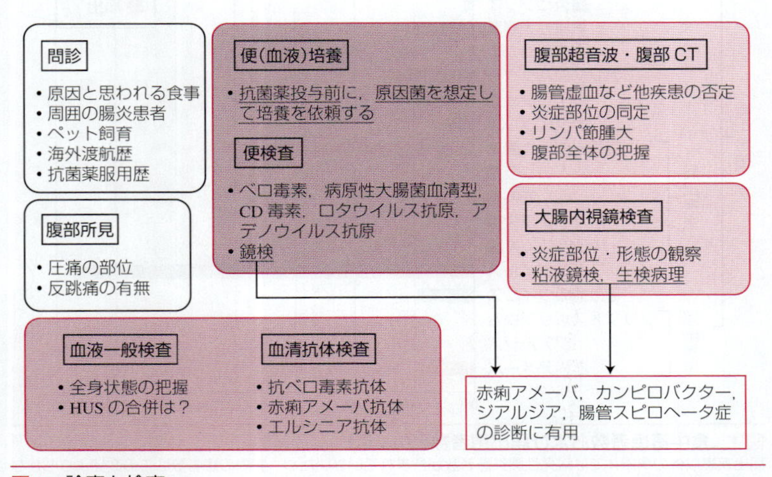

図2　診察と検査
問診，腹部所見から疾患のおおよその鑑別を行い，便，血液，画像検査，内視鏡検査で診断を進めていく．

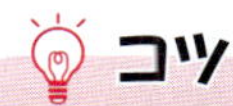

重症化する危険性の高い原因菌，伝染性の高い原因菌から優先的に疑う．腸管出血性大腸菌感染が疑われたら，早期の抗菌薬投与を検討する．

4 鑑別診断

ノロウイルスは冬期を中心に爆発的に流行する傾向があり，多くの細菌性腸炎は春・夏・秋に多く発生する．抗菌薬投与後に発生した腸炎としては，*Clostridium difficile* 関連腸炎や急性出血性腸炎，MRSA腸炎を疑う必要がある．各種検査（図2）で病原体が同定されればその診断はほぼ確定するが，通常の便培養やウイルス抗原検査で原因が同定できない症例も多い．腸管の炎症部位の同定が原因菌の鑑別に役立つことも多く（表1），腹部CT検査や腹部超音波検査も有用である．また，症状の強い時期の大腸内視鏡検査は患者に負担が大きいが，炎症部位，程度を直接観察でき，それだけでほぼ診断がつく場合も少なくない．さらに，生検組織標本の観察，粘液の直接鏡検で病原体を同定できるものもある．

5 治　療

絶食・補液などの腸管安静が基本であり，それだけで軽快する症例も多い．止痢薬などの腸管蠕動を抑える薬剤の投与は腸炎を悪化させる危険性があるため原則禁忌である．腸管安静を行っても38℃以上の発熱や頻回の下痢・腹痛が続く症例，海外渡航歴のある症例では，原因病原菌に感受性のある抗菌薬の経口投与を検討する．

腸管出血性大腸菌に対する抗菌薬投与の是非については議論の余地があるが，投与する場合には発症2日以内にホスホマイシンを経口投与する[1]．

6 合併症

腸管出血性大腸菌による腸炎では約1～10％の患者において，下痢出現の4～10日後にHUSを合併する．溶血性貧血（Hb 10 g/dL未満），血小板減少（15万/μL未満），急性腎障害（血清クレアチニン値が基準値の1.5倍以上）の3主徴でHUSと診断する[1]．

カンピロバクター腸炎の1～3週間後にGuillain-Barré症候群を発症することがあるが，発生頻度は不明である．

赤痢アメーバでは肝膿瘍を合併することがあり，その50％では腸炎症状を伴わない．

7 予　後

腸管出血性大腸菌による腸炎にHUSを合併した場合，急性期の死亡率は約2～5％であり，特に小児と高齢者の死亡率が高

ノロウイルスの猛威

とある総合病院の小児科病棟で1名の入院患者に嘔吐・下痢の症状が出現した．主治医は時期的にもノロウイルスが原因である可能性を考え，病棟の看護師に二次感染予防を指示した．その数日後には2名の看護師が胃腸炎様の症状を呈したため，病院の費用で患者を含めノロウイルスの検査を行ったところ見事に陽性であった．その直後から保健所にも介入してもらい，ノロウイルスの感染源検索と徹底的な二次感染対策を行った．しかし，その努力も虚しく原因は同定できず，次から次へと入院患者と看護師にノロウイルス腸炎が発生した．挙げ句の果てには外泊をした患者のご家族にもノロウイルス腸炎が発症する始末であった．収束するまでの約3週間，患者やそのご家族にご心配をかけ，病院職員と保健所の担当者は疲労困憊したが，どの患者も軽症で無事退院されたのは幸いであった．

（信州大学医学部附属病院内視鏡センター　菅　智明）

い．その他の感染性腸炎では，基礎疾患がない症例においては一般に予後良好である．

8 患者・家族への説明

原因と思われる疾患について説明し，今後周囲の人へ感染する危険性と一般的注意事項(手洗いの徹底など)について丁寧に説明する．特に感染力の強いノロウイルスが疑われる場合には，患者の吐物や便の不適切な処理によって二次感染(接触感染，空気感染)を生じる危険性が非常に高いため，具体的な対応策を十分に説明すべきである．

9 保健所への届出

感染症法に基づき，結核，コレラ，細菌性赤痢，腸管出血性大腸菌感染症，腸チフス，パラチフスは直ちに届出が必要であり，アメーバ赤痢，クリプトスポリジウム症，ジアルジア症は7日以内の届け出が必要である．また，食中毒については，“疑い”の場合でも直ちに届出る必要がある．

DON'Ts

- □ 二次感染(院内感染，家庭内・職場内の感染)予防の指示を忘れてはいけない．
- □ 届出疾患，食中毒(疑い含む)の届出を忘れてはいけない．

文献

1) 五十嵐 隆：溶血性尿毒症症候群の診断・治療ガイドライン．東京医学社，2014.

信州大学医学部附属病院内視鏡センター **菅 智明**

2 虫垂炎

DOs

- □ 診断には腹部超音波検査，CT 検査を活用しよう．
- □ 急性虫垂炎は，まれに腫瘍性病変が合併する可能性があることに注意しよう．

1 概 念

虫垂炎は結核性虫垂炎などの特殊なものを除くと，大部分は急性の非特異的炎症である急性虫垂炎が占める．急性虫垂炎は高頻度に急性腹症をきたし，少なからず腫瘍性病変の合併例もあり，注意を要する．カタル性，蜂窩織炎性，壊疽性，穿孔性に大別され，病理学的には非特異的炎症の慢性化（慢性虫垂炎）は存在しないとされている[1]が，臨床的には再発性，再燃性の病態を示す虫垂炎を総称していわゆる慢性虫垂炎とよぶことがある（表 1）．

2 症 状

典型的な症状は食思不振に続く心窩部痛，臍周囲痛，右下腹部痛，嘔吐，発熱とされているが，特に小児では腹部所見を正確に得ることが難しく，穿孔の頻度は成人と比べて高く注意が必要である．また，高齢者の場合には，炎症が高度でも所見が出にくいことがあり注意が必要である．

McBurney 点，Lanz 点の圧痛や Blumberg 徴候，筋性防御などが身体所見として重要であるが，客観的診断基準として Alvarado scale が欧米を中心に用いられている．発熱（1 点），食思不振（1 点），悪心・嘔吐（1 点），右下腹部に移動する腹痛（1 点），右下腹部圧痛（2 点），右下腹部反跳痛（1 点），白血球増加（2 点），核の左方移動（1 点）の合計点 5 点以上を入院適応としたとき感度 99%，特異度 43%，7 点以上を手術適応としたとき感度 82%，特異度 81% と報告されている．

表 1　急性虫垂炎とその他の炎症性疾患（病理組織学的分類）

急性の非特異的炎症	カタル性，蜂窩織炎性，壊疽性，穿孔性急性虫垂炎
慢性の非特異的炎症	（病理学的には存在しない）
そのほかの炎症性疾患	結核性虫垂炎，虫垂 Crohn 病，潰瘍性大腸炎の虫垂病変，肉芽腫性虫垂炎，虫垂憩室炎，放線菌症，エルシニア虫垂炎，虫垂子宮内膜症など

3 検 査

血算，生化学，尿検査，腹部 X 線検査，腹部超音波，CT 検査を中心に行う．虫垂炎の 40% で白血球数が正常との報告や，穿孔，膿瘍のない虫垂炎では CRP 正常との報告あり，白血球数や CRP が正常であっても虫垂炎は除外すべきではないと考えられる[2]．穿孔性，膿瘍形成性虫垂炎の診断にはプロカルシトニンが有用であるが，敗血症患者のみに適応があり，その測定には注意が必要である[2]．

急性虫垂炎における腹部超音波検査や CT 検査の画像診断の重要度は高く，腹部単純 X 線像において糞石を確認できる頻度は 5% 程度であるのに対して，腹部超音波検査の感度，特異度はいずれも 80% 以上，CT 検査ではいずれも 90% 以上であった．検査の簡便性からも腹部超音波検査は有用であり急性虫垂炎の超音波画像は是非押さえておいてほしい（図 1）．6 mm 以上の虫垂腫大，虫垂壁肥厚，滲出液や膿瘍貯留，糞石の有

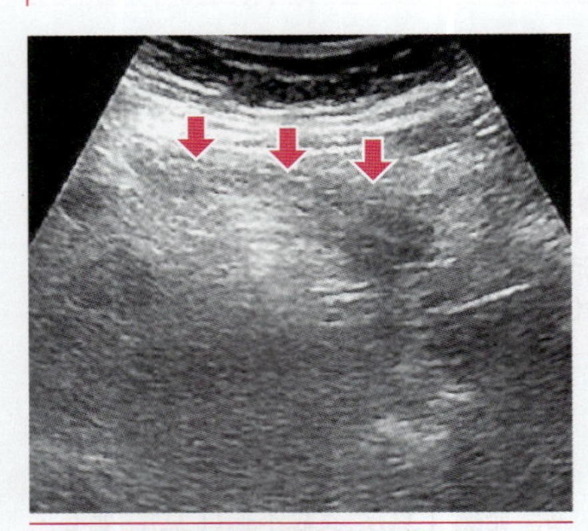

図1　壊疽性虫垂炎の腹部超音波画像
壁不整を伴う虫垂全体の腫大がみられる．

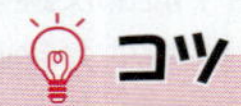

腹部超音波による診断は上行結腸，盲腸に続く腫大した虫垂を捉えるところから始める．

無などが診断に重要な所見である．なお，妊婦における腹部CT検査については，胎児被曝線量は平均8～49 mGyであり，100 mGy以下では胎児奇形，中枢神経障害の発生頻度は上昇しないとされている一方，発がんのリスクは成人よりも高くなるとされている[2)]．

4 診断（鑑別疾患）

右下腹部痛を訴える患者で鑑別すべき疾患の多くは腸疾患，尿路疾患，婦人科疾患で，大腸炎，大腸憩室炎，炎症性腸疾患，尿管結石，尿路感染症，異所性妊娠，子宮内膜症，卵巣出血などがある．

5 治　療

急性腹症の疼痛に対しては積極的に鎮痛薬を投与する．かつては疼痛の軽減に伴う診断率の低下や過小評価への影響が危惧されたこともあったが，それらに影響しないとの報告を受け使用が推奨されている[2)]．アセトアミノフェン（1回300～1,000 mg，4～6時間毎，1日最大4,000 mg），ペンタゾシンなどを用いる．

McBurneyが開腹虫垂切除術を報告して100年あまりが過ぎた現在でも虫垂炎の根本的治療は手術であるが，画像診断による正確な病態把握により，軽症の虫垂炎に対しては保存的治療を[3)]，膿瘍形成性虫垂炎に対してはinterval appendectomy（間欠的腹腔鏡下手術）を目的として，Gram陰性桿菌や嫌気性菌をターゲットとした抗菌薬投与やドレナージを先行して行う治療が行われるようになってきた．その際，特に成人の場合，悪性疾患の合併に注意が必要である．

6 患者，家族への説明

一般的には良性疾患であり，手術にて完治が期待できるが，場合により保存的治療を選択することもある．また，ごくまれに切除後の病理診断にて新たな合併疾患がみつかることがあることを伝える．

7 他科への紹介

診断がつき次第，手術適応含めて外科へ紹介するのが望ましい．

DON'Ts

- □ 白血球数やCRPが正常というだけで虫垂炎を除外してはならない．
- □ 特に小児，高齢者は身体診察，検査データのみで重症度を判断してはいけない．

文献

1）江頭由太郎，他：胃と腸 2014；49：427-439.
2）急性腹症診療ガイドライン出版委員会（編）：急性腹症診療ガイドライン 2015．医学書院，2015.
3）Hansson J, et al.：Br J Surg 2009；96：473-481.

防衛医科大学校総合臨床部　**大渕康弘**

3 イレウス・腸重積

DOs

- □ 腸間膜および腸管の血流障害の有無を迅速かつ正確に診断するように心がけよう．
- □ イレウス・腸重積の原因検索をしよう．特に高齢者では悪性腫瘍の合併に注意しよう．
- □ 途中で血流障害を生じる症例があるため，経過観察を怠らないようにしよう．

1 概念・疫学

イレウスとは，様々な原因により腸管内容の肛門側への輸送が障害されることによって生じる病態を指し，その原因としては癒着が最も多い[1]．

一方，腸重積とは腸管の一部とその腸間膜がそれに連なる腸管内腔へ嵌入した状態を指し，それによって腸内容の輸送が障害されたものを腸重積症という．腸重積症はイレウスの5%を占め，約90%は乳幼児～2歳前後の回盲部に好発する．特に肥満傾向の男児に多い．その原因として，小児の場合は95%が特発性であるのに対して，成人の80%以上は器質的疾患が関係している[2]．

2 病態生理

イレウスは物理的に腸管が閉塞する機械的イレウスと，明らかな物理的閉塞はないものの腸管運動麻痺のため生じる機能的イレウスに分類される．前者は，腸間膜および腸管の血流障害を伴わない単純性イレウスと，血流障害を伴う複雑性イレウス(絞扼性イレウスとよばれることが多い)に分類される(表1)[3]．

一方，腸重積は乳幼児と成人で，その病態生理が異なる点が重要である．乳幼児期は結腸間膜の固定が緩やかで，もともと回腸末端のリンパ組織が成人と比較して発達している傾向にあり，ウイルス感染などで腸蠕動が亢進したりすることで容易に腸重積の誘因となりうる．腸重積はその発生部位により，①小腸型：小腸に限局した腸重積，②回腸結腸型：盲腸の位置は変わらず，回腸が回盲弁を通り結腸内に侵入する，③回盲部型：回盲部そのものが先進部になり盲腸，回腸が結腸に進入する，④大腸型：大腸に限局した腸重積，の4型に分類される．その頻度は，小腸型が36.4%，回盲部型(回腸結腸型を含む)が36.4%，大腸型が27.2%といわれている．

表1 イレウスの分類

1. 機械的イレウス
   - ①単純性イレウス
     - 腸管壁の器質的変化：腫瘍，瘢痕など
     - 腸管壁外からの圧迫，牽引：腫瘍，癒着など
     - 内腔の狭窄閉塞：結石，異物など
   - ②複雑性イレウス(＝絞扼性イレウス)
     - 腸ループの絞扼：先天性，術後の索状物
     - 軸捻転：中腸・結腸軸捻転症，癒着性軸捻転症
     - 腸重積
     - ヘルニア嵌頓：内・外ヘルニア
     - 結節形成：ileosigmoid knot など
2. 機能的イレウス
   - ①麻痺性イレウス
   - ②けいれん性イレウス

〔荒木　力：ここまでわかる急性腹症のCT．第2版，メディカル・サイエンス・インターナショナル，2009：148．より改変〕

3 身体所見

イレウスの身体所見としては，腹痛，悪

心・嘔吐，腹部膨満，鼓腸，排便・排ガスの停止などがあげられる．イレウス患者を診る際に最も重要なことは，単純性か複雑性かを迅速に鑑別する点であり，従来から単純性と複雑性を鑑別する身体所見が検討されている．これには，①痛みが間欠的（単純性）か持続性（複雑性）か，② 38℃以上の熱発がみられるか（複雑性），③白血球数が $10 \times 10^3/\mu L$ 以上か（複雑性），④ 100 回 / 分以上の頻脈か（複雑性），⑤局在性の圧痛や腹膜刺激症状がないか（複雑性），⑥代謝性アシドーシス，ショック，血性腹水（複雑性）が認められるか，が候補として指摘されている．一般に，⑥が認められた場合には複雑性イレウスの可能性が高いといえるが，①から⑤の所見の信頼性は必ずしも高くないため，通常は画像診断に頼ることが多い．

腸重積症の症状は間欠的な腹部膨満感，嘔吐，腹痛である．そのほかに腫瘤触知や下血を訴える場合もあるが，概して特異的な所見に乏しい．一般に年長児や成人における発症様式は緩徐であるが，乳幼児のそれは比較的急な印象がある．また，乳幼児では突然激しく泣いたり，ぐったりする発作を繰り返すことが多く，さらにイチゴゼリー状の粘血便を認めることもある．その他の特徴的な触診所見として，重積部分がゴムまり様の弾性をもった腫瘤として触知されることや，回腸が結腸に進入し盲腸部が空虚に感じられること（Dance 徴候）があげられる．

コツ

保存的治療を開始したものの腹痛症状がなかなか改善しない場合などでは，特に 1 日間は厳重な経過フォローをし（3 ～ 6 時間ごとのバイタルチェック，体外式腹部超音波検査による腹水の量のチェック，腸管蠕動の評価など），腸管壊死のサインを見逃さないように注意する．

4 検 査

a 腹部単純 X 線検査

多量の小腸ガス像と，立位撮影での鏡面像（niveau〈ニボー〉）が認められる（図 1）．しかし，複雑性イレウスではガス像が消失する場合があり，注意を要する．

b 体外式腹部超音波検査

典型的なイレウスでは，拡張した小腸内で Kerckring 皺襞がピアノの鍵盤に類似した像を呈し，いわゆる“キーボードサイン”とよばれる所見を検出する．閉塞起点を検索するだけでなく，消化管の蠕動運動の有無，腸管内容物の攪拌の有無，管腔の緊満感から血流障害合併の有無も判定する．近年開発された造影超音波検査を施行すると腸間膜および腸管の血流障害の有無をより詳細に判定できる（図 2）[4]．腸重積症では，隣接する腸管に腸管が陥入し，短軸像にて腸管壁が幾層にも重なり，多数のリング状に描出されることより名付けられた multiple concentric ring sign を呈する．

c 腹部・骨盤 CT

腸管拡張の有無，器質的疾患が原因の場

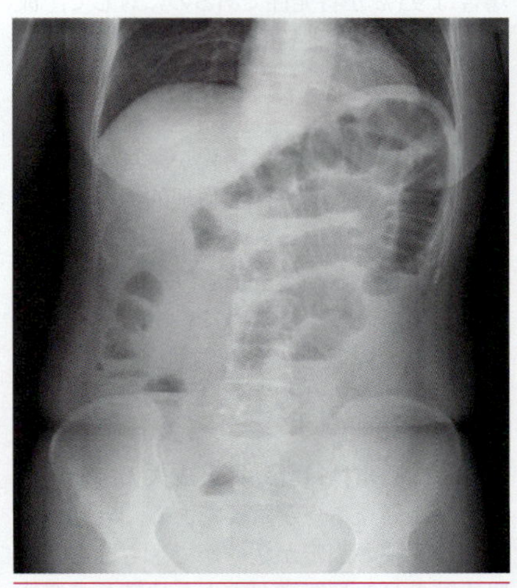

図 1　単純性イレウス症例の腹部単純 X 線写真（立位）．

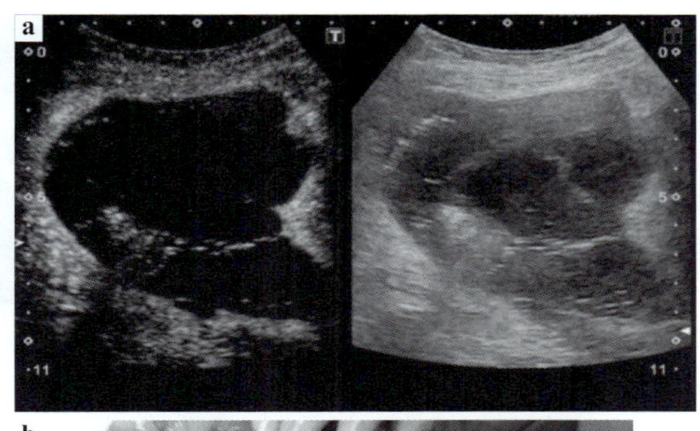

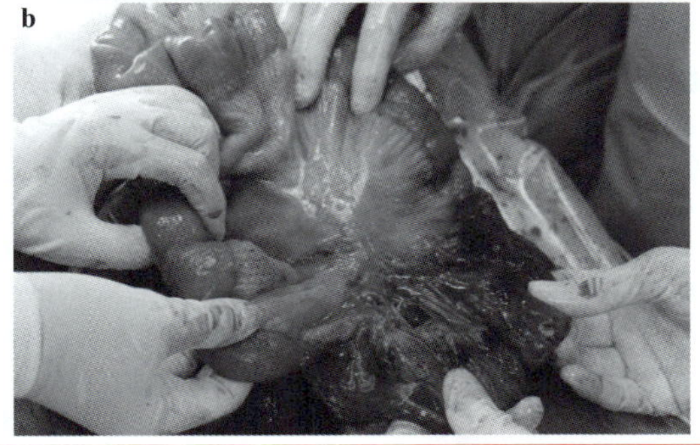

図 2　造影超音波画像
a：ソナゾイド® を用いた絞扼性イレウス症例の造影超音波画像．腸管壁の染影欠損がみられており，完全に腸管壊死に陥っていることがわかる．
b：同一症例の術中写真．腸管は変色し，完全に壊死に陥っており，余儀なく腸切除が行われた．
〔眞部紀明，他：超音波 TECHNO 2014；26：86.〕
（口絵 No.56 p.xix 参照）

合，閉塞起点の同定，血行障害の有無などを診断する．腹部・骨盤 CT で複雑性イレウスの可能性が高い所見としては，①腸管壁内ガスあるいは門脈内ガス，②造影 CT にて腸管壁の造影効果不良～消失，③腸管が closed loop を形成，④大量腹水，⑤上腸間膜動脈と上腸間膜静脈の位置が尾側から見て回転しているようにみられ，腸管や腸間膜がこれらの血管周囲を渦巻くように観察される所見(whirlpool sign)，⑥単純 CT で腸管壁の高吸収化などがあげられる．

他方，腸重積症の CT 所見としては，短軸像で重積した腸管が target 状の層構造として捉えられるのが特徴的所見である(図 3)．

d　小腸・大腸造影検査

小腸イレウスでは，イレウス管を留置後に水溶性造影剤を用いて造影することで閉塞部位を確認することができる．大腸イレウスでは，注腸造影により閉塞部位を確認することができる．腸重積症の注腸造影ではカニの爪状の特徴的な形態を認めることができるが，大腸癌との鑑別に難渋する場合もある．

5　診断(鑑別診断)

腹痛や嘔吐を主訴とするその他の急性腹症との鑑別が重要である．イレウスあるいは腸重積と診断した場合には，第一に腸間膜および腸管の血流障害の有無を迅速かつ

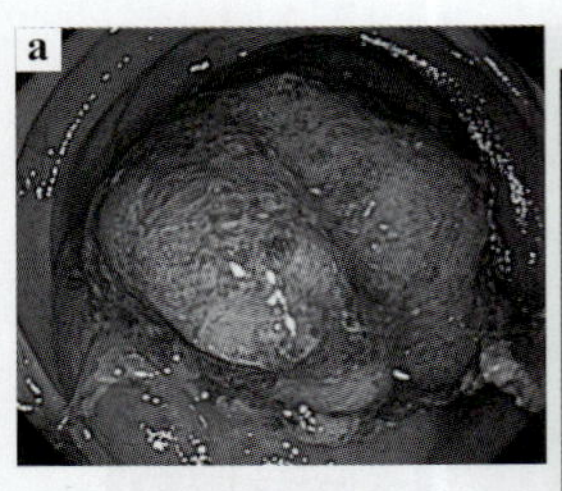

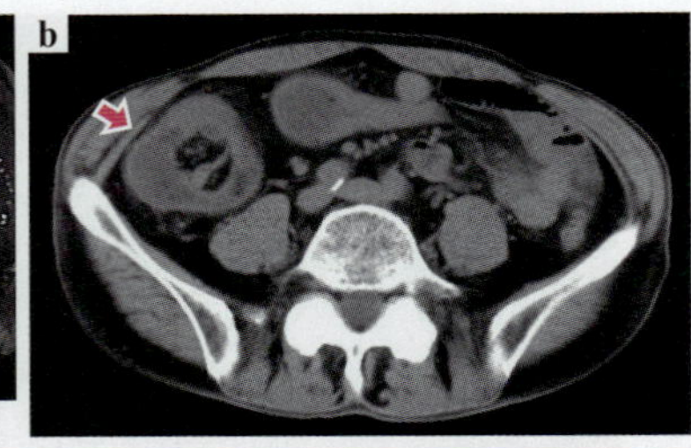

図 3　腸重積症例の大腸内視鏡画像と腹部・骨盤 CT 画像
a：大腸内視鏡画像．重積の原因疾患として大腸癌が検出された．
b：腹部・骨盤 CT 画像．短軸像で重積した腸管が target 状の層構造として捉えられる．
（口絵 No.57 p.xix 参照）

正確に行うことが重要である．血流障害のない場合には，引き続いて通過障害の原因を調べていくことになるが，特に高齢者の場合には，悪性腫瘍の除外が必要である．また，麻痺性イレウスの場合には腹膜炎などの炎症性疾患の精査のほかに，代謝性疾患などの全身性疾患の合併の有無も精査する必要がある．

6　治　療

a　保存的治療法

絶飲食として腸管の安静を指示し，イレウス管を留置し拡張した腸管の減圧を試みる．また，補液により脱水や電解質の補正を行う．誤嚥性肺炎などの感染症の合併がみられる場合には，抗菌薬の投与も要する．

b　手術治療

複雑性イレウスの場合は，緊急手術の適応となる．腸管壊死の際には腸管切除が行われるため，壊死に陥る前に診断できるようにできる限り迅速に診断する．単純性イレウスでも経過中に腸管が捻転し複雑性イレウスへ移行する場合があるため，改善が得られない場合や症状あるいは血液所見に変化があった場合は画像検査を施行する．また，イレウス管を挿入後 2 ～ 3 日間経過しても改善がみられない場合には，そのまま保存的に治療を行っても改善していく可能性が乏しく手術治療を行うほうが望ましい．

c　腸重積の整復

造影剤や空気を用いて重積部に圧をかけて整復する方法である．造影剤は 6 ～ 10 倍希釈のガストログラフィン® など腸管外に万が一漏出した場合にも安全なものを用いる．なお．腸重積発症から長時間経過している症例やイレウスを合併している症例，腹膜炎が疑われる症例については同手技を行った際に腸管穿孔を起こす危険性が高く，注腸整復は禁忌であり，開腹術により整復する．

7　合併症

腸管壁の血流障害を生じた場合に速やかに治療に移らなかった際には，腸管壊死，穿孔，腹膜炎，敗血症，多臓器不全（ショック）を起こす可能性が高い．

8　予　後

a　血流障害のあるイレウス（複雑性イレウス）・腸重積

循環障害を生じている症例では死亡率が 20% と高く，迅速に外科治療を行う必要がある．

b　血流障害のないイレウス・腸重積症

腸管壁の血流障害のないイレウス，腸重積症は閉塞起点の解除により症状が改善するため，予後は良好と考えられる．しかし，原因が悪性腫瘍の場合にはその進行度に規定される．

c　機能的イレウス

機能的イレウスの予後は，腹膜炎などを生じている炎症性疾患などの治療経過に規定される．その他として，慢性偽性腸閉塞症と診断した場合，その90% 以上の症例は長期に生存しているものの，現時点では現疾患に対する根本的な治療法がなく病状の改善が得られる症例は少ない．bacterial translocation による敗血症によりショックを生じ突然死亡する症例や，長期にわたる静脈栄養の合併症としての敗血症や肝不全により死に至る場合も報告されており，厳重な経過観察を要する疾患であり，専門施設へ紹介するほうが望ましい．

9　患者・家族への説明

来院時の患者の状態が安定していても，経過中に容態が急変し緊急手術がありうること，イレウス管を挿入後 2 〜 3 日しても改善がない場合には，手術治療に移る可能性があることを説明する．

10　他科への紹介

腸管壊死，穿孔，腹膜炎，敗血症，多臓器不全（ショック）の可能性が少しでも考えられる場合には，手術可能な高次医療機関への移送が必要である．慢性偽性腸閉塞症のような特殊な病態が疑われる場合には，今後の合併症の対策も必要であり，専門施設に紹介するほうが望ましい．

DON'Ts

- □ 血流障害が疑われる際には，保存的治療で経過をみてはいけない．
- □ 保存的治療 2 〜 3 日後に腹痛はなくなったが，依然として排ガスがなく，ドレナージ量も多い場合には，保存的治療は断念し外科的治療を考慮する．イレウス管を入れたままで長時間粘ってはいけない．

文献

1）岡　茂樹，他：腸閉塞（イレウス）．幕内雅敏，他（編）：今日の消化器疾患治療指針．第 3 版，医学書院．2010：492-493.
2）岩瀬輝彦，他：腸重積症．幕内雅敏，他（編）：今日の消化器疾患治療指針．第 3 版，医学書院，2010：494-495.
3）荒木　力：ここまでわかる急性腹症の CT．第 2 版，メディカル・サイエンス・インターナショナル，2009：146-217.
4）眞部紀明，他：超音波 TECHNO 2014；26：85-88.

川崎医科大学附属病院内視鏡・超音波センター　**眞部紀明**

B 下部消化管

4 過敏性腸症候群

DOs

- □ 過敏性腸症候群(IBS)の診断は Rome III(2016年春から Rome IV)に従う.
- □ IBSの治療は日本消化器病学会のガイドラインに従う.
- □ IBS患者の診療には心身両面への配慮を行う.

1 概念・疫学

過敏性腸症候群(irritable bowel syndrome：IBS)は，腹痛あるいは腹部不快感が慢性再発性に持続し，それと便通異常が関連する一方，その症状が通常の臨床検査で検出される器質的病変によるものではない症候群である.

わが国におけるIBSの有病率は人口の14.2%，1年間の罹患率は1～2%，消化器系の内科外来患者の31%を占める．欧米の報告ではIBSの有病率は10～20%とするものが多い．また，欧米の報告では女性のIBS有病率は男性のIBS有病率よりも高く，その比率は1.2倍から2倍まで幅広い．わが国をはじめとするアジア諸国のIBS有病率の男女差は欧米よりは弱い．加齢に伴い，IBSの有病率は減少する.

2 症状(身体所見・病態生理)

IBSの病態は脳腸相関でまとめられる．その内実は，下部消化管運動亢進，内臓知覚過敏，不安・うつ・身体化の心理的異常が代表的なものである．急性の感染性腸炎の患者群を対象に，IBSの発症を前向きに観察すると，感染性腸炎に罹患しなかった個体に比較して，6～7倍の高い確率でIBSが発症する．これを感染性腸炎後IBS(post-infectious IBS)とよぶ．IBSの腸内細菌プロファイルが健常者と異なる報告が多い．有機酸などの腸内細菌産物もIBSの病像に影響する．IBSの症状は摂食によって増悪する．食物の内容としては，炭水化物もしくは脂質が多い食事，香辛料，アルコール，コーヒーが症状の増悪要因となる.

心理社会的ストレッサーはIBSの発症・増悪要因である．IBS患者においては，ストレス負荷と消化器症状悪化の相関係数が健常者よりも高い．そのメディエーターはserotoninなどの神経伝達物質, corticotropin-releasing hormone(CRH)などの脳腸ペプチドである.

IBSの下部消化管粘膜には微小炎症があり，肥満細胞が増加して消化管神経系のニューロンに近接している．IBSでは下部消化管粘膜の粘膜透過性が亢進している．IBSの重要な一因子は遺伝子であるが，多因子遺伝の疾患と考えられる．双生児6,060組の分析から，IBSの遺伝性が証明されている．IBSの一致率は，二卵性で8.4%と低いのに対し，一卵性では17.2%と高い．IBSの遺伝子多型が分析されており，serotonin transporter，CRH-R1受容体，interleukin(IL)-10，IL-6，toll-like receptor(TLR)-9，E-cadherin(CDH)-1などの遺伝子が抽出されている．IBS患者584例の2.2%，13例にナトリウムチャネルNav1.5をコードするSCN5A遺伝子の変異がある．genome wide association study(GWAS)により，第7染色体短腕22.1におけるKDEL endoplasmic reticulum protein retention receptor 2(KDELR2)ならびにglutamate receptor, ionotropic, delta 2(Grid2) interacting protein(GRID2IP)遺伝子の変異が見出されている．

脳機能画像を使うと IBS では大腸刺激に対する前帯状回，扁桃体，中脳における信号増強ならびに内側・外側前頭前野の信号低下を証明できる．また，背外側前頭前野の萎縮とストレス負荷時の賦活不全がある．

IBS の病因は単独というよりも複数が組み合わせられて複合的に病態を形成する．IL-6，TLR-9，CDH-1 遺伝子多型は感染性腸炎が加わった場合の感受性遺伝子である．腸内細菌はストレス負荷によって多様性が変化する．また，ストレスは粘膜透過性を亢進させ，内臓知覚過敏を招く．

3 検査および診断基準

IBS は表 1[1)]の Rome III（2016 年春から Rome IV）基準に基づいて診断する．IBS は Bristol 便形状尺度（図 1）[2, 3)]の頻度に基づいて 4 型に分類する（表 2，図 2）[3, 4)]．

最近 3 か月間に腹痛と便通異常を主訴とする患者に遭遇したとき，警告症状・徴候と危険因子の有無を評価し，あれば大腸内視鏡検査もしくは大腸造影検査を行う．

警告症状・徴候とは，器質的疾患を示唆する症状・徴候である．粘血便，6 か月以内の予期せぬ 3 kg 以上の体重減少，発熱，関節痛，異常な身体所見（腹部腫瘤の触知，腹部の波動，直腸指診による腫瘤の触知，血液の付着など）が該当する．

危険因子とは，50 歳以上の発症または患者，大腸器質的疾患の既往歴または家族歴であり，患者が消化管精密検査を希望する場合にも精査を行う．警告症状・徴候と危険因子がない場合でも，血液生化学検査，末梢血球数，炎症反応，尿一般検査，便潜血検査，腹部単純 X 線写真で器質的疾患を除外する．

このほかに，上部消化管内視鏡検査もしくは上部消化管造影，腹部超音波，便虫卵検査，便細菌検査，乳糖負荷試験，小腸造影，カプセル内視鏡，腹部 CT などが必要

表 1　過敏性腸症候群（IBS）の Rome III 診断基準

- 腹痛あるいは腹部不快感が
- 最近 3 か月のなかの 1 か月につき少なくとも 3 日以上を占め
- 下記の 2 項目以上の特徴を示す
  (1) 排便によって改善する
  (2) 排便頻度の変化で始まる
  (3) 便形状（外観）の変化で始まる

＊1：少なくとも診断の 6 か月以上前に症状が出現し，最近 3 か月間は基準を満たす必要がある．
＊2：腹部不快感とは，腹痛とはいえない不愉快な感覚を指す．病態生理研究や臨床研究では，腹痛あるいは腹部不快感が 1 週間につき少なくとも 2 日以上を占める者が対象として望ましい．

〔福土　審，他（監訳）：Rome III 日本語版：機能性消化管障害．協和企画，2008：1-656.〕

型		形状
1		小塊が分離した木の実状の硬便・通過困難
2		小塊が融合したソーセージ状の硬便
3		表面に亀裂のあるソーセージ状の便
4		平滑で柔らかいソーセージ状の便
5		小塊の辺縁が鋭く切れた軟便・通過容易
6		不定形で辺縁不整の崩れた便
7		固形物を含まない水様便

図 1　Bristol 便形状尺度
〔O'Donnell LJD, et al.：Br Med J 1990；300：439-440. / Longstreth GF, et al.：Gastroenterology 2006；130：1480-1491.〕

表 2　過敏性腸症候群（IBS）の分類（Rome III）

1. 便秘型 IBS（IBS-C）：
   硬便 or 兎糞状便＊1 が便形状の 25% 以上，かつ，軟便 or 水様便＊2 が便形状の 25% 未満＊3
2. 下痢型 IBS（IBS-D）：
   軟便 or 水様便＊2 が便形状の 25% 以上，かつ，硬便 or 兎糞状便＊1 が便形状の 25% 未満＊3
3. 混合型 IBS（IBS-M）：
   硬便 or 兎糞状便＊1 が便形状の 25% 以上，かつ，軟便 or 水様便＊2 が便形状の 25% 以上＊3
4. 分類不能型 IBS（IBS-U）：
   便形状の異常が不十分であって，IBS-C，IBS-D，IBS-M のいずれでもない＊3

＊1：Bristol 便形状尺度 1 型 2 型
＊2：Bristol 便形状尺度 6 型 7 型
＊3：止瀉薬，下剤を用いないときの糞便で評価する
〔日本消化器病学会（編）：機能性消化管疾患診療ガイドライン 2014 ―過敏性腸症候群（IBS）．南江堂，2014：xix. より許諾を得て転載〕

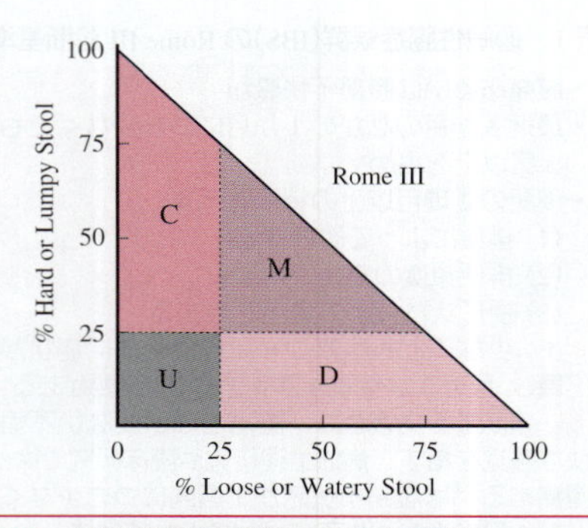

図 2　過敏性腸症候群(IBS)の分類図(Rome III)
C：便秘型．D：下痢型．M：混合型．U：分類不能型．
〔Longstreth GF, et al.：Gastroenterology 2006；130：1480-1491.〕

になることもある．検査所見が陰性であれば，機能性消化管疾患であり，Rome III 基準に基づいて IBS あるいは他の機能性消化管疾患を診断する．

4 鑑別診断

大腸癌をはじめとする消化器の癌ならびに炎症性腸疾患を鑑別・除外する．鑑別すべき疾患には，乳糖不耐症，膠原線維性大腸炎，慢性特発性偽性腸閉塞，colonic inertia などがあげられる．甲状腺疾患をはじめとする全身性の疾患も早期の鑑別が必要である．IBS と高率に合併する病態に線維筋痛症，顎関節症，機能性ディスペプシア，胃食道逆流症，機能性直腸肛門痛，うつ病，不安症がある．

5 治　療

治療は IBS のガイドラインに従う[4]．その基礎として，患者の生活習慣(ライフスタイル)を評価し，IBS の増悪因子があれば改善を促す．偏食，食事量のアンバランス，夜食，睡眠不足，心理社会的ストレスは IBS の消化器症状の危険因子である．運動療法も有効である．食事療法は，低残渣食から高繊維食に切り替え，香辛料，アルコール，特定食品に対する症状増悪が顕著な場合には，これらを控える．低 FODMAP ダイエットが着目されている．fermentable（発酵性）oligosaccharides（オリゴ糖），disaccharides（二糖類），monosaccharides（単糖類）and polyols（ポリオール）などの糖類を控える食事療法である．

IBS に対する薬物療法は，まず trimebutine，polycarbophil などの消化管に対する薬物で調整を行う．IBS の微小炎症を鎮静化する可能性のある治療法としてプロバイオティクスが注目されている．*Bifidobacterium* は IBS の異常なサイトカインプロファイルを正常化する．下痢型 IBS に対する薬物として 5-HT_3 受容体拮抗薬の ramosetron が用いられている．便秘型 IBS に対する薬物に Cl-channel-2(ClC-2)賦活薬の lubiprostone がある．大腸粘膜表面を湿潤させ，糞便排泄を促す．合わせて粘膜 integrity を高める．保険適用は慢性便秘症である．単剤で腹痛が残るようなら抗コリン薬，便秘なら酸化マグネシウムや picosulfate，下痢なら loperamide を使用する．便秘型 IBS に対して慢性胃炎が合併していれば，セロトニン 5-HT_4 受容体刺激薬 mosapride，ドパミン D_2 拮抗薬兼コリンエステラーゼ阻害薬 itopride，機能性ディスペプシアが合併していれば acotiamide を用いることも可能である．

消化管を標的とした治療が奏効しないときには，抗うつ薬，もしくは抗不安薬を十分な注意の下に使用する．薬物療法が奏効しない難治性の IBS 患者に対しては，心理療法の有効性が科学的に立証されている．催眠療法と認知行動療法がその代表である．

6 予　後

IBS には常習的な欠勤が多く，QOL が低下している．医師への電話をはじめとする疾病行動，心理的異常は IBS 重症度と関連する．米国のマネージド・ケア人口のうち，IBS 患者の直接費用は IBS でない場合と比べて約 50% 高い．IBS 患者の胆囊切除歴の割合は IBS でない被験者の 3 倍であり，虫垂切除歴や子宮摘出歴の場合は 2 倍，背部手術の場合は 1.5 倍である．IBS は不安症，うつ病との併存率が高く，重症化する前に適切な治療が必要である．小児の IBS または反復性腹痛は成人の IBS に移行する．

7 患者・家族への説明

病態生理を患者が理解しやすい言葉で説明する．生活習慣やストレッサーについて患者と話し合う．ストレス緩和方法の具体策をあげ，患者が実行できそうなものを推奨する．治療目標を症状の完全消失でなく，症状の改善・症状の自己制御感に置く．

DON'Ts

- ☐ 便秘型 IBS に刺激性下剤（特にアントラキノン系）を長期に漫然と投与するのはやめよう．
- ☐ 薬理作用を軽視した過度の多剤併用療法はやめよう．

文献

1）　福土　審，他（監訳）：Rome III 日本語版：機能性消化管障害．協和企画，2008：1-656.
2）　O'Donnell LJD, et al.：Br Med J 1990；300：439-440.
3）　Longstreth GF, et al.：Gastroenterology 2006；130：1480-1491.
4）　日本消化器病学会（編）：機能性消化管疾患診療ガイドライン 2014 ―過敏性腸症候群（IBS）．南江堂，2014：1-128.

東北大学病院心療内科　**福土　審**

5 Crohn 病

DOs

- □ 活動性だけでなく，どこに・どの程度の器質的変化がすでにあるかを押さえよう．
- □ 今日明日の近い未来でなく，10 年，20 年先の転帰を考えよう．
- □ 患者の社会環境を考えて治療計画をしよう．
- □ 肛門部も定期的に診察しよう．

1 概 要

感染症などの特定の原因によらない消化管の炎症性疾患であり，非特異性炎症性腸疾患に分類される．Crohn 病は口から肛門まで消化管のどの部位にも炎症が生じる可能性があるが，好発部位は回盲部である．その結果，腹痛や頻回の下痢，血便などの症状が現れる．

a 病変部位による分類

Crohn 病の病変（潰瘍，狭窄，瘻孔など）は，消化管のどの部位にも生じるが，主として大腸と小腸に好発する．そこで病変の部位により，①小腸だけに病変がみられる小腸型，②小腸だけでなく大腸にも病変がみられる小腸・大腸型，③大腸だけに病変が限られる大腸型などに分類する．また，肛門に難治性の痔瘻や膿瘍などの病変をきたすことも特徴の 1 つで，特殊な治療を必要とすることもしばしばである．

b 重症度分類

患者の病勢の把握は，通常臨床症状や血液炎症反応（CRP）を中心に行われるが，臨床的活動性を定量的に評価する指標として Crohn 病活動指数（Crohn's disease activity index：CDAI），IOIBD アセスメントスコア，Harvey-Bradshaw index（simple CDAI）などがある．

1） CDAI

臨床試験の評価にも多用され広く受けられているものの，8 項目の変数と 7 日間の評価を前向きに確実に行うなどの煩雑さが問題であり，日常臨床に適していると言い難い．また，小腸病変では CDAI が上昇しづらいとの指摘もある．

2） IOIBD アセスメントスコア

臨床調査個人票で採用しているもので，簡便であり，国内の臨床試験でも用いられた．

3） Harvey-Bradshaw index（simple CDAI）

CDAI との相関が高いうえに，簡便であるが，5 項目からなるため 1 項目の比重が高い．腸切除などで基準となる便回数が増加した場合，炎症がなくてもより重症に評価されるなどの特性に注意する必要がある．

2 臨床経過

Crohn 病は，様々な症状がある状態を活動期，症状が治まった状態を寛解期と分類するが，この活動期と寛解期を繰り返すことも特徴の 1 つである．炎症の結果，消化管が狭くなる（狭窄），消化管に孔が開いて腸管と腸管（内瘻形成）あるいは腸管と皮膚がつながる（外瘻形成），膿瘍をきたす，などの変化をきたすことがある．慢性の繰り返す炎症の結果，これらの変化が不可逆的に進行し消化管に器質的障害をきたした場合，内視鏡的拡張術や狭窄形成術・腸管切除術などの非薬物的治療が必要になることがある．

したがって，治療によりいったん寛解状態になっても，再び消化管に炎症が生じたり(再燃)，新たな部位に炎症が生じること(再発)を予防するために長期にわたる治療が必要になる．

3 診断学進歩とモニタリング

Crohn病は小腸・大腸に好発するが，小腸病変の診断に関しては主として2つの大きな問題点が存在していた．1つは臨床症状であり，大腸に炎症があった場合は下痢などの症状が起きやすいが，小腸の炎症ではしばしば無症状であり，狭窄などの器質障害が起きてはじめて症状が出現することもめずらしくない．したがって，臨床症状で治療効果をモニタリングすることは困難な臓器といえる．もう1つは，小腸の画像検査の主役であった小腸造影検査は，患者に多大な苦痛，被曝，医師の労力，医師の技術の要求性など種々の問題点があり，頻繁に実施するのは不向きといえた．以上から結果として治療効果のモニタリングを消化管そのもので頻回に実施することは不可能だった．

しかし，近年小腸の炎症や小病変，あるいは軽度の器質障害を検出するモダリティが実用化され，治療効果を正確にかつ高精度に評価できるツールが臨床現場で使えるようになった．それらはカプセル内視鏡やバルーン内視鏡などの小腸内視鏡，MRIやCTなどのcross sectional imaging，そして超音波である．これらの出現と，強力な内科治療の組み合わせによって治療目標をさらに高くもつことが可能になったといえる．また，自然史に立ち返ってみれば，生涯で8割の患者が外科治療を必要とするということは，裏を返せば2割の患者は外科治療を必要としないということであり，病気の活動性は個人間で大きく異なる．したがって，内科治療も個別に選択するべきである．Crohn病の内科治療の多くは免疫機能が標的であるので，感染症や悪性新生物への影響を少なからず考慮する必要があり，軽症患者への強い治療は相対的にメリットが減少する．これらの適正使用は画像検査の進歩あればこそ可能になったといえる．外科治療の術後，どのような治療を選択するかも画像検査の進歩のために大いに議論が可能になったといえる．

4 治　療

a　内科治療

Crohn病治療は，寛解に導くとともに栄養状態の改善を図り，寛解維持を継続するのが目的であるが，基本的に栄養療法と薬物療法を中心とした内科的治療が行われる．寛解のレベルは，かつては臨床症状の寛解が目標であった．しかし，抗TNF-α抗体製剤など強力な治療で粘膜治癒が可能になり，deep remissionの言葉に表されるように，高い目標へと変化しつつある．

1)　栄養療法

活動期ではおもに成分栄養剤を用いた経腸栄養法や静脈から栄養剤を投与する完全中心静脈栄養法が行われ，寛解維持療法としては在宅経腸栄養法が行われる．コンプライアンスの低さが問題だが，製品の改善も進んでいる．

2)　薬物療法

基準薬として軽症から中等症に対して5-アミノサリチル酸(5-ASA)製剤が寛解導入ならびに寛解維持療法として使用される．安全性は高いが，効果不十分なことも少なくなく，炎症が強い場合はステロイドの経口薬が用いられる．ステロイドは短期的な効果は明らかなものの，長期投与による副作用が必発であり大きな問題である．したがって，より副作用の少ない薬剤として免疫調整薬が慢性疾患であるCrohn病にはより適した薬剤といえる．チオプリン製剤がわが国では用いられる．生物学的製剤の宿命ともいえる2次無効の懸念が少ないことも利点である．適正容量に個人差が大きいため調整が必須である．また，NUDT15遺伝子多型があることが副作用発現と強く相関すると報告されたが，現状では臨床の場では測定できない．肛門部や大腸病変には抗菌薬が用いられることもある．また，大腸病変に血球成分除去療法が用いられることがある．

より強力な薬として抗TNF-α抗体製剤がある．寛解導入および引き続く寛解維持に用いられる．極めて高い奏効率を有し，安全性も比較的高く，容量調整の簡便さなどで優れた薬剤である．どのような症例に対して抗TNF-α抗体が必要とされ，また不要であるかを見極めることは重要な点である．抗TNF-α抗体の使用法については，基準薬から使用し，段階的に強い薬に変えていき，最後に抗TNF-α抗体を使用するstrategy（step up）のほかに，最初から抗TNF-α抗体を用いる方法（top down）がある．抗TNF-α抗体は極めて強力であるが，器質障害が進行した状態では奏効率が低下することがわかってきた．従来薬での加療に時間を要し，その間に病変の進展が進んでしまうような活動性の高い症例では早めに抗TNF-α抗体を使用したほうがより高い効果が得られる可能性がある．したがって，診断時に従来薬に効果が期待できないかどうかが重要であるが，高度の肛門病変，広範な小腸病変合併，若年発症などいくつかの因子がそれに該当するといわれている．結核，B型肝炎などの感染症には注意する必要がある．また，長期間の連用で有効性が減弱する頻度が増加してくることが問題点である．チオプリン製剤の併用がその予防に有用であるとの報告もあるが，免疫調整薬の併用は感染症や悪性新生物には不利益である．したがって，重症例に対してより長期的に安全な加療を目指すためには，食事指導，禁煙などの生活指導，栄養療法などを含めた総合的な加療が必要である．

b 内視鏡治療・外科治療

狭窄性病変も活動性炎症に伴い浮腫が主体の狭窄は内科的治療が奏効する可能性があるが，固有筋層の肥厚や変形などによる狭窄に対しては内科的治療が期待できず，内視鏡的バルーン拡張術が行われる場合がある．しかし，穿孔のリスクが大きい病変，内視鏡が到達できない場合などのために適応にならない病変や再狭窄の問題がある．これらの治療法で効果が得られない病変に対して手術が行われる．腸管病変は最小限の切除に留め，skip lesionに対しては狭窄形成術も行われる．近年は腹腔鏡などの低侵襲の手術も行われるようになった．最終的に長期的に考えて少ない手術が基本コンセプトではあるが，内瘻病変に対しては内科的治療で奏効せずに炎症が持続する場合，早期の手術が望ましいとの意見もある．それは，本来炎症のない健常な腸管が周囲の活動性の炎症腸管に巻き込まれ，複雑瘻孔を形成した場合，手術時に大量切除になり残存腸管を一気に失う可能性があるからである．また，長期経過の増加とともに発癌症例の増加も問題になっている．わが国には大腸では直腸に多い．肛門部の癌は疼痛のため検査が困難なため，いかに早期発見するかも問題点である．

DON'Ts

- □ 生物学的製剤，抗免疫療法投与前に感染症チェックを怠ってはならない．
- □ 感染性腸炎，特に腸結核の可能性を忘れてはならない．
- □ 漫然とステロイドを使用しない．

防衛医科大学校内科学（消化器）　**穂苅量太，好川謙一**

6 潰瘍性大腸炎

DOs

- □ 感染性腸炎でも潰瘍性大腸炎様の内視鏡所見を呈する場合があることを知っておこう．
- □ 潰瘍性大腸炎治療の基本は 5-aminosalicyclic acid 製剤であることを知っておこう．
- □ 活動期においては，患者の全身状態，病変の罹患範囲などを的確に診断しよう．
- □ 重症例においては，手術という治療法を常に念頭に置き，外科とのコミュニケーションをとろう．

1 概念・疫学

潰瘍性大腸炎(ulcerative colitis：UC)は主として大腸粘膜を侵し，しばしばびらんや潰瘍を形成する原因不明の疾患である．UC は寛解と増悪を長期にわたって繰り返すことを特徴とする．炎症は通常，肛門に近い部位(直腸)から炎症が始まり，口側の結腸に向かって連続性に拡がっていくと考えられており，炎症の範囲によって直腸炎型，左側結腸炎型，全結腸炎型に分類される．

発症年齢は 25 ～ 30 歳にピークが認められる．有病者数は，30 歳代で最多であるが，40 ～ 50 歳代ぐらいまでの幅広い年代層で患者が多くみられる．性差は認められないが，やや男性に多い傾向がある．特定疾患医療受給者証所持者は年々増加傾向にあり，平成 25 年度厚生労働省保険・衛生行政業務報告によると，潰瘍性大腸炎(UC)15 万 5,166 人と報告されている．そして，わが国の潰瘍性大腸炎患者数は，米国に次いで世界で第 2 位の患者数となったということを知るべきである．

2 症 状

a 身体所見

下痢や粘血便(血液・粘液・膿の混じった軟便)，発熱や体重減少などの症状が主体である．

b 病態生理

UC の病因はいまだに明らかとなっていない．UC は多因子疾患であり，複数の感受性遺伝子を有している．このような疾患感受性遺伝子と環境因子(食事因子，衛生状況，抗菌薬の使用など)が絡み合って，腸内細菌叢の構成変化をきたし，種々の免疫異常が生じることが発症に強く関わっていると考えられている．また，Crohn 病と比べて，様々なサイトカインが UC の病態に関与していることを知っておくべきである(図 1)．

3 検 査

内視鏡検査(病理組織検査を含む)，注腸 X 線検査(大腸襞〈ハウストラ〉の消失，多発性びらんなど)で UC の特徴的な所見を認め，Crohn 病，Behçet 病，特に感染性腸炎などが除外できれば確診としてよい．UC の診断に内視鏡検査は必須である．ただし，重症例では，巨大結腸症や穿孔の危険性がある．また，活動期の症例では，前処置により症状悪化することもあり，注意を要する．

注腸検査を施行する機会は減少してきている．しかし，内視鏡検査では疼痛のために全大腸の観察が行えない場合もある．その場合，重症度，病変範囲の判定のために

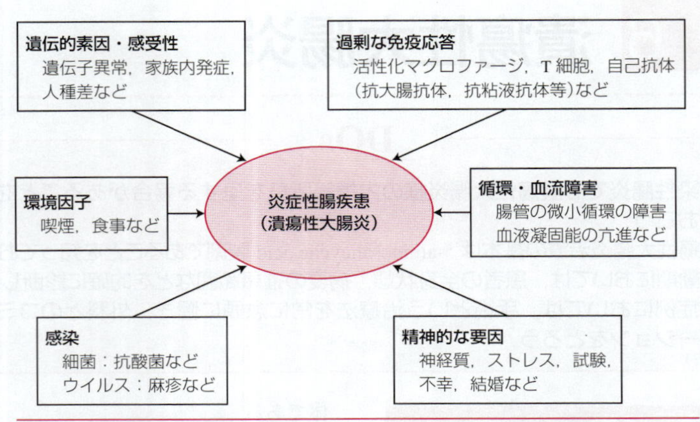

図 1　潰瘍性大腸炎の背景因子
炎症性腸疾患はいくつかの要因が重なりあって発症する．

注腸を選択する（施設によっては，腸管への負担を軽減するためにプレドニゾロン 20 ～ 30 mg を造影剤に混注させている）

4 診　断

UC の症状下痢や粘血便（血液・粘液・膿の混じった軟便），発熱や体重減少などの症状が主体である．内視鏡検査と同時に細菌検査を行わなければならない．感染症のなかには潰瘍性大腸炎類似の内視鏡所見を呈するものもあり，注意を要する．また，寛解期においては，大腸粘膜に異常所見が認められないこともあり，そのような場合には粘膜生検の組織診断が重要となる．診断基準（表 1）[1] と鑑別すべき疾患（表 2）を示す．

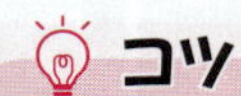

内視鏡の見方として，発症部位において健常粘膜が介在しないことが UC の内視鏡所見の特徴である．粘膜は発赤，浮腫状を呈するため，血管透見性が消失する．粘膜表面は粗造で細顆粒状を呈する．膿性粘液の付着はみられることが多い．内視鏡観察のポイントとして，①炎症の程度，②罹患範囲と部位，③連続性の有無，④辺縁粘膜および周囲粘膜の性状，⑤潰瘍，アフタの形態と配列などをしっかり観察する．炎症が強くなるにつれて，潰瘍形成が認められ，地図状，縦走，打ち抜き様などの様々な形態の潰瘍を生じる．もちろん正確な診断するためには，内視鏡検査と同時に細菌検査を行わなければならない．

5 治　療

根治的な内科治療は確立されていない．

内視鏡の前処置の注意点として，重症例では腸管洗浄液の内服のみで増悪することがある．頻回の血性下痢を伴う場合は，無処置で直腸から S 状結腸くらいまで観察する．

病理診断で陰窩膿瘍や杯細胞減少は感染性腸炎でもみられる．潰瘍性大腸炎に特異的な病理所見ではない．また，潰瘍性大腸炎もしくは Crohn 病のどちらとも診断困難な症例（inflammatory bowel disease unclassified）では，経過観察が重要である．

表 1　潰瘍性大腸炎の診断基準(厚生労働省難治性炎症性腸管障害に関する調査研究)

次の 1. のほか，2. のうちの 1 項目，および 3. を満たし，下記の疾患が除外できれば確診となる．
1. 臨床症状：持続性または反復性の粘血・血便，あるいはその既往がある．
2. ①内視鏡検査：(i) 粘膜はびまん性におかされ，血管透見像は消失し，粗造または細顆粒状を呈する．さらに，もろくて易出血性(接触出血)を伴い，粘血膿性の分泌物が付着しているか，(ii) 多発性のびらん，潰瘍あるいは偽ポリポーシスを認める．
②注腸 X 線検査：(i) 粗造または細顆粒状の粘膜表面のびまん性変化，(ii) 多発性のびらん，潰瘍，(iii) 偽ポリポーシスを認める．その他，ハウストラの消失(鉛管像)や腸管の狭小・短縮が認められる．
3. 生検組織学的検査：活動期では粘膜全層にびまん性炎症性細胞浸潤，陰窩膿瘍，高度な杯細胞減少が認められる．いずれも非特異的所見であるので，総合的に判断する．寛解期では腺の配列異常(蛇行・分岐)，萎縮が残存する．上記変化は通常直腸から連続性に口側にみられる．

2. 3. の検査が不十分，あるいは施行できなくとも切除手術または剖検により，肉眼的および組織学的に本症に特徴的な所見を認める場合は，下記の疾患が除外できれば，確診とする．
除外すべき疾患は，細菌性赤痢，アメーバ性大腸炎，サルモネラ腸炎，カンピロバクター腸炎，大腸結核，クラミジア腸炎などの感染性腸炎が主体で，その他に Crohn 病，放射線照射性大腸炎，薬剤性大腸炎，リンパ濾胞増殖症，虚血性大腸炎，腸型 Behçet などがある．

〔鈴木康夫：厚生労働科学研究費補助金 難治性疾患等政策研究事業 潰瘍性大腸炎・クローン病診断基準・治療指針．平成 26 年改訂版．〕

表 2　潰瘍性大腸炎との鑑別でおさえておくべき疾患

疾患名	好発部位	内視鏡的診断	生検診断	その他の必要とする検査
サルモネラ腸炎	回腸末端，結腸(直腸を除く)	浮腫，びらん，潰瘍，粘膜内出血	急性炎症	鶏卵の摂取歴を問う，便培養
カンピロバクター腸炎	回腸末端，全大腸にわたり病変が認められる	浮腫，びらん，潰瘍，粘膜内出血，回盲弁上の大きい潰瘍	急性炎症	鶏肉の摂取歴を問う，便培養
アメーバ性大腸炎	直腸，盲腸	タコいぼびらん	アメーバ栄養体	血清抗体価
サイトメガロウイルス腸炎	大腸，回腸末端部	打ち抜き様の潰瘍，不整性潰瘍	核内封入体	antigenemia，組織 DNA
好酸球性胃腸症	胃～大腸	顆粒状粘膜，発赤，浮腫	好酸球浸潤	

感染性腸炎は右側大腸に病変がみられることに注目すべきである．

したがって，現状では，内科治療の目標は寛解への早期導入と再燃防止の長期維持である．活動期においては，患者の全身状態，病変の罹患範囲などを的確に診断し，基本的には厚生労働省の提案している治療指針に基づき，治療を進めていくことが必要である．特に重症例においては，手術という治療法を常に念頭に置き，外科とのコミュニケーションをとりながら薬物治療を進めていくべきである．

a　5-aminosalicyclic acid 製剤 ……

UC 治療の基本は 5-aminosalicyclic acid (5-ASA) 製剤であることを常に念頭に置くべきである．本薬剤をうまく使用するだけで，多くの UC 患者のコントロールができるはずである．うまく使用するというのは，副作用がなければ可能な限り最大量を投与するという意味である．わが国で使用可能な 5-ASA 製剤はサラゾスルファピリジン，ペンタサ®，アサコール® である．サラゾスルファピリジンは腸内細菌でスルファピリジンと 5-ASA に分解され，大腸内で作用するとされている．ペンタサ® では，5-ASA を腸溶性のエチルセルロースの多孔性被膜でコーティングすることにより，小腸から大腸までの広い範囲で放出されるように調節されている．アサコール®は，回腸末端から5-ASAを放出するpH依存型放出調節製剤であり，5-ASAにpH依存型の放出制御特性をもつコーティングが施されている．このコーティングは，pH 7以上で崩壊する高分子ポリマーからなり，より下部の消化管（回腸末端～大腸）に到達してから5-ASAが放出される．

b　コルチコステロイド

使用のタイミングは，十分量の5-ASA製剤の投与にもかかわらず効果が乏しい場合であり，経口プレドニゾロン（PSL）30～40 mgの投与を考慮する．PSLの効果が得られれば，再燃に注意しながらPSLを減量していく．1週間ごとに5 mg程度の減量を行うのが一般的である．効果が不十分あるいは減量に伴い症状の悪化が認められるときには免疫調節薬の投与を併用し，ステロイド薬の減量を試みる．長期間ステロイド薬の投与を継続すると，全身に対する種々の副作用が出現する可能性が高くなるため，漫然と投与することは避けるべきである．

c　血球成分除去療法

PSL依存，抵抗例の場合に施行を考慮する．本治療法は，わが国で開発された炎症性腸疾患に対する治療の1つであり，薬剤を使用しないという点では画期的な治療方法であるといえる．血中に存在する組織障害の原因となる白血球（顆粒球，単球，活性化リンパ球）を，特殊なカラムを使用し血中から除去する．現在，2種類の方法が存在する．

1）ポリエステル繊維を用いた白血球除去療法（cellsorba EX）

白血球が3 μm以下の繊維に引っ付く性質を利用し，旭化成メディカル社が開発した白血球除去器に約50 mL/分で通し，顆粒球，単球をほぼ100%，リンパ球を約60%除去する．

2）酢酸セルロースビーズを用いた白血球除去療法

ヘパリンで抗凝固化した全血液を，日本抗体研究所が開発した酢酸セルロースのビーズを充満した顆粒球除去カラムの中へ約30 mL/分で通し，カラムの前後で約60%の顆粒球と単球を除去する．

基本的には週1回の治療を行い，5～10週間継続する．週2回行うことで寛解導入率の向上および早期の粘膜治癒が得られることもわかっているが，寛解維持療法の適応はとれていない．

d　免疫調節薬

難治性UCに使用する薬剤である（アザチオプリン〈イムラン®〉や6-メルカプトプリン（ロイケリン®，保険適応外〉）．急性期のUC患者には使用されない．あくまでも寛解維持のための薬剤である．治療を考慮する場合は，①難治性ステロイド依存性潰瘍性大腸炎，②難治性潰瘍性大腸炎に対してタクロリムス，シクロスポリンによる寛解導入療法後，bridging therapyとして使用，③抗TNF-α製剤使用時での併用，である．海外では免疫調節薬長期投与による悪性腫瘍発症に関する報告が散見される．そのため，いつまでこの薬剤投与を継続するべきかがいまも議論となっている．一方で，寛解状態にあるUC患者が，免疫調節薬を中止した場合，その約3分の2が再燃するとの後ろ向き研究が報告されている．

e　免疫抑制薬・生物学的製剤

難治性・重症潰瘍性大腸炎の治療に使用される．高用量のステロイド投与を行っても反応しないステロイド抵抗症例には，シクロスポリンの持続点滴，タクロリムスおよび生物学的製剤の投与を考慮する．これらの薬剤で使用対象となる重症潰瘍性大腸炎患者を管理する場合，常に外科医と連携をとる必要がある．内科治療に抵抗であると判断したときには，いたずらに薬物療法で引っ張らず，速やかに外科治療を行う．

1)　免疫抑制薬

シクロスポリンとタクロリムスがある．シクロスポリンを使用する場合，高い血中濃度を保つ必要があり，投与期間については原則 2 週間以内とされている．免疫抑制薬はステロイド薬との併用で有効性が発揮されることが多いと考えられており，わが国ではシクロスポリンの使用が保険で認められていないことに加えて，同じ作用機序を有するタクロリムスの登場により，今後はシクロスポリンの使用頻度は少なくなってくるかもしれない．平成 21 年度の厚生労働省の潰瘍性大腸炎の内科治療指針(案)に，ステロイド抵抗症例に対する治療法として，タクロリムス(プログラフ®)の経口投与が記載されている．タクロリムスもシクロスポリンと同様に持続的有効濃度の維持や副作用発現予防のため，血中トラフ濃度の測定が必須となる．

2)　生物学的製剤

抗 TNF-α 製剤として，2010 年にインフリキシマブ(レミケード®)，2013 年にアダリムマブ(ヒュミラ®)が既存治療抵抗性(難治例)の潰瘍性大腸炎の治療薬として認可された．抗 TNF-α 製剤使用にあたっては，副作用に結核感染，B 型肝炎の再活性化の問題があるため，治療中のモニタリングには十分注意を払う．

6　合併症

a　腸管合併症

1)　大量出血

血便は UC の主症状であるが，そのほとんどは重篤なものではない．しかし，時として重症型や劇症型においては出血性ショックに至るような大量出血を認めることがある．

2)　穿　孔

UC の重症例では大量のステロイドが投与されている場合があり，腸管粘膜が菲薄化，脆弱化している．そのため，特殊な負荷がなくても穿孔することがある．診断されれば緊急手術が必要となる．

3)　中毒性巨大結腸症

重篤な腹部症状を伴い，横行結腸の著明な拡張をきたした状態をいう．仰臥位腹部単純 X 線写真で，横行結腸中央部の直径が 6 cm 以上の場合を中毒性巨大結腸症と診断する．

4)　腸管感染症

UC の増悪時には，サイトメガロウイルス，クロストリジウム感染症の合併が認められる．特に免疫抑制作用の薬剤治療中には，これら感染症の検査が必要である．

b　腸管外合併症

1)　原発性硬化性胆管炎

欧米の報告では UC における原発性硬化性胆管炎(primary sclerosing cholangitis：PSC)の合併頻度は 2 ～ 4%，日本人では 1% 程度といわれている．一方，わが国の PSC における炎症性腸疾患の頻度は 20 ～ 40% とされており，ほとんどが UC である．

2)　皮膚病変

炎症性腸疾患に合併する皮膚病変の特徴として多くの場合は疼痛を伴い，結節性紅斑と壊疽性膿皮症がよく知られている．問診で，痛みを愁訴とすることが多く，発熱および関節症状を伴うこともまれではない．

①結節性紅斑

炎症性腸疾患に最もよく認められる皮膚症状である．疾患活動性と相関するとされており，約 3 割の患者は再発を繰り返す．通常は自然に消退するのであるが，鎮痛薬や免疫抑制薬が必要となる場合もある．

②壊疽性膿皮症

皮膚に有痛性穿掘性潰瘍を多発する原因不明の慢性再発性疾患である．膿皮症と命名されるが，病変初発時は無菌性であり，細菌感染症ではない．壊疽性膿皮症はまれであり，大動脈炎症候群，関節リウマチ患者にも出現することがある．腸管炎症部位や罹患範囲は壊疽性膿皮症には影響しないとされている.

3) 関節炎

炎症性腸疾患に関連する関節炎には強直性脊椎炎, 末梢性関節炎がある.

①強直性脊椎炎

40歳以下の患者に多く認められ, 仙腸関節に主として炎症が生じる. 何か月にもわたって朝のこわばりや臀部に放散する痛みが続く. その結果, 病気の進行とともに脊椎関節の線維性あるいは骨性の結合が生じ, いわゆるbamboo-spineといわれる所見を呈する. 関節症状は, 股・膝・肩関節などの体幹に近い部位の関節が侵され, 血液学的にリウマトイド因子が陰性で, HLA-B27が高頻度に認められる.

②末梢関節炎

末梢関節炎と炎症性腸疾患との関連はよく報告されており, 頻度は10〜20%とされている. 関節炎はいわゆるリウマチとは全く異なり, リウマトイド因子も陰性である. X線所見ではほとんど正常所見を呈する.

7 予 後

UC患者の生命予後は健常者と差がない. 内科治療の進歩に伴い, 全国のUC重症度統計では, 軽症の割合が増加し, 重症の割合が低下する趨勢にある. 大腸癌合併のリスクは罹患年月とともに増加する. 診断から10年で2%, 20年で8%, 30年で18%に大腸癌合併が認められる. また, 原発性硬化性胆管炎合併例では, 大腸癌発生のリスクが高い.

8 患者・家族への説明

"UCはいまだに原因が明らかではないため根治療法はないが, 医学の進歩に伴いその病態は徐々に解明されつつある""現在の治療の目的は, 腸の炎症を抑えて, 腹痛, 下痢, 下血, 発熱などの症状を和らげ, 正常な社会生活を送ってもらうこと""薬物療法のみならず, 普段の食生活にも注意を払う必要がある""いたずらに食事制限する必要はなく, バランスのよい食生活を行うこと, 暴飲暴食などを避けることが大事""栄養状態ならびに薬剤による副作用の評価のため, 定期的な受診が必要""すべてのUC患者に大腸腫瘍が合併することはないが, 罹患期間が長くなると炎症に関連した腫瘍が生じる場合もあるため, 定期的な内視鏡検査も必要"を伝える.

DON'Ts

- □ 潰瘍性大腸炎治療において, ステロイド薬を漫然と投与し続けてはいけない.
- □ 重症潰瘍性大腸炎患者を管理する場合, 内科治療に抵抗であると判断したときには, いたずらに薬物療法で引っ張ってはいけない.
- □ 重症例では腸管洗浄液の内服だけでも増悪する. 頻回の血性下痢を伴う場合は, 無処置で直腸からS状結腸くらいまで観察する. 絶対に無理をしない!

文献

1) 鈴木康夫:厚生労働科学研究費補助金 難治性疾患等政策研究事業 潰瘍性大腸炎・クローン病診断基準・治療指針. 平成26年改訂版.

札幌医科大学消化器内科学講座 **仲瀬裕志**

7 腸管 Behçet 病

DOs

- ☐ 比較的若い患者で原因不明の回盲部潰瘍を認めた場合(下掘れ潰瘍なら特に), Behçet 病診断に関する項目を積極的に問診しよう.
- ☐ 口腔内アフタや外陰部潰瘍の症状はこちらから問診しなければ判明しないことが多いので気をつけよう.
- ☐ すでに Behçet 病と診断済みの患者の腹痛・血便は腸管 Behçet 病を念頭に置いて診断を進めよう.

1 概念・疫学

Behçet 病は口腔粘膜の再発性アフタ性潰瘍, 皮膚症状, 外陰部潰瘍, 眼症状を 4 大症状とする原因不明の難治性・再発性の全身性炎症性疾患である. Behçet 徴候を有し, 消化管にアフタ様潰瘍や回盲部打ち抜き様の境界明瞭な下掘れ潰瘍が生じたものを腸管 Behçet 病とよび, Behçet 病の"特殊型"に分類されている.

本疾患の成因は不明で, 好発年齢は 20 ～ 40 歳代である. Behçet 病では HLA-B51 の陽性率が高く, 遺伝的要因が疑われるほか, 病原微生物感染などの環境因子を背景とした腸管免疫異常が関与していると考えられている. Behçet 病は消化管外の所見により診断されるが, 約半数の患者が消化器症状を訴える. 病変は典型例で回盲弁近傍に深い打ち抜き様潰瘍を認める. 難治性, 易再発性であるが, 生命予後は悪くない.

2 症状, 検査, 診断

診断には, 厚生労働省研究班による Behçet 病診断基準が用いられることが多く, これを満たす症状と消化管病変により診断される[1]. 主症状と副症状に基づいて完全型, 不完全型に分類される. 皮膚の針反応や HLA-B51 陽性は診断に補助的に役立つ.

Behçet 病の診断がついている患者に腹痛, 血便などを認めた場合は腸管 Behçet 病を念頭に置いて診断を進めるべきである. 口腔内アフタや外陰部潰瘍の症状はこちらから問診しなければ判明しないことが多いが, これらの症状を認めた場合には, 消化管病変の存在を疑って検査を進める必要がある. 逆に回盲部に典型的な病変を認めた場合には, Behçet 病の全身症状の検索を進める必要がある.

腸管 Behçet 病のおもな臨床症状は, 腹痛, 下痢, 血便, 腹部腫瘤, 発熱などである. 穿孔例では強い腹痛や腹膜刺激症状を認める. 検査所見では非特異的な炎症所見を認めるのみである. 内視鏡検査・消化管 X 線検査における典型像は, 回盲部の円形～類円形の辺縁明瞭な深い打ち抜き様潰瘍と襞集中像である. 周囲は浮腫状に周堤様隆起を形成し, 穿孔・穿通をきたすこともある. 上記の定型病変以外に, 食道から直腸に至る全消化管にアフタ様病変, 不整形潰瘍・縦走潰瘍などが多発することがあり, 潰瘍は腸管膜付着部の対側に好発する.

Pitfall

右下腹部痛が主訴の急性腹症は, 急性虫垂炎だけでなく, 本疾患を考慮に入れるべきである.

表1　小腸潰瘍の鑑別

	腸管 Behçet 病	NSAIDs 潰瘍	腸結核	Crohn 病	サイトメガロウイルス腸炎
特徴的な形態	類円形・打ち抜き潰瘍	輪状潰瘍	輪状潰瘍・瘢痕萎縮帯	縦走潰瘍・敷石像	類円形潰瘍
好発部位	回盲部・腸間膜付着対側	下部小腸	下部小腸～右側結腸	下部小腸～大腸・腸間膜付着側	特になし
特徴的な病理	特になし	アポトーシス小体	肉芽腫	肉芽腫	封入体

3 鑑別診断

Crohn 病，NSAIDs 関連小腸病変，感染性腸炎，サイトメガロウイルス腸炎，悪性リンパ腫などがあげられる．これらは臨床経過，生検診断あるいは画像所見などから総合的に鑑別を進める（表1）．回盲部の潰瘍を認める場合には，Crohn 病や腸結核が鑑別疾患としてあげられるが，Crohn 病と異なり本疾患の潰瘍は腸間膜付着対側に好発し，縦走潰瘍を認めることもあるがまれであり，また腸結核でみられる瘢痕萎縮帯もみられない．回盲部の下掘れ潰瘍を認めるものの，Behçet 病の診断基準を満たさない症例は単純性潰瘍として取り扱われている．ただし，この2つの疾患の異同に関しては一定の見解は得られていない．

4 治療

本疾患の治療には明確なエビデンスに基づいたものはなく，Crohn 病などの炎症性腸疾患に準じた治療が行われている．治療は，腸管の炎症抑制，栄養状態の改善と維持，合併症の予防を目的とした内科的治療である．寛解導入療法として副腎皮質ステロイド薬の投与を考慮する．プレドニゾロン換算 0.5 ～ 1.0 mg/kg/ 日を 1 ～ 2 週間継続投与し，改善があれば週 5 mg ぐらいずつ漸減し可能な限り中止する．また，わが国で生物学的製剤として初めて腸管 Behçet 病に適応を取得した抗 TNF-α 抗体製剤アダリムマブを寛解導入として用いることもあり，重症例や難治例に対する有用性が期待される．なお，軽～中等症ではアミノサリチル酸（5-ASA）製剤が寛解導入に有用なこともある．副腎皮質ステロイド薬や抗 TNF-α 抗体製剤による治療に抵抗する場合，ステロイドを漸減中に症状が再燃する場合はアザチオプリンなどの免疫調整薬の投与を考慮する．狭窄，穿孔，膿瘍形成などを合併すれば外科的切除の適応となるが，高率に再発を生じるため最小限の腸管切除にとどめる．また，病変を切除してもしばしば吻合部に再発する．

その他，白血球除去療法や難治性出血性潰瘍に対して内視鏡的なエタノール散布が有効とする報告もあり，薬物療法抵抗例では考慮してもよい．

☑ 難渋する腸管 Behçet 病の診断

急性腹症や突然の消化管穿孔で搬送されてきた患者に対して緊急手術が施行され，手術所見や切除標本所見で腸管 Behçet 病と診断されることもある．これらの症状の救急患者をみた際，鑑別疾患として本疾患を考慮しておく必要がある．

（横浜市立大学肝胆膵消化器病学　遠藤宏樹，中島　淳）

5 合併症

回盲部病変は巨大な潰瘍であることが多く，穿孔，瘻孔，狭窄，大量出血などの合併症をきたし，外科的治療が必要となることもある．

6 予　後

難治性，易再発性であるが，生命予後は悪くない．

7 他科への紹介

Behçet 病は全身疾患であるため，診断がついた，もしくは強く疑った時点で膠原病科・眼科・神経内科などと相談しながら患者の状態を把握し治療を進めることが望まれる．

DON'Ts

- ☐ 消化管病変を認めた際，Behçet 病の主症状・副症状の問診を怠ってはならない．
- ☐ 腸管 Behçet 病は自覚症状に乏しく，突然急性腹症で受診する場合があるので見逃してはならない．

文献

1)　金子史男：厚生労働科学研究費補助金 特定疾患対策研究事業 ベーチェット病に関する調査研究 平成 14 年度 総括・分担研究報告書．2003：11-13.

横浜市立大学肝胆膵消化器病学　**遠藤宏樹**，**中島　淳**

☑ 緊急バルーン内視鏡

overt ongoing OGIB に対して緊急でバルーン内視鏡を施行する場合，挿入ルートは経口的挿入を基本とする．なぜならば，小腸内では腸液の逆流が少ないため，経口的挿入で血性腸液を認めればその周辺に出血源がみつかることが多いためである．逆に経肛門的挿入では内視鏡からの送気で血性腸液を逆流させてしまい，出血源を探す重要な手がかりをなくしてしまう可能性がある．

（横浜市立大学肝胆膵消化器病学　遠藤宏樹，中島　淳）

B　下部消化管

8 腸結核

DOs

- □ 腸結核の患者数は漸増傾向であると認識しておこう.
- □ すぐに診断がつかないことがあるため，しっかり経過をみていこう.
- □ 腸結核を強く疑う病変がみられる場合は抗結核療法による診断的治療を行おう.

1 概念・疫学

腸結核は，結核菌(*Mycobacterium tuberculosis*)が腸粘膜に侵入して結核結節(乾酪性肉芽腫)を形成する腸疾患であり，消化管に生じる結核感染のうち最も頻度が高い. 肺結核を伴わない原発性腸結核と，肺結核の合併症として発症する続発性腸結核があり，最近は前者の割合が増えている[1]. 好発年齢は30～40歳代で，比較的女性に多い. 好発部位は上行結腸(回盲部近傍)だが，小腸内の発症も報告例がある.

本症は感染症法(2007年4月1日改正)により「二類感染症」に分類され，診断後直ちに医師は最寄りの保健所長に発生報告を届け出る義務がある. また，学校保健安全法では第二種感染症に指定されており，「病状により学校医その他の医師において感染のおそれがないと認めるまで出席停止」と定められている.

2 症 状

症状としては慢性的な腹痛(右下腹部が多い)，体重減少，下痢などが多い.

a　身体所見

発熱を認める症例もあるが，高熱になることは少ない. 腹部に圧痛を認めることがあるが，特徴的な所見はない.

b　病態生理

腸結核の感染経路として，管内性，血行性，リンパ行性，胆汁からの感染，隣接臓器からの直接感染などが考えられるが，管内感染が最も多いと推測される[2]. 結核菌が腸に至り，リンパ組織から腸管内に侵入して潰瘍を形成する. 特にリンパ節の豊富な回腸，回盲部や上行結腸に好発する. 肉眼形態は，活動期では腸管の長軸に直角な輪状または帯状潰瘍，地図状潰瘍が特徴的で介在粘膜は正常であることが多い. 治癒期に線状瘢痕の多発，瘢痕を伴う萎縮帯，偽憩室，炎症性ポリープ，回盲弁の開大などの所見がみられる.

3 診 断

検査所見では，高度の白血球増加を認めることはまれであるが，赤沈，CRPなどの炎症反応は亢進することが多い. ツベルクリン反応は大部分で陽性であるが，全身状態や免疫能が低下した患者では陰性化することがある.

a　結核感染の診断法

1)　免疫学的検査

ツベルクリン反応が用いられてきたが，近年は感度・特異度の高い診断法としてQuantiFERON®-TB(QFT®)やT-SPOT®.TBが汎用されている.

2)　X線検査

診断法として本検査を用いることは少ないが，狭窄の有無や程度の評価や他病変の精査目的に施行されることがある.

腸結核のX線検査所見としては輪状・帯状狭窄があげられる.

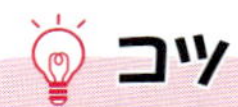

近年は非乾酪性類上皮肉芽腫を認める症例が多いと報告されている．また，腸結核でQFT®やT-SPOT®.TBの偽陰性例も報告されており，診断に難渋することがある．

3)　内視鏡検査

回盲部の帯状潰瘍や輪状潰瘍が特徴的である．治癒過程では線状瘢痕と粘膜集中像を呈する．その他，散在性アフタ，孤立性の小潰瘍などを併発することがある．生検標本のPCRによる結核菌のDNA検出が比較的感度が高い．

4)　病理検査

特徴的所見として"乾酪性類上皮肉芽腫"がある．類上皮細胞，Langhans型巨細胞を取り巻きリンパ球が集簇しているなかに乾酪壊死を伴うものが検出できれば診断を確定できるが，実際には乾酪性類上皮肉芽腫の検出は粘膜生検では困難なことが少なくない．

4　鑑別診断

鑑別疾患としてはCrohn病，腸管型Behçet病，単純性潰瘍，非特異性多発性小腸潰瘍などがあげられる．Crohn病も肉芽腫を呈することがあり，菌が検出されずに病理診断した場合に鑑別が困難となることがある．腸結核の潰瘍は一般的に浅いことが1つの鑑別点となる．

5　治　療

活動性腸結核と確定診断された場合や，内視鏡検査，X線検査所見で腸結核が疑われる場合は，肺結核に準じた治療法を行う．

a　内科的治療

肺結核の治療法に準じた抗結核薬3～4剤の併用療法を行う．

日本結核病学会が作成した『結核医療の基準』に従い，イソニアジド(INH)，リファンピシン(RFP)，ピラジナミド(PZA)，ストレプトマイシン(SM)またはエタンブトール(EB)を用いた多剤併用療法を行う．

① RFP＋INH＋PZA＋SMまたはEBによる4剤併用療法を2か月間行い，次いでRFP＋INHによる2剤併用療法を4か月行う(全治療期間6か月)．

② RFP＋INH＋SMまたはEBによる3剤併用療法を2か月行い，次いでRFP＋INHによる2剤併用療法を7か月行う(全治療期間9か月)．

原則①の方法を用いた6か月の治療となるが，PZAが使用できない場合は9か月かかる．

腸結核は自然治癒傾向も高く，薬剤への反応も比較的よい．

不規則な内服や治療の自己中断がないよう，医療スタッフによる服薬支援として直接服薬確認療法(direct obserbed therapy：DOT)がある．

治療効果判定は定期的に便潜血反応・便の結核菌培養検査を施行する．治療後は再度内視鏡検査を施行し，粘膜治癒が得られていることを確認する．

b　外科的治療

薬物療法で腸管狭窄により腸閉塞を生じた場合や，穿孔，瘻孔，大腸癌を有する場合は，病変部腸管の外科的手術の適応となる．一部には狭窄形成術を用いる場合もある．

6　予防・感染対策

BCGでは発症を予防できず，ワクチンもなく予防は困難である．

原発性腸結核では特に感染の対策は要さない．続発性腸結核では肺結核に準じた感染対策が必要である．

7　他科への紹介

抗結核薬を用いた治療は副作用を十分に

注意しながら行っていく必要があり，適宜薬剤の変更や減量を検討する．腸結核に対する治療経験が浅い場合には，肺結核の治療経験のある医師への紹介やコンサルトを行うとよい．

DON'Ts

- □ Crohn 病や腸管型 Behçet 病では治療となるインフリキシマブやアダリムマブは腸結核を悪化させるため慎重に鑑別せねばならない．
- □ 症状が再燃する可能性があるため，治療が中途半端にならないように注意せねばならない．

文献

1） 日比谷健司，他：結核 2010；85：711-721.
2） 小林清典，他：臨牀と研究 2004；81：1437-1442.

横浜市立大学肝胆膵消化器病学　**小宮靖彦**

✓ 軽症の潰瘍性大腸炎だと思ったら感染性腸炎だった！

カンピロバクター腸炎やアメーバ腸炎では，内視鏡で粗糙な粘膜の連続性所見を認め，潰瘍性大腸炎（UC）だと思ってしまうことがある．UC は陰窩膿瘍を含め特異的な病理所見がないため，必ず便培養を行って感染性腸炎を除外し総合的に判断しよう．カンピロバクター腸炎では回盲弁の潰瘍や一部正常粘膜を有している特徴，アメーバ腸炎ではタコイボ様所見や周囲に紅暈を伴う潰瘍などの特徴を覚えておこう．アメーバ腸炎は生検組織の鏡検や培養，血清アメーバ抗体も併用して確定診断しよう．

（古庄胃腸科・内科医院　松永久幸，古庄精一）

9 NSAIDs 関連腸炎

DOs

- □ 既往歴を含めて，NSAIDs の使用歴を詳細に聴取しよう．
- □ NSAIDs 関連大腸炎は潰瘍型と腸炎型に分類される．原因薬剤や発症までの期間や内視鏡所見に違いがあることを覚えておこう．
- □ NSAIDs 関連小腸炎でカプセル内視鏡検査を施行する際には，問診で腸管狭窄症状がないことを確認するようにしよう．

1 概念・疫学

NSAIDs 関連腸炎とは，低用量アスピリンを含む NSAIDs 使用による小腸あるいは大腸粘膜傷害である．大腸病変は潰瘍型と腸炎型に分類され，前者は NSAIDs 長期投与例に好発し深部大腸の非特異的潰瘍をきたし，後者は比較的短期間の NSAIDs 投与により急性発症し出血性大腸炎あるいはアフタ性大腸炎の内視鏡像を呈することを特徴とする[1]．一方，小腸病変は，潰瘍形成に伴う出血と膜様輪状狭窄をきたすことが多い．NSAIDs 内服患者の 50 ～ 70% で発赤やびらんを含めた小腸粘膜傷害を生じることが明らかとなっている[2,3]．

2 症状（病態生理）

NSAIDs 関連大腸炎は，潰瘍型では下血や狭窄症状（腹痛・腹部膨満感），腸炎型では下痢・腹痛を主訴とすることが多い．潰瘍型は腸炎型に比べ NSAIDs の使用期間が長い傾向を認め，発症機序の違いが推測されている．一方，NSAIDs 関連小腸炎は下血や狭窄症状を主訴とすることも多いが，最近では無症状の患者において原因不明の消化管出血（obscure gastrointestinal bleeding：OGIB）精査目的の小腸内視鏡検査で指摘される症例が増加している[3]．発症機序に関しては明らかになっていない部分が多いが，細胞修復機能の阻害と細胞傷害因子への曝露などが複雑に絡み合い，粘膜傷害をきたすとされる．具体的には，内因性プロスタグランジン産生低下を端に発した防御系の脆弱化，腸運動亢進，粘液分泌低下，腸内細菌の translocation と粘膜内浸潤，iNOS（誘導型一酸化窒素合成酵素）の活性化，好中球浸潤による一連の機序が粘膜傷害の原因と考えられている．

3 検　査

出血・狭窄症状の原因精査目的に最初に体外式超音波検査や腹部 CT 検査を施行する．確定診断には内視鏡検査が必要であり，小腸病変の検索にはカプセル内視鏡検査やバルーン内視鏡検査の適用である．小腸狭窄例ではカプセル内視鏡が滞留する可能性があるため，症状から狭窄症状が疑われる場合には，カプセル内視鏡検査の適応はない．狭窄あるいは狭小化部位の診断には消化管 X 線造影検査が有用である．

Pitfall

小腸狭窄を疑う患者に対するカプセル内視鏡検査の施行に際しては，パテンシーカプセルによる開通性評価が必要である．実際，体外式超音波検査や腹部 CT 検査で明らかな小腸狭窄が診断された場合には，カプセル内視鏡検査は禁忌であり最初からバルーン内視鏡検査の適応である．

4 診 断

NSAIDs関連腸炎の診断基準としては，他の薬剤性腸炎と同様に，①発症前からのNSAIDsの使用歴，②便および生検組織検査で病原細菌が陰性，③NSAIDsの投与中止で，臨床症状および画像所見の改善，とされている．NSAIDsの使用歴の確認，発症年齢，経過，NSAIDs以外の薬剤使用歴，細菌培養，内視鏡像，生検組織などの結果をもとに総合的に判断することが重要である．なお，問診の際には，NSAIDsの種類，使用期間，最終投薬時期，使用量などについて詳細な確認が必要である．坐剤や貼付剤でも腸炎を発症するため，必ずこれらの使用の有無も忘れずに確認する．

内視鏡所見としては，大腸では潰瘍型は右側結腸（特に回盲部）に境界明瞭な多発性潰瘍を呈することが多く，腸炎型はびまん性に発赤・びらんを認める．小腸では小アフタ，円形潰瘍，輪状膜様狭窄を認めることが多い．生検診断による上皮基底側からのアポトーシス小体や細胞崩壊像所見が診断の一助となる．

鑑別診断として，腸結核やサイトメガロウイルス腸炎などの感染性腸炎，Crohn病，

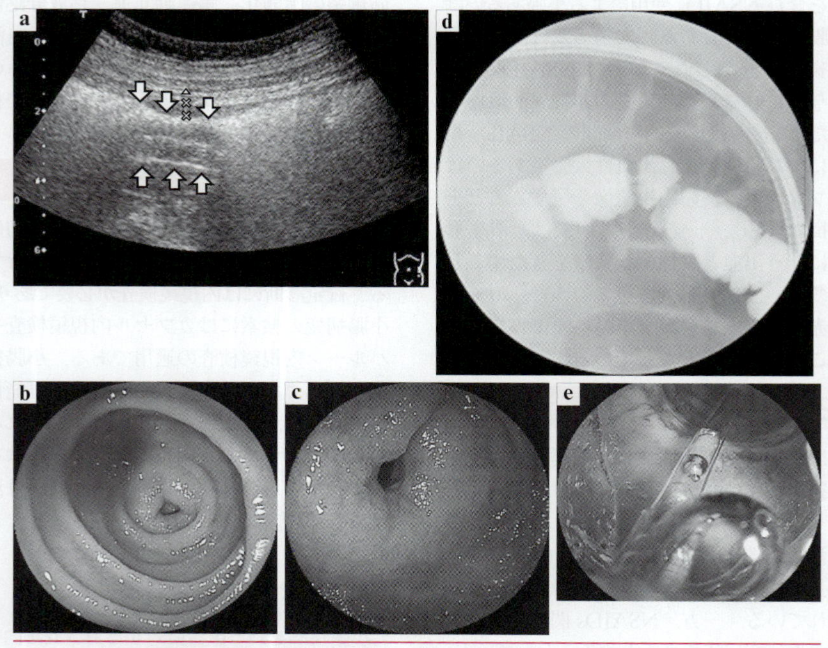

図1　NSAIDs起因性小腸模様狭窄の1例
80歳代の男性．脊柱管狭窄症にて整形外科よりジクロフェナクを2年間内服中．腹痛・腹部膨満感を認めたため精査目的で紹介受診となった．
a：体外式腹部超音波検査で回腸に限局性の壁肥厚を認める．
b：ダブルバルーン内視鏡所見（遠景像）．
c：ダブルバルーン内視鏡所見（近接像）．狭窄を認め，スコープの通過は困難であった．
d：ダブルバルーン内視鏡下造影検査（ガストログラフィン® 造影）．
e：ダブルバルーン内視鏡下バルーン拡張術．本症例はジクロフェナクを中止後，複数回のバルーン拡張術にて保存的に軽快した．
（口絵No.59 p.xx参照）

アミロイドーシス，虚血性腸炎，単純性潰瘍，非特異性多発性小腸潰瘍症などがあげられる．内視鏡所見のみでは非特異的所見を呈することが多く鑑別できないこともあるため，NSAIDs内服中止により病変治癒が確認できるかどうかが診断に有用である．

5 治　療

使用中のNSAIDs中止が第一選択である．多くの症例では，原因薬剤の中止により速やかな改善が得られる．腸炎型では1～2週間，潰瘍型では約8週間で治癒するとされる[1)]．NSAIDs中止で改善がみられない場合には，他の腸炎を疑って精査を行う必要がある．膜様狭窄例では内視鏡的バルーン拡張術が有用である(図1)．ただし，心疾患や脳梗塞後に低用量アスピリンを内服している場合や関節リウマチなどでNSAIDsが処方されていて中止困難な場合には，一部の胃粘膜保護薬(レバミピドやポラプレジンクなど)の併用や選択的COX2阻害薬などへの変更で改善する可能性もあるが十分なエビデンスはなく，当該科との連携をとりながら個々の症例で対応していく必要がある．

6 患者・家族への説明

現在使用中のNSAIDsが原因で腸炎が生じていることを説明し，有効な薬剤による治療法が確立されていないことを理解してもらう．NSAIDsの中止あるいは変更を含めて，最もよいと考えられる治療を当該科の主治医と相談のうえ選択する．

DON'Ts

- ☐ 腹痛・腹部膨満感などの腸管狭窄症状が疑われる際には，安易に下剤内服やカプセル内視鏡検査を施行してはいけない．
- ☐ 膜様狭窄の多くは内視鏡的バルーン拡張術が有用であるため，すぐに外科手術の適応とはならない．

文献

1)　松本主之，他：胃と腸 2000；35：1147-1158．
2)　青山大輝，他：消化管の臨床 2013；19：27-32．
3)　Watari I, et al.：Digestion 2014；89：225-231．

広島大学病院内視鏡診療科　**岡　志郎，田中信治**

10 microscopic colitis

DOs

- □ 亜急性の下痢では鑑別に必ず本症を入れよう．
- □ 下痢症例の大腸内視鏡では，肉眼的に正常に見えても本症が否定できないなら必ず生検しよう．
- □ 原因薬の同定が重要である．服薬歴は本人の記憶を聞くだけでなく，お薬手帳などで確認しよう．

1 概念・疫学

collagenous colitis（CC）と lymphocytic colitis（LC）を総称して microscopic colitis（MC）という．表層上皮下の膠原線維帯の肥厚がみられるのが CC, 上皮間リンパ球（intraepithelial lymphocyte：IEL）増加を示すのが LC である．わが国でも近年 CC が多いが，LC の報告はまだ少ない．CC，LC とも女性，高齢者に多い．わが国の CC は薬剤との関連が強く，特にランソプラゾールや非ステロイド性抗炎症薬（NSAIDs）によるものが多い．

2 症　状

亜急性に発症する慢性の頑固な下痢が特徴で，夜間便をよく伴う．血便や発熱はまれで，便意切迫，便失禁，腹痛などによる QOL の障害が強い．

3 検　査

a　内視鏡

欧米では内視鏡的に無所見が多いとされるが，わが国の CC では左側結腸に好発する非常に長い境界明瞭な粘膜欠損がよくみられ，他疾患の潰瘍にみられるような周囲の浮腫，発赤などの炎症反応に乏しく，しかも急速に瘢痕化する．このため“潰瘍”というより“裂け目”であり，mucosal tear, fractured colon, cat scratch sign などと称される（図 1）．病変部粘膜が脆弱になった結果として，腸管内圧上昇などに伴い粘膜が裂けてできると推測される．実際，本症での大腸内視鏡検査中にかかる裂傷が発生することもあり，内視鏡や注腸造影の際には無理な力がかからないよう注意を要する．わが国では左側結腸に多いが，直腸には比較的少ない．

b　病　理

膠原線維帯の厚さは正常で 7 μm 以下だが，CC では 10 μm 以上に肥厚するとされる．LC のほか CC でも IEL や粘膜固有層の炎症細胞増加がみられるが，粘膜の構築はほぼ保たれ，上皮傷害はあっても軽度で陰窩の配列は乱れない．

c　一般検査

CRP，血沈，白血球などの炎症指標はたいてい正常で低栄養も当初はみられないが，高度の下痢が長く続くと異常値も出現しうる．便潜血や便培養は通常陰性である．

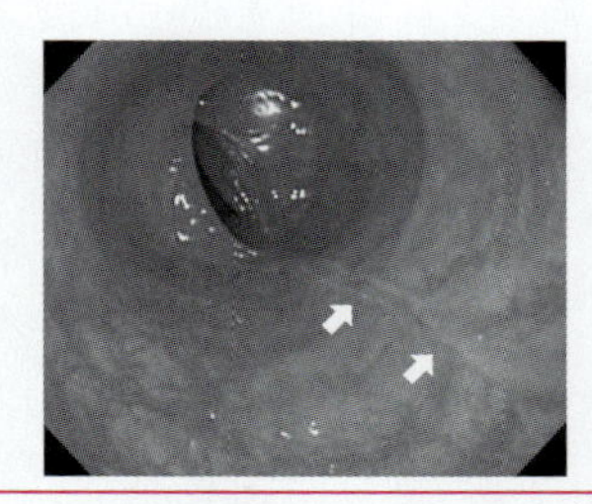

図 1　collagenous colitis の mucosal tear（瘢痕）
（口絵 No.60 p.xx 参照）

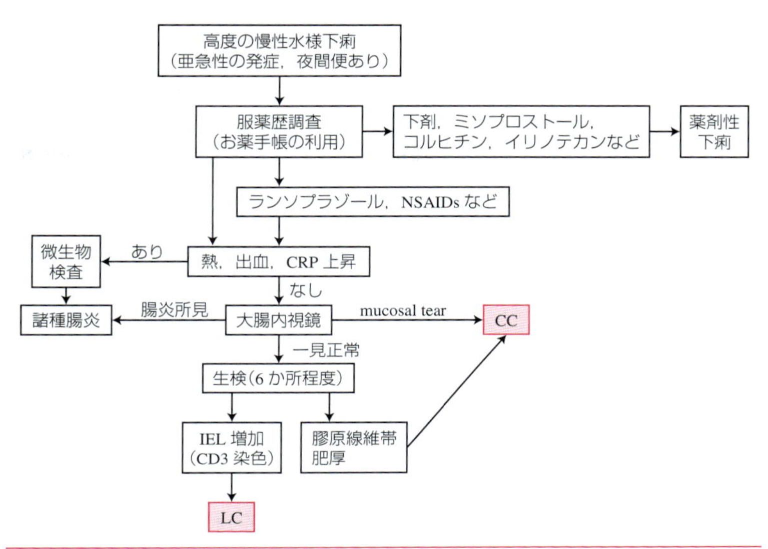

図 2　microscopic colitis の診断

4 診　断

病歴，大腸内視鏡，病理所見で診断する（図 2）．本症を疑うことが診断の第一歩となる．夜間便の存在は過敏性腸症候群との鑑別上有力な指標となる．非血性の水様下痢が特徴だが，粘膜裂傷が生じるときは一時出血もありうる．問診で最も重要なのは服薬歴である．

病歴で本症が疑われれば大腸内視鏡を行う．mucosal tear があれば診断できるが，なくても複数の生検で膠原線維帯や IEL 増加を確認する．

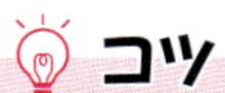

コツ

IEL の増加は HE 染色ではわかりにくいこともある．CD3 などの免疫染色や膠原線維染色は LC，CC の診断に有用である．

5 治　療

薬剤性の例は当該薬剤の中止のみで比較的速やかに収束することが多い．欧米では重症例ではステロイド，なかでも副作用の

英国の内視鏡事情

“日本の内視鏡医の技術は世界一である”ことを信じて疑わなかった私は，2002 年にロンドンに留学し大学病院の内視鏡室を初めて訪れたとき，私と同じアジア系の顔の若い女性が非常に上手に大腸内視鏡を行っているのを見てまず驚きました．さらに，彼女が医師ではなく看護師であることを知り二度びっくり．聞けば，トレーニングを積み資格を取得すれば，生検までのスクリーニング検査は可能だが，診断は医師が所見を確認し最終的に行うと聞き，少し安心．内視鏡医は，診断技術はさることながら，本来は診断することがまず重要であるということを改めて認識したのでした．

（東邦大学医療センター佐倉病院内科学講座消化器内科学分野　竹内　健）

少ないブデソニドが使われるが，わが国ではまだ製剤が利用できない．ステロイド投与中止後の再燃も多く，依存性となる場合はアザチオプリン，6- メルカプトプリン(6-MP)などの免疫抑制薬や少量ステロイドによる維持療法が行われることがある．ロペラミド，ビスマス製剤，コレスチラミン，メサラジン，サラゾスルファピリジン，抗菌薬なども有効例の報告がある．

6 予 後

自然治癒するものから長年続くものまで様々である．生命予後は概ね良好だが，再発性のものでは QOL の問題が大きく，またまれに重症例や腸穿孔もある．大腸炎なので大腸癌との関連も解析されているが，MC では大腸の腺腫や癌のリスクは低いようである．

DON'Ts

- □ 生検は大腸各所からの採取が重要である．直腸のみで済ませてはいけない．
- □ CC の疑いがある場合の大腸検査では，過度の送気や張力のかけすぎは禁物．

NTT 東日本関東病院消化器内科　**松橋信行**

11 小腸腫瘍

DOs

- □ 小腸腫瘍は決してまれではないので，消化管出血，腹痛，栄養障害などの消化器症状の原因として常に念頭に置いておこう．
- □ 小腸では上皮性腫瘍よりも非上皮性腫瘍が多いこと，転移性腫瘍も多いことを覚えておこう．
- □ 上皮性腫瘍として神経内分泌腫瘍が多く，非上皮性腫瘍として消化管間質腫瘍と悪性リンパ腫が多いことを忘れずに．

1 概念・疫学

小腸腫瘍とは，十二指腸から回腸に至る部位に発生した腫瘍，ないし腫瘍状病変の総称である．ただし，実際の臨床では"上部内視鏡で観察困難な空腸および回腸の腫瘍状病変"の呼称として用いられることが多い．一方，小腸には消化管ポリポーシスの部分症として多発腫瘍状が発生することがある．従来，小腸腫瘍は極めてまれと考えられてきたが，小腸内視鏡検査法の開発・普及に伴って，その頻度が低くないことが示されている．わが国で小腸内視鏡検査の適応となった患者の約 15% に小腸腫瘍が発見されたとの報告がある．

2 症 状

小腸腫瘍の臨床症状として最も多いのは消化管出血である．上部・下部消化管内視鏡検査で明らかな異常を認めない，いわゆる"原因不明の消化管出血(OGIB)"が代表的な症状である．特に小腸腫瘍では血液が赤色ないし黒色の排出物として確認できる顕性出血が多い．便の色調は病変部位と出血量によって異なり，口側かつ少量の出血では黒色便・タール便となり，肛門側の出血では赤色を帯びる．

限局性で管腔内発育傾向の強い腫瘍は腸重積の原因となることがある．その他の症状として，管腔腹痛，腹部膨満，下痢をきたすことがある．また，広範な小腸腫瘍は吸収不良や蛋白漏出による低蛋白血症による浮腫，胸・腹水の原因となる．

3 小腸腫瘍の分類と特徴(表 1)

a 上皮性腫瘍

十二指腸以外ではまれである．腺腫の組織所見は大腸腺腫とほぼ同じで，腺管腺腫，腺管・絨毛腺腫，絨毛腺腫に大別される．小さな無茎性隆起や平坦隆起として偶然発見されることが多い．癌化率は不明であり，治療指針は確立されていない．

一方，小腸癌は空腸に好発し，その大部分は腺癌である．隆起型と潰瘍型に大別されるが，臨床的に発見される進行癌の大部分は全周性の潰瘍限局型である．

b 神経内分泌新生物

神経内分泌新生物(neuroendocrine tumor：NET，neuroendocrine carcinoma：NEC)は，従来カルチノイドとよばれてきた神経内分泌細胞由来の腫瘍性病変である．核分裂像と増殖能により悪性度が分類され(表2)，最悪性度のものが NEC と定義されている．粘膜深層で発生し粘膜下層へ発育するため，粘膜下腫瘍様の形態を示す．中心陥凹や潰瘍を伴いながら浸潤性に発育することが多く，転移例や予後不良例が少なくない．

表1　代表的な小腸腫瘍・腫瘍様病変

1. 上皮性腫瘍
　①良性：腺腫
　②悪性：腺癌，粘液癌，印環細胞癌，未分化癌，内分泌細胞癌
2. 神経内分泌新生物
　①良性：neuroendocrine tumor(NET)(カルチノイド)
　②悪性：内分泌細胞癌
3. 非上皮性腫瘍
　①良性：脂肪腫，リンパ管腫，血管腫，平滑筋腫
　②悪性：消化管間質腫瘍(GIST)，平滑筋肉腫，神経性腫瘍，Kaposi 肉腫
4. リンパ系腫瘍(悪性リンパ腫)
　① MALT リンパ腫
　②濾胞性リンパ腫
　③マントル細胞リンパ腫
　④びまん性大細胞型 B 細胞性リンパ腫
　⑤ Burkitt リンパ腫
　⑥ T 細胞性リンパ腫
5. 続発性腫瘍(転移性腫瘍)
6. 腫瘍状病変
　①過誤腫
　② Brunner 腺過形成
　③炎症性線維性ポリープ
　④良性リンパ性ポリープ
　⑤腸管子宮内膜症

表2　神経内分泌腫瘍の悪性度分類

		核分裂像(/10 強拡大視野)	Ki-67 Labeling index
神経内分泌腫瘍(NET)	G1	<2	≦2%
	G2	2〜20	3〜20%
神経内分泌細胞癌(NEC)		>20	>20%

c　非上皮性腫瘍

良性非上皮性腫瘍は比較的発生頻度が高い．脂肪腫，リンパ管腫，血管腫などが代表的であり，いずれも軟らかく特徴的な色調を呈する．リンパ管腫や血管腫の一部は海綿状に発育し，巨大な腫瘤として発見されることがある．

悪性非上皮性腫瘍は小腸癌よりも発生頻度が高い．なかでも，消化管間質腫瘍(gastrointestinal stromal tumor：GIST)が多い．紡錘細胞からなり，免疫組織化学染色では c-kit や CD34 が陽性となる．GIST の生物学的悪性度(リスク)はサイズ，核分裂像，および発生部位の因子で分類される．空腸に好発し，管内発育型，ダンベル型，あるいは管外発育型に発育する．管内発育型は，弾性硬の粘膜下腫瘍として観察され，潰瘍ないし陥凹を伴う．これに対して，ダンベル型や管外発育型の診断には腹部超音波検査，CT などの画像診断が有用である．

d　悪性リンパ腫

小腸悪性腫瘍では最も頻度が高い．その肉眼形態と組織像は多彩であるが，両者に一定の関係があることに留意すれば，診断は比較的容易である(p.563 第7章5 消化管悪性リンパ腫 参照)．

e　転移性腫瘍

小腸は転移性腫瘍の好発部位であり，特に肺癌，腎癌，悪性黒色腫，乳癌，胃癌などの転移が多い．原発巣の組織所見や転移形式により多彩な肉眼形態を呈する．肺癌，腎癌，乳癌は血行性転移し小腸管腔内へ強い隆起傾向を示す病変が多発する．一方，低分化型胃癌は腹膜播種を介し，漿膜から全層性浸潤による高度の狭窄に至る．

f　消化管ポリポーシス

同一組織像の隆起が消化管に多発し，多彩な消化管外徴候を呈する症候群の総称であり，家族性大腸腺腫症，Peutz-Jeghers 症候群，Cowden 病で小腸腫瘍が多発する．

家族性大腸腺腫症は APC 遺伝子変異により大腸腺腫が多発する遺伝性疾患であり，60% 程度で上部を空腸に中心に腺腫が発生する．内視鏡的に無茎性小隆起，結節集簇様病変，一方，Peutz-Jeghers 症候群は常染色体優性遺伝の過誤腫性ポリポーシスであり，十二指腸と小腸に有茎性ないし亜有茎性の粗大病変が発生し，腸重積の原因となる．

4　診　断

小腸腫瘍が疑われる患者では，小腸 X 線

検査，小腸内視鏡検査(バルーン内視鏡，カプセル内視鏡)，腹部超音波検査，CT，MRI などで得られる小腸管腔内や小腸壁内外の所見をもとに診断を進める．これらの画像診断法には一長一短があるので，その特徴を理解し適宜併用することが重要である．従来，X 線検査がおもに用いられてきたが，近年ではカプセル内視鏡でスクリーニングを行い，バルーン内視鏡で直視下に確認し，適宜生検組織を採取して確定診断を行う場合が多い．

5 治　療

悪性腫瘍では，外科的切除が治療の基本であり，遺残・再発病変に対しては，組織所見に従って効果が期待される化学療法や分子標的薬を選択する．症状の原因となる良性腫瘍も治療の適応となる．外科的治療が選択される場合が多いが，粘膜内腫瘍，粘膜下層浅層由来と考えられる粘膜下腫瘍，消化管ポリポーシスなどでは，内視鏡的切除も考慮する．

DON'Ts

- □ 狭窄を伴う小腸腫瘍ではカプセル内視鏡検査が有害事象(滞留・嵌頓)をきたすことがあるので，安易な検査は避けよう．
- □ 非上皮性腫瘍に対する内視鏡下生検の診断的意義は低く，むしろ安易な組織採取による大量出血をきたすことがあるので，やめよう．

岩手医科大学消化器内科消化管分野　**松本主之**

B　下部消化管

12 上腸間膜動脈症候群(SMAS)

DOs

- 体重減少を伴い，体位変換(特に仰臥位)に悪化する高位イレウス症状(腹痛，嘔吐)を呈する症例の場合は本症を念頭に置こう．
- 胃，十二指腸の減圧と栄養管理による保存的治療が原則となる．
- 難治例では外科的治療を考慮しよう．

1 概念，疫学

本症は，十二指腸水平脚が前方の上腸間膜動脈(superior mesenteric artery：SMA)と後方の腹部大動脈や脊椎との間で圧迫されることにより，十二指腸閉塞起点が生じ，イレウス症状を呈する疾患である(図1)．

発症機序として，上腸間膜動脈と腹部大動脈の狭角度，高位十二指腸，短 Treiz 靱帯などの解剖学的異常に加え，体重減少による十二指腸周囲脂肪組織の減少，長期臥床に，体幹のギプス固定による圧迫，腹部手術では操作および癒着による上腸間膜根部の過伸展が加わって発症するとされている．また，腹部大動脈瘤や上腸間膜動脈分岐部の石灰化を誘因する報告もある．約75% が 10 ～ 39 歳で発症し，6 割以上が女性といわれている．若年では急激なやせによるものが多く，高齢者では手術および術後癒着により発症するものが多い．

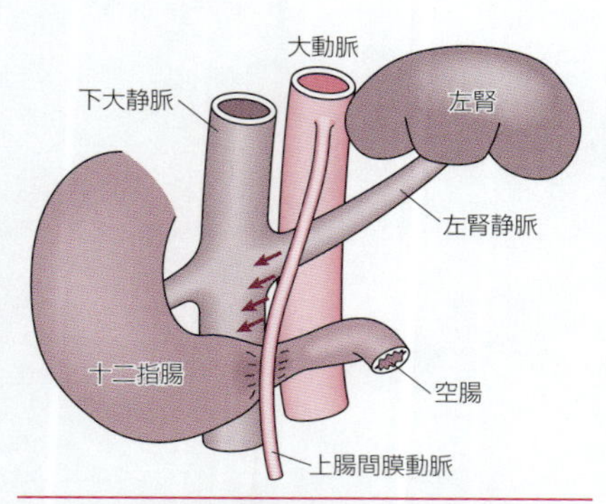

図 1　上腸間膜動脈症候群の腹部の解剖

通常，SMA 根部周囲は豊富な脂肪やリンパ組織で充たされており，十二指腸との間の適度なクッションの役目を担っているが，消耗性疾患，体重減少，急激な慎重増加などが誘因となり，これらが不十分になると大動脈と SMA のなす角度(aorta-SMA angle)が鋭角化し，大動脈と SMA 間隙の幅(aorta-SMA distance)の狭小化をきたす．その結果，十二指腸水平部は生理的狭窄部で圧迫を受け，圧迫が十二指腸の運動機能を超え通過障害を呈することにより，本症が発症する．

2 症　状

食後の上腹部痛や嘔気，嘔吐，腹部膨満感，食思不振，体重減少などをきたすが，これらの症状は，膝胸位や腹臥位など体位変換で改善することが特徴的である．次第に恐食症となり，うつ状態など精神症状をきたすことがある．

3 検　査

①十二指腸水平脚の圧排とその口側腸管の拡張，②十二指腸水平脚部での aorta-SMA distance の狭小化，③十二指腸粘膜面に狭窄をきたす病変がないこと，の 3 点を CT，腹部超音波，内視鏡検査により確認することで可能となる．以前は，上部消化管 X 線造影で十二指腸球部・下行部の拡

張とともに，SMAの走行部に一致する十二指腸水平部の直線的途絶(straight line cut sign)，造影剤が十二指腸にとどまることによる振り子蠕動運動(to and fro peristalsis)，バリウム通過遅延，体位変換(胸膝位，左側臥位，腹臥位)による通過障害の改善などの確認なども行っていたが，嘔吐症状を悪化させることがあるため現在はCT，超音波検査で容易に診断可能になった．

大動脈とSMAの分岐角の狭小化，十二指腸水平部が通過するレベルにおける大動脈とSMAの間隙の幅の短縮化(文献上の計測値, aorta-SMA angle：SMAS 6～15°，対照25～60°, aorta-SMA distance：SMAS 2～8 mm，対照10～28 mm)，同部位での脂肪量低下の確認により，診断はさらに確実となる．また，血液検査では頻回の嘔吐による脱水・電解質異常，過度の食思不振に伴う低栄養を呈することがある．

4 鑑別診断

胃腸症，神経性食思不振症などの精神疾患とは特に鑑別が必要である．そのほか，十二指腸蠕動運動を減弱させる疾患(膠原病・糖尿病・膵炎による腸管麻痺など)，膵炎・十二指腸潰瘍による腹膜の癒着，腸管虚血，膵臓・後腹膜の悪性腫瘍，輪状膵，十二指腸の腸回転異常症など．

5 治　療

治療は内科的治療が第一選択である．通常，急性期の循環動態の改善と胃管による胃内容の排泄を行い，その後高カロリー輸液や経腸栄養を行って後腹膜や腸間膜の脂肪組織を増加させ，腹部大動脈と上腸間膜動脈の成す角度を増やすことで治癒させる．そのほか，腸管蠕動亢進薬の投与，食後の体位変換(左側臥位が有効とするもの，またSMAがAoの左側に位置する場合は左側臥位が有効，右側に位置する場合は右側臥位が有効とするものなど，一定の見解は得られていない)，食事療法(1回食事量を減らし食事回数を増加させる)が有効であるとされている．

内科的治療が無効な場合や再発を繰り返す場合は外科的治療が選択される．内科的治療が58.3%，外科的治療が41.7%と報告されている．①十二指腸空腸吻合術などのバイパス手術，② Treitz靱帯切離術，十二指腸・空腸・結腸授動術，腸回転解除術などの授動術，③十二指腸前方転位術，④上腸間膜動脈前方挙上術の4つがある．十二指腸空腸バイパス手術が全体の75%と最も多く施行されている．ブラインドループを形成する欠点はあるものの，比較的簡便な手技で経過も良好のようである．腹腔鏡技術の進歩により，最近では腹腔鏡下での手術例報告も認められている．

6 予　後

若年者では保存的治療で改善する場合が多い．高齢者では合併症や回復の既往により本症の誘因の解除が難しく，手術に至る例が多いと報告されている．

DON'Ts

- ☐ 慢性に経過する消化器症状と体重減少が精神症状に先行する場合は，本症の可能性を念頭に置き，神経性食思不振症などの精神疾患と誤診しない．
- ☐ 除外診断を確実に行わない悪性腫瘍に伴う十二指腸通過障害の誤診に留意する．

防衛医科大学校内科学(消化器)　**吉松亜希子，穂苅量太**

13 虚血性腸炎

DOs

- □ 約9割が病歴で診断が可能であり，慎重な問診を心がけよう．
- □ 感染性腸炎の除外が必須であり，便培養を必ず行おう．
- □ CTなどの画像検査を積極的に行い，手術適応や癌の合併の有無を判断しよう．

1 概念・疫学

1966年にMarstonらが虚血性腸炎の概念を提唱した．虚血性腸炎とは，主幹動脈に閉塞を伴わず，腸管の虚血によって炎症や潰瘍が惹起される疾患である．虚血の原因は，動脈硬化などの血管側因子と便秘などによる腸管内圧上昇などの腸管側因子があり，両者が絡み合って腸管壁の微小循環障害が起こり発症すると考えられている．

Marstonらは，本症を当初，壊死型，狭窄型，一過性型の3型に分類したが，後に腸管虚血の病態を非壊死性と壊死性に分けることが重要とし，本症の分類より壊死型を除いた．それ以来，狭窄型と一過性型の虚血性腸炎が狭義の虚血性腸炎として取り扱われることが多い．

わが国では70歳代をピークとし，基礎疾患を有する高齢者，特に女性に多い疾患であるが，近年，若年者例や再発例も増えている．

2 症状(身体所見・病態生理)

腹痛，下痢，血便が3大症状であり，発熱がある場合は重症であることが多い．症状出現直前に便秘であることも多く，典型的には突然の左下腹部の腹痛で発症する．腹痛は悪心・嘔吐を伴うこともある．腹痛後，間もなく頻回の水様下痢を認め，最終的に真っ赤な鮮血便を認める．タール状の血便の場合もある．身体所見として，好発部位に一致した限局性の圧痛を認める．反跳痛などの腹膜刺激症状を認めることは少ないが，認めた場合には壊死性も考慮しなければならない．高齢者や糖尿病患者では，急性期においても腹部所見が乏しいこともあり，慎重な問診と診察が必要である．多くの症例では症状は軽度であり，ほぼ1週間以内に消失するが，いったん症状が消失した後に腸管の狭窄による通過障害が出現することもある．壊死性の場合は，高度で進行性の腹痛が持続し，腹膜刺激症状を伴う．

本症は下行結腸にみられる割合が最も多く，以下，S状結腸，横行結腸が多い．これは大腸の血管分布で説明される．上腸間膜動脈は上行結腸から横行結腸を還流し，下腸間膜動脈は下行結腸とS状結腸を還流する．脾弯曲部から下行結腸はこれらの動脈支配領域の境界部分であり虚血に陥りやすいとされる．また，左側結腸は宿便に伴う腸管内圧上昇や蠕動亢進の影響がより大きいために好発すると考えられている．

> **Pitfall**
>
> 腸管虚血が不可逆的で壊死に至る壊死型は，虚血性腸炎と虚血性小腸炎を含めて，非閉塞性腸管虚血(non-occulusive mesenteric ischemia：NOMI)として扱うこともある．

3 検 査

鑑別のため細菌培養と抗菌薬使用の有無の確認は必要である．内視鏡検査で下行結腸やS状結腸に典型的な内視鏡像がみられれば診断は容易である．

a　下部消化管内視鏡検査

結腸紐に一致した白苔を伴った縦走潰瘍や，縦走する発赤・びらん・粘膜の強い浮腫などが特徴的である．狭窄型では，発症時に厚い白苔を伴う全周性潰瘍がみられることが多い．全周性病変であっても，その周辺に縦走する病変がみられることが多く，結腸紐上が最も虚血の程度が強い．左側結腸が好発部位であり，病変は区域性に存在する．

b　注腸造影検査

発症早期には，区域性に粘膜の浮腫による母指圧痕像や縦走潰瘍，小潰瘍などの所見を認める．発症早期の注腸造影所見から狭窄型と一過性型を区別することは不可能である．その後の経過においては，狭窄型では発病から2か月後には縦走潰瘍はほぼ治癒瘢痕化し，管腔狭小化，壁変形，偽憩室形成などを認めるが，一過性型では数週間後にはほぼ正常像となる．

c　腹部超音波検査

区域性の腸管浮腫による壁肥厚を認める．腹水を伴う場合には注意が必要である．救急外来などで容易にかつ非侵襲的に施行可能であり有用である．

d　腹部造影CT検査

腸管浮腫の程度や範囲，腸管外への炎症の波及の有無，腹水や穿孔の有無の評価などが可能である．腹腔内遊離ガス像，門脈内ガス像，腸管壁内ガス像などを認めた場合には壊死性を疑う．

4　診断（鑑別診断）

虚血性腸炎の診断基準はわが国では飯田らの診断基準が広く用いられている（表1）[1]．このなかで，"抗生物質の未使用""糞便あるいは生検組織の細菌培養が陰性"は必須項目とされており，感染性腸炎との鑑別が重要である．櫻井らが作成した診断確定に有用なフローチャートを図1[2]に示す．

表1　虚血性大腸炎の診断基準

(1) 腹痛と下血で急激に発症
(2) 直腸を除く左側結腸に発生
(3) 抗生物質の未使用
(4) 糞便あるいは生検組織の細菌培養が陰性
(5) 特徴的な内視鏡像とその経時的変化
　急性期：発赤，浮腫，出血，縦走潰瘍
　慢性期：正常～縦走潰瘍瘢痕（一過性型）
　　　　　管腔狭小化，縦走潰瘍瘢痕（狭窄型）
(6) 特徴的なX線像とその経時的変化
　急性期：母指圧痕像，縦走潰瘍
　慢性期：正常～縦走潰瘍瘢痕（一過性型）
　　　　　管腔狭小化，縦走潰瘍瘢痕，嚢形成（狭窄型）
(7) 特徴的な生検組織像
　急性期：粘膜上皮の変性・脱落・壊死，再生，出血，水腫，蛋白成分に富む滲出物
　慢性期：担鉄細胞

(3)，(4)は必須項目
〔飯田三雄，他：胃と腸 1993；28：899-912.〕

診断の手段として最も用いられるのは下部消化管内視鏡検査であり，急性期に注腸造影が施行されることはほとんどない．ただし，狭窄型の慢性期における狭窄の程度の評価には注腸造影は有用である．大腸内視鏡検査は，急性の下痢・血性下痢がみられている期間では前処置はほとんど不要である．左側が好発部位であり，全大腸の観察は不要であり，病変粘膜の状態の観察と区域性の確認を行えればよい．臨床所見より壊死性が疑われる場合には穿孔の危険性も考慮し，腹部造影CTや腹部超音波検査を先行すべきである．

鑑別診断として，感染性腸炎，薬剤関連性腸炎，炎症性腸疾患などがある．縦走潰瘍をきたすcollagenous colitisとの鑑別も必要である．薬剤関連性腸炎では，問診（内服歴）と好発部位が横行結腸であることが

コツ

症状を聞くだけで約9割の診断は可能であり，詳しく問診をとることが重要である．

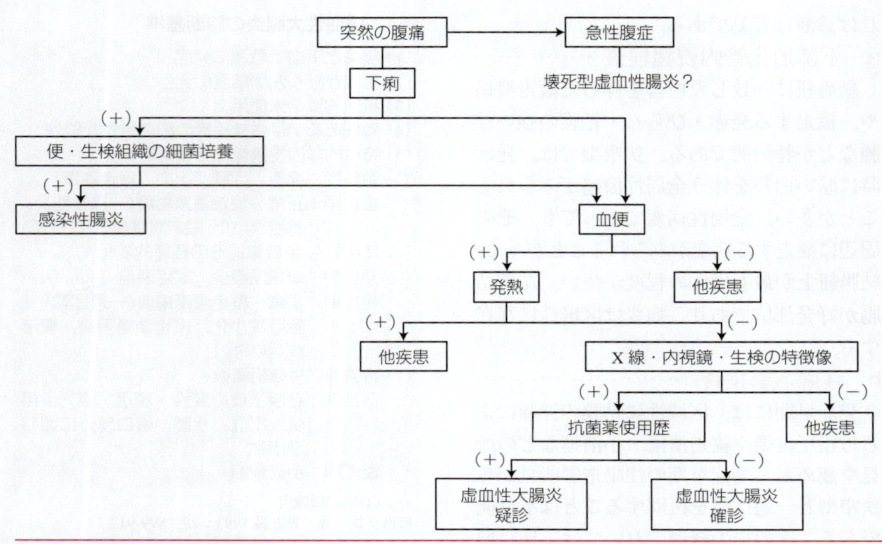

図 1　虚血性大腸炎(急性期)の診断フローチャート
〔櫻井俊弘, 他：消化器外科 1996；19：897.〕

コツ

確定診断には下部消化管内視鏡検査が必要となるが，まずは診断が目的であり，無理のない検査を心がける．

重要である．虚血性腸炎は下行結腸を中心として区域性に発症し，病変部と非病変部との境界が比較的明瞭であることが多く，炎症性ポリープなども生じないことが潰瘍性大腸炎や Crohn 病などの炎症性腸疾患との鑑別点にあがる．

5 治　療

症状，検査所見，画像所見などから重症度を判定し治療方針を決定する．一般的には入院のうえ治療を行うことが望ましいが，軽症例では自然経過で速やかに改善し入院加療を必要としない場合もある．ただし，高齢者や糖尿病患者などでは軽症例でも入院加療が望ましい．

一過性型，狭窄型では基本的に保存的治療を行う．保存的治療としては，腸管安静のため絶食とし補液を行い，必要に応じて二次感染予防のため抗菌薬投与を行う．症状が高度で持続する場合には，中心静脈栄養管理が必要となることもある．

狭窄型の治癒期に閉塞症状を呈した場合には内視鏡的拡張術や手術が適応となるが，狭窄症状が軽減することもあるため，十分な期間の経過観察の後に治療方針を慎重に決定する必要がある．壊死性では緊急手術

一言アドバイス

虚血性腸炎は外来で実際に診察する機会の多い疾患であり，今後も増加する，いわゆる common disease の 1 つである．腹痛や血便を訴える患者の鑑別疾患として常に念頭に置き，スムーズに診療を行えるよう診断や治療の流れについて理解することが大切である．

（横浜栄共済病院消化器内科　藤澤信隆）

の適応となる.

6 予　後

多くは一過性型であるため，予後良好である．しかし，壊死性では緊急手術を施行しても，壊死腸管の広範囲な切除や一時的な人工肛門造設が必要となることもあり，全身的管理を行うが，予後不良である．また，以前は再発はまれとされていたが，最近では 10% 前後の例で再発がみられる．

7 患者・家族への説明

再発する可能性があることを十分に説明し，便秘やストレスなどの誘因をなるべく避け，血便などの再発徴候がみられた場合はすぐに来院するよう指導する．また，既往者に対しては，浣腸などの腸管内圧上昇をきたすような処置は慎重に行う．

8 他科への紹介

持続かつ進行性の腹痛があり，筋性防御，Blumberg 徴候，著明な白血球上昇などがあり，壊死性が疑われる場合には緊急手術が必要であり，迅速に外科コンサルトを行う．

DON'Ts

- □ 高齢者では，重症度が高くても初期症状に乏しいことがあり，安易に帰宅させない．
- □ 虚血性腸炎の既往のある患者には，浣腸などの腸管内圧を上昇させる処置を安易に行わない．

文献

1）飯田三雄，他：胃と腸 1993；28：899-912．
2）櫻井俊弘，他：消化器外科 1996；19：896-897．

横浜栄共済病院消化器内科　**藤澤信隆**

B　下部消化管

14 大腸憩室炎・大腸憩室出血

DOs

- □ 大腸憩室炎は，合併症（穿孔，膿瘍形成，狭窄）の有無，憩室炎の部位，患者背景が治療方針の決定に重要である．
- □ 大腸憩室出血は，腸管安静により自然止血が得られることが多い．
- □ 出血憩室が同定できず，腸管安静でも自然止血が得られない場合は，高濃度バリウム充填療法が有用である．

大腸憩室炎

1 概念・疫学

大腸憩室から大腸憩室炎を発症する頻度は10〜25%とされる[1]．わが国の好発年齢は40〜50歳代の中年であり，男性に多い．憩室炎のリスク要因としては，低繊維食，肥満，非ステロイド性抗炎症薬（NSAIDs）の使用，アスピリンの使用などがあげられる[2]．

2 症　状

憩室炎の自覚症状として，発熱，悪心・嘔吐に加えて，憩室の部位に一致した強い腹痛を呈する．感染性腸炎などと比較すると下痢の訴えが少ないことも頭に入れておきたい．また，憩室炎による炎症は，憩室周囲の脂肪織を通じて容易に腹膜に波及するため，反跳痛や筋性防御などの腹膜刺激症状を呈することも多い．盲腸や上行結腸の憩室炎であった場合は，自覚症状，身体所見からのみでは，虫垂炎との鑑別は困難である．

3 検　査

採血では，白血球の増多と左方移動，CRPの上昇，赤沈の亢進などの非特異的な炎症所見がみられる．急性期の診断には腹部CT検査や腹部超音波検査が行われる．腹部CTは，憩室周囲の脂肪織の混濁（dirty fat sign）や憩室壁の肥厚などの所見を認める．また，同時に膿瘍形成，穿孔，狭窄など合併症の有無も評価でき有用である．一方，腹部超音波検査では，圧痛点に一致した部位で結腸壁の肥厚像や，結腸の突出像，糞石による中心高エコー像などが認められる．穿孔の有無や膿瘍形成の有無の評価はCTに劣るが，被曝がなく低侵襲で繰り返し行える点が利点である．大腸内視鏡検査でも憩室炎の診断は可能であるが，急性期に行うことは炎症の増悪や穿孔を起こすリスクがあり適切ではない．注腸検査も同様である．

4 診　断

前述したように，身体所見，採血，腹部CT所見により診断は可能だが，憩室炎の部位が虫垂と近接している場合は，虫垂炎との鑑別が難しい．また，S状結腸で憩室炎を繰り返している場合は，単一の憩室壁だけでなく，S状結腸全体が壁肥厚を伴っているような所見を認めることがある．そのような症例では，CT所見のみでは診断が難しく，腫瘍の可能性も念頭に置き，炎症が改善後に下部消化管内視鏡検査も必要になる．

5 治　療

わが国にはまだ大腸憩室炎の統一されたガイドラインはない．当施設での大腸憩室炎治療におけるフローチャートを示す（図1）．

まず重要なのは，外科的治療か内科的治療かの判断である．外科治療の適応についてはHinchey分類を参考に治療方針を決めている[3]．すなわち，内科的治療では改善の見込めない膿瘍を合併している場合（5 cm以上の膿瘍や後腹膜もしくは骨盤内に膿瘍が形成されている場合）はドレナージを含めた観血的治療を検討すべきである．また，穿孔により膿性腹水を伴う汎発性腹膜炎，糞便性腹膜炎を起こしている場合は緊急手術を検討すべきである．憩室炎に伴って腸管狭窄をきたし，イレウス症状を合併した場合や，腸膀胱瘻，腸腟瘻の所見を認めた場合も外科的治療を検討すべきである．

当施設では前述の症例以外については，内科的治療を優先させている．経口摂取が困難な場合，高齢者（75歳以上），免疫抑制状態（ステロイドの使用の有無や抗癌剤治療中），バイタルサインが安定しない場合は入院治療が妥当である．一方で，前述の内容にいずれも該当がなく疼痛も自制範囲内である場合は，外来治療も可能である．

内科的治療の中心は，腸管安静と抗菌薬の投与だが，抗菌薬は嫌気性菌（特に *Bacteroides fragilis*），グラム陰性桿菌をターゲットにした選択を行う．膿瘍や穿孔などの合併症がない場合の治療反応性はよい．大半の症例で2～3日中に自覚症状の改善および炎症所見の改善がみられる．症状の改善がみられない場合や症状の悪化を認める場合は，新たに合併症が起きている可能性があり，再度の画像評価を行う．

コツ

欧米では，S状結腸を中心とする左側型憩室炎が中心である．一方で，わが国では盲腸，上行結腸を中心とする右側型憩室炎が多い．近年はわが国においても左側型憩室炎症例が増加しているとの報告もある．左側型憩室炎は重症例が多いことが報告されており，治療には注意を要する．

大腸憩室出血

1 概念・疫学

憩室出血の特徴は，痛みなどの腹部症状を伴わない突然の暗赤色から鮮血の下血である．憩室出血の部位は右側結腸に多いとされる[4]．憩室出血の危険因子としては，NSAIDsの使用，抗血小板薬や抗凝固薬に伴う抗凝固療法の施行，糖尿病，高血圧，虚血性心疾患の合併，両側型憩室などが報

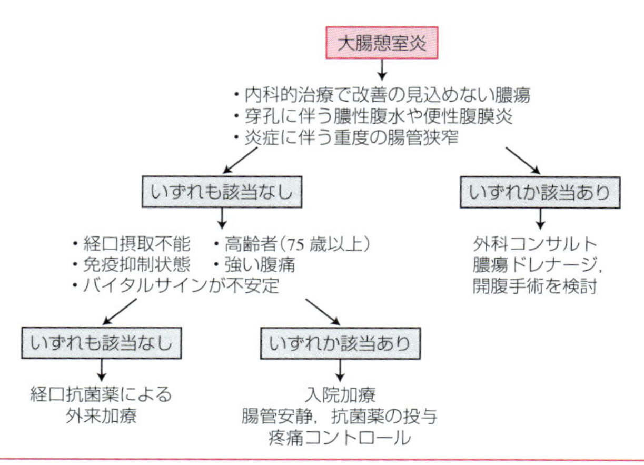

図1　当施設での大腸憩室炎治療におけるフローチャート

告されている．

2 症 状

前述したように，憩室炎を合併しない場合は痛みなどの腹部症状は伴わないことが多い．憩室出血のうち 5% 程度が大量出血を呈することがあり，注意を要する．

3 診断・治療

初期対応については，吐下血患者の初期治療に準ずるかたちでよい．ショック症状を起こしている場合は輸血も検討する．初期対応で憩室出血が疑わしい場合は，腎障害や造影剤に対するアレルギー，喘息がなければ，可能な限り造影 CT を施行する．造影 CT では，悪性腫瘍の有無や，穿孔，狭窄の評価に限らず，憩室出血部に一致して血管外漏出像を認めることがある．造影 CT 時の血管外漏出像は，出血部位の大まかな位置の同定だけでなく，出血の活動性の評価の一助になる．一方で，大腸憩室出血は間欠的な出血であるとされ，造影 CT 時の血管外の漏出像の陽性率は 20% 程度と高いものではない．

大腸憩室出血の診断および治療は下部消化管内視鏡が最も有用であり，可能な限り施行すべきである．前処置については，賛否はあるが，当施設ではバイタルサインが安定しており，飲水が可能であれば経口腸管洗浄剤での前処置を行っている．大腸憩室出血の出血憩室の所見としては，憩室部からの活動性の出血，憩室部の露出血管，憩室部の血液塊の付着などがある．出血憩室が同定できた場合は，内視鏡的止血術（クリップ法や HSE 局注法）を行う．また，内視鏡的バンド結紮（endoscopic band ligation：EBL）を用いた止血法の有用性も報告されている．下部消化管内視鏡を行った場合でも出血憩室の同定率は 20 ～ 40% 程度とされ，大半の症例で出血源の同定には至らない．一方で，80% の症例が腸管安静により自然止血するとされ，内視鏡施行時に持続して腸管内に新鮮血を認めない場合は，必ずしも止血処置に固執する必要はない．内視鏡による止血処置や腸管安静でも自然止血が得られない症例に対しての対応は頭に入れておきたい．近年は，高濃度バリウム充填療法の有効性が多く報告されている．上記治療でも止血が得られない場合は，血管造影による塞栓術や外科的治療も検討する．

コツ

血便症状に対する患者の不安は強い．大腸憩室出血は内視鏡検査でも出血憩室が同定できないことがあること，大半の症例が腸管安静により止血することは説明しておきたい．

DON'Ts

- □ 憩室炎は膿瘍や穿孔などの合併症がなければ，治療への反応性は比較的よい．治療開始後も腹痛や炎症反応の改善がない場合は必ずその原因を考えよう．
- □ 長時間の下部消化管内視鏡検査は苦痛が強い．出血憩室の同定に固執した長時間の内視鏡検査は避けねばならない．

文献

1） Peery AF, et al.：Clin Gastroenterol Hepatol 2013；11：1532-1537.
2） Strate LL, et al.：Gastroenterology 2011；140：1427-1433.
3） Hinchey EJ, et al.：Adv Surg 1978；12：85-109.
4） Faucheron JL, et al.：Colorectal Dis 2013；15：e266-270.

済生会横浜市南部病院消化器内科　山田英司

B 下部消化管

15 巨大結腸症，S 状結腸軸捻転症，慢性偽性腸閉塞症

DOs

- □ 良性疾患にもかかわらず，機能性疾患には予後の悪いものがあることを覚えておこう．
- □ 慢性疾患か急性疾患かをしっかり区別しよう．

1 疾患概念

巨大結腸症は悪性腫瘍や絞扼・捻転などの機械的原因がないにもかかわらず，結腸が病的に拡張している状態を指す．明確な定義はないが，盲腸では 12 cm 以上，上行結腸では 8 cm 以上，直腸 S 状結腸では 6.5 cm 以上で巨大結腸症と考えられている[1)]．S 状結腸軸捻転症は，腸間膜を軸として結腸捻転をきたすことで起こる機械性イレウスの 1 つで，長期臥床患者や Parkinson 病などの神経疾患をもつ患者でしばしば遭遇する急性疾患である．一方で，慢性偽性腸閉塞症は，器質的原因がないにもかかわらず，慢性持続性にイレウス症状をきたす難病で，おもに小腸が罹患する疾患である(表 1)．

表 1 各疾患の概念

	巨大結腸症	S 状結腸軸捻転症	慢性偽性腸閉塞症
発症様式	急性・慢性	急性	慢性
拡張部位	大腸(直腸含む)	S 状結腸	おもに小腸
病態	機能性	器質性	機能性

2 症 状

a 巨大結腸症

おもな症状は腹部膨満感，便秘，腹痛などである．急性と慢性に分類される(表 2)[1)]．急性のものは，種々の全身疾患，特に術後に続発する Ogilvie 症候群(急性大腸偽性腸閉塞症)や潰瘍性大腸炎に合併する中毒性巨大結腸症が重要である．これらは消化管穿孔をきたすと致命的となることに十分留意が必要である．

一方，慢性のものは，特発性慢性巨大結腸症と，基礎疾患や薬剤歴を有する続発性慢性巨大結腸症に分けられる．特発性のものは，大腸蠕動障害が本態と考えられ，結

表 2 巨大結腸症の分類

急性	Ogilvie 症候群(急性大腸偽性腸閉塞症)
	薬剤性(オピオイド・抗うつ薬など)，術後性(骨盤内手術後，帝王切開後，婦人科術後など)，代謝性(低カリウム血症，肝不全，腎不全など)，心血管性(心筋梗塞，心不全，心肺停止後)など
	中毒性巨大結腸症
	潰瘍性大腸炎，感染性腸炎など
慢性	特発性慢性巨大結腸症(慢性特発性大腸偽性腸閉塞症)
	大腸蠕動障害によるもの 筋原性，神経原性，Cajal 介在細胞性
	続発性慢性巨大結腸症
	神経疾患(Parkinson 病，筋ジストロフィーなど)，内分泌疾患(糖尿病，甲状腺機能低下症など)，精神疾患，下剤の乱用など

腸のみの拡張，直腸のみの拡張，これらを併せた全大腸が拡張するものなど様々である．

b　S 状結腸軸捻転症

結腸軸捻転は全腸閉塞の 3 ～ 8% を占める．部位別には S 状結腸が約 90% と圧倒的に多く，次いで盲腸（約 6%），横行結腸（約 1%）の順である[2]．S 状結腸や盲腸，横行結腸は，上行結腸や下行結腸のように後腹膜に固定されていない遊離臓器なので，過長腸管や腸間膜の異常などの解剖学的な理由，長期臥床，神経疾患（Parkinson 病）などで捻転を起こしやすい．急性疾患で，著明な腹部膨満や腹痛，嘔吐，排便・排ガスの停止をきたす．絞扼を起こす可能性のある緊急疾患である．

c　慢性偽性腸閉塞症

わが国では年間受診者 1,200 人程度と推測されている希少難病である[3]．強皮症などに併発する続発性のものと，基礎疾患を有さない特発性のものとに分けられる．おもに小腸が罹患するが，大腸や食道・胃・十二指腸の拡張をきたすこともある．腹部膨満はほぼ必発で，腹痛・嘔吐などのイレウス症状を伴うことが多い．慢性的な小腸拡張のため吸収機能が低下し，脱水や低栄養，著明なるい痩をきたし，また腸管バリア機能の破綻から菌血症をきたすこともある．慢性疾患であるが，時に致命的となりうる重篤な疾患である．

3　検　査

各疾患とも，腹部単純 X 線検査，腹部 CT が簡便かつ有用である（図 1）．特に S 状結腸軸捻転症（図 1-b）はこれだけで診断がつくことが多い．また，巨大結腸症（図 1-a）や慢性偽性腸閉塞症（図 1-c）では器質的疾患の除外のために，内視鏡検査や消化管造影検査が必要である．最近，慢性偽性腸閉塞症に対しては，小腸運動を動画として評価可能な“シネ MRI”が有用であるとする報告がある[4]．

4　治　療

a　巨大結腸症

基本は内科的に食事療法（低残渣食）と薬物療法（ラクツロース，ポリエチレングリコール，硫酸マグネシウムなど）を行う[5]．長期的な内服継続が必要となることが多いが，症状が改善しても拡張腸管の正常化は望めない．また，ポリエチレングリコールはわが国では保険適応外である．内科治療で治療効果が乏しい症例，S 状結腸軸捻転を繰り返す症例は外科治療適応となる（結腸全摘術＋回腸直腸吻合術が選択されることが多い）[6]．

b　S 状結腸軸捻転症

腹部単純 X 線検査や CT で診断がついた場合は（図 1-①②），第一に内視鏡的整復を試みる．捻転より肛門側では虚脱しているが（図 1-④），口側では腸管は著明に拡張し（図 1-⑤）過長であるため，短縮化できないこともよくあるが，脱気するだけで改善するケースも多い（図 1-③）．絞扼・壊死・穿孔所見があれば緊急手術の適応である．再発することも多いため，しっかりとした排便コントロールが重要である．

c　慢性偽性腸閉塞症

消化管蠕動賦活薬が用いられることが多いが，一般的に内科治療に極めて抵抗性である．小腸機能不全に陥っているケースも多いため，十分な栄養管理（成分栄養もしくは中心静脈栄養）が重要である．また，症状緩和のためにも消化管減圧が必要だが，小腸を罹患部位に含むことが多い本症は手術侵襲によって逆に症状増悪を引き起こすため[7]，絞扼などの絶対適応時を除き，安易な小腸切除は避けるべきである．減圧用胃瘻造設や，その瘻孔からイレウス管を挿入した小腸減圧の有用性が現在検証中である．

5　予　後

巨大結腸症は難治性ではあるが，予後良

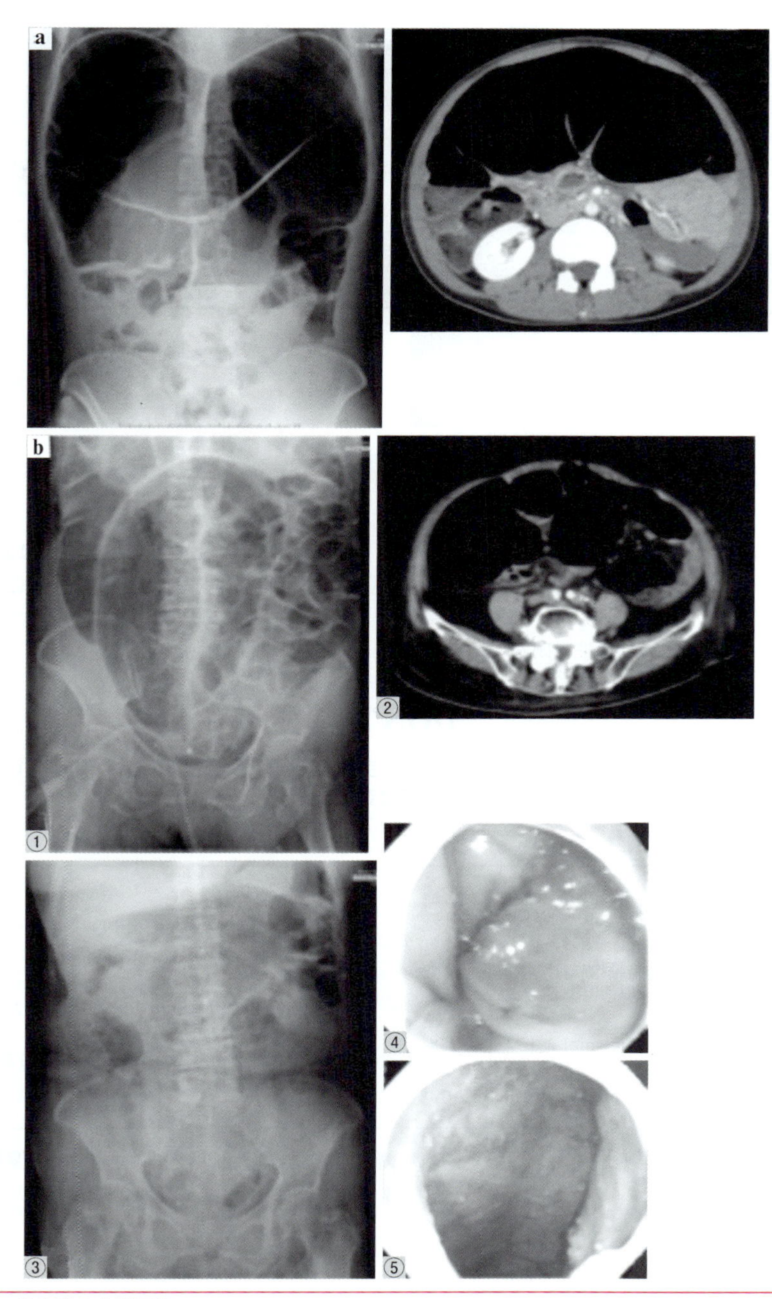

図 1　各疾患の典型画像
a：巨大結腸症．**b**：S 状結腸軸捻転症．
（口絵 No.61 p.xx 参照）

次ページへつづく

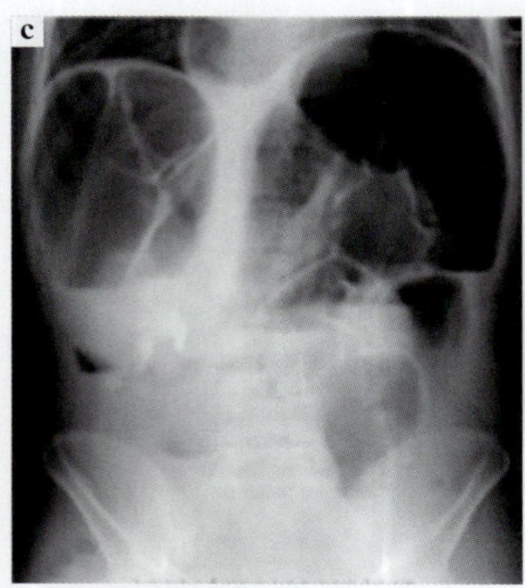

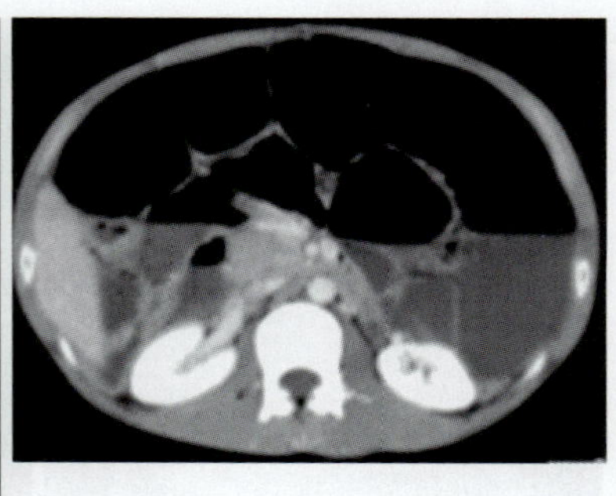

図 1　各疾患の典型画像
c：慢性偽性腸閉塞症．

好である．ただし，急性型の場合，盲腸や右側結腸の穿孔をきたすことがあり，死亡率は約 50% と重篤であるため，注意が必要である．一方で，慢性偽性腸閉塞症は，10 年生存率が 75% と良性疾患としては低く，特に強皮症に伴う続発性のものは死亡率が高いといわれている[8]．

DON'Ts

- □ 機能性疾患には予後の悪いものもある．良性疾患といって油断してはいけない．
- □ 慢性偽性腸閉塞症には安易な手術は禁物である．

文献

1） 大久保秀則，他：巨大結腸症．浅香正博，他（編）：消化器病学 基礎と臨床．西村書店，2013：808-811.

2） 中村洋典，他：結腸軸捻転症．浅香正博，他（編）：消化器病学 基礎と臨床．西村書店，2013：801-803.

3） Iida H, et al.：J Epidemiol 2013；23：288-294.

4） Ohkubo H, et al.：Am J Gastroenterol 2013；108：1130-1139.

5） Gattuso JM, et al.：Gut 1997；41：93-99.

6） Gladman MA, et al.：Ann Surg 2005；241：562-574.

7） Masaki T, et al.：Surg Today 2012；42：264-271.

8） Amiot A, et al.：Am J Gastroenterol 2009；104：1262-1270.

横浜市立大学肝胆膵消化器病学　**大久保秀則**

16 大腸ポリープ

DOs

- □ 大腸ポリープの定義と病理組織分類を憶えておこう．
- □ 大腸ポリープの内視鏡による診断手順と組織別の特徴的内視鏡所見を憶えておこう．
- □ 組織別の対処方法（経過観察，内視鏡治療，外科的切除）を理解しておこう．

1 概　念

現在の大腸癌取扱い規約（第8版）[1]には記されていないが，第6版では「ポリープという用語は肉眼的に粘膜面に認められる限局性隆起の総称であって組織学的な性状を規定するものではない」とされている．これに従うと，大腸ポリープには上皮性の腫瘍・非腫瘍，非上皮性の腫瘍・非腫瘍など，隆起するすべての病変が含まれる．大腸ポリープの病理組織分類はMorsonの分類[2]が頻用されており，一部改変したものを表1に示す．臨床的にポリープに対する治療の必要性や方法を判断するには上皮性・非上皮性，腫瘍・非腫瘍，癌の場合は深達度の鑑別が必要となる．

2 症　状

一般に症状はないが，病変が大きくなると血便，粘液下痢，腸重積などをきたす．

3 大腸ポリープの形態分類

大腸癌取扱い規約（第8版）[1]では「腺腫と癌を肉眼所見から鑑別することが難しいことから，腺腫性病変の肉眼型分類にも表在型癌の亜分類を準用する」となっている．すなわち，ポリープ（隆起型）は有茎型（Ip），亜有茎型（Isp），無茎型（Is）の3種に分類されている．

4 検　査

現在大腸ポリープの診断はほとんど白色光観察，画像強調観察（色素法，NBI〈nar-

表1　大腸ポリープの分類

		単発・複数	ポリポーシス
腫瘍性		腺腫 　管状腺腫 　管状絨毛腺腫 　絨毛腺腫 鋸歯状腺腫	家族性大腸腺腫症 Gardner 症候群 Turcot 症候群
非腫瘍性	過誤腫性	若年性ポリープ Peutz-Jeghers 型ポリープ	若年性ポリポーシス Peutz-Jeghers 症候群 Cowden 病
	炎症性	炎症性ポリープ 良性リンパ濾胞性ポリープ	炎症性ポリポーシス 良性リンパ濾胞性ポリポーシス
	その他	過形成（化生）性ポリープ	過形成（化生）性ポリポーシス Cronkhite-Canada 症候群

row band imaging〉)，拡大内視鏡などを用いた内視鏡検査で行われている．

5 内視鏡診断

a 表面の性状

1) 正常粘膜で覆われている場合

病変部の正常粘膜は一般には光沢のある平滑な表面を呈していることが多く，電子内視鏡により近接で観察すると正常の pit（I 型）も観察できる．病変全体にこの所見を認めれば粘膜下層を主体に増殖している病変と診断できる．

2) 乳頭状の隆起を認める場合

乳頭状の隆起の密在を認めれば組織学的にも病変表面は乳頭状の増殖を呈しており，上皮性病変の診断が可能である．組織学的に腫瘍としては絨毛または管状絨毛の腺腫・癌や鋸状腺腫が存在し，非腫瘍としては潰瘍性大腸炎など炎症の治癒した再生粘膜が存在する．

3) 粗造な場合

癌のなかでも異型の強い癌ほど機械的刺激に対して脆く，表面ではびらんを形成しやすくなる．また，異型の強い癌が粘膜下層に大量に浸潤すると一段と表面は脆くなり，さらに強いびらんを形成する．

4) 白苔が付着している場合

白苔は壊死・滲出物の集塊であり，白苔が付着しているということはびらん，潰瘍形成を意味する．病変がかなり大きくなれば機械的刺激により潰瘍を形成するが，小サイズでも癌が粘膜下層に大量に浸潤すれば表層が脱落することにより潰瘍が形成される．

b 色　調

病変の色調は血管の分布，粘液の多少，病変自体の色に左右される．血管の多い部や太い部は発赤調に，粘液の多い部は白色（褪色）調に見える傾向にある．

1) 白色（褪色）調の場合

粘液が多く白色調に見える病変としては過形成性ポリープ，絨毛状腫瘍，腺管絨毛状腫瘍，低分化腺癌（特に印環細胞癌）などがあり，病変自体が白いために白色調に見える病変としては顆粒細胞腫や神経鞘腫などがある．

2) 発赤調の場合

腫瘍，炎症，再生の存在する部には血管が増加するために発赤調を呈し，うっ血の存在する部も血管が太くなり発赤調を呈すると思われる．腫瘍のなかでも発赤の強い部は異型度が高かったり，SM 浸潤をきたしていることが多い．

3) 黄色調の場合

黄色調を呈するのは病変自体の色調である場合が多く，脂肪腫やカルチノイドでは黄色調を呈する．

4) 青色調の場合

リンパ管拡張症やリンパ管腫では青色調を呈することが多い．

c 緊満感

病変全体または病変の一部が下のほうから押し上げられて張った感じを緊満感と表現する．粘膜自体や粘膜内病変が粘膜下層以深から押し上げられた状態のことが多く，緊満感の存在する病変のほとんどは粘膜下腫瘍や SM 以深に大量に浸潤した癌である．

d 陥　凹

陥凹は組織増殖パターンの違い，異型度の違い，癌組織の粘膜下層への浸潤などで生じる．増殖パターンの違いでは絨毛状増殖や枝分れの多い腺管の中に枝分れの少ない管状腺管が存在するときに管状腺管部が

Pitfall

二段隆起を呈している場合，二段隆起部に緊満感を伴うか否かが深達度診断には重要である．伴っていない場合は粘膜内の腺管の増殖パターンの違いにより一段と隆起していることが多い．

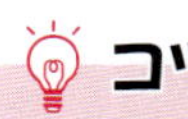

コツ

陥凹の存在，形，深さの判定の際には，病変の表面をよく洗浄して粘液などを除去し，その後に色素（インジゴカルミン）を撒布することが重要である．

陥凹していることが多く，異型度の違いでは異型の低い腺管の中に異型の強い腺管の存在するときに異型の強い部が陥凹を呈することが多い．また，癌が粘膜下へ大量に浸潤している場合，侵入部付近に深く明瞭な陥凹を形成することが多い．

e　易出血性

この所見は前述の表面正常が粗造な場合と同様に表面が脆くなった状態で出現する．したがって，高異型度癌やSM癌を疑うことができる．

f　特徴的形態を呈する大腸ポリープ

1）　鋸歯状腺腫（serrated adenoma）

① traditional serrated adenoma（TSA）

TSAにはIIa，Isの病変がほとんど存在しないため，その診断は比較的容易である．通常内視鏡観察で比較的小さな乳頭状の表面構造のみからなる場合は絨毛腺腫との鑑別は難しいが，IpあるいはIspの病変で乳頭状隆起が枝サンゴ様または松毬様を呈していれば，SAと診断してまず問題はなく，拡大内視鏡観察でシダの葉様のpitを観察できればさらに確実な診断となる．

② sessile serrated adenoma / polyp（SSA/P）

IIaあるいはIsの形態をし，表面に粘液の付着を認めることが多い．それに加え，拡大内視鏡観察で病変内に開大したII型pitを認めればSSA/Pの可能性がさらに高くなる．

2）　若年性ポリープ（juvenile polyp）

直腸，S状結腸に好発する．形態は有茎性が多いが，小さいサイズでは亜有茎性，無茎性も存在する．表面には白苔を有する浅い潰瘍を有することが多く，白苔の存在しない部では類円形から島状の発赤を呈する．

6　治　療

対処法には，①放置または経過観察，②内視鏡治療，③外科的切除などがあるが，ここでは上皮性病変への対処法についてのみ解説する．

a　上皮性非腫瘍（過形成性ポリープなど）

基本的には経過観察だが，出血，腸重積などの原因となる場合には内視鏡あるいは外科的に切除する．

b　腺腫，鋸歯状腺腫

1）　腺　腫

一般に6mm以上の病変に対しては内視鏡治療を行い，5mm以下の病変に対して

内視鏡による診断能力をつけるために

内視鏡による診断能力をつけるためには1病変1病変の見直しが大切である．すなわち，内視鏡所見・マクロ所見・病理所見の一対一対応を丁寧に繰り返し行うことに尽きる．一対一対応を可能にするには内視鏡非拡大写真は角度，空気量を変えて撮影し，拡大観察は弱→中→強拡大の順に撮影，切除標本のマクロ・切実体顕微鏡は必ず割の入った写真も撮影しなければならない．最後にマクロ（実体顕微鏡）写真と病理組織像の対応，マクロ写真と内視鏡写真とを対応させることによりマクロ写真を中間において内視鏡写真と病理組織像を対応させることが可能となる．これを繰り返して行けば，内視鏡写真をみるとマクロ写真を介することなく直接病理組織像を脳裏に浮かべることができるようになる．実力をつけるには，コツコツと努力することが重要である．

（久留米大学医学部消化器病センター　永田　務，鶴田　修）

は経過観察する場合が多いが，最近では5 mm以下の病変に対して積極的にcold polypectomyを行う施設がある．

2） TSA

腺腫と同様の処置を行う．

3） SSA/P

腺腫と同様の処置を行う施設や1 cm以上の病変に対して内視鏡治療を行う施設があり，一定の見解はない．

c 癌

原則として，組織学的に転移の危険因子のない病変に対しては内視鏡治療，危険因子の存在する病変に対しては郭清を伴う腸切除が施行する．

7 偶発症

内視鏡治療に伴うおもな偶発症は出血と穿孔であり，重篤な偶発症の発生率は0.3%以下であり，死亡率は0～0.09%と報告されている[3]．

8 予 後

良性腫瘍，組織学的に転移の危険因子のない癌は内視鏡で完全切除できていれば再発することはない．また，大腸腺腫性ポリープを内視鏡的にすべて切除すれば大腸癌罹患率が低下するとされている[3]．

DON'Ts

- □ 病変を発見後はまず非拡大観察を十分行うべきであり，すぐに拡大観察に移ってはならない．
- □ 診断を生検に頼り過ぎてはならない．

文献

1） 大腸癌研究会（編）：大腸癌取扱い規約．第8版，金原出版，2013：9．

2） Morson BC, et al.：Morson and Dawson's Gastrointestinal Pathology. 3rd ed, Blackwell Scientific Publications, 1990：587-590.

3） 日本消化器病学会（編）：大腸ポリープ診療ガイドライン2014．南江堂，2014．

久留米大学医学部消化器病センター　**永田　務，鶴田　修**

17 消化管ポリポーシス

DOs

- □ 遺伝性のポリポーシスが想定される場合は，家族歴は診断に有用である．
- □ ポリープの組織診断，消化管の罹患範囲の検索，消化管以外の特徴的な症状の評価をして，診断基準に照らし合わせる．
- □ 消化管および他臓器の定期的な cancer surveillance を行う．

1 概 念

消化管ポリポーシスは，同一の組織像をもつ隆起性病変(ポリープ)が，消化管に多発する疾患群で，遺伝子異常を背景とする疾患が多い．ポリープの病理組織像は，腺腫と過誤腫に大別される．消化管癌をはじめ全身の悪性疾患の高危険群である．

2 症 状

消化管ポリポーシスからの出血，慢性的な腹痛や下痢が高頻度にみられる．大きな合併症としては腸重積があげられるが，頻度は様々で，頻度の高い Peutz-Jeghers 症候群では，20 歳までに約半数が腸重積のため外科治療を受けるとされる．一方，消化器症状は軽微で，他科から消化管スクリーニングを依頼されて判明することもあり，代表的なのは Cowden 病である．

消化管以外に，診断の手がかりとなるような特徴的な随伴症状があるポリポーシス疾患が多い(表 1)．不可逆的なものもあるが，Cronkhite-Canada 症候群のポリープからの蛋白漏出や長期罹患による栄養障害に伴う 2 次的な症状である脱毛や爪萎縮は，治療により可逆的に改善する場合もある．

消化管粘膜の慢性的な炎症と遺伝子異常を背景に，消化管また消化管以外の癌を高率に合併するので，診断時およびその後も定期的な cancer surveillance を要する．

3 検 査

内視鏡でポリポーシスが疑われた場合は，腺腫または過誤腫の組織診断のため，また炎症粘膜を背景に見分けにくい悪性病変を鑑別するため，生検をする．過誤腫のなかでも，Peutz-Jeghers 型ポリープの特徴は，粘膜筋板の樹枝状の増生と上皮の過形成がみられ，若年性ポリープと Cronkhite-Canada 型ポリープは，共に類似した腺管の嚢胞状拡張と間質の浮腫がみられるが，介在粘膜にも同様の炎症性変化を認めるのが Cronkhite-Canada 症候群の特徴とされる．

消化管罹患範囲の検索に，胃・大腸の内視鏡検査のほかに，MR enterocolonography(MREC)やカプセル内視鏡も有用である．

4 診断・鑑別診断

a 家族性大腸腺腫症(FAP)

家族性大腸腺腫症(familial adenomatous polyposis：FAP)の診断基準は，①大腸に 100 個以上の腺腫があり，②生殖細胞系に *APC* 変異陽性，または③ FAP 家族歴，のいずれかをみたすもの，とされる．

100 個未満の場合を attenuated FAP と分類し，直腸にもポリープの発生が少ないため，手術の場合，FAP と異なる術式が選択される．大腸全体に腺腫が多発するが，*APC* 陰性で，*MUTYH* 遺伝子のホモ変異に起因する場合を *MUTYH* 関連大腸腺腫症

表1 おもな消化管ポリポーシス overview

疾患名		家族性大腸腺腫症	Peutz-Jeghers症候群	若年性ポリポーシス	Cowden 病	Cronkhite-Canada 症候群
遺伝形式		遺伝性(常優)	遺伝性(常優)	遺伝性(常優)	遺伝性(常優)	非遺伝性
原因遺伝子		*APC*, (*MUTYH*)	*STK11*, (*LKB1*)	*SMAD4*, *BMPR1A*	*PTEN*	−
遺伝子変異率*1		70 〜 80%	70 〜 80%	20 〜 40%	75 〜 85%	−
頻度		5,000 人〜 2 万人に 1 人	3 万〜 30 万人に 1 人	10 万〜 16 万人に 1 人	20 万人に 1 人	世界で 500 例
好発年齢		15 〜 40 歳	25 歳以下	20 歳以下	13 〜 65 歳	40 歳以上
組織型		腺腫	過誤腫	過誤腫	過誤腫	過誤腫
病変の分布・頻度*2	食道				◎	
	胃	○	○		○	●
	十二指腸	●	○		○	◎
	小腸		◎		○	◎
	大腸	●	○	●	○	●
症状	消化器症状	血便・肛門からポリープ脱出	腸重積・貧血	血便，低蛋白血症		下痢，蛋白漏出性胃腸症
	随伴症状	骨腫・軟部腫瘍・脳腫瘍*4・網膜色素上皮肥大	色素沈着(四肢末端・口唇・口腔粘膜)	先天奇形(中枢神経・心臓)	大頭症・Lhermitte-Duclos 病・顔面小丘疹・外毛根鞘腫・口腔粘膜乳頭腫・皮膚角化	脱毛・色素沈着・爪萎縮
癌合併リスク*3	胃癌	(〜 7%)	29%(RR 213)	21%		2 〜 7%
	大腸癌	90%	20〜40%(RR 84)	10〜60%(RR34)	(5 〜 10%)	5 〜 15%
	他臓器	甲状腺癌	膵癌・乳癌・卵巣癌・精巣癌*5		乳癌，甲状腺癌，子宮内膜癌，腎細胞癌*6	

＊1：診断基準を満たす症例の遺伝子変異(%).
＊2：●＞ 80%，◎：50 〜 80%，○：25 〜 50%.
＊3：RR(相対危険度).
＊4：脳腫瘍(髄芽腫)を伴うものを Turcot 症候群，骨腫・軟部腫瘍を伴うものを Gardner 症候群とよぶ.
＊5：Peutz-Jeghers 症候群の癌合併リスク．膵癌 36%(RR 132)，乳癌 54%(RR 15.2)，卵巣癌 21%(RR 27)，精巣癌 9%(RR 4.5).
＊6：Cowden 病の癌合併リスク．全悪性疾患合併 30%，乳癌 25 〜 50%，甲状腺癌(非髄様性)10%，子宮内膜癌 5 〜 10%，腎細胞癌．*PTEN* 陽性の場合は，より高リスクである.

(*MUTYH* associated polyposis：MAP)と分類し，常染色体劣性遺伝である．MAP は FAP に比べて診断時年齢が高く，腺腫数や大腸癌合併が比較的少ない特徴がある[1].

b Peutz-Jeghers 症候群(PJS) ……

Peutz-Jeghers 症候群の診断基準は，①2個以上の Peutz-Jeghers 型ポリープ，②単発型の Peutz-Jeghers 型ポリープで色素沈着または家族歴のいずれかあり，①②のいずれかを満たす場合を確定診断とする.

c 若年性ポリポーシス(JPS) ………

若年性ポリポーシス(juvenile polyposis syndrome：JPS)の診断基準は，①5個以上の大腸若年性ポリープ，②消化管の2臓器以上に認められる多発性若年性ポリープ，③家族歴のある単発・多発性大腸若年性ポリープ，①②③のいずれか1つを満たす場合を確定診断とする．

わが国においては，"胃限局型"が多く，胃癌合併が多い．

d　Cowden 病

Cowden 病は癌抑制遺伝子 *PTEN* 関連疾患の1つで，*PTEN* 関連疾患の皮膚・口腔内の特徴的徴候と，主症状である大頭症・Lhermitte-Duclos 病（小脳腫瘍）・高頻度に合併する癌（甲状腺癌・子宮内膜癌・乳癌）と，家族歴を組み合わせて診断される．

e　Cronkhite-Canada 症候群

主症状として，①胃・大腸の Cronkhite-Canada 型ポリープは必須で，ほかに②慢性の下痢，および③特徴的な皮膚症状（脱毛，爪甲萎縮，皮膚色素沈着）で診断されることが多い（70%）．②または③が明らかでない場合は，副所見である蛋白漏出所見（蛋白漏出シンチグラフィ・α_1-アンチトリプシンクリアランス試験），内視鏡・病理所見を組み合わせて診断される[2]．

f　過形成ポリポーシス

過形成ポリポーシス（hyperplastic syndrome）の診断基準は，①5つ以上の過形成ポリープがS状結腸より近位側の大腸にあり，そのうち2つ以上は10 mm以上，②親子あるいは同胞が本疾患で，③全大腸に31個以上（多くても100個以下）のポリープがある場合，確定診断される．

5　治　療

内科的治療が第一選択となるのは，Cronkhite Canada 症候群で，ステロイド治療が行われる．

予防的大腸切除は，家族性大腸腺腫症で検討される．ポリープは年齢と共に増加し，20歳頃から大腸腺腫の癌化がみられ，40歳で50%以上，60歳ではほぼ全例で大腸癌が発生するので，理想的には10～20歳に全大腸切除・回腸嚢肛門吻合（IPAA）を行うが，ライフスタイル，病型，ポリープの組織像を配慮して総合的に判断する．数が多く（大腸で数千個以上，十二指腸で20個以上），大きさ10 mm以上，絨毛型は高リスク群とされる．attenuated FAP は，残存直腸癌発生が低率なので，予防的手術の術式として結腸全摘・回腸直腸吻合術（IRA）が考慮され，この場合は術後も cancer surveillance の大腸内視鏡検査が必要である．ほかに，Peutz-Jeghers 症候群ですべて摘除が困難なびまん性病変で dysplasia を生じた場合，罹患部位の予防的切除が検討されることがある．

6　予　後

1～3年おきに，胃・大腸内視鏡での cancer surveillance を行う．他臓器の悪性疾患に関しても定期的な検診が推奨される．

7　患者・家族への説明

遺伝的背景の有無について，家族歴を詳細に聴取する．さらに遺伝子診断をするかどうかについて，臨床的意義（エビデンス）があるのは，*APC* 遺伝子変異の有無・変異の部位によって病変の程度や罹患部位・腸管外合併症の有無が異なる家族性大腸腺腫症だけで，そのほかのポリポーシスにおいては，十分なエビデンスはいまだない．生殖細胞レベルの遺伝子診断（原因遺伝子の変異の同定）の適応は，ガイドラインを参照し十分に検討しなければならない[1]．

家族性大腸腺腫症が発端者の子どもの半数近くに遺伝する可能性があり，血縁者に対してのスクリーニングは意義があるものの，対象の絞り込みは一定の見解に達していない．小児期には眼底検査で先天性網膜色素上皮の評価，顎骨パノラマ撮影による内骨腫の評価が可能で，若年（10歳頃）からの大腸のスクリーニングも予後改善に効果がある．*APC* 遺伝子変異陽性者は肝芽腫のハイリスクで，生後1か月から血清AFP値と腹部症音波検査でのスクリーンニングが推奨される．

DON'Ts

- □ 遺伝性ポリポーシスの遺伝子診断の技術や知見は，未だ完成されたものではない。遺伝子検査の適応は，慎重に検討する（2015年現在保険適応外）．

文献

1） 大腸癌研究会（編）：遺伝性大腸癌診療ガイドライン2012年版．金原出版，2012．

2） Watanabe C, et al.：Endoscopic and clinical evaluation of treatment and prognosis of Cronkhite-Canada syndrome：a Japanese nationwide survey. 2015 Jul 28.（Epub ahead of print）

防衛医科大学校内科学（消化器）　**渡辺知佳子，三浦総一郎，穂苅量太**

18 放射線性腸炎

DOs

- ☐ 放射線治療に関する情報として，原疾患，照射時期，照射方法，照射量，照射範囲の把握を行おう．
- ☐ 放射線性腸炎以外の腸管炎症性疾患について，鑑別診断をしっかり行おう．

1 概念・疫学

隣接臓器に対する放射線治療に伴う腸管傷害が放射線性腸炎である．前立腺癌，子宮癌，膀胱癌，肛門管癌，大腸癌直腸吻合部再発などの骨盤内悪性腫瘍に対する放射線治療後に起こることが多く，頻度は放射線治療を施行した患者の 5 ～ 15% とされる．放射線性腸炎は，放射線照射期間中および照射後 2 ～ 3 週程度の間に認められる急性障害と，照射後 6 か月～ 1 年以降に認められる晩期障害に分類される．発症の危険因子は治療者側因子として放射線治療の線量，化学療法の併用，患者側因子として，手術既往，高齢，糖尿病などの合併が報告されている．

2 症　状

急性障害の症状は罹患部位により異なるが，嘔気，嘔吐，下痢，テネスムス，出血，腹痛，体重減少など多岐にわたる．急性障害は，放射線照射による腸管上皮に対する直接作用が主病態と考えられており，多くは可逆性である．一方，晩期障害では，下痢，便秘，腹痛，吸収不全などのほか，出血，狭窄，瘻孔形成も報告されている．晩期障害は，動脈内膜炎による血管壁肥厚に伴う微小循環障害が主病態で，虚血や線維化をきたし，不可逆性，進行性の経過が多いとされる．

表 1　Sherman 分類

Grade I	(a)限局性紅斑，毛細血管拡張，易出血性を認める：潰瘍形成・狭窄を認めない (b)びまん性紅斑を認める
Grade II	潰瘍形成を認める
Grade III	潰瘍形成に狭窄を認める
Grade IV	潰瘍，直腸腟瘻，狭窄，穿孔を認める

〔Sherman LF: Am J Surg 1954; 88: 773-779.〕

3 検　査

腸管への検査として大腸内視鏡，注腸造影，CT，MRI などを行う．大腸内視鏡検査所見は，充血，新生毛細血管拡張，易出血性，潰瘍，狭窄など多彩である．内視鏡下の生検では特異的所見に乏しいことも多いが，他疾患の除外を目的とする場合に生検の施行を検討する．放射線性腸管傷害の重症度の指標としていくつかの分類があるが，代表的なものの 1 つとして Sherman 分類を示す(表 1)[1]．

4 診　断

放射線照射についての病歴に基づく診断が重要である．他の原因による疾患の鑑別も同時に進める必要があり，感染性腸炎，虚血性腸炎，炎症性腸疾患，多臓器からの炎症の波及，悪性腫瘍，術後の癒着などを

コツ

下部直腸のみに病変を認めることもあり，反転観察や先端アタッチメントを用いた観察も考慮するべきである．

鑑別する．

5 治 療

早期障害に対しては，放射線治療の減量や中止を考える．症状は一過性であることもあり，対症療法により軽快する例もある．晩期障害は不可逆，進行性のことがあるため，治療が必要なことが多い．スクラルファート，ecabet sodium，ホルマリン固定術，高圧酸素療法などの有効性の報告がある[2]．出血例に対しては，内視鏡下に argon plasma coagulation（APC）による焼灼術が有効という報告が認められる．外科的治療は，腸管や腸間膜の線維化や放射線治療後の癒着などの変化により困難を伴うことが多く，まず内科的治療を優先することが多い．

6 合併症

合併症として，閉塞症状を伴う狭窄，瘻孔形成，穿孔，重篤な出血などがある．

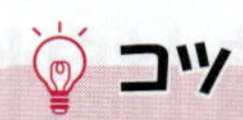

放射線性腸炎後には大腸癌の発症の頻度が 5% 程度に認められたと報告され[3]，子宮癌，前立腺癌に対する照射後の発症に多くみられ，低分化癌や粘液癌が高いとされる．放射線性腸炎に対する癌のサーベイランスも今後の重要な課題と思われる．

7 予 後

病変範囲，重症度により経過は異なる．

8 患者・家族への説明

出血のコントロールに難渋する場合があり，輸血の必要性や狭窄，瘻孔形成などの合併症の発症についても説明しておく．

9 他科への紹介

放射線照射範囲や照射量について，治療を行った科から情報を得る．

DON'Ts

- □ 内視鏡下の APC による焼灼術が有効な場合があるが，潰瘍などの病変が存在する場合には穿孔や潰瘍拡大などの重篤な合併症も起こりうるため，漫然と行うべきではない．
- □ 狭窄や瘻孔例は，症状増悪を回避するために外科手術が適応される場合もあるが，術後の合併症の問題も多く，安易に選択すべきではない．

文献

1） Sherman LF：Am J Surg 1954；88：773-779.
2） 千野晶子，他：Gastroenterol Endosc 2010；52：1381-1392.
3） Kawamura N, et al.：Dig Endosc 1997；9：194-201.

大阪大学大学院医学系研究科消化器内科学　**飯島英樹**

19 痔核・痔瘻・裂肛，直腸脱・直腸潰瘍

DOs

- □ 肛門管は歯状線を境として，口側は痛覚のない単層円柱上皮で，肛門側は痛覚のある重層扁平上皮で覆われていることを覚えておこう．
- □ "痛くない内痔核""痛い外痔核と裂肛""痔瘻の始まりは肛門周囲膿瘍"と覚えておこう．
- □ 複雑痔瘻では，まず Crohn 病を疑おう．

痔核・痔瘻・裂肛

痔核，痔瘻，裂肛は三大痔疾とよばれ，肛門部良性疾患のそれぞれ 50%，25%，15% を占める．これらはひとまとめにして扱われることが多いが，原因も病態も治療法も全く異なる疾患で，適切に治療するには各病態に精通する必要があり，そのためには肛門管周囲の解剖と機能の理解が重要である（図 1）．

1 痔　核

a 概念と症状

痔核は歯状線を境に内痔核と外痔核に分けられる．

内痔核の病態は，内痔静脈叢の怒張による静脈瘤（血管起源説）と肛門粘膜支持組織の破壊・脆弱化（anal cushion 滑脱説）であり，便秘，長時間の坐業，肛門部の冷え，飲酒，妊娠，門脈圧亢進などが発生・増悪

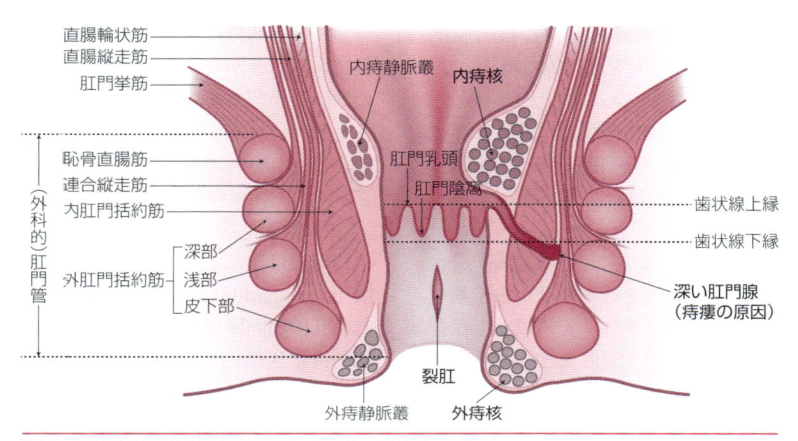

図 1　肛門管周囲の解剖と痔核，痔瘻，裂肛との関係

外科的肛門管の長さは 3 ～ 5 cm であるが，その口側 1 / 3 の部位には肛門陰窩と肛門乳頭によって歯状線が形成され，この歯状線を境に口側は痛覚のない単層円柱上皮で，肛門側は痛覚のある重層扁平上皮で覆われている．

したがって，歯状線より口側に発生する内痔核は嵌頓しない限り疼痛を伴わないが，歯状線より外側に発生する外痔核や裂肛では激しい疼痛が生じる．また，肛門陰窩に開口する肛門腺の中にその先端が内・外肛門括約筋の間に存在する深いものがあり，その部位が感染して肛門周囲膿瘍や痔瘻を生じるため，筋間痔瘻が最も多くなる．

このように解剖・生理を理解すると病態も理解しやすい．

表1　Goligher 分類

I 度	排便時に出血するのみで，内痔核は肛門管外へ脱出しない
II 度	排便時に内痔核が肛門管外へ脱出するが，排便後に自然還納する
III 度	排便時に内痔核が肛門管外へ脱出して自然還納しないが，用手的には還納できる
IV 度	脱出した内痔核が用手的にも還納できず，常に脱出した状態

因子となる．内痔核の症状は，排便時の痛みを伴わない出血や腫大した内痔核の肛門外への脱出であり，重症度評価としてGoligher（ゴリガー）分類（表1）が用いられる．I～III度では疼痛は生じないが，嵌頓したIV度では内痔核の腫脹が歯状線を越えるために疼痛を生じる．

外痔核は血栓性外痔核，肛門皮垂，静脈瘤性外痔核に分類できるが，典型例は血栓性外痔核であり，外痔静脈叢に生じた血栓のため激しい疼痛を生じる．

b　検査と診断

肛門視診，直腸診，肛門鏡で診断は容易である．排便時の新鮮出血や痔核の脱出（イボ痔）を訴える患者を肛門鏡で視診して，内痔静脈叢の怒張を認めれば，内痔核と診断する．ただし，内痔静脈叢は万人に存在するので，肛門鏡で内痔静脈叢を認めても，出血や脱出症状がなければ内痔核ではない．

c　治　療

内痔核に関しては，上記の増悪因子を含めた生活・排便習慣を改善しながら坐剤や軟膏をきちんと使用すれば8割以上で保存的に改善する．出血や脱肛などの症状があるうちは，坐剤と軟膏の2剤併用療法を1日2回継続し，症状が消失しても1日1回に減らして2～3か月の地固め療法を行う[1]．

> **処方例**
> プロクトセディル軟膏®（2 g）1本とボラザG坐剤®1個の併用を，1日1～2回（日中排便後と就寝前）．

保存的療法を3か月間行ってもGoligher III度以上の症状が持続する場合は手術適応である．標準術式としては，ゴム輪結紮療法，結紮切除術，PPH（procedure for prolapse and hemorrhoids），ALTA療法（ALuminum potassium sulfate / Tannic Acid，商品名ジオン®）がある．ゴム輪結紮療法は簡便であるが，再発率が高い．結紮切除術は再発率の低い確立した術式であるが，術後の創部痛と術者の技量による成績の差がしばしば問題となる．PPHは，機械吻合器を用いて直腸粘膜を切除し，痔核への血流遮断と同時に痔核を吊り上げ固定する術式であり，簡便な手技で術後の疼痛も少ないため2008年に保険適応となって普及しつつあったが，最近はALTA療法の普及によってその使用頻度は減少しつつある．その一方，ALTA療法は，簡便で術後の疼痛が少なく根治性も高いため急速に普及しつつある．術式の選択にあたっては，各術式の長短所を理解したうえで，患者と十分に相談して決定するのが望ましい．

血栓性外痔核は軟膏などの保存的療法で改善することが多いが，疼痛が激しく早期の除痛を希望する場合は，血栓除去術を行うと劇的に疼痛が軽減する．

2　痔　瘻

a　概念と症状

痔瘻のほとんどは，肛門陰窩の感染が原因（cryptoglandular infection theory）で発生した肛門周囲膿瘍が，自潰または外科的に切開排膿された後に瘻孔化したものである．肛門周囲膿瘍は，膿の貯留部位に応じて低位筋間膿瘍や坐骨直腸窩膿瘍などに分類されている．すべての肛門周囲膿瘍が痔瘻化するわけではなく，痔瘻化する率は50%程度と推定されている．痔瘻の病型分類は，瘻管と内・外肛門括約筋，肛門挙筋との位置関係で分類する隅越分類（図2）[2]が一般的で，I型からIV型に進むにつれて複雑かつ

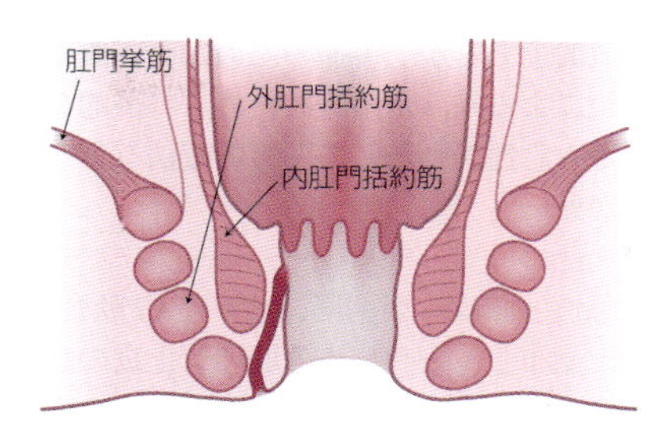

I型　皮下痔瘻

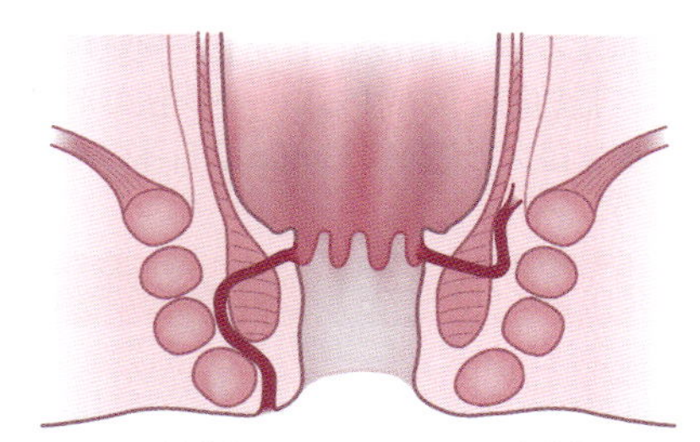

II型　筋間痔瘻

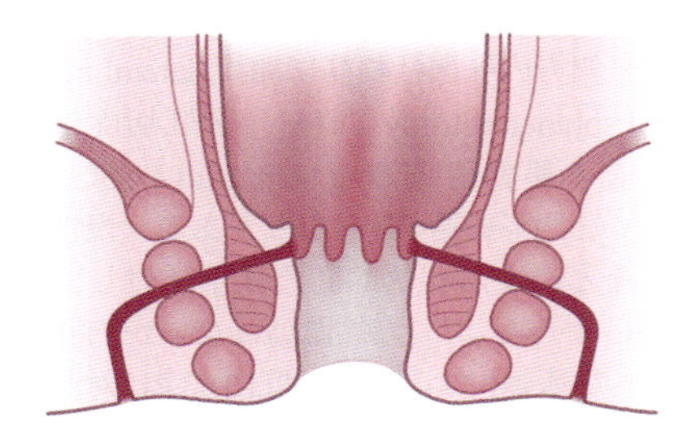

III型　坐骨直腸窩痔瘻
（U：片側のもの，B：両側のもの）

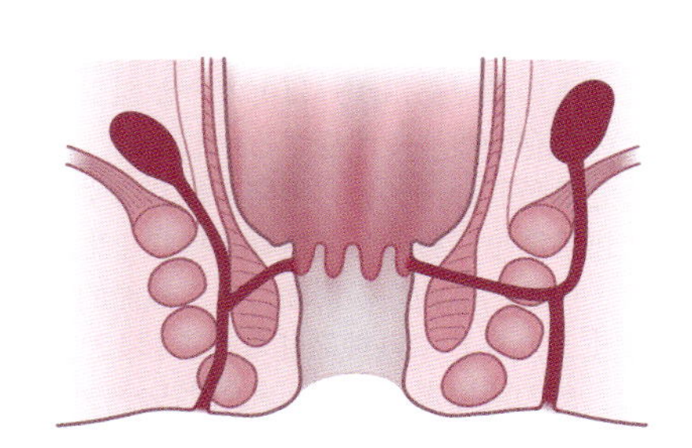

IV型　骨盤直腸窩痔瘻

図2　隅越分類
〔味村俊樹：痔核，痔瘻，裂肛．菅野健太郎，他(編)：消化器疾患最新の治療 2011-2012．南江堂，2011：255．より許諾を得て改変し転載〕

難治化する傾向があるが，比較的単純なII型の筋間痔瘻が80%以上を占める．

肛門周囲膿瘍の症状は，肛門周囲の疼痛，皮膚の発赤・腫脹，発熱であり，痔瘻の症状は，2次口からの粘液や膿の浸出である．

Crohn病に併発する痔瘻は，肛門陰窩の感染ではなく，腸管の全層性慢性炎症のために瘻孔を形成しやすいCrohn病の病態に起因することが多いので，複雑かつ難治化しやすい．痔瘻がCrohn病の初発症状であることも多いため，複雑痔瘻ではまずCrohn病を鑑別することが治療方針決定に重要である．

b　検査と診断

痔瘻の診断は，2次口の位置と数，直腸診による瘻管の触知，肛門管や直腸の壁硬化の有無で行うが，III，IV型などの複雑痔瘻の場合は肛門超音波検査やMRI検査が有用である．また，複雑痔瘻では，Crohn病の鑑別のために，全大腸内視鏡検査を行う．

c　治　療

肛門周囲膿瘍は，切開ドレナージ術を施行した後，自然治癒するか痔瘻化するかを経過観察する．痔瘻は，乳児の皮下痔瘻を除いて自然治癒することはないため，排膿や疼痛などの症状があって患者が治療を希望すれば手術適応である．標準術式としては，瘻管切開術(lay open)，瘻管切除術(coring out)，Hanley変法術式，外括約筋外側アプローチ法による括約筋温存術，シートン法などがあり，根治性と括約筋温存による肛門機能のバランスを考慮して術式を選択する．Crohn 病に併発した複雑痔瘻では，括約筋を温存するシートン法でドレナージを確保した後に Crohn 病自体の治療を行う．

3 裂 肛

a 概念と症状

裂肛とは肛門管上皮の裂創であり，多くは便秘に伴う硬便が発症契機となり，排便時の出血，疼痛を呈する．発生したばかりの裂肛は急性裂肛とよばれ，好発部位は後方，前方の順であるが，ほとんどが緩下薬などの保存的療法で治癒する．しかし，一部の急性裂肛は，治癒と再発を繰り返すうちに慢性潰瘍に移行して器質的狭窄を生じたり，内肛門括約筋の攣縮による機能的狭窄を生じたりして慢性裂肛となる（図 3）．また，その治癒過程で肛門乳頭ポリープや見張りイボ（sentinel tag）などの随伴病変を生じる場合もある．保存的療法にもかかわらず，裂創，潰瘍，肛門狭窄，内肛門括約筋の攣縮に伴う肛門部痛などが 3 か月以上持続する場合に慢性裂肛と診断する．

b 検査と診断

急性裂肛は，排便時の激痛を伴う出血が特徴的であるが，疼痛のために直腸診や肛門鏡による確診が困難なため，特徴的な症状から急性裂肛として保存的療法を行うことが多い．

c 治 療

急性裂肛は，裂創部にボラザ G 軟膏®などを塗布し，硬便による肛門管上皮の裂創を繰り返さないように酸化マグネシウムなどの緩下薬で軟便化すれば，ほとんどが自然治癒する．

慢性裂肛は，手術適応で，標準術式として，側方内肛門括約筋切開術（lateral internal sphincterotomy：LIS），裂肛切除術，皮膚弁移動術（sliding skin graft：SSG），V-Y 肛門形成術（V-Y）などがある．慢性潰瘍などによる器質的肛門狭窄に対しては SSG か V-Y が，慢性潰瘍はないが内肛門括約筋攣縮による機能的肛門狭窄に対しては LIS が適応となる．LIS では切開長が不十分だと効果が低いが，切開し過ぎると術後に便失禁が生じるため，十分な注意が必要である．用手的肛門拡張術を行う施設もあるが，肛門括約筋断裂による術後便失禁の発生率が高いため，推奨できない．

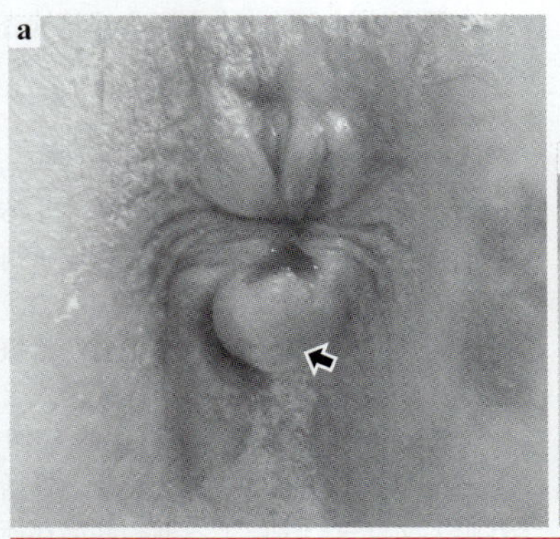

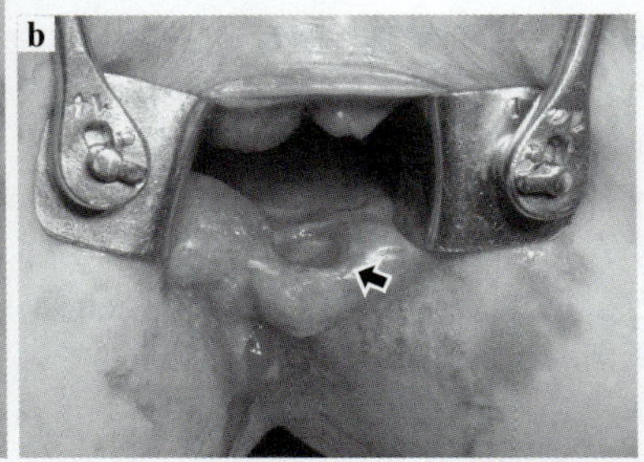

図 3　慢性裂肛
a：見張りイボ（sentinel tag）．b：慢性裂肛潰瘍．
（口絵 No.62 p.xxi 参照）

直腸脱・直腸潰瘍

1 直腸脱

a 概念と症状

直腸脱は，直腸が肛門から脱出する病態で，直腸の全層が脱出する完全直腸脱（図 4-a）と直腸の粘膜だけが脱出する不完全直腸脱（図 4-b）に分けられる．一般的には，直腸脱といえば完全直腸脱のことを意味し，不完全直腸脱は直腸粘膜脱や単に粘膜脱とよばれることが多い[3]．これ以外にも，直腸内で粘膜が重積する不顕性直腸脱（直腸重積）（図 4-c）や直腸内に潰瘍や隆起性病変を形成する直腸粘膜脱症候群とよばれる病態もあるので，その違いに注意する必要がある．

症状は，直腸の脱出に伴う不快感や便失禁が主だが，不顕性直腸脱では，直腸内で粘膜が重積することによる排便困難や残便感を生じることがある．

b 検査と診断

直腸脱の診断は，脱出時に肛門部を診察すれば容易だが，直腸粘膜脱や内痔核の脱出との鑑別に注意する必要がある．まず問診で，排便時や歩行時の肛門からの腫瘤脱出の訴えで直腸脱を疑い，肛門部の診察で，直腸の全層性脱出の特徴的所見を確認すれば診断は確定する．ベッド上での側臥位での怒責で脱出しない場合には，トイレで怒責して排便動作を再現する怒責診を行う．直腸脱の特徴的所見は，脱出した直腸粘膜に同心円状の輪状の溝を認めるもので，脱出長も 5 cm 以上と大きいものがほとんどである（図 5-a）．それに対して，直腸粘膜脱では粘膜の溝が放射状に走り（図 5-b），内痔核の脱出では花びら状を呈し，脱出長も共に 2 cm 以下がほとんどである．

c 治　療

直腸脱は，保存的療法では改善・治癒しないため，手術が第一選択である．代表的な術式だけでも，開腹または腹腔鏡下の直腸固定術，経肛門的な Gant（ガント）- 三輪 -Thiersch（ティールシュ）法，Delorme（デローム）法，Altemeier（アルテマイヤー）法など多数あり，患者の状態や希望に応じて決定する．直腸脱は日常生活を送るのに非常に煩わしいものであり，高齢者や様々な併存疾患を抱えた全身状態不良な患者においても経肛門的手術であれば局所麻酔でも施行可能なので，患者が治療を希望する場合には，極力手術を施行し，自施設で手術が行えない場合は手術可能な施設に紹介するべきである．

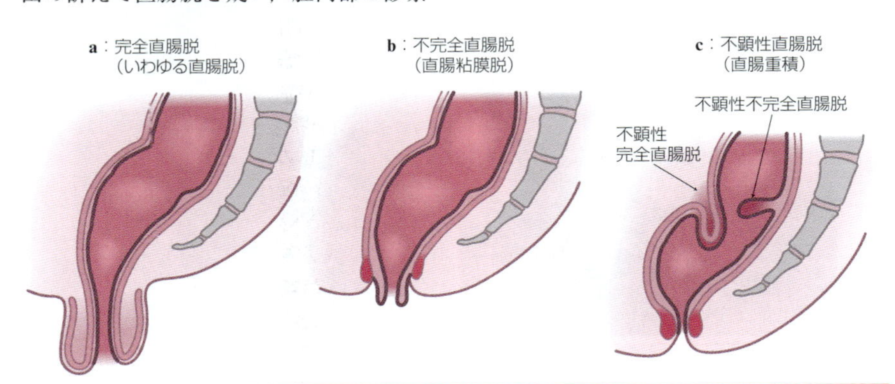

図 4　完全直腸脱，不完全直腸脱，不顕性直腸脱の違い
直腸の全層（粘膜も筋層も）が肛門外に脱出するのが完全直腸脱（a），直腸の粘膜層だけが肛門外に脱出するのが不完全直腸脱（直腸粘膜脱）（b）で，直腸内で直腸の粘膜または全層が重積するのが不顕性直腸脱（c）である．

2 直腸潰瘍

直腸潰瘍を呈する疾患には，急性出血性直腸潰瘍，粘膜脱症候群のほかに，潰瘍性大腸炎やCrohn病などの炎症性腸疾患，アメーバ腸炎やサイトメガロウイルス腸炎などの感染性腸炎があるが，炎症性腸疾患と感染性腸炎は他項で解説されているので，本項では，急性出血性直腸潰瘍と粘膜脱症候群に関して述べる．

a 急性出血性直腸潰瘍

1） 概念と症状

下部直腸に発生する潰瘍で，突然の大量新鮮血便で発症することが多く，寝たきりや整形外科術後で同一体位を長時間とっている患者に好発する．動脈硬化に加えて，同一体位による血流の偏在が原因と考えられている．

2） 検査と診断

肛門鏡で潰瘍を確認できることもあるが，治療にもつながる大腸内視鏡検査で潰瘍を確認し，出血源を同定することが望ましい．

3） 治　療

血圧低下をきたすほどの大量出血をきたすこともめずらしくなく，元々全身状態不良な患者に好発するため，迅速な止血治療が必要である．大腸内視鏡によるクリッピングなどの止血術が有効であることが多いが，内視鏡検査を行うまでの応急処置として，肛門鏡を用いたガーゼタンポンや，出血点を肛門鏡で確認できれば手指による圧迫も有用である．

b 粘膜脱症候群

1） 概念と症状

直腸に潰瘍や隆起性病変を呈し，病理組織学的に粘膜固有層の線維筋症（fibromuscular obliteration）を特徴とする疾患群で，異常な排便習慣による顕性ないし不顕性の直腸粘膜脱が病因と考えられている．欧米では，本症の原因が必ずしも排便障害や直腸粘膜脱とは断定できないことから，病変自体を表現した孤立性直腸潰瘍症候群（solitary rectal ulcer syndrome）とよばれることが多い[4]．

2） 検査と診断

直腸癌との鑑別が重要で，内視鏡的に直腸癌と思われる病変から採取した生検組織の病理組織学的検査で癌細胞が証明されない場合には，本症を疑って鑑別する必要がある．

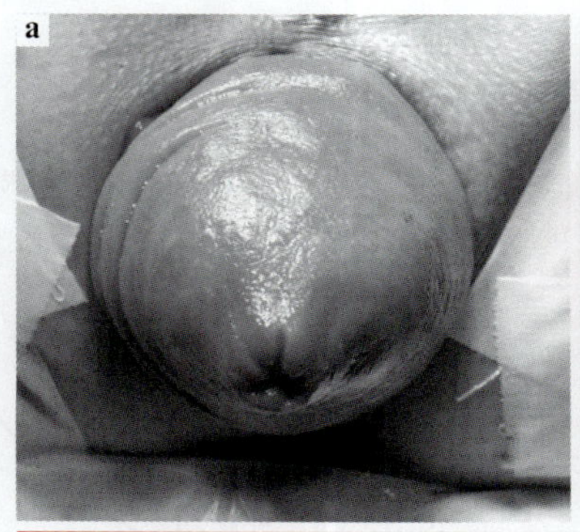

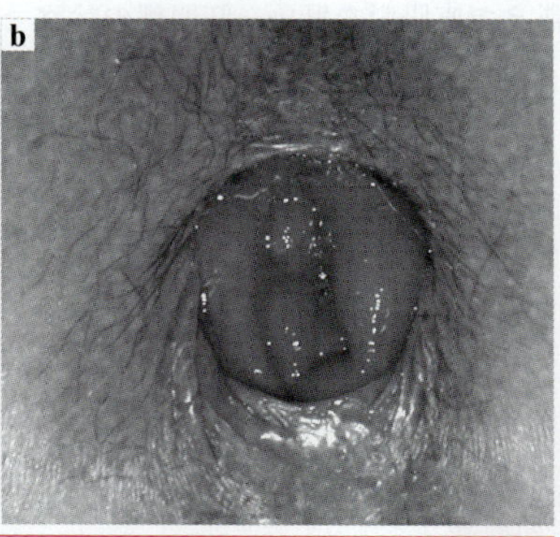

図5　完全直腸脱と直腸粘膜脱（不完全直腸脱）

a：（完全）直腸脱は，脱出した直腸粘膜に同心円状の輪状の溝を認めるのが特徴で，脱出長も2 cm以上（多くは5 cm以上）と長いものがほとんどである．
b：直腸粘膜脱（不完全直腸脱）は，粘膜の溝が放射状に走るのが特徴で，脱出長も2 cm以下がほとんどである．（口絵 No.63 p.xxi 参照）

3） 治　療

治療法は確立していないが，排便習慣を正常化させるバイオフィードバック療法のほかに，病変自体を切除したり直腸を固定したりする外科的療法が有効な場合がある．しかし，排便習慣が正常化しなければ再発しやすい点に留意する必要がある．

DON'Ts

- □ 慢性裂肛による肛門狭窄に対して，便失禁の原因となる用手的肛門拡張術を行ってはならない．
- □ 痔瘻を治すために，肛門括約筋を切り過ぎてはならない．

文献

1） 味村俊樹：診断と治療 2012；100(増)：191-195.
2） 味村俊樹：痔核，痔瘻，裂肛．菅野健太郎，他(編)：消化器疾患最新の治療 2011-2012．南江堂，2011：254-256.
3） 味村俊樹，他：日本大腸肛門病会誌 2012；65：827-832.
4） 味村俊樹：別冊日本臨牀 新領域別症候群シリーズ No.12 消化管症候群(第2版)下；直腸粘膜脱症候群．日本臨牀社，2009：242-246.

指扇病院排便機能センター　**味村俊樹**

☑ 胸痛にて発見された高度な食道裂孔ヘルニア

71 歳の女性．主訴：胸焼け，胸痛．既往歴：66 歳時に高血圧．現病歴：1989（平成元）年頃より胸焼けを自覚するようになり，近医にて胃カメラ施行，逆流性食道炎の診断にて内服加療していた．その後 1 年に 1 回胃カメラを施行していた．2002（平成 14）年 6 月頃より食後に左胸部から背部にかけてつまるような痛みが出現し，精査目的で当院を受診した．

上部内視鏡検査にて，食道裂孔ヘルニアはあるも，胃食道逆流症（GERD）はわずかな色調変化を認めるのみであった（図 a）．ただし，消化管造影検査を行うと胸腔内に大きくヘルニアが入り込み（図 b），これが胸痛の原因であり，その後腹腔鏡下に整復術を施行した．消化管造影検査の重要性を感じた症例であった．

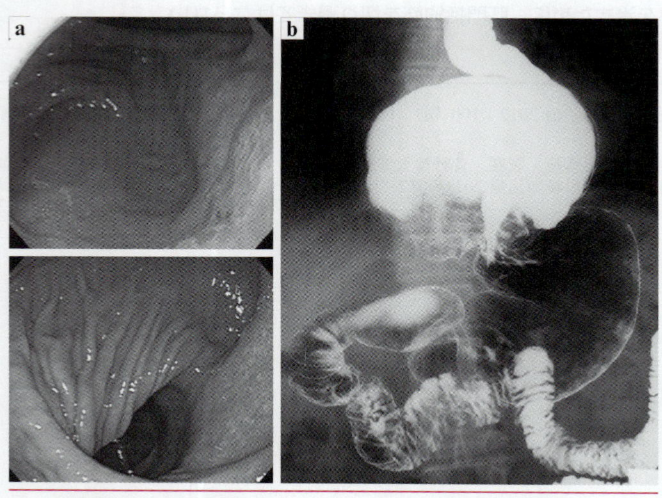

図　X 線検査と内視鏡検査
（口絵 No.40 p.xv 参照）

（東京医科大学病院内視鏡センター　河合　隆）

第6章

肝胆膵疾患の診療

A 肝 臓

1 急性肝炎(伝染性単核球症，サイトメガロウイルス感染症を含む)

DOs

- □ 急性肝炎の診断に必要なウイルスマーカーを理解しよう.
- □ 急性肝炎の重症度を評価できるようにしよう.
- □ B 型，C 型急性肝炎に対する抗ウイルス療法を理解しよう.

1 概 念

急性肝炎とは，おもに肝炎ウイルスが原因で起こる急性のびまん性疾患で，黄疸，食思不振，嘔気・嘔吐，全身倦怠感，発熱などの症状を呈する．肝炎ウイルスとしてはA 型，B 型，C 型，D 型，E 型の 5 種類が確認されている．D 型急性肝炎は，その診断そのものが困難で正確な感染状況は把握されていないが，HBV と共存したかたちでしかウイルスが存在しえないこと，持続感染者そのものが少ないことから，わが国では極めてまれと考えられている．E 型肝炎は，以前はわが国には存在しないと考えられていたが，2000 年以後，北海道・東北地域を中心とする E 型肝炎例の集団発生，流行が問題となっている．

肝炎ウイルスではないものの，Epstein-Barr ウイルス(EBV)による伝染性単核球症やサイトメガロウイルス(CMV)感染に伴う肝障害は，急性の肝障害として鑑別すべきものである．

2 感染経路と潜伏期

感染経路に関しては，A 型，E 型肝炎は経口感染であり汚染された水・食物を介して感染する．海外には A 型，E 型肝炎の流行地域があり，帰国後に発症するケースがみられる．また，E 型肝炎は人畜共通感染症であることが確認されており，イノシシ，シカの生肉を食べたか否かの病歴聴取が診断の手がかりとなる．

一方，B 型，C 型，D 型肝炎は経血液感染であり，輸血や汚染血液が付着した針による刺入などにより感染が成立する．覚醒剤，刺青，男性のピアスなどの行為は，B 型，C 型肝炎の感染のハイリスクと考えらえている．また，20 ～ 50 歳代の成人 B 型急性肝炎の感染経路として性交渉は重要な感染経路と考えられるが，C 型では HIV や性感染症などとの重複感染例でない限り夫婦間でも感染することは極めて少ない．

わが国では 1990 年頃までは輸血による B 型，C 型急性肝炎がみられたが，それ以後は日本赤十字社の血液スクリーニング体制が強化され，現在では輸血後急性肝炎は根絶状態に近い．

なお，肝炎ウイルスが体内に侵入してから症状が出現するまでの潜伏期は 3 ～ 8 週間の範囲であることが多いものの，B 型，C 型では 6 か月間の潜伏期を有する場合がある．また，肝炎ウイルスに感染するも自覚症状を有さず不顕性で経過する例も少なくない．急性ウイルス肝炎各型の特徴を表 1 に示す．

3 症 状

急性肝炎の症状としては，発熱，咽頭痛，頭痛などの感冒様症状，黄疸，褐色尿，食思不振，全身倦怠感，嘔気・嘔吐，腹痛，その他(関節痛，発疹)などがある．

急性肝炎の前駆症状は，いわゆる感冒様症状(発熱，咽頭痛，頭痛)であり，病初期はしばしば感冒と診断され感冒薬を処方さ

表1　急性ウイルス肝炎各型の特徴

	A型肝炎	B型肝炎	C型肝炎	D型肝炎	E型肝炎
原因ウイルスと大きさ	HAV, 27nm	HBV, 42nm	HCV, 60nm	HDV, 37nm	HEV, 34nm
ウイルスの特徴	RNA, 7.5kb, linear, ss, ＋鎖	DNA, 3.2kb circular, ss/ds	RNA, 10kb linear, ss, ＋鎖	RNA, 1.7kb circular, ss, －鎖	RNA, 7.6kb linear, ss, ＋鎖
感染様式	経口(便)	経皮(血液) 母児感染	経皮(血液) 母児感染	経皮(血液) 母児感染	経口(便)
潜伏期	4週	1～6か月	1～3か月	1～6か月	40日
好発年齢	60歳以下	青年	青，壮年	青年	不定
流行発生	あり	なし	なし	なし	あり
感染形態	急性	急性，慢性	急性，慢性	急性，慢性	急性
肝細胞癌	なし	あり	あり	あり	なし
劇症肝炎	まれ	あり	まれ	あり	あり (妊婦に多い)
予防	HAワクチン ヒト免疫グロブリン	HBVワクチン HBs抗体含有ヒト免疫グロブリン(HBIG)	なし	HBVワクチン	なし

れている例が多い．この時点での急性肝炎の診断は困難である．

肝障害が生じていることを示す特異的症状は黄疸であるが，通常，球結膜，皮膚の黄染が出現する数日前から褐色尿が観察される．黄疸出現と同時期に食思不振，全身倦怠感，嘔気・嘔吐などの症状が出現する．急性肝炎が劇症化すると，意識障害，羽ばたき振戦，肝性脳症などの症状が出現する．

4 検　査

急性肝炎症例の具体的な診断の手順としては，

コツ

B型急性肝炎の感染経路として性交渉の頻度は50%以上と推定される．その可能性がある場合には，プライバシー，家庭の事情などにも十分配慮して病歴を聴取すべきである

①感染経路を示唆するような発症前の病歴，前述の自覚症状の有無を聴取する．

②一般血液所見としては，広範に肝細胞障害が生じていることを示すALT(GPT)，AST(GOT)の著明な上昇，ビリルビン値の上昇を確認する．

③次に示す肝炎ウイルスマーカーを測定して原因ウイルスを同定する．

- A型：IgMHA抗体陽性．
- B型：IgMHBc抗体陽性，HBs抗原陽性(HBV遺伝子型：慢性肝炎への移行の可能性を予測するうえで有用)．
- C型：HCV-RNA陽性，HCV抗体陽性(nonABC型：IgMHA抗体陰性，IgM-HBc抗体陰性，HCV-RNA陰性，抗核抗体陰性〈自己免疫性肝炎の否定〉，既知のウイルス感染症の否定)．
- E型：IgA型HE抗体陽性，HEV-RNA(保険適用外)陽性．

④重症度を評価する方法として，肝予備能を鋭敏に反映するプロトロンビン活性の測定と意識障害の程度で評価する．プロ

表 2　急性肝炎の重症度分類

	プロトロンビン時間 40% 以下	肝性脳症 II 度以上
通常型	no	no
重症型	yes	no
劇症型	yes	yes

トロンビン時間 40% 以下か否かと，肝性脳症 II 度以上か否か(第 6 章 A-2 劇症肝炎 p.433 参照)により，通常型，重症型，劇症型に区分する(表 2)．

5 鑑別診断, 治療法選択に必要な検査

急性の肝障害を生じる疾患すべてがウイルス性急性肝炎の鑑別疾患となる．日常診療で鑑別すべき疾患とその要点を列記する．

- 薬剤性肝障害(薬剤服用歴の確認，薬剤感受性試験，好酸球の増加)．
- 自己免疫性肝炎(自己抗体陽性，γ-グロブリン高値)．
- 肝循環障害(血圧低下のエピソード，播種性血管内凝固〈disseminated intravascular coagulation：DIC〉の合併)．
- EBV 感染は唾液を介して感染し，別名キス病(kissing disease)とも命名されており，問診で，そのような機会がなかったか確認する．EBV 感染例では，しばしば末梢血に多数の異型リンパ球，単核細胞の増加を認め，これが EBV 感染を疑う所見となる．EBV 感染の診断は，IgM 型，IgG 型，IgA 型 VCA 抗体，NBNA 抗体の組み合わせで初回感染か否かの診断を行う．初感染の診断は，① VCA-IgM 抗体陽性，② VCA-IgG 抗体が 640 倍以上の高値またはペア血清で 4 倍以上の上昇，③抗 EBNA 抗体の陽転化，ペア血清で 4 倍以上の上昇，のいずれかの場合に診断できる．
- CMV 感染は，初回感染の場合と再賦活することで生じる日和見感染の場合として発症する．後者の場合，免疫不全状態でないか確認する．CMV の診断は，① CMV-IgM が陽性，② CMV-IgG 抗体がペア血清で 4 倍以上の上昇，③ CMV 抗原陽性，のいずれかで診断できる．肝生検では核内および細胞質内に封入体を認める．CMV 感染例でも，しばしば末梢血に多数の異型リンパ球，単核細胞の増加を認める．CMV 感染の診断は，ウイルス抗原を検出するための antigenemia 法，DNA 検出のための PCR 法，直接ウイルスを分離する方法，ウイルス特異的 IgM 抗体の測定などがあるが，保険適用があるのは antigenemia 法とウイルス特異的 IgM 抗体の測定のみである．

6 治療法とその選択

急性肝炎は C 型肝炎を除き，一過性に経過し，本来自然治癒しやすい疾患である．急性肝炎の治療上，最も大切な観察ポイントは，極期を過ぎたか否かを見極めることである．重症化，劇症化の移行の可能性を常に留意しながら注意深く観察し対処することが必要である．急性肝炎の生命予後は，重症化，劇症化しなければ極めて良好で，A 型，B 型肝炎は終生免疫が成立し再感染することはないが，C 型肝炎では急性期を経過した後は，遷延化，慢性化に対する対策が必要である．

黄疸例は，入院，安静を原則とする．臥床安静により肝血流の増加を促し，肝障害の治癒を促す．プロトロンビン活性の上昇，ビリルビン値の低下，自覚症状の改善が確認できれば，急性肝炎の極期が過ぎたと判断し，安静度を軽減する．

急性肝炎の極期には食欲がなく，またこの状態での蛋白摂取は肝臓に負担を与えるため低蛋白食とし，1 日 60 g 以下の蛋白制限を行う．糖類を主体にカロリー補給し，1 日 1,800 kcal 前後を与える．

薬物治療としては，特に薬剤の投与が必要でない例が多い．しかし，急性期では，

食思不振，全身倦怠感を訴えることが多いので補液の投与を行う．

> 処方例
> 5%ブドウ糖 500 ～ 1,000 mL
> 上記にアデラビン®9 号 1 A もしくはビタメジン® 1 V を混注して 1 日 1 回　点滴静注

副腎皮質ステロイドは，肝炎ウイルスの排除機構としての免疫応答を抑制し，肝炎の遷延化をきたす可能性があるため，原則投与しない．ただし，重症肝炎，劇症肝炎への移行の可能性がある場合，極早期に免疫応答抑制を行うことで効果が期待される．また，胆汁うっ滞型の急性肝炎および自己免疫性肝炎急性発症型（早期診断が困難）では副腎皮質ステロドが著効を示す．しかし，副作用の面からも安易に用いるべきではなく，投与開始後もできる限り短期間の投与とする．

> 処方例
> プレドニゾロン（プレドニン®錠）：5 mg　6 錠（朝 4 錠，昼 2 錠）から開始，3 ～ 4 週間以内に減量中止する
> メチルプレドニゾロンコハク酸エステル（ソル・メドロール®注）：500 ～ 1,000 mg/日　1 日 1 回　点滴静注　3 日間

B 型急性肝炎の重症化例，遷延化例では，抗ウイルス薬であるテノホビル（テノゼット®），エンテカビル（バラクルード®），ラミブジン（ゼフィックス®）を投与する．抗ウイルス薬の中止は，肝機能が正常化し，HBs 抗原の消失，HBV-DNA の消失を確認した後に行う．

> 処方例
> テノホビル（テノゼット®錠）：300 mg　1 錠　分 1（保適外）
> エンテカビル（バラクルード®錠）：0.5 mg　1 錠　分 1（保適外）　空腹時（食後 2 時間以降，かつ次の食事の 2 時間以内前）
> ラミブジン（ゼフィックス®錠）：100 mg　1 錠　分 1（保適外）

C 型急性肝炎の自然経過では約 50 ～ 90% の症例が遷延化慢性化するため，慢性化が予想された時点でペグインターフェロン（Peg-IFN）（ペガシス®）を 6 か月間投与する．約 90% の例で遷延化が防止され，治癒が期待される．

> 処方例
> ペグインターフェロン（ペガシス®）：90 ～ 180 μg　週 1 回　皮下注　24 週間（保適外）．

7 予　後

急性肝炎は，その原因ウイルスにより経過と重症度が異なる．A 型，E 型肝炎は一過性に経過し慢性化することはない．B 型肝炎は新生児，小児期に感染すると高率に慢性化するも，成人例での感染は HBV 遺伝子型 A タイプ感染例を除き，一過性感染で経過し慢性化することはまれである．C 型肝炎は感染時年齢に関係なく高率に慢性化する．

急性肝炎が重症化，劇症化して死亡率する確率は，B 型と nonABC 型では 1 ～ 2%，C 型と A 型では 0.5% 以下と考えられている．A 型では死亡率そのものは低いものの，最近 50 歳以上の高齢者での感染例での重症化例が増加しており，注意を要する．

8 患者・家族への説明

自覚症状および黄疸を伴う急性肝炎は原則入院にての加療，観察が必要である．

急性期での患者や家族に対する説明としては，急性肝炎は C 型肝炎を除き，一過性に経過し，本来自然治癒しやすい疾患であるが，少ない頻度ながらも重症化，劇症化の可能性があることから，極期を過ぎて回復期に移行したことが確認されるまでは入院での安静加療が必要と説明し，理解を得る．

また，回復期での説明としては，原因ウ

イルスによってその後の経過が異なり，C型肝炎や一部のB型急性肝炎（HBV遺伝子型Aタイプ）では慢性肝炎に移行する可能性があること，またその可能性が高いと判断した場合には完治させるのに時間を要し，特殊治療が必要な旨の説明を行う．

9 他科への紹介

重症型，劇症型への移行が疑われた場合には，速やかに専門の病院に紹介する．急性肝炎が劇症化すると高率に死亡し，救命するためには肝移植が必要となる．

DON'Ts

- □ HIV感染とHBV感染の重複感染例にエンテカビルを投与すると，HIVの薬剤耐性変異を誘導することから投与してはならない．抗ウイルス薬を投与する場合にはHIV検査を行う．
- □ 黄疸の程度，ビリルビン値だけで急性肝炎の重症度を判断してはならない．重症度は，プロトロンビン活性と意識障害の程度で判断する．

国立病院機構長崎医療センター臨床研究センター肝臓内科　八橋　弘

☑ 心にのこった患者

今でも心にのこっている患者さんの1人に，14年前手術目的で他院より緊急搬送されてきた重症潰瘍性大腸炎患者がいます．内視鏡施行すると，汚い潰瘍病変が認められ，サイトメガロウイルス（CMV）感染合併を疑いました．生検病理では核内封入体は指摘されず，血中antigenemiaは陽性でした．内科治療でなんとかなるかもしれない！　そう考えた私は，外科の先生に頭を下げて手術を延期していただき，まず抗ウイルス薬の投与，そしてステロイドの減量を行いました．そして，この患者さんは，寛解となって退院されました．

現在，内視鏡的にもほぼ寛解状態で，その後はステロイドを使用しない治療を継続しています．患者さんは今も私の外来に通院中です．患者さんはいつも同じ話を外来のたびになさいます．「先生のおかげで私は大腸をとらずに済んだ．本当にありがとう」という言葉を聞くと，医師をやっていてよかったと感じます．

私は，初回内視鏡施行時のこの患者さんの大腸生検組織をきちんと保管していました．その後の解析結果で，生検組織中にCMV-DNAが検出されました．この患者さんとの出会いが，私のCMV感染合併炎症性腸疾患病態解明に関する研究の始まりとなっています．

（札幌医科大学消化器内科学講座　仲瀬裕志）

A 肝 臓

2 劇症肝炎(急性肝不全)

DOs

- □ 急性肝不全の診療では病型と成因の正確な診断が重要である.
- □ プロトロンビン時間が 80% 以下の急性肝疾患は,急性肝不全と診断される前に肝臓専門医と連携して,集学的治療を開始する.
- □ 急性肝不全"昏睡型"と診断されたら,人工肝補助療法を開始するとともに,移植外科医と連携して,肝移植の適応を検討する.

1 概念・疫学

わが国の急性肝不全は肝炎ウイルス感染に起因する症例が多い.アセトアミノフェン中毒が主体の欧米とは臨床像が異なり,肝炎症例を対象とした"劇症肝炎(fulminant hepatitis)"の診断基準が 1981 年に作成された[1].したがって,劇症肝炎の成因はウイルス感染,自己免疫性肝炎,薬物アレルギーに分類し,いずれにも該当しない場合は成因不明例と診断する.薬物中毒,循環障害,術後肝不全,Wilson 病など肝炎像のみられない呈しない症例は劇症肝炎から除外するが,欧米ではこれらも含めて acute liver failure と診断している.そこで,厚生労働省研究班は整合性を考慮して,2011 年に"急性肝不全"の診断基準を作成した(表 1)[2].

劇症肝炎は希少疾患であり,年間発生数は約 400 例と推定される.急性肝不全の頻度に関する検討はないが,厚生労働省の全

表 1 急性肝不全の診断基準(2011 年)(厚生労働省「難治性の肝・胆道疾患に関する調査研究」班)

正常肝ないし肝予備能が正常と考えられる肝に肝障害が生じ,初発症状出現から 8 週以内に,高度の肝機能障害に基づいてプロトロンビン時間が 40% 以下ないしは INR 値 1.5 以上を示すものを「急性肝不全」と診断する.急性肝不全は肝性脳症が認められない,ないしは昏睡度が I 度までの「非昏睡型」と,昏睡 II 度以上の肝性脳症を呈する「昏睡型」に分類する.また,「昏睡型急性肝不全」は初発症状出現から昏睡 II 度以上の肝性脳症が出現するまでの期間が 10 日以内の「急性型」と,11 日以降 56 日以内の「亜急性型」に分類する.

(注 1) B 型肝炎ウイルスの無症候性キャリアからの急性増悪例は「急性肝不全」に含める.また,自己免疫性で先行する慢性肝疾患の有無が不明の症例は,肝機能障害を発症する前の肝機能に明らかな低下が認められない場合は「急性肝不全」に含めて扱う.

(注 2) アルコール性肝炎は原則的に慢性肝疾患を基盤として発症する病態であり,「急性肝不全」から除外する.但し,先行する慢性肝疾患が肥満ないしアルコールによる脂肪肝の症例は,肝機能障害の原因がアルコール摂取ではなく,その発症前の肝予備能に明らかな低下が認められない場合は「急性肝不全」として扱う.

(注 3) 薬物中毒,循環不全,妊娠脂肪肝,代謝異常など肝臓の炎症を伴わない肝不全も「急性肝不全」に含める.ウイルス性,自己免疫性,薬物アレルギーなど肝臓に炎症を伴う肝不全は「劇症肝炎」として扱う.

(注 4) 肝性脳症の昏睡度分類は犬山分類(1972 年)に基づく.但し,小児では「第 5 回小児肝臓ワークショップ(1988 年)による小児肝性昏睡の分類」を用いる.

(注 5) 成因分類は「難治性の肝疾患に関する研究班」の指針(2002 年)を改変した新指針に基づく.

(注 6) プロトロンビン時間が 40% 以下ないしは INR 値 1.5 以上で,初発症状出現から 8 週以降 24 週以内に昏睡 II 度以上の脳症を発現する症例は「遅発性肝不全」と診断し,「急性肝不全」の類縁疾患として扱う.

〔持田 智,他:肝臓 2011;52:395.〕

国集計を基に非昏睡例と肝炎以外の症例を加えると[3]，年間 800 ～ 900 例と考えられる．急性肝不全の類縁疾患として，遅発性肝不全（late onset hepatic failure：LOHF）の概念が規定されたが，さらに希少疾患であり，年間発生数は 30 ～ 40 例と推定される．

2 症 状

A，B 型の急性感染例は発熱，筋肉痛などインフルエンザ様症状で発症する場合が多い．しかし，大部分の症例は，全身倦怠ないし食思不振，悪心，嘔吐などの消化器症状で発症し，黄疸が高度になってもこれら症状が持続する場合は劇症化が疑われる．肝性脳症が生じると，見当識障害，精神症状，意識障害とともに，合併症に起因する多彩な全身症状が出現する．

身体所見としては，黄疸，肝性口臭，腹水，浮腫，肝濁音界の縮小などが認められる．肝性脳症による神経所見としては羽ばたき振戦が重要であるが，脳浮腫が進行すると消失し，けいれん，瞳孔不同，異常呼吸など脳圧亢進による所見が出現する．

3 検 査

急性肝不全の成因は，厚生労働省研究班が 2011 年に発表し[4]，その後 2015 年に改訂した基準に従って診断する[5]．まず，IgM-HAV 抗体，HBs 抗原，HBc 抗体，IgM-HBc 抗体，HCV 抗体，HCV-RNA，IgA-HEV 抗体，抗核抗体，IgG 濃度を測定することで，ウイルス性，自己免疫性の診断を確定するが，薬物性の診断では病歴聴取とともに，リンパ球刺激試験が診断の参考になる場合がある．ウイルス性でも B 型の場合には，急性感染例とキャリアの急性増悪例の鑑別が重要であるが，HBV-DNA，genotype，pre-core・core promoter 変異などの精査も治療方針の確定に必要である．

肝予備能の評価は予後予測に重要である．厚生労働省が発表したスコアリングシステムの項目として[6]，プロトロンビン時間，総ビリルビン濃度，直接 / 総ビリルビン濃度比，血小板数などを測定するとともに，腹部 CT，超音波検査などで肝容量を経時的に評価する必要がある．また，ALT，AST もその絶対値ではなく，経時的変化を血中半減期との関連で評価し，肝障害が one attack，持続性のいずれであるかを評価することが重要である．

4 診 断

わが国の急性肝不全の診断基準に準拠して[2]，その病型と成因を診断する[4,5]．昏睡型の肝炎症例では，劇症肝炎の病名を用いることも認められている．また，LOHF は急性肝不全の類縁疾患であるが，治療に際しては同様に扱っている．

急性肝不全の診断では，先行する慢性肝疾患が存在する場合には除外するのが原則であり，これらは acute-on-chronic liver failure（ACLF）として扱っている．しかし，免疫寛容期の B 型キャリアは，肝組織が正常であり，その急性増悪例は急性肝不全ないし劇症肝炎に含めている．なお，B 型でも免疫監視期の非活動性キャリアでの再活性化例，自己免疫性症例などでは，慢性肝疾患の有無が不明の場合が多い．また，脂肪性肝疾患を基盤として，他の成因による急性肝障害を発症する症例もまれでない．したがって，先行する慢性肝疾患に関しては，肝硬変のように明らかな肝予備能低下がみられない場合は，急性肝不全と診断することを認めている．一方，重症型アルコール性肝炎は原則的に肝硬変を基盤として発症するため，急性肝不全からは除外している．

5 治 療

プロトロンビン時間を指標として，80% 未満に低下した症例では急性肝不全と診断される前に，成因に対する治療と肝庇護療法を開始すべきである．食欲低下，全身倦怠感などの自覚症状の顕著である症例では，輸液などによる全身管理も並行して実施する．また，昏睡II度以上の肝性脳症が出現した場合は，人工肝補助療法を開始し，死亡が予測される症例では肝移植の適応を検討する．なお，肝炎以外の急性肝不全では，原疾患の治療が肝不全の治療につながることはいうまでもない．

A，B型の急性感染例は血小板数低値で播種性血管内凝固（disseminated intravascular coagulation：DIC）の疑われる症例が多い．これらでは，類洞内凝固による微小循環障害が肝壊死の原因である可能性があり，抗凝固療法を実施する．B型キャリア例では核酸アナログを投与するが，即効性がないためインターフェロン-β製剤を併用する場合が多い．一方，自己免疫性肝炎，薬物アレルギーが成因と考えられる症例では，副腎皮質ステロイドのパルス療法を実施し，必要に応じてその維持療法に移行する．パルス療法は肝庇護療法の目的で，その他の成因の症例でも実施される．

全身管理では経口摂取を優先するが，劇症化例ないしはこれが危惧される場合には，中心静脈を確保して，水，電解質，栄養および循環動態を管理する．血漿アミノ酸濃度は高値の場合が多く，アミノ酸製剤は原則的に投与しない．肝性脳症に対してはラクツロースを経口ないし注腸で投与する．硫酸ポリミキシンBによる腸内殺菌も有用である．昏睡III度以上の症例では，脳浮腫の予防にマンニトールを投与する．

昏睡II度以上の肝性脳症が出現したら，速やかに人工肝補助を開始する．血液凝固因子などの補給を目的に血漿交換を実施するが，単独では肝性脳症の改善効果が不十分であるため，血液濾過透析を併用するのが一般的である．血液濾過透析としては，覚醒効果が高いon-line HDFが推奨される．昏睡出現後は移植外科医と連携して，肝移植の準備を行う．脳死肝移植の適応評価では，劇症肝炎の緊急性は10点で，最も高ポイントである．このため，脳死肝移植も実現可能な医療であることを念頭に置いて集学的な治療を進める．なお，肝移植の適応評価の予後予測には，スコアリングシステムとともに[6]，データマイニングによる各種手法を利用した体制の確立が進められている[5]．

6 合併症

全身性炎症反応症候群（systemic inflammatory response syndrome：SIRS）の病態を呈し，感染症，消化管出血，腎不全，DICなどの合併症を併発し，多臓器不全（multiple organ failure：MOF）に進展する頻度が高い．特に肝炎像を示さない急性肝不全では，肝不全よりも合併症が予後を規定する場合が多い．

7 予　後

厚生労働省研究班に2010～2013年の発症例として登録された急性肝不全とLOHFは計1,061例であり[3,5]，肝炎症例の内科的治療による救命率は非昏睡型87.8%，急性型44.3%，亜急性型27.1%，LOHFが3.6%であった．一方，肝炎以外の症例では，非昏睡型でも61.1%と救命率が低く，昏睡型は全体で22.9%に過ぎなかった．肝移植は，肝炎症例は111例，肝以外の症例は8例で実施されており，肝移植症例全体での救命率は76.5%であった．

肝炎症例で内科治療による救命率を成因別にみると，B型キャリア例と自己免疫性症例の予後が特に不良である．従来，A型症例の予後は良好であったが，最近では高齢化のため救命率が低下している．また，B型キャリア例では免疫抑制・化学療法による再活性化例の予後が不良であり，特にHBs抗原陰性の既往感染例における *de novo* B型肝炎症例は救命例がほとんどないのが現状である．

Pitfall

わが国では 50 歳以上の年齢層は 20% 以上が B 型既往感染例である．免疫抑制・化学療法の際は，日本肝臓学会のガイドラインを遵守して，既往感染例にスクリーニングを HBV-DNA のモニタリングを実施することが，*de novo* B 型急性肝不全の根絶に必須である．

8 患者・家族への説明

急性肝不全のうち自己免疫性症例は厚生労働省の定めた特定疾患である．自己免疫性肝炎の重症度判定基準で中等症以上と診断された時点で，家族に説明して難病として申請する．以前，劇症肝炎は難病と認可されていたが，2015 年以降は制度変更で，自己免疫性症例以外は医療費控除の対象にならないことに留意する必要がある．また，肝性脳症の出現時には，生体および脳死肝移植に関して家族に説明する．同時に肝移植実施施設へ連絡し，移植の準備を早期から行うことが重要である．

9 他科への紹介

人工肝補助として on-line HDF など血液濾過透析を実施する際は，病院の組織に応じて血液浄化部，腎臓内科などと連携する必要がある．また，肝移植に関しては，移植外科医，コーディネーターと診療の初期から連携し，ドナー候補の診療，脳死肝移植の登録などを行う必要がある．

DON'Ts

□ 急性肝不全は DIC の合併頻度が高く，肝類洞内凝固が広汎肝壊死の原因と想定される症例も存在する．これら症例では抗凝固療法を実施する必要があるが，ヘパリン，低分子ヘパリンは投与すべきでない．肝不全時は肝細胞の産生するアンチトロンビン III の血漿活性が低下しており，同因子依存性に作用するヘパリンは無効であるばかりか，凝固亢進を増悪する場合がある．

文献

1） 劇症肝炎の診断基準．A 型肝炎，劇症肝炎：第 12 回犬山シンポジウム，中外医学社，1982：110-230.
2） 持田　智，他：肝臓 2011；52：393-398.
3） 持田　智：日消誌 2015；112：813-821.
4） 持田　智，他：肝臓 2014：55：132-135.
5） 持田　智：肝臓 2015：56：453-460.
6） Naiki T, et al.：Hepatol Res 2012；42：68-75.

埼玉医科大学消化器内科・肝臓内科　**持田　智**

☑ 急性肝不全の歴史

劇症肝炎は 1927 年にスウェーデンで流行した重症急性肝炎に関して，1930 年に Bergstrand が“akute gelbe Leberatrophie”として報告したことに端を発する．第二次世界大戦中に米国軍人にも同様の肝炎が流行し，1946 年に Lucké と Mallory が“Fulminant form of epidemic hepatitis”と命名した．しかし，戦後は衛生状態の向上で麻酔薬，アセトアミノフェンなどによる薬物性の肝不全が増加し，1970 年に Trey と Davidson は Fulminant hepatic failure の概念を提唱した．一方，わが国では肝炎を想定した劇症肝炎の診断基準が 1981 年に犬山シンポジウムで発表され，欧米と異なる道を歩みだした．その後，米国でも 2005 年に病名が“acute liver failure”に統一され，2011 年にわが国における急性肝不全の診断基準が発表されたことで，全世界的に概念は統一するに至った．

（埼玉医科大学消化器内科・肝臓内科　持田　智）

A 肝 臓

3 B 型慢性肝炎

DOs

- □ B 型肝炎ウイルス(HBV)キャリアの病期と自然経過の理解は，B 型肝炎の診療方針を決める基本である.
- □ B 型肝炎の抗ウイルス療法にはインターフェロンと核酸アナログがあり，それぞれの特徴を理解して使い分けをしよう.
- □ 急性増悪や肝発癌は重篤な病態であり，常にこれらの発症に注意する必要があることを理解しよう.

1 自然経過と治療目標

a 病期と自然経過

HBV キャリアの経過は，ALT 値，HBe 抗原，HBV DNA 量，予測される免疫状態などから病期に分類される(表 1)[1]．免疫寛容期では HBV 増殖は活発であるが ALT 値は正常で，組織学的にも正常か軽度の炎症にとどまる．HBe 抗原陽性の慢性肝炎では，HBV 排除に働く宿主の免疫反応が起こり，肝炎が惹起される．HBe 抗原陽性の慢性肝炎が長期に続くと肝硬変へ進行するが，多くの患者では HBe 抗体へセロコンバージョンし非活動性キャリアとなる．しかし，一部では HBe 抗原陰性となっても逆に予後が悪い病態を呈する．非活動性キャリア期では，HBV に対する宿主の免疫が優位になり HBV の増殖は低下するため，肝炎は沈静化し肝発癌率も低い．非活動性キャリアを経過した後，一部では HBs 抗原が陰性化し回復期となる.

b 治療対象と目標

図 1[1]に各病期の関係を自然経過として示した．HBe 抗原陽性の無症候性キャリアから肝炎を発症すると，85 ~ 90% の症例はウイルス量が低下し，肝炎は一過性に終息し，最終的に非活動性キャリアに移行する．このような症例の予後は良好であり，基本的に抗ウイルス療法の適応にならない．これに対し，10 ~ 15% の症例はウイルス量が低下せず，慢性肝炎から肝硬変へ進行し，肝発癌率が高くなる．この群の予後は不良であり，積極的な抗ウイルス療法の適応となる．治療対象を選択するうえで，組織学的進展度，ALT 値，HBV DNA 量の 3 項目が重要である．慢性肝炎では HBe 抗原

表 1 HBV キャリアの病期とその病態

病期		肝炎	血中			肝臓
			DNA 量	HBe 抗原	HBs 抗原	cccDNA
免疫寛容期	無症候性キャリア	−	8 ~ 11	++	+++	+++
免疫排除期	慢性肝炎 HBe 抗原陽性	持続	6 ~ 10	+	++	++
	慢性肝炎 HBe 抗原陰性	変動	3 ~ 8	−	++	++
免疫監視期	非活動性キャリア	−	<4	−	+	+
	回復期	−	−	−	−	+

HBV DNA 量：log copies/mL
〔日本肝臓学会(編)：慢性肝炎・肝硬変の診療ガイド 2013．文光堂，2013：10. より改編〕

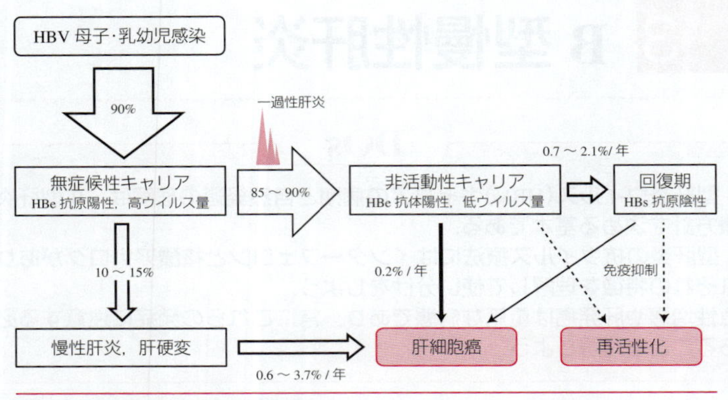

図 1　HBV キャリアの自然経過
〔日本肝臓学会（編）：慢性肝炎・肝硬変の診療ガイド 2013．文光堂，2013：11.〕

の有無にかかわらず，ALT 31 IU/L 以上かつ HBV DNA 4 log copies/mL 以上が治療対象である[2)]．

B 型肝炎の治療目標は長期と短期に分けられており，前者が HBs 抗原消失，後者が ALT 持続正常化，HBe 抗原陰性かつ HBe 抗体陽性，HBV DNA 増殖抑制の 3 項目の達成である．核酸アナログ治療中の目標は慢性肝炎，肝硬変にかかわらず HBV DNA 陰性化である[2)]．

2　抗ウイルス療法

a　インターフェロン（IFN）

B 型慢性肝炎の治療における IFN の効果はウイルス増殖抑制作用よりも免疫賦活作用が主である（表 2）．また，核酸アナログが一般に長期間投与されるのに対して，IFN は治療期間が 24 ～ 48 週間と限定されており，投与終了後の効果持続も期待される．現在，第一選択の IFN 製剤は Peg-IFNα2a であり，HBe 抗原の有無に関わりなく 48 週投与が行われる．IFN は肝炎の急性増悪をきたすリスクがあるため，肝硬変例では推奨されない．

b　核酸アナログ

核酸アナログは HBV 複製過程を直接抑制する薬物であり，継続して投与すること

表 2　Peg-IFN と核酸アナログ治療の比較

	Peg-IFN	ETV・TDF
作用機序	抗ウイルス・免疫賦活作用	直接的複製阻害
投与経路	皮下注射	経口投与
治療期間	限定（24 ～ 48 週）	長期継続
薬物耐性	なし	まれ
副作用	高頻度かつ多彩	少ない
治療反応率	20 ～ 40%，予測困難	非常に高率
中止後の効果持続	セロコンバージョン例では高率	低率
非代償性肝硬変	禁忌	可能

で効果が発揮される．ラミブジン（LVD）は最初に登場した核酸アナログであり，アデホビル（ADV）は LVD 耐性例に追加投与された．現在，第一選択薬はエンテカビル（ETV）とテノホビル（TDF）であり，抗ウイルス効果が強く耐性変異の出現率も低い．ただし，HIV の重複感染例では単剤の投与で高率に耐性をきたすため注意が必要である．ADV と TDF では，腎機能障害，低リン血症の出現に注意する必要がある．

LVD 耐性例に対する治療には TDF（ADV）との併用が推奨される．LVD と ADV 両剤への耐性例，または ETV 耐性例に対して

はLVDとTDFの併用またはETVとTDFの併用が推奨される.

核酸アナログは安易に中止すると高率に再燃するため注意が必要である. 中止に際しては中止基準が参考になる[3].

c　抗ウイルス療法の基本方針

表2にPeg-IFNと核酸アナログ(ETV/TDF)の比較を示した. 核酸アナログは多くの症例でウイルス量が速やかに低下しALT値は正常化する. さらに, 組織学的な改善が得られ, 肝発癌率も低下する. しかし, ウイルスを完全に排除することは困難であり, 耐性変異の出現や治療中止による肝炎の再燃が問題点として残されている. これに対し, Peg-IFNの抗ウイルス効果は弱いが, 宿主の免疫を賦活する作用があり, 有効例では投与終了後も効果が持続する. このため, drug freeを目指す場合はPeg-IFNに優先する. ただし, 治療反応率が低く, その予測が難しい.

慢性肝炎に対する初回治療では, 原則としてPeg-IFN単独治療を第一に検討する. 肝線維化進展例や肝硬変例, Peg-IFN効果不良例や不適応例では長期寛解維持を目的とした核酸アナログが第一選択となる. 再治療では, 前回IFN治療再燃例に対してはPeg-IFN治療による再治療を考慮する. 前回IFN治療不応例や核酸アナログ中止後の再燃例では核酸アナログによる再治療を考慮する. 肝硬変では初回治療より核酸アナログが第一選択薬となる[2].

d　併用療法

核酸アナログとIFNを4週間程度オーバーラップさせ連続で使用するシークエンシャル治療や両者を同時に使用するadd on療法などが併用療法として報告されている. シークエンシャル治療に関しては報告によりその有効率は異なっており, 必ずしも一定の結論には至っていない. TDFにPeg-IFNをadd onする治療法はHBs抗原量を急速に低下させる効果があることが報告されており, 今後の検討課題として注目されている.

3　注意の必要な病態

HBVキャリアでは経過中に急性増悪を起こすことがあり, 時に重症化する. 予測の難しい病態であり, その存在を主治医・患者とも認知している必要がある.

B型肝炎はC型に比較し, 若年での発癌が多く, 非肝硬変例での発癌が少なくない. 慢性肝炎や肝硬変例では3〜6か月に1回程度の肝細胞癌スクリーニングが必要であり, 非活動性キャリアや回復期になっても, 年1回のスクリーニングは必須である.

DON'Ts

- □ 核酸アナログ治療で肝炎が鎮静化し, 肝機能や肝組織所見が改善してもB型肝炎が完全に治癒したと考えてはいけない.
- □ たとえHBVの活動性が十分低下しても, 肝細胞癌の定期スクリーニングは欠かしてはいけない.

文献

1)　日本肝臓学会(編):慢性肝炎・肝硬変の診療ガイド2013　文光堂, 2013.
2)　日本肝臓学会肝炎診療ガイドライン作成委員会(編):B型肝炎治療ガイドライン(第2.1版). 2015年5月. http://www.jsh.or.jp/medical/guidelines/jsh_guidlines/hepatitis_b
3)　田中榮司, 他:肝臓 2012;53:237-242.

信州大学医学部内科学第二教室　**田中榮司**

4 C 型慢性肝炎

DOs

- □ 肝疾患の進展度(肝硬変の有無，肝予備能の評価)，肝癌の有無を把握する．
- □ 抗ウイルス治療の適応を考える．

1 概念・疫学

C 型肝炎ウイルス(HCV)は血液を介して感染する．核酸増幅検査が導入された 2000 年以降，輸血に伴う感染は実質上観察されなくなっているが，感染経路が不明の新規感染例が散見される．感染後 20 ～ 30% の症例は 6 か月以内にウイルスの自然排除がみられるが，それ以降のウイルスの自然排除は極めてまれである．持続感染が成立すると 20 ～ 30 年の経過で慢性肝炎から肝硬変・肝癌を発症する(図 1)．

2 症 状

C 型肝炎は慢性肝炎，代償性肝硬変では一般に無症状である．

3 検 査

HCV 感染のスクリーニングには血清 HCV 抗体を測定する．HCV 抗体が陽性であれば，ウイルス血症の確認のため HCV-RNA を測定する．HCV-RNA が陽性であれば HCV の感染があることが診断できる．一般人口では HCV 抗体陽性者の 20 ～ 30% は HCV-RNA が陰性であり(HCV の既往感染)，この場合は HCV 抗体価が低い場合が多い．また，過去に抗ウイルス治療を受けウイルスが排除された場合も，HCV 抗体陽性，HCV-RNA 陰性となる．

HCV 感染者では血清 ALT 値の異常を呈

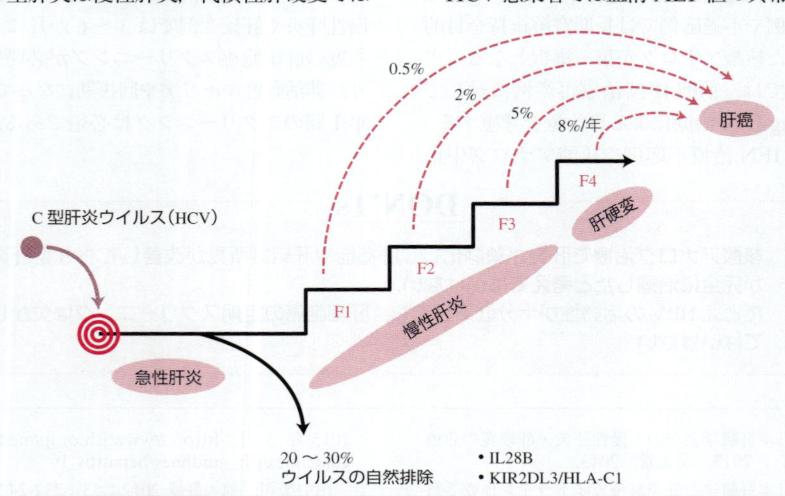

図 1　C 型肝炎の自然経過
HCV 感染後，70 ～ 80% の症例が持続感染に移行する．肝疾患の進展度は肝生検により 4 つのステージ(F1 ～ F4)に分類され，F1 ～ F3 が慢性肝炎，F4 が肝硬変である．年率の肝発癌リスクは F ステージが上昇するに従い高率になる．

し肝炎を伴うことが多いが，HCV感染者の約4分の1は血清ALT値が正常である．ワンポイントのALTが正常であっても経過観察するとALT異常を認める場合も多い．血清ALT値が長期に正常を維持する症例もあり，このような症例では肝疾患の進行は緩徐であると考えられている．しかし，このような症例でも肝生検を行うと慢性肝炎の所見を呈することが多く，また，約10分の1の症例ではすでに肝硬変に進展している場合もある．なお，血清ALTの正常値は施設により高めに設定されていることがあり，真の正常上限は30 IU/Lとすることが推奨されている．

C型肝炎では肝疾患が進展すると，血小板数が低下することが知られている．一般には，血小板数が15万以上であれば肝疾患の進展は軽微であり，10万未満であると肝硬変の存在が強く疑われるが，個人間のばらつきが多いので注意がいる．血清ALT値が正常であっても，血小板数が低下している症例は，すでに肝疾患が進展している可能性がある．

血清AFP値は一般に肝細胞癌の腫瘍マーカーであるが，C型肝炎患者では肝癌がなくても健常者に比し高値となることが多い．血清AFP高値は抗ウイルス治療後の肝発癌の独立したリスクであることが明らかにされており，注目されている．

HCVには多くの遺伝子型が存在するが，わが国では約4分の3が1型，残りが2型であり，それ以外の感染は極めてまれである．遺伝子型は肝疾患の経過に大きな影響を与えないが，抗ウイルス治療の反応性には大きく関与する．したがって，抗ウイルス治療の適応決定には，遺伝子型の検索が必要である．現在，遺伝子型の測定そのものは保険適用外であるが，血清型の測定により，遺伝子型1型の感染か2型の感染かを鑑別することができる．

4 診　断

HCV感染者においては肝硬変・肝癌の有無を評価することが重要であり，腹部超音波検査はそのために必須の検査である．肝癌の存在が疑われた場合は必要に応じて，造影CT検査，EOB-MRI検査を追加する．血小板の減少，血清アルブミン値の低下，プロトロンビン時間の延長，血清AST/ALT比の上昇，血清ビリルビン値の上昇などは肝硬変の存在を示唆する所見であり，また各種血清線維化マーカーも参考になるが，肝硬変の確定診断には肝生検が必要である．非侵襲的な肝線維化測定法であるFibroScanやARFIは繰り返し測定することができ，線維化の進展の把握に有用である．

5 治　療

C型肝炎の治療の基本は抗ウイルス治療である．抗ウイルス治療薬としてインターフェロン，リバビリンが用いられてきたが，2011年以降HCVに直接作用する薬剤（direct-acting antivirals：DAA）が多く開発されており，治療法が格段に進歩している（図2）．DAAはHCVのNS3/4Aプロテアーゼ，NS5A増殖複合体，NS5Bポリメラーゼを標的にした経口薬である．DAAは単剤投与では早期に耐性ウイルスが出現するので，インターフェロンとリバビリンとの併用（IFN-based治療），あるいは異なるDAAの組み合わせ（IFN-free治療）で治療が行われる．現時点では，遺伝子型1型に対してはレジパスビル（NS5A阻害薬）＋ソホスブビル（核酸型ポリメラーゼ阻害薬）の12週間投与[1)]あるいはパリタプレビル（プロテアーゼ阻害薬）＋オンビタスビル（NS5A阻害薬）の12週間投与，遺伝子型2型に対してはソホスブビル＋リバビリンの12週間投与[2)]が選択されることが多い．いずれもChild-Pugh分類Aの肝硬変までが適応で

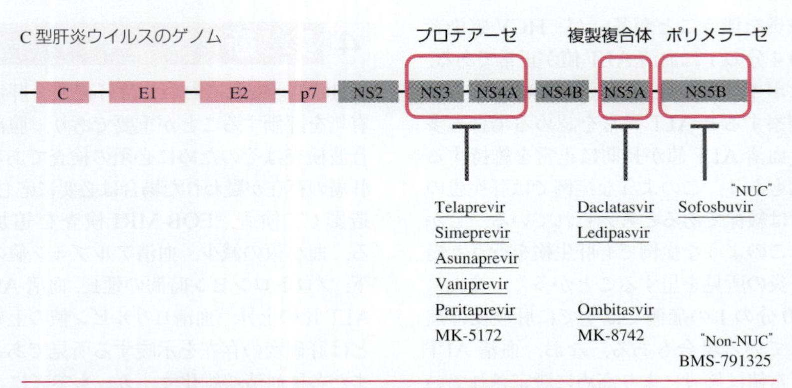

図 2　C 型肝炎に対する選択的抗ウイルス薬とその治療標的
下線を付したものはわが国で承認を受けている薬剤，それ以外は臨床開発中の薬剤.
NUC：核酸型ポリメラーゼ阻害薬.

あり，非代償期肝硬変や肝癌症例に対しては保険承認されていない．また，治療適応にあたっては，薬剤に特有の代謝経路や薬物間相互作用を考慮する必要がある．例えば，リバビリンは腎排泄性であり，血液透析でも除去することはできない．したがって，クレアチニンクリアランスが 50 mL/ 分以下の症例への投与は禁忌である．また，ソホスブビルも腎排泄性であり重度の腎機能障害(eGFR＜30 mL/ 分 /1.73 m^2)または透析患者には使用できない．一方，プロテアーゼ阻害薬や NS5A 阻害薬の多くは胆汁排泄性であり，肝代謝経路を共有する薬剤との間で薬物間相互作用が比較的多くみられ，併用薬に注意する必要がある．

現在，C 型肝炎に対する抗ウイルス治療は 12 週間の治療で 95% 超の症例でウイルス排除(sustained virologic response：SVR)が得られるようになっている．DAA 治療で SVR に至らなかった症例では，使用した DAA に特有の耐性ウイルス(resistance-associated variants：RAV)が出現する．治療によって出現した RAV は，同じクラスの DAA を含む再治療に対して抵抗性である可能性があるので注意がいる[3]．

C 型肝炎の抗ウイルス治療には薬剤費が数百万円かかり，高額であることが問題になっている．わが国では医療費助成制度が適応されており，都道府県に申請することにより患者負担の軽減が図られるようになっている．

6 合併症

C 型肝炎ではいくつかの肝外合併症が起こることがある．頻度は低いが，クリオグロブリン血症，糸球体腎炎，リンパ腫などが代表的なものである．

7 予　後

C 型肝炎からの肝発癌は線維化の進展により異なる．肝硬変からの肝発癌は年率 8% 程度である(図 1)．線維化が軽度の症例からも発癌がみられることに注意する必要がある．

抗ウイルス治療による HCV の持続感染からの離脱は，C 型肝炎の疾患の進行を抑制し，発癌率も低下させる．しかし，SVR 後にも肝癌のリスクが残存することに留意する必要がある．ペグインターフェロン＋リバビリン治療時代のコホートを用いた研究では，SVR 後の 5 年累積発癌は 3% 程度であったが，DAA 治療時代になると発癌リスクの高い症例(肝疾患の進展した症例，高齢者)からもSVRが高率に得られるようになってきており，SVR後の発癌はさらに増加すると考えられている．SVR後も発癌に関する定期的なサーベイランスが必要である．また，飲酒，糖尿病はSVR後発癌を上昇させると考えられている．

DON'Ts

- □ C型肝炎患者に漫然とした肝庇護薬の投与を行わない．
- □ SVRはウイルス感染からの離脱であるが，肝疾患からの離脱ではない．

文献

1) Mizokami M, et al.：Lancet Infect Dis 2015；15：645-653.
2) Omata M, et al.：J Viral Hepat 2014；21：762-768.
3) Kai Y, et al.：J Gastroenterol 2015；50：1145-1151.

大阪大学大学院医学系研究科消化器内科学　**竹原徹郎**

☑ 医療の根源の問題―患者の心理についての理解―

先日，あるコラムに次の文章が書かれていた．

「現在の医学教育で医学知識のみを教え，人間の心理や患者の心理についての討議が少ないのは欠落であろう」

確かに医師にとって専門分野を極めていくことは大切なことだと思うが，われわれは日頃から患者の病を通して心の苦しみにも直面しているはずである．私が医師になって2年目に出会った上司は，当時広島赤十字・原爆病院の呼吸器科の部長であり，その豊富な医学的知識は当然のことながら，人間の心理や患者の心理についても造詣の深い医師であった．上司の診療には人間的な温かさが感じられ，自分が将来目指す医師像となったのを今でも覚えている．診療などで忙しくなるとついつい疎かになりがちであるが，人間の心理や患者の心理についての理解が欠落しないように常日頃から心がけておきたいものである．

(川崎医科大学附属病院内視鏡・超音波センター　眞部紀明)

5 肝硬変・肝不全

DOs

- □ ウイルス性肝硬変では抗ウイルス療法が奏効するため，第一に検討する．
- □ 肝硬変では肝発癌リスクを念頭に置き，定期的に画像検査を行う．
- □ 肝硬変では栄養学的介入が有用である．

1 概念・疫学

肝硬変の定義は，病理組織学的なものである．すなわち，肝硬変とは，慢性の肝組織の炎症により肝細胞の再生と結合組織の増成が生じ，びまん性に線維性隔壁に囲まれた再生結節（偽小葉）が形成された状態をいう．したがって，肝硬変の確定診断には病理組織学的検査が必須であるが，典型例では臨床徴候，血液検査および画像検査などにより診断は可能である．初期の肝硬変と進行した慢性肝炎の鑑別は組織診断以外の方法では困難であるが，慢性肝炎と肝硬変に厳密な境界は存在せず，臨床的にも両者を厳密に鑑別する必要に迫られることはない．

わが国には約 30 ～ 40 万人の肝硬変患者が存在すると考えられ，男女比は 2 ～ 3：1 と男性に多い．肝硬変の病因は様々であるが，わが国では C 型肝炎ウイルス感染に起因するものが約 70%，B 型肝炎ウイルスに感染に起因するものが約 15%，アルコールによるものが約 10% であり，肝炎ウイルス感染によるものがほとんどを占めている．なお，最近は成因として非アルコール性脂肪性肝炎（non-alcoholic steatohepatitis：NASH）が注目されている．

2 症状・身体所見

自覚症状は肝細胞機能の低下と門脈圧亢進症に起因した多彩な症状・徴候が出現するが，初期では軽微である．倦怠感，易疲労感，食思不振，腹部膨満感，浮腫などがあり，さらに進行すると歯肉出血，鼻出血などの易出血性が現れる．また，黄疸，腹水貯留（蛙腹），肝性脳症，羽ばたき振戦，腹壁静脈怒張，臍ヘルニア，脾腫などがみられる．皮膚症状では，手掌紅斑，くも状血管腫，女性化乳房などが認められる．

また，肝硬変の機能的分類として，浮腫・腹水，黄疸，肝性脳症などの徴候を認める非代償性肝硬変と，それらを認めない代償性肝硬変に分けられる．

3 検査・診断

a 血液検査

末梢血液検査では汎血球減少を認める．赤血球系異常の原因として，肝合成能の低下によるトランスフェリンの低下に伴う鉄代謝の異常，ビタミン B_{12} 代謝異常，長期アルコール摂取による葉酸欠乏，脾機能亢進による赤血球破壊の亢進などが考えられる．また，血小板減少の原因は，脾機能亢進・肝でのトロンボポエチンの合成能低下による．

生化学検査は肝機能評価として重要である（表 1）．

また，慢性肝炎と肝硬変の識別に関する検討では，ヒアルロン酸と IV 型コラーゲン 7S の測定が特に有効であり，感度はそれぞれ 88%・83%，特異度は 89%・89% との報告がある．特に C 型肝炎ウイルス関連の識別としては，次の判別式で負であれば慢性肝炎，正であれば肝硬変との報告も

表1　肝硬変の血液検査所見

・汎血球減少	白血球，赤血球，血小板減少（脾機能亢進）
・合成能低下	アルブミン低下，プロトロンビン時間延長，ヘパプラスチンテスト低下，コリンエステラーゼ低下，総コレステロール低下
・黄疸	ビリルビン上昇（直接型優位，肝不全で間接型が増加）
・網内系の反応	TTT および ZTT 上昇，γ-グロブリン上昇
・肝トランスアミラーゼ	肝内の炎症の程度により増減（正常値のこともある）
・胆道系酵素	ALP，γ-GTP，LAP の軽度上昇
・線維化	IV 型コラーゲン 7S，ヒアルロン酸，III 型プロコラーゲン N 末端ペプチド（P-III-P），Mac-2 結合蛋白（M2BP）糖鎖修飾異性体の上昇
・脳症	アンモニア上昇，分岐鎖アミノ酸の低下，芳香族アミノ酸の増加（フィッシャー比の低下）

ある[1]．

γ-グロブリン（%）×0.124＋ヒアルロン酸（ng/L）×0.001＋性別（男＝1，女＝2）×（−0.413）＋血小板数（万/mm^3）×（−0.775）−2.005

b　画像検査

1）　腹部超音波検査・CT・MRI

右葉の萎縮と左葉や尾状葉の腫大が典型的な所見であり，右葉が左葉より小さくなる症例も多い．肝辺縁は丸みを帯び鈍化し，表面は再生結節により不整化する．また，内部の不均一性が進み全体に粗い像を示す．肝内脈管にも変化がみられ，門脈は壁が不整となり蛇行してくる．肝静脈は肝線維化が進行するにつれて狭小化をきたす．また，側副血行路，脾腫および腹水を認めることもある．

2）　肝シンチグラフィ

^{99m}Tc-フチン酸などを核種として用いるコロイド肝シンチグラフィは，肝類洞に存在する Kupffer 細胞のコロイド貪食能を画像化する検査である．肝硬変では，右葉の縮小と左葉，尾状葉の腫大像および脾，骨髄での取り込みの亢進（flying bat pattern）を認める．

3）　腹部血管造影

肝動脈細枝は屈曲・蛇行し，corkscrew appearance を呈するが，総肝動脈，固有肝動脈は拡張し，脾動脈も拡張する．肝静脈造影では壁不整，狭小化，屈曲，蛇行が認められ，いわゆる枯れ枝状の所見を呈する．しかし，本検査は基本的に肝癌の検査・治療目的に行われるもので，肝硬変の診断を目的に行われるものではない．

4）　上・下部消化管内視鏡

門脈圧亢進による食道静脈瘤・胃静脈瘤，門脈圧亢進症性胃症および大腸症などの消化管病変が存在すれば肝硬変の可能性が高い．

5）　腹腔鏡，肝生検

腹腔内に内視鏡を挿入することにより，肝の色調，結節の大きさ，高さ，分布状態，結節間の幅などを詳細に観察できる．腹腔鏡下あるいは経皮的肝生検を併用すれば診断の確実性は一層増すが，本症では出血傾向がみられることが多いので慎重に行うべきである．

肝生検では肝細胞の壊死・線維化，肝細胞の再生像を認める．組織像は門脈域と小葉中心部を結ぶ線維性隔壁の形成と，それによる偽小葉（再生結節）・肝小葉構造の改築をびまん性に認める．また，肝組織所見については，肝線維化（staging）を F0 〜 4 の5段階（F4：肝硬変）に，活動性（grading）を A0 〜 3 の4段階に分類し，それぞれ評価する．

6）　重症度分類

肝硬変の重症度判定には，Child-Pugh 分類（p.576 **表1** 参照）が世界的に広く用いられている．総合得点より A・B・C に分類し，得点が高いほど重症である．また，末期肝硬変患例に対しては Model for End-stage Liver Disease（MELD）スコアが用いられる．

表 2　肝硬変患者の栄養基準(日本病態栄養学会，2003 年)

1. エネルギー必要量
　栄養所要量(生活活動強度別)*1 を目安にする
　耐糖能異常のある場合
　　25 ～ 30 kcal/kg *2/ 日
2. 蛋白質必要量
　蛋白不耐症がない場合*3
　　1.0 ～ 1.5 kg/kg/ 日
　蛋白不耐症がある場合
　　低蛋白食(0.5 ～ 0.7 g/kg/ 日)＋肝不全用経腸栄養剤
3. 脂質必要量
　エネルギー比 20 ～ 25%
4. 食塩
　腹水・浮腫(既往歴も含む)がある場合
　　5 ～ 7 g/ 日
5. 分割食(4 ～ 6 回 / 日)あるいは夜食(約 200 kcal 相当*4)

＊1：第六次改訂　日本人の栄養所要量(厚生労働省，2000 年)
＊2：標準体重 kg
＊3：低アルブミン 3.5 g/dL 以下，フィッシャー比 1.8 以下，BTR 3.0 以下の場合には分岐鎖アミノ酸顆粒製剤を投与することがある．
＊4：肥満例では，夜食を給与する場合には，1 日の食事総量を変化させないか減量する必要がある．また，やせ例では，夜食も含めて 1 日の食事総量の増加を検討する．夜食などはバランス食であることが望ましい．

4 治　療

肝硬変の治療にあたっては，病因の確定，肝予備能(重症度)の評価，食道静脈瘤の有無に注意し，肝癌を視野に入れた予後予測を立て，患者の QOL と ADL を考慮した治療計画を立てる必要がある．

肝硬変の死因をみると，最近では肝癌が 70%，肝不全が 20%，消化管出血が 5% の割合となっており，20 ～ 30 年前と比較すると大きく様変わりし，肝癌の死亡率が増加している．この背景には栄養治療の進歩，抗菌薬，利尿薬およびアルブミン製剤などの開発と普及，食道静脈瘤に対する内視鏡治療の向上などにより，肝不全と消化管出血の治療が進んだことがある．肝硬変患者の生存率が高まることにより，肝硬変患者が高齢化し，必然的に肝癌発生率の増加につながっている．

したがって，肝硬変の治療法は，その発症予防あるいは進展抑制を目的とした治療法と，合併症に対する治療法の 2 つに分けられる．またさらに，移植医療も念頭に置く必要がある．

a　一般治療

肝硬変の原因がウイルス性であれば抗ウイルス療法を第一に検討する．実際，C 型代償性肝硬変においても経口抗ウイルス薬により高いウイルス学的持続著効(sustained viral response：SVR)が期待できる[2]．炎症の残存が肝予備能低下につながる可能性があれば，肝庇護薬(グリチルリチン製剤，ウルソデオキシコール酸など)を投与する．また，定期的に超音波検査・CT・MRI 検査を行い，αフェトプロテイン・PIVKA II の腫瘍マーカーの血液検査も加え，肝癌の早期発見に努める．また，飲酒や肥満は肝発癌のリスク因子であるため，介入が必要である．

また，肝硬変における血清アルブミン値と累積生存率の関係をみると，3.5 g/dL 未満の群では，3.5 g/dL 以上の群に比較して長期的な生命予後が悪く，低蛋白栄養状態の改善を念頭に置いた栄養治療も重要である[3]．非代償性肝硬変では 1 日当たりのエネルギーは 30 ～ 35 kcal/kg が必要である

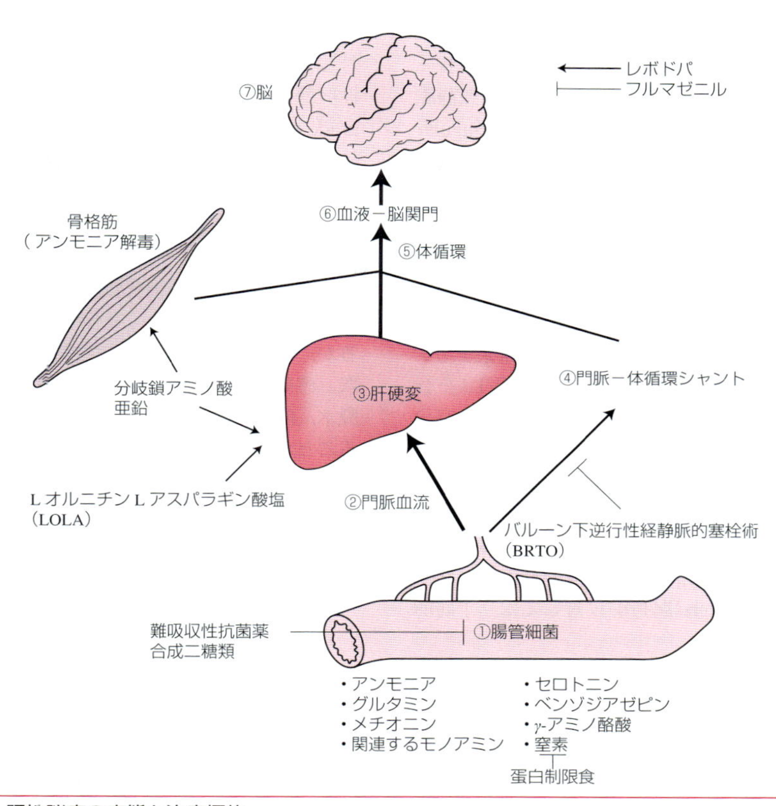

図1　肝性脳症の病態と治療標的
LOLA：L-ornithin-L-aspartate.

が，耐糖能異常がある場合は標準体重当たり 30 kcal/kg を目安とする．蛋白不耐症がない場合，1日当たりの蛋白は 1.0～1.5 g/kg を必要とされる．食事摂取が十分で，血中アンモニア値が正常範囲内であっても，低アルブミン 3.5 g/dL 以下，分岐鎖アミノ酸/チロシンモル比（BTR）3.0 以下の場合には分岐鎖アミノ酸（BCAA）顆粒製剤を投与する．また，硬変肝では食後のグリコーゲン貯蔵量が十分でなく，特に夕食から翌朝までのエネルギー供給が十分でない．それを補うために，200 kcal 程度の夜食が勧められている（表2）．

b　合併症に対する治療

1）　腹水・浮腫

腹水は，肝硬変患者に約 8%/年の割合で新たに発症する非代償症状である．腹水を有する患者は腹部膨満感，易疲労感，呼吸困難などの症状を呈し，QOL が悪化する．したがって，肝硬変患者における腹水のコントロールは重要で，その予防や治療には発症機序を理解したうえで栄養学的介入を含めたアプローチが必要である．薬物療法としては，利尿薬（抗アルドステロン薬，ループ利尿薬，バソプレシン V_2 受容体拮抗薬）を投与する．低アルブミン血症（2.5 g/dL 以下）を伴う場合には，アルブミン輸注も考慮する．難治性腹水例では，腹水穿刺による排液，腹水濾過濃縮再静注法，腹腔－静脈シャント術（PV シャント），経頸静脈的肝内門脈大循環シャント術（transjugular intrahepatic portosystemic shunt：TIPS）などを行う．

2）　食道・胃静脈瘤，門脈圧亢進症性胃腸症

食道静脈瘤破裂の際には，緊急に内視鏡的静脈瘤硬化療法（endoscopic injection sclerotherapy：EIS）あるいは内視鏡的静脈瘤結紮術（endoscopic variceal ligation：EVL）を行い，続いて待機的治療により静脈瘤を完全に消滅させるようにする．これらの治療を直に施行できない場合は，Sengstaken-Blakemore チューブにより圧迫止血し，内視鏡的治療の可能な施設に移送する．さらに，定期検査にて静脈瘤出血の危険性の高い症例（red color sign 陽性例）に対しては，予防的な EIS・EVL を行う．一方，胃静脈瘤に対しては EIS のほか，バルーン閉塞下逆行性経静脈的塞栓術（balloon-occluded retrograde transvenous obliteration：B-RTO）を施行する．門脈圧亢進症性胃腸症に対しては，β遮断薬などの薬物療法が試みられている．

3）　肝性脳症

末期肝硬変では肝細胞機能不全の進行により肝性脳症が誘因なく発症することもあるが，消化管出血，便秘，蛋白質の過剰摂取，感染症，利尿薬の過剰投与などによる脱水，向精神薬の服用などを契機に発症することが多い．指南力低下，性格変化，異常行動，羽ばたき振戦などを認め，最終的には昏睡に陥る．肝性脳症の治療は発症機序や誘因を考慮したうえで治療法を選択することが重要である（図 1）．

DON'Ts

- □ 肥満は肝発癌の危険因子であるため，過栄養状態にしない．
- □ 栄養療法では，蛋白質摂取量が病期や合併症により異なるため，漫然とした指導をしない．

文献

1）熊田博光，他：C 型慢性肝炎からの肝硬変進展率と肝癌発生率 非 A 非 B 型肝炎の臨床的総合研究．厚生省科学研究費補助金（新興，再興感染症研究事業）平成 10 年度報告書．1998：13-14.

2）Kumada H, et al.：Hepatology 2014；59：2083-2091.

3）Muto Y, et al.：Clin Gastroenterol Hepatol 2005；3：705-713.

岐阜大学消化器内科　**白木　亮，清水雅仁**

A 肝臓

6 薬物性肝障害

DOs

- □ 肝障害をみたときにはどのような病型であっても常に薬剤性肝障害を念頭に置こう.
- □ 薬物服用歴を聴取する際には漢方薬，自然食品・健康食品やサプリメントの服月歴も確認しよう.
- □ 薬物性肝障害診断のゴールドスタンダードは存在しないことを覚えておこう.

1 基本的な考え方

多種多様な薬剤・薬物が使用される現在の医療現場において，薬物性肝障害(drug-induced liver injury：DILI)の発症は避けられず，入院・外来を問わず投与中の薬剤による予想外の肝障害に遭遇することはまれではない．その分類・成因，原因薬剤の推移，診断の方法，また臨床現場で繁用される薬物リンパ球刺激試験などについての基本的な知識は，専門領域を問わず臨床医にとって必須である.

2 概念・疫学

a 概 念

薬物性肝障害(DILI)は広く薬物によって惹起される肝障害である．医療現場で医師により処方される医療用医薬品，また処方箋なしに薬局で購入できる一般用医薬品・要指導医薬品(いわゆるOTC医薬品)による肝障害は薬剤性肝障害とよばれ，この呼称が使用される場合もあるが，現在はこれら医薬品だけではなく，自然食品・健康食品，サプリメントなどによって惹起される肝障害も少なからずみられるため，これらも包含して広く薬物性肝障害という診断名が使用されるようになっている.

b 分 類

DILIはその成因から大きく2種類に分類される．まず薬物そのもの，あるいは薬物の代謝産物が直接肝障害をきたす場合である．代表的なのはアセトアミノフェンによるDILIであり，通常用量依存性で予測可能とされている．これに対して，日常臨床でしばしば遭遇するのは予測不可能な，個体の因子(特異体質)に大きく依存するDILIである．特異体質によるDILIも2通りに分類することができ，1つはアレルギーによるもの，もう1つは薬物の代謝産物によるものである．しかし，現在では，アセトアミノフェンによる中毒性の肝障害でも必ずしも投与量に依存しない場合がある一方，特異体質によるDILIでもその発症が投与用量にある程度依存することも明らかになっている.

c 疫 学

2008年の第44回日本肝臓学会において，1997～2006年に発症したDILI 879例の原因薬剤が国内29施設から集計されている[1](図1)．被疑薬として最も高頻度なのは抗菌薬であり(全体の15.1%)，続いて精神神経科薬(10.1%)であるが，健康食品・漢方薬がそれぞれ10%・7.1%と報告されている．この調査では対象期間を前期(1997～2001年)および後期(2002～2006年)に分け，それぞれにおける被疑薬の頻度をも検討しているが，健康食品・漢方薬それぞれによるDILIは前期では8.1%・6.1%であったのに対し，後期では11.1%・7.5%に増加している[1]．この原因は明確ではないが,

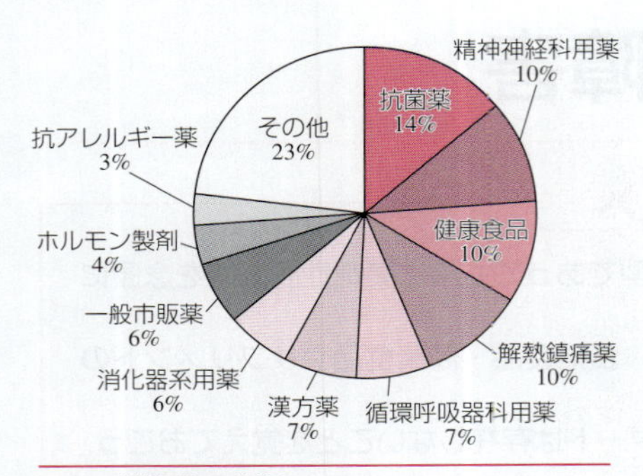

図1　被疑薬の分類
〔堀池典生，他：薬物性肝障害の実態—全国集計—．恩地森一（編）：薬物性肝障害の実態．中外医学社，2008：1-10.〕

近年健康食品の使用頻度が増加していることに加えて，中国産やせ薬による重症肝炎[2]の報道が相次ぎ，健康食品や漢方薬でもDILIが発症しうるという認識が広まったことが関係していると推定される．

3 病　態

DILIはあらゆる病型の肝障害をとりうるため，肝障害の型によってDILIと診断することはできない．肝障害をみたときにはどのような病型であっても常に薬剤性肝障害を念頭に置くべきである．肝生検による肝組織の検討でも，DILIは様々な組織所見をとりうることが知られており，DILIに典型的な組織所見はない．

DILIの病態は大きく肝細胞障害型，胆汁うっ滞型，混合型に分類される．2004年の日本消化器病学会週間（DDW-J）で提案された診断基準（表1）にはこの3種の鑑別が記されているが，肝細胞障害型は胆汁うっ滞型に比べて，AST / ALT上昇が主体，薬物投与から発症までの期間が短い，投与中止から回復までの期間も長い，という特徴がある．

4 診断と鑑別診断

DILIの診断に対するゴールドスタンダードは現在でも存在せず，その診断は容易ではない．肝障害をきたしうる他の原因を除外したうえで，被疑薬投与・中止と肝障害発症との時間的関連性を入念に検討することが基本だが，複数の薬剤が投与されている場合，他の原因が存在する場合など，診断に迷うことが少なくない．2004年にDILI診断のためのスコアリングシステムが提唱され（表1）[3]，現在日常臨床において広く用いられているが，このスコアリングシステムは肝疾患を専門としない医師に対して使用が推奨されており，最終的な診断は肝専門医の判断に委ねるという姿勢をとっている．言い換えれば，DILIの診断において確実なバイオマーカーは存在せず，経験のある医師の判断に勝るものはないというのが現状である，ということである．被疑薬の再投与，いわゆるチャレンジテストによって肝障害が再現できれば因果関係を証明するための重要な証拠となるが，重篤な肝障害を惹起する危険があるため，意図的なチャレンジテストは禁忌となっている．

DILIの診断においてよく誤解されるのが薬物リンパ球刺激試験（drug-induced lymphocyte stimulation test：DLST）の位置付けである．DLSTはDILIの診断に際してしばしば用いられ，時に"DLSTが陽性であれば因果関係は確実"というように，DILI診断に対する特異度が100％近いと誤解される場合もある．DILIの結果を解釈する際に注意すべき点が上記スコアリングシステム使用マニュアルにまとめられており（表2）[3]，参考とされたい．

案外知られていないのが偽陰性だけではなく，DLSTが偽陽性となる場合がありうるという事実である．薬物のなかにはbiological modifierとしてもともとリンパ球を増殖させうるものが存在するが，こういう薬物はたとえ肝障害との関連がなくともDLST陽性となってしまう．事実，検査会

表1　DDW-J 2004 薬物性肝障害ワークショップのスコアリング

	肝細胞障害型		胆汁うっ滞または混合型		スコア
1. 発症までの期間[*1]	初回投与	再投与	初回投与	再投与	
a. 投与中の発症の場合					
投与開始からの日数	5〜90日	1〜15日	5〜90日	1〜90日	+2
	<5日，>90日	>15日	<5日，>90日	>90日	+1
b. 投与中止後の発症の場合					
投与中止後の日数	15日以内	15日以内	30日以内	30日以内	+1
	>15日	>15日	>30日	>30日	0
2. 経過	ALTのピーク値と正常上限との差		ALPのピーク値と正常上限との差		
投与中止後のデータ	8日以内に50%以上の減少		(該当なし)		+3
	30日以内に50%以上の減少		180日以内に50%以上の減少		+2
	(該当なし)		180日以内に50%未満の減少		+1
	不明または30日以内に50%未満の減少		不変，上昇，不明		0
	30日後も50%未満の減少か再上昇		(該当なし)		−2
投与続行および不明					0
3. 危険因子	肝細胞障害型		胆汁うっ滞または混合型		
	飲酒あり		飲酒または妊娠あり		+1
	飲酒なし		飲酒，妊娠なし		0
4. 薬物以外の原因の有無[*2]	カテゴリー1，2がすべて除外				+2
	カテゴリー1で6項目すべて除外				+1
	カテゴリー1で4つか5つが除外				0
	カテゴリー1の除外が3つ以下				−2
	薬物以外の原因が濃厚				−3
5. 過去の肝障害の報告					
過去の報告あり，もしくは添付文書に記載あり					+1
なし					0
6. 好酸球増多(6%以上)					
あり					+1
なし					0
7. DLST					
陽性					+2
擬陽性					+1
陰性および未施行					0
8. 偶然の再投与が行われたときの反応	肝細胞障害型		胆汁うっ滞または混合型		
単独再投与	ALT倍増		ALP(T.Bil)倍増		+3
初回肝障害時の併用薬とともに再投与	ALT倍増		ALP(T.Bil)倍増		+1
初回肝障害時と同じ条件で再投与	ALT増加するも正常域		ALP(T.Bil)増加するも正常域		−2
偶然の再投与なし，または判断不能					0
				総スコア	

＊1：薬物投与前に発症した場合は「関係なし」，発症までの経過が不明の場合に「記載不十分」と判断して，スコアリングの対象としない．
投与中の発症か，投与中止後の発症かにより，aまたはbどちらかのスコアを使用する．

＊2：カテゴリー1：HAV，HBV，HCV，胆道疾患(US)，アルコール，ショック肝．カテゴリー2：CMV，EBV．
ウイルスはIgM HA抗体，HBs抗原，HCV抗体，IgM CMV抗体，IgM EB VCA抗体で判断する．

判定基準：総スコア2点以下：可能性が低い．3，4点：可能性あり．5点以上：可能性が高い．

〔滝川　一，他：肝臓 2005；46：86.〕

 **Pitfall**

薬物リンパ球刺激試験（DLST）は通常外注検査として行われるが，同一検体でも検査会社によって結果が異なることがある．

表 2　DLST 成績の解釈上注意すべき事項

- control の CPM が低いときは参考データに留める．
- 薬物そのものではなく，薬物製剤の基材が原因となることがある．
- 免疫抑制薬，副腎皮質ホルモン使用患者は偽陰性となることがある．
- 肝炎極期には偽陰性となることがある．肝炎回復期初期の施行を推奨する．
- 薬物の中間代謝物が抗原となる場合は偽陰性となることがある．
- biological modifier など，DLST が偽陽性となる薬物が存在する．

〔滝川　一，他：肝臓 2005；46：90.〕

社の報告をまとめてみると，市販されている薬剤のなかには明らかに"DLST 陽性になりやすい"薬剤が存在する．

以上のような DLST の特徴を熟知したうえで，検査結果を適切に用いることが必要である．

5 治療と予後

DILI を疑った場合，まず被疑薬を中止することが基本である．複数の薬剤が投与されている場合，すべての薬剤を中止することは通常困難であり，また被疑薬の確定が困難になるため，各投与開始時期ないし中止時期と肝障害発現の時間的関係，各薬剤につき過去に報告された DILI の頻度などから最も疑われる薬剤を推定し，順次中止していく．中止によって肝障害が軽快すればそれが被疑薬と判断でき，患者には今後その薬剤の服用を行わないよう指導する．最近は商品名だけではなく様々な名称のジェネリック薬剤が流通しているため，一般名も含め伝えておくべきである．また，漢方薬では DILI の原因となる成分(生薬)が多種の薬剤に含有されていることがあり，注意が必要である．

多くの症例では被疑薬の中止によって肝障害は軽快するが，薬剤中止によっても肝障害が改善しない場合には肝庇護薬を投与するとともに，他に被疑薬が存在しないかどうか，さらに DILI の診断が誤っていなかったかどうか，肝障害を引き起こす他の原因が隠れていないかどうか再検討する．急性肝不全に陥ってしまう場合には人工肝補助ないし肝移植の適応となる．

DON'Ts

- □ 被疑薬を確定するための意図的なチャレンジテストは行ってはならない．
- □ 薬物リンパ球刺激試験の結果を 100% 信用するべきではない．

文献

1)　堀池典生，他：薬物性肝障害の実態─全国集計─．恩地森一(編)：薬物性肝障害の実態．中外医学社，2008：1-10.
2)　佐田通夫，他：肝臓 2004；45：96-108.
3)　滝川　一，他：肝臓 2005；46：85-90.

帝京大学内科　**田中　篤**

7 アルコール性肝障害

DOs

- □ 正確な飲酒量の把握が重要であり，家族からも聴取しよう．酒類，飲み方，飲酒年数も尋ねよう．
- □ 血清 γ-GTP 高値，AST 優位の肝酵素上昇，平均赤血球容積(MCV)の増大，白血球増多などの検査所見に注意しよう．
- □ 病型分類(脂肪肝，肝線維症，肝炎，肝硬変，肝癌)を念頭に診断しよう．
- □ アルコール依存患者では，精神科医と連携し，断酒会などへの参加を促そう．

1 概念・疫学

アルコール性肝障害とは，アルコール飲料の長期(通常は 5 年以上)にわたる過剰摂取によって生じた肝障害で，アルコール性脂肪肝，アルコール性肝線維症，アルコール性肝炎，アルコール性肝硬変，アルコール性肝癌[1]に分類される．

発症率はアルコール摂取量が増加するほど高くなるが，女性では男性の 3 分の 2 程度の飲酒で肝障害が惹起され，半分の飲酒期間で肝硬変へと進展する．2014 年の肝硬変，肝癌の成因に関する全国集計では，全肝硬変，肝癌のうちアルコール性は 17.6%，12% を占め，肝硬変の成因の経年的変化ではむしろ増加傾向にあった[2]．病型では，欧米と比較してアルコール性肝炎が少なく，肝線維症が多い．

2 症 状

腸管より吸収されたアルコールは，肝臓でアルコール脱水素酵素(ADH)，ミクロ

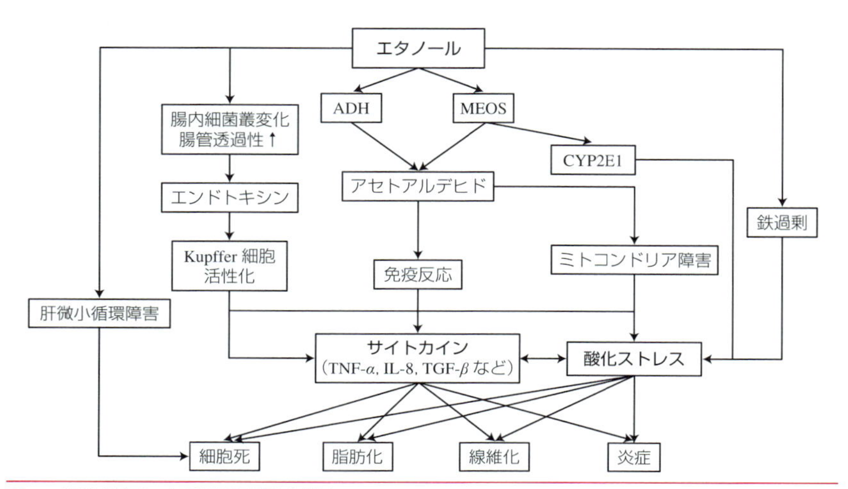

図 1 慢性飲酒による肝障害発症機序

エタノールが腸内細菌由来のエンドトキシン(lipopolysaccharide，LPS)の腸管透過性を亢進させ，門脈に流入した LPS は肝臓に到達してクッパー細胞を活性化し，過剰産生された tumor necrosis factor(TNF-α)などの炎症性サイトカインや活性酸素種(reactive oxygen species，ROS)が肝の炎症や線維化を引き起こす．

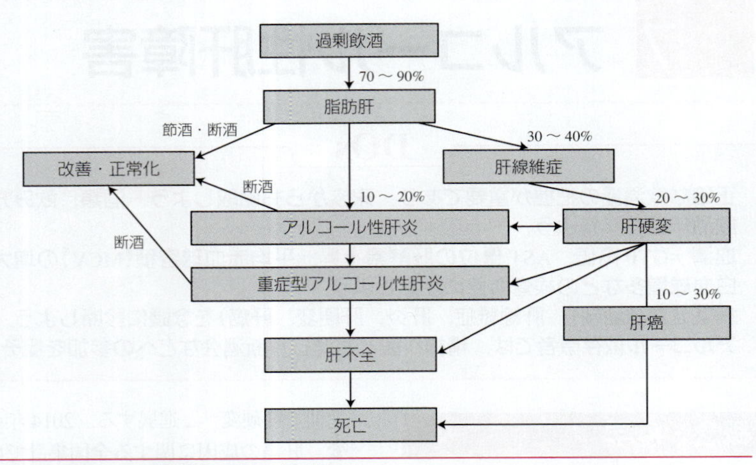

図 2　アルコール性肝障害の臨床経過

ゾームエタノール酸化系(MEOS)などにより酸化されてアセトアルデヒドとなり，アセトアルデヒドはアセトアルデヒド脱水素酵素により酢酸に代謝される．アルコール代謝に伴いミトコンドリア内にNADHが過剰になると，中性脂肪の合成が促進され，肝に脂肪化をきたす．肝細胞の障害には，腸内細菌由来のエンドトキシン，活性酸素や炎症性サイトカインが相互に関与している(図 1).

臨床経過として，飲酒によりまずアルコール性脂肪肝が生じ，アルコール性肝炎や肝線維症を経て，肝硬変へと進展することが多い(図 2).

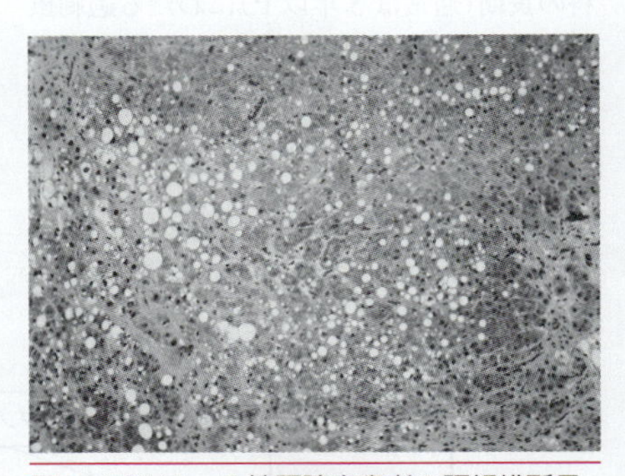

図 3　アルコール性肝障害患者の肝組織所見
肝細胞の脂肪化，細胞周囲性線維化(pericellular fibrosis)を認める．アザン染色．
(口絵 No.58 p.xix 参照)

a　アルコール性脂肪肝

無症状のことが多く，肝機能異常は軽度である．病理像ではアルコール脱水素酵素がおもに存在する肝小葉中心部優位に脂肪化を認める．

b　アルコール性肝線維症

自覚症状は乏しく，他覚的には肝腫大を認める．中心静脈周囲性の線維化や肝細胞周囲性の線維化，門脈域から星芒状に伸びる線維化を認めるが，炎症細胞浸潤や肝細胞壊死は軽度である(図 3).

c　アルコール性肝炎

飲酒量の増加を契機に腹痛，黄疸，発熱，白血球増多を認め，腹水を伴うこともある．病理所見では，肝細胞の膨化，肝細胞壊死，Mallory 小体，多核白血球の浸潤を認める．このうち重症型アルコール性肝炎は，肝性脳症，肺炎，急性腎不全，消化管出血を伴い，断酒にもかかわらず肝腫大が持続し，死亡率も高い．

d　アルコール性肝硬変

クモ状血管拡張，手掌紅斑，女性化乳房

など肝硬変の身体所見を呈し，肝腫大を認める例が多い．小結節性の偽小葉が特徴的である．

e　アルコール性肝癌

ほかの病因を除外できた肝癌をいう．

アルコール関連疾患として，認知症，多発神経炎などの精神神経疾患，膵炎などの消化器疾患，糖尿病などの代謝疾患，心筋症などの循環器疾患を伴うこともある．

3 検　査

慢性飲酒の生化学的指標としては，血清γ-GTP高値が有用であり，ASTがALTより高値になることが多い．また，赤血球膜の脂質組成の変化により平均赤血球容積(MCV)が増大する．白血球増多はアルコール性肝炎を，高度の黄疸，プロトロンビン活性の低下は重症型アルコール性肝炎を示唆する．脂肪肝の超音波像はエコー輝度の上昇であり，肝のCT値は低下する．肝は腫大することが多い．アルコール性肝硬変の検査成績は，ウイルス性とほぼ同様である．

4 診　断

正確な飲酒量の把握が重要で，アルコール性と診断するには，日本酒換算平均3合(純エタノールで60 g)/日以上を5年以上の常習飲酒家であること，禁酒によりAST，γ-GTP，肝腫大が改善することを確認する(表1)[1]．女性やALDH2活性欠損者(アルコールの酸化により産生されたアセトアルデヒドはアセトアルデヒド脱水素酵素(ALDH2)により代謝される．ALDH2には遺伝子多型があり，メジャーホモ型は依存症のリスク群となる可能性がある．アジア人ではマイナーホモ型またはヘテロ型が多く，頭痛，顔面紅潮といったフラッシング反応，アルコール性臓器障害と関連している)では少量の飲酒でも肝障害を生じるため注意が必要である．病型分類には肝生検が必要となる．

5 治　療(表2)

治療の基本は断酒である．低栄養の患者では，ビタミンB群を投与し，水分，電解質の補正を行う．食欲が回復したら，高蛋白(1.5 g/kg/日)・高エネルギー(35 kcal/kg/日)食を与えるが，過栄養の患者も多く，この場合は適切なエネルギー量(25～30 kcal/kg/日)の摂取を遵守させる．肝硬変では，症状に応じて，利尿薬，分岐鎖アミノ酸製剤，ラクツロース，難吸収性抗菌薬などを投与し，肝細胞癌，食道静脈瘤の早期

表1　アルコール性肝障害診断基準(2011年版)

「アルコール性肝障害」とは，長期(通常は5年以上)にわたる過剰の飲酒が肝障害のおもな原因と考えられる病態で，以下の条件を満たすものを指す．

1. 過剰の飲酒とは，1日平均純エタノール60 g以上の飲酒(常習飲酒家)をいう．ただし，女性やALDH2活性欠損者では，1日40 g程度の飲酒でもアルコール性肝障害を起こしうる．
2. 禁酒により血清AST，ALTおよびγ-GTP値が明らかに改善する．
3. 肝炎ウイルスマーカー，抗ミトコンドリア抗体，抗核抗体がいずれも陰性である．

〔アルコール医学生物学研究会(編)：JASBRAアルコール性肝障害診断基準(2011年版)．響文社，2012.〕

表2　アルコール性肝障害の治療

- 禁酒(脂肪肝など節酒で対処可能な症例も存在する)
- 離脱期：Wernicke脳症の予防
  ビタミンB_1補充
- 栄養・食事指導
  高蛋白・高エネルギー食
  脂肪肝の患者では栄養評価を行い，摂取カロリーの適正化を図る
- アカンプロサート(飲酒欲求を抑制し断酒率を上げる断酒補助薬)
  断酒の意志がある依存症患者を対象
  離脱症状に対する治療が完了してから投与を開始する．心理社会的治療と併用
- 重症型アルコール性肝炎
  早期に劇症肝炎に準じた集学的治療を開始する

発見に努める．重症型アルコール性肝炎では集学的治療が必要であり，血漿交換，血液濾過透析，白血球除去療法，副腎皮質ステロイドにて救命を図る．早期・後期離脱症候群への対処も必要であり，精神科医とも連携してトランキナイザーを投与する．錯乱，運動失調，眼球運動異常がありWernicke脳症が疑われる場合には大量のビタミン B_1 を投与する．アカンプロサートは飲酒欲求を抑えることで断酒率を上げる断酒補助薬であり，断酒の意志がある依存症患者を対象に，心理社会的治療と併用して投与する．

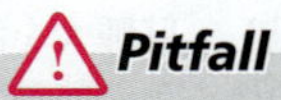

治療法が異なることから，アルコール性離脱症候群，Wernicke脳症，肝性脳症の診断を誤らない．

6 予　後

アルコール性肝炎や肝硬変に進展した患者が飲酒を継続した場合の5年生存率は50%以下とされている．断酒が継続できれば予後は著明に改善されるが，実際には断酒ができず難渋する症例が多い．近年，重症型アルコール性肝炎の救命率は改善傾向にあるが，依然として60%程度である．

7 患者・家族への説明

治療の原則は禁酒・断酒であり，家族などの周囲のサポートが治療の鍵となることを説明する．特にアルコール依存患者では，精神科医と連携し，断酒会などのアルコール自助グループへの参加も促す．院内や福祉事務所のケースワーカーの協力も得る．

末期肝硬変の場合には，肝移植も選択肢の1つとなりうるが，断酒が必須条件であり，移植後もそれを維持しなければならない．アルコール依存にまつわる家族間の問題もあり，生体肝移植が主流のわが国においては，解決すべき問題が多い．

DON'Ts

- □ アルコール性肝炎を早期に診断し，重症型アルコール性肝炎への進展を見逃さない．
- □ 肝障害はアルコールによる全身疾患の一部であり，神経，血液，心，糖代謝，膵疾患の合併を見逃さない．
- □ 内科的対応だけで急性期を乗り切り，帰すことはしない．断酒が継続できる環境を整える．

文献

1) アルコール医学生物学研究会(編)：JASBRAアルコール性肝障害診断基準(2011年版)．響文社，2012.

2) 泉　並木，他：集計 肝硬変の成因別実態2014 全国の集計．泉　並木(監)：肝硬変の成因別実態2014．医学図書出版，2015：1-3.

三重大学大学院消化器内科学　**岩佐元雄，竹井謙之**

8 NAFLD・NASH

DOs

- □ NASHは進行性の慢性肝疾患であり，肝硬変への進展，肝癌発症があることを覚えておこう.
- □ NAFLD / NASHは全身疾患であり，日常診療において併存，合併する生活習慣病を並行して加療しよう.
- □ NASHは今後も増加が予想され，まずは疑うことが重要である.

1 概念

非アルコール性脂肪性肝疾患(non-alcoholic fatty liver disease：NAFLD)は，明らかな飲酒歴がないにもかかわらず，アルコール性肝障害に類似したおもに大滴性の脂肪沈着を特徴とする肝組織所見を呈する肝障害である．NAFLDは比較的予後良好な非アルコール性脂肪肝(non-alcoholic fatty liver：NAFL)と，肝硬変や肝癌発症をきたす進行性で生命予後の悪い非アルコール性脂肪肝炎(non-alcoholic steatohepatitis：NASH)とからなる．NAFLD / NASHの約90%は肥満，耐糖能異常，脂質異常，高血圧などを合併し，インスリン抵抗性を基盤に発症するメタボリックシンドロームの肝病変とされている．NASHの発症機序に関して，脂肪沈着がfirst hitとして何らかのsecond hitが加わるtwo hit theoryが提唱されてきた．近年では内臓脂肪から分泌されるアディポカイン，サイトカイン，腸内細菌，自然免疫障害などが同時性に作用するmultiple hit theoryが提唱されているが，正確な機序は不明である．

2 疫学

わが国におけるNAFLDの有病率は9～30%との報告がある[1]．NASHの頻度は，その診断に肝生検を必要とするため，一般住民を対象とした検討はないが，人口の2～3%と推測される．生活習慣の欧米化に伴い，肥満人口とともにNAFLD / NASHの有病率は今後も増加が予想される．わが国を含め世界的に男性が女性よりも高頻度である．男性は中年層，女性は高齢層に多いとされ，予後の性差については明らかにされていない．

3 症状

NAFLD / NASHにおいて特異的な症状や身体所見はない．一般に無症状例が多いが(48～100%)，倦怠感，不眠，うつなどの自覚症状によりQOLの低下をきたすことがある．身体所見としては25～33%に肝腫大を認める．肝硬変進行症例では，黄疸，肝性昏睡，食道静脈瘤，腹水などの肝不全症状を呈する．

4 診断と検査

非飲酒者に肝脂肪沈着を認め，他の肝疾患(アルコール性肝疾患，ウイルス性肝炎，自己免疫性肝炎，原発性胆汁性肝硬変，薬

コツ

NAFLと比較しNASHは進行に伴い血小板数低値となる症例が多い．しかし，C型慢性肝炎などと比較すると血小板低下が軽度であり，軽度の血小板低下にも注意を払うべきである．

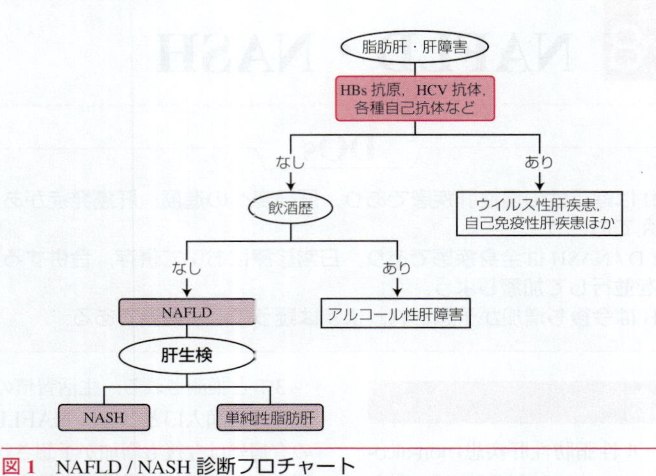

図 1　NAFLD / NASH 診断フロチャート
〔日本消化器病学会(編)：NAFLD / NASH 診療ガイドライン 2014. 南江堂，2014：xvii. より許諾を得て転載〕

剤性肝障害，代謝性肝疾患など)が除外されればNAFLDと診断される(図 1)[2]．一般診療においては，腹部超音波検査やCT検査で脂肪肝と診断された後に，肝炎ウイルスマーカー，抗核抗体，抗ミトコンドリア抗体，IgG，IgM，フェリチンやトランスフェリン飽和度，血清セルロプラスミンの測定，飲酒歴，薬物服用歴の聴取を行い，他の慢性肝疾患を除外する．わが国の診療ガイドラインでは非飲酒者の定義はエタノール換算で男性 30 g/ 日未満，女性 20 g/ 日未満としている[2)]．NASHとNAFLを鑑別できる確立されたバイオマーカーはなく，現状では肝生検が必須である．しかし，その症例数の多さから全NAFLD患者において肝生検を施行するのは現実的でない．他の肝疾患との鑑別困難例や，NASH症例が疑われる症例が肝生検適応例と考えられる．そのため，高度線維化を伴うNASHをいかに拾い上げるかが重要である．病態進展のリスクファクターとして，年齢(45 歳以上)，肥満，AST / ALT ratio ＞ 1，血小板低値，インスリン抵抗性，高中性脂肪血症，血清フェリチン高値，ヒアルロン酸および4型コラーゲン高値が報告されており，これらの症例には積極的に肝生検を行うことを考慮する．病理学的診断基準は，肝細胞の大滴性脂肪変化に加えて，線維化，炎症を伴う肝細胞の風船様変性を認めるものをNASHと診断する．典型例ではさらにMallory-Denk 体や肝細胞周囲性 / 類洞周囲性の線維化を認める．NASH肝硬変では，進行とともに脂肪沈着や壊死や炎症性細胞浸潤などのNASHの特徴的病理所見は徐々に消失することが知られ，burned-out NASHとよばれ注意を要する．

5 治　療

NAFLD / NASHの治療の基本は食事療法・運動療法による肥満，生活習慣病の改善である(図 2)[2)]．確立された薬物療法はないが，NASHの進行に対しては抗酸化薬(ビタミン E)などを投与する．糖尿病に対してはインスリン抵抗改善薬，脂質異常症に対してはHMG-CoA還元酵素阻害薬，高血圧では肝星細胞の活性化を抑える点からアンジオテンシン II 受容体拮抗薬(ARB)が投与される．肝硬変に進行した症例では，食道・胃静脈瘤や肝細胞癌合併などを念頭に置いた専門医による治療が重要である．

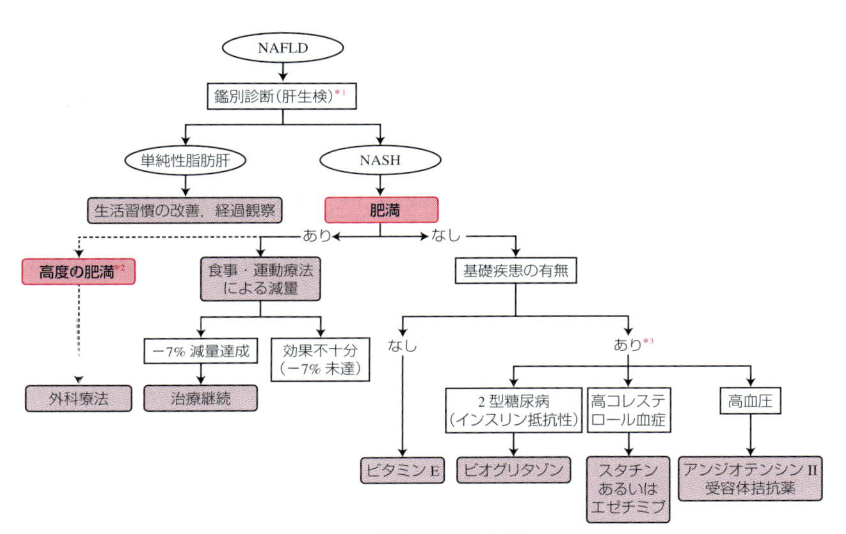

＊1：肝生検を施行していない NAFLD は NASH の可能性を検討し治療する.
＊2：①BMI≧37, ②BMI≧32 で糖尿病を合併するもの. または糖尿病以外の肥満に起因する合併症を 2 つ以上有する場合.
＊3：基礎疾患それぞれに適応の薬剤にビタミン E を適宜追加する.

図 2　NAFLD / NASH 治療フロチャート
各段階において各々の基礎疾患に準じた治療を適宜追加する.
〔日本消化器病学会(編)：NAFLD / NASH 診療ガイドライン 2014. 南江堂, 2014：xviii. より許諾を得て転載〕

6 予　後

NAFLD / NASH の予後は十分に解明されていない. 肝硬変への進行は, 8 ～ 21 年で 5 ～ 8%[2], NASH 肝硬変からの肝発癌は年率約 2%[2] との報告がある. また, NAFLD 患者のおもな死因として肝関連死だけでなく心血管疾患, 悪性腫瘍が多いとされ注意が必要である[3].

DON'Ts

- □ AFLD / NASH は特異的な症状や, 診断における簡易な血清マーカーは存在しないので, 日常診療において肝生検が必要と考えられる高度線維化が疑われる症例を見逃してはならない.
- □ NAFLD / NASH は全身疾患であり, 肝臓のみ診察してはならない.
- □ 原因不明の肝硬変症例においては, 進行することで脂肪沈着などの特徴的所見が消失する burned-out NASH の存在を忘れてはならない.

文献

1) Hashimoto E, et al.：J Gastroenterol 2011；46(Suppl 1)：63-69.
2) 日本消化器病学会(編)：NAFLD / NASH 診療ガイドライン 2014. 南江堂, 2014.
3) Ekstedt M, et al.：Hepatology 2006；44：865-873.

東京女子医科大学病院消化器内科　**五十嵐悠一, 徳重克年**

A 肝 臓

9 自己免疫性肝炎

DOs

- □ ウイルス性肝炎，薬物性肝障害，非アルコール性脂肪性肝疾患など既知の肝障害の否定が重要である.
- □ プロトロンビン時間が 60% 以下あるいは総ビリルビンが 5 mg/dL 以上の場合，専門医療機関への紹介を考慮する.
- □ 副腎皮質ステロイドが有効であり，治療目標は血清トランスアミナーゼの持続正常化(ALT 30 IU/L 以下)である.

1 概念・疫学

中年以降の女性に好発し，慢性，進行性に肝障害をきたす疾患である．原因は不明であるが，肝細胞障害の成立に自己免疫機序の関与が想定され，副腎皮質ステロイドが奏効する．自己抗体の出現パターンにより 1 型(抗核抗体や抗平滑筋抗体)と 2 型(抗 LKM-1 抗体)に分類され，ともに高 IgG 血症を高率に伴う.

わが国での患者数は約 1 万人とされ，慢性肝炎の約 1.8% を占める．男女比は 1：6，診断時年齢は 60 歳代に一峰性のピークがあり，高年齢化と男性比率の増加が最近の傾向である[1].

2 症 状

健診などで無症状の肝機能異常で発見されることが多い．急性肝炎様に発症する場合は，全身倦怠感，食思不振，黄疸などの症状を伴う．診断時に肝硬変へ進展している症例もあり，クモ状血管腫，下腿浮腫，腹水を伴うことがある.

本症は，何らかの機序により自己の肝細胞に対する免疫学的寛容が破綻し，自己免疫反応によって生じる疾患である．遺伝的素因として，わが国では HLA-DR4 との相関がある．発症誘因として，先行する感染症や薬剤服用，妊娠・出産との関連が示唆されており，ウイルス感染や薬物代謝産物による自己成分の修飾，外来蛋白と自己成分との分子相同性，ホルモン環境などが発症に関与する可能性がある.

3 検 査

トランスアミナーゼ主体の肝機能検査異常，抗核抗体や抗平滑筋抗体(保険未収載)の陽性所見，IgG(γ-グロブリン)が上昇する．抗平滑筋抗体は抗核抗体より特性が高い．抗核抗体と抗平滑筋抗体が陰性の場合には，陽性頻度は低いが抗 LKM-1 抗体の測定も考慮する．画像検査で特異的所見はないが，重症例では単純 CT で肝臓が不均一な低吸収像を呈することが多い．なお，肝生検は本症の診断に重要な検査である．典型例では門脈域の線維性拡大とリンパ球，形質細胞の浸潤を伴う interface hepatitis 所見と肝細胞ロゼット形成が認められる.

コツ

抗核抗体の測定は ELISA 法では陰性となる例が多いことから，培養 HEp-2 細胞を用いた間接蛍光抗体法で行う.

Pitfall

血清トランスアミナーゼ上昇が比較的軽度でも，病理学的活動性が著明な症例も少なくないため，組織学的検査は有用である.

4 診断

本症は，改訂版国際診断基準[2]を参考とし，わが国の診断指針（表 1）[3]を用いて診断する．診断に際しては，既知の肝障害を除外することが重要であり，他の肝疾患との鑑別に輸血歴，薬物・サプリメント服用歴，飲酒歴などを詳しく問診する．特に薬物性肝障害や非アルコール性脂肪性肝疾患では，抗核抗体が陽性となる症例があり，詳細な薬物摂取歴の聴取や病理学的検討が重要である．また，急性発症例では抗核抗体陽性や IgG 高値を認めない場合があるので留意する．診断後には重症度評価を判定基準（図 1）[3]で行い，対応を判断することが大切である（図 2）[3]．

5 治療

副腎皮質ステロイドが第一選択薬である．プレドニゾロン導入量は 0.6 mg/kg/ 日以上とし，中等症以上では 0.8 mg/kg/ 日以上を目安とする．早すぎる減量は再燃の原因となるため，プレドニゾロン 5 mg/1 ～ 2 週を減量の目安とする．プレドニゾロン投与量が 0.4 mg/kg/ 日以下では，2.5 mg/2 ～ 4 週を目安に漸減し，最低量のプレドニゾロンを維持量として，長期（2 年以上）投与する．

ウルソデオキシコール酸が副腎皮質ステロイドの減量時に併用あるいは軽症例に単独で投与することがある．繰り返し再燃する例ではアザチオプリン 1 ～ 2 mg/kg/ 日の併用（保険未収載）を考慮する．

重症例ではステロイドパルス療法や肝補助療法（血漿交換や血液濾過透析）などの特殊治療を要することがある．早期の時点か

コツ

改訂版国際診断基準は感受性に優れ，非定型例も拾い上げ診断できる．簡易版は特異性に優れ，ステロイド治療の決定に参考となる．

表 1　自己免疫性肝炎の診断指針・治療指針（2013 年，抜粋）

診断
1. 他の原因による肝障害が否定される
2. 抗核抗体陽性あるいは抗平滑筋抗体陽性
3. IgG 高値（＞基準上限値 1.1 倍）
4. 組織学的に interface hepatitis や形質細胞浸潤がみられる
5. 副腎皮質ステロイドが著効する

典型例
上記項目で 1. を満たし，2. ～ 5. のうち 3 項目以上を認める．

非典型例
上記項目で 1. を満たし，2. ～ 5. の所見の 1 ～ 2 項目を認める．

〔厚生労働省難治性疾患克服研究事業「難治性の肝・胆道疾患に関する調査研究」班：自己免疫性肝炎（AIH）診療ガイドライン（2013 年）．Ver.1. 2014 年 3 月.〕

臨床徴候	臨床検査所見	画像検査所見
①肝性脳症あり	① AST，ALT ＞ 200 U/L	①肝サイズ縮小
②肝濁音界縮小または消失	②ビリルビン＞ 5 mg/dL	②肝実質の不均質化
	③プロトロンビン時間＜ 60%	

重症　：次の 1，2，3 のいずれかがみられる
1. 臨床徴候：①または②
2. 臨床検査所見：①＋③または②＋③
3. 画像検査所見：①または②

中等症：臨床徴候①②，臨床検査所見③，画像検査所見①②がみられず，臨床検査所見①または②がみられる

軽症　：臨床徴候①②，臨床検査所見①②③，画像検査所見①②のいずれもみられない

図 1　重症度判定基準

〔厚生労働省難治性疾患克服研究事業「難治性の肝・胆道疾患に関する調査研究」班：自己免疫性肝炎（AIH）診療ガイドライン（2013 年）．Ver.1. 2014 年 3 月.〕

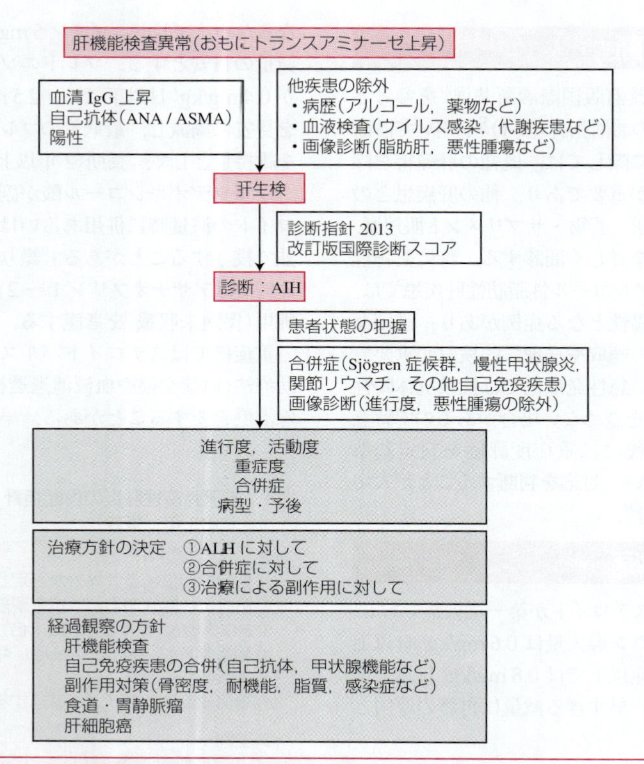

図 2　自己免疫性肝炎診断，治療方針決定のための手順
〔厚生労働省難治性疾患克服研究事業「難治性の肝・胆道疾患に関する調査研究」班：自己免疫性肝炎（AIH）診療ガイドライン（2013 年）．Ver.1. 2014 年 3 月．〕

ら移植医との連携も大切である．

6 合併症

肝硬変へ進行した症例では，肝性脳症，食道・胃静脈瘤，腹水，肝細胞癌を伴う患者も存在する．また，自己免疫性疾患とし

処方例（初期治療）
プレドニゾロン（プレドニン®）：5 mg 錠　1 回 3 ～ 4 錠，朝昼．副作用：有効な抗菌薬の存在しない感染症，消化性潰瘍，結核性疾患，緑内障などの患者では原則禁忌．

☑ 自己免疫性肝炎の診断が遅れないために

急患で重症の肝障害例に遭遇した場合，自己抗体や IgG の検査結果は直ちに出ないことが多いため，自己免疫性肝炎の診断が遅れることがある．緊急検査項目のうち，血清アルブミン値が低値にもかかわらず総蛋白が高い場合は，γ-グロブリンが高いことが予想されるので，本症を念頭に置きながら精査を進めるとよい．また，診断の過程で薬物性肝障害では一般検査項目の膠質反応検査（TTT，ZTT）は通常増加しないため，本症との鑑別に参考としている．

（福島県立医科大学消化器・リウマチ膠原病内科　大平弘正）

て慢性甲状腺炎，Sjögren 症候群，関節リウマチなどを合併することもある．

7 予　後

10 年生存率 90% 以上と良好である．しかし，適切な治療が行われないと他の慢性肝疾患に比べて早期に肝硬変・肝不全へと進行する．予後を良好に保つためには血清トランスアミナーゼの持続正常化が重要である．

8 患者・家族への説明

本症では長期服薬の重要性と自己中断による再燃リスクが高いことを理解してもらう．長期の副腎ステロイド内服による副作用（満月様顔貌，糖尿病，骨粗鬆症など）と必要に応じて予防薬の必要性を説明する．さらに，線維化進行例では肝細胞癌の合併もあることから定期的な画像検査の必要性も説明しておく．

DON'Ts

- □ プレドニゾロンの急激な減量や中断は再燃の原因となるため，特段の理由がない場合は行わない．
- □ 原因不明の肝障害の場合，抗核抗体陽性や IgG 高値を認めない場合でも自己免疫性肝炎を否定してはいけない．

文献

1） Abe M, et al.：J Gastroenterol 2011；46：1136-1141.
2） Alvarez R, et al.：J Hepatol 1999；31：929-938.
3） 厚生労働省難治性疾患克服研究事業「難治性の肝・胆道疾患に関する調査研究」班：自己免疫性肝炎（AIH）診療ガイドライン（2013 年）. Ver.1. 2014 年 3 月.

福島県立医科大学消化器・リウマチ膠原病内科　**大平弘正**

A 肝 臓

10 原発性胆汁性肝硬変

DOs

- □ 原発性胆汁性肝硬変(PBC)は症候の有無により予後が大きく異なるので，症状の有無にまず注意しよう．
- □ 無症候性の長期予後は概してよいが，一部には無症候性から症候性に移行する患者もおり慎重に観察しよう．
- □ 治療などにより肝機能が正常化しても，長期的に門脈圧亢進症や肝細胞癌が発症するものもあり，合併症についても留意しよう．

1 概念・疫学

原発性胆汁性肝硬変(primary biliary cirrhosis：PBC)は，肝内胆管上皮細胞(cholangiocytes)が慢性的に傷害されるために胆汁うっ滞を生じ，最終的に胆汁性肝硬変となる疾患である(p.465 Column 参照)．したがって，病初期は“肝硬変”の状態ではなく，進行期に至って初めて肝硬変が完成する．その病因については不明であるが，リンパ球を主体とする免疫担当細胞により胆管細胞障害が生じるために自己免疫性疾患とみなされている．以前は診断時に黄疸を呈する肝不全状態であるものが多かったが，現在診断される患者の 7 ～ 8 割程度は無症候性の PBC(asymptomatic PBC：aPBC)であるとされ，無症候のまま数年以上経過する場合が多い．逆に，症状を呈する(symptomatic PBC：sPBC)場合は進行性であることが多く，内科的治療で予後を改善させることは困難である．

疫学的には中高年女性に好発し，わが国では健診などを契機に精査されたときに胆汁うっ滞型の肝機能障害や，特徴的な自己抗体の存在により診断される例が多い．厚生労働省「難治性の肝・胆道疾患に関する調査研究」班の全国調査によると，男女比は約 1：7 であり，最頻年齢は女性 50 歳代，男性 60 歳代とされる．特定疾患治療研究事業で医療費の助成を受けている PBC 患者数(sPBC)などより推計すると，aPBC を含めた患者総数は約 50,000 ～ 60,000 人と推計される．日本人総人口を 1 億 3 千万人(国勢調査)とすると，人口 100 万対 600 人である．

2 症状(身体所見・病態生理)

多くの患者の症状を欠く aPBC であるが，症状を呈するときは皮膚瘙痒感，黄疸などの胆汁うっ滞に伴うものと，食道・胃静脈瘤，腹水，肝性脳症など肝硬変による症状がある．sPBC のうち 2 mg/dL 以上の高ビリルビン血症を呈するものを s_2PBC とよび，それ未満を s_1PBC と称する．sPBC では皮膚瘙痒感で初発することが多い．黄疸は出現後，消退することなく漸増することが多く，門脈圧亢進症状が高頻度に出現する．長期にわたり胆汁うっ滞が生じていると，脂溶性のビタミンなどの吸収障害が起こるために骨粗鬆症なども合併しやすい．また，胆汁排泄障害のために高コレステロール血症などの脂質異常症も合併する．

3 検 査

一般的な臨床検査では，おもに胆汁うっ滞型の肝機能障害，すなわちアルカリホスファターゼ(ALP)やγグルタミルトランスペプチダーゼ(γ-GTP)の上昇を認める．また，胆汁うっ滞により総コレステロール値なども上昇する．ただし，肝硬変期になるとコレステロール値や肝合成能の低下を認める．さらに，末期となるとALPやγ-GTPも低下する．一方，PBCでは自己抗体の1つである抗ミトコンドリア抗体(antimitochondrial antibodies：AMA)が特異的かつ高率に陽性化する．AMA測定について，かつては蛍光抗体法による測定が主流であったが，近年はより定量性に優れた特異抗原を用いたELISA法による検査(M2抗体)が普及している．症候性，無症候性を問わず，AMAは約90%の症例で陽性となる．また，慢性甲状腺炎，Sjögren症候群などの自己免疫性疾患や関節リウマチ(rheumatoid arthritis：RA)などの膠原病を合併しやすいことから他の自己抗体もしばしば陽性となる．また，IgMの上昇を認めることが多い．病理組織学的にも，肝臓の門脈域には高度のリンパ球の浸潤がみられる．免疫組織学的に，浸潤細胞はT細胞優位であり，小葉間胆管上皮細胞表面にはHLAクラスII抗原の異所性発現が認められる．

4 診　断

PBCの診断には，①血液所見で慢性の胆汁うっ滞所見(ALP，γ-GTPの上昇)，②ミトコンドリア抗体陽性所見，③肝組織学像で特徴的所見(慢性非化膿性破壊性胆管炎〈chronic non-suppurative destructive cholangitis：CNSDC〉，肉芽腫，胆管消失)の存在，といった3項目が重要である．一般的に，診断は「原発性胆汁性肝硬変の診断基準(平成22年度)」(厚生労働省「難治性の肝・胆道疾患に関する調査研究」班による)にある診断による(表1)[1]．病理診断はPBCの診断で大きな要素を占め，その所見としては，肝内小型胆管，特に小葉間胆管にみられるCNSDCと進行性の胆管消失である．また，非乾酪化型の類上皮肉芽腫が門脈域内にしばしばみられる．CNSDCでは，障害胆管周囲に高度のリンパ球，形質細胞浸潤がみられ，胆管上皮層内にリンパ球の侵入がみられる．病期の進行とともにほとんどの小葉間胆管は肝内から消失する．鑑別診断としては，他の原因が明確である胆汁性肝硬変については除外診断に該当し，胆汁うっ滞，慢性肝障害，病理学的に類似の肝組織像を呈するallograft rejection，移植片対宿主病(graft versus host disease：GVHD)があげられる．しかし，特徴的な検査所見(AMA陽性や血清IgMの上昇など)があれば困難ではない．AMA陰性の場合の診断は，肝機能異常のプロファイルや臨床症状，肝病理組織所見によりなされるが，これは容易ではない．

5 治　療

ウルソデオキシコール酸(ursodeoxycholic acid：UDCA)が胆道系酵素の低下作用のみでなく，組織の改善，肝移植・死亡まで

✓ 肝硬変ではないPB「C」

primary biliary cirrhosisの病名が提唱されたのは60年以上前であり，当時は多くの症例が進行した肝障害を呈していたことから，この病名が広く受け入れられた．しかし，現在では早期診断とウルソデオキシコール酸(UDCA)による早期治療により，肝硬変まで進行する症例はごく少数となっている．このような背景を踏まえ，欧米ではPBCという略語を生かしながら，肝硬変に代わる病名変更への合意が得られ，2015年に消化器病に関する主要な学術誌にprimary biliary「cholangitis」への変更を訴える同一内容の論文が掲載された．今後，わが国でも原発性胆汁性「胆管炎」への病名が変更される予定である．

(新潟大学大学院医歯学総合研究科消化器内科学分野　山際　訓)

表 1 原発性胆汁性肝硬変の診断基準(平成 22 年度)

概念

原発性胆汁性肝硬変(primary biliary cirrhosis，以下 PBC)は，病因・病態に自己免疫学的機序が想定される慢性進行性の胆汁うっ滞性肝疾患である．中高年女性に好発し，皮膚瘙痒感で初発することが多い．黄疸は出現後，消退することなく漸増することが多く，門脈圧亢進症状が高頻度に出現する．臨床上，症候性(symptomatic)PBC(sPBC)と無症候性(asymptomatic)PBC (aPBC)に分類され，皮膚瘙痒感，黄疸，食道・胃静脈瘤，腹水，肝性脳症など肝障害に基づく自他覚症状を有する場合は，sPBC と呼ぶ．これらの症状を欠く場合は aPBC と呼び，無症候のまま数年以上経過する場合がある．sPBC のうち 2 mg/dL 以上の高ビリルビン血症を呈するものを s_2PBC と呼び，それ未満を s_1PBC と呼ぶ．

1. 血液・生化学検査所見

症候性，無症候性を問わず，血清胆道系酵素(ALP，γ-GTP)の上昇を認め，抗ミトコンドリア抗体(antimitochondrial antibodies，以下 AMA)が約 90% の症例で陽性である．また，IgM の上昇を認めることが多い．

2. 組織学的所見

肝組織では，肝内小型胆管(小葉間胆管ないし隔壁胆管)に慢性非化膿性破壊性胆管炎(chronic non-suppurative destructive cholangitis，以下 CNSDC)を認める．病期の進行に伴い胆管消失，線維化を生じ，胆汁性肝硬変へと進展し，肝細胞癌を伴うこともある．

3. 合併症

慢性胆汁うっ滞に伴い，骨粗鬆症，高脂血症が高率に出現し，高脂血症が持続する場合に皮膚黄色腫を伴うことがある．Sjögren 症候群，関節リウマチ，慢性甲状腺炎などの自己免疫性疾患を合併することがある．

4. 鑑別診断

自己免疫性肝炎，原発性硬化性胆管炎，慢性薬物性肝内胆汁うっ滞，成人肝内胆管減少症など．

診断

次のいずれか 1 つに該当するものを PBC と診断する．

1) 組織学的に CNSDC を認め，検査所見が PBC として矛盾しないもの．

2) AMA が陽性で，組織学的には CNSDC の所見を認めないが，PBC に矛盾しない(compatible)組織像を示すもの．

3) 組織学的検索の機会はないが，AMA が陽性で，しかも臨床像及び経過から PBC と考えられるもの．

〔厚生労働省難治性疾患克服研究事業「難治性の肝・胆道疾患に関する調査研究」班(班長：坪内博仁)：原発性胆汁性肝硬変(PBC)の診療ガイドライン(2012 年)．〕

の期間の延長効果が複数のランダム化二重盲検試験で確認されている(エビデンスレベル 1a，推奨度 A)[1]．さらに，UDCA 投与で抵抗する例に対してはベザフィブラートの投与(400 mg/ 日)が有効な症例もみられる(エビデンスレベル 2a，推奨度 B)が，これは随伴する脂質異常症に対して保険適応がある．一方，通常の PBC に対する副腎皮質ステロイドの投与は，病態の改善には至らず，特に閉経後の中年女性においては骨粗鬆症を増強する副作用が表面に出てくるので，むしろ禁忌とされている(***Pitfall*** 参照)．骨粗鬆症は胆汁酸の分泌低下による脂溶性ビタミンの吸収障害に加え，特に本症が中年以降の閉経後の女性に多く骨粗鬆症の合併率が高いため，対応が必要とされる．十分量のカルシウムおよびビタミン D の摂取と体重負荷運動が推奨され，その

Pitfall

PBC に対してのステロイド投与については昔から論議されている．PBC と自己免疫肝炎を合併しているような特殊な症例(オーバーラップ症候群)に対するステロイドの使用は利益があるが，一般の PBC については見かけ上の肝機能の改善はあっても長期的な予後の改善は認められず，むしろ長期のステロイド投与による合併症が問題となるために欧米のガイドラインを含めて推奨されていない[2,3]．その使用が認容されるのは一部の症例に限る．

うえで薬剤治療が開始される．薬剤としては，ビスホスホネート製剤，活性型ビタミン D_3 製剤やビタミン K_2 製剤が用いられる．また，PBC に伴う脂質異常症には特異な治療法はないが，ベザフィブラートは PBC に対する効果も同時に期待できる．しばしば合併する乾燥症候群は，眼症状に対しては人工涙液をまず用い，効果がみられない場合はピロカルピン塩酸塩，セビメリン塩酸塩を眼科医の指導の下で用いる．口腔症状に対してはまず人工唾液を試みて，効果がなければピロカルピン塩酸塩などを用いる．さらに，肝硬変へと進展した場合は内科的治療で病気の進展を抑えることが不可能で，肝移植が唯一の救命法となる（エビデンスレベル 1，推奨度 B）．具体的には，総ビリルビン値の持続的上昇がみられる症例，肝硬変が完成し難治性胸腹水や肝性脳症などがみられる症候性 PBC，食道・胃静脈瘤破裂を繰り返す症例，皮膚瘙痒が強く著しい QOL の低下を認める症例には移植が考慮される．

6 合併症

PBC 自体に対する治療とは別に，PBC の合併症に対する治療はその合併症の有無に応じる必要がある．合併症としては肝硬変に伴う合併症（食道静脈瘤，腹水，肝不全など）と PBC に特徴的なもの（骨粗鬆症，瘙痒症）があり，その検索を定期的に行う（表 2）．また，Sjögren 症候群など他の自己免疫性疾患・膠原病の合併の頻度も高いため，それらの疾患の合併が疑われる場合は検査を行う必要がある．

表 2　PBC 自体の症候と合併症

PBC の症候
・全身倦怠感
・胆汁うっ滞に基づく症状
皮膚瘙痒感
黄疸
・肝障害（肝硬変）による症状
意識障害・こむら返り，浮腫，合成能の低下など

合併症
①胆汁うっ滞に基づく合併症
骨粗鬆症
脂質異常症
②肝硬変による合併症
門脈圧亢進症（食道・胃静脈瘤，脾腫）
腹水・肝性脳症・肝細胞癌
③免疫異常による他の自己免疫性疾患
Sjögren 症候群・関節リウマチ・橋本病など

7 予後

70 ～ 80% の患者は肝硬変には至っておらず，特に無症候性 PBC の患者は無症候性にとどまる限り予後は悪くない．症候性 PBC では症候，今後起こりうる合併症，肝予備能に応じた生活指導，食事指導が必要となる．PBC の進展は大きく緩徐進行型，門脈圧亢進症先行型，黄疸肝不全型の 3 型に分類される．PBC の進展は各人によって異なるものの，長い期間の無症候期を経て徐々に進行する緩徐進行型が多数を占める．肝不全型は比較的若年の症例にみられる傾向がある．進行した PBC では病勢の進展を止めることは困難で，病態が進行すれば肝移植が唯一の治療手段となる．予後予測因子としては総ビリルビン値が最も重要な因子である．一般的に，血清総ビリルビン値が 2.0 mg/dL になると約 10 年，3.0 mg/

✓ PBC は合併症にも留意しよう

現在わが国で多い無症候性 PBC では，UDCA による治療により肝機能が正常化する例が多い．患者も医師もそれで満足してしまうことが多いが，思わぬかたちで PBC の合併症に遭遇して苦い思いをすることがある．特に食道静脈瘤による消化管出血は致命的となるばかりでなく，それを契機に肝機能が急速に悪化することがあるので，必ず銘記すべき合併症である．

（山形大学医学部消化器内科　上野義之）

dL になると約 5 年，6.0 mg/dL 以上になると約 2 年以下の余命であるとされる．血清総ビリルビンが 5.0 mg/dL 以上になると肝移植の可能性を検討する．

8 患者・家族への説明

肝硬変という病名はついているものの，大多数を占める無症候性 PBC の予後は悪くないことを十分理解させる．予後は数十年の経過をとることがあるので，服薬コンプライアンスを保つことが重要となる．肝不全のほかに，門脈圧亢進症や肝細胞癌を認める例があるので，合併症の有無の確認のために定期的な検査が必要である．

9 他科への紹介

PBC では Sjögren 症候群など他の自己免疫性疾患・膠原病の合併の頻度も高いため，それらの疾患の合併が疑われる場合は専門の診療科で検査を行う必要がある．また，乾燥症候群の合併も多いことから，角膜びらんの有無，口唇生検なども必要に応じて実施してもらう場合もある．PBC 自体が進行していると判断された場合，移植医に相談して肝移植の可能性を検討する必要もある．

DON'Ts

- □ 大部分の無症候性 PBC の予後は良好であるが，症候性に移行例があるので漫然と経過観察しない．
- □ 肝機能値が正常となっていても門脈圧亢進症が出現する症例があることを忘れない．
- □ 経過はかなり長期となる症例が多いので，服薬コンプライアンスを保つことを忘れない．

文献

1） 厚生労働省難治性疾患克服研究事業「難治性の肝・胆道疾患に関する調査研究」班（班長：坪内博仁）：原発性胆汁性肝硬変（PBC）の診療ガイドライン（2012 年）．

2） Lindor KD, et al.：AASLD practice guideline. Primary biliary cirrhosis. Hepatology 2009；50：291-308.

3） European Association for the Study of the Liver：EASL Clinical Practice Guidelines：management of cholestatic liver diseases. J Hepatol 2009；51：237-267.

山形大学医学部消化器内科　**上野義之**

A 肝 臓

11 肝内胆汁うっ滞

DOs

- □ 難治性のアトピー性皮膚炎では，必ず血清総ビリルビン，直接ビリルビン，AST，ALT，γ-GTP 値を測定しよう．
- □ 慢性胆汁うっ滞は，胆汁性肝硬変の前段階であることを覚えておこう．
- □ 肝組織所見でその病態を把握しよう．

1 概念・病態

肝細胞内でグルクロン酸抱合された直接(抱合)型ビリルビンは，胆汁酸，コレステロール，リン脂質などとともに胆汁として毛細胆管へ排泄され，毛細胆管から細胆管，小葉間胆管，さらに肝管を経て総胆管となり，膵管と合流して十二指腸へ流出する．肝内胆汁うっ滞は，この循環のなかでも肝細胞から肝内胆管(おもに小葉間胆管)レベルの異常により胆汁が障害された病態である．

a 疾患名

おもな遺伝性(家族性)胆汁うっ滞症の特徴を表 1 に示す[1)]．PFIC は progressive familial intrahepatic cholestasis(進行性家族性肝内胆汁うっ滞)でわが国では既知の遺伝子変異が認められない症例もあり，同一家系内での集積は必ずしも多くない．一方，BRIC は benign recurrent intrahepatic cholestasis(良性肝内胆汁うっ滞)で，Summerskill 症候群がほぼ同一疾患である[1)]．

非遺伝性の病態としては，ウイルス性肝炎，薬剤性肝障害，敗血症，中心静脈栄養，妊娠，原発性胆汁性肝硬変，原発性硬化性胆管炎などに伴うものがある．

b 責任遺伝子

JAG1 は発生期の細胞分化を調節する

表 1 おもな遺伝性(家族性)肝内胆汁うっ滞の比較と特徴

疾患名	責任遺伝子	遺伝形式	発症年齢	自然経過	随伴症状・特徴	血清 γ-GTP	肝病理組織像
Alagille 症候群	JAG1	常染色体優性	乳児期	小児期に軽快，ただし個体差大	特徴的顔貌，心血管奇形，蝶形椎骨，後部胎生環	高値	小葉間胆管の減少
PFIC type 1 (Byler 病)	FIC-1 (ATP8B1)	常染色体劣性	乳児期	慢性進行性	慢性下痢，皮膚掻痒	低値〜正常	肝硬変への進行あり
PFIC type 2 (Byler 症候群)	BSEP (ABCB11)	常染色体劣性	乳児期	慢性進行性	皮膚掻痒	低値〜正常	巨細胞性肝炎，肝硬変への進行あり
PFIC type 3	MDR3 (ABCB4)	常染色体劣性	乳児から成人まで	慢性進行性	胆汁中リン脂質低値	高値	肝硬変への進行あり
BRIC type 1	FIC-1 (ATP8B1)	常染色体劣性	新生児から成人まで	反復性	発作時に黄疸，皮膚掻痒	低値〜正常	肝硬変への進行なし
BRIC type 2	BSEP (ABCB11)	常染色体劣性	新生児から成人まで	反復性	発作時に黄疸，皮膚掻痒	低値〜正常	肝硬変への進行なし

〔松﨑靖司，池上 正：肝内胆汁うっ滞．日本肝臓学会(編)：肝臓専門医テキスト．南江堂，2013：240．より許諾を得て転載〕

Pitfall

臨床症状から黄疸や皮膚瘙痒症に発作間欠期があるものをBRICとしているが，責任遺伝子はPFICと同一であり，肝生検による経時的な組織所見を検討せずに“良性（benign）”と診断するのは危険である．

Notchシグナル伝達系関連蛋白である．

FIC-1はアミノリン脂質輸送に関与するとされるが，蛋白の詳細な機能についてはいまだ不明である．

BSEPはbile salt export pumpの略語であり，胆汁酸を肝細胞から毛細胆管に輸送するトランスポーター蛋白の発現に関与する．

MDR3はmulti drug resistance 3をコードし，肝細胞内の胆汁中のリン脂質を毛細胆管に輸送するトランスポーター蛋白の発現に関与する．

BRICとFICは同一遺伝子の異常で生成される蛋白機能の障害の程度に差があると推定されている．

2 診察

a 問診

家族歴を含めた病歴を詳細に聴取することは重要である．多くの胆汁うっ滞の症状は黄疸と皮膚瘙痒感である．黄疸がいつごろから持続しているのか，消失する期間があるのか，急に出現したのか，随伴症状があるのか，などである程度の疾患が絞られる．

b 症状

黄疸以外には，便の色調が重要である．眼球結膜の黄染は血清総ビリルビン値≧3.0 mg/dLで初めて気がつくことが多い．肝内胆汁うっ滞では，顕性黄疸がみられないことも多く，便色が黄白色，緑白色，クリーム色を呈する．

加えて，尿の色調も重要である．肝内胆汁うっ滞では，“ウーロン茶やコーラのような尿が出る”などから発症時期が推定できる．

PFICでは病状の進行につれて肝腫大が顕著になる．また，手指と足指の結合織量が増加し，象皮様を呈する．

3 検査

総ビリルビン値に関係なく直接ビリルビンが1.5 mg/dL以上を示すのは明らかに異常であり，胆汁うっ滞があると判断する．また，総ビリルビン値に占める直接ビリルビン値が15%以上であれば直接ビリルビン優位と判断する．成人では血清アルカリホスファターゼ値が胆汁うっ滞の指標とされているが，PFICやBRICでは血清γ-GTP値が低値～正常値であることが診断の手掛かりとなるため，必ずγ-GTP値を測定する．

また，難治性のアトピー性皮膚炎や皮膚瘙痒症では肝内胆汁うっ滞症が見逃されている可能性があり，このような症例では，血清総ビリルビン，直接ビリルビン，AST，ALT，γ-GTP値を測定することが重要である．

4 診断

表1[1)]には代表的な遺伝性（家族性）肝内胆汁うっ滞性疾患をあげたが，一般的には図1，図2に示したように胆汁うっ滞を呈する疾患は多岐にわたる．小児では6か月以下の乳児期とそれ以降では胆汁うっ滞を鑑別すべき疾患が異なる．

5 治療

非遺伝性の場合は原疾患に対する治療と利胆薬により胆汁うっ滞を軽快・改善させる．遺伝性では根本的な治療法はなく，対症的に脂溶性ビタミンの補給，瘙痒感の軽減を行う．肝不全に至った場合は，肝移植を考慮する．

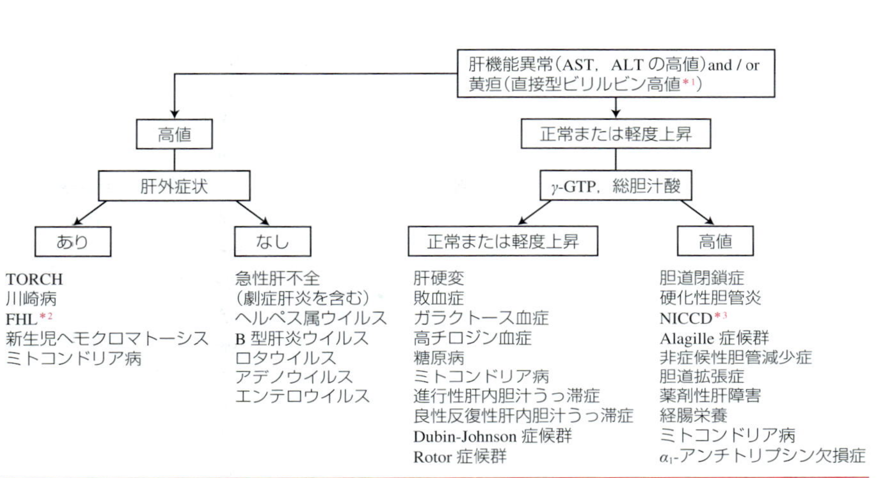

図 1　乳児期早期(生後 6 か月以下)にみられる胆汁うっ滞をきたす疾患

＊1：直接型ビリルビン≧ 1.5 mg/dL　あるいは直接型ビリルビン / 総ビリルビン≧ 0.15
＊2：familial hemophagocytic lymphohistiocytosis
＊3：neonatal intrahepatic cholestasis by Citrin deficiency

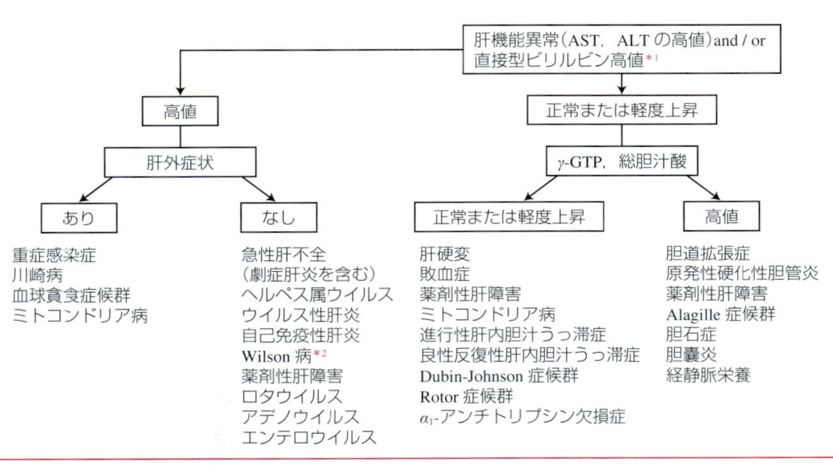

図 2　乳児期以降(生後 6 か月以降)にみられる胆汁うっ滞をきたす疾患

＊1：直接型ビリルビン≧ 1.5 mg/dL　あるいは直接型ビリルビン / 総ビリルビン≧ 0.15
＊2：Wilson 病の発症は 4 歳以降

☑ 日本の脳死肝移植の現状

生体部分肝移植がわが国で開始されて 20 年以上が経過し，わが国の肝移植術は世界に誇れる優れた技術である．しかし，脳死肝移植はドナー不足から年間多くて 50 例程度である．この現状では胆汁うっ滞性症患者を脳死肝移植で救うことはほぼ不可能である．どうすれば脳死ドナーが増えるのか，常に同僚や他の医療従事者と議論している．

(済生会横浜市東部病院小児肝臓消化器科　乾　あやの，藤澤知雄)

処方例
①胆汁分泌の促進，肝細胞膜の保護
- ウルソデオキシコール酸(ウルソ®)：30 mg/kg/日(最大900 mg)　分3

ただし，保険診療上は，C型慢性肝炎と原発性胆汁性肝硬変以外は150 mg/日のみしか用量は認められていない．
②脂溶性ビタミンの補給
- ビタミンA(チョコラA®)：1,000～20,000 U/日　朝1回
- ビタミンD(アルファロール®)：0.05～0.1 μg/kg/日　朝1回
- ビタミンE(ユベラ®)：10 mg/kg/日　分3
- ビタミンK(ケイツー®)：2～6 mg/日　朝1回

③瘙痒感の軽減
- ナルフラフィン塩酸塩(レミッチ®)：2.5 μg　就寝前1回

6 合併症，予後

慢性進行性の経過をたどる疾患は現時点では肝移植以外に救命手段がない．しかし，PFIC1は肝移植後も著明な下痢，脂肪肝がみられるため，肝移植と同時に胆汁瘻造設を施行することが試みられている．非遺伝性の場合も，胆汁うっ滞が進行し，肝硬変へ至ると肝移植以外に救命の手段はない．

7 肝移植施設への紹介

PFICでは，現時点で有効な内科的治療法がないため，最終的には，患者とその家族が希望すれば，肝移植の適応となる．この際，生体部分肝移植の場合は，家族の自発的な提供意思があれば，移植時期を決定することができるが，脳死肝移植の場合はChild-Pugh分類Bになるまでは現時点では移植登録はできない．

DON'Ts

- □ 発作間欠期だけでBRICと診断してはいけない．
- □ 直接型ビリルビン優位の高ビリルビン血症は，総ビリルビン値の50%以上を占めることではない．

文献

1) 日本肝臓学会(編)：肝臓専門医テキスト．南江堂，2013：240-241.
2) 藤澤知雄：日本臨牀別冊 肝・胆道系症候群．第2版，日本臨牀社，2010：388-391.

済生会横浜市東部病院小児肝臓消化器科　**乾　あやの，藤澤知雄**

A 肝臓

12 代謝性肝疾患(ヘモクロマトーシス・Wilson 病)

DOs

《ヘモクロマトーシス》
- ☐ MRI が診断に有用である.
- ☐ 瀉血が重要な治療である.

《Wilson 病》
- ☐ 本症を思い浮かべることが重要である.
- ☐ 生涯の治療の必要性を説明する.

ヘモクロマトーシス

1 概念

体内に鉄が過剰に蓄積して臓器障害をきたした場合をヘモクロマトーシスとよぶ.遺伝性である原発性と無効造血を伴う血液疾患や輸血に伴う二次性のものがある.

遺伝性ヘモクロマトーシスは1つの疾患ではなく,様々な遺伝子の異常により引き起こされる.それらの多くは肝細胞が産生するヘプシジンと腸管上皮細胞に存在する鉄輸送膜蛋白であるフェロポーチンの異常で説明できる(図1)[1,2].ヘプシジンは腸管上皮細胞の基底側膜に存在するフェロポーチンと結合すると,それらはエンドサイトーシスされてライソゾームで分解される[1,2].腸管上皮において apical 側の divalent metal transportet(DMT)により取り込まれた鉄は,基底側膜のフェロポーチンにより間質へ入り血液中へ輸送される.そのため,ヘプシジンが減るとフェロポーチンの発現が亢進し,鉄の腸管からの吸収が亢進する(図1).遺伝性ヘモクロマトーシスでは,*HFE*, hemojuvelin,ヘプシジン,トランスフェリンレセプター2の遺伝子変異でヘプシジンの発現が抑制され,腸管からの鉄の吸収が亢進する.

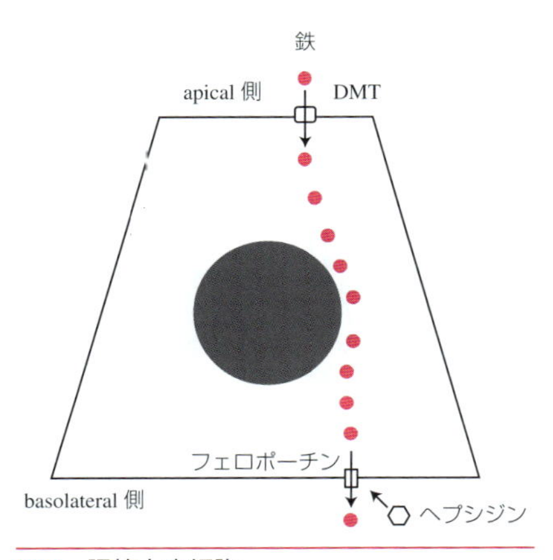

図1 腸管上皮細胞
腸管上皮細胞で DMT により取り込まれた鉄はフェロポーチンにより体内に吸収される.ヘプシジンがフェロポーチンに結合するとフェロポーチンはエンドサイトーシスされてライソゾームで分解される.

2 症状・病態

遊離の鉄は活性酸素により様々な臓器に障害を引き起こす.

肝腫大,糖尿病と皮膚色素沈着が古典的な三主徴である.様々な内分泌機能低下,関節痛や心不全も重要な症状である.肝細胞癌の合併頻度も高い.

3 検査・診断

血清鉄とフェリチンの上昇が重要である.欧米では *HFE* の変異の検索が必須であるが,わが国ではその頻度は低い.CT や

MRIにて画像的に鉄の沈着を推測できる．最も正確な診断法は肝生検である．鉄染色とともに鉄含量の測定も重要である．

4 治療

瀉血が治療の基本である．初期には週1回程度，フェリチンが10〜50 ng/mL程度となるようにする．肝機能や心機能などの改善が望まれる．関節症状，内分泌症状や進行した肝硬変は不可逆的なことがある．

食事は鉄の少ない食事とする．

貧血や心不全を伴う症例ではキレート薬の適応である．キレート薬には注射のデフェロキサミン（デスフェラール®1日1,000 mg，筋注）と内服のデフェラシロクス（エクジェイド®1日20 mg/kgを空腹時に内服）が使用可能である．

Wilson病

1 概念

Wilson病は常染色体劣性遺伝により遺伝する先天性銅過剰症である．患者は約3万人に1人の割合で存在する．銅は生体に必須の元素だが，過剰の銅は活性酸素を発生して細胞を障害する．肝細胞より毛細胆管への銅の排泄が障害されて銅が蓄積し，臓器障害が生じる[3,4]．

2 病態

本疾患遺伝子は*ATP7B*と称され，この変異で銅輸送体のATP7Bの機能の異常で肝細胞から胆汁中への銅の排泄が障害される．

食事より吸収された銅は，肝細胞類洞側膜のcopper transporter 1（CTR1）により取り込まれる．ATP7Bの細胞内局在に関しては現在も論争中であるが，筆者らはこの蛋白が後期エンドゾームに存在すると考えている．ATP7Bは細胞質の銅を後期エンドゾームに取り込み，銅はライソゾームを介して毛細胆管へ排泄される．肝細胞が作る分泌蛋白であるセルロプラスミン（Cp）への銅の結合に関しては，後期エンドゾーム内の銅が，ゴルジ装置へ膜輸送され，Cpに結合する（図2）．

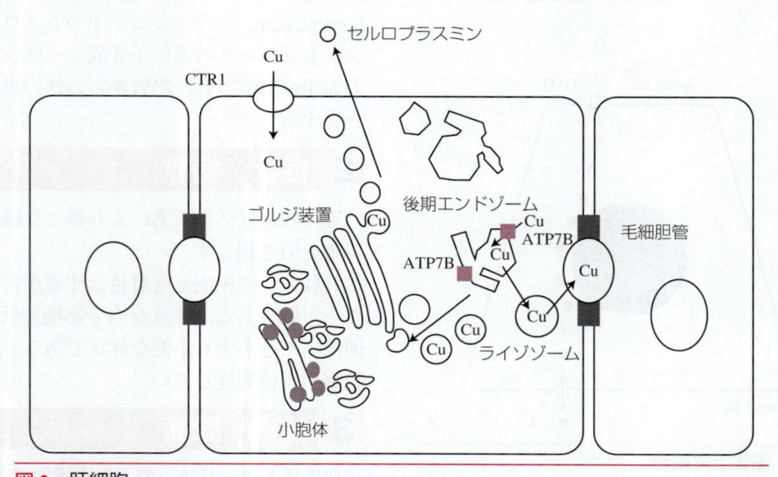

図2 肝細胞
肝細胞類洞側のhCTRにより銅は細胞質に取り込まれ，後期エンドゾームのATP7Bによりエンドゾーム内腔へ取り込まれライソゾームを介して胆汁中へ排泄される．エンドゾーム内の銅の一部はゴルジ装置に輸送され，セルロプラスミンと結合する．

3 症状・診断

発症年齢や症状は多岐にわたっている．全身倦怠感，黄疸，偶然の肝機能異常，構音障害，振戦，流涎，性格変化，腎障害，関節障害，内分泌障害，心不全などの様々な症状をとる．また，角膜への銅の沈着はKayser-Fleischer 角膜輪とよばれる．溶血を伴う肝不全で発症することもある．症状の多様性は患者で多くの異なった変異が存在するためと考えられる．50 歳以上の高齢発症もある．

診断は血中 Cp，尿中銅排泄量や肝銅含量の測定，角膜輪の証明や遺伝子解析などにより総合的に行う．

本症患者では血清銅濃度は Cp の低下のために低値となる．1 日尿中銅排泄量が 100 μg を超える場合は本症を疑う[3, 4]．

肝生検において，脂肪肝，慢性肝炎や肝硬変などの組織像を呈しうる．そのため，肝内の銅含量の測定が重要である．250 μg/g 乾燥肝重量以上であれば本症を考える[3, 4]．

4 治療・予後

本疾患は数少ない治療可能な遺伝性代謝異常症である．的確に診断され，治療を受けた場合の予後は良好である．診断の遅れた症例では予後不良である．

食事は低銅食とする．

銅キレート薬としての第一選択は D-ペニシラミン（メタルカプターゼ® 1 日 1,000 mg を 2 ～ 3 回で空腹時，少量から開始）である．必ず食間の空腹時に内服する．本剤を使用する場合はビタミン B_6 を併用する．約 30% に副作用が出現し，重篤なものには無顆粒球症や様々な自己免疫性疾患がある．妊娠中も内服は継続する．副作用などで D-ペニシラミンが使用できない場合にはトリエンチン（メタライト® 1,000 ～ 1,500 mg を 2 ～ 3 回で空腹時，少量から開始）を使用する．

無症状の患者や安定期の維持療法には亜鉛製剤（ノベルジン®）を使用する．1 回 50 mg で 1 日 3 回空腹時に内服する．亜鉛により腸管上皮細胞内にメタロチオネインの発現が亢進し，銅の吸収が抑制される．

治療抵抗例は肝移植の適応となることがある．ヘテロ接合体の肉親からの生体部分肝移植も可能である．

肝細胞癌の発生はまれであるが，注意が必要である．

コツ

キレート薬は少量から始める．妊娠中は内服薬の減量が可能である．

DON'Ts

《ヘモクロマトーシス》
- □ 肝癌の合併を忘れてはならない．

《Wilson 病》
- □ 怠薬させてはならない．

文献

1) Pietrangelo A：Gastroenterology 2010；139：393-408.
2) Bacon BR, et al.：Hepatology 2011；54：328-343.
3) Roberts EA, et al.：Hepatology 2008；47：2089-2111.
4) Harada M：Hepatol Res 2014；44：395-402.

産業医科大学第 3 内科学　原田　大

A 肝 臓

13 肝良性腫瘍

DOs

- □ 肝良性腫瘍に分類される疾患を覚えよう.
- □ それぞれの疾患で肝悪性腫瘍との画像の違いを理解しよう.
- □ それぞれの疾患の治療の必要性を理解しよう.

本項では肝良性腫瘍について概説する.肝良性腫瘍の画像所見の特徴を**表1**に示す.

1 肝血管腫

a 概 念

肝血管腫(liver hemangioma)は,肝の非上皮性腫瘍のなかで最も多く,一般人口の20% 程度と推測され,女性に好発する.海綿状血管腫と毛細血管腫に分類されるが,ほとんどが海綿状血管腫である.病理組織では内皮細胞に裏打ちされた結合組織から海綿状を呈している.硝子様硬化の強い腫瘍(硬化性血管腫)では,結節内に豊富な弾力線維がみられる.

b 症 状

一般に症状はなく,偶然発見されることが多い.腫瘍の増大はまれであるが,ステロイド療法やエストロゲン補充療法,妊娠は血管腫の増大との関連が示唆され,腹部腫瘤や右季肋部痛を認めることもある.腫瘍径が大きくなると,播種性血管内凝固(DIC)が誘発されることがある(Kasabach-Merritt 症候群).

表1 肝良性腫瘍の画像所見の特徴

疾患名	超音波	CT				MRI	
		単純	動脈優位相	門脈優位相	平衡相	T1 強調像	T2 強調像
肝血管腫	2 cm 以下:高エコー 2 cm 以上:低,高エコーの混在 marginal strong echo wax and wane sign chameleon sign	低吸収	辺縁より濃染	中心部まで濃染	中心部まで濃染	低信号	著明な高信号
限局性結節性過形成	低〜等エコー 中心瘢痕は高エコー 辺縁低エコー帯なし 造影超音波で車軸状の血流	低〜等吸収	強い濃染 中心性瘢痕は低吸収のまま	等〜低吸収 中心性瘢痕は徐々に濃染	等〜低吸収 中心性瘢痕は徐々に濃染	低〜高信号 肝細胞造影相で造影剤の取り込み	等〜高信号 中心性瘢痕は高信号
肝細胞腺腫	低エコー 高エコー(脂肪や出血を伴うとき)	低〜高吸収と多彩	濃染	等〜低吸収	等〜低吸収 コロナサインなし	低〜高信号と多彩	低〜高信号と多彩
肝血管筋脂肪腫	高エコー 低エコー(脂肪成分が少ないとき)	低吸収	濃染	濃染の持続	濃染の持続	低〜高信号	高信号
結節性再生性過形成	等〜低エコー	等〜低吸収	等〜低吸収	等〜低吸収	等〜低吸収	高信号	等〜低信号
炎症性偽腫瘍	低〜高エコーと多彩	低吸収	リング状に周囲が濃染	徐々に濃染	徐々に濃染	低信号	等〜高信号

c　画像所見

超音波検査で2 cm以下のものは内部が高エコーを呈することが多いが，2 cm以上のものでは内部に低エコーや高エコーの混在型となる．辺縁の高エコー帯(marginal strong echo)や，境界線の凹凸が診断に有用である．また，経時的に，あるいは体位変換や圧迫などで内部エコーが変化することも特徴的で，それぞれ，wax and wane sign，chameleon signとよばれる．CTでは，単純で低吸収，動脈優位相で辺縁より濃染され，門脈優位相から平衡相では中心部まで造影されて造影効果が遷延する．MRIではT2強調像で著明な高信号を呈する．

d　治　療

血管腫のほとんどは腫瘍径に変化はないが，少数例で腫瘍径の増大や縮小，消失を認めるため，画像検査による経過観察が推奨される[1]．10 cmを超える肝血管腫では破裂の危険性が高くなる．腹痛など臨床症状の発現，腫瘍径の急速な増大，自然あるいは外傷性破裂による出血，消費性血液凝固異常などがみられた場合には治療の対象となる[1]．治療法は手術が最も多く，治療成績は良好で，その他，肝動脈塞栓術，放射線治療が行われている．血管腫が巨大あるいは両葉にびまん性に存在し，肝切除や塞栓術，放射線治療が困難な症例では，肝移植も行われている[1]．

2　限局性結節性過形成

a　概　念

限局性結節性過形成(focal nodular hyperplasia：FNH)は，動脈奇形などの先行する脈管障害から，限局性の血流増加に対する肝細胞の過形成変化と考えられている．良性肝腫瘍のなかで血管腫の次に多く，0.3～3%の発生率で，20～50歳代の女性に多い．結節内に中心性瘢痕(central scar)とよばれる，中心部から放射状に伸びる密な膠原線維の増生がみられる．

b　症　状

症状はほとんどなく，壊死，破裂などの合併症もまれである．

c　画像所見

超音波検査で低～等エコーで描出されることが多い．中心性瘢痕は高エコーを呈するが，描出されないこともある．辺縁低エコー帯はない．造影超音波では腫瘍中心部から遠心性の車軸状の血流が確認される．CTでは単純で均一な低～等吸収，動脈優位相で強い濃染がみられる．門脈優位相，平衡相では等～低吸収となるが，中心性瘢痕は動脈優位相で低吸収のままで，門脈優位相，平衡相で徐々に濃染する．MRIで中心性瘢痕はT2強調像で高信号を呈する．また，Gd-EOB-DTPA造影MRIの肝細胞造影相で造影剤の取り込みを認めることが多い．

d　治　療

通常は治療を必要としないが，症状を有する場合や画像診断で確定診断が困難な場合に外科的切除が施行される．

3　肝細胞腺腫

a　概　念

肝細胞腺腫(hepatic adenoma)は，自然発症率が女性100万人に5人以下で，20～50歳代の女性に多い．エストロゲン含有の経口避妊薬の服用との関連が示唆されている．また，I型糖原病，III型糖原病で高率に発生する．病理組織では正常肝に発生し，正常肝細胞に類似した腫瘍細胞からなる充実性の病変で，膨張性に増大し，周囲に薄い線維性被膜を有することもある．腫瘍細胞は脂肪やグリコーゲンを含有し，索状や腺管状に配列している．腫瘍内部に異常な筋性血管や線維性隔壁がみられるが，門脈域や胆管，中心静脈はない．β心カテニン遺伝子変異を有する症例では悪性化の可能性がある．

b 症 状

無症状のことが多いが，腫瘍径が大きい場合は右季肋部痛，腹部違和感，腹腔内出血をきたすものもある．

c 画像所見

超音波検査では多くの場合で低エコーを呈するが，内部に脂肪や出血を伴う場合は高エコーを呈する．CTでは単純でほぼ等吸収だが，脂肪や出血を伴う場合は低吸収となり，新しい出血があると高吸収となる．動脈優位相で濃染し，門脈優位相から平衡相では等吸収から低吸収となるが，肝細胞癌のような造影剤の周囲組織への還流像（コロナサイン）はみられない．MRI検査では脂肪含有量や内部出血の状況によりT1，T2ともに低～高信号と多彩な像を呈する．

d 治 療

基本的には経過観察だが，経口避妊薬服用中の場合は中止により退縮する例がある．5 cm以上では破裂や出血のリスクがあり，手術が推奨されている．

4 肝血管筋脂肪腫

a 概 念

肝血管筋脂肪腫（angiomyolipoma：AML）は，血管，平滑筋細胞，脂肪組織の3成分が種々の程度に混在した間葉系腫瘍である．腎臓には多く発生するが，肝臓ではまれである．免疫染色で，平滑筋細胞で陽性となるhomatropine methylbromide-45（HMB-45）の発現がみられる．

b 症 状

通常無症状で，偶然発見されることが多い．

c 画像所見

超音波検査で高エコーを呈することが多いが，脂肪成分が少ないと低エコーとなる．CTでは単純で低吸収，造影早期相で濃染し，門脈優位相，平衡相まで造影が持続する．MRIでは脂肪成分の含有を評価できる．脂肪成分が少ない場合は診断が難しく，肝細胞癌などとの鑑別が困難な場合もある．

d 治 療

診断が確定すれば経過観察でよいが，有症状や増大傾向，確定診断が得られないときは外科的切除の適応である．まれに悪性例が存在するため，注意深く経過観察する必要がある．

5 結節性再生性過形成

a 概 念

結節性再生性過形成（nodular regenerative hyperplasia）は，血行動態異常に対する反応性病変と考えられ，関節リウマチやFelty症候群，CREST症候群などの全身性疾患との合併や門脈圧亢進との関連が知られている．病理組織では周囲に線維組織を伴わない結節状の肝細胞過形成像を呈する．

b 症 状

通常無症状だが，門脈圧亢進症に伴い発見されることもある．

c 画像所見

超音波検査では等～低エコーで，CTでは単純，動脈優位相，門脈優位相，平衡相でも等～低吸収である．MRIでT1高信号を呈することが多い．

d 治 療

結節自体は治療対象とならないが，背景疾患の治療を要することがある．

6 炎症性偽腫瘍

a 概 念

炎症性偽腫瘍（inflammatory pseudotumor）は，特定の疾患概念はないが，限局する非特異的な炎症性病変の総称である．炎症細胞浸潤，線維芽細胞増殖，膠原線維化を特徴とする．浸潤細胞の構成により，①リンパ球形質細胞型，②線維組織球型に分けられる．前者はおもに肝門部に発生し，IgG4陽性形質細胞の浸潤をびまん性に認め，IgG4関連硬化性胆管炎の部分的な結節状の炎症所見の増強と考えられている[2]．

しかし，病理所見においても診断困難な症例も存在する．

b 症 状

炎症反応を反映して，上腹部痛や発熱などの症状や血液検査で白血球の増加，CRP の上昇などを認めることが多い．リンパ球形質細胞型では IgG4 高値（135 mg/dL 以上）を認める．

c 画像所見

炎症，線維化，壊死，出血を反映し，画像所見は一様でない．CT では単純で低吸収，動脈優位相で線維成分が辺縁に多い場合は辺縁が濃染され，門脈優位相，平衡相で徐々に濃染されることが多い．中心部に線維成分が多い場合は腫瘍全体が濃染される．MRI では T1 強調像で低信号，T2 強調像で等〜高信号を呈する．造影パターンから肝細胞癌や肝内胆管癌などの悪性腫瘍との鑑別が困難な場合も多く，腫瘍マーカーなどと組み合わせ，総合的な判断が必要である．

d 治 療

自然退縮や抗菌薬使用などの保存的治療で軽快することもあるが，治療法は確立したものはない．リンパ球形質細胞型ではステロイド治療が著効するが，細菌感染の併発例も報告されており，治療法の選択に注意が必要である．

DON'Ts

- □ 肝良性腫瘍と診断されても定期的な画像検査を忘れない．
- □ 径の大きい肝良性腫瘍は破裂の危険性があり，そのリスクの説明を忘れない．

文献

1）日本医学放射線学会，他（編）：肝海綿状血管腫の画像診断ガイドライン 2007 年版．2007．
2）中沼安二（編）：肝臓を診る医師のための肝臓病理テキスト．南江堂，2013：275．

鹿児島大学大学院消化器疾患・生活習慣病学　**井戸章雄，馬渡誠一**

A 肝臓

14 肝膿瘍，横隔膜下膿瘍

DOs

- □ 肝膿瘍，横隔膜下膿瘍の原因菌は消化管の常在菌が多いが，嫌気性菌感染にも留意して抗菌薬を選択する．
- □ 膿瘍ドレナージは治療効果が高く，積極的に施行を検討する．
- □ 非特異的な発熱，腹部症状などを呈する患者の診療において，肝膿瘍，横隔膜下膿瘍の可能性を念頭に置く必要がある．
- □ 外科，放射線科や基礎疾患の治療に関与する診療科との連携が重要である．

1 概念・疫学

肝膿瘍は病原体により，化膿性(細菌性)肝膿瘍とアメーバ性肝膿瘍に大別され，わが国では前者が大部分である．免疫抑制状態の症例などでは真菌や結核感染が原因となる場合もある．化膿性肝膿瘍は男性に多く，糖尿病，肝胆膵疾患を有する症例や肝移植後の症例に合併しやすい．横隔膜下膿瘍は左右横隔膜下腔，右肝下腔(Morrison 窩含む)，網嚢内に形成された膿瘍であり，他の膿瘍と合併することも多い．他部位感染・炎症からの波及のほか，消化器外科手術の 0.2 ~ 1.5% に術後合併症として発症する．

2 症 状

a 成 因

1) 原因菌

化膿性肝膿瘍，横隔膜下膿瘍の原因菌はおもに消化管の常在菌である．*Klebsiella pneumoniae*，*Escherichia coli*，*Enterobacter* などの好気性菌がみられるが，*Bacteroides* などの嫌気性菌感染との混合感染もみられる．

2) 原因疾患

化膿性肝膿瘍，横隔膜下膿瘍の原因として，胆道結石や感染・腫瘍，虫垂炎，骨盤内膿瘍，炎症性腸疾患，消化管穿孔などの疾患に加えて，外傷や侵襲的治療(外科手術，ラジオ波焼灼療法，肝動脈塞栓療法など)があげられる．膿胸など，遠隔部の感染も原因となりうる．

b 身体所見

肝膿瘍，横隔膜下膿瘍では特異的な身体所見に乏しいが，発熱，上腹部痛(圧痛)が多い．食思不振，全身倦怠感，体重減少，悪寒戦慄，悪心・嘔吐なども認める．肝膿瘍では肝腫大も特徴的とされる．横隔膜下膿瘍では患側の肩への放散痛や，吃逆，腹壁腫張などを呈することもある．

3 検 査

a 血液生化学検査

炎症に伴い白血球，CRP の上昇がみられる．また，貧血やプロトロンビン時間延長，血清アルブミン値の低下なども認められる．肝膿瘍では血清 ALP，AST，ALT の上昇も見られる．血液培養は必須であり，膿瘍培養との併用で原因菌の検出率は上昇する．病原体が検出されない例では嫌気性菌感染のほか，まれではあるが，結核性膿瘍なども考慮する．

b 画像診断

肝膿瘍では転移性肝腫瘍など，他の占拠性病変との画像上の鑑別が必ずしも容易ではなく，横隔膜下膿瘍では無気肺，膿胸，血腫などが鑑別にあげられる．

1) 胸部 X 線検査

肝膿瘍，横隔膜下膿瘍では胸水，無気

肺，横隔膜挙上，肺野の浸潤影などがみられることがある．

2）　腹部超音波検査

典型的には膿瘍腔が低～無エコーとして描出され，肝膿瘍では低エコーの壁が認められる（図1）．初期には高エコーの充実性病変として描出される肝膿瘍もある．

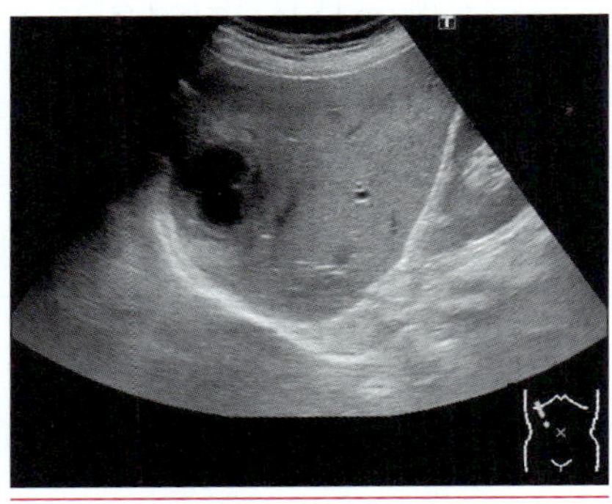

図1　化膿性肝膿瘍の腹部超音波像

3）　腹部CT検査

膿瘍は単純CTで低濃度域として診断される．肝膿瘍は造影CTで辺縁がenhanceされ，周囲肝実質に比しやや高濃度になることが多いが，中心部はenhanceされない（図2，図3）．CT（特に造影CT）は膿瘍の原因疾患（他の感染巣，悪性疾患など）や多発膿瘍の診断にも有用である．

4 治　療

a　抗菌療法

治療導入が遅れることにより，敗血症や播種性血管内凝固（disseminated intravascular coagulation：DIC）などに移行して致命的になることがあるため，化膿性肝膿瘍，

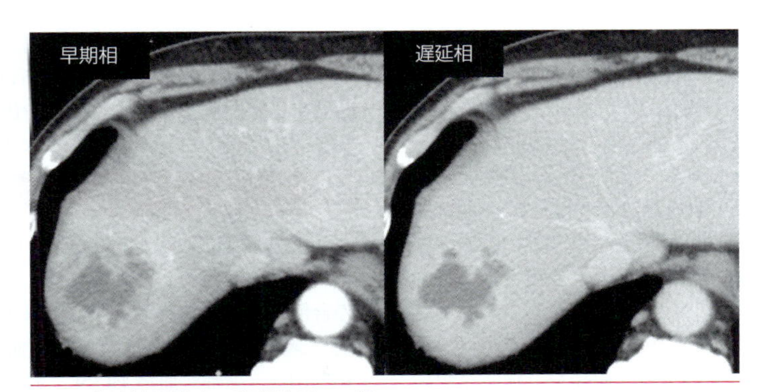

図2　化膿性肝膿瘍の腹部造影CT像

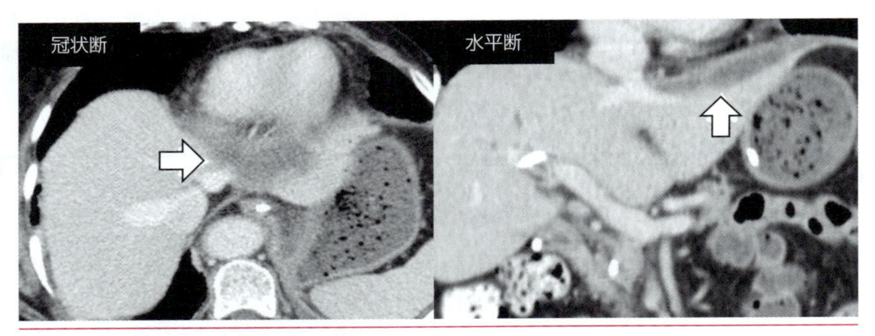

図3　横隔膜下膿瘍の腹部造影CT像

横隔膜下膿瘍が疑われれば直ちに適切な抗菌薬を投与する．初期治療では，原因菌の多くを占めるグラム陰性桿菌や，嫌気性菌との混合感染を考慮して，βラクタマーゼ阻害薬配合ペニシリンであるスルバクタム・アンピシリン（ユナシン-S®）やタゾバクタム・ピペラシリン（ゾシン®）などの静脈内投与や，セフトリアキソン（ロセフィン®）などの三世代セフェムの静脈内投与とメトロニダゾール（フラジール®）内服の併用などが推奨される．注射薬は最大量で投与されることが多く，メトロニダゾールは1日1,500～2,000 mgを経口投与する．抗菌療法開始2～3日後も発熱や炎症反応の改善が十分に得られない場合には，シプロフロキサシン（シプロキサン®）やパズフロキサシン（パシル®）などのニューキノロン系薬とメトロニダゾールの併用投与や，メロペネム（メロペン®）・ドリペネム（フィニバックス®）などのカルバペネム系薬への変更を考慮する．原因菌が特定された段階で，速やかに抗菌薬の変更を検討する．抗菌薬治療は4～6週間継続されることが多く，治療開始後2～4週間で良好な改善が得られていれば，残りの治療期間は培養結果や主治医の治療経験に応じた経口抗菌薬に変更することも可能である．

b　ドレナージ療法

化膿性肝膿瘍では，腹痛や炎症所見が高度な症例，敗血症やDIC徴候が認められる症例，膿瘍径が大きい症例や抗菌薬のみでの治療効果に乏しい症例などで，超音波・CTガイド下の経皮的カテーテルドレナージ（percutaneous catheter drainage：PCD）が選択されることが多く，治療効果も高い．5 cm以下の孤発病変では経皮的穿刺吸引法（percutaneous needle aspiration：PNA）も有効だが，3回施行してもコントロールが得られないものはPCDへ変更するべきである．手術は巨大膿瘍，多発膿瘍，多房性膿瘍，粘性内容を有する膿瘍，基礎疾患に対する手術加療を要する膿瘍，PCD不応例などで考慮される．胆管と交通している膿瘍では内視鏡的逆行性膵胆管造影（endoscopic retrograde cholangiopancreatography：ERCP）下のドレナージも有効である．

横隔膜下膿瘍の治療原則は切開，排膿，ドレナージである．ドレナージには超音波・CTガイド下の経皮的アプローチと，腹膜外または開腹アプローチによる外科的ドレナージがある．横隔膜下膿瘍に対する経皮的穿刺・ドレナージは肝膿瘍に比べて難易度や他臓器損傷のリスクが高いことに留意する．穿刺治療は大量腹水や出血傾向が著しい症例では相対的禁忌となる．

5　予　後

化膿性肝膿瘍の死亡率は2～12%である．開窓ドレナージ術の必要性，悪性疾患の合併，嫌気性菌感染，胆道由来の膿瘍形成，ショック，多発肝膿瘍，貧血（< Hb 10 g/dL），高齢，血清BUN上昇などが死亡率上昇の危険因子といわれている．横隔膜下膿瘍の死亡率は10%前後といわれており，肝膿瘍，横隔膜下膿瘍では重篤な転帰をたどりうる．

☑ 問診の重要性

病歴の聴取は診断の基本となる．肝膿瘍では開発途上国からの帰国者，知的障害者施設入所者，男性同性愛者ではアメーバ性を疑い，化学療法施行に伴い顆粒球が減少している症例では真菌性膿瘍の可能性も考慮する．腹部の手術，外傷，感染症治療歴を有する患者で炎症，感染徴候が認められた際には，横隔膜下腔を含む腹腔内膿瘍の存在を疑う．

（福井大学消化器内科　松田秀岳，中本安成）

6 他科への紹介

肝膿瘍，横隔膜下膿瘍の原因疾患(腫瘍や他部位感染など)が明らかな場合，該当する診療科との連携は必須である．肝膿瘍において，手術が考慮される場合は速やかに外科に対診する．横隔膜下膿瘍では経皮的ドレナージが困難な症例も多く，IVR熟練医(放射線科医など)と経皮的アプローチの可否について相談し，手術についても外科と検討する．抗血栓薬服用症例では，観血的治療を視野に入れて休薬やヘパリン化の可否について担当科に相談する．

DON'Ts

- □ 肝膿瘍，横隔膜下膿瘍は重篤な転機をたどることがあり，効果の乏しい治療を漫然と継続してはならない．
- □ 膿瘍の原因となる疾患や合併する他の感染巣に対する検索，治療を怠ってはならない．

文献

- 松田秀岳，他：診断と治療 2014；102：1701-1705.
- 須藤雅彦，他：消外セミナー 1986；24：220-234.

福井大学消化器内科　**松田秀岳，中本安成**

☑ 妊娠と放射線検査

時に外来で胸骨剣状突起の触知を心窩部腫瘤として受診してくることもある．また，消化器癌の穿破で腹腔内膿瘍形成し，それがさらに皮下膿瘍形成し，腹壁腫瘤として受診した症例もある．そのため，何が起こっているかを常に把握しながら診断プロセスを踏んでいくことが重要である．

妊娠と放射線被曝に関して，妊娠全期間を通じて50 mGy未満の胎児被曝であれば安全とされている．通常のCT検査での線量放射線診断での胎児の平均被曝線量は腹部単純CTで8.0 mGy，骨盤単純CTで25.0 mGyなどとなっている．線量からは胎児に影響は少ないと考えられるが(日本産科婦人科学会，日本産婦人科医会：産婦人科診療ガイドライン―産科編2014.)，妊婦のX線検査は適応を考え，通常の検査以上に十分な説明が要される．また，CT検査で使用されるヨード造影剤とMRI検査で使用されるガドリニウム造影剤，SPIO造影剤(Superparamanager Iron Oxide)ともに妊婦への使用に対する安全性が確立しておらず，どうしても行う際はリスクとベネフィットを熟考し，十分な説明をもとに行うべきである．

(佐賀大学医学部附属病院肝臓・糖尿病・内分泌内科　古賀風太)
(佐賀大学医学部肝疾患医療支援学　江口有一郎)

A 肝臓

15 門脈血行異常症(肝内血行異常)

DOs

- □ 特発性門脈圧亢進症(IPH)は，肝硬変はないのに著明な脾腫と拡張した左胃静脈を特徴とする．
- □ 肝外門脈閉塞症(EHO)には原発性と続発性があり，続発性には門脈血栓によるものがある．肝外門脈閉塞症では肝門部での求肝性側副血行路を伴うことが多い．
- □ Budd-Chiari 症候群(BCS)には急性型と慢性型があり，急性型は予後不良である．
- □ Budd-Chiari 症候群と特発性門脈圧亢進症は国の難病に指定された特定疾患であり，認定基準を満たせば公費の対象となる．
- □ 特発性門脈圧亢進症，肝外門脈閉塞症，Budd-Chiari 症候群のいずれも，静脈瘤出血が予後を大きく左右する．

1 特発性門脈圧亢進症

a 概念・疫学

特発性門脈圧亢進症(idiopathic portal hypertension：IPH)は，脾腫，貧血，門脈圧亢進症を示し，原因となるべき肝硬変，肝外門脈・肝静脈閉塞，血液疾患，先天性肝線維症などを証明しえない疾患をいう．通常，肝硬変に至ることはなく，肝細胞癌の母地にはならない[1,2]．2004 年における年間受療患者数(有病者数)の推定値は 640 ～ 1,070 人で(2005 年全国疫学調査)，男女比は約 1：2.7 と女性に多い．確定診断時の年齢は，40 ～ 50 歳代にピークを認める[3]．

b 診断

かつては食道静脈瘤の出血や存在により初めて診断されていた疾患であったが，近年では検診などの際に高度の血小板をはじめとする血球減少，あるいは超音波や CT で肝硬変を呈していないにもかかわらず，

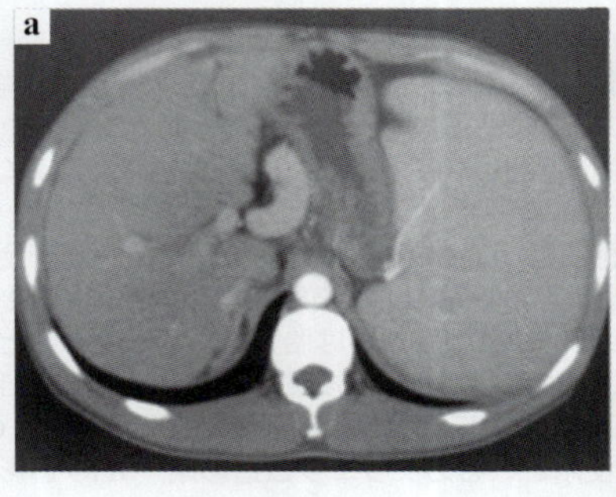

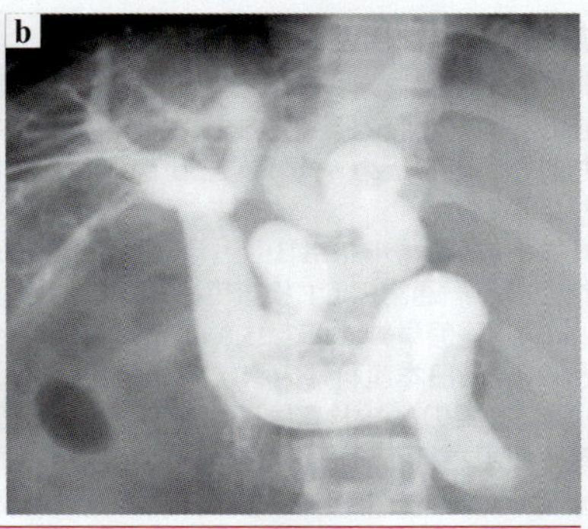

図 1 特発性門脈圧亢進症(画像所見)
a：造影 CT．著しい脾腫と門脈の拡張が認められる．
b：経皮経肝門脈造影．脾腫に伴い門脈系血管の異常な拡張を呈する．また，肝内末梢門脈枝の走行異常，門脈末梢枝の途切れを認める．

著明な門脈の拡張と脾腫を認めることで疑われる(図1).

質的診断としては肝生検での肝障害，肝硬変の除外および特徴的な末梢門脈枝のつぶれの証明により本疾患が診断される.

1)　画像診断

門脈圧亢進症の診断のために行われる肝静脈造影では，しだれ柳様変化が診断の根拠となる．肝静脈楔入圧では，しばしば肝静脈－静脈吻合により門脈圧の上昇を反映しないことが多い．よって，侵襲的ではあるが，経皮経肝門脈造影が門脈圧の実測を得ることができ有用である．造影CTでは，著明な脾腫と門脈の拡張を認め，比較的太い肝内門脈が肝表近い部位で認められることもある.

2)　病理検査

①肝臓の肉眼所見

肝萎縮はあるものからないものまである．肝表面は平滑から波打ち状を示すものがあり，割面では肝被膜下の肝実質の脱落をしばしばみる(図2-a).

肝内大型門脈枝あるいは本幹は開存しているが，二次性の閉塞性血栓を認めることがある．肝硬変の所見はない.

②組織所見

肝内末梢門脈枝のつぶれや肝内門脈枝の硬化症，異常血行路を伴う例が多い(図2-b)．門脈域周囲のみの限局的な線維がみられる．肝臓の線維化は認めない．種々の程度の過形成を認めることはあるが，線維化はなく肝硬変の再生結節とは異なる.

c　治　療

1)　食道・胃静脈瘤に対する治療

厚生労働省特定疾患 門脈血行異常症調査研究班の報告では，伴う食道・胃静脈瘤のコントロールができれば，予後は良好とされている．わが国では，食道静脈瘤に対しては内視鏡的治療，胃静脈瘤に対してはB-RTO(balloon-occluded transfemoral obliteration)をはじめとするIVR(interventional radiology)治療が第一選択となるものと考えられるが，脾機能亢進症による著明な血小板減少と脾腫に伴う門脈血流の増加により，通常の肝硬変症に伴う食道静脈瘤に比べると，治療は難治性で，再発率も高い．よって，後述する脾摘あるいは部分的脾動脈塞栓術が必要となることがある.

2)　脾摘術

血小板3万以下で左胃静脈の拡張した症例などでは，胃上部血行遮断および脾摘術(Hassab手術)を行うことで長期の食道静脈瘤の出血をコントロール可能である．しかし，脾摘術は門脈血栓症を高率に合併することから，十分な超音波およびCTでの術後フォローが重要であり，血栓を認めた場

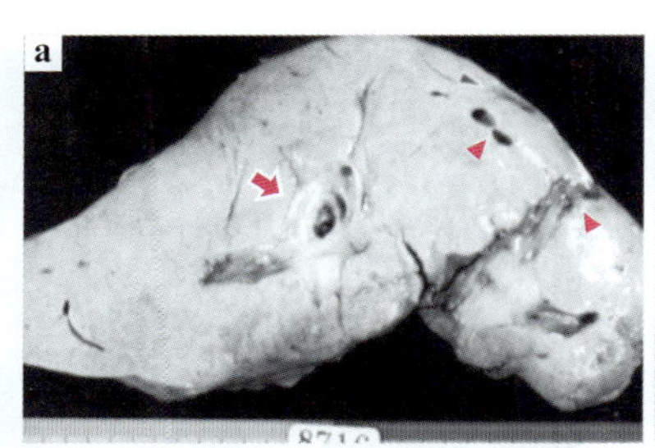

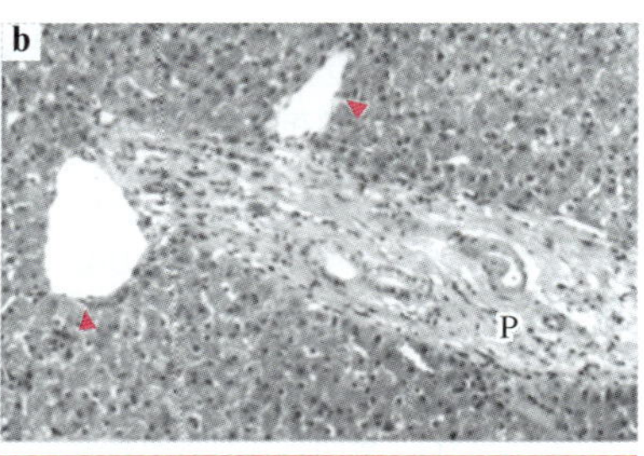

図2　特発性門脈圧亢進症(病理所見)

a：剖検肝の割面．肝内大型門脈(矢印)は開存し，肝被膜下の肝実質の萎縮，脱落があり，肝静脈枝や門脈域(矢頭)が肝被膜に異常接近している.

b：組織像．末梢門脈域(P)には緻密な線維化があり，門脈枝は消失している．この門脈域に接し，異常血行路をみる(矢頭)．HE染色．中拡大.

(口絵No.21 p.vi参照)

合にはワルファリンによる抗凝固療法が必要となる．また，脾摘後重症感染症については特に留意が必要で，肺炎球菌ワクチンの接種と外来での定期的フォローが必要である．

3) 部分的脾動脈塞栓術

門脈血流の低下，汎血球減少の改善効果として有用と考えられるが，現在，まとまった報告はない．脾機能の維持が望まれる小児例では有用かもしれない．しかし，巨脾の場合には脾梗塞の容量が大きすぎると脾膿瘍が併発しやすく，重篤な合併症となるので，分割部分的脾動脈塞栓術（partial splenic embolization：PSE）などの工夫が推奨される．

d 予 後

わが国においては，以前より厚生労働省特定疾患 門脈血行異常症調査研究班においてIPHの予後については研究がなされている．研究班の報告では，食道・胃静脈瘤の出血のコントロールがなされれば良好とされ，20年生存率は59%と他のウイルス肝硬変などの門脈亢進症を合併する疾患と比べると良好である[3]．わが国と同じくIPHが稀少疾患である欧州の報告でも，肝癌の発症はなく，肝不全に至った症例は少なく，門脈圧亢進症のコントロールが良好であれば肝疾患に起因する死亡は少ない．しかし，門脈圧亢進症が汎血球減少症や門脈圧亢進症に伴う腹水などで他疾患の治療に影響を及ぼし，結果的に予後不良となる可能性はある．

2 肝外門脈閉塞症

a 概念・疫学

肝外門脈閉塞症（extrahepatic portal obstruction：EHO）とは，肝門部を含めた肝外門脈の閉塞を有し，門脈圧亢進を示す疾患をいう（図3）．原因の明らかでない原発性肝外門脈閉塞と，原因の明らかな続発性肝外門脈閉塞とに分類される．続発性の原因としては，新生児臍炎，肝硬変やIPHに伴う血栓，腫瘍，血液疾患，胆嚢胆管炎，膵炎，腹腔内手術などがある．

2004年の門脈血行異常症調査研究班の調査では，年間受療者数は340～560人と推定され，男女比は1：0.6でやや男性に多い．確定診断時の年齢は20歳未満が最も多く，次に40～50歳で二峰性のピークを認める[3]．

b 診 断

血液検査所見においてEHOに特異的な検査所見はなく，いわゆる門脈圧亢進症に伴う脾機能亢進症による汎血球減少症がみられる．多くの症例においては，肝機能は正常であることが多く，凝固能障害を認め

コツ

従来は食道静脈瘤の出血を契機に診断されることがほとんどであったが，近年は，超音波やCTなどの画像診断にて偶発的に診断されることも多くなった．その場合，肝硬変の所見がないにもかかわらず脾臓が腫大していることや，左胃静脈を主とする側副血行路が異常に発達していることから疑われ，専門医（門脈圧亢進症）に紹介される．その際，肝脾硬度を測定できる超音波機器があると有用である．肝硬度が低いのにもかかわらず脾硬度が著明に高いのが特徴である．

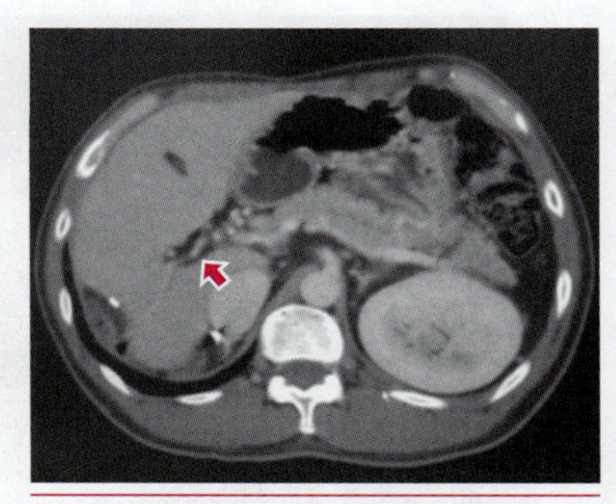

図3 肝外門脈閉塞症（造影CT検査）
CTの門脈相にて肝門部の門脈は造影されず，わずかな側副血行路から門脈が造影されている（矢印）．

る場合には先天性のプロテインC，Sやアンチトロンビン III 欠乏症が背景にあることがある．ガイドラインに記されているとおり，画像診断によりおもに確定診断を得る[4)]（表1）．

c 治療

食道静脈瘤に対しては内視鏡治療，胃静脈瘤については内視鏡またはB-RTOが治療効果と低侵襲性から選択されている．しかし，肝外門脈圧亢進症の原因として門脈本幹から脾静脈にも閉塞が及んでいる場合には，脾臓のドレナージの静脈として出血性の胃静脈瘤が胃全体に広範に形成されることがあり，部分的脾動脈塞栓術や脾摘および胃上部血行遮断術をしなければ，難治性となる場合がある．

d 予後

原発性の場合，食道・胃静脈瘤出血や門脈圧亢進症性胃症における出血などがコントロールされていれば予後は良好である．これに対して，続発性では腫瘍，肝硬変，血液疾患など門脈閉塞の原因疾患によって予後が左右される．

表1　画像所見（肝外門脈閉塞症診断のガイドライン）

1. 内視鏡検査
   食道静脈瘤，胃静脈瘤，門脈圧亢進症性胃症，異所性静脈瘤
2. ①超音波，CT，MRI，腹腔鏡検査
   - 肝門部を含めた肝外門脈が閉塞し**求肝性側副血行路**の発達を認める．
   - 脾臓の腫大を認める．
   - 肝臓表面は正常で肝臓の萎縮は目立たないことが多い．

   ②上腸間膜動脈造影門脈相ないし経皮経肝門脈造影
   肝外門脈の閉塞を認める．肝門部における**求肝性側副血行路**の発達が著明でいわゆる**海綿状血管増生**を認める．
3. 病理検査所見
   ①肉眼所見　肝門部に門脈本幹の閉塞，**海綿状変化**を認める．肝臓表面はおおむね平滑である．
   ②組織所見：肝の小葉構造はほぼ正常に保持され，肝内門脈枝は開存している．門脈域には軽度の炎症細胞浸潤，軽度の線維化を認めることがある．肝硬変の所見はない．

3 Budd-Chiari 症候群

肝静脈の主幹あるいは肝部下大静脈の閉塞ないしは狭窄によって，門脈圧亢進症などの症状を示す疾患である．肝後性の門脈圧亢進症に分類される．現時点では，原発性の明らかな病因の解明はなされておらず，欧米では血栓性素因との関連が指摘されているが，わが国においてはその関連性は少ないとされている．

a 疫学

門脈血行異常症調査研究班の全国調査（2005年）では，2004年の年間受療者は190～300人と推定され，男女比は約1：0.7人とやや男性に多い．確定診断時の年齢は20～30歳代にピークを認め，確定診断時の平均年齢は42歳である．人口100万人あたり約2人とされている[3)]．

b 病因

本症の病因は明らかでない例が多く，肝部下大静脈の膜様閉塞や肝静脈起始部の限局した狭窄や閉塞例はアジア，アフリカ地域で多く，欧米では少ない．わが国においては，本症の発生は広岡のArantius静脈管の異常をもとに発症するとする先天的血管形成異常説が考えられてきた．しかし，最近では本症の発症が中高年以降で多いことや，膜様構造や肝静脈起始部の狭窄や閉塞が血栓とその器質化によってその発生が説明できることから，後天的な血栓説も考えられている．従来より欧米においては，肝静脈閉塞の多くは基礎疾患を有することが多いと報告されており，基礎疾患として，血液疾患（真性多血症，発作性夜間血色素尿症，骨髄線維症）や経口避妊薬の使用，妊娠出産，腹腔内感染，血管炎（Behçet病，全身性エリテマトーデス），血液凝固異常（アンチトロンビン III 欠損症，プロテインC欠損症）などの血栓を生じやすい疾患に

多いとされている．近年，factor V Leiden mutationが本疾患の血栓性素因として報告されたが，わが国のBudd-Chiari症候群患者においての報告はなく，日本人においてはその遺伝子異常はないといわれている．

c 病 態

Budd-Chiari症候群は発症様式により急性型と慢性型に大別される．急性型は一般に予後不良であり，腹痛，嘔吐，急速な肝腫大および腹水にて発症し，1～4週で肝不全により死の転帰をとる重篤な疾患であるが，わが国では極めてまれである．一方，慢性型は約80%を占め，多くの場合は無症状に発症し，次第に下腿浮腫，腹水，腹壁皮下静脈怒張を認める．杉浦は本症の病型を4つに分類している[5]（表2）．

d 診 断

1） 血液検査

門脈圧亢進症に伴い脾機能亢進症による汎血球減少をきたすことが多い．肝機能は急性型の場合には著しい肝障害パターンをきたし，肝不全を呈するが，慢性型の場合には肝機能は比較的保たれることが多い．

2） 画像検査

①超音波，CT，MRI

肝腫大，特に短肝静脈がドレナージ静脈として発達するため尾状葉の腫大を認める．門脈圧亢進症に伴い脾臓の腫大を認める．肝静脈主管あるいは肝部下大静脈の閉塞や狭窄が認められる．肝静脈血流波形は平坦化あるいは欠如することがある（図4）．

②内視鏡検査

食道静脈瘤の頻度は高く，出血は予後を左右する．一般的に胃静脈瘤のできる頻度は少ない．

③血管造影

下大静脈造影と肝静脈造影は本疾患では治療にもつながる重要な検査である．特に肝部下大静脈の静脈圧は上昇しており，上行腰静脈や奇静脈，半奇静脈などの側副血行路が造影される．肝静脈造影では肝静脈

表2　Budd-Chiari症候群の分類

- I型：横隔膜直下の肝部下大静脈の膜様閉塞例
  - Ia　肝静脈の一部が開存するもの
  - Ib　肝静脈すべてが閉塞しているもの
- II型：下大静脈の1/2から数椎体にわたる完全閉塞例
- III型：膜様閉塞に肝部下大静脈全長の狭窄を伴うもの
- IV型：肝静脈のみの閉塞例

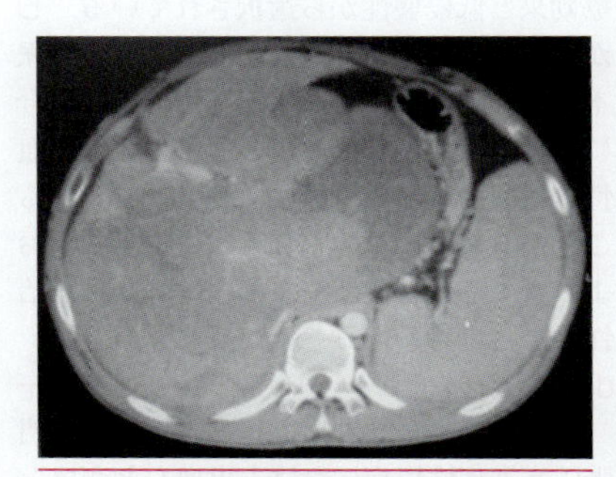

図4　Budd-Chiari症候群（造影CT検査）
肝静脈主幹はいずれも造影されず，著明な肝腫大と肝部下大静脈の狭小化を認める．

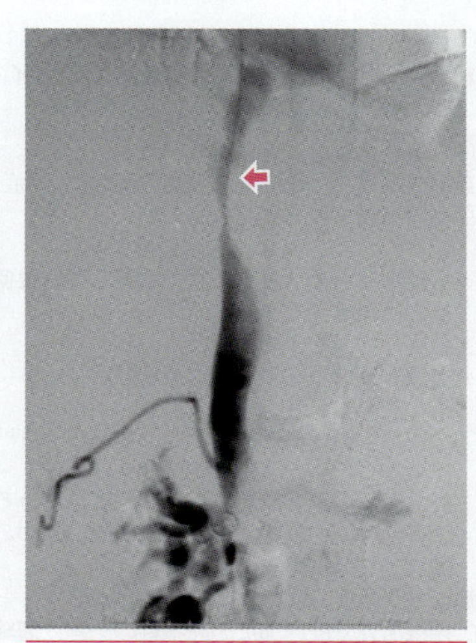

図5　Budd-Chiari症候群（下大静脈造影）
肝部下大静脈の狭小化を認める（矢印）．下大静脈圧測定検査では狭窄部上の下大静脈圧は10 cmH_2O，腹部下大静脈圧は26 cmH_2Oであり，肝部下大静脈の上下で圧較差16 cmH_2Oと著明な変化を認めた．

相互吻合を認めることが多い(図5).

3)　病理検査

肝小葉中心帯ジヌソイドのうっ血性拡張，慢性うっ血に伴う肝線維化を認める.

線維化は肝小葉中心体領域より進展し，ウイルス性肝炎と異なり中心静脈相互間の線維性架橋による肝小葉の逆転(reversed lobulation)を呈する.

e　治　療

肝静脈の主幹，下大静脈の狭窄や閉塞に対してカテーテルによる形成術およびステント留置術が報告されている．外科的手術としては閉塞と狭窄部を直接解除する手術，狭窄または閉塞部上下の大静脈シャントなどが選択される．急性型で肝障害の進行が早く肝不全を呈する場合には肝移植も考慮する．治療により慢性期になるとワルファリンによる抗凝固療法が必要となる症例が多い．側副血行路としては食道静脈瘤が形成されていると出血が危惧されるため，食道静脈瘤の治療を行ってから抗凝固療法を行う必要がある．本疾患は公費対象疾患である.

f　予　後

急性型は一般的に予後不良である．腹痛，腹水，急速な肝腫大により1～4週間で肝不全により死に至ることがある．わが国では慢性型が大部分を占め，多くの場合は門脈圧亢進症をコントロールできれば，予後良好である．急性型および慢性型でも肝移植の予後は良好である．門脈血行異常症調査研究班の全国調査では，5年および10年累積生存率は94%，83%と比較的良好な成績が報告されている[3].

DON'Ts

- □ いずれの疾患も，疑った場合には肝臓内科専門医などに早めにコンサルトすることを忘れない.
- □ Budd-Chiari 症候群では，肝癌が合併することがあることを忘れない.

文献

1) Schouten JN, et al.：Aliment Pharmacol Ther 2012；35：1424-1433.

2) Siramolpiwat S, et al.：Hepatology 2014；59：2276-2285.

3) 廣田良夫，他：厚生労働省特定疾患 門脈血行異常症調査研究班 平成17年度研究報告書 門脈血行異常症の疫学調査．2006：50-55.

4) 日本門脈圧亢進症学会(編)：門脈圧亢進症取扱い規約．第3版，金原出版，2013.

5) 杉浦光雄：病因と症状．木本誠二(監)：現代外科学大系(40A)門脈・副腎．中山書店，1970：35-140.

九州大学大学院先端医療医学　**赤星朋比古，橋爪　誠**

☑ 厚生労働省難治性疾患等政策研究事業「難治性の肝・胆道疾患に関する調査研究」

IPH，EHO，Budd-Chiari 症候群はともに門脈血行異常症として難治性疾患克服研究事業(厚生労働省)の対象疾患である．肝内血行異常をきたすこの3疾患は，稀少疾患であり，その診断と治療法については，まとまったデータがなく確立したものがなかったため，研究班ではその診断と治療に関するガイドラインを作成している．厚生労働省特定疾患 門脈血行異常症調査研究班では診断と治療のガイドライン(2013年度版)を公開しているので参照されたい(http://www.nanbyou.or.jp/pdf2/082_1.pdf).

(九州大学大学院先端医療医学　赤星朋比古，橋爪　誠)

B　胆道・膵臓

1 胆石症

DOs

- □ 胆石保有者は成人の 10 人に 1 人以上と高頻度なため，その対応指針を熟知しよう．
- □ 無症状例は原則として経過観察のみを行おう．
- □ 胆道痛発作の持続時間が長い場合には急性胆嚢炎の合併を疑い対応しよう．

1 概念・疫学

胆汁成分から生成された結石が胆道に存在する病態を胆石症という．局在部位により，胆嚢結石，総胆管結石，肝内結石に分類される．本項では胆石症全体の約 8 割を占める胆嚢結石について概説する．わが国の胆石保有率は成人の 10 ～ 15% 程度と推計されている．肥満，脂質異常症，胃切除後，急激なダイエットなどが胆石症の危険因子となる．

2 症　状

多くの場合，症状なく経過するが，1 年間で 2 ～ 4% 程度が有症状化するとされる．有症状例では消化器不定愁訴から胆道痛発作まで様々である．発作の典型例では，食後(特に油もの摂取後)や夜間に突発する 20

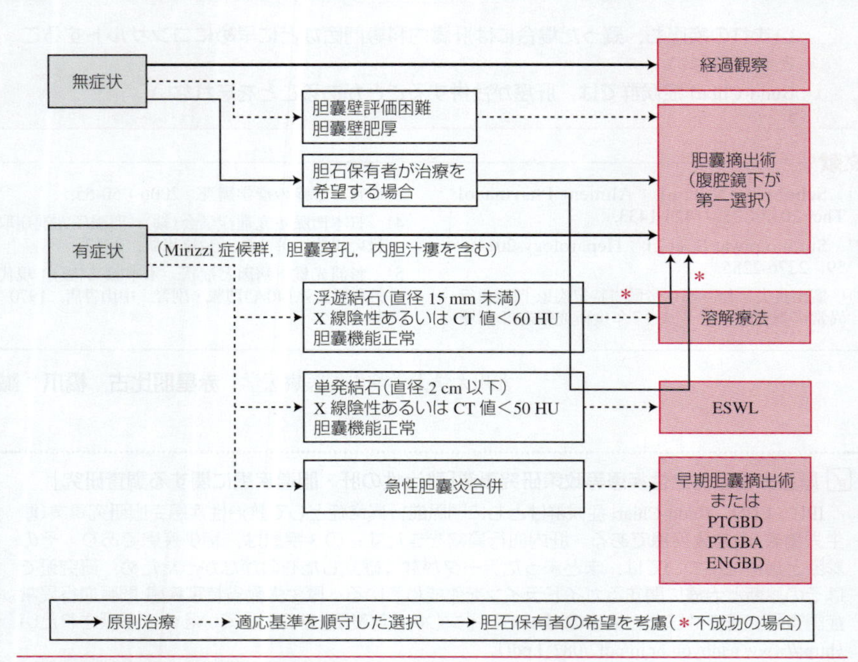

図 1　胆嚢結石治療フローチャート

〔日本消化器病学会(編)：胆石症診療ガイドライン．南江堂，2009：xv. より許諾を得て転載〕

分以上持続する心窩部・右季肋部の強い疼痛で，悪心・嘔吐を伴うこともある．

3 検　査

血液検査では，胆道痛発作時に一過性に肝機能異常を認めることがある．胆石の存在診断に最も有用なのが腹部超音波検査で，胆石は後方の音響陰影を伴う高エコー像として描出され体位変換にて可動性がある．X線CTでは，胆石のCT値が胆汁と近い場合(純コレステロール石)描出されないことがあり注意を要する．治療方針を決める際に，胆石の石灰化の程度をCTにて評価することが重要である(図1)．排泄性胆道造影(drip infusion cholangiography：DIC)は胆嚢機能の評価に有用で，胆嚢が造影されない場合，胆嚢機能の廃絶・低下が示唆され胆嚢温存術の適応外と考える．

4 診　断

上腹部を中心とする腹痛は胆道由来のものに加え，胸部臓器や胃，小腸，大腸など多岐にわたる．病歴聴取の際，これまで胆石を指摘されたことがないか確認することが肝要である．

5 治　療

a　経過観察

無症状の場合，原則として年1～2回の腹部超音波検査にて経過観察とする．胆石が充満するなど，胆嚢壁の評価が困難な場合には胆嚢摘出術を考慮する．

b　胆嚢摘出術

腹腔鏡下胆嚢摘出術は胆嚢摘出術の標準術式となっている．しかし，胆嚢炎を繰り返し周囲に高度の癒着を認める例や，上腹部の開腹術の既往のある例では開腹手術が適応となる．腹腔鏡下胆嚢摘出術から開腹術への移行率は3.6～8%と報告されている[1]．

コツ

小胆石が胆嚢頸部に存在する場合，左側臥位に体位変換することではじめて描出されることがある．

c　胆嚢温存療法

体外衝撃波破砕療法(extracorporeal shock wave lithotripsy：ESWL)は，胆石消失までの治療期間の短縮に有用であるが，治療施設が限られる．胆汁製剤による溶解療法は奏効する場合でも完全に溶解するまでに数か月から数年を要するため，服薬コンプライアンスの維持に努める必要がある．

処方例

①胆道痛発作時
- ジクロフェナクナトリウム(ボルタレン®サポ)(坐薬)：25～50 mg　1回25～50 mg
- ブチルスコポラミン(ブスコパン®注)：20 mg 1 mL　10～20 mg筋注

これらで除痛効果が不十分な場合，オピオイド鎮痛薬であるペンタジン®やレペタン®を用いることがあるが，Oddi括約筋収縮作用があるため硫酸アトロピンを併用する．

②発作間欠時
- ウルソデオキシコール酸(ウルソ®)：100 mg錠 1回200 mg 1日3回　最大1日900 mgまで

溶解療法の適応症例に用いる．胆道痛発作抑制作用があることも報告されている．
- フロプロピオン(コスパノン®)：40 mg錠，80 mg錠　1回40～80 mg　1日3回食後

胆石による腹部不定愁訴に対して有用なことがある．

6 合併症

胆道痛発作時には急性胆嚢炎との鑑別が重要である．発作時間が5～6時間持続する場合や発熱を伴う場合は胆嚢炎への進展を疑い対応する(第6章B-2 急性胆嚢炎 p.493参照)．

7 患者・家族への説明

胆石保有者の60～80%が無症状のまま経過する．胆嚢癌の危険因子とする報告も

あるため経過観察を行う．一旦，胆道痛発作をきたした場合には再発率が高いため治療が必要である．

8 他科への紹介

手術適応のある胆石症症例では外科的治療を依頼する．また，急性胆嚢炎への進展例では早期胆嚢摘出術や胆嚢ドレナージ術などの処置を考慮し専門医に紹介する．

DON'Ts

- □ 胆石症すべてが胆嚢摘出術の適応と考えてはいけない．
- □ CT で胆石が描出されない場合でも胆石症を完全に否定しない．

文献

1) 日本消化器病学会（編）：胆石症診療ガイドライン．南江堂，2009.

広島大学病院総合内科・総合診療科 **菅野啓司，田妻 進**

✓ 安易な胆嚢摘出術を行うべからず

無症候性胆嚢結石の患者に対して，"癌になるリスクがあるから"との理由で，胆嚢摘出術を勧める医師がまだいるようである．これまでのいろいろな実験や疫学調査で，明らかなエビデンスはなく，"発癌予防"は胆嚢摘出術の理由とはならない．同様に，胆嚢ポリープが 10 mm 以上であるというだけで"癌である可能性があるから"として胆嚢摘出術を強く勧めることも謹むべきである．多くはコレステロールポリープであり，腹部超音波検査や超音波内視鏡検査（EUS）で特徴的な所見があれば容易に診断できる．

（埼玉医科大学国際医療センター消化器内科 良沢昭銘）

2 急性胆嚢炎

DOs

- □ 腹部エコーで sonographic Murphy sign を確認しよう．
- □ 軽症胆嚢炎は早期胆嚢摘出術を検討しよう．
- □ 無石胆嚢炎は特に注意しよう．

1 疾患・疫学

急性胆嚢炎とは，胆嚢壁の感染，潰瘍，好中球浸潤などを伴う炎症を意味する．

慢性胆嚢炎の多くは胆石症に続発(原疾患の経過中に原疾患と関連して症状が出ること)しており，病理学的にはリンパ球浸潤および胆嚢壁の線維性肥厚が認められる．しかし，日常的に症状があるわけでなく，胆石嵌頓発作や急性胆嚢炎を生じたときに臨床的に治療を要する状態となる．

急性胆嚢炎のほとんどは胆嚢結石が胆嚢管，胆嚢頸部に嵌頓(嵌まりこんでしまい，動かない状態)，胆嚢壁虚血を生じて発症する．ほかに，胆嚢の血行障害，化学的な障害，細菌，原虫，寄生虫，膠原病，アレルギー反応など，多彩な要因によって生じうる．

急性胆嚢炎は病理学的に初期の浮腫性胆嚢炎に始まり壊疽性胆嚢炎を経て化膿性胆嚢炎となる．慢性胆嚢炎は粘膜の萎縮，胆嚢壁の線維化を特徴とする．

2 症状(身体所見・病態生理)

疝痛，上腹部痛(右季肋部を中心とし，右肩への関連痛を伴うことがある)，発熱．急性胆嚢炎は胆嚢壁の炎症であり，体性痛を生じる．このため，腹痛は局在性を有し，患者は右季肋部から上腹部の疼痛を訴える．触診では腫大した胆嚢を触れ，多くは圧痛を伴う．有名な Murphy 徴候とは 1903 年に Murphy が“炎症のある胆嚢を検者の手で触知すると，痛みを訴えて被検者が呼吸を完全に行えない”と記したことに始まる．Murphy 徴候の特異度は 79 ～ 96% と高いが感度は 50 ～ 60% と低く，単独では診断基準とはなりえない．炎症を反映し，発熱や白血球数増多，C 反応性タンパク質(CRP)上昇がみられる．病変が胆嚢外に及ぶと，胆嚢周囲膿瘍，肝膿瘍などを形成する．胆嚢壁が穿孔すれば胆汁性腹膜炎へ進展することもある．

3 検査および診断基準

ガイドラインは 2013 年に改訂され Tokyo Guidelines 2013(以下 TG13)として診断基準が公開されている(表 1[1]，モバイルアプリは T13 で検索可能)．① Murphy 徴候 / 右季肋部痛などの臨床症状，②発熱 / 炎症反応，を認め，③画像所見(腹部超音波検

表 1　TG13 急性胆嚢炎診断基準

A. 局所臨床徴候
① Murphy's sign
②右上腹部の腫瘤触知・自発痛・圧痛
B. 全身の炎症所見
①発熱
② CRP の上昇
③白血球数の上昇
C. 急性胆嚢炎の特徴的画像検査所見
確診：A のいずれか＋B のいずれか＋C のいずれかを認めるもの
疑診：A のいずれか＋B のいずれかを認めるもの

注)ただし，急性肝炎や他の急性腹症，慢性胆嚢炎が除外できるものとする．

〔急性胆管炎・胆嚢炎診療ガイドライン改訂出版委員会(編)：急性胆管炎・胆嚢炎診療ガイドライン 2013．第 2 版，医学図書出版，2013.〕

表 2　TG13 急性胆嚢炎重症度判定診断

重症急性胆嚢炎(grade III)
急性胆嚢炎のうち，以下のいずれかを伴う場合は“重症”である． ・循環障害：ドパミン≧ 5 μg/kg/ 分，もしくはノルアドレナリンの使用 ・中枢神経障害：意識障害 ・呼吸機能障害：PaO_2 / FiO_2 比＜ 300 ・腎機能障害：乏尿，もしくは Cr ＞ 2.0 mg/dL ・肝機能障害：PT-INR ＞ 1.5 ・血液凝固異常：血小板＜ 100,000/mm^3
中等症急性胆嚢炎(grade II)
急性胆嚢炎のうち，以下のいずれかを伴う場合は“中等症”である ・白血球数(＞ 18,000/mm^3) ・右季肋部の有痛性腫瘤触知 ・症状出現後 72 時間以上の症状の継続 ・顕著な局所炎症所見(壊疽性胆嚢炎，胆嚢周囲膿瘍，肝膿瘍，胆汁性腹膜炎，気腫性胆嚢炎などを示唆する所見)
軽症胆嚢炎(grade I)
急性胆嚢炎のうち，“中等症”“重症”の基準を満たさないものを“軽症”とする．

急性胆嚢炎と診断後，直ちに重症度判定基準を用いて重症度判定を行う．
非手術的治療を選択した場合，重症度判定基準を用いて 24 時間以内に 2 回目の重症度を判定し，以後は適宜，判定を繰り返す．
〔急性胆管炎・胆嚢炎診療ガイドライン改訂出版委員会(編)：急性胆管炎・胆嚢炎診療ガイドライン 2013．第 2 版，医学図書出版，2013.〕

査・腹部 CT など)により典型像を確認できれば急性胆嚢炎と確定診断される．急性胆嚢炎には画像診断が必須である．胆嚢炎の 90% は胆石性であり結石嵌頓，胆嚢腫大，胆嚢壁肥厚などが特徴である．診断精度の高い所見として sonographic Murphy sign があげられる．これは腹部エコーで腫大した胆嚢を描出しながら探触子による圧痛を確認するものである．診断に苦慮する例としては他疾患で重篤な状況にある患者(critically ill patients)に合併する無石胆嚢炎があげられる．外傷や大手術後に発症することが多く，意識状態が保たれていない場合は sonographic Murphy sign の有無を確認できない．

胆嚢炎の重症(grade III)は臓器不全(心血管系障害，神経学的障害，呼吸機能障害，腎機能障害，肝機能障害，血液学的障害)合併例であり，壊死性胆嚢炎や気腫性胆嚢炎などでも臓器不全がなければ中等症(grade II)に区分される(表 2)[1]．重症度診断は治療法と密接な関連性がある．重症は臓器不全状態をサポートしながら緊急でドレナージを行うことが推奨されている．

4　鑑別診断

急性胆嚢炎と鑑別を要するおもな疾患には十二指腸潰瘍や結腸憩室炎などの腹部疾患だけでなく急性心筋梗塞もあげられる．合併疾患として胆嚢癌が急性胆嚢炎の 1 ～ 1.5% に認められるため画像診断は必須である．

5　治　療

a　保存的治療

胆嚢炎の診断と同時に補液，抗菌薬投与を開始する．

b　手術(外科への紹介)および胆嚢ドレナージ

胆嚢炎の診断がつき次第，外科にコンサルトする．手術術式は腹腔鏡下胆嚢摘出術が推奨されるが，炎症や癒着のため良好な術野を確保することが困難であれば開腹術に変更する．開腹移行の因子は，男性，開腹既往，黄疸の存在または既往，炎症が進行した胆嚢などがあげられる．

軽症であれば72時間以内の胆嚢摘出術を施行する．待機的胆嚢摘出術と比較して合併症に差がなく入院期間が短いというメリットがあるためである．一方，中等症は炎症が長引いた結果，胆嚢周囲との癒着などにより腹腔鏡下胆嚢摘出術は困難なことが多い．早期胆嚢摘出術が技術的に困難であれば胆嚢ドレナージを行う．経皮経肝的胆嚢ドレナージ法が標準的な方法である．局所の重篤な合併症である壊疽性胆嚢炎，胆汁性腹膜炎，胆嚢周囲膿瘍，胆嚢軸捻転症，気腫性胆嚢炎，化膿性胆嚢炎などでは全身状態管理下に緊急手術を行う．重症例では臓器不全をサポートしながら胆嚢ドレナージを行い，待機的に胆嚢摘出術を行う．

Pitfall

手術時期を早期と待機で比較したrandomized controlled trial（RCT）のmeta-analysisで早期手術が推奨されている[2]．早期手術は待機手術と同等に安全であり，入院期間が有意に短縮され，開腹移行率や合併症発生率に差を認めないことがその根拠である．このエビデンスを理解するうえで次の2点に注意しなければならない．
①RCTの対象は臓器不全をきたした重篤例，胆嚢穿孔，汎発性腹膜炎，悪性腫瘍合併が疑われる例，無石胆嚢炎例などが除外されている．
②個々のRCTの症例数は多くても200例程度であり，重篤な合併症である胆管損傷の頻度を評価することができない．すなわち，meta-analysisで胆管損傷（1%以下）のリスクを評価するには桁違いの症例数のRCTが必要なのである．

6 合併症および予後

急性胆嚢炎の予後は一般に良好であるが，合併疾患により不幸な転帰をとる症例も存在する．高齢者もしくはcritically ill patientsにおける胆嚢摘出術をまとめたシステマティックレビューによれば高齢者における急性胆嚢炎の術後死亡率は周術期管理の進歩により1995年を境に12%から4.0%に低下している[3]．その一方で，胆嚢ドレナージの死亡率は15.4%と高いが，その多くは合併症によるものであり，胆嚢ドレナージ自体による死亡率は低率(0.36%)にとどまる．手術リスクの高い症例が胆嚢ドレナージを行われているため，死亡率が高くなると理解できよう．無石胆嚢炎は重症熱傷例や大手術後などのcritically ill patientsに発症することが多く，死亡率も高い．

7 患者・家族への説明

胆嚢炎の重症度，合併疾患の有無により予後が異なることなどをわかりやすく説明する．また，胆嚢摘出術前の画像診断ではとらえきれない胆嚢癌，いわゆるoccult cancerが1%程度ありうることを説明する．

DON'Ts

- □ 急性胆嚢炎を内科だけで診てはいけない．外科へのコンサルトを忘れずに．
- □ 保存的治療で軽快しても待機的胆嚢摘出術の説明，外科への紹介状作成を忘れてはいけない．

文献

1) 急性胆管炎・胆嚢炎診療ガイドライン改訂出版委員会(編)：急性胆管炎・胆嚢炎診療ガイドライン2013. 第2版，医学図書出版，2013.
2) Gurusamy K, et al.：Br J Surg 2010；97：141-150.
3) Winbladh A, et al.：HPB（Oxford）2009；11：183-193.

千葉大学大学院消化器内科・腎臓内科学　**露口利夫**

B　胆道・膵臓

3 胆嚢ポリープ・胆嚢腺筋腫症

DOs

- □ 胆嚢ポリープには病理組織学的に様々な病変があり，胆嚢腺筋腫症は RAS の拡張と増殖が特徴であることを知っておこう．
- □ 鑑別診断には病変の大きさと形態が重要で，特に付着部をしっかり見て，有茎性か広基性かを見極めよう．
- □ 特徴的な画像所見をもとに正確な診断を行い，経過観察か手術，適切な治療法を決定しよう．

1 基本的な考え方

胆嚢ポリープとは 20 mm 以下の隆起性病変を指すことが多く，病理組織学的にはコレステロールポリープ，過形成性ポリープ，炎症性ポリープ，線維性ポリープ，腺腫などがある．胆嚢腺筋腫症とは胆嚢壁の憩室様変化であるロキタンスキー・アショフ洞（Rokitansky-Aschoff sinus：RAS）が拡張・増殖し，胆嚢壁が部分的あるいは全体的に肥厚する病変で，限局型，分節型，びまん型に分類される．

胆嚢ポリープ・胆嚢腺筋腫症は健診や他疾患の診療中に偶然超音波検査で発見されることが多い．健診での発見頻度は胆嚢ポリープが 4.3 ～ 6.9%[1]，胆嚢腺筋腫症が約 0.5%[2] である．なお，健診で発見される胆嚢ポリープの大部分はコレステロールポリープである．

2 症　状

胆石のように移動することはないので，自覚症状や異常な身体所見を認めないが，分節型腺筋腫症やコレステロールポリープで胆石を合併すると，胆石症状が出現することがある．腺腫は癌化の可能性があるが，コレステロールポリープ，過形成性ポリープ，腺筋腫症には癌化の可能性はほとんどない．

3 検　査

a　超音波検査

1） コレステロールポリープ

有茎性で桑実状を呈し，内部に輝度の高い点状エコーを認める．この場合，有茎性といっても茎は細く描出されることは少ない．大きさは 5 mm 未満で多発することが多い（図 1）．10 mm 以上に大きくなることがあるが，大きくても高輝度な点状エコーを認め，桑実状を呈するものはコレステロールポリープと診断できる．

2） 腺筋腫症

限局性腺筋腫症は大きさが 10 mm 以上

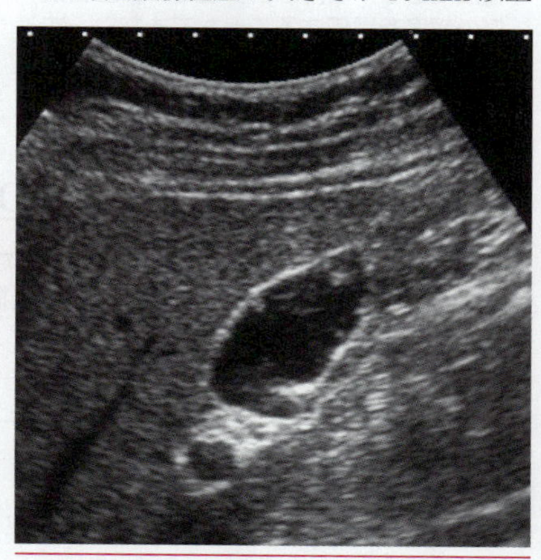

図 1　胆嚢ポリープの超音波所見
胆嚢底部に 5 mm 以下の多発する有茎性ポリープを認める．

であることが多く，なだらかな立ち上がりで粘膜下腫瘍様の形態，すなわち広基性隆起を呈する．内部に拡張したRASを表わす小嚢胞エコー（無エコー部）や高エコー部，comet signを認める（図2）．

b　CT

1）　コレステロールポリープ

単純CTでは10 mm以上でも描出されないことが多い．ただし，造影CTで淡く濃染することがあるので，癌との鑑別診断に注意を要する．

2）　腺筋腫症

限局型では広基性隆起を，びまん型では全周性壁肥厚を呈し，単純CTだけでは容易に診断できないが，造影CTで拡張したRASの部分が低吸収域となることで診断できる．

c　MRI

1）　コレステロールポリープ

T2強調画像で低信号な隆起性病変として描出される．造影ではCTと同様で，淡く造影されることがある．

2）　腺筋腫症

拡張したRASが胆嚢壁周囲に認められる所見（ネックレスサイン）を認める．

Pitfall

ビリルビンカルシウム石は音響陰影を伴わないので，移動性がないとコレステロールポリープと診断してしまう．

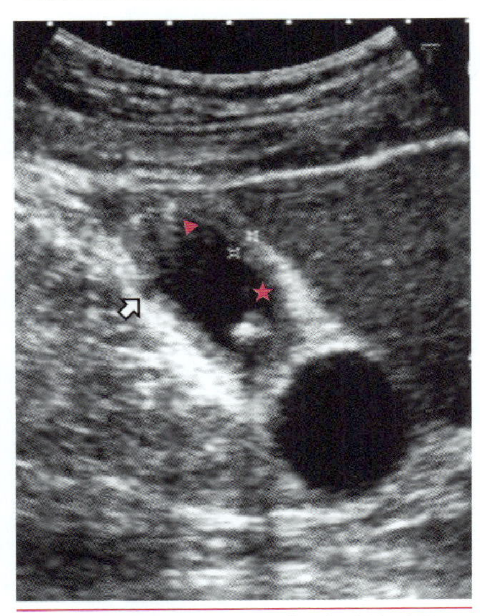

図2　胆嚢腺筋腫症（分節型）の超音波所見
胆嚢体部から底部にかけて壁肥厚を認める．壁内にcomet sign（矢頭）と無エコー部（矢印），内腔に胆石（星印）を認める．

4　診　断

胆嚢ポリープでは，大きさ，有茎性か無茎性か，内部エコーについて検討する．大きさが5 mm以下で多発し，内部に高輝度点状エコーを認める有茎性隆起はコレステロールポリープと診断できる．コレステロールポリープは，大きくなると内部に低エコー部が出現することがあり，鑑別診断が困難となる．胆嚢壁肥厚が主体の病変で，腫瘍内に小嚢胞エコー，高エコー部（壁内結石），comet signを認めれば，胆嚢腺筋腫症と診断できる．

胆嚢隆起性病変で悪性を疑う超音波所見は，広基性，大きさ10 mm以上，充実性エコー，血流豊富である．これらの所見を認めたとき，胆嚢癌を強く疑い，CT，MRIなどを行うことになる．ダイナミックCTでは，癌は早期に濃染して遷延し，良性病変は早期に濃染して早期にwash outされる．

5　治　療

治療を行うとすれば胆嚢摘出術である．大きさ10 mm以上の広基性隆起で，充実性エコーを呈し，血流が豊富なポリープは癌との鑑別診断が困難なので癌としての手術を行う．また，有茎性隆起で茎が2 mm以上あれば癌を疑い，腹腔鏡下胆嚢摘出術を行う．茎が2 mm未満では良性の可能性が高く，経過観察とする．経過観察をして急速に成長（3〜6か月で2，3 mm以上増大)する隆起性病変は手術を行う.

6 合併症

胆嚢ポリープに特徴的な合併症はないが,胆石が合併することがある.胆嚢腺筋腫症では胆嚢ポリープが約 15% に,胆石が約 5% に合併するとの報告[2]がある.

7 予　後

良性疾患なので,経過観察にしても手術にしても,予後はよい.

8 患者・家族への説明

「手術が必要な胆嚢隆起性病変は発見される数 % しかなく,多くは経過観察で対処できます.ただし,小さくても癌は存在するので必要があれば,精密検査を行います.癌が完全に否定できない場合には経過観察を行います.その期間は初めは 3 ~ 6 か月で,明らかな増大がなければその後は 1 年毎とします」と説明する.

9 他科への紹介

治療の項で述べたような手術適応がある隆起性病変は,消化器外科に紹介する.特に広基性隆起や増大傾向を認めるときには,癌の可能性があるとして紹介する.

DON'Ts

- □ 大きさだけで判断して,安易に外科手術を行ってはいけない.
- □ 小さくても癌のことがあるので,不十分な検査で済ませてはならない.

文献

1) Inui K, et al.：Intern Med 2011；50：1133-1136.
2) 山田一成,他：日消がん検診誌 2007；45：627-634.

藤田保健衛生大学坂文種報徳會病院消化器内科　乾　和郎

4　急性胆管炎

DOs

- □ 胆管炎を疑った場合はまず腹部超音波検査をしよう．
- □ 重症度判定は繰り返し行おう．
- □ 中等症以上では胆管ドレナージを早急に行おう．

1 疾患・疫学

急性胆管炎とは胆管閉塞および胆汁中の細菌増殖によって胆管内に急性炎症が生じたものである．胆管閉塞原因の多くは総胆管結石であるが，近年では悪性胆道狭窄が増えつつある．

2 症状（身体所見・病態生理）

急性胆管炎は狭い胆管腔が閉塞することにより胆汁中の細菌やエンドトキシンが血中・リンパ流中に逆流し敗血症などの重篤かつ致死的な状態に進展しやすい．100年以上前にCharcotが肝臓熱として報告した腹痛，発熱，黄疸は胆管炎の臨床症状として有名でCharcot 3徴とよばれている．この3徴にショック，意識障害を加えたReynolds 5徴は致死的な胆管炎徴候として知られる．

3 検査および診断基準

血液生化学検査だけでなく画像診断が必須であり，胆管炎を疑った場合にはまず腹部超音波検査を行う．2013年に改訂された胆管炎，胆囊炎のガイドラインであるTokyo Guidelines 2013（以下TG13）に診断基準が公開されている（表1[1]，モバイルアプリはTG13で検索すると利用可能）．この診断基準には“右上腹部痛”が含まれていない．“右上腹部痛”を診断基準に加えると急性胆囊炎を急性胆管炎と誤診する偽陽性率が38.8%にもなるためである．上腹部痛は腹腔内の炎症が上腹部に局在することを示す所見である．炎症の有無は発熱や血液検査（表1[1]のA．炎症反応）によって判断でき，その局在は画像所見（表1[1]のC．画像所見）により判断することができる．

表1　急性胆管炎の診断基準

A. 炎症反応
①発熱（> 38℃，悪寒戦慄を伴うこともある）
②血液検査：炎症反応所見（白血球 < 4,000 or > 10,000；CRP ≧ 1）
B. 胆汁うっ滞所見
①黄疸（T-Bil ≧ 2 mg/dL）
②血液検査：肝機能検査異常（> 1.5 × 正常上限）
C. 画像所見
胆管拡張
胆管炎の成因：胆管狭窄，胆管結石，ステントなど
確診：Aのいずれか＋Bのいずれか＋Cのいずれかを認めるもの
疑診：Aのいずれか＋BもしくはCのいずれかを認めるもの

〔急性胆管炎・胆囊炎診療ガイドライン改訂出版委員会（編）：急性胆管炎・胆囊炎診療ガイドライン2013．第2版，医学図書出版，2013.〕

重症度判定基準（表2）[1]は臓器不全例を重症，中等症項目の2項目を満たすものを中

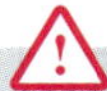

Pitfall

単純CT，造影CTでは結石や胆管拡張の有無を指摘することはできるが，炎症の有無を判定することはできない．一方，ダイナミックCTでは胆管炎がグリソン鞘に波及することによる肝内動脈門脈シャント様の不均一濃染を認めることができる．胆管炎の画像診断ではダイナミックCTの施行が推奨される．

等症としている．図1[1)]のように重症度により治療方針が決定される．

4 鑑別診断

胆管炎の鑑別には腹部超音波，ダイナミックCTなどの画像診断が必須である．血液生化学検査だけでは急性肝炎，薬剤性肝障害との鑑別はできない．前述のように右上腹部痛を呈する急性胆嚢炎との鑑別診断は難しく，かつ急性胆嚢炎を合併することもある．

5 治 療

胆管炎を疑った場合には初期治療を直ちに開始する．ラインを確保し，十分な補液・抗菌薬投与を開始する．重症度判定基準(表2)[1)]に基づき図1[1)]のフローチャートを参照に胆管ドレナージの選択，タイミングを決定する．重症度判定は12～24時間ごとに繰り返して行う．内視鏡的ドレナージを行う可能性があるため食事止めが原則である．

a ドレナージ方法の選択

ドレナージ方法は内視鏡的ドレナージが第一選択となる．これは1992年にThe New England Journal of Medicineに掲載されたendoscopic sphincterotomy(EST)41例と開腹手術41例の無作為比較試験において，死亡率が10%対32%と有意差が示されたことに裏付けられている[2)]．この報告ではEST＋経鼻胆道ドレナージ(endoscopic naso-biliary drainage：ENBD)が内視鏡的ドレナージ法として用いられている．

1) 経乳頭的内視鏡的ドレナージ(EBD)

経乳頭的内視鏡的ドレナージ(endoscopic biliary drainage：EBD)はENBD以外に胆

表2 急性胆管炎の重症度判定基準

重症(grade III)
いずれかの臓器不全を伴うもの ・心血管系：ドパミン≧ 5μg/kg/分もしくはドブタミン使用 ・神経系：意識障害 ・呼吸器系：PaO_2 / FiO_2 ＜ 300 ・腎臓：S-CRE ＞ 2.0 mg/dL ・肝：PT-INR ＞ 1.5 ・血液：血小板＜ 10万/μL
中等症(grade II)
5項目のうち2項目を満たすもの，初期治療に反応しないもの ・白血球＞ 12,000 or ＜ 4,000/mm^3 ・発熱(≧ 39℃) ・年齢(≧ 75歳) ・黄疸(≧ 5 mg/dL) ・アルブミン(＜健常値下限＊ 0.73 g/dL)
軽症(grade I)
grade II，III を満たさないもの

〔急性胆管炎・胆嚢炎診療ガイドライン改訂出版委員会(編)：急性胆管炎・胆嚢炎診療ガイドライン2013．第2版，医学図書出版，2013.〕

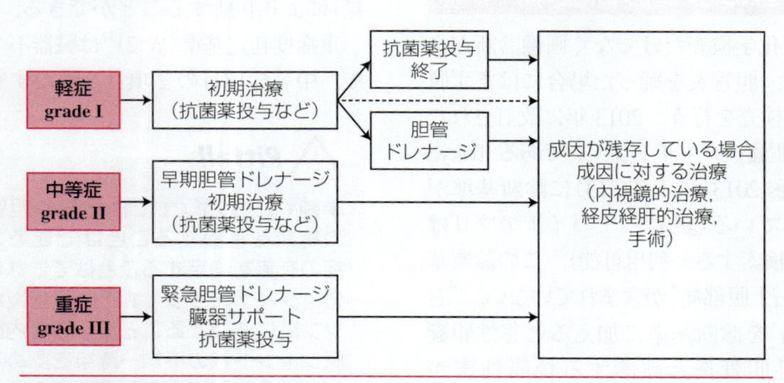

図1 急性胆管炎治療フローチャート

〔急性胆管炎・胆嚢炎診療ガイドライン改訂出版委員会(編)：急性胆管炎・胆嚢炎診療ガイドライン2013．第2版，医学図書出版，2013.〕

管ステント留置(endoscopic biliary stenting：EBS)，一期的胆管結石除去(ドレナージ留置なし)に大別される．胆管炎が重症であれば理論的には外瘻であるENBDが望ましいものの患者が受ける不快感やチューブの自己抜去の問題がある．また，ENBDとEBSを比較した前向き研究ではドレナージ効果に差を認めていない．胆管炎の重症度や自己抜去する可能性などを配慮しどちらかを選択する．

① ENBD

胆管への選択的カニュレーション後，ガイドワイヤーテクニックを用いて胆管内に6～7Frのチューブを留置し，経鼻的外瘻ドレナージを完成させる方法である．ESTの付加を必要とせず，外瘻であるためチューブの詰まりに対して洗浄が行え，胆汁培養を行えるなどの利点がある．一方，経鼻的に留置するため患者の不快感は強く高齢者ではチューブの自己抜去や逸脱がみられる．また，電解質・水分の喪失がある．

② EBS

ガイドワイヤーテクニックを用いて7～10Frのプラスチックステントを胆管内に留置する内瘻ドレナージ法である．ENBDに比べ患者の不快感がないことや電解質・水分の喪失がないことが利点である．一方，実際のドレナージ状況は体外から窺い知ることはできず，ステントの逸脱や迷入のおそれもある．

③一期的胆管結石除去

胆管結石による軽症胆管炎例では総胆管結石を一期的に除去すれば胆管炎も軽快する．完全に結石を除去し，かつESTによる乳頭浮腫などがなければ術後胆管炎のおそれもなくドレナージ留置の必要はない．しかし，その判断には経験が必要であり，ERCPに習熟した術者が判断すべきである．

2)　経皮経肝的胆道ドレナージ(PTCD)

EBDと経皮経肝的胆道ドレナージ(percutaneous transhepatic cholangial drainage：PTCD)の比較研究はないが，重篤な合併症(出血，瘻孔穿破，胆汁性腹膜炎，門脈塞栓など)があることや在院日数が長くなるなどの問題点があり，EBD不適応例がその対象となる．しかし，各施設によりドレナージの得手不得手が存在するので内視鏡よりもPTCDが技術的に安定しているのであれば安全に行えるPTCDを選択すべきである．ドレナージルートは左肝内胆管ルートがドレナージチューブの逸脱も少なく安全である．

3)　小腸内視鏡によるERCP

胃全摘後のRoux-en-Y吻合術後例などでは通常の十二指腸内視鏡では乳頭部もしくは吻合部まで到達することはできない．近年ダブルバルーン，シングルバルーンなどの小腸内視鏡によりERCPが行えるようになった．先進的な施設での報告では高い手技成功率が報告されているもののその成績は結石除去やドレナージ成功率であり，急性胆管炎における成績は限られたものである．

4)　超音波内視鏡下胆管ドレナージ

通常のERCPによる経乳頭的なドレナージが困難な症例に超音波内視鏡を用いた胆管ドレナージが試みられている．本手技は確立されものではなく先進的な施設で専門医のもとで行われるべきである．

b　ドレナージ施行の時期

ドレナージの施行時期は重症であるほど急ぐ必要がある(図1)[1]．重症度判定以外には医療関連感染を考慮する必要がある．例えば化学療法中の悪性胆道狭窄例に胆管炎を合併した場合は軽症であっても早期のドレナージを行う．市中感染の軽症例(胆石性胆管炎など)では待機的治療が可能であるが，12～24時間の初期治療に反応しなければドレナージを行う．

6　合併症および予後

合併症としては胆石性膵炎，肝膿瘍など

があげられる．わが国のDPCデータから算出された胆管炎の死亡率は2.7%である．重症例は死亡率が高い．また，非代償性肝硬変合併例ではドレナージに成功しても惹起された肝不全により致死的転帰をたどることがある．

7 患者・家族への説明

胆管炎の成因・重症度とドレナージの必要性・タイミングについて説明する．各ドレナージにはそれぞれ合併症があるため，十分なインフォームドコンセントを得たうえで行う．

DON'Ts

- □ CT撮影後であっても腹部超音波を怠ってはいけない．CT陰性の結石はめずらしくない．
- □ 胆管炎以外の炎症性疾患の検索を忘れてはいけない．胆嚢炎も鑑別疾患にあげられる．

文献

1） 急性胆管炎・胆嚢炎診療ガイドライン改訂出版委員会(編)：急性胆管炎・胆嚢炎診療ガイドライン2013．第2版，医学図書出版，2013．

2） Lai EC, et al.：N Engl J Med 1992；326：1582-1586.

千葉大学大学院消化器内科・腎臓内科学　**露口利夫**

恩師の格言

筆者は医学部卒業後，直ちに大学院に進学したが，2人の偉大な教授に師事した．1人は弘前大学第3内科教授であった武部和夫先生で，もう1人は旭川医科大学第2内科教授であった牧野　勲先生である．武部先生からは「科学は嘘をつかない．謙虚な気持ちで目の前の真実に立ち向かえば必ず結果はついてくる．」との教えをいただき，牧野先生からは「研究は3Sである．Smart，Speedy，Steadyをモットーとせよ．」と教えられて今日まで臨床研究を続けてきた．

（愛知医科大学肝胆膵内科　米田政志）

5 総胆管結石

DOs

- □ 総胆管結石は急性胆管炎の発症リスクが高いため，結石除去が必要であることを覚えておこう．
- □ 治療の主流は内視鏡的結石除去術だが，病態や施設の裁量に応じて治療選択しよう．
- □ 急性胆管炎や急性膵炎を合併した場合，早急な胆管ドレナージを考慮しよう．

1 概念・疫学

胆石が総胆管に存在する病態を総胆管結石という．近年の調査では胆囊結石合併例を含めると胆石全体の約25%を占める[1]．胆囊からの落下結石と胆管原発結石が主因で，胆管原発結石のほとんどは胆道感染が原因となるビリルビンカルシウム石である．初発時に急性胆管炎や急性膵炎を合併すると致死的病態に陥ることもあるため，適切な対応が求められる．

2 症 状

無症状や腹部不快感，食思不振などの軽い自覚症状の場合もある．結石による胆汁流出障害が起こると右季肋部痛や心窩部痛，黄疸を認め，感染を伴うと発熱をきたす．

3 検 査

血液検査ではγ-GTP，ALPなど胆道系酵素の上昇を認めることがある．さらに，結石が下部総胆管に嵌頓した場合にはビリルビンや肝逸脱酵素の上昇を認める．このほか，十二指腸乳頭に嵌頓すればアミラーゼ値の上昇を認め，胆管炎や膵炎を合併すれば炎症反応の亢進をきたす．画像診断ではまず腹部超音波検査が行われるが，総胆管結石の描出率は25～75%と必ずしも良好なものではない[2]．CTによる結石の描出率は，そのカルシウム含有量に依存する．ビリルビンカルシウム石の多い総胆管結石では描出される場合が多い．排泄性胆道造影(drip infusion cholangiography：DIC)を併用したDIC-CTはさらに診断能が高い．MR胆管膵管造影(MR cholangiopancreatography：MRCP)も総胆管結石の診断能に優れているが，小結石では描出されないことがある．これらの画像検査で総胆管結石が疑われる場合，内視鏡的逆行性胆道造影(endoscopic retrograde cholangiography：ERC)で結石の存在を確認し引き続き結石除去の加療を行う．

4 診 断

無症状例では胆道系酵素の上昇に対する精査過程において画像検査で指摘される例が多い．一方，総胆管結石の嵌頓をきたすと，急性胆管炎や急性膵炎など重篤な症状で発症する(p.499 第6章B-4 急性胆管炎，p.520 第6章B-10 急性膵炎 参照)．

5 治 療

無症状であっても急性胆管炎など重篤な合併症を発症する可能性があるため結石除去の必要がある．治療の第一選択は内視鏡的治療であるが，病態によっては外科治療や経皮経肝的治療が選択される場合もある(**図1**)．各種治療法のなかで内視鏡的治療が低侵襲であることから推奨されるが，術後膵炎や出血，穿孔などの重篤な偶発症の

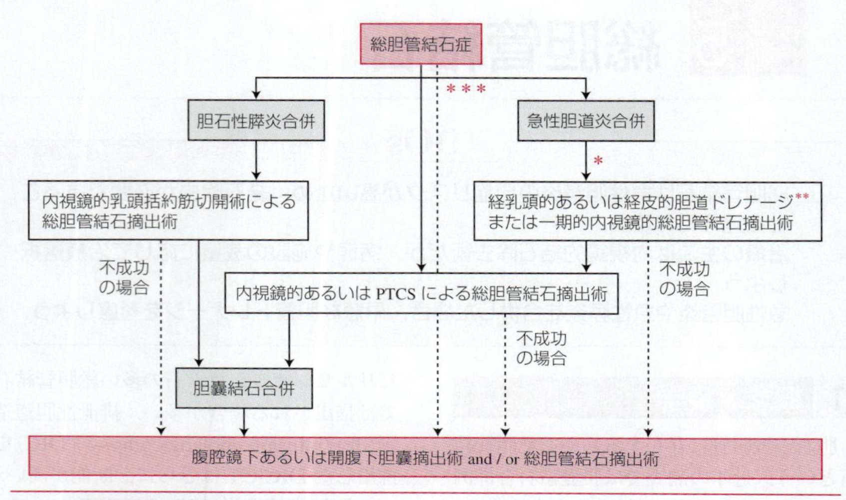

図1　総胆管結石治療フローチャート
〔日本消化器病学会(編)：胆石症診療ガイドライン．南江堂，2009：xvi. より許諾を得て転載〕

頻度が少なくないため，十分なインフォームドコンセントを得たうえで行うことが重要である．

a　経乳頭的内視鏡的治療

ERCによる胆道直接造影で結石を確認した後，経乳頭的に結石を除去する．乳頭部に結石が嵌頓することを防ぐため乳頭の前処置が必要で，内視鏡的乳頭括約筋切開術(endoscopic sphincterotomy：EST)または内視鏡的乳頭バルーン拡張術(endoscopic papillary balloon dilatation：EPBD)が行われる．ESTは大きな乳頭開口部を得ることにより機械的砕石術を行う頻度が少なくすることができ，膵炎のリスクが比較的少ない．一方，EPBDはバルーンカテーテル(6～10 mm)で乳頭部を拡張するもので，出血の頻度が少なく乳頭括約筋機能が温存できる利点があるが，開口部がESTに比較して小さいため結石径の大きなものには不向きである．一般的に，EPBDの適応として結石径10 mm以下，数個の結石，出血傾向がある場合などがあげられる[2]．近年，大口径バルーン(12～18 mm)を用いた内視鏡的乳頭大バルーン拡張術(endoscopic papillary large balloon dilatation：EPLBD)が普及しつつあり，結石径が10 mm以上の症例に応用されている．これまでの報告では比較的安全に大結石の除去ができるとされており，今後適応や手技の標準化が望まれる．結石の除去はバスケット鉗子や機械式砕石バスケット鉗子などの処置具を結石の状態に応じて選択する．電気水圧式破石法(electro-hydraulic lithotripsy：EHL)を併用することもある．

b　外科治療

非観血的に結石除去が困難な場合や，胆嚢結石合併例で一期的治療を目指す場合には外科的結石摘出術が行われる．腹腔鏡下胆管結石摘出術は乳頭機能を温存できるため結石再発の予防の利点があるが，症例によっては難易度が高く手技の熟練度を要することや特別な器具が必要なため限られた施設で行われているのが現状である．

c　経皮経肝的治療

経皮経肝胆道ドレナージ(percutaneous transhepatic biliary drainage：PTBD)ルー

トを介して結石除去を行うもので，Billroth II や Roux-en-Y 吻合など術後胃で乳頭アプローチが困難な例や，高齢で全身状態が悪く内視鏡的治療や外科治療が困難な例など，総胆管結石症では適応症例は限られる．腹水を認める例や出血傾向のある場合には禁忌である．

d　その他の治療

体外衝撃波破砕療法(extracorporeal shock wave lithotripsy：ESWL)は内視鏡的治療で機械式砕石バスケット鉗子を用いても把持できないような巨大結石や積み上げ結石などの治療難治例に対し，補助療法として用いることがある．一方，これまで通常の内視鏡では乳頭部までのアプローチが困難であった Rou-en-Y 吻合症例に対し，シングル・ダブルバルーン小腸内視鏡を用いた結石除去術が行われており良好な成績が報告されている．また，高齢者で内視鏡的治療に難渋することが予想される例では，胆管ステントによる姑息的なドレナージ術が行われることがある．ただし，ステント閉塞が起こるため定期的なステント交換を要する．

6　合併症

総胆管結石が下部胆管や乳頭部に嵌頓し急性胆管炎や胆石性膵炎(p.520 第6章 B-10 急性膵炎 参照)をきたした場合，早急なドレナージ術が必要となる．

7　患者・家族への説明

総胆管結石症は無症状であっても合併症の併発により致死的な経緯をたどる可能性があるため結石除去が望まれる．ただし，それぞれの治療法に伴う偶発症についても十分に説明を行う．

8　他科への紹介

内視鏡的治療などの非観血的な結石除去治療が困難な場合には外科治療を依頼する．

DON'Ts

- □ 総胆管結石症は無症状であっても経過観察のみを行ってはいけない．
- □ それぞれの結石除去治療には偶発症の可能性がるため，術前に十分な説明を怠ってはいけない．

文献

1)　Tazuma S, et al.：J Hepatobiliary Pancreat Sci 2015；**22**：392-395.
2)　日本消化器病学会(編)：胆石症診療ガイドライン．南江堂，2009.

広島大学病院総合内科・総合診療科　**菅野啓司，田妻　進**

B　胆道・膵臓

6 胆道腫瘍(十二指腸乳頭部腫瘍を含む)

DOs

- □ 膵・胆管合流異常は胆道癌の危険因子であることを覚えておこう．
- □ 肝機能異常と胆管拡張があれば胆道癌を疑おう．
- □ 上部消化管内視鏡検査では十二指腸乳頭部もよく観察しよう．

1 概念・疫学

胆道癌は，胆管癌，胆囊癌，乳頭部癌に分けられる．早期には無症状であり，検診での拾い上げも難しく，黄疸を契機に発症し発見時にはすでに進行癌であることが多い．一方，近年のmultidetector-row CT(MDCT)，MRIなどの低侵襲性画像診断法の進歩は著しく，無黄疸例やいわゆる早期胆道癌例も徐々に増加してきている．

胆道癌の危険因子として胆石や膵液の胆道内逆流などによる胆道粘膜への慢性的持続的刺激や炎症が考えられる．胆管癌の危険因子は胆管拡張型の膵・胆管合流異常や原発性硬化性胆管炎(primary sclerosing cholangitis：PSC)である．胆囊癌の危険因子は膵・胆管合流異常のうち，特に胆管拡張を伴わないものである．胆囊結石症，陶器様胆囊，胆囊腺腫なども胆囊癌の合併が高いとする報告があるが，明らかな因果関係は証明されていない．乳頭部癌の危険因子は解っていない．

2 症　状

胆道癌を疑う臨床症状は，黄疸や右上腹部痛である．胆管癌の初発症状はほとんどが黄疸である．まれに黄疸出現前に腹痛，発熱などが出現する場合がある．胆囊癌の最も多い臨床症状は右上腹部痛であり，次いで悪心・嘔吐があげられるが，腹痛や黄疸が出現した時点で進行癌であることが多く，臨床症状から早期診断することは困難である．乳頭部癌の臨床症状としては黄疸，発熱，腹痛が多く，黄疸が変動することがあるのが特徴である．

3 診　断

図1に胆道癌診療ガイドライン[1)]による胆道癌の診断アルゴリズムを示す．

a 診断のファーストステップ ………

胆道癌診断のファーストステップは非侵襲的な血液検査および腹部超音波検査である．胆管閉塞例では肝機能障害(ALP，γ-GTP，ビリルビンなどの上昇)を認めるが，胆道癌に特異的な血液生化学検査はない．胆道癌ではCA19-9やCEAが上昇するが，補助診断として考えるべきである．特に閉塞性黄疸例では腫瘍ではなく，黄疸により上昇する症例があるので注意を要する．腹部超音波検査では，肝内胆管拡張をとらえることが容易であり，閉塞部位を推定することが可能である．胆囊癌は進行癌になるまで無症状であることが多いため，診断時には進行例であることが多い．一方，検診で胆囊ポリープを指摘されて，いわゆる早期胆囊癌が発見されることも少なくない．特に径10 mm以上では癌である可能性が高くなるため精査が必要である．有茎性(亜有茎性)病変では，コレステロールポリープ，過形成性ポリープ，炎症性ポリープなどの良性ポリープとの鑑別を要する．無茎性(広基性)病変では，限局性胆囊腺筋腫症との鑑別，胆囊壁肥厚ではびまん性胆囊腺筋腫症，胆囊炎，過形成性変化との鑑

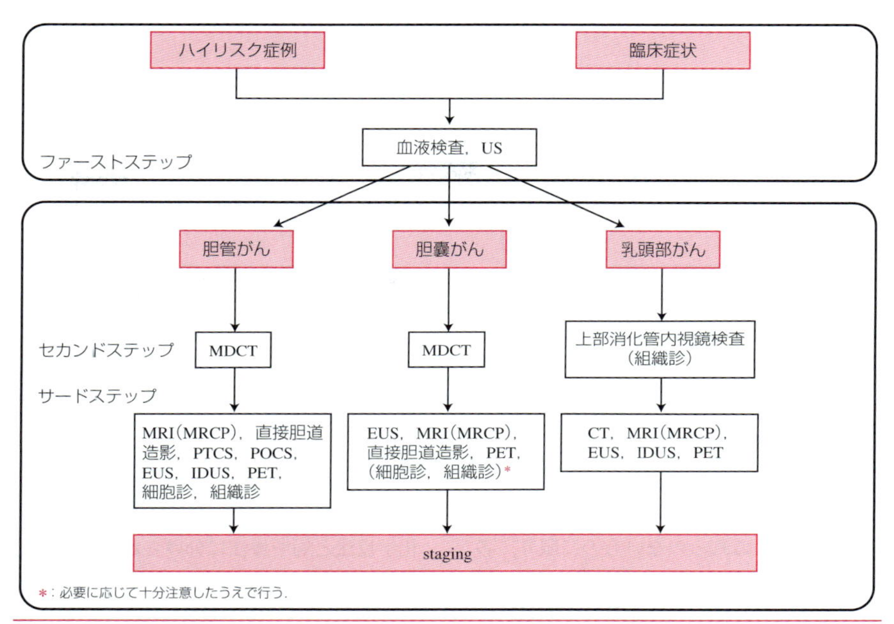

図1　胆道癌の診断アルゴリズム
〔日本肝胆膵外科学会，他（編）：エビデンスに基づいた胆道癌診療ガイドライン．改訂第2版，医学図書出版，2014．より改変〕

別を要する．

b　診断のセカンドステップ

胆管癌，胆嚢癌ではMDCTを行うことが推薦される．乳頭部癌では上部内視鏡検査により，肉眼形態を観察し，腫瘍が疑われた場合は生検を行う．

c　診断のサードステップ

MRI，MRCPは，病変の局在および進展度診断に有用である．偶発症のリスクを伴うERCPあるいはPTBDなどの直接胆道造影診断は必ずしも必要とされない症例もある．胆管炎，原発性硬化性胆管炎，IgG4関連硬化性胆管炎などと鑑別を有する場合には，胆汁細胞診や擦過細胞診，生検による組織診が有用である．超音波内視鏡検査（endoscopic ultrasonography：EUS）は，超音波検査と比べて病変をより明瞭に描出できることが多い．経皮経肝胆道鏡（percutaneous transhepatic cholangioscopy：PTCS）や経口胆道鏡（peroral cholangioscopy：POCS）は，胆管内腔の詳細な観察と直視下生検が可能であり，良性胆管狭窄との鑑別診断および胆管癌の粘膜内進展範囲診断に有用である．

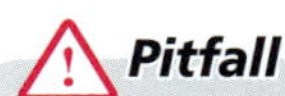
Pitfall

ERCPやPTBDは偶発症のリスクがあるので，造影目的のみで行うことは最近ではほとんどない．

4　治　療

胆道癌は進行例で診断されることが多いが，根治的治療は外科的切除である．侵襲の高い手術となるため，病期以外の因子が絡んでくる．そのため，手術適応基準は施設により異なるが，多臓器への転移，遠隔リンパ節転移を認めるものは一般的に切除

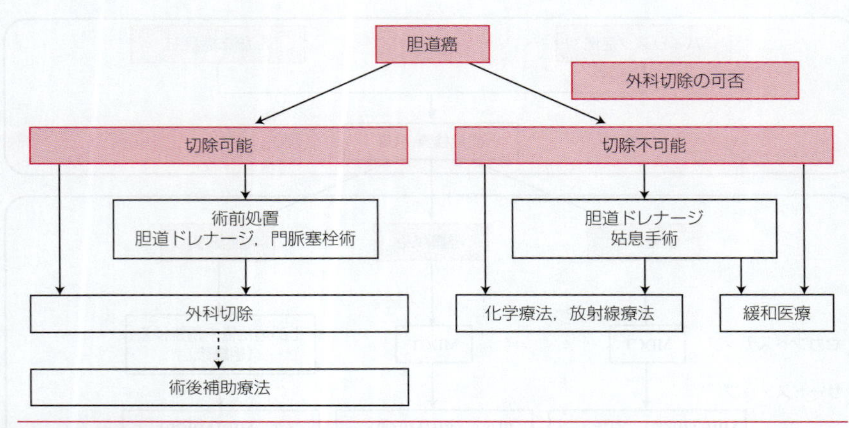

図 2　胆道癌の治療アルゴリズム
〔日本肝胆膵外科学会，他(編)：エビデンスに基づいた胆道癌診療ガイドライン．改訂第 2 版，医学図書出版，2014. より改変〕

不能である．これらのないものに限り，各術式(肝切除や膵頭十二指腸切除など)に対する耐術能を評価したうえで，手術適応が決定される．切除不能と判断した場合には内科的治療となる．内科的治療では胆道ドレナージと抗腫瘍療法が中心となる．また，高齢者や合併症のある症例では抗腫瘍療法が選択されない場合もある(best supportive care：BSC)．

胆道ドレナージは胆管ステント留置術を行うのが一般的である．抗腫瘍療法は全身化学療法と局所療法に分けられる．全身化学療法として，わが国では，ゲムシタビン＋シスプラチン(GC 療法)，TS-1 が標準治療となっている．放射線療法は体外照射と腔内照射に分けられるが，前者のみか両方の組み合わせで行われている(図 2)[1]．

5　予　後

外科切除後の成績はステージによって異なるが，一般的に胆嚢癌の予後は比較的悪く，乳頭部癌の予後は比較的よい．

DON'Ts

- □ 無症候性胆嚢結石を癌のリスクがあるという理由で手術してはいけない．
- □ 良性胆道狭窄を誤って手術してはいけない．
- □ 胆嚢ポリープを安易に手術してはいけない．

文献

1)　日本肝胆膵外科学会，他(編)：エビデンスに基づいた胆道癌診療ガイドライン．改訂第 2 版，医学図書出版，2014.

埼玉医科大学国際医療センター消化器内科　**良沢昭銘**

7 膵・胆管合流異常, 先天性胆道拡張症

DOs

- □ 画像上総胆管が拡張した例では，先天性胆道拡張症の可能性を考えて，膵胆管合流部を検索しよう．
- □ 腹部超音波検査で胆囊壁の肥厚を認めたら，膵・胆管合流異常を疑って MRCP を施行しよう．
- □ 膵・胆管合流異常と診断されれば，胆道癌を予防する外科的手術を勧めよう．

1 疾患概念と病態

膵・胆管合流異常(以下，合流異常)は，解剖学的に膵管と胆管が十二指腸壁外で合流する先天性の形成異常と定義される．その発生に関しては諸説があるが，胎生早期における胆管下部と腹側膵原基の導管系の発生異常が大きな影響を及ぼすと考えられている．正常の十二指腸乳頭部では，乳頭部(Oddi)括約筋が胆管末端部から膵胆管合流部を取り囲み，胆汁の流れを調節する一方，膵液の胆管内への逆流を防止している．合流異常では，共通管が長く，括約筋作用が合流部に及ばないため，膵液と胆汁の相互逆流が起こり，胆道と膵に種々の病態を生じる．通常膵管内圧が胆管内圧より高いため，膵液の胆道内逆流が容易に生じる(図 1)[1]．胆管拡張を伴う例(先天性胆道拡張症)と，胆管に拡張を認めない例(胆管非拡張型)に分かれる．

先天性胆道拡張症(胆道拡張症)は，戸谷分類において 5 つのタイプに分類されてきた(図 2)[2]．総胆管の限局性拡張を呈する I 型と，I 型に肝内胆管の拡張が加わった IV-A 型の頻度が非常に高く，また I 型(分節型の Ib は除く)と IV-A 型は全例に合流異常を合併するが，他の II，III，IV-B，V 型では合流異常の合併はほとんどみられない．現在，いわゆる狭義の胆道拡張症は，戸谷 Ia 型，Ic 型と IV-A 型を意味し，“総胆管を含む肝外胆管の限局性拡張を呈し，全例に膵・胆管合流異常を合併する”と定義される．

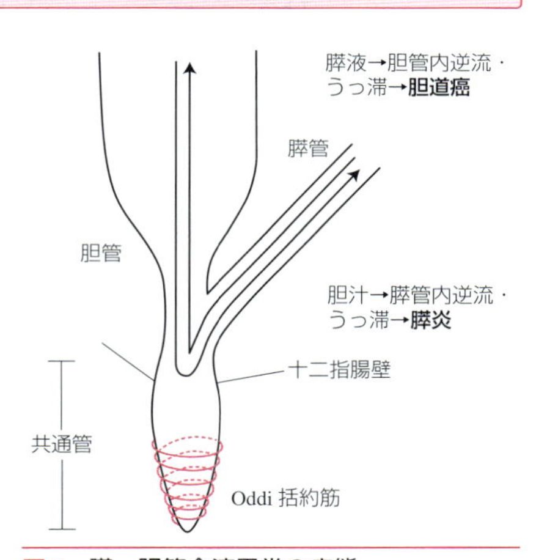

図 1 膵・胆管合流異常の病態
〔日本膵・胆管合流異常研究会，他(編)：膵・胆管合流異常診療ガイドライン．医学図書出版，2012.〕

東洋人に多く，女性は男性の約 3 倍の頻度である[1]．

2 症状と合併症

合流異常では，逆流膵液と胆汁の混和によって生成された変異原物質などに長年曝されることにより胆道粘膜に遺伝子変化を起こし，胆道に発癌が生じやすい．成人における胆道癌合併頻度は，胆道拡張症 21.6%，胆管非拡張型合流異常 42.4% と非常に高率で，局在の割合は胆道拡張症では

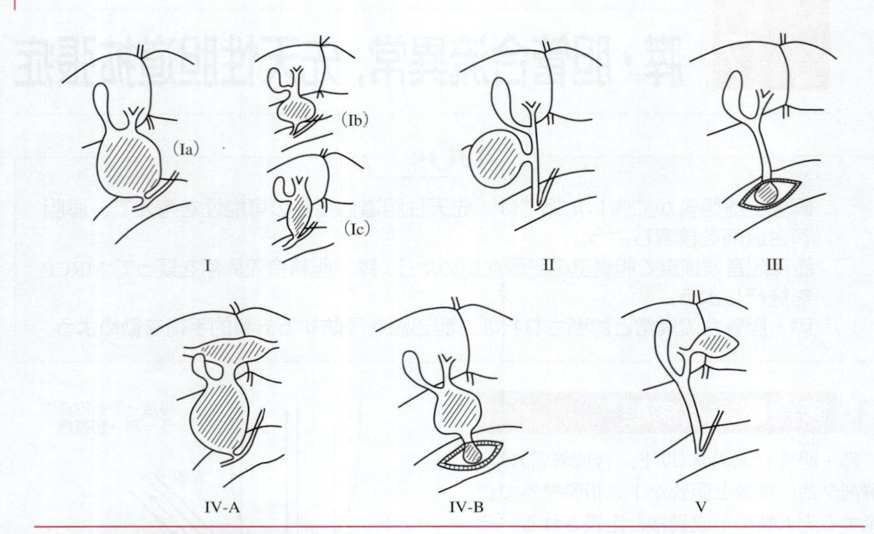

図 2　戸谷の先天性胆道拡張症の分類
〔戸谷拓二：胆と膵 1995：16：715-717.〕

胆嚢癌 62.3%，胆管癌 32.1% で，胆管非拡張型では胆嚢癌 88.1%，胆管癌 7.3% と報告されている．合流異常に合併した胆道癌は，通常の胆道癌より 10 歳程度若く発症し，多発癌を生じやすく，胆嚢癌では胆石保有率が低い．そのほかの合併症としては，急性膵炎，胆管炎，胆石，慢性膵炎などがある．

小児の胆道拡張症のおもな症状は，腹痛，嘔気・嘔吐，黄疸，腹部腫瘤，発熱，白色便などである．従来 3 主徴と言われていた腹痛，黄疸，腹部腫瘤のすべてが揃うのは 20 ～ 30% 程度である．無症状で経過し，胆嚢癌や胆管癌を合併してはじめて合流異常が発見される例も少なくない．血液検査では，無症状のときは多くの場合異常はなく，有症状時に血中アミラーゼ，ビリルビン，胆道系酵素等の上昇を認める[1]．

3 診 断

合流異常は，画像診断または手術などによって，膵管と胆管が異常に長い共通管をもって合流するか異常な形で合流する所見に基づいて診断される．画像診断には，直接胆道造影（ERCP，経皮経肝胆道造影，術中胆道造影など）や，MRCP，EUS または MD-CT の MPR 像などが用いられる．高アミラーゼ胆汁は合流異常の有力な補助診断となる[3]．

胆道拡張症の診断には，先天性の胆管拡張と合流異常の両者の存在を明らかにする必要がある（図 3）[4]．胆管径は，超音波や MRCP などの胆道に圧がかからない検査によって測定する．胆管径は加齢とともに増大するので，年齢別の胆管径の上限値を参考にする．胆管拡張は総胆管を含み，拡張した総胆管の十二指腸側には狭小部（narrow segment）をしばしば認め，拡張が総胆管から三管合流部を越えて肝門部に及ぶ場合は胆嚢管合流部の起始部が限局性に拡張し，肝内胆管が限局性に拡張している場合は肝門部に相対的狭窄を認める．

4 治 療

合流異常と診断されれば，症状や合併症がなくても胆道の発癌予防のため，ほとんど全例が外科的治療の対象となる．胆道拡

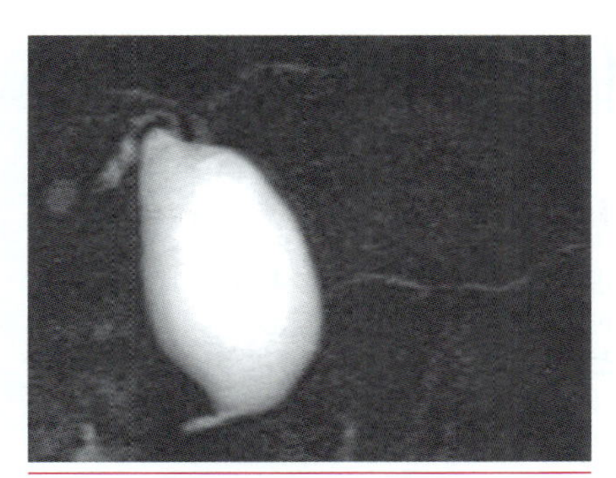

図3　先天性胆道拡張症の ERCP 像
〔神澤輝実　他：肝胆膵 2015；71：441-445.〕

Pitfall

MRCP で共通管が短い例や，膵胆管合流部の描出が不十分な例では，膵胆管高位合流などの可能性があり，ERCP による確定診断が必要である．

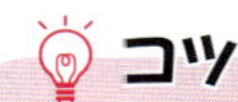

コツ

膵・胆管合流異常の ERCP 施行時は，膵胆管合流部に焦点をあてて，造影注入当初から連続的に撮影すると，複雑な合流様式も読影可能な画像が得られる．

張症では，膵液と胆汁の相互逆流を遮断する分流手術として胆嚢を含めた肝外胆管切除と胆道再建が行われる．以前行われていた嚢胞十二指腸(空腸)吻合術などの内瘻術は，術後の胆汁うっ帯，胆管炎，膵炎，発癌などの合併症が高率であり禁忌である．胆管非拡張型では合併する胆道癌のほとんどが胆嚢癌であることより，予防的手術として胆嚢摘出術のみでよいとする意見と，膵液の逆流に起因する胆管癌の発生の可能性があることより分流手術が必要と考える施設があり，統一した見解は得られていないが，無症状例では胆嚢摘出術のみで経過を観察する施設が多い[1]．

5 予　後

術後の予後は良好であるが，長期的に胆管狭窄，胆管炎や肝内結石を生じたり，残存した胆管に発癌することもあり，定期的な経過観察が必要である．

6 患者・家族への説明

合流異常では高率に胆道癌を発生するので，予防的に胆道を切除する必要がある．術後の予後は一般的に良好であるが，長期的に肝内結石や胆管癌の発生などが起こる例があるので，定期的な経過観察が必要である．

7 他科への紹介

合流異常と診断がつけば，合流異常の手術を専門としている小児外科医や肝胆膵外科医に紹介する．

DON'Ts

- □ 膵・胆管合流異常例では，手術を勧めずに経過観察すべきでない．
- □ 先天性胆道拡張症に対して，嚢胞十二指腸(空腸)吻合術などの内瘻術は施行すべきでない．

文献

1)　日本膵・胆管合流異常研究会，他(編)：膵・胆管合流異常診療ガイドライン．医学図書出版，2012．
2)　戸谷拓二：胆と膵 1995；16：715-717．
3)　日本膵・胆管合流異常研究会，日本膵・胆管合流異常研究会診断基準検討委員会：胆道 2013；27：1-3．
4)　神澤輝実，他：肝胆膵 2015；71：441-445．

東京都立駒込病院内科　**神澤輝実，千葉和朗**

8　原発性硬化性胆管炎

DOs

- □ 原発性硬化性胆管炎(PSC)の特徴的な胆管像の所見を理解しよう.
- □ 右側結腸優位の炎症性腸疾患の合併が多いことを覚えておこう.
- □ IgG4 関連硬化性胆管炎および胆管癌との鑑別診断は必ず行うようにしよう.

1　概念・疫学

原発性硬化性胆管炎(primary sclerosing cholangitis：PSC)は，原因不明の慢性胆汁うっ滞性の肝疾患であり，肝内外胆管のびまん性の炎症と線維化により徐々に胆管狭窄をきたす．病態が進行すると胆汁性肝硬変となり，門脈圧亢進や肝不全に至る疾患であり，2015 年度より新たに医療費助成の対象となる厚生労働省の指定難病に選定されている．2007 年の疫学調査からわが国の患者総数は約 1,200 人と推定されている．男女比は 2：1 と男性に多い．小児から高齢者まで患者が存在するが，好発年齢は 40 歳前後であり，20 歳代と 60 歳代に 2 つのピークがみられる．

2　症状(身体所見・病態生理)

2013 年の全国調査では黄疸(28%)や瘙痒感(16%)が多く，閉塞性黄疸や胆道感染合併に伴う腹痛，発熱などを認めることもあるが，無症状で健診や医療機関受診の際に血液検査や画像診断によって偶発的に診断されることも少なくない．

病因・病態として大腸粘膜における防御機構の破綻による門脈内への持続的細菌流入や免疫異常，遺伝的異常などが推定されているが，いまだ解明されていない．

3　検　査

血液生化学検査により，ALP，γ-GTP，AST，ALT，T. Bil などの肝胆道系酵素の持続する異常高値を認める．また，好酸球増多や抗核抗体陽性がみられることがある．IgG4 関連硬化性胆管炎に特異的といわれる血清 IgG4 値の異常高値が PSC 症例の 12.7% にみられるため注意を要する．

画像検査では，腹部超音波または CT で胆管の狭窄と拡張や胆管壁の肥厚を認める．内視鏡的逆行性胆管造影や経皮経肝胆管造影による直接胆管造影では，①帯状狭窄，②数珠状所見，③剪定状(枯れ枝状)所見，④憩室様突出などが PSC に特徴的な所見とされている[1] (p.517 図 2 参照).

進行性の疾患であるため，定期的に血液生化学的検査，肝予備能検査を行い，重症度を判定する必要がある．また，胆管癌を合併しやすいため，定期的な画像検査とともに CEA，CA19-9 などの腫瘍マーカーの測定を行う．

4　診　断

表 1[2] に診断基準，**図 1** に診断フローチャートを示す．胆道造影による典型的な胆管の異常所見，胆汁うっ滞による症状，6 か月以上持続する ALP の正常上限 2 ～ 3 倍以上の上昇，炎症性腸疾患の既往などにより診断する．また，IgG4 関連硬化性胆管炎や二次性の硬化性胆管炎を除外することが必要である．

鑑別診断は，胆管造影では確認できない細い肝内胆管に病変を有する small duct type では，自己免疫性肝炎，原発性胆汁性肝硬変，薬剤性胆汁うっ滞およびアルコール性肝障害などとの鑑別を要する．一方，多くの場合，肝内外胆管に狭窄・拡張がみられるため，IgG4 関連硬化性胆管炎および胆管癌との鑑別が極めて重要となる．特に IgG4 関連硬化性胆管炎との鑑別には，年齢・性，血清 IgG4 値，胆管像，自己免疫性膵炎や IgG4 関連疾患などの合併症，肝生検像などを考慮に入れた多方向からの検討が必要である．また，胆汁細胞診，胆管擦過細胞診，内視鏡的な経乳頭的生検による胆管組織検査は，PSC 自体の診断に有用とはいえないが，胆管癌の除外診断に役立つ．肝生検による病理組織学的検索では，玉葱状(onion skin fibrosis)とよばれる層状の胆管周囲の線維化は PSC としての診断的意義が比較的高い．

表 1　原発性硬化性胆管炎(PSC)の診断基準

1. 胆道造影による典型的な胆管の異常所見
2. 臨床像，血液生化学所見が PSC に矛盾しない
   炎症性腸疾患の既往，胆汁うっ滞による症状
   ALP の正常上限 2 ～ 3 倍以上の増加が 6 か月以上持続
3. 除外項目
   AIDS に伴う胆道病変
   胆道の腫瘍性病変(PSC の診断が先行する場合は除く)
   胆道の手術，外傷
   胆道結石
   胆道の先天性異常
   腐食性硬化性胆管炎
   虚血に伴う狭窄性変化
   floxuridine(5-FU)の動脈内投与に伴う胆道狭窄
   IgG4 関連硬化性胆管炎

注意点：
①胆管病変が局所狭窄のみの場合，6 か月以上の進行性臨床経過から確定する．
②若年者では自己免疫性肝炎とのオーバーラップを認めることがあり，肝生検像や自己抗体から判断する．
〔田妻　進：肝胆膵 2011；62：771.〕

5 治　療

ウルソデオキシコール酸やベザフィブラートの投与により胆道系酵素の改善が得られることが多いが，長期的な治療効果は不明である．限局的な胆管狭窄に対する胆道ドレナージ，バルーン拡張およびステント留置は短期的には有効であるが，長期経過における効果は明らかではない．肝硬変による胃・食道静脈瘤，肝性脳症，腹水などの合併症には，通常の肝硬変に準じた治療を行う．

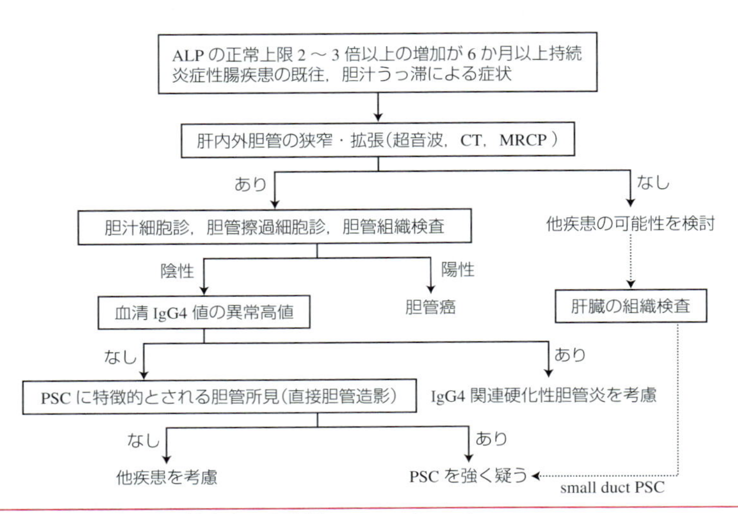

図 1　原発性硬化性胆管炎(PSC)診断のフローチャート

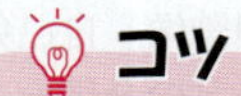

PSC の特徴的な胆管像を理解すると，臨床像と胆管像からある程度の鑑別は可能となる．しかし，IgG4 関連硬化性胆管炎を単独で発症した症例や胆管癌との鑑別は容易ではない．

6 合併症

潰瘍性大腸炎などの炎症性腸疾患の合併を 37% に認める．この潰瘍性大腸炎は通常の潰瘍性大腸炎とは異なり，直腸の所見に乏しく，右側結腸に優位で炎症が軽度であることが多い．

一方，胆管癌の発生頻度は 4.8 ～ 36.4% と報告によりかなりのばらつきがある．わが国の全国調査では，PSC 388 例中 14 例（3.6%）と低いが，そのうち 7 例は PSC の診断直後～ 1 年後に癌が発見されており，PSC と診断したときには胆管癌の合併を念頭に置いた精査が必要である．

7 予 後

New Mayo Model に基づく risk score が PSC の代表的な予後予測式とされている（表 2）[3]．また，Child Pugh 分類や MELD（model for end-stage liver disease）score も有用とされている．New Mayo Model では risk score が 2 点を超えた時点で肝移植を考慮することがふさわしい．Child Pugh 分類では B，MELD score では 15 点以上で肝移植を考慮し始め，Child Pugh 分類で C，MELD score が 20 点以上では速やかに肝移植を計画すべきである．

表 2　PSC の予後予測式

The Revised Natural History Model for PSC（New Mayo Model）

年齢，血清ビリルビン，アルブミン値，AST，静脈瘤出血の有無からなる予後予測式である．

$$
\begin{aligned}
R = & 0.03 \times (\text{age in years}) \\
& + 0.54 \log_e(\text{bilirubin in mg/dL}) \\
& + 0.54 \times \log(\text{AST}) \\
& + 1.24 (\text{if history of variceral bleeding}^{*}) \\
& - 0.84 \times (\text{albumin})
\end{aligned}
$$

R：prognostic index

＊：有のとき 1 点，無のとき 0 点

（http://WWW.mayoclinic.org/gi-rst/mayomodel3.html で簡単に計算される）

〔Kim WR, et al.：Mayo Clin Proc 2000；75：688-694. を改変〕

また，移植後の再発は欧米では 5.4 ～ 20%，わが国の全国集計でも 5 年，10 年の累積再発率はそれぞれ 32%，52% と高率であり，欧米では再移植も行われている．

8 患者・家族への説明

一般に，本疾患は数年から数十年にかけて緩やかに進行し，根本的な治療は現在のところ確立されておらず，唯一の根治治療は肝移植となることを説明する．病気の進行を遅らせるためにウルソデオキシコール酸やベザフィブラートなどの薬を使用すること，胆管狭窄に対するドレナージ治療が必要になる場合があることなどを伝える．

9 他科への紹介

PSC が疑われた時点で，一度専門家に精

☑ **atypical PSC の発見**

1990 年代に筆者らは，当時の原発性硬化性胆管炎（PSC）の診断基準を満たす症例のなかに高率に膵管狭細型慢性膵炎を合併し，ドレナージやステロイド治療が著効する予後良好な一群が存在することを見出し，atypical PSC として報告した（*Hepatogastroenterology* 2001；48：625-630.）．これが今で言う自己免疫性膵炎を合併した IgG4 関連硬化性胆管炎であった．

（名古屋市立大学大学院地域医療教育学　大原弘隆）
（名古屋第二赤十字病院消化器内科　中沢貴宏）

査を依頼すべきである．また，経過観察中に，肝不全を思わせる検査所見や臨床症状を認める場合，肝移植の適応を含め，速やかに専門家に紹介することが重要である．

DON'Ts

- ☐ 胆管像，血清 IgG4 値，合併症などの多方向から検討することを忘れてはいけない．
- ☐ 原発性硬化性胆管炎（PSC）症例の 12.7% が，血清 IgG4 値の異常高値を示すことを忘れてはいけない．
- ☐ 経過観察時には，4.8 ～ 36.4% に胆管癌を合併することを忘れてはいけない．

文献

1） Ohara H, et al.：J Hepatobiliary Pancreat Sci 2012；19：536-542.
2） 田妻　進：肝胆膵 2011；62：769-774.
3） Kim WR, et al.：Mayo Clin Proc 2000；75：688-694.

名古屋市立大学大学院地域医療教育学　**大原弘隆**
名古屋第二赤十字病院消化器内科　**中沢貴宏**

9 IgG4 関連硬化性胆管炎

DOs

- □ IgG4 関連硬化性胆管炎を診断する際には，原発性硬化性胆管炎(PSC)と胆管癌を鑑別しよう．
- □ IgG4 関連硬化性胆管炎には，積極的にステロイド治療を行おう．
- □ IgG4 関連硬化性胆管では，ステロイド治療により寛解導入後，再燃予防に維持療法を行おう．

1 概　念

硬化性胆管炎は，肝内外胆管において炎症性線維性の硬化性変化により狭小化を起こす疾患である．硬化性胆管炎は，原因不明の病態である原発性硬化性胆管炎(primary sclerosing cholangitis：PSC)と他の成因による続発性(二次性)硬化性胆管炎に二分されてきた．近年，第三の硬化性胆管炎として IgG4 関連硬化性胆管炎(IgG4-related sclerosing cholangitis)の存在が明らかになった．

IgG4 関連硬化性胆管炎は，血中 IgG4 値の上昇，病変局所の線維化と IgG4 陽性形質細胞の著しい浸潤などを特徴とする原因不明の硬化性胆管炎である．狭窄部位では全周性の壁肥厚を認め，狭窄を認めない部位にも同様の壁肥厚を認めることが多い．自己免疫性膵炎を高率に合併し，硬化性唾液腺炎や後腹膜線維症などの他の IgG4 関連疾患を合併する例もあるが，単発で発症する場合もある．ステロイド治療が奏効する[1]．本症の診断においては，胆管癌や膵癌などの腫瘍性病変と原発性硬化性胆管炎との鑑別が極めて重要である．

2 臨床像

IgG4 関連硬化性胆管炎は高齢の男性に好発し，自験例では診断時平均年齢は 63 歳，男女比は 3：1 である．閉塞性黄疸で発症することが多く，黄疸は動揺することがある．血液検査では，総ビリルビン値や肝胆道系酵素の上昇に加えて，しばしば好酸球数の上昇を認める．血清学的には，血中 IgG4 値の上昇(135 mg/dL 以上)を高頻度に認めるが，PSC，胆管癌や膵癌でもまれに血中 IgG4 値の上昇を認める例があり注意を要する．また，血中 IgG や IgE の上昇や自己抗体(抗核抗体，リウマトイド因子)陽性を約半数の例で認める．

一方，PSC は，20 歳代と 60 歳代を中心とする二峰性の年齢分布をとり，閉塞性黄疸より，軽度から中等度の肝機能障害が診断の契機になることが多い[2]．

3 画像検査

IgG4 関連硬化性胆管炎の胆管像では，下部胆管狭窄を呈することが多いが，上部～肝門部胆管狭窄や肝内胆管狭窄を呈する例もある(図 1)．下部胆管狭窄例では膵癌や下部胆管癌と，上部～肝門部胆管狭窄例では肝門部胆管癌と，肝門部～肝内胆管狭窄例では PSC との鑑別が問題となる．自己免疫性膵炎を合併しない IgG4-SC 単独例では，診断が特に困難である．胆管狭窄は限局性で比較的長く，上流胆管の拡張を伴うことが多い．SC の胆管像は肝内外胆管の多発性の狭窄と拡張が特徴であり，PSC でよくみられる全周性の輪状狭窄(annular stricture)，数珠状変化(beaded appearance)

や肝内胆管の減少（pruned-tree appearance）などは IgG4 関連硬化性胆管炎ではほとんど認められない（図 2）．

IgG4 関連硬化性胆管炎では，CT や超音波検査などにおいて，胆管狭窄部だけでなく狭窄のない部位の胆管にも壁肥厚が高頻度に認められる（図 3）．この所見は，胆管癌との鑑別に有用である．

4 病理所見

IgG4 関連硬化性胆管炎の病変は，肝内外の大型胆管に認められる．病理組織学的には，花筵状線維化とリンパ球と IgG4 陽性形質細胞の密な浸潤による全層性の壁肥厚であり，高頻度の閉塞性静脈炎を伴う．胆管の狭窄を認めるが，胆管の上皮は保たれている．胆管周囲への炎症の波及の高度の例では，炎症性偽腫瘍を形成することがある．一方，PSC では，胆管壁内外に強い線維化を認め，胆管内腔上皮もしばしば障

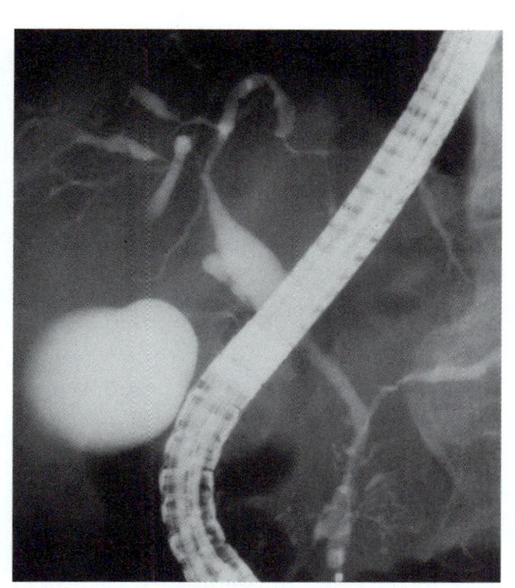

図 1　IgG4 関連硬化性胆管炎の ERCP 像
肝門部胆管と下部胆管に狭窄と膵管狭細像を認める．
〔神澤輝実，他：胆と膵 2009；30：1267-1270.〕

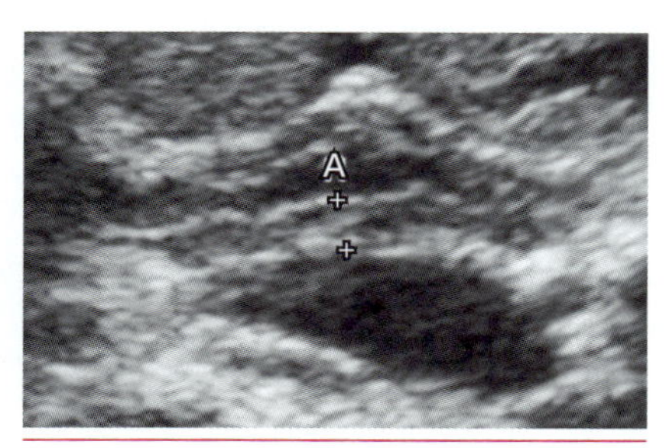

図 3　IgG4 関連硬化性胆管炎の超音波像
狭窄のない胆管にも広範囲に胆管壁の肥厚を認める．
〔神澤輝実，他：胆と膵 2009；30：1267-1270.〕

IgG 関連硬化性胆管炎

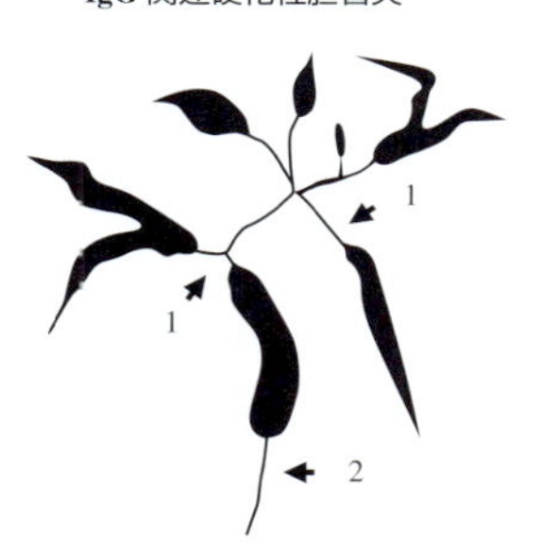

原発性硬化性胆管炎

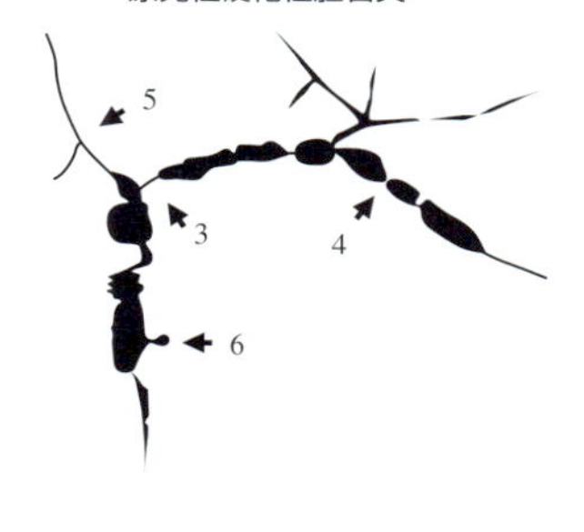

1. 比較的長い狭窄とその上流の単純拡張（dilation after confluent stricture）
2. 下部胆管の狭窄（stricture of lower common bile duct）
3. 帯状狭窄（band-like stricture）
4. 数珠状所見（beaded appearance）
5. 剪定状所見（pruned-tree appearance）
6. 憩室様突出（diverticulum-like outpouching）

図 2　胆管像による IgG4 関連硬化性胆管炎と原発性硬化性胆管炎の比較
〔厚生労働省 IgG4 関連全身硬化性疾患の診断法の確立と治療方法の開発に関する研究班，他：胆道 2012；26：59-63〕

害される．肝内小型胆管では，玉葱状の胆管周囲の線維化を認める．

5 診 断

IgG4関連硬化性胆管炎の診断は，IgG4関連硬化性胆管炎臨床診断基準2012[3]に基づいて，胆道画像検査，高IgG4血症，他のIgG4関連疾患（自己免疫性膵炎，IgG4関連涙腺・唾液腺炎，IgG4関連後腹膜線維症）の合併，胆管壁の病理組織所見，オプションとしてのステロイド治療の効果の組み合わせによって診断する．

経乳頭的胆管生検では採取検体が小さいため，IgG4関連硬化性胆管炎と診断できるだけの材料を採取できる例が少ない．肝内胆管に病変が及ぶIgG4関連硬化性胆管炎では，肝生検がPSCとの鑑別に有効なこともある．

自己免疫性膵炎の合併が明らかでない肝門部および肝内のIgG4関連硬化性胆管炎と肝門部胆管癌との鑑別は特に困難である．内視鏡的経乳頭的胆管生検・ブラッシング細胞診や内視鏡的経鼻胆管ドレナージからの胆汁細胞診で癌陽性所見が得られれば胆管癌と診断できるが，陰性の場合でも両者の鑑別には特に慎重を要する．

Pitfall

肝門部胆管癌の診断においては，血中IgG4値が上昇したり，IgG4関連硬化性胆管炎と極めて類似した胆管像を呈する例があるので注意が必要である．

6 治 療

IgG4関連疾患のステロイド治療の適応は原則有症状例であり，ほとんどのIgG4関連硬化性胆管炎はステロイド治療の対象となる．治療開始前に，可能な限りPSCと胆管癌の鑑別を行い，黄疸例では胆道ドレナージ術を，糖尿病合併例では血糖のコントロールを行う．経口プレドニゾロンを0.6 mg/体重kg/日から投与を開始し，2～4週間の投与後1～2週間ごとに5 mgずつ減量していく．ステロイドの反応が悪い場合は，PSCや悪性腫瘍を念頭に置いた再評価が必要である．

IgG4関連硬化性胆管炎は，ステロイド減量ないし中止後にしばしば再燃するので，再燃防止のために小量プレドニゾロン（5～2.5 mg/dL）による維持療法を行う．肝門部～肝内胆管に病変を有するIgG4関連硬化性胆管炎では，特に再燃率が高い．再燃例の治療としては，ステロイドの再投与や増量が有効であるが，海外では積極的に免疫抑制薬やrituximabが用いられている[1]．

ステロイドへの良好な反応性は，IgG4関連硬化性胆管炎の診断をより確実なものとするので，ステロイドトライアルも診断の一手段となる．しかし，診断目的の安易な

☑ IgG4関連硬化性胆管炎と原発性硬化性胆管炎（PSC），胆管癌との鑑別

肝門部ないし肝内胆管のIgG4関連硬化性胆管炎は，原発性硬化性胆管炎（PSC）と肝門部胆管癌と類似した胆管像を呈する．IgG4関連硬化性胆管炎では，PSCより発症年齢が高く，黄疸で発症する例が多い．下部胆管狭窄を伴い，肝門部の胆管狭窄は限局性で比較的長く，上流胆管の拡張を認めることが多い．PSCでみられる輪状狭窄（annular stricture）や数珠状変化（beaded appearance）を呈することはまれである．狭窄のない胆管壁にも広範囲に壁肥厚を認め，しばしば硬化性胆嚢炎を合併する．血中IgG4値の上昇が高頻度に認められるが，PSCや胆管癌でも血中IgG4値が上昇する例があり注意を要する．ステロイドへの良好な反応性はIgG4関連硬化性胆管炎の診断をより確実にする．

（東京都立駒込病院内科　神澤輝実，来間佐和子）

ステロイド投与は慎むべきである.

処方例
プレドニゾロン(プレドニゾロン®)5 mg 錠：朝 20 mg，昼 10 mg
ファモチジン(ガスター®)10 mg 錠：朝 10 mg，昼 10 mg
アレンドロン酸(ボナロン®)35 mg 錠：朝起床時 35 mg　週 1 回

7 予　後

IgG4 関連硬化性胆管炎では，ステロイド治療により短期的には比較的良好な予後が期待できるが，長期予後に関しては再燃など不明な点が多い.

8 患者，家族への説明

IgG4 関連硬化性胆管炎は，ステロイドが奏効するが，再燃する例が少なくない. ステロイドには種々の副作用がある.

9 他科への紹介

他の IgG4 関連疾患を合併している場合は，膠原病科，眼科，耳鼻科などの関連する科への紹介が必要となる.

DON'Ts

- □ 安易なステロイドトライアルはしてはいけない.
- □ 肝門部胆管狭窄例に対して，IgG4 関連硬化性胆管炎の可能性を否定せずに，抜去不能の金属ステントを挿入してはいけない.

文献

1）Kamisawa T, et al.：Lancet 2015；385：1460-1471.
2）神澤輝実, 他：胆と膵 2009；30：1267-1270.
3）厚生労働省 IgG4 関連全身硬化性疾患の診断法の確立と治療方法の開発に関する研究班, 他：胆道 2012；26：59-63

東京都立駒込病院内科　**神澤輝実，来間佐和子**

☑ 胆管非拡張型膵・胆管合流異常の早期発見

胆管非拡張型合流異常では，症状が出にくいので，進行胆嚢癌が合併してはじめて診断される例が少なくない. 合流異常の胆嚢粘膜は，逆流した膵液により過・異形成性変化をきたす. 検診の超音波検査で胆嚢壁のびまん性肥厚を認めたら，合流異常の存在を念頭に MRCP などの検査を行うことを，胆管非拡張型合流異常の早期発見に向けて推奨する.

（東京都立駒込病院内科　神澤輝実，千葉和朗）

B 胆道・膵臓

10 急性膵炎

DOs

- □ 急性膵炎の初期診療に注意し，十分な輸液を行おう．
- □ 可能な症例に対しては造影 CT を施行しよう．
- □ 診断後 48 時間までは繰り返し重症度判定を行おう．
- □ 重症例は集中治療の可能な施設への転送を行おう．

1 概念・疫学

急性膵炎とは膵臓の急性炎症で，他の隣接する臓器や遠隔臓器にも影響を及ぼす．わが国での発生頻度は 49 / 10 万人 / 年で，男性の発生頻度は女性の約 2 倍である．急性膵炎の成因として多いのは，アルコール飲酒と胆石，特発性である．わが国ではアルコール飲酒と胆石が急性膵炎の二大成因であり，男性ではアルコール性膵炎が多く，女性では胆石性膵炎が多い．

2 臨床症状・徴候

急性膵炎の最も特徴的な臨床症状・徴候は，突然発症する腹痛発作と圧痛である．腹痛のほかには，悪心・嘔吐，背部への放散痛，食思不振，発熱，鼓腸などが頻度の高い症状・徴候である．Grey-Turner 徴候（側腹壁），Cullen 徴候（臍周囲），Fox 徴候（鼠径靱帯下部）などの皮膚着色斑は，重症急性膵炎に特徴的な臨床徴候として紹介されるが，その出現頻度は 3% と低い．これらの徴候は，膵炎発症 48 ～ 72 時間を経て出現することが多いため，その診断的意義は初期診断には限定的である．

3 診断と検査

急性膵炎の診断は，臨床診断基準に基づき，①上腹部に急性腹痛発作と圧痛がある，②血中または尿中に膵酵素の上昇がある，③超音波，CT または MRI で膵に急性膵炎に伴う異常所見がある，の 3 項目中 2 項目を満たし，他の膵疾患および急性腹症を除外したものである（ただし，慢性膵炎の急性増悪は急性膵炎に含める）．血液検査では膵特異性の高い血中リパーゼが推奨され，困難な場合には迅速に測定できる血中アミラーゼを測定するのが望ましい．重症度判定は急性膵炎の重症度判定基準（厚生労働省難治性膵疾患に関する調査研究班 2008 年）により行う[1)]．9 項目の予後因子と造影 CT による CT Grade 分類により判定し（表 1）[1)]，「重症の判定①予後因子が 3 点以上，または②造影 CT Grade 2 以上の場合は重症とする．」[1)]．

4 診療・治療方針

急性膵炎の基本的診療方針を図 1 に示す[1)]．成因の検索を行い，胆石性が原因の場合には胆石性急性膵炎の診療方針に準じる[1)]．

急性膵炎診断後は入院治療を行い，直ちにモニタリング（意識状態・体温・脈拍数・血圧・尿量・呼吸数・酸素飽和度）と初期治療（絶食，十分な初期輸液，十分な除痛）を速やかに開始する．急性膵炎の病態は継時的に変化するため，急性膵炎診断時，診断から 24 時間以内，および診断後 24 ～ 48 時間以内の各々の時間帯で，厚生労働省重症度判定基準の予後因子スコアを用いて重症度を繰り返し評価する．急性膵炎では，特殊な状況以外では原則的にすべての項が

表 1　急性膵炎の重症度判定基準(厚生労働省難治性膵疾患に関する調査研究班　2008 年)

A. 予後因子　(予後因子は各 1 点とする)

1. Base Excess≦－3 mEq/L，またはショック(収縮期血圧≦80 mmHg)
2. PaO_2≦60 mmHg (room air)，また呼吸不全(人工呼吸管理が必要)
3. BUN≧40 mg/dL(or Cr≧2 mg/dL)，または乏尿(輸液後も 1 日尿量が 400 mL 以下)
4. LDH≧基準値上限の 2 倍
5. 血小板数≦10 万 /mm^3
6. 総 Ca≦7.5 mg/dL
7. CRP≧15 mg/dL
8. SIRS 診断基準*における陽性項目数≧3
9. 年齢≧70 歳

* SIRS 診断基準項目：①体温＞38℃または＜36℃，②脈拍＞90 回 / 分，③呼吸数 20 回 / 分または $PaCO_2$＜32 Torr，④白血球数＞12,000 /mm^3 か＜4,000 /mm^3 または 10% 幼若球出現

B. 造影 CT Grade

1. 炎症の膵外進展度

前腎傍腔	0 点
結腸間膜根部	1 点
腎下極以遠	2 点

2. 膵の造影不良域
膵を便宜的に 3 つの区域(膵頭部，膵体部，膵尾部)に分け判定する．

各区域に限局している場合，または膵の周辺のみの場合	0 点
2 つの区域にかかる場合	1 点
2 つの区域全体を占める，またはそれ以上の場合	2 点

1＋2　合計スコア

1 点以下	Grade 1
2 点	Grade 2
3 点以上	Grade 3

重症の判定

①予後因子が 3 点以上，または②造影 CT Grade 2 以上の場合は重症とする．

〔急性膵炎診療ガイドライン 2015 改訂出版委員会，他(編)：急性膵炎診療ガイドライン 2015．第 4 版，金原出版，2015：50.〕

実施されることが望ましく，実施の有無を Pancreatitis Bundles 2015 に従い診療録に記載する．Pancreatitis Bundles 2015，およびチェックリストについては急性膵炎診療ガイドライン 2015(第 4 版)を参照されたい[1]．重症例では対応可能な部署・施設への搬送を行い，臓器不全対策，輸液管理，早期経腸栄養による栄養管理，感染予防，腹部コンパートメント症候群(abdominal compartment syndrome：ACS)対策による集中治療を行い，選択により動注療法や血液浄化療法を行う．

処方例

- 乳酸リンゲルなどの細胞外液による輸液(150～600 mL/ 時，ショックの有無や脱水の程度による)と疼痛コントロール(ブプレノルフィン初回投与 0.3 mg 静注後，2.4 mg/ 日の持続静脈内投与)．
- 重症急性膵炎では，発症後 72 時間以内に広域スペクトラムの抗菌薬の予防的投与を検討する．
- 重症例ではイレウス管を入院後 48 時間以内に Trietz 靱帯を超えて空腸まで挿入する．イレウス管を経腸栄養チューブとして使用し，経腸栄養(消化態栄養剤，半消化態栄養剤，成分栄養剤)を少量より開始する．

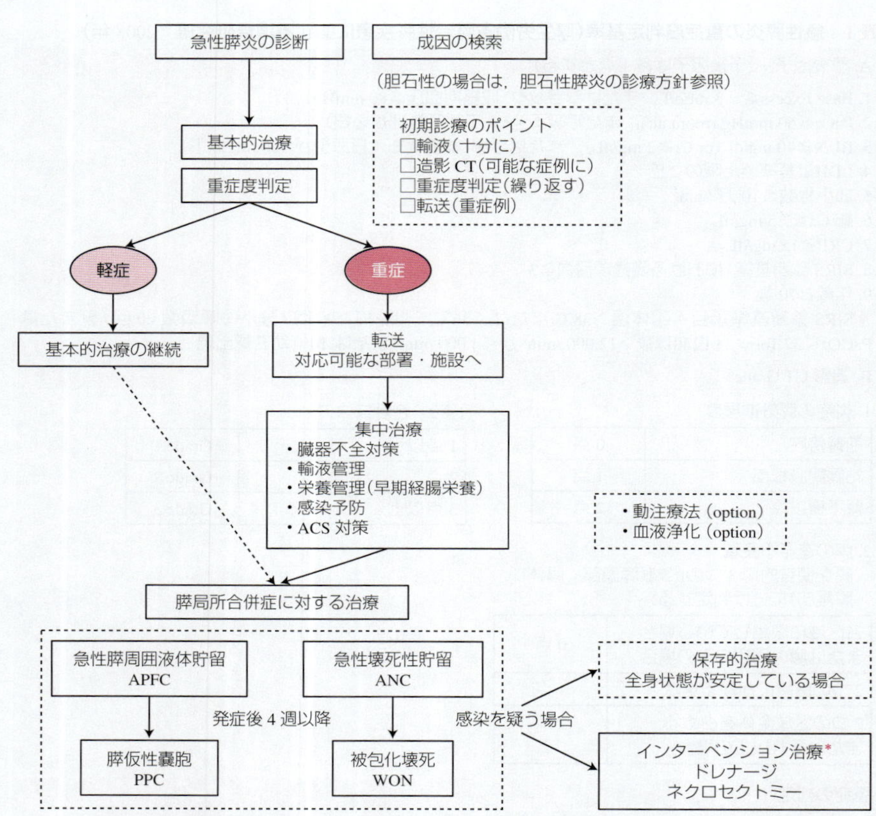

図 1　急性膵炎の基本的診療方針

〔急性膵炎診療ガイドライン 2015 改訂出版委員会，他(編)：急性膵炎診療ガイドライン 2015．第 4 版，金原出版，2015：48.〕

☑ ここが変わった！急性膵炎診療ガイドライン 2015(第 4 版)

- 重症例に対して発症早期 72 時間以内に抗菌薬を使用することを明確化した！
- 重症例に対して診断後 48 時間以内に経腸栄養を行うべきである！
- 腹部コンパートメント症候群(ACS)対策が増えた！
- 膵局所合併症の定義が改定され，8 つの括りができるようになった！
- 蛋白分解酵素阻害薬の経静脈的投与は現時点では明確な推奨はできない！
- 選択的消化管除菌(selective decontamination of the digestive tract：SDD)は除かれた！
- 動注療法や血液浄化療法の意義が小さくなった！
- 公費負担制度がなくなった！

(東京労災病院消化器内科　伊藤　謙)
(東邦大学医療センター大森病院消化器内科　五十嵐良典)

5 膵局所合併症とインターベンション治療

2012年の改訂アトランタ分類[3]では，膵炎の膵局所合併症の分類が大きく改定された[1]．膵および膵周囲の局所合併症としての貯留物を発症からの経過時間と形態より4カテゴリーに分類した．すなわち，4週間以内の壊死を伴わない急性膵周囲液体貯留(acute peripancreatic fluid collection：APFC)と壊死を伴う急性壊死性貯留(acute necrotic collection：ANC)に，4週間以降の壊死を伴わない膵仮性嚢胞(pancreatic pseudocyst：PPC)と壊死を伴う被包化壊死(walled-off necrosis：WON)に分類された．また，この4カテゴリーは感染の有無により2分割されるため，合計8個の診断が定義された．

膵局所合併症では感染が疑われるか，感染が確認され，全身状態の悪化を伴う感染性膵壊死がインターベンション治療の適応である．特に被包化壊死(WON)に対して，ドレナージまたはネクロセクトミーが有効とされている．時期は発症4週以降まで待機的治療を行い，壊死巣が十分に被包化された時期にインターベンションを実施することが推奨される．インターベンション治療の選択としては経皮的(後腹膜経路)もしくは内視鏡的経消化管的ドレナージをまず行い，改善が得られない場合は内視鏡的または，経皮的によるネクロセクトミーを行うのが望ましい．それでも改善が得られなければ外科的治療も考慮する．

6 予　後

軽症および中等症の急性膵炎は予後良好である．重症急性膵炎では約10%が死亡する．2000年以降の報告によると，死亡例の約半数は発症後2週間以内の早期死亡であり，予後に影響する因子として臓器不全と膵壊死により決定される．壊死性膵炎は，急性膵炎患者の約10～20%に発生し，その死亡率は15～20%である．壊死性膵炎に臓器不全を伴う場合，死亡率は約50%になる．また，急性膵炎の発症早期に臓器不全がある場合や48時間以上続く臓器不全があった場合，死亡率は70%と高い．2011年の全国調査によると，死亡率は全体で2.1%，重症例で10.1%であり，高齢者ほど死亡率は高くなっている．

ICUでの集中管理の発達により急性膵炎の早期死亡は少なくなったという意見もあるが，現在でも多くの患者が入院後2週間以内に死亡しており，やはり早期に重症度判定を行うことが極めて重要である．

7 患者・家族への説明

急性膵炎と診断した際には，本人や家族に急性膵炎であるという診断のもと，今後重篤化し死亡にまで至る可能性もある病気であることを説明し，認識させることが極

☑ 急性膵炎診療ガイドライン2015のモバイルアプリケーションが作成された！

『急性膵炎診療ガイドライン2015』のモバイルアプリケーション(http://www.jshbps.jp/public/m-applications.html)として，診断基準，重症度判定，フローチャート，胆石性膵炎の診療方針，Pancreatitis Bundles 2015などより構成されており，なかでも重症度判定には簡易的に判定を行うことができるカリキュレータも搭載されている．カリキュレータによって判定された重症度やチェックリスト結果はメールなどに残すことも可能である．

同アプリケーションは無料で，App StoreとGoogle playより「JPN GL 2015」検索にて無料でダウンロードできるため，ぜひとも急性膵炎の臨床治療に活用していただきたい．

(東京労災病院消化器内科　伊藤　謙)
(東邦大学医療センター大森病院消化器内科　五十嵐良典)

めて重要である．

8 転送基準，他施設への紹介

急性膵炎は重症度判定基準で“重症”と判定すれば，重症急性膵炎の速やかな集中治療が必要である．自施設での対応が困難であれば早急に転送を考慮する．また，初期に重症でなくとも，継時的な重症度判定を行い，重症の基準を満たせば転送を考慮する．施設としては，ICUでの集中管理，動注療法などのIVR（interventional radiology），持続的血液濾過透析（continuous hemodiafiltration：CHDF），胆石症に対する内視鏡治療，外科的治療，NST（栄養サポートチーム），ICT（感染対策チーム）などが実施できる施設での治療が望まれる．

DON'Ts

- □ 外来で急性膵炎と診断した場合は帰宅させない．初期に軽症であっても，経過によっては重症化する症例もある．
- □ 急性膵炎の発症早期の輸液量は躊躇しない．発症当初からの十分な細胞外液輸液による循環の改善と維持が初期治療として最も重要である．
- □ 利尿の得られない症例には利尿薬は用いない．十分な輸液にもかかわらず，循環動態が安定せず，利尿の得られない症例に対してはCHF / CHDFを導入すべきである．

文献

1） 急性膵炎診療ガイドライン2015改訂出版委員会，他（編）：急性膵炎診療ガイドライン2015．第4版，金原出版，2015．

2） 武田和憲，他：急性膵炎の診断基準・重症度判定基準最終改定案．厚生労働科学研究補助金（難治性疾患克服研究事業）難治性膵疾患に関する調査研究，平成17年度総括・分担研究報告書，2006：27-34．

3） Banks PA, et al.：Classification of acute pancreatitis- 2012：revision of the Atlanta classification and definitions by international consensus. Gut 2013；62：102-111.

東京労災病院消化器内科 **伊藤 謙**

東邦大学医療センター大森病院消化器内科 **五十嵐良典**

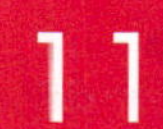

11 慢性膵炎（膵石）

DOs

- □ 慢性膵炎の治療では，禁酒，禁煙を生活指導の基本とする．
- □ 膵石や膵管狭窄による腹痛に対して，体外衝撃波結石破砕術（ESWL）や膵管ステントを用いた内視鏡治療が有効である．
- □ 内視鏡治療が有効でないときには，外科手術を考慮する．

1 概 念

慢性膵炎は，急性増悪を繰り返しながら次第に膵実質の破壊と線維化が進行していく難治性進行性疾患である．組織学的には膵臓の内部に不規則な線維化，細胞浸潤，実質の脱落，肉芽組織などの慢性変化が生じ，膵実質は萎縮して分枝膵管から主膵管の狭窄や拡張をきたし，進行したものは膵の外分泌機能および内分泌機能の低下を引き起こす．成因によってアルコール性と非アルコール性（特発性，遺伝性，家族性，胆石性など）に分類される．

2 疫 学

2011 年の全国調査[1)]によると，慢性膵炎患者の性別は男女比が 4.7：1 と男性に多く，平均年齢は 62.5 歳であった．成因は，男女合わせると，アルコール性 69.6%，特発性 21.0%，急性膵炎 2.2%，胆石性 1.3% であった．男女別の成因としては，男性はアルコール性が 78.0% と最も多く，以下特発性 14.0%，急性膵炎 2.0% の順であった．一方，女性では特発性が 53.6% と最も多く，以下アルコール性 30.2%，急性膵炎および胆石性が 3.2% であった．

3 症 状

慢性膵炎の病期は，臨床経過を中心として，代償期・移行期・非代償期に分類され（図 1），各病期により症状も異なってくる．

代償期は慢性膵炎の発症後数年から 10 年前後の間で，腹痛や背部痛が著明である．血中膵酵素の上昇があり，慢性膵炎の急性増悪と診断される例も多い．悪心・嘔吐や腹部膨満感，体重減少なども認めることが

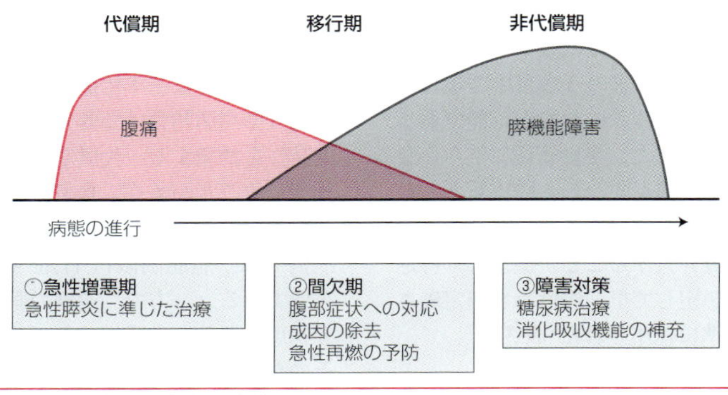

図 1 慢性膵炎の病期と症状

ある．すでにある程度の膵外分泌機能の低下は起こっているが，日常生活に支障をきたすほどの消化吸収障害はなく，耐糖能も概ね保たれている症例が多い．

非代償期では，膵実質の脱落と線維化が進行し，これに伴い膵外分泌機能低下が増強するにつれて腹痛は次第に消退し，血中膵酵素の上昇もみられなくなる．膵実質の荒廃のために疼痛（腹痛）に代わって消化障害や下痢などの消化吸収不良症候群（膵外分泌機能不全）と糖尿病などの膵内分泌障害が臨床の主体を占めるようになる．

ほかには，胆管狭窄による閉塞性黄疸や胆管炎，膵管の破綻や膵嚢胞からの膵液の漏出により，直接あるいは膵液瘻を介して胸腔や腹腔と交通して生じる膵性胸水や膵性腹水，炎症の波及などにより生じた仮性動脈瘤の破裂による消化管出血なども時としてみられる．

4 診 断

2015年5月に慢性膵炎診療ガイドラインが改訂されたが，診断基準は2009年に改訂された慢性膵炎臨床診断基準2009[2]が現在用いられている．この診断基準では，①特徴的な画像所見，②特徴的な組織所見に，確診所見と準確診所見が設けられており，これらが認められれば慢性膵炎確診，準確診と診断できる．また，画像所見や組織所見が準確診であっても，③反復する上腹部痛発作，④血中または尿中膵酵素値の異常，⑤膵外分泌障害の3項目中2項目以上が認められれば確診の診断が可能である（**表1**，**表2**）[2]．また，主膵管像に明らかな変化が出現する前，すなわち膵実質あるいは膵管分枝レベルで軽微な変化が認められる時点で治療介入することが望まれ，可逆性の病態を想定して早期慢性膵炎が定義され，診断基準に採用された（**表3**）[2]．

表1　慢性膵炎臨床診断基準

慢性膵炎の診断項目
①特徴的な画像所見
②特徴的な組織所見
③反復する上腹部痛発作
④血中または尿中膵酵素値の異常
⑤膵外分泌障害
⑥1日80g以上（純エタノール換算）の持続する飲酒歴
慢性膵炎確診：a，bのいずれかが認められる．
a. ①または②の確診所見
b. ①または②の準確診所見と，③④⑤のうち2項目以上
慢性膵炎準確診：
①または②の準確診所見が認められる．
早期慢性膵炎：
③〜⑥のいずれか2項目以上と早期慢性膵炎の画像所見が認められる．

〔厚生労働省難治性膵疾患に関する調査研究班，日本膵臓学会，日本消化器病学会：膵臓 2009；24：645-646より〕

5 治 療

a 慢性膵炎（代償期・非代償期）の一般的治療

1）生活指導・食事指導

飲酒は慢性膵炎発症の明らかな危険因子であり，病態を進展させる最も重要な因子である．アルコール性慢性膵炎患者では断酒を指導し，非アルコール性慢性膵炎患者でも禁酒を基本とする．

喫煙は慢性膵炎発症の独立した危険因子であり，膵石灰化の促進因子でもある．禁煙指導は膵癌を含む悪性新生物による死亡が多い慢性膵炎患者の生命予後を改善するうえでも大切な基本治療である．

過食や高脂肪食は膵外分泌を刺激し，膵炎発作を誘発する．代償期には疼痛発作を繰り返すことが多く，食事療法の基本は脂肪制限である．疼痛発作を繰り返している症例では，脂肪制限（1日量30〜35g）が重要である．一方で，過度の脂肪制限は栄養状態の悪化や免疫機能低下につながる．そのため，症状がなければ，制酸薬や消化酵素薬を併用しながら，病状に合わせた脂

表2　慢性膵炎の診断項目

1. 特徴的な画像所見
　確診所見：以下のいずれかが認められる.
　a. 膵管内の結石
　b. 膵全体に分布する複数ないしびまん性の石灰化
　c. ERCP像で，膵全体にみられる主膵管の不整な拡張と不均等に分布する不均一かつ不規則な分枝膵管の拡張
　d. ERCP像で，主膵管が膵石，蛋白栓などで閉塞または狭窄しているときは，乳頭側の主膵管と分枝膵管の不規則な拡張
準確診所見：以下のいずれかが認められる.
　a. MRCPにおいて，主膵管の不整な拡張と共に膵全体に不均一に分布する分枝膵管の不規則な拡張
　b. ERCP像において，膵全体に分布するびまん性の分枝膵管の不規則な拡張，主膵管のみの不整な拡張，蛋白栓のいずれか
　c. CTにおいて，主膵管の不規則なびまん性の拡張と共に膵辺縁が不規則な凹凸を示す膵の明らかな変形
　d. US(EUS)において，膵内の結石または蛋白栓と思われる高エコーまたは膵管の不整な拡張を伴う辺縁が不規則な凹凸を示す膵の明らかな変形
2. 特徴的な組織所見
　確診所見：膵実質の脱落と線維化が観察される．膵線維化は主に小葉間に観察され，小葉が結節状，いわゆる硬変様をなす.
　準確診所見：膵実質が脱落し，線維化が小葉間または小葉間・小葉内に観察される.
3. 血中または尿中膵酵素値の異常
　以下のいずれかが認められる.
　a. 血中膵酵素が連続して複数回にわたり正常範囲を超えて上昇あるいは正常下限未満に低下
　b. 尿中膵酵素が連続して複数回にわたり正常範囲を超えて上昇
4. 膵外分泌障害
　BT-PABA試験で明らかな低下を複数回認める.

〔厚生労働省難治性膵疾患に関する調査研究班，日本膵臓学会，日本消化器病学会：膵臓 2009；24：645-646より〕

表3　早期慢性膵炎の画像所見

a，bのいずれかが認められる.
a. 以下に示すEUS所見7項目のうち，①〜④のいずれかを含む2項目以上が認められる.
　①蜂巣状分葉エコー(lobularity，honeycombing type)
　②不連続な分葉エコー(nonhoneycombing lobularity)
　③点状高エコー(hyperechoic foci；non-shadowing)
　④索状高エコー(stranding)
　⑤囊胞(Cysts)
　⑥分枝膵管拡張(dilated side branches)
　⑦膵管辺縁高エコー(hyperechoic MPD margin)
b. ERCP像で，3本以上の分枝膵管に不規則な拡張が認められる.

〔厚生労働省難治性膵疾患に関する調査研究班，日本膵臓学会，日本消化器病学会：膵臓 2009；24：645-646より〕

肪摂取(1日量40〜60 g)を考慮する.

2)　疼痛対策

生活指導・食事指導を基本とし，薬物療法としては，膵臓の炎症を抑え，またトリプシンに対する膵臓内の防御機構を強化する目的で経口蛋白分解酵素阻害薬を処方する．また，膵外分泌機能を温存し膵臓の負担を減らすために，早めに消化酵素の内服治療を開始する．疼痛発作対策としては，NSAIDsの内服や坐薬の頓用が一般的に有効とされている.

3)　糖尿病

消化吸収不良による栄養障害に加えて，膵組織破壊によって膵Langerhans島が減少し，インスリン分泌不足とともに拮抗ホルモンであるグルカゴンの分泌不足を伴うのが特徴である．血糖が変動しやすく，安定した血糖コントロールに難渋することが多い．飲酒は不規則な食事摂取を招き，アルコール代謝が肝臓での糖新生を抑制するため，低血糖を誘発しやすい．インスリン治療を行う場合は特に断酒を徹底させる必要がある.

b　合併症の治療

1)　膵石・膵管狭窄

膵石や膵管狭窄は，膵液のうっ滞や膵管内圧上昇をきたして疼痛や膵炎進展の原因となる．

膵石に対しては，体外衝撃波結石破砕術(extracorporeal shock wave lithotripsy：ESWL)や内視鏡治療が第一選択として行われる[3]．ESWLは低侵襲性かつ安全性の高い治療法であり，良好な結石破砕効果と疼痛改善率が得られる．破砕片の嵌頓による急性膵炎や急性胆管炎を予防するために，内視鏡的膵管口切開術(endoscopic pancreatic sphincterotomy：EPST)を前処置として施行することが望ましい．多発結石や大結石例では，ESWL単独での結石消失効果は高くなく，内視鏡治療などの補助療法が必要である．ESWLで膵石を3 mm以下に破砕することで，バスケット鉗子や拡張用バルーンカテーテルを用いた膵石除去が安全に施行できる．

膵管狭窄に対しては，膵管ステント留置術が有効である．膵管ステントを定期的に交換することで，狭窄の改善が期待できる．

いずれの場合でも，無効例や疼痛再発例に対しては，外科的治療を検討する．

2)　膵仮性嚢胞

腹痛，感染，出血，消化管・胆道通過障害などの有症状例に対しては，膵嚢胞ドレナージ術の適応がある．以前は外科的治療が一般的であったが，近年の内視鏡治療技術の進歩に伴い，内視鏡的経乳頭的ドレナージや超音波内視鏡(endoscopic ultrasonography：EUS)下に消化管内から穿刺する経消化管的ドレナージが広く行われるようになった．特に主膵管と嚢胞との交通がある場合には，経鼻膵管ドレナージ(endoscopic nasopancreatic drainage：ENPD)は有効である．主膵管狭窄を伴う症例ではENPDに引き続き内視鏡的膵管ステント留置術が有効である．内視鏡治療の無効例には外科的内瘻術を検討する．

3)　胆管狭窄

胆管狭窄によって，黄疸や胆管炎を繰り返す症例には内視鏡的にプラスチックステントを胆管内に挿入する．無効例や，ステント抜去困難例などには胆管空腸吻合術などの外科治療が選択される．

4)　膵性胸腹水

膵管造影によって，膵管からの膵液漏出部位が同定できる場合，経乳頭的に漏出部位を越えて膵管ドレナージチューブを挿入する．無効例や効果不十分例が外科手術の適応となり，膵管空腸吻合術や嚢胞消化管吻合術などの内瘻術や膵切除が選択される．

5)　hemosuccus pancreaticus

膵炎の波及により，膵内や膵周囲の動脈，仮性嚢胞壁の動脈に炎症性動脈瘤が形成されることがある．膵管内や仮性嚢胞内に破綻すると乳頭から出血し，hemosuccus pancreaticusとよばれる．腹部血管造影下にコイルによる動脈瘤塞栓術が選択される．止血困難例や再出血例には膵切除術が選択される．

6)　外科的治療

膵機能の荒廃が進行する前に膵管閉塞をほぼ確実に解除・減圧することは病状の進行を予防する意義も大きく，内科的治療困難例には適切な時期に外科手術を行うことは重要である．手術は膵管減圧手術と膵切除術に大別され，膵管拡張の程度や膵石の局在，胆管・十二指腸の狭窄の有無によって術式が選択される．膵管減圧手術は膵切除術に比べて手術侵襲が少なく，膵機能をより温存できる利点があるとされている．膵管減圧手術であるFrey手術は，膵頭部の芯抜き(coring out)を付加する膵管空腸側々吻合術であり，優れた疼痛改善効果が得られ，現在では標準術式として推奨されている．

膵管空腸側々吻合術では対応できない膵頭部を主体とする複雑な膵石症には膵頭切

除，膵管拡張がなく尾側の膵石が目立つ症例では尾側膵切除の適用を考慮するが，膵機能の温存という観点から膵切除範囲は必要最小限にとどめなければならない．

6 予　後

慢性膵炎患者の主たる死因は，悪性腫瘍，糖尿病やその合併症，膵炎やそれに関連した合併症であるという報告が多い．悪性腫瘍のなかでは膵癌が多く，次いで肺癌や食道癌の合併頻度が高い．慢性膵炎患者は癌合併の高危険群と認識し，生活習慣や食事習慣の改善を指導するとともに，定期的チェックにより癌の早期発見に努めることが大切である．

DON'Ts

- □ 慢性膵炎は，飲酒や喫煙を許可してはいけない．
- □ 治療前には悪性疾患の鑑別診断を怠ってはいけない．

文献

1）正宗　淳，他：胆と膵 2014；35：1011-1014.
2）厚生労働省難治性膵疾患に関する調査研究班，日本膵臓学会，日本消化器病学会：膵臓 2009；24：645-646.
3）乾　和郎，他：膵臓 2010；25：553-577.

東邦大学医療センター大森病院消化器内科　**三村享彦，五十嵐良典**

12 自己免疫性膵炎

DOs

- □ 膵酵素・肝胆道系酵素異常，閉塞性黄疸を認める場合は血中 IgG4 を検査しよう．
- □ 画像検査(腹部超音波検査，MRI，CT)で膵腫大や腫瘤を認めたら，MRCP で膵胆管像を把握しよう．
- □ 膵の限局性腫大や腫瘤を認めたら，ERCP や超音波内視鏡検査で細胞診や腫瘍生検をして膵癌との鑑別診断をしよう．

1 疾患概念・定義

自己免疫性膵炎(autoimmune pancreatitis：AIP)は“しばしば閉塞性黄疸で発症し，時に膵腫瘤を形成する特有の膵炎であり，リンパ球と形質細胞の高度な浸潤と線維化を組織学的特徴とし，ステロイドに劇的に反応することを治療上の特徴とする”[1-3]と定義されている．最初の疾患概念は，1995 年に Yoshida ら[4]により提唱されたが，2001 年の Hamano らによる高 IgG4 血症の報告[5]を機に疾患概念自体も変遷し，2011 年国際的に 1 型と 2 型 AIP の亜分類が提唱された(表 1)．前者はわが国の AIP のほとんどを占め，IgG4 関連疾患(IgG4-related disease：IgG4-RD)の膵病変と位置付けられる[6-8]．欧米に多い好中球上皮病変を特徴とする 2 型とは異なる病態である．

a 1 型 AIP[1-3]

わが国における AIP のほとんどを占め，中高年の男性に多く，膵の腫大や腫瘤とともに，しばしば閉塞性黄疸を認め，膵癌や胆管癌などとの鑑別が重要である．高 γ-グロブリン血症，高 IgG 血症，高 IgG4 血症，あるいは自己抗体陽性を高頻度に認め，しばしば硬化性胆管炎，硬化性唾液腺炎，後腹膜線維症などの膵外病変を合併する．病理組織学的には，著明なリンパ球や IgG4 陽性形質細胞の浸潤，花筵状線維化(storiform fibrosis)，閉塞性静脈炎を特徴とし，lymphoplasmacytic sclerosing pancreatitis (LPSP)と称される(図 1)．ステロイドが奏効するが，長期予後は不明であり，再燃しやすく膵石や悪性疾患合併の報告もある．

b 2 型 AIP[1-3]

欧米では，臨床的に血液免疫学的異常所見に乏しく，ステロイドに反応する閉塞性黄疸や腫瘤を認め，病理組織学的に好中球上皮病変(granulocytic epithelial lesion：GEL)(図 1)を特徴とする idiopathic duct-centric chronic pancreatitis (IDCP) も AIP と報告されてきた経緯がある．このような症例は 2 型 AIP とされ，男女差はなく，比較的若年者にみられ，時に炎症性腸疾患を伴うとされるが，わが国では極めてまれであり，実態は不明である．血中 IgG4 値正常の 1 型 AIP との鑑別は臨床的には困難であり，診断には病理所見が必要である．長期予後は不明であるが，1 型 AIP と異なり，急性膵炎様症状で発症し，再燃はまれとされる．

2 疫 学

厚生労働省難治性膵疾患調査班による 2011 年の疫学調査(下瀬川班)では，年間受療者数は約 5,745 人，人口 10 万人対 4.6 人と推定されている．平均年齢は 66 歳，男女比は 3.2：1 と男性に多い[9]．AIP から他

表1 自己免疫性膵炎の国際分類

亜型		1型AIP	2型AIP
同義語		LPSP IgG4関連硬化性膵炎	IDCP AIP without GEL AIP with GEL
疫学的背景		アジア＞米国，欧州 中高年齢 男≫女	アジア＜米国＜欧州 比較的若年 男＝女
膵腫大/膵腫瘤		あり	あり
免疫学的血液所見		高IgG/IgG4血症 高γ-グロブリン血症 自己抗体(ANAなど)	正常
病理組織	膵管上皮破壊像	なし	あり
	炎症細胞浸潤 リンパ球/ IgG4陽性形質細胞	著明	少ない
	好中球浸潤	少ない	多い
	花筵状線維化 (storiform fibrosis)	あり	なし (ふつうの線維化)
	閉塞性静脈炎	あり	なし
膵外病変合併 硬化性胆管炎 硬化性唾液腺炎 後腹膜線維症など		しばしば	なし
潰瘍性大腸炎合併		まれ	しばしば
ステロイド		有効	有効
再燃		高頻度	まれ

LPSP：lymphoplasmacytic sclerosing pancreatitis.
IDCP：idiopathic duct-centric chronic pancreatitis.
GEL：granulocytic epithelial lesion.

臓器病変の頻度をみると，硬化性胆管炎の合併頻度が最も多く(図2)，60～80%を占めるが，唾液腺・涙腺病変は14～39%程度，腎病変，後腹膜線維症，呼吸器病変は10～20%程度と合併の頻度は多少異なる[10]．1,064症例を解析した国際多施設共同研究によれば，アジア地域では1型が全AIPの96.3%を占めるのに比して欧州では87.1%，北米では86.3%と，1型AIPは欧米に比してアジア地域で有意に多い．

3 臨床症状

疾患特異的な症状はない．1型AIPでは腹痛は無～軽度であり，閉塞性黄疸，糖尿病症状，随伴する膵外病変による症状を呈することが多い[8]．2型では腹痛が多く，しばしば急性膵炎を伴う[8]．

4 検査成績

疾患特異的な血液検査所見はないが，血中膵酵素・肝胆道系酵素・総ビリルビンの上昇が半数以上に認められる[8]．血中IgG高値，非特異的自己抗体(抗核抗体，リウマトイド因子など)の存在は1型AIPの可能性がある．血清診断法のなかでは，血中IgG4が単独では最も診断価値が高いが，

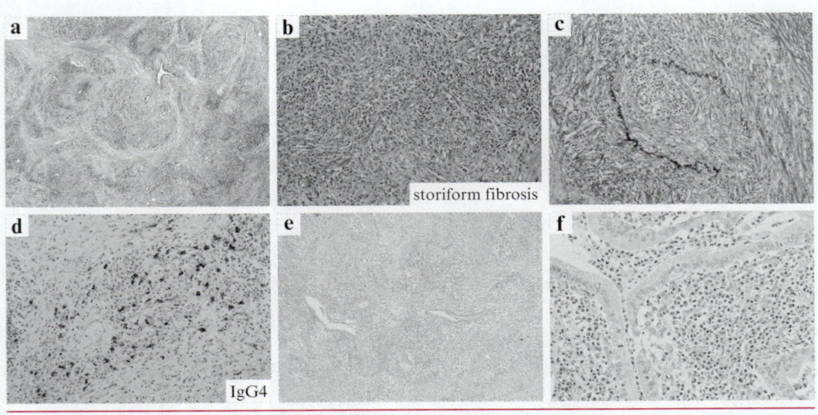

図1　1型AIPと2型AIPの病理組織像
a：1型AIP．小葉間膵管周囲の炎症細胞浸潤（リンパ球，形質細胞）と線維化．
b：1型AIP．花筵状線維化（storiform fibrosis）．
c：1型AIP．閉塞性静脈炎．
d：1型AIP．IgG4陽性形質細胞の浸潤（>10個/強視野）．
e：2型AIP．小葉間膵管周囲の炎症細胞浸潤（好中球）．
f：2型AIP．好中球浸潤と膵管上皮破壊像．
（口絵No.64 p.xxii参照）

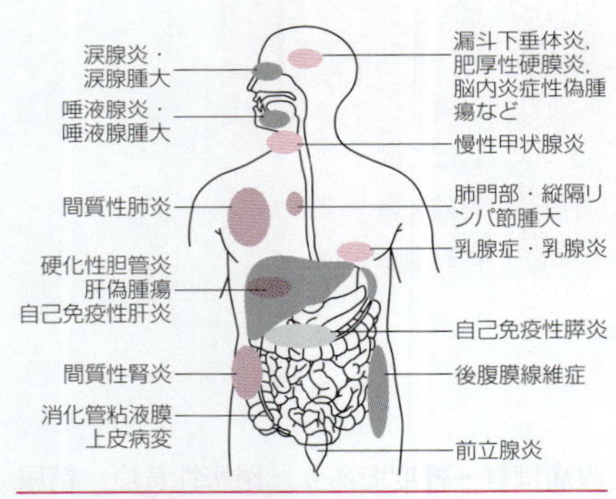

図2　1型AIPにおける各臓器病変

膵癌など他の疾患の10%程度の患者でも高値が認められるため，必ずしも疾患特異的ではない．2型AIPでは免疫学的検査に異常所見は認めない[8)]．約80%に膵外分泌障害を，約70%に膵内分泌障害（糖尿病）の合併を伴う[8)]．

腹部超音波，CT，MRIなどによる膵画像検査で“ソーセージ様”を呈する膵のびまん性腫大を認める場合，自己免疫性膵炎を疑う所見である（図3，図4）[6-8, 11)]が，限局性腫大や腫瘤の場合は膵癌との鑑別診断が困難な場合があるので，癌を否定するための膵生検が必要である．造影CTでは門脈相での遅延性増強パターンと被膜様構造（capsule-like rim）を認めれば，自己免疫性膵炎である可能性が高い[6-8)]．胆管狭窄や主膵管の狭細像は特徴的所見であるが，後者は核磁気共鳴胆管膵管像（MRCP）では現状では正確な評価はできず，内視鏡的逆行性膵胆管造影（ERCP）を要する[8)]．FDG-PETやGaシンチグラフィでは膵ならびに膵外病変部位に^{67}Ga-FDGの集積を認めるため，診断を目的としてよりも，ステロイド治療後の判定に有用である[8)]．

5 診　断

膵癌や胆管癌など悪性疾患の否定とともに，膵画像所見，血液所見，病理組織所見，膵外病変，ステロイド反応性など総合的に診断する．国際的診断基準であるInternational consensus diagnostic criteria（ICDC）[6)]は，1型，2型AIPの診断が可

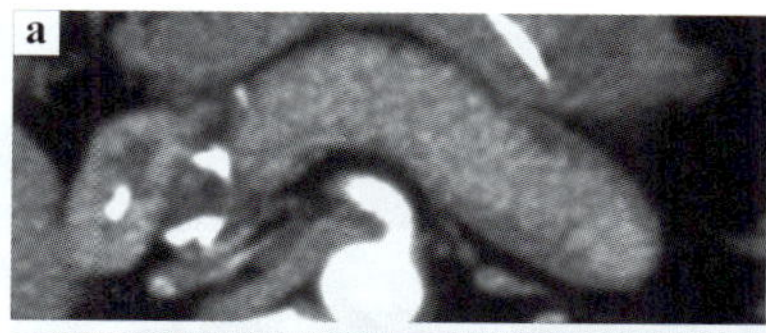

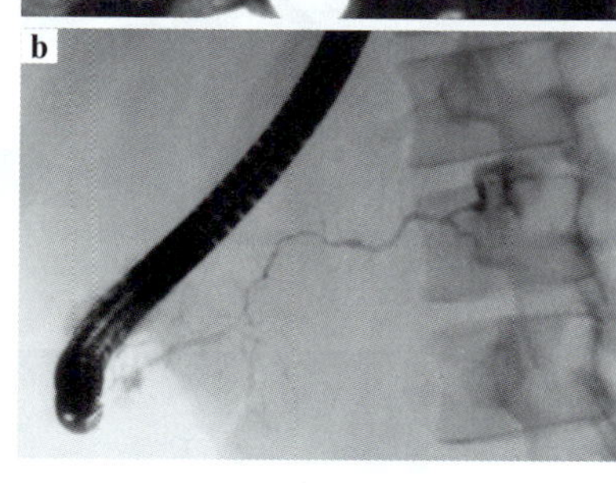

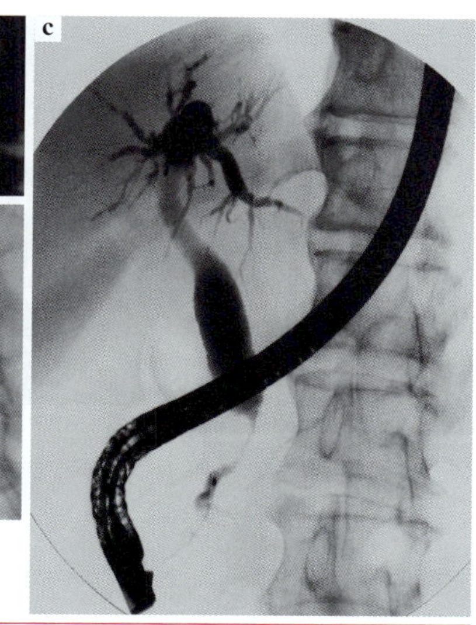

図 3　1 型 AIP の膵画像
a：造影 CT．門脈相における造影効果と被膜様所見．
b：膵管造影．主膵管のびまん性狭細像．
c：胆管造影．下部胆管の狭窄．

能であるが，専門医向きで一般臨床医には煩雑であり，わが国では 1 型 AIP を対象に作成された「自己免疫性膵炎臨床診断基準 2011」[7]（表 2）[2] を用いて診断されている．

6 治　療（図 5）

AIP 患者のうち，胆管狭窄による閉塞性黄疸例，腹痛・背部痛を有する例，膵外病変合併例などがステロイド治療の適応となる[8]．黄疸例では胆道ドレナージを考慮し，糖尿病合併例では血糖のコントロールをまず行う．ステロイド寛解導入では，経口プレドニゾロンを 30 ～ 40 mg（0.5 ～ 0.6 mg/体重 kg/ 日）から投与を開始し，2 ～ 4 週間の継続投与後漸減する．経口プレドニゾロンの初期投与量を 2 ～ 4 週間の継続投与後，1 ～ 2 週間ごとに血液生化学検査，血清 γ-グロブリン・IgG・IgG4 値，画像所見（超音波，CT，MRCP，ERCP など），臨床症状などを参考にしつつ，5 mg ずつ減量し，2 ～ 3 か月を目安に維持量まで漸減する[8]．国際的なコンセンサスは得られていないが，1 型 AIP では再燃率が高いため，低用量経口プレドニゾロン（5 ～ 10 mg/ 日）の維持療法が再燃の抑制に有効とされる[8]．その他，再燃例やステロイド抵抗例にはアザチオプリンなどの免疫抑制薬やリツキシマブ（抗 CD20 抗体）などが有効なことがある[12]．

7 経過・予後

10 ～ 20% の症例は自然軽快することもあるが，ステロイドによる寛解導入率は 90% 以上と高く，短期的には比較的良好な転帰が期待できる[8]．しかし，投薬中止後，約半数で 1 年以内に再燃が認められ，膵機能面，悪性腫瘍併発など，長期の予後（転帰）に関してはいまだ不明な点が多い．一方で，通常の慢性膵炎や膵石症合併の報告もある[8]．AIP 患者にステロイド治療を行うと，半数程度に膵内外分泌機能の改善を認めるが，2 糖尿病の既往がある症例ではステロイド

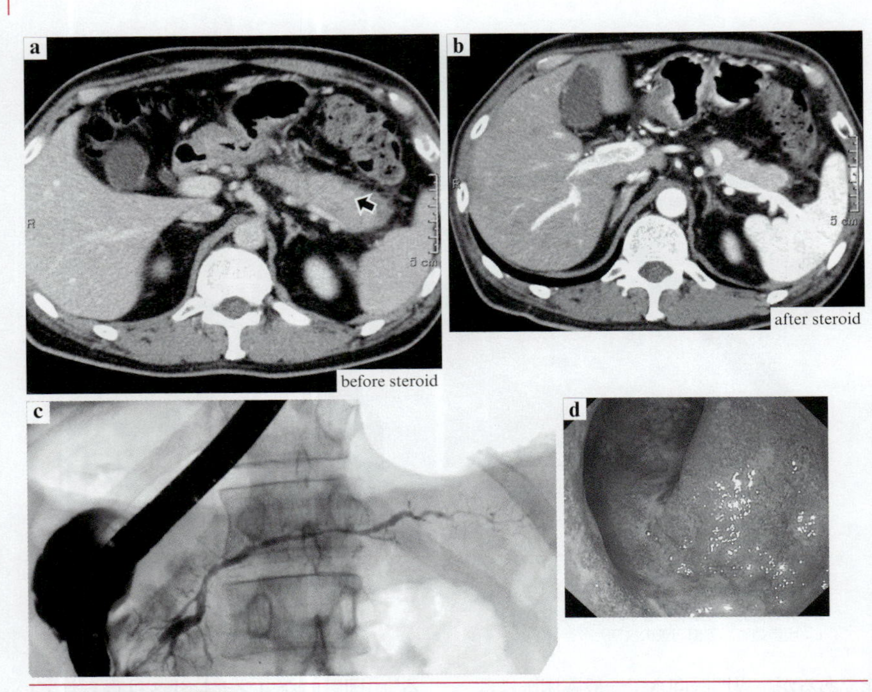

図 4　2 型 AIP の膵画像

a：膵 CT(ステロイド使用前). びまん性膵腫大, 門脈相における膵造影効果, 被膜様所見.
b：膵 CT(ステロイド使用後). 膵腫大の改善を認める.
c：膵管造影. 主膵管の狭細像を認める.
d：下部消化管内視鏡所見. 潰瘍性大腸炎を認める.
〔Okazaki K, et al.：Clin Rev Allergy Immunol 2011；41：126-138.〕
(口絵 No.65 p.xxii 参照)

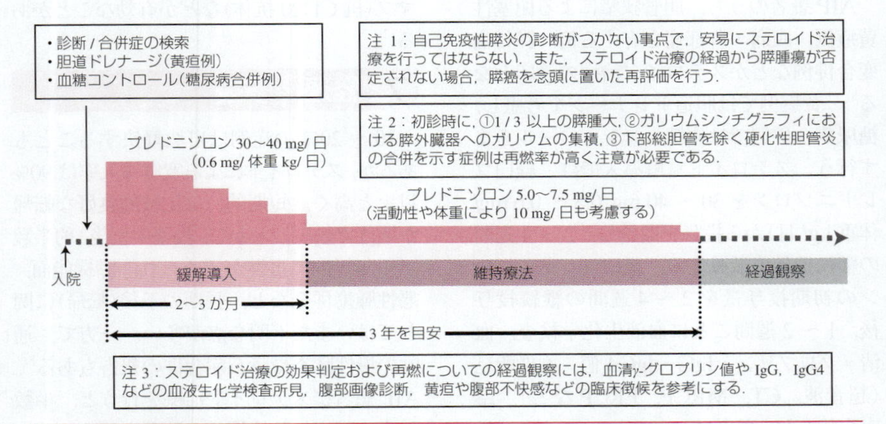

図 5　自己免疫性膵炎の治療コンセンサス

表 2　自己免疫性膵炎臨床診断基準 2011（日本膵臓学会・厚生労働省難治性膵疾患に関する調査研究班）

［診断基準］
A. 診断項目
　I. 膵腫大：
　　a. びまん性腫大（diffuse）
　　b. 限局性腫大（segmental / focal）
　II. 主膵管の不整狭細像：ERP
　III. 血清学的所見
　　高 IgG4 血症（≧135 mg/dL）
　IV. 病理所見：以下の①～④の所見のうち，
　　a. 3 つ以上を認める．
　　b. 2 つを認める．
　　①高度のリンパ球，形質細胞の浸潤と，線維化
　　②強拡 1 視野当たり 10 個を超える IgG4 陽性形質細胞浸潤
　　③花筵状線維化（storiform fibrosis）
　　④閉塞性静脈炎（obliterative phlebitis）
　V. 膵外病変：硬化性胆管炎，硬化性涙腺炎・唾液腺炎，後腹膜線維症
　　a. 臨床的病変
　　　臨床所見および画像所見において，膵外胆管の硬化性胆管炎，硬化性涙腺炎・唾液腺炎（Mikulicz 病）あるいは後腹膜線維症と診断できる．
　　b. 病理学的病変
　　　硬化性胆管炎，硬化性涙腺炎・唾液腺炎，後腹膜線維症の特徴的な病理所見を認める．
<オプション>　ステロイド治療の効果
　専門施設においては，膵癌や胆管癌を除外後に，ステロイドによる治療効果を診断項目に含むこともできる．悪性疾患の鑑別が難しい場合は超音波内視鏡下穿刺吸引（EUS-FNA）細胞診まで行っておくことが望ましいが，病理学的な悪性腫瘍の除外診断なく，ステロイド投与による安易な治療的診断は避けるべきである．
B. 診断
　I. 確診
　　①びまん型
　　　Ia ＋〈III / IVb / V（a/b）〉
　　②限局型
　　　Ib ＋ II ＋〈III / IVb / V（a/b）〉の 2 つ以上
　　　または
　　　Ib ＋ II ＋〈III / IVb / V（a/b）〉＋オプション
　　③病理組織学的確診
　　　IVa
　II. 準確診
　　限局型：Ib ＋ II ＋〈III / IVb / V（a/b）〉
　III. 疑診*
　　びまん型：Ia ＋ II ＋オプション
　　限局型：Ib ＋ II ＋オプション

自己免疫性膵炎を示唆する限局性膵腫大を呈する例で ERP 像が得られなかった場合，EUS-FNA で膵癌が除外され，III / IVb / V（a/b）の 1 つ以上を満たせば，疑診とする．さらに，オプション所見が追加されれば準確診とする．
疑診*：わが国では極めてまれな 2 型の可能性もある．
＋：かつ，/：または
〔日本膵臓学会・厚生労働省難治性膵疾患に関する調査研究班：膵臓 2012；27：17-25.〕

治療で耐糖能は悪化する場合が多い[8]．

8 患者・家族への説明

「膵臓が腫れる原因不明の病気で，しばしば膵癌と間違われることがあります．免疫グロブリンの1つであるIgG4が血液中で高いことや臓器でIgG4分泌細胞の著しい浸潤や強い線維化の認められるのが特徴です．1つの臓器だけでなく複数臓器が同時に冒されたり，数か月～数年後に別の臓器が冒されることもあります．ステロイド（副腎皮質ホルモン）という薬が奏効しますが，放置すると多くの場合，冒された臓器の機能が損われます．長期経過については，まだ詳しいことはわかりませんが，ステロイドで治療してよくなっても，ステロイドを中止すると半分程度の患者さんで再発・再燃します．生命予後は比較的良好と考えられています．」と説明する．

DON'Ts

- □ 膵癌との鑑別診断をしないで安易にステロイド治療を始めてはいけない．
- □ ステロイド治療の前に副作用の確認（感染症〈B型肝炎抗体，結核など〉，消化性潰瘍，骨粗鬆症，精神神経疾患，白内障，糖尿病，心疾患など）を忘れてはいけない．

文献

1） Shimosegawa T, et al.：Pancreas. 2011；40：352-358.
2） 日本膵臓学会・厚生労働省難治性膵疾患に関する調査研究班：膵臓 2012；27；17-25.
3） 日本膵臓学会・厚生労働省難治性膵疾患に関する調査研究班：膵臓 2013；28；717-783.
4） Yoshida K, et al.：Dig Dis Sci 1995；40：1561-1568.
5） Hamano H, et al.：N Engl J Med 2001；344：732-738.
6） Okazaki K, et al.：J Gastroenterol 2011；46：277-288.
7） IgG4関連全身硬化性疾患の診断法の確立と治療方法の開発に関する研究班・新規疾患，他：日内会誌 2012；101：795-804.
8） Umehara H, et al.：Mod Rheumatol 2012；22：1-14.
9） Kanno A, et al.：Pancreas 2015；44：535-539.
10）Uchida K, et al.：Int J Rheumatol 2012；2012：358371.
11）Okazaki K, et al.：Clin Rev Allergy Immunol 2011；41：126-138.
12）Khosroshahi A, et al.：Arthritis Rheumatol 2015；67：1688-1699.

関西医科大学内科学第三講座　**岡崎和一**

13 ERCP 後膵炎

DOs

- □ ERCP の 2 ～ 3 時間後および翌朝に採血検査を行おう．
- □ 偶発症の理解と術後管理をしっかり行おう．
- □ 熟練医の下で内視鏡の十分なトレーニングと適切な処置法・デバイスの選択を習おう．

1 概念・疫学

内視鏡的逆行性膵胆管造影(endoscopic retrograde cholangiopancreatography：ERCP)は 1969 年より臨床的に導入され，その後胆膵疾患の検査手技として広く普及した．しかし，当初より問題であった ERCP 後膵炎は，依然として高頻度の早期偶発症である．ERCP 後膵炎は ERCP 関連操作により発症するために，造影剤やカテーテル等処置具，逆行性感染などによる膵管上皮・膵腺房細胞の障害あるいは十二指腸乳頭浮腫や括約筋攣縮による膵管閉塞・膵液流出障害を引き金として発症し，さらなる膵管内圧上昇により重症化すると考えられる．

欧米の報告では，診断的 ERCP による発症頻度は 0.4 ～ 1.5% と報告され，治療 ERCP による発症率は診断的 ERCP に比し高く，1.6 ～ 5.4% と報告されている．厚生労働省難治性膵疾患に関する調査研究班(厚労省難治性膵疾患研究事業)・下瀬川班による 2014 年の報告では，ERCP 7 万 5,270 回における ERCP 後膵炎の発症頻度は 719 例(0.96%)で，重症膵炎は 89 例(0.12%)，死亡率は 16 例(0.02%)であった．多くの ERCP 後膵炎は軽症で，短期間の保存的治療で軽快するが，一方で致死的な重症急性膵炎に発展する危険性を孕んでいる．膵炎予防は大きな課題であり，今まで高リスク群の把握，ERCP 手技の工夫，予防的薬剤投与など様々な対策がとられてきた．

2 診断基準

膵酵素上昇の時期や程度の基準がないのが現状であり，現時点で急性膵炎診療ガイドラインにおける診断基準は存在しない．ERCP 施行後に発症した急性膵炎と定義し，診断および重症度判定はそれぞれ厚生労働省の急性膵炎診断基準と重症度判定に準じている．

臨床においては診断基準に Cotton の重症度判定基準(表 1)[1]が汎用されているが，retrospective な基準であり，発症時の治療基準には使用できない．わが国では厚労省難治性膵疾患研究班における ERCP 後膵炎診断基準案[2]が示されており(表 2)，今後の検証が必要である．

3 背景因子

ERCP は初期では胆膵疾患における診断的検査の基本として施行されていた．しか

表 1 Cotton らの ERCP 後膵炎の重症度区分

軽症	急性膵炎の臨床症状，および手技 24 時間後のアミラーゼが正常値の 3 倍以上，緊急入院を要すか，2 ～ 3 日の入院延長
中等症	4 ～ 10 日の入院を要する
重症	10 日以上の入院を要するか，壊死や仮性嚢胞を形成，もしくは経皮的ドレナージや手術を要する

〔Cotton PB, et al.：Gastrointest Endosc 1991；37：383-393.〕

表 2　ERCP 後急性膵炎臨床診断基準案

(3 時間) 1. 上腹部に ERCP 後 3 時間以内に自発痛と圧痛が出現 　(以前からある場合は疼痛の増強があること) 2. 血中膵酵素の上昇を ERCP 後 3 時間以内に認める 　(上昇は ERCP 前の血中膵酵素値を考慮して判断するが原則として正常値の 5 倍以上とする) 2 項目が該当し，穿孔，出血，感染などの偶発症の合併を除外できる
(翌日) 1. 上腹部に ERCP 後 24 時間以内に自発痛と圧痛が出現 　(以前からある場合は疼痛の増強があること) 2. 血中膵酵素の上昇を ERCP 後 24 時間以内に認める 　(上昇は ERCP 前の血中膵酵素値を考慮して判断するが原則として正常値の 2 倍以上とする) 3. 画像で膵に急性膵炎に伴う異常がある 　(以前からの異常のときはさらに増強していること) 3 項目中 2 項目が該当し，穿孔，出血，感染などの偶発症の合併を除外できる

〔峯　徹哉，他：厚生労働科学研究費補助金難治性疾患克服研究事業 難治性膵疾患に関する調査研究 平成 17 年度総括・分担研究報告書．アークメディア，2006：35-37.〕

し，現在 MRCP，CT や超音波内視鏡およびその関連手技など比較的侵襲性の少ない検査による診断も可能となっている．ERCP の安易な施行による偶発症は避けなければならず，まずは適切な症例選択を行うべきである．

ERCP 後膵炎を惹起する因子として，患者背景と手技因子が複雑に関与していると思われる．様々な報告があるが，一般的に患者因子における高リスク群として，60 歳未満の若年，女性，乳頭機能不全，膵炎の既往，胆管拡張なし，主膵管拡張のない分枝型膵管内乳頭粘液性腫瘍(intraductal papillary mucinous neoplasm：IPMN)などがあげられる．一方で，手技因子としては検査時間の延長，膵管造影，胆管挿入困難，precut，膵管孔切開などが指摘され，これらの因子が複合的に関連し発症率を増加させるとされる．

4　予防的内視鏡手技

a　予防的一時膵管ステント留置

ERCP 後の乳頭浮腫などによる膵液流出障害，膵管内圧上昇は膵炎発症因子とされている．そのため，術後に膵管ステントを留置し，膵液の排泄ルートを確保することは ERCP 後膵炎予防の可能性が高く，高リスク群に対するステント留置による発症抑制の有用性が報告されている．ガイドラインでは推奨度 2 である．ただし，留置不成功や留置に伴う処置での膵炎悪化の可能性もあり，注意を要する．現在，膵炎予防の膵管ステントは保険診療では認められていないため，倫理委員会の承認を得たうえで臨床研究として行われている．

b　wire-guided cannulation

膵管造影も発症因子と示唆されている．wire-guided cannulation(WGC)はガイドワイヤーによる胆管挿入を試みる方法であり，膵管への造影剤流入を避けることができる．海外で従来の造影法との比較では有意に膵炎発症が低かったことが報告されている．しかし，わが国の多施設ランダム化比較試験(randomized controlled trial：RCT)の結果ではその差は認められていない．挿入方法に関しては，施行施設の設備や術者の技量で適切な方針を選択すべきである．

5　予防的薬剤投与

a　NSAIDs

欧米より NSAIDs 坐薬の ERCP 直前あるいは直後に直腸内単回投与が膵炎予防に

有用性が報告された．欧米では100 mg製剤の坐薬が使用されており，わが国ではそれほどの高用量は使用できないが，低用量のNSAIDs投与でのRCTがわが国より報告され，ERCPの30分前にジクロフェナク50 mgを直腸内単回投与した治療群において，膵炎発症は有意な減少を認めた．急性膵炎診療ガイドラインにおいてもNSAIDsが唯一膵炎に対する予防的薬剤としている．予防投与が組織的な膵炎の発症を抑制するかは不明であるが，患者の有害な症状を抑制し，入院期間を短縮させ，安全性も高い．患者に禁忌事項がなければ，投与を考慮すべきと考えられる．しかし，こちらも膵炎予防投与として保険診療では認められていないことを留意すべきである．

b　蛋白分解酵素阻害薬

ガベキサートメシル酸塩，ウリナスタチン，ナファモスタットメシル酸塩などの蛋白分解酵素阻害薬は従来からわが国でERCP後膵炎の予防として使われてきた．しかし，その有用性が問題視されており，近年も検証報告が散見されるが，有効性の有無については解決されていない．ナファモスタットの予防効果では高危険群への有用性は示されていない．ガベキサートメシル酸塩やウリナスタチンも高用量投与に有用な可能性を残すが，否定的な結果が多い．蛋白分解酵素阻害薬による生命予後に関与する有用な検証もなく，現時点ではガイドラインにおいても標準的な予防法として用いるべきではないとされる．

NSAIDsの予防投与や予防的膵管ステント留置術がERCP後膵炎の予防としての効果が示され，両者の有用性のさらなる検討が必要である．しかし，いずれも完全な予防策ではない．ERCPの適切な選別，検査における偶発症の理解と術前の患者・家族への説明は必須であり，膵炎出現時の迅速な対応を心がけるべきである．

DON'Ts

- □ 不必要な診断的ERCPは行わない．
- □ ERCP時の操作は乱暴に行わない．

文献

1) Cotton PB, et al.：Gastrointest Endosc 1991；37：383-393.
2) 峯　徹哉，他：厚生労働科学研究費補助金難治性疾患克服研究事業 難治性膵疾患に関する調査研究 平成17年度総括・分担研究報告書．アークメディア，2006：35-37.

東邦大学医療センター大森病院消化器内科　**宅間健介，五十嵐良典**

B　胆道・膵臓

14 膵嚢胞性腫瘍

DOs

- □ 漿液性嚢胞腫瘍（SCN），粘液性嚢胞腫瘍（MCN），膵管内乳頭粘液性腫瘍（IPMN）の病態・画像所見を知っておこう．
- □ SCN は経過観察でよいが，MCN と IPMN では外科的切除術を行う必要があることを知っておこう．
- □ 分枝型 IPMN では年に 2 ～ 3% が悪性化し，別の部位に通常型膵管癌が発生するリスクもあるので，厳重に経過観察しよう．

1 基本的な考え方

嚢胞性膵腫瘍には，漿液性嚢胞腫瘍（serous cystic neoplasm：SCN），粘液性嚢胞腫瘍（mucinous cystic neoplasm：MCN），膵管内乳頭粘液性腫瘍（intraductal papillary-mucinous neoplasm：IPMN）がある．

a　漿液性嚢胞腫瘍

被膜が必ずしも存在せず，微細な多房性嚢胞の形成がみられ，辺縁の嚢胞ほど大きい特徴がある．悪性例の報告はあるがまれで，基本的には経過観察でよい．

b　粘液性嚢胞腫瘍

中年女性で膵体尾部に発生し，卵巣様間質を認めることが特徴である．比較的厚い共通の被膜をもつ多房性嚢胞（ミカンの房状）で，膵管との交通は認めないことが多い．一般に大きさ 3 cm 以上，嚢胞壁肥厚，壁在結節が悪性所見とされている．

c　膵管内乳頭粘液性腫瘍

高齢男性で膵頭部に多く，膵管内を表層性に広く進展する特徴がある．粘液が多量に産生され，主膵管が著明に拡張したり，分枝が嚢胞状に拡張したりする（ブドウの房状）．主膵管型は悪性化率が高く，分枝型も年に 2 ～ 3% 悪性化する．また，分枝型 IPMN では別の部位に通常型膵管癌の高率に発生することが注目されている．

2 症　状

SCN は通常，無症状であるが，胆管の圧排閉塞で黄疸を呈したり，膵管狭窄で急性膵炎を呈したりすることがある．MCN は後腹膜への浸潤で背部痛が出現し，進行癌として食思不振，体重減少などの症状で発見される．IPMN も通常は無症状であるが，時に粘液による膵液うっ滞から急性膵炎を発症することがある．

3 検　査

SCN は超音波検査（US）で嚢胞としてよりも高エコーな充実性腫瘍として描出されることがあるが，超音波内視鏡検査（EUS）では小嚢胞の多発した構造が描出され，辺縁の嚢胞ほど大きくなる（**表 1**，**図 1**）．単純 CT では充実性腫瘍として描出されても，造影 CT では隔壁が不均一に濃染し嚢胞部が濃染しないため，多房性嚢胞として描出される．MCN は US や CT で，被膜の厚い，単房または多房性嚢胞として描出され（**表 1**，**図 2**），ERCP では主膵管の圧排所見が主で，主膵管との交通が認められることは少ない．IPMN では US，CT の特徴的な所見に加え，ERCP で十二指腸乳頭開口部の開大，粘液の排出，主膵管の著明な拡張などを認める．内部に壁在結節を認めると悪性の可能性が高くなる（**表 1**，**図 3**）．

表1　膵腫瘍性嚢胞の超音波・超音波内視鏡所見

超音波所見／疾患名	単房/多房	内部エコー	壁在結節	主膵管拡張/主膵管との交通	その他
SCN	多房	やや高エコー＋小嚢胞	なし	なし（圧排）/なし	辺縁ほど嚢胞が大きい
MCN	多房性が多い	無エコー	あり→悪性の可能性	なし（圧排）/なし	
分枝型IPMN	単房 or 多房	無エコー	造影効果のある結節→悪性の可能性	なし or あり/あり	膵実質内充実腫瘍→浸潤癌

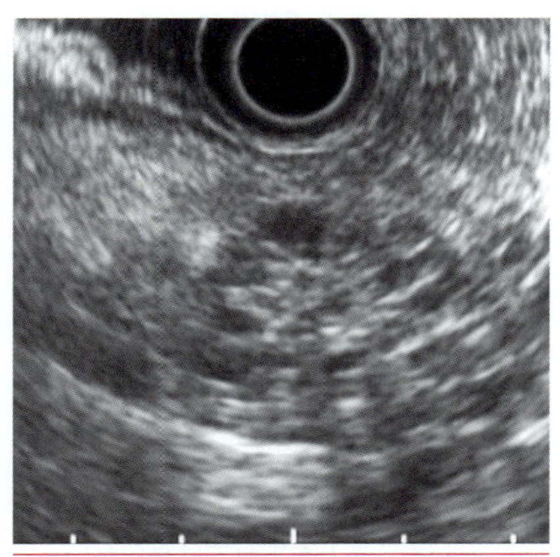

図1　漿液性嚢胞腫瘍の超音波内視鏡所見
腫瘍の中心部はやや高エコーな充実性を呈し，周辺には多数の嚢胞を認める．

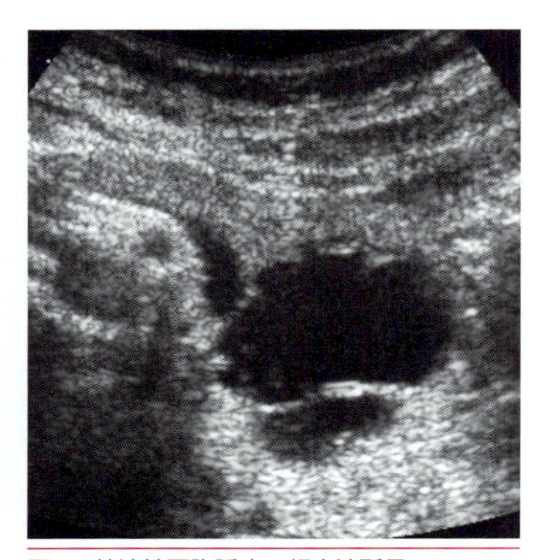

図2　粘液性嚢胞腫瘍の超音波所見
膵尾部に比較的厚い被膜を伴った，多房性嚢胞を認める．

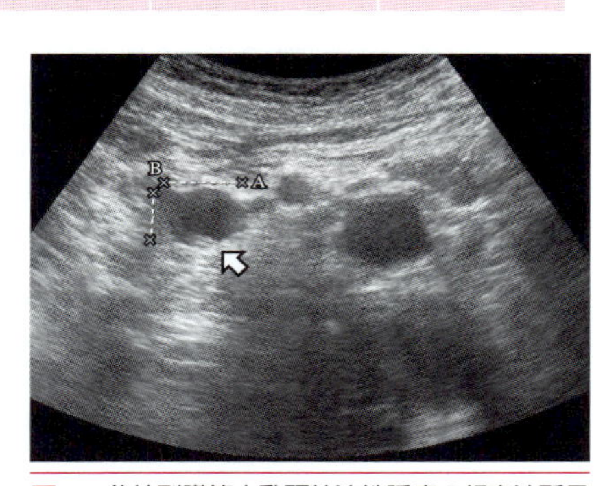

図3　分枝型膵管内乳頭粘液性腫瘍の超音波所見
膵頭部に被膜を伴わない単房性嚢胞を認め，背側に壁在結節（矢印）を認める．

4 診断

SCNがUSやCTで充実性に描出されても，MRIのT2強調画像で高信号を呈することから診断は容易である．ただし，大きい嚢胞を形成する型では，MCNあるいはIPMNとの鑑別診断が困難な場合がある．MCNとIPMNの鑑別診断は，典型的な画像所見を呈すれば容易であるが，なかには極めて困難な場合があるので注意を要する．

5 治療

SCNでは増大し，閉塞性黄疸を呈するものは手術適応があり，膵外に発達しているものでは核出術を行う．MCNは少なからず悪性例があり，診断されれば切除する．膵体尾部切除術を行い，悪性を疑う症例ではリンパ節郭清も行う．IPMNは国際診療ガイドライン[1]で，造影効果のある壁在結節，主膵管拡張（10 mm以上）が悪性所見で，手術適応とされている．病変の首座によって膵頭十二指腸切除術あるいは膵体尾部切除術を行う．

6 合併症

SCNやMCNでは特徴的な合併症はないが，前述したように分枝型IPMNで異時性，同時性の通常型膵管癌の合併が問題となっている．

7 予後

MCNでは悪性例の5年生存率は33％と報告され，通常型膵癌よりは予後がよいが，壁内肉腫様結節が存在する症例では予後が悪いとされている．IPMNはslow growingで，非浸潤癌の占める割合が半数以上と高く，予後がよいとされているが，浸潤癌の予後は通常の膵管癌と同じく極めて不良である．

8 患者・家族への説明

SCNはほとんどが良性だが，なかには悪性の報告があること，年1回のUSによる経過観察が必要なことを説明する．MCNでは悪性例があることを説明し手術を勧める．主膵管型IPMNでは悪性化が高いことを説明し手術を勧める．分枝型IPMNでは悪性所見があれば手術を勧め，それ以外は悪性化の可能性を説明して，半年に1回の経過観察を勧める．

9 他科への紹介

MCN，IPMNでは病変の首座，広がり，転移の有無などを正確に診断して消化器外科に紹介する．

DON'Ts

- □ IPMNは主膵管内進展があるので，膵切除断端の検索を不十分に行ってはならない．
- □ IPMNでは術後，異時性に膵管癌が発生することがあることを忘れてはならない．

文献

1） 国際膵臓学会ワーキンググループ：IPMN / MCN国際診療ガイドライン2012年版．医学書院，2012.

藤田保健衛生大学坂文種報德會病院消化器内科　**乾　和郎**

15 膵発生異常

DOs

- □ 膵臓は複雑な発生過程により，様々な発生異常(特に膵管系)が伴う．
- □ 発生異常に伴い，輪状膵，膵管癒合不全(分離膵)，膵体尾部欠損症が生じる．
- □ 原因不明の腹痛の原因となりえ，鑑別疾患として重要である．

1 膵の発生と発生異常

a 膵の発生

膵臓は腹側原基と背側原基から発生する．胎生 6 ～ 7 週に，腹側原基が十二指腸の回転と共に時計方向に回転し，胎生 7 週の終わりには背側原基の下方に癒合する．腹側原基の主導管と，その上流の背側原基の主導管が主膵管(Wirsung 管)を形成し，十二指腸主乳頭に開口する．背側原基の主導管の十二指腸側は，副膵管(Santorini 管)となり副乳頭から十二指腸に開口するが，発生過程において副膵管は退行する例が多い．

b 膵の発生異常

腹側原基と背側原基の発育・回転・癒合過程の異常により膵の発生異常が生じる(**図 1**)[1)]．

2 膵管癒合不全

a 概念・疫学

腹側膵原基と背側膵原基が胎生 7 週の終わりに癒合するが，この癒合異常に伴う発生異常が膵管癒合不全(pancreas divisum)である．膵管癒合不全は，腹側膵原基と背側膵原基の主導管に全く癒合がなくそれぞれが十二指腸に開口する膵管非癒合(complete pancreas divisum)と両者が細い分枝膵管で癒合する膵管不完全癒合(incomplete pancreas divisum)に分類される．なお，通常は，膵管癒合不全は膵管非癒合を指すことが多い．

これまでの報告では，欧米では 4 ～ 10% と比較的多く，わが国では 1% 前後と報告されている[2)]．

b 病態と臨床像

膵管非癒合では，背側膵管と腹側膵管がそれぞれ独立して膵液の排出導管となっている．背側膵管の開口部である副乳頭は，主乳頭に比べて大きさが小さく膵液排出機能が低下しているため，膵液うっ滞による膵炎を起こすことがある．

そのため，原因不明の急性膵炎を繰り返す場合(特に背側膵を中心とした急性膵炎)には，鑑別として重要である．

再発性膵炎＝膵管癒合不全ではないが，現在では再発性膵炎の 1 つの原因として考えられており，原因としては副乳頭の閉塞因子(加齢に伴う副乳頭開口部周囲の線維化など)や後天性の負荷因子(飲酒や摂取食事量の増加)の相互作用があげられている．

また，最近では再発性膵炎を呈する膵管癒合不全例において cystic fibrosis transmembrane conductance regulator(CFTR)の遺伝子変異や機能異常との関連が示唆されている．

c 診 断

1) 内視鏡的逆行性膵胆管造影(ERCP)

膵管癒合不全の診断には，内視鏡的逆行

コツ

①背側膵原基の欠損 → 膵体尾部欠損症．
②腹側膵原基の回転異常 → 輪状膵．
③腹側膵原基と背側膵原基の癒合異常 → 膵管癒合不全．

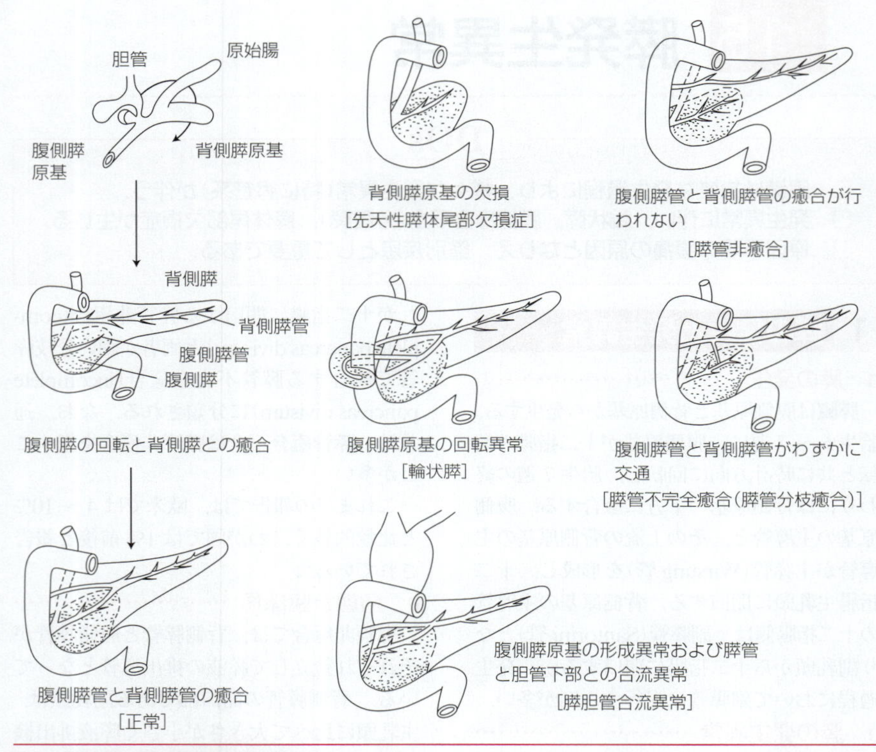

図 1　膵と膵の形成異常の発生過程
〔神澤輝実，他：医学と薬学 1999；42：394-402.〕

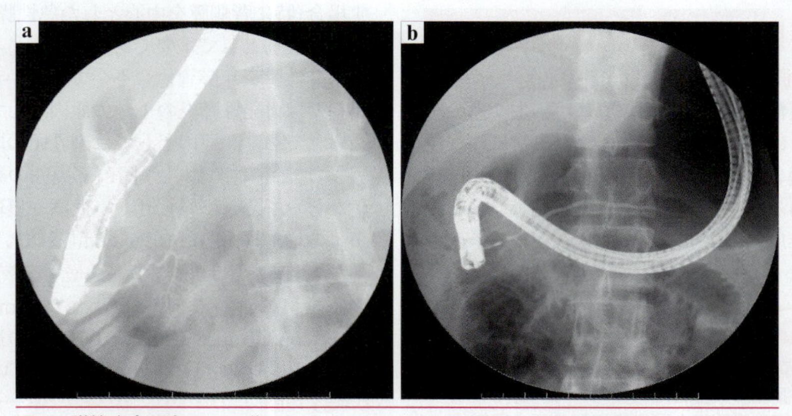

図 2　膵管癒合不全の ERP 像
a：主乳頭から腹側膵管造影．馬尾状を呈し，背側膵管との合流が認められない．
b：副乳頭からの背側膵管造影．腹側膵管との合流が認められない．

性膵胆管造影(endoscopic retrograde cholangiopancreatography：ERCP)がゴールドスタンダードである．膵管癒合不全を疑う場合，全例でERCPを行うのではなく，MRCPで疑われた場合や，内視鏡的治療を検討する場合に行われている．また，膵炎発症時にはまず保存的治療が優先される．

膵管非癒合を確定診断するためには，主乳頭からの造影で馬尾状を呈する1～4cmの短小膵管を認め，背側膵管が造影されないこと(図2-a)，副乳頭からの造影で尾部膵管までの背側膵管が独立して認められ，腹側膵管との交通がないことを証明することである(図2-b)．

2)　MRCP

現在ではMRCPによる代用も有用であり，上流膵管と変わらない太さのままの背側膵管が胆管下部を横切り十二指腸に開口し，腹側膵管と交通がない所見から確診・疑診できる．ただし，アーチファクトによりうまく膵管描出が行われない場合があることが問題である．

d　治　療

膵炎発症時には，絶食・点滴・蛋白分解酵素阻害薬，抗コリン薬投与など，急性膵炎診療ガイドラインに準じて治療を行う．また，禁酒や脂肪制限食などの生活指導も重要である．

再発性膵炎など膵炎症状を繰り返す場合には，副乳頭切開術により膵液排出口を開大することで膵炎の発生予防が期待される．

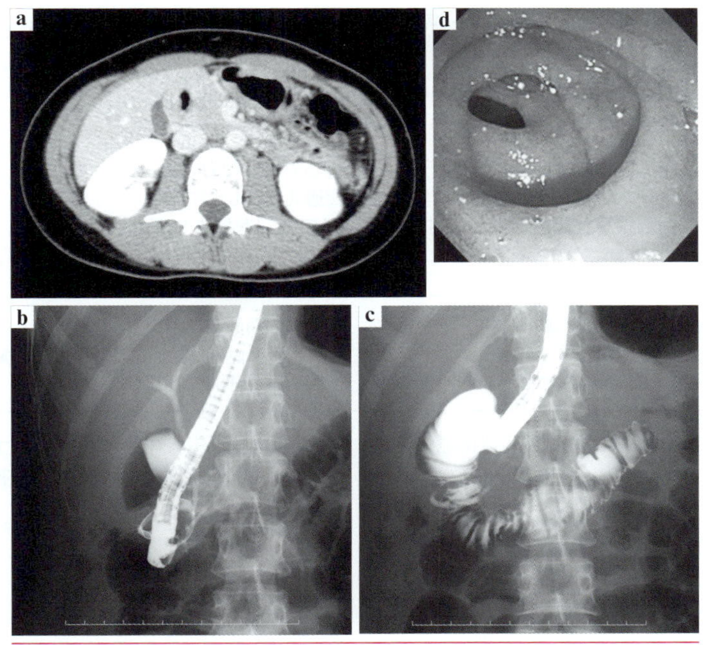

図3　輪状膵

a：十二指腸を輪状に膵が取り囲んでいる．
b：スコープを輪状膵管が取り囲んでいる．
c：十二指腸のガストログラフィン®造影．輪状膵による十二指腸狭窄が観察される．
d：十二指腸狭窄部が観察される．
(口絵No.66 p.xxiii参照)

3 輪状膵

a 概念・疫学

輪状膵は腹側膵原基の回転異常が原因とし，膵組織が十二指腸を完全または不完全に取り囲む発生異常である．これまでの報告では，2万人に1例(0.005%)の頻度と非常にまれな疾患とされてきたが[3]，ERCPの普及によりERCP施行時に発見される頻度は1,000人に1例(0.1%)程度である．

b 臨床像

十二指腸を取り囲む膵組織により著しい狭窄をきたした場合には，新生児期に頻回の嘔吐をきたすことがある．成人では，無症状例や繰り返す膵炎などをきたす場合がある．

c 診 断

新生児では，胃と十二指腸球部に液状鏡面像が認められ，double bubble signが認められる．

1) 腹部CT

腹部CTでは，十二指腸下降脚周囲に膵頭部から連続して膵実質が取り囲むように観察される(図3-a)．

2) MRCPおよびERCP

MRCPおよびERCPでは，十二指腸下行部およびスコープを取り囲むように輪状膵管が描出されれば，確定診断となる(図3-b)．また，ERCP施行時に十二指腸狭窄の程度をガストログラフィン®および内視鏡により確認できることがある(図3-c，図3-d)．

d 治 療

無症状であれば，経過観察となる．十二指腸狭窄が高度の場合にはバイパス術が必要である．また，膵炎症状に対しては内科的治療が第一選択である．

DON'Ts

- □ 腹痛時には，ERCPによる膵管造影は施行してはいけない．
- □ Wirsung管の馬尾状変化を膵管狭窄像と間違えてはいけない．
- □ 十二指腸狭窄が高度な場合には，安易にスコープを挿入してはいけない．

文献

1) 神澤輝実，他：医学と薬学 1999；42：394-402.
2) 五十嵐良典，他：Gastroenterol Endosc 1987；29：659-667.
3) Paraskevas G, et al.：Surg Radiol Anat 2001；23：437-442.

東邦大学医療センター大森病院消化器内科　**原　精一，五十嵐良典**
東京都立駒込病院内科　**神澤輝実**

第7章

悪性疾患の診療（がん・その他の悪性腫瘍）

1 食道癌

DOs

- □ 大酒家(特にフラッシャー)，愛煙家は食道癌の高発症群だと意識しよう.
- □ 内視鏡の通常観察で疑わしい部位では積極的にヨード染色や NBI を併用しよう.
- □ 食道癌は内科と外科が協力して治療にあたる必要がある．日常的に外科医と良好なコミュニケーションを心がけよう.

1 概念・疫学

わが国における食道癌の罹患数や死亡数は全癌の約 3% を占める．男女比は 5：1 と男性に多く，60 歳代に好発する．わが国では食道癌の組織型は大多数が扁平上皮癌で続いて腺癌となっている．食道扁平上皮癌のおもな危険因子は飲酒と喫煙であり，両者が併存することで相乗的にリスクが増加する．アルコールの代謝産物であるアセトアルデヒドの分解酵素の遺伝子多型がリスクに関与しており，少量の飲酒で顔面紅潮や吐き気，動機，頭痛などが出現する人(フラッシャー)に耐性ができて大酒家になると食道扁平上皮癌のリスクが高まる．食道腺癌はわが国では数 % であるが，欧米では増加傾向であり半数以上を占める．胃食道逆流症(gastroesophageal reflux disease：GERD)に起因する Barrett 上皮が発生母地と考えられており，今後わが国でも増加が予想されている.

2 症 状

早期癌の時点ではほとんど自覚症状がない．進行癌になると嚥下時痛や胸骨後部の灼熱感が出現し，進行するにつれて嚥下困難や狭窄感を呈する．原発巣や転移リンパ節が反回神経に浸潤すると嗄声が出現する．気管の浸潤による喀血や呼吸困難を呈する場合もある.

3 診断と検査

超音波内視鏡を含めた内視鏡検査，CT，PET などを用いて深達度やリンパ節転移，他臓器転移の有無を確認し stage 診断を行う.

a 血液検査

初期の病変では血液検査の異常は認めない．進行癌では腫瘍マーカーとして SCC，CYFRA を確認する．腫瘍からの出血や経口摂取不良があると貧血や総蛋白，アルブミンなど栄養状態の低下を認める.

b 食道造影

腫瘍の占拠部位(図 1)や浸潤範囲，狭窄や瘻孔の有無を確認する．また，隆起・陥凹や側面変形の程度により深達度診断を行う.

c 上部消化管内視鏡

進行癌では病変の部位，深達度，狭窄の程度に加え，上皮内進展や壁内転移の有無，多発病巣の有無を確認する．表在食道癌は 60% が無症状であり 92% が内視鏡検査で発見されている[1].

内視鏡では領域性をもったわずかな発赤や白濁，血管透見の消失，隆起・陥凹に注意して食道全体をよく観察する必要がある．異常を疑った場合にはヨード染色により不染を確認する(図 1)．食道癌の高リスクである，大酒家や愛煙家でも積極的にヨード染色を併用するとよい．染色施行後数分で淡いピンク色に見える場合(pink color sign)

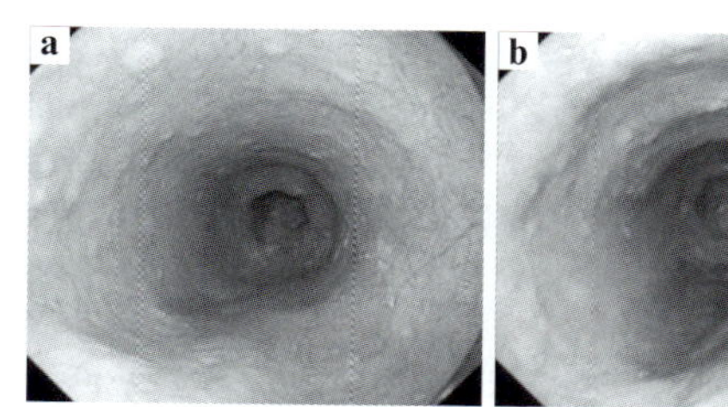
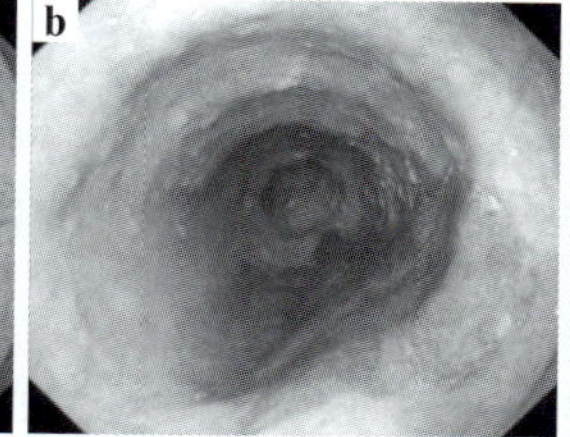
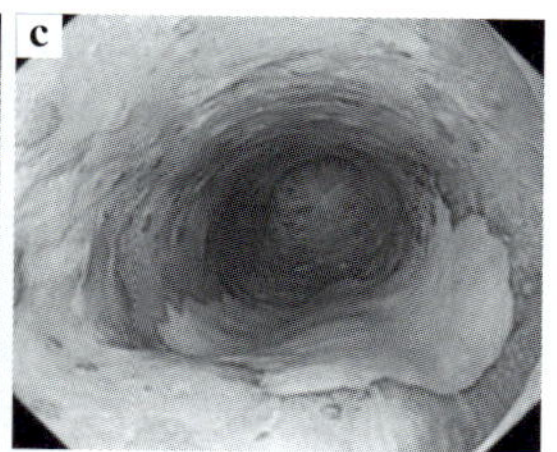

図１　食道癌(0-IIc)の内視鏡写真
a：白色光観察像．３～７時方向に表面陥凹型病変(0-IIc)を認める．
b：NBI 観察．同部位は brownish area として描出される．
c：ヨード染色像．同部位に不染帯が認められる．
(口絵 No.67 p.xxiii 参照)

は癌を強く疑う．

近年，狭帯域光観察(Narrow Band Imaging：NBI)と拡大内視鏡による画像強調観察法により粘膜表面の微細構造や微小血管を詳細観察することでヨード染色を行わずに食道癌の存在診断および深達度診断が可能になってきている．NBI で食道癌を観察すると緑色の背景粘膜内に茶褐色領域(brownish area)として病変が描出される(図１)．超音波内視鏡を用いると断面像を得ることができ深達度診断に有用である．

d　CT

食道癌の周囲には大動脈や気管などの重要臓器が存在するため，CT では解剖学的位置の把握とともに他臓器浸潤の有無を確認する．食道癌は SM 癌でもリンパ節転移が高率に起きるため，リンパ節転移の有無(短径 10 mm 以上のものを陽性とする)を確認する．

e　FDG-PET

食道癌では病期診断だけでなく，治療効果判定や再発診断にも用いられる．

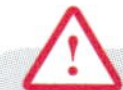

Pitfall

上部消化管内視鏡検査において，食道は短時間で通過しがちであるが，食道は胃までの通り道ではない．早期食道癌の診断には食道全体を注意深く観察することが重要である．

4　深達度

食道癌の深達度分類の図については，日本食道学会の臨床・病理 食道癌取り扱い規約(第 11 版)を参照されたい[2]．

- TX：癌腫の壁深達度が判定不可能．
- T0：原発巣としての癌腫を認めない．
- T1a：癌腫が粘膜内にとどまる病変．
  T1a-EP：癌腫が粘膜上皮内にとどまる病変．
  T1a-LPM：癌腫が粘膜固有層にとどまる病変．
  T1a-MM：癌腫が粘膜筋板に達する病変．
- T1b：癌腫が粘膜下層にとどまる病変(SM)*．
  SM1：粘膜下層を３等分し，上 1 / 3 にとどまる病変．
  SM2：粘膜下層を３等分し，中 1 / 3 にとどまる病変．
  SM3：粘膜下層を３等分し，下 1 / 3 に達する病変．
- T2：癌腫が固有筋層にとどまる病変(MP)．
- T3：癌腫が食道外膜に浸潤している病変(AD)．
- T4：癌腫が食道周囲臓器に浸潤している病変(AI)．

*：内視鏡的に切除された標本では，粘膜

筋板から 200μm 以内の粘膜下層にとどまる病変を SM1 とし，粘膜筋板から 200μm を越える病変を SM2 とする．

食道癌における早期癌および表在癌の定義は以下の通りである．

- 早期癌：原発巣の壁深達度が粘膜内にとどまる食道癌．リンパ節転移の有無を問わない．
- 表在癌：癌腫の壁深達度が粘膜下層までにとどまるもの．リンパ節転移の有無を問わない．

5 治 療

a 内視鏡切除

適応病変は，EP / LPM 病変である．MM 病変や SM1 病変も相対的適応であるが，リンパ節転移が 10% 程度に認められる．SM2 病変はリンパ節転移が 50% 程度であり，進行癌に準じて治療を行う必要がある．

粘膜切除範囲が 3 / 4 周以上に及ぶ場合は，術後瘢痕狭窄の発生確率が高く，狭窄予防処置が必要である．予防処置として頻回のバルーン拡張が行われてきたが，近年はステロイドの粘膜下注入や内服が行われるようになった．

b 外科治療

深達度 SM2 以深の病変は外科治療が原則であるが，侵襲が大きいため患者の耐術能を十分に評価する必要がある．耐術能に問題がある場合や本人が外科治療を希望しない場合には放射線治療や化学療法を検討する．

c 化学療法・放射線治療

化学療法では 5-FU + シスプラチン（FP 療法）が効果的かつ比較的安全であり標準治療とみなされている．

放射線治療は表在癌や遠隔転移のない局所進行癌などで化学放射線療法の一部として用いられるほか，化学療法が不可能な症例に単独で用いられることもある．

6 内視鏡治療後の追加治療

病理組織学所見で追加治療の要否を検討する．EP / LPM であれば原則追加治療の必要はない．MM ないし SM1 ではさらなる組織学的評価を必要とし，脈管侵襲陽性や INFc の場合は外科治療，化学療法，放射線治療などの追加治療を考慮する．これらの所見が認められない場合には十分な説明のうえで経過観察をすることも可能だが，リンパ節再発のリスクがあるため，通常内視鏡検査に加え 3 ～ 6 か月ごとの CT または超音波内視鏡を併用する．

DON'Ts

- □ 術前の深達度診断を過信してはならない．内視鏡切除標本の詳細な検索を怠らない．
- □ MM 癌や SM1 癌であってもリンパ節再発の危険性がある．CT や超音波内視鏡でのフォローアップを怠ってはならない．

文献

1） Tachimori Y, et al.：Esophagus Article 2014：11：21-47.
2） 日本食道学会（編）：臨床・病理 食道癌取扱い規約．第 11 版，金原出版，2015.

横浜市立大学肝胆膵消化器病学 **梅沢翔太郎，中島 淳**

2 胃癌

DOs

- □ 日本胃癌学会の胃癌取扱い規約と胃癌治療ガイドラインに従った記載と治療方針の選択が基本である.
- □ 早期胃癌に特徴的な症状はなく，適切な検診が重要である.
- □ 慢性胃炎に対する *Helicobacter pylori* 除菌と未感染症例の増加によって，胃癌は減少していく疾患である.

1 概念・疫学

悪性腫瘍は上皮組織とこれを支持する間葉系組織(非上皮組織)，造血器から発生する．上皮に発生した悪性腫瘍を“癌”(carcinoma)といい，胃上皮から発生した胃癌の組織型は腺癌(adenocarcinoma)が一般型である．特殊型としてカルチノイド腫瘍，内分泌細胞癌，リンパ球浸潤癌などがあるが頻度は低い.

胃癌は東アジアに多い疾患で，*Helicobacter pylori*(以下，*H.pylori*)との関連が強い(IARC group 1 carcinogen)．長期の感染経過による胃粘膜の変化(慢性胃炎 → 萎縮 → 腸上皮化生)の過程で発癌する.

一方で，胃癌の年齢階級別死亡率は男女ともに1965年から減少傾向を続けている．年齢調整死亡率(10万人対)でみると，1975～1979年と2005～2009年の比較で，男で75.1から30.9に，女では37.6から11.5に大きく減少している．若年世代の*H.pylori*感染率が低下し，2013年から保険適応となった慢性胃炎に対する*H.pylori*除菌療法によって，罹患率も欧米並みになる時代は近い.

2 症状

胃癌に，特に早期胃癌に特徴的な症状はない．わが国では早期胃癌の占める割合は50%を超えているが，その多くはクリニックや病院などで行われた胃内視鏡検査からたまたま発見される．ある程度の罹患率があり，早期発見によって根治が期待できるという認識が全国民に共有されている賜である．逆に言えば，罹患率が減少し国民の注目が低下すれば，欧米のように大半が進行癌での発見となるかもしれない.

中・高齢者において心窩部違和感や疼痛，出血や貧血症状(吐血，タール便，ふらつきなど)，狭窄症状(嘔吐，食思不振など)，全身症状(体重減少，倦怠感，浮腫など)，転移に伴う症状(骨転移に伴う疼痛，リンパ節転移や肝転移による黄疸，腹膜播種による腸閉塞や腹水など)の訴えがある場合は積極的に胃内視鏡検査を勧めるべきである.

3 診断

確定診断は胃内視鏡検査での生検による．壁深達度，リンパ節転移・遠隔転移の有無から臨床病期(cStage)を評価し治療方針を決定する．胃内視鏡検査は局所の観察に優れているが，胃X線検査は原発病変の拡がりを胃全体からの位置関係として評価できる長所もあり，幽門・噴門部からの距離，食道浸潤長の評価に有効である．リンパ節転移や腹膜播種の有無には腹部CTや腹部超音波，肝転移の有無を評価するためにMRI，最近では遠隔転移の検索目的にPET-CTが行われる．腹膜播種が疑われる症例では，審査腹腔鏡検査にて洗浄細胞診検査を行うことも有用である．

4 評 価

a 胃癌肉眼型

癌腫の壁深達度が粘膜下層までにとどまる場合に多くみられる肉眼形態を“表在型(0型)”，固有筋層以深に及んでいる場合の肉眼形態を“進行型(1型から5型)”(図1)としている．0型は，早期胃癌の肉眼分類で亜分類する．

b 壁深達度(T分類)

- T1：癌の局在が粘膜(M)または粘膜下組織(SM)にとどまる．

  T1a-M：癌が粘膜にとどまる．

  T1b-SM：癌の浸潤が粘膜下組織にとどまる(粘膜筋板から0.5 mm未満の浸潤をSM1，それ以深をSM2とする)．
- T2-MP：固有筋層(MP)にとどまる．
- T3-SS：漿膜下組織(SS)にとどまる．
- T4：癌の浸潤が漿膜表面に接しているかまたは露出(T4a-SE)，あるいは他臓器に及ぶもの(T4b-SI)．

臨床分類や病理分類を表わすc，pの接頭辞を付ける．

c 進行度分類(Stage)

胃癌取扱い規約の第14版で，TNM分

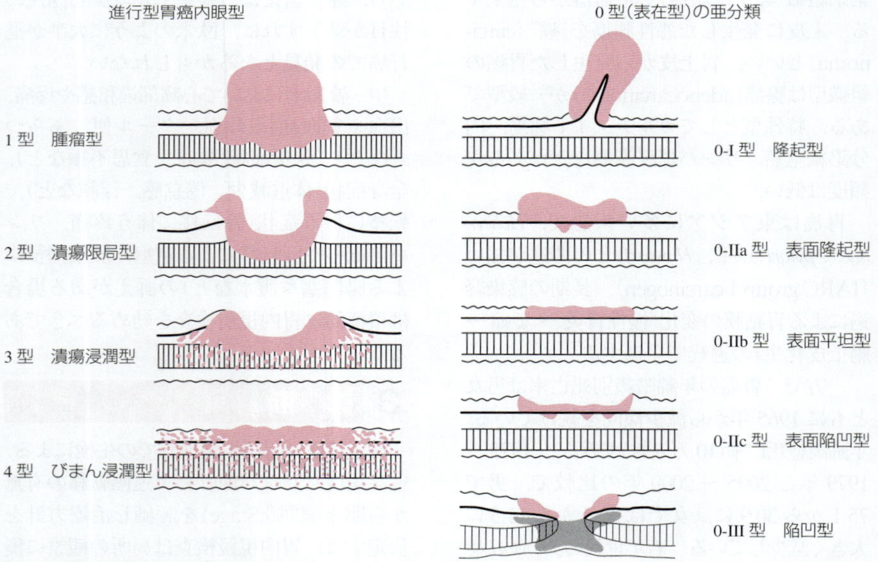

図1　胃癌肉眼型の基本分類

1型：腫瘤型．明らかに隆起した形態を示し，周囲粘膜との境界が明瞭なもの．
2型：潰瘍限局型．潰瘍を形成し，潰瘍をとりまく胃壁が肥厚し周囲粘膜との境界が比較的明瞭な周堤を形成する．
3型：潰瘍浸潤型．潰瘍を形成し，潰瘍をとりまく胃壁が肥厚し周囲粘膜との境界が不明瞭な周堤を形成する．
4型：びまん浸潤型．著明な潰瘍形成も周堤もなく，胃壁の肥厚・硬化を特徴とし，病巣と周囲粘膜との境界が不明瞭なもの．
5型：分類不能．上記0～4型のいずれも分類し難いもの．
0-I型：隆起型．明らかな腫瘤状の隆起が認められるもの．
0-II型：表面型．隆起や陥凹が軽微なもの，あるいはほとんど認められないもの．
　0-IIa：表面隆起型．表面型であるが，低い隆起が認められるもの．
　0-IIb：表面平坦型．正常粘膜にみられる凹凸を超えるほどの隆起・陥凹が認められないもの．
　0-IIc：表面陥凹型．わずかなびらん，または粘膜の浅い陥凹が認められるもの．
0-III型：陥凹型．明らかに深い陥凹が認められるもの．
〔日本胃癌学会(編)：胃癌取扱い規約 第14版．金原出版，2010.〕

類の第7版との整合性が図られたことが特徴である．リンパ節転移の程度は個数によるN分類が導入された．N0：転移を認めない，N1：1～2個の転移，N2：3～6個の転移，N3：7個以上の転移を認める．従来は所属リンパ節であったNo.13，16はTNM分類に合わせてM1となった．

5 治療方針

胃癌に対する治療内容は，cStageによって内視鏡的切除（内視鏡的粘膜切除術〈endoscopic mucosal resection：EMR〉あるいは内視鏡的粘膜下層剝離術〈endoscopic submucosal dissection：ESD〉），外科的切除（開腹手術，腹腔鏡下手術，機能温存術式などの縮小術），化学療法（術後補助化学療法，術前化学療法），緩和医療が選択される（図2）．また，切除後の評価（pStage）によって追加治療の有無などもアルゴリズムで示されている．なお，標準治療としては推奨されていないが，有望とされる研究治療に関しては，「臨床研究としての治療法」として解説が加えられた．

a 内視鏡的切除

“絶対適応病変”に対するESD・EMRを日常診療として推奨し，多くの施設で“適応拡大病変”に対してESDが試みられている現状と根治性評価の重要性を考慮し“絶対適応病変”と併せて記述されているが，臨床研究としての位置付けである．

1） 絶対適応病変

2 cm以下の肉眼的粘膜内癌（cT1a）と診断される分化型癌．肉眼型は問わない．

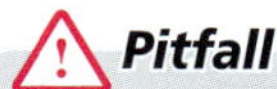

ガイドラインはEBMに基づいた現時点での指針で，医療の進歩に伴い定期的に改訂されるべき“資料”であり，治療方針に制約を加える“規則”ではない．

2） 適応拡大病変

①2 cmを超えるUL（－）の分化型M癌，②3 cm以下のUL（＋）の分化型M癌，③2 cm以下のUL（－）の未分化型M癌，④3 cm以下の分化型かつ深達度がSM1（500μm未満の浸潤）癌である．

b 手術

1） 手術の定義と種類

①定型手術

主として治癒を目的とし標準的に施行されてきた胃切除法で胃の2/3以上切除とD2リンパ節郭清を行う．

②非定型手術

- 縮小手術：切除範囲やリンパ節郭清程度が定型手術に満たないもの（D1，D1＋α）．
- 拡大手術：多臓器合併切除を加える拡大合併切除，D2以上のリンパ節の拡大郭清を行う手術．

③腹腔鏡下胃切除術

幽門側胃切除術が適応となるcStage I症例において，腹腔鏡下胃切除術が日常診療の選択肢となった．

2） リンパ節郭清

- D1郭清：EMR・ESDの対象とならないM癌，および1.5 cm以下の大きさの分化型SM癌でcN0のもの．
- D1＋α郭清：上記胃癌のT1腫瘍でcN0

EMR / ESD後の *Helicobacter pylori* 除菌療法

内視鏡的治療後の胃では異時性胃癌の発生を抑制する目的で *H.pylori* 感染陽性者では除菌を行うことが推奨されている．しかし，最近の報告では異時性胃癌発生に差がないとの報告も散見され，前向き試験による決着が待たれる．

（日本大学医学部消化器肝臓内科学分野　後藤田卓志，草野　央）

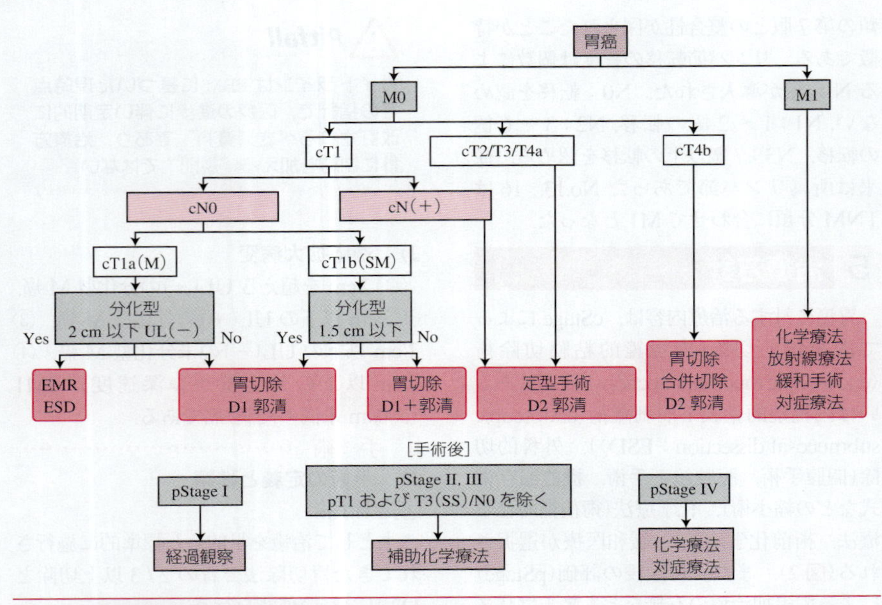

図 2　日常診療で推奨される治療法選択のアルゴリズム
〔日本胃癌学会(編)：胃癌治療ガイドライン 医師用 2014 年 5 月改訂第 4 版．金原出版，2014.〕

表 1　切除不能進行・再発胃癌に対する化学療法の実際

・S-1+シスプラチン療法(HER2 陰性胃癌)

[転移・再発]
テガフール・ギメラシル・オテラシルカリウム配合剤　80 mg/m²　経口
シスプラチン　60 mg/m²　静注

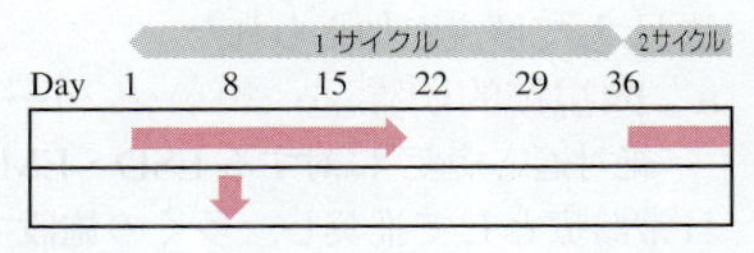

・カペシタビン+シスプラチン+トラスツズマブ療法(HER2 陽性胃癌)

[転移・再発]
カペシタビン　2,000 mg/m²　経口
シスプラチン　80 mg/m²　静注
トラスツズマブ　初回 8 mg/kg，2 回目以降 6 mg/kg　静注

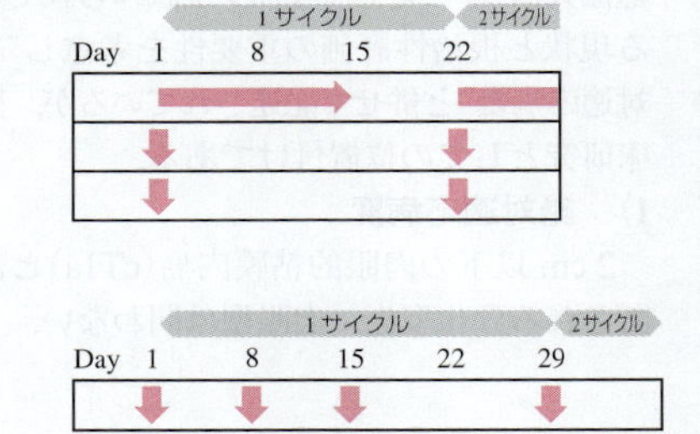

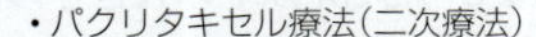

・パクリタキセル療法(二次療法)

[転移・再発]
パクリタキセル　80 mg/m²　静注

のもの．

- D2 郭清：治癒切除可能な T2 以深の腫瘍，および cN(+)の T1 腫瘍．

c　化学療法

HER2 陽性胃癌におけるトラスツズマブを含む化学療法が標準治療として位置付けられたことから，一次化学療法前に HER2 検査を行うことが強く推奨されている．切除不能進行・再発胃癌に対して HER2 陰性胃癌と陽性胃癌の推奨レジメンを表 1 に示す．頻度の高い副作用は，好中球減少，悪心・嘔吐，食思不振などがある．カペシタビンを使用する際は手足症候群，トラスツズマブを使用する際は心毒性に注意する必要がある．

二次治療に関して，現時点では標準療法は確立していない．

術後補助化学療法は D2 リンパ節郭清で根治切除が得られた Stage II / III 症例が対象で，術後 6 週間以内に S-1 投与（80 mg/m^2/ 日の 4 週間投与 2 週間休薬）を術後 1 年間継続する．

臨床試験によってガイドライン改訂前に高いエビデンスが示された場合に，学会ウェブサイトなどに速報が掲載されるので注意が必要である．

d　緩和ケア

全身状態が悪く治療適応とならない症例や化学療法無効例では，家族と患者の身体的・心理的・社会的な QOL の改善を目的としたアプローチが行われる．

DON'Ts

- □ 患者がセカンドオピニオンを求めた場合に断ってはいけない．
- □ 治療は命を預かる神聖な行為であり，決して挑戦であってはならない．

文献

1）日本胃癌学会（編）：胃癌取扱い規約 第 14 版．金原出版，2010．
2）日本胃癌学会（編）：胃癌治療ガイドライン 医師用 2014 年 5 月改訂第 4 版．金原出版，2014．

日本大学医学部消化器肝臓内科学分野　**後藤田卓志，草野　央**

✓ わが国における対策型胃がん検診

胃 X 線検査の受診率低下は顕著で，1 年間に診断される胃癌 11 万件のうち胃 X 線検査による発見胃癌は 6,000 程度と報告されている．「有効性評価に基づく胃がん検診ガイドライン 2014 年版」で，必ずしも科学的根拠のレベルが高いとはいえない症例対照研究（エビデンスレベル IVb）によって胃内視鏡検査が新たに推奨されることになった．また，*H.pylori* 感染率の低下を考慮して検診対象年齢が 50 歳に引き上げられ，検査間隔も 2 ～ 3 年と提言された．胃 X 線検診の撮影や読影をする技師・医師の不足，*H.pylori* 感染率の低下という日本の現実が反映されたが，遅きに失した感が否めない．

（日本大学医学部消化器肝臓内科学分野　後藤田卓志，草野　央）

3 胃癌以外の悪性腫瘍

DOs

- □ 胃に粘膜下腫瘍を認めた場合，内視鏡検査だけでなくCTや超音波内視鏡による評価も行う．
- □ 消化管間質腫瘍(GIST)や転移性胃腫瘍を疑った場合，生検組織の免疫組織学的検索や遺伝子変異検索は診断の有力な手法となる．
- □ 癌の治療歴を有する患者や担癌患者の胃に粘膜下腫瘍を認めた場合，中心陥凹や多発性病変でなくとも他臓器癌からの転移を念頭に置く必要がある．

胃腫瘍は上皮由来の上皮性腫瘍と，粘膜下腫瘍の形態を示す非上皮性腫瘍に組織発生学的に分類されるが，わが国では上皮性腫瘍の原発性胃癌が胃悪性腫瘍の大部分を占めている．胃癌以外の胃悪性腫瘍は悪性のポテンシャルを有する腫瘍を含めると，上皮性腫瘍には神経内分泌腫瘍(カルチノイド)，他臓器癌からの転移性胃腫瘍，また非上皮性腫瘍には悪性リンパ腫，消化管間質腫瘍(gastrointestinal stromal tumor：GIST)に代表される間葉系腫瘍，血管肉腫などの血管原性腫瘍，脂肪肉腫，悪性黒色腫などがあげられる．これら胃癌以外の胃悪性腫瘍のなかで比較的遭遇する機会があるものは，悪性リンパ腫，間葉系腫瘍，神経内分泌腫瘍，転移性胃腫瘍であり，本項ではGISTと転移性胃腫瘍を中心に解説する．

1 消化管間質腫瘍(GIST)

a 概念・疫学

GISTは消化管に発生する間葉系腫瘍のなかで最も多く，発生頻度は人口10万人に1～2人/年，わが国ではその約6割が胃に発生する．GISTの起源は消化管筋間神経叢に存在するCajal介在細胞と考えられている．GISTの大部分ではc-kit遺伝子産物の受容体型チロシンキナーゼKIT蛋白が発現しており，GIST発生にはc-kit遺伝子の機能獲得性遺伝子変異により異常KIT蛋白がリガンド(stem cell factor)への結合なしに自己増殖シグナルを持続し，自律的増殖する機序が示されている．増大せずに緩徐な経過をたどるものもあるが，急速に増大し他臓器へ遠隔転移をきたす場合もあり，GISTは臨床的に悪性腫瘍として扱われる．

b 症 状

腫瘍の増大や潰瘍形成により出血や貧血，腹部圧迫感や腹痛，腫瘤触知などの症状が現れることもあるが，症状を有さずに健診などで偶発的に発見される例も多い．

c 検査・診断

存在診断として内視鏡検査は重要であり発見の契機となる．胃GISTの多くは表面が健常粘膜で覆われた立ち上がりなだらかな胃粘膜下腫瘍として観察される．腫瘍細胞の増殖により表面に潰瘍を形成し，腫瘍が胃内腔へ露出する例もみられる．GISTの確定診断には免疫組織学的検討は必須であり，適切な腫瘍組織採取が重要である．GIST以外の間葉系腫瘍との鑑別は特徴的な免疫染色パターンにより行われ，KIT陽性であればGIST，KIT陰性desmin陽性は平滑筋腫瘍，KIT陰性S-100蛋白陽性は神経鞘腫と診断される．KIT陰性のGISTも低頻度ながら存在するが，近年KITと同等の陽性率を有するDOG1がGISTの特異的マーカーとして知られるようになり，

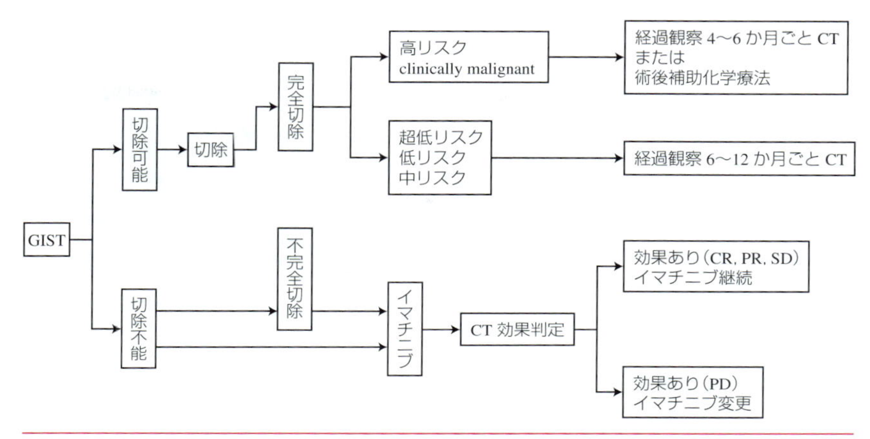

図1　GIST 治療アルゴリズム

KIT 陰性の GIST に対する相補的なマーカーとして注目されている[1]．造影 CT は病変の局在診断，鑑別診断，消化管の辺縁血管との関係，転移の有無などの病期診断のために必要である．可能であれば 3 次元データを取得できる multi detector-row CT（MDCT）を用いた撮影が望ましい．

d　治　療（図1）

わが国では日本癌治療学会，日本胃癌学会，GIST 研究会編集の GIST 診療ガイドラインが作成され，2014 年 4 月改訂第 3 版が発行されており[2]，治療方針は基本的にガイドラインに沿って決定される．組織診断がついており切除可能な胃原発 GIST は外科治療が第一選択となる．偽被膜を損傷することなく切除断端を確保し完全に切除することが原則で，GIST はリンパ節転移が少ないためリンパ節郭清は基本不要とされる．開腹または腹腔鏡を用いた胃部分切除が行われるが，近年，切除範囲を最小にしつつ確実に腫瘍を切除する目的に内視鏡的粘膜下層剥離術（endoscopic submucosal dissection：ESD）の技術を応用した腹腔鏡・内視鏡合同手術（laparoscopy and endoscopy cooperative surgery：LECS）が開発され，その有用性が検討されている．転移や局所進行のため切除不能な場合，また切除後に転移や再発をきたした場合は変異 KIT 型チロシンキナーゼ受容体を標的とした分子標的薬イマチニブ 400 mg/ 日の内服が標準治療である．イマチニブ耐性 GIST には，マルチキナーゼ阻害薬であるスニチニブが投与される．さらに，スニチニブ耐性 GIST に対して 2013 年 8 月よりレゴラフェニブの使用が可能となった．

コツ

潰瘍形成を伴わない GIST では，通常の内視鏡下生検では腫瘍組織は採取されがたく診断は困難である．超音波内視鏡ガイド下穿刺吸引生検は安全で確実な組織採取方法として有用な手法である．

Pitfall

GIST の分子標的治療薬による効果判定では，CT において腫瘍の縮小がなくても低吸収値に変化していると有効と判断してよく，通常の固形癌の治療効果判定基準と異なることに注意する．

2 転移性胃腫瘍

a 概念・疫学

他臓器原発の悪性腫瘍が胃へ転移することは比較的まれであり，わが国での悪性腫瘍剖検例において固形癌の胃転移例の頻度は2.3～5.4%と報告されている．転移性胃腫瘍の原発巣は肺癌，乳癌，食道癌が多く，また腫瘍別頻度では悪性黒色腫，Kaposi肉腫で胃へ転移する例が多い．

b 症状

出血，嘔吐，腹部膨満感，心窩部痛，心窩部不快感，食思不振，体重減少など原発性進行胃癌と同様の症状が現れるものから，全く症状を認めず偶発的に発見されるものまであり，転移性胃腫瘍に特徴的な症状はない．

c 検査・診断

他臓器原発巣から血行性・リンパ行性に胃へ転移をきたし，胃の粘膜下主体に増殖するため粘膜下腫瘍の形態をとることが多い(図2)．典型的には頂部に広くて深い中心陥凹を有するBull's eye signとよばれる特徴的な形態を呈する．一方，原発性胃癌類似の形態を示す例も4割を占め，なかでも乳癌や膵癌からの転移例には広範な皺襞腫大や壁硬化といった4型胃癌に類似した形態を示すものもある．転移個数に関しては単発例が6割，多発例が4割程度であり単発例のほうが多い．このように，転移性胃腫瘍の内視鏡像は多彩であり，内視鏡所見のみから原発性胃癌と鑑別することは容易ではない．担癌患者において胃病変を認めた場合は胃転移の可能性も念頭に置き生検を行い，原発巣同定のために免疫組織学的検索を行うことが重要である．

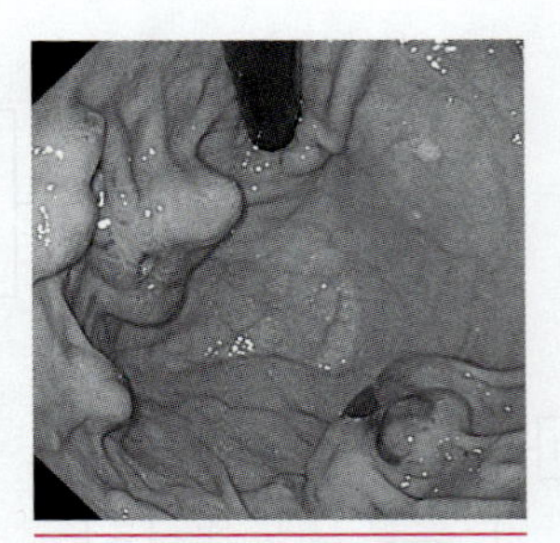

図2 悪性黒色腫の胃転移
(口絵 No.68 p.xxiv 参照)

d 治療・予後

診断時に他臓器転移・stage IVであることから，原発巣に基づいた全身化学療法が優先される．転移性胃腫瘍の生存期間中央値は7か月程度とされ予後不良な病態であり，胃病変に対する局所治療は根治性が期待できないが，通過障害や制御困難な出血をきたした場合には外科的治療や放射線治療，内視鏡的ステント留置術などを考慮し，患者のQOL向上に努める．

DON'Ts

- □ 血管性病変との鑑別を行わずに，粘膜下腫瘍を安易に生検してはいけない．
- □ 化学療法中の担癌患者の消化器症状を，内視鏡検査などの精査なくして化学療法の有害事象と扱ってはいけない．

文献

1) West RB, et al.：Am J Pathol 2004；165：107-113.
2) 日本癌治療学会，他(編)：GIST診療ガイドライン．第3版，金原出版，2014.

横浜市立大学肝胆膵消化器病学 **野中 敬**

4 大腸癌

DOs

- □ 進行大腸癌患者は早期の外科治療を予定しよう.
- □ 治療後の病理診断結果を必ず確認しよう.

1 概念・疫学

わが国における高齢化と食生活の変化などにより，大腸癌による死亡数は年々増加傾向にあり，2020年には，胃癌，肺癌を超えて男女を合わせた日本人の癌罹患数，罹患率は大腸癌が第1位になると予測されている[1]．大腸癌の発生にはおもに，腺腫から癌化するadenoma-carcinoma sequenceと，正常粘膜から直接癌が発生する*de novo*癌，また過形成性ポリープ，鋸歯状腺腫から癌が発生するserrated pathwayの3つの経路がある．また，遺伝的に癌が発生する場合もあり，Lynch症候群や家族性大腸腺腫症(familial adenomatous polyposis：FAP)はよく知られており，若年での大腸癌発生が特徴である．最近では日本人における炎症性腸疾患も増加傾向にあり，それらの長期罹患も大腸癌の発生リスクであることを忘れてはいけない．

2 症 状

早期大腸癌の場合，自覚症状はなく，症状が出現したときには進行癌になっている場合が多い．大腸癌は発生する大腸の部位により症状が異なる．左側結腸の進行癌では，血便や便が細いなど，比較的症状も現われやすいが，右側結腸に癌が発生した場合は進行癌でも症状が出現しづらく，貧血や体重減少，腸閉塞や腫瘤の触知で気づく場合もある．

3 診 断

大腸癌は早期に見つかれば根治治療が可能である．進行大腸癌と診断された場合には病変の広がりを把握することが重要である．

a 検 査

1) 便潜血検査

大腸癌検診として用いられる．しかし，便潜血反応が陽性でも必ずしも大腸癌があるわけではなく，大腸精査の契機と考えるとよい．

2) 大腸内視鏡検査

大腸粘膜を直接観察することが可能で，病変があった場合には組織検査も同時に行うことができるため，大腸癌診断には必須の検査である．また，インジゴカルミンやクリスタルバイオレット撒布による色素内視鏡やnarrow band imaging (NBI)などの画像強調内視鏡(image enhanced endoscopy：IEE)や拡大内視鏡を用いたpit pattern診断，さらには超音波内視鏡を行うことで，質的診断(良悪性診断)のみならず深達度診断が可能である．

3) CT・MRI

大腸癌の周辺臓器への進展や，多臓器転

Pitfall

進行癌の場合，内視鏡検査前の前処置でイレウスを起こすこともある．前処置中の嘔吐や腹痛を訴える場合にはX線，CTなどで確認すること．高齢者も要注意．

移の確認に適しており，進行大腸癌の場合は必須の検査である．2012 年 1 月に指定条件下での CT コロノグラフィ（CT colonography：CTC）が保険適用となり，最近では大腸スクリーニング検査として期待されている．

4）　直腸指診

外来でできる非常に簡便な検査である．直腸指診で癌が発見されることも少なくないため，まず施行するべき検査である．

5）　注腸造影検査

肛門からバリウムと空気を入れて撮影する検査である．内視鏡検査が普及しつつある現在では，内視鏡検査が困難な場合に行われることが多い．

6）　大腸カプセル内視鏡

約 3 cm 大のカプセル型内視鏡を経口的に内服し大腸内の画像を得る検査である．腹腔内癒着により内視鏡検査が困難である場合，または大腸内視鏡検査が必要であるが腹部手術歴があり癒着が想定される場合に保険が適応される．

7）　PET

ある程度進行した癌に集積するため早期大腸癌の発見には向かない．

8）　腫瘍マーカー

早期大腸癌の発見には向かない．大腸癌術後の経過観察に用いられる．

b　病期分類

大腸癌の治療方針決定において重要となるのが病期診断である．国際的には UICC TMN 分類が用いられるが，わが国では大腸癌取扱い規約（第 8 版）が用いられている．大腸癌取扱い規約では早期大腸癌とは癌の浸潤が粘膜内（M），粘膜下層（SM）にとどまるもの（Tis，T1），それ以深の浸潤は進行大腸癌と定義されている[2]．

4　治　療

わが国では大腸癌治療ガイドライン 2014 に基づいて治療が行われている[3]．

a　内視鏡治療

適応の原則はリンパ節転移の可能性がほとんどなく，腫瘍が一括切除できる大きさと部位にあるとしている（図 1）．内視鏡治療としてはポリペクトミー，内視鏡的粘膜切除術（endoscopic mucosal resection：EMR），内視鏡的粘膜下層剝離術（endoscopic submucosal dissection：ESD）がある．正確な病理学的診断を行うために一括切除が治療原則である．一般に，ポリペクトミーやスネア EMR で一括切除できる限界は 2 cm であるとされている[3]ため，それ以上の大きさの病変に対しては ESD が適応となる．現在 ESD においては 2 ～ 5 cm までの病変を一括切除した場合に保険適応が認められている．

b　手術治療

stage 0 ～ III までの癌と stage IV の一部の進行癌が適応になる（図 1）．手術におけるリンパ節郭清は，術前・術中所見と癌の壁深達度から決定する．詳細は大腸癌研究会の大腸癌治療ガイドライン 医師用 2014 年版を参照されたい．早期大腸癌であっても内視鏡的切除困難例，一括切除困難例，高悪性度腫瘍（低分化腺癌，印環細胞癌，粘液癌）である場合は手術が選択される．また，内視鏡治療後の病理診断により追加腸切除を検討する（図 2）．

c　化学療法

化学療法には，術後再発予防のための補助化学療法と切除不能大腸癌に対する全身化学療法がある．術後補助化学療法はおもに，手術により癌が取りきれて遺残がない症例に対して，自覚症状や臨床検査データなど，全身状態を考慮しながら，原則 6 か月の投与を行う[3]．切除不能大腸癌に対する化学療法の目的は腫瘍増大の遅延による延命と症状コントロールである．未治療の場合の生存期間中央値は 8 か月とされているが，最近の化学療法の進歩により約 2 年まで延長している[3]．

d　放射線療法

放射線療法には，術前の腫瘍量減量や直腸癌の術後再発抑制，肛門温存目的とした補助放射線療法と，切除不能進行癌の症状緩和，延命を目的とした緩和的放射線療法がある[3]．緩和医療・ケアは，癌と診断されてから終末期までを含めた治療であり，患者のQOL維持・向上を目的としているため，外科治療・化学療法の当初から導入するべきである．

5　予　後

術後の大腸癌再発はほとんどが5年以内であるため，治療評価として5年生存率が用いられる．各stageの5年生存率は，stage 0～Iで90%以上，stage IIで84%程度，stage

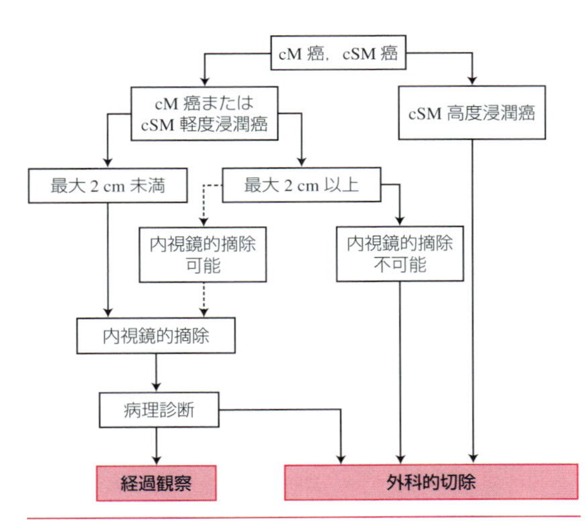

図1　早期大腸癌の治療方針
M：粘膜内．SM：粘膜下層．
〔大腸癌研究会（編）：大腸癌治療ガイドライン 医師用 2014年版．金原出版，2014.〕

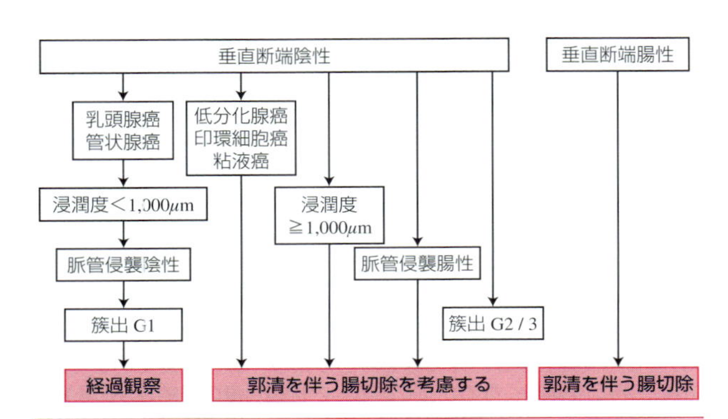

図2　内視鏡治療後SM癌に対する治療方針
簇出：癌発育先進部間質に浸潤性に存在する単個または5個未満の細胞からなる癌胞巣．
G1：0～4個．G2：5～9個．G3：10個以上．
〔大腸癌研究会（編）：大腸癌治療ガイドライン 医師用 2014年版．金原出版，2014.〕

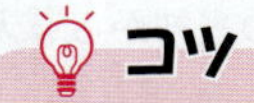

内視鏡治療の合併症として出血や穿孔の可能性があるため，外科との連携が常に取れる環境で治療を行う．

III が 60 ～ 75% 程度，stage IV では 19% 程度である．詳しくは大腸癌研究会の大腸癌治療ガイドライン を参照されたい．

6 患者・家族への説明

早期大腸癌の診断で内視鏡治療を行った場合でも，病理結果によっては追加腸切除が必要になる可能性を説明する必要がある．また，治癒切除後も再発の可能性を考慮し，定期フォローが必要であることを説明すべきである．

7 他科への紹介

大腸壁は非常に薄く，内視鏡治療の際には限られたスペース内での操作が求められるため，出血，穿孔などの治療に伴う偶発症も報告されている．特に大腸 ESD に関しては，手技的な難易度が高いこと，ポリペクトミーや EMR と比較して偶発症リスクが高いことから，施行医に関わる基準，施設基準が設けられている．内視鏡治療に伴う偶発症が発生した際はすぐに外科にコンサルトする．また，進行大腸癌で腸の管腔が狭小化している症例ではイレウスを起こす可能性があるため，なるべく早期の入院，手術治療を予定すべきである．

DON'Ts

- □ 進行大腸癌患者に大腸内視鏡検査を行う場合は，前処置による偶発症を忘れてはいけない．
- □ 早期大腸癌でも追加腸切除が必要になる可能性を説明することを忘れてはいけない．

文献

1） 黒石哲生，他：日本のがん死亡の将来予測．大島　明，他(編)：がん・統計白書―罹患 / 死亡 / 予後― 2004．篠原出版新社，2004：219-234．

2） 大腸癌研究会(編)：大腸癌取扱い規約．第 8 版，金原出版，2013．

3） 大腸癌研究会(編)：大腸癌治療ガイドライン医師用 2014 年版．金原出版，2014．

東京慈恵会医科大学附属病院内視鏡科　**猪又寛子，炭山和毅**

内視鏡医の立場から

他院から内視鏡治療目的の紹介を受けることが多いが，紹介元での生検検査に悩まされることがある．癌，非癌にかかわらず，内視鏡治療予定病変が生検されている場合は，生検による線維化の影響で内視鏡治療が困難になる場合があり，微小病変においては，病変自体が生検により縮小し，特定が難しくなるからである．内視鏡治療の可能性がある病変に対しては，可能であれば生検は行わず，色素内視鏡や拡大内視鏡などによる精査，治療が可能な施設への紹介を心がけよう．

（東京慈恵会医科大学附属病院内視鏡科　猪又寛子，炭山和毅）

5 消化管悪性リンパ腫

DOs

- □ 消化管リンパ腫の好発部位と頻度の高い組織型を覚えよう．
- □ MALT リンパ腫，びまん性大細胞型 B 細胞リンパ腫，濾胞性リンパ腫の特徴を理解しよう．
- □ 鑑別診断，病期診断に必要な検査と治療法について学ぼう．

1 概念・疫学

消化管リンパ腫は，消化管原発悪性腫瘍のなかでは 1 ～ 8% 程度と比較的まれだが，非ホジキンリンパ腫の 10 ～ 20%，節外性リンパ腫のなかでは 30 ～ 40% を占める重要な疾患である．原発部位は胃が最も多く(60 ～ 70%)，次いで小腸(20 ～ 30%)，大腸(5 ～ 10%)の順でみられ，食道はまれ(< 1%)である．病変はしばしば多発し，5 ～ 15% の例では胃と腸管の両方に病変を認める．

2 臨床所見

小児から高齢者まで全年齢層で発生し，好発年齢は 50 ～ 60 歳である．腸管リンパ腫は 2 : 1 で男性優位だが，胃リンパ腫に性差はない．症状は非特異的で，腹痛が多いが，無症状の例もある．腸管リンパ腫では腹部腫瘤，イレウス，体重減少，下痢，下血がみられ，穿孔例もある．表在リンパ節腫脹や肝脾腫は少ない．B 症状(体重減少・発熱・盗汗)は予後不良因子である．

検査所見では便潜血の頻度が高く，貧血や低蛋白血症もみられる．進行例では CRP 陽性，血沈促進，β_2 マイクログロブリン・LDH 高値や白血球増多をきたす．血清可溶性インターロイキン 2 受容体は病勢の指標として有用である．

3 診　断

a　組織診断(表 1)

組織分類は造血器・リンパ系腫瘍の WHO 分類(第 4 版，2008 年)に従う．確定診断には生検または外科切除標本における免疫

表 1　消化管悪性リンパ腫の組織分類と原発臓器の関係(筆者自験例)

組織型	胃原発 (n=447)(%)	腸管原発 (n=177)(%)	胃腸併存 (n=36)(%)	合計 (n=660)(%)
B 細胞リンパ腫				
MALT リンパ腫	233(52)	36*(20)	9(25)	278(42)
濾胞性リンパ腫	17(4)	48(27)	2(6)	67(10)
マントル細胞リンパ腫	0	4(2)	1(3)	5(0.8)
形質細胞腫	3(0.7)	0	1(3)	4(0.6)
びまん性大細胞型 B 細胞リンパ腫	170(38)	64*(36)	10(28)	244(37)
Burkitt リンパ腫 / その他	2(0.4)	10(6)	1(3)	13(2)
T 細胞リンパ腫	22(5)	15(8)	12(33)	49(7)

*：immunoproliferative small intestinal disease(IPSID)を含む.
MALT：mucosa-associated lymphoid tissue.

染色を含む病理組織検査が必須である．消化管では mucosa-associated lymphoid tissue（MALT）リンパ腫とびまん性大細胞型 B 細胞リンパ腫（diffuse large B-cell lymphoma：DLBCL）の頻度が高く，両者で 70 ～ 80% を占める．近年は十二指腸・空腸の濾胞性リンパ腫の診断例が増加している．MALT リンパ腫や濾胞性リンパ腫に特異的な染色体転座 t（11；18）/ *API2-MALT1* や t（14；18）/ *IGH-BCL2* を認めれば確定診断に至るため，診断困難例では細胞遺伝学的検査（G バンド解析や蛍光 *in situ* ハイブリダイゼーション）を考慮する．

b X線・内視鏡診断

胃リンパ腫の肉眼・内視鏡分類として，わが国では八尾の分類（表層拡大・腫瘤形成・巨大皺襞）と佐野の分類（表層・潰瘍・隆起・決潰・巨大皺襞）が汎用される．胃 MALT リンパ腫は 0-IIc 型胃癌類似の陥凹，凹凸顆粒状・敷石状粘膜などの表層型を呈する例が多い．胃 DLBCL は限局した腫瘤型が多く，潰瘍併存例では 2 型進行癌との鑑別を要する．潰瘍辺縁は癌でみられる不整所見を欠き，耳介様周堤を伴う粘膜下腫瘍様立ち上がりが特徴的である．

腸管リンパ腫の肉眼形態はさらに多彩で，筆者らは隆起・潰瘍（狭窄・非狭窄・動脈瘤の 3 亜型に細分される）・MLP（multiple lymphomatous polyposis）・びまん・混合の 5 型に分類している．潰瘍型では DLBCL が多く，隆起型は MALT リンパ腫と DLBCL の頻度が高い．MLP 型は濾胞性リンパ腫とマントル細胞リンパ腫，びまん型は T 細胞リンパ腫と IPSID（immunoproliferative small intestinal disease，MALT リンパ腫の特殊型）に特徴的である．画像診断では癌との鑑別が重要である．隆起型は GIST（gastrointestinal stromal tumor），びまん型はアミロイドーシスや寄生虫疾患，MLP 型は種々の消化管ポリポーシスなども鑑別にあげられる．

c 病期診断

臨床病期は治療方針決定のため重要で，消化管リンパ腫に特化した Lugano 国際会議分類が推奨される（表 2）[1]．病期診断には上・下部消化管内視鏡，小腸検査（バルーン・カプセル内視鏡または小腸造影），頸胸腹部 CT，FDG-PET / CT，骨髄検査などの全身精査が必要である．胃リンパ腫では超音波内視鏡（endoscopic ultrasonography：EUS）による胃壁深達度・胃周囲リンパ節腫大の評価が治療効果の予測に有用である．

4 治　療

治療法は抗菌薬治療，化学療法，放射線

表 2　消化管リンパ腫の臨床病期分類：Lugano 国際会議分類

stage I	消化管に限局かつ漿膜浸潤なし ・単発 ・多発（非連続性）
stage II	原発巣から腹腔内へ伸展，リンパ節浸潤 ・II1 所属リンパ節（胃または腸管所属リンパ節）に浸潤 ・II2 遠隔リンパ節（傍大動脈，傍下大静脈，骨盤腔内，腸間膜リンパ節）に浸潤
stage II E*	漿膜浸潤を伴い隣接臓器へ浸潤 ・穿通，直接浸潤 ・穿孔，腹膜炎
stage IV	広範な節外臓器への播種または横隔膜を越えたリンパ節に浸潤

*：stage III は定義されていない．“E”は“extending”の意味である．
〔Rohatiner A, et al.：Ann Oncol 1994；5：397-400. より和訳・改変〕

療法，外科切除など多種多様であり，血液内科医と連携して行うことが望まれる．リンパ腫の罹患部位，組織型，病期により決定する．胃のリンパ腫には *Helicobacter pylori*（*H. pylori*）除菌や放射線，化学療法などの胃温存治療が基本であるが，限局した腸管リンパ腫には，外科切除と化学療法（または抗体化学療法）の併用が主流である．

a　胃 MALT リンパ腫の治療…………

1）　*Helicobacter pylori* 除菌療法

H. pylori 陽性例の第一選択治療法であり，60 ～ 90% の例で完全寛解（complete remission：CR）が得られる．除菌後 CR に至るまで 1 ～ 24 か月（中央値 2 ～ 6 か月）を要する．除菌後の生検標本の組織学的判定は GELA（Groupe d' Etude des Lymphomes del' Adulte）の組織グレードシステムに従うよう推奨される[2]．除菌抵抗因子として *H. pylori* 陰性，t（11；18）/ *API2-MALT1* 転座，胃上部局在，胃壁深部浸潤，進行病期などがあげられる．*H. pylori* 陰性例でも 15 ～ 29% の例で除菌と同様の抗菌薬治療が奏効するので，試みるべきである．わが国の多施設共同研究では，*H. pylori* 除菌を行った胃 MALT リンパ腫 420 例中 323 例（77%）で CR が得られ，*H. pylori* 陰性，粘膜下層深部浸潤（EUS）および t（11；18）転座が独立した除菌抵抗因子であり，除菌 10 年後の治療失敗回避率，全生存率および無イベント生存率は各々 90%，95% および 86% と，本症の長期予後が極めて良好であることが実証された[3]．

2）　除菌抵抗例に対する治療

H. pylori 除菌で CR が得られない胃 MALT リンパ腫に対する治療方針は確立されていない．欧州のガイドラインでは，リンパ腫細胞が残存しても，リンパ腫の進行（progressive disease：PD）がなければ，2 年間は無治療・慎重な経過観察（“watch and wait”ストラテジー）が推奨されている[2,4]．

除菌無効例に追加治療を行う場合，放射線または化学療法が選択される．胃に限局した I / II1 期例に対しては，一般には放射線療法（総量 30 Gy 前後）が推奨されるが，経口シクロホスファミド単剤や抗 CD20 抗体リツキシマブ単剤療法も有効である．病期進行例や PD 例に対しては，リツキシマブ併用 CHOP（シクロホスファミド・ドキソルビシン・ビンクリスチン・プレドニゾロン：R-CHOP）療法が一般的だが，リツキシマブと抗がん剤単剤（フルダラビンやベンダムスチン）の組み合わせも有効である．

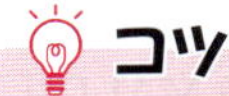

コツ

消化管リンパ腫の治療法は発生部位や組織型により異なるため，本症の形態学的特徴を十分に理解したうえで治療前に適切な検査を行い，正確な診断を行うことが重要である．

b　胃 DLBCL の治療 ……………………

H. pylori 陽性，I / II1 期の胃 DLBCL は除菌により 30 ～ 60% の例で CR が得られる．MALT リンパ腫成分の有無は除菌反応性と無関係である．ガイドラインに明記されていないが，一度は試みるべきと考えられる．除菌無効の胃 DLBCL のうち，I / II1 期例では R-CHOP 療法 3 コース＋放射線療法，II2 期以上の進行期例には R-CHOP 療法 6 ～ 8 コースが推奨される．以前行われていた外科手術は，非外科的治療中に生じる大量出血，穿孔，治療不応例に対するサルベージ，または胃癌合併例などに限られる．

c　腸管リンパ腫の治療 ………………

腸管 DLBCL などの中 / 高悪性度（aggressive）リンパ腫のうち，I / II1 期の限局期の治療は，外科切除＋術後化学療法（CHOP または R-CHOP 療法）が一般的である．十二指腸・小腸の濾胞性リンパ腫で I / II1 期例には“watch and wait”を選択することが多いが，リツキシマブ単剤療法も有効である．十二指腸・直腸のMALTリンパ腫やIPSIDは*H. pylori*除菌などの抗菌薬治療に反応する例がある．他の組織型やII₂期以上の進行例に対しては6～8コースのCHOPまたはR-CHOP療法が行われる．悪性度の高いマントル細胞リンパ腫，Burkittリンパ腫，一部のT細胞リンパ腫に対しては，造血幹細胞移植（大量化学療法）を考慮することがある．

DON'Ts

□ リンパ腫の組織診断・病期診断が確定するまでは，原則として治療を開始しない．

文献

1） Rohatiner A, et al.：Ann Oncol 1994；5：397-400.
2） Ruskoné-Fourmestraux A, et al.：Gut 2011；60：747-758.
3） Nakamura S, et al.：Gut 2012；61：507-513.
4） Zucca E, et al.：Ann Oncol 2013；24：vi144-vi148.

岩手医科大学消化器内科消化管分野　**中村昌太郎**

✓ がん治療を上手にするためには？

病状説明の前に，問診のときにさりげなく，家族背景や闘病意欲，人生観，死生観などを確認しておくとよい．例えば，家族歴聴取時に，亡くなった親族の最期の状況を聞きつつ，どのように感じたのか聞くと死生観を明確に話し出す患者さんがいる．また，病状説明の際に，「質問はありませんか？」というオープンなクエッションも重要であるが，「してほしいことや，逆にしてもらいたいことはありませんか？」と質問すると，「無駄な延命治療は希望しない」などと具体的なリクエストを聞き出せることもある．

（慶應義塾大学病院腫瘍センター　浜本康夫）

6 消化管カルチノイド

DOs

- □ 消化管カルチノイド＝消化管神経内分泌腫瘍(Grade 1, Grade 2)であることを理解する.
- □ 消化管カルチノイドは希少疾患のためエビデンスが少なく，国際的にも各ガイドライン間で少しずつ治療方針が異なることを理解する.
- □ 腫瘍径＞10 mm，表面陥凹・潰瘍形成，脈管侵襲，筋層浸潤，核分裂像高値などの危険因子があれば，リンパ節郭清を伴う外科切除を考慮する.

1 疫 学

歴史的に消化管に発生する神経内分泌腫瘍に対して“カルチノイド”という名称が用いられてきたが，2010年版WHO分類では，内分泌系の性質と表現型を有する膵，消化管腫瘍をneuroendocrine neoplasms(NEN)と総称し，高分化型のneuroendocrine tumor(NET)，低分化型のneuroendocrine carcinoma(NEC)，その他を加えた分類となった．NETはさらに，増殖能を示す核分裂像数とKi-67指数によりG1とG2に識別される(表1)[1]．わが国の『大腸癌取扱い規約(第8版)』の組織型分類では，内分泌細胞腫瘍としてカルチノイド腫瘍と内分泌細胞癌という名称が記載され，カルチノイド腫瘍はWHO分類のNET G1，G2に該当する概念であると明記されている．近

表1 2010年WHO分類による病理組織学的分類，新規のgrading

2010年WHO分類 病理組織学的分類	grading	
	核分裂像数(/10HPF*3)	Ki-67指数*4(%)
1. neuroendocrine tumor：NET G1(carcinoid)*1 神経内分泌腫瘍 G1	＜2	≦2
2. neuroendocrine tumor：NET G2 神経内分泌腫瘍 G2	2～20	3～20
3. neuroendocrine carcinoma：NEC(large cell or small cell type)*1, 2 神経内分泌癌(大細胞癌あるいは小細胞癌)	＞20	＞20
4. mixed adenoneuroendocrine carcinoma(MANEC) 複合型腺神経内分泌癌		
5. hyperplastic and preneoplastic lesions 過形成，前腫瘍病変		

G：grade．NEC：neuroendocrine carcinoma．NET：neuroendocrine tumor．

＊1：(　)内はInternational Classification of Diseases for Oncology(ICD-0)のコード．

＊2：NETは高分化型と定義されるため，このカテゴリーで使用されてきた“NET G3”という表現は推奨されない．

＊3：核分裂数．少なくとも高倍視野($2\ mm^2$)を50視野以上検討し，10視野当たりの核分裂像数を計測．

＊4：Ki-67指数．最も核の標識率が高い領域で500～2,000個の腫瘍細胞中に占めるMIB-1抗体の陽性率(%)．

〔Bosman FT, et al.(eds)：WHO Classification of Tumors of the Digestive System. Fourth Edition, IARC Press, Lyons France, 2010. を改変〕

年，カルチノイドの代わりにNETという名称を用いる方向へ国際的疾患概念が統一されつつある．

消化管はNETの圧倒的な好発部位であるが，なかでも直腸は最も頻度が高い．Sogaらによる1万1,842例の解析[2]によれば，NETの好発部位は肺・気管支(19.8%)，直腸(15.0%)，空腸・回腸(12.0%)，胃(11.4%)，虫垂(9.6%)，十二指腸(8.3%)であり，世界的に見ても直腸に圧倒的に好発することが示されている．また，欧米人に比べ，アジア人では特に直腸の割合が高いことが知られている．Neuroendocrine Tumor Workshop Japan(NET Work Japan)が行ったわが国の大規模な全国調査によれば，わが国では欧米に比べて中腸由来NETが少なく後腸由来NETが多いこと，さらに大腸NETでは初期病変が多いことが示されている[3]．

2 症状，検査，診断

症状として特異的なものはなく，無症状で発見されることが多い．内視鏡検査に加え，深達度診断にEUS，転移診断にCT，MRI，超音波などが推奨される．通常，消化管カルチノイドは内視鏡検査にて黄白色，類円形の粘膜下腫瘍を呈し，増大すると中心陥凹(図1)，潰瘍形成を伴う．粘膜深層から発生した粘膜下腫瘍であるため，通常の内視鏡下生検による組織学的診断率は比較的高い．

教科書的なカルチノイド症候群は，下痢，皮膚紅潮，喘鳴，心不全などを呈し，24時間尿中の5-HIAA(セロトニン代謝物)の測定が推奨される．

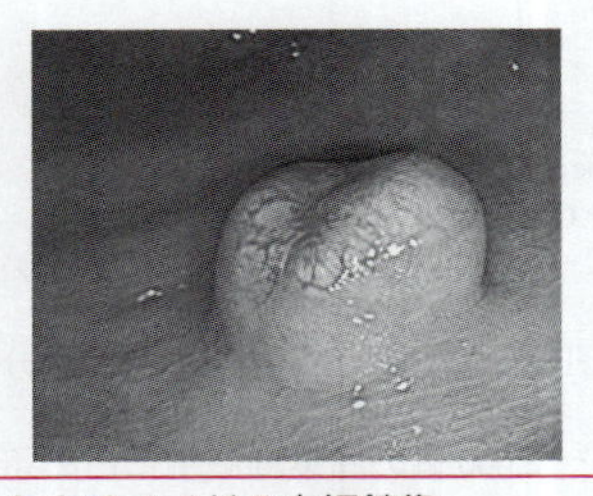

図1　カルチノイドの内視鏡像
黄白色の粘膜下腫瘍で中心陥凹を認める．
(口絵 No.69 p.xxiv 参照)

3 治療

リンパ節転移リスクのない病変は内視鏡的切除，リンパ節転移リスクを有する症例または内視鏡的切除が困難な症例ではリンパ節郭清を伴う切除手術が大原則である．

本疾患は希少疾患であるため，エビデンスレベルの高い前向き臨床試験は少ない．このため，国際的にも，Stage分類や治療方針が各ガイドライン間で少しずつ異なるのが現状である．

わが国では欧米に比較して内視鏡治療の技術が高度であり，直腸の初期病変が多い点も異なる．大腸癌研究会の『大腸癌治療ガイドライン』では消化管カルチノイドの治療に関していっさい記載されていないのが現状であるが，これに対し，日本神経内分泌腫瘍研究会において今村らにより作成された『膵・消化管神経内分泌腫瘍(NET)診療ガイドライン(第1版)』が，インターネット上で公開されている[4]．現段階では唯一，わが国のデータに基づき公表された消化管カルチノイドの治療ガイドラインである．

各臓器における手術適応はガイドラインを参照されたいが，ポイントとして，原発臓器によらず，腫瘍径＞10 mm，表面陥凹・潰瘍形成，脈管侵襲，固有筋層浸潤，核分裂像高値などの危険因子があれば，原則として，リンパ節郭清を伴う外科切除を考慮する．

遠隔転移を伴う消化管カルチノイドについては，現時点では有効な薬物療法が確立していない．肝に限局した転移については，治癒切除可能または90%以上の腫瘍減量が可能であれば，積極的に肝切除を行うことが推奨される．根治切除不能な高腫瘍量の肝転移に対しては，TAE および TACE が局所治療として推奨されている．

薬物療法については，カルチノイド症候群を伴う腫瘍ついては対症療法としてソマトスタチンアナログが推奨されるが，非機能性の消化管カルチノイドについては，現時点で生存延長が証明された有効な化学療法は存在しない．中腸由来の転移性高分化型 NET に対するオクトレオチド LAR の抗腫瘍効果が無作為化プラセボ対象二重盲検試験（PROMID 試験）において証明されたが，このデータがそのまま消化管カルチノイドに外挿されるとは限らず，生存延長目的に推奨する根拠は乏しい．

4 予　後

治療後の経過観察については，長期間経過後の再発もありうることから，少なくとも 10 年間のフォローアップが望ましいとされている．

5 患者・家族への説明

通常の消化管癌に比べて緩徐な進行を示すこと，長期間の再発フォローアップが必要であることを十分に説明する．

わが国では内視鏡的切除の技術が優れ，10 mm を超えるカルチノイドを内視鏡切除で経過観察した症例報告が散見されるが，本来はリンパ節転移のリスクを有し手術が原則である．リンパ節転移のリスクや，長期間にわたる再発フォローの必要性を十分に説明する必要がある．

6 他科への紹介

機能性の腫瘍ではホルモン産生の評価が重要であり，内分泌内科との連携が望ましい．また，転移臓器として肝臓が好発部位であるため，肝臓外科，内科との連携も重要である．

DON'Ts

- □ 手術適応が臓器により異なることを認識せずに内視鏡切除を行ってはいけない．
- □ 通常の癌と同じように 5 年間のフォローで終わらせてはいけない．

文献

1） Bosman FT, et al.（eds）：WHO Classification of Tumors of the Digestive System. Fourth Edition, IARC Press, Lyons France, 2010.
2） Soga J：J Exp Clin Cancer Res 2003；22：517-530.
3） Ito T, et al.：J Gastroenterol 2010；45：234-243.
4） 膵・消化管神経内分泌腫瘍（NET）診療ガイドライン作成委員会：膵・消化管神経内分泌腫瘍（NET）診療ガイドライン．第1版，2013年11月．http://jnets.umin.jp/pdf/guideline001s.pdf

がん研究会有明病院消化器センター消化器外科　**小西　毅**

7 Lynch 症候群

DOs

- □ Lynch 症候群の診断までの流れを覚えよう．
- □ 改定ベセスダガイドライン，アムステルダム基準 II について知ろう．
- □ Lynch 症候群の大腸癌治療について学ぼう．

1 概念・疫学

ミスマッチ修復遺伝子の生殖細胞系列変異を原因とする常染色体優性遺伝性疾患で，原因遺伝子は *MLH1* 遺伝子(3p21.3)，*MSH2* 遺伝子(2p22-p21)，*MSH6* 遺伝子(2p16)，*PMS2* 遺伝子(7p22)である．患者やその家系内に，大腸癌をはじめとする様々な悪性腫瘍が発生する．Lynch 症候群と遺伝性非ポリポーシス大腸癌(hereditary non-polyposis colorectal cancer：HNPCC)は同一疾患であるが，現在は大腸癌以外の悪性腫瘍も多いことから，Lynch 症候群の名称を用いることが多くなっている．

2 症 状

一般的な大腸癌と比較し，若年発症，多発性(同時性，異時性)で，右側結腸に多い．また，低分化腺癌の頻度が高く，粘液癌・印環細胞癌様の分化を認めるなどの組織学的特徴を有する．

大腸癌以外にも，子宮内膜癌，卵巣癌，胃癌，小腸癌，胆道癌，膵癌，腎盂・尿管癌，脳腫瘍，皮膚腫瘍など，多様な悪性腫瘍が発生する．

3 検 査

確定診断のためにはミスマッチ修復遺伝子の生殖細胞系列変異を同定する必要がある．

4 診 断

臨床上 Lynch 症候群が疑われる症例に対しては，アムステルダム基準 II(表 1)[1]もしくは改訂ベセスダガイドライン(表 2)[2]を満たす場合には，腫瘍組織のマイクロサテライト不安定性(MSI)検査を行い，高頻度マ

表 1　アムステルダム基準 II(1999)

少なくとも 3 人の血縁者が Lynch 症候群関連癌(大腸癌，子宮内膜癌，腎盂・尿管癌，小腸癌)に罹患しており，以下のすべてを満たしている．
1. 1 人の罹患者はその他の 2 人に対して第 1 度近親者である．
2. 少なくとも連続する 2 世代で罹患している．
3. 少なくとも 1 人の癌は 50 歳未満で診断されている．
4. 家族性大腸腺腫症(FAP)が除外されている．
5. 腫瘍は病理学的に癌であることが確認されている．

〔Vasen HF：J Clin Oncol 2000；18：81S-92S.〕

表 2　改訂ベセスダガイドライン(2004)

以下の項目のいずれかを満たす大腸癌患者には，腫瘍の MSI 検査を行うことが推奨される．
1. 50 歳未満で診断された大腸癌
2. 年齢に関わりなく，同時性あるいは異時性大腸癌あるいはその他の Lynch 症候群関連腫瘍*1がある．
3. 60 歳未満で診断された MSI-H の組織学的所見*2を有する大腸癌
4. 第 1 度近親者が 1 人以上 Lynch 症候群関連腫瘍に罹患しており，そのうち 1 つは 50 歳未満で診断された大腸癌
5. 年齢に関わりなく，第 1 度あるいは第 2 度近親者の 2 人以上が Lynch 症候群と診断されている患者の大腸癌

＊1：大腸癌，子宮内膜癌，胃癌，卵巣癌，膵癌，胆道癌，小腸癌，腎盂・尿管癌，脳腫瘍(通常は Turcot 症候群にみられる glioblastoma)，Muir-Torre 症候群の皮脂腺腫や角化棘細胞腫．
＊2：リンパ球浸潤，Crohn 様リンパ球反応，粘液癌・印環細胞癌様分化，髄様増殖．
〔Umar A, et al.：J Natl Cancer Inst 2004；96：261-268.〕

イクロサテライト不安定性(MSI-H)を確認する．確定診断としてはミスマッチ修復遺伝子の生殖細胞系列における病的変異を同定する．

5 治　療

Lynch 症候群の大腸癌に対する切除範囲は，通常の大腸癌に対する切除範囲と同様である．同時性，異時性多発癌を考え，予防的大腸切除を推奨する報告もあるが，コンセンサスは得られておらず，一般的には推奨されない[3]．

大腸癌以外の Lynch 症候群関連腫瘍では，子宮内膜癌の頻度が最も高いが，予防的な子宮・卵巣摘出についてのコンセンサスは得られていない．婦人科癌を除いた Lynch 症候群関連腫瘍に対する治療は，一般の散発性癌と同様に行われている．

6 合併症

前述のように大腸癌以外にも消化器腫瘍(胃癌，胆道癌など)，婦人科腫瘍(子宮内膜癌，卵巣癌など)，泌尿器科腫瘍(腎盂・尿管癌など)，その他の腫瘍が発生することが知られている．生涯にわたり，大腸癌ならびに大腸癌以外の関連腫瘍に対するサーベイランスが必要である．

7 予　後

通常の散発性癌に比べて予後不良ということはない．ただし，健常者に比し，高確率で大腸癌をはじめとする Lynch 症候群関連腫瘍が発生するので，サーベイランスによって治療可能な状態で発見することが重要である．

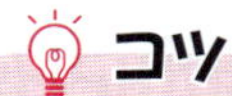

コツ

50 歳未満の大腸癌症例を担当したら，アムステルダム基準 II と改訂ベセスダガイドラインに該当するかを確認する．

8 患者・家族への説明

患者および家族には遺伝カウンセリングを受けてもらい，確定診断のための遺伝子診断を受けるかどうかを決めてもらう．Lynch 症候群患者に対しては，大腸癌をはじめとする Lynch 症候群関連腫瘍に対するサーベイランスの重要性を理解してもらい，サーベイランスを施行する．変異遺伝子保持者であることが確定している血縁者も患者同様のサーベイランスを施行する．遺伝子変異がないことが確認された血縁者には，一般的ながん検診を施行する．

9 他科への紹介

消化器癌以外にも多様な腫瘍が発生する可能性が高いので，婦人科，泌尿器科，脳神経外科，皮膚科などの各科との協力が必要である．

DON'Ts

- □ 遺伝カウンセリングの受診なしに，遺伝子診断を行ってはならない．
- □ 患者の生涯にわたり，Lynch 症候群関連腫瘍のサーベイランスを怠ってはならない．

文献

1) Vasen HF：J Clin Oncol 2000；18：81S-92S.
2) Umar A, et al.：J Natl Cancer Inst 2004；96：261-268.
3) 大腸癌研究会(編)：遺伝性大腸癌診療ガイドライン 2012 年版．金原出版，2012.

東京都立広尾病院外科　**小林宏寿**

8 肝細胞癌

DOs

- ☐ ウイルス性肝炎・脂肪肝など，何らかの肝障害を有する人は肝細胞癌発生の危険群であり，定期的な画像診断や腫瘍マーカー測定が必要である.
- ☐ 小型・少数の肝癌は外科的・内科的な根治的治療が可能であるが，背景肝疾患をもつ肝臓自体が発癌しやすい状態になっているため，非常に再発が多いことを周知した診療が必要である.
- ☐ 肝癌発生抑制や肝予備能維持には背景肝の治療が必要である.

1 概念・疫学

肝臓自体から癌が発生する原発性肝癌には約95％を占める肝細胞癌(hepatocellular carcinoma：HCC)と約4％を占める胆管細胞癌(intrahepatic cholangiocarcinoma：ICC)からなり，その他，肝細胞成分と胆管細胞成分をもつ混合型肝癌や，小児領域に多い肝芽腫などのまれな腫瘍がある[1].

わが国では，肝癌は2000年頃をピークにわずかに減少傾向を認めているが，肺・胃・大腸・膵癌に次いで第5番の癌死順位(男性4位，女性6位)で，年間約3万人が肝癌で死亡している[2].

2 病因・発生機序

肝細胞癌は他臓器の癌と異なり，基礎疾患として慢性肝疾患を併存しているか既往があり，70～90％が肝硬変を併存していることが特徴である．B型肝炎ウイルスやカビ毒の1種であるアフラトキシンは直接発癌に関与するといわれているが，多くは肝の慢性炎症と線維化が肝癌発癌の最大の原因と推定されている.

わが国ではC型肝炎ウイルス(約70％)とB型肝炎ウイルス(約15％)の持続感染およびアルコール摂取が肝癌背景肝疾患の大勢を占めている．最近，生活習慣病や肥満を合併する非アルコール性脂肪性肝炎(nonalcoholic steatohepatitis：NASH)が追加的なリスク要因として注目されている(図1).

肝障害の全くない人に肝癌を発症することはまれであり，肝癌発生の高危険群は肝炎ウイルス持続感染者や慢性肝炎・肝硬変症例であり，この特徴は肝癌早期発見のサーベイランス時の効率的な絞込みに非常に重要である[3].

3 臨床症状

肝細胞癌の初発症状は腹痛，全身倦怠感，食思不振，体重減少，悪心嘔吐などがいわれているが，肝細胞癌に特徴的な症状はない.

わが国では肝細胞癌の多くは定期的サーベイランスや他疾患の画像検査で偶然発見されたりする場合が多く，このような場合

コツ

背景肝疾患の原因や進行程度によっても発癌率は様々であり，肝炎ウイルスマーカー陽性例や肝障害が持続する例では，背景肝の線維化程度を含めた画像診断を行い，肝癌発生の危険度を評価すべきである．最近，NASHを中心に，ウイルスマーカー陰性例の肝細胞癌症例が増加しており，肝障害を認めた場合は，背景肝の状態と肝癌のサーベイランスに画像検査を一度は検討すべきである.

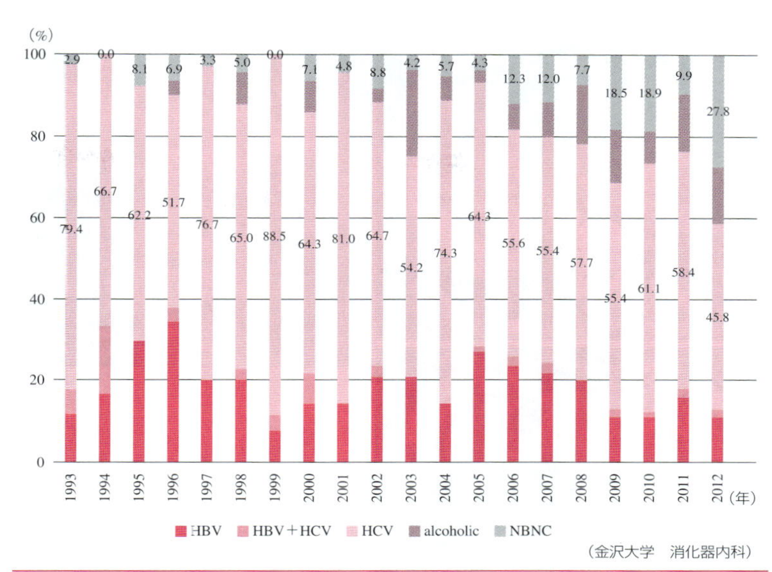

図 1　当科における初発肝細胞癌 etiology の推移

Pitfall

肝癌は同じ肝臓内に再発を繰り返す点が他の癌種と大きく異なる点である．再発の機序としては肝内転移と多中心性発癌の 2 つがあり，根治的治療後の高再発率に関与している．根治的治療後も定期的画像検査を怠ってはいけない．

は通常無症状である．

5 cm 以上の巨大肝癌となると腹部膨満・腹痛などの腫瘤による症状を起こすこともある．肝癌が増大・進行するに伴って肝機能は低下することが多く，その場合は腹水・黄疸など肝不全による症状を認める．時に肝表突出する肝癌は破裂し，突然発症する腹部の激痛と腹腔内出血による血圧低下を起こすことがあり，注意を要する．

4 診　断

肝癌の診断は，画像診断と補助的役割を担う腫瘍マーカーによって行われる．肝細胞癌の代表的な腫瘍マーカーは，α- 胎児性蛋白（α-fetoprotein：AFP），AFP-L3 分画，K 依存性凝固因子前駆体 II（protein induced by vitamin K absence or antagonist-II：PIVKA-II）の 3 種類がある．AFP は感度に優れ，PIVKA-II は小型肝癌での陽性率は低いが上昇例での肝癌診断の特異度は高いとされている．

しかし，AFP は慢性肝炎や肝硬変で，PIVKA-II は飲酒例，ビタミン K 欠乏（閉塞性黄疸・肝内胆汁うっ滞），ワルファリンや広域スペクトラム抗生物質投与でも上昇するため，その解釈には注意が必要である．

肝癌を早期発見・診断するためには腹部超音波検査・造影 CT・造影 MRI などによる定期的画像検査によるサーベイランスが必須である．

典型的肝細胞癌は多血性腫瘍であり，造影 CT / MRI 検査では動脈相で高吸収域として描出され，門脈・平衡相で周囲肝組織と比較して相対的に低吸収域となる（**図 2**），また，脂肪を含むことが多く plain CT では低吸収として MRI では T1 強調画像で高

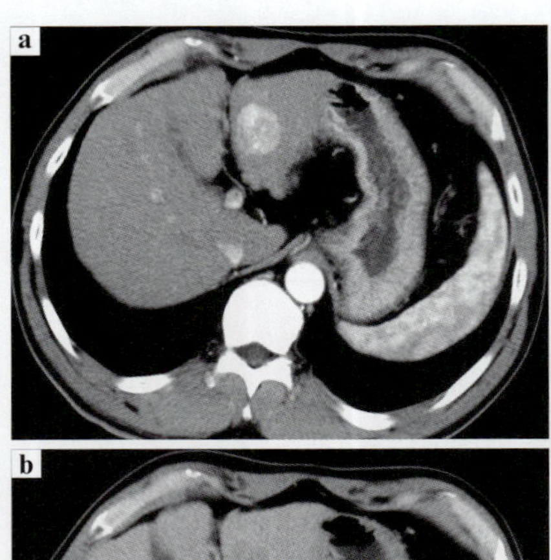

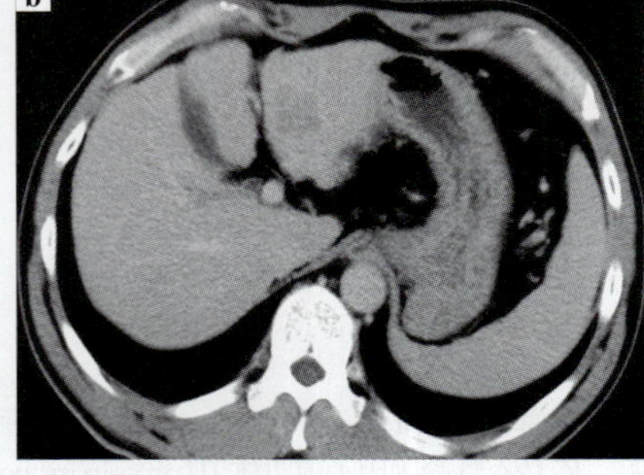

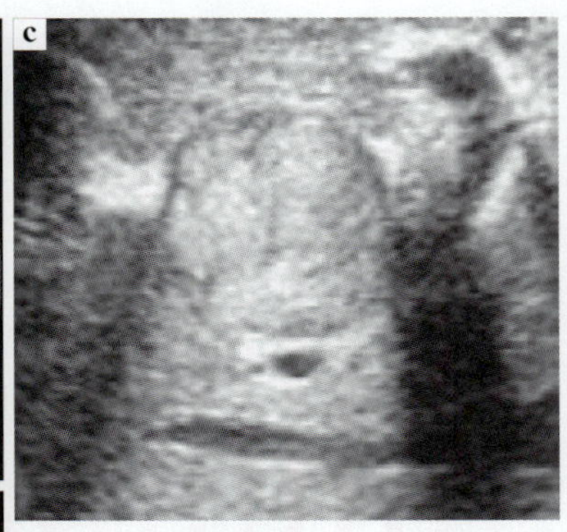

図2　肝細胞癌の画像
a：dynamic CT．動脈相．
b：dynamic CT．平衡相．
c：腹部超音波（B mode）．

信号を呈し，in phase から opposed phase で信号低下を認める．超音波では外周に線維性被膜を有する場合はハロー（halo）とよばれる低エコー帯を呈する．外側陰影や後方エコーの増強を認め，腫瘍結節内部に分化度の異なる細胞が混在するとモザイク模様のようなエコー像となり nodule in nodule appearance ともよばれる（図2）．

肝癌の多くは慢性肝疾患を背景に出現するため，慢性肝炎・特に肝硬変症例は肝癌の高危険群として年数回の検査が勧められる．2012 年に日本肝臓学会から出版された肝癌診療ガイドラインにも肝癌のサーベイランスに関するガイドラインが示されている[3]（図3）．

5 進行度分類

わが国では肝癌の stage 分類は肝癌進行度分類（原発性肝癌取扱い規約 第5版，2008 年）[1]が一般的である．

6 治　療

肝細胞癌の治療としては，①外科的切除，②経皮的局所療法（ラジオ波焼灼術・エタノール注入療法），③肝動脈化学塞栓療法，④化学療法（肝動注化学療法・全身化学療法・分子標的療法），⑤放射線療法，⑥肝移植がある．治療法の選択に関して，わが国で肝癌治療の一般化されたガイドラインとして肝癌診療ガイドライン[3]が多く引用

コツ

ガイドラインによる治療法は，科学的エビデンスのある治療法についてのみ推奨するアルゴリズムからなり，治療戦略の大まかな考え方を示すものであることを忘れてはならない．日常診療においては個々の症例で根治性と肝予備能を含め，いろいろな条件を考慮しながら治療を行っていくことが重要である．

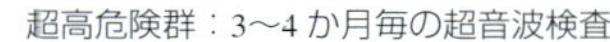

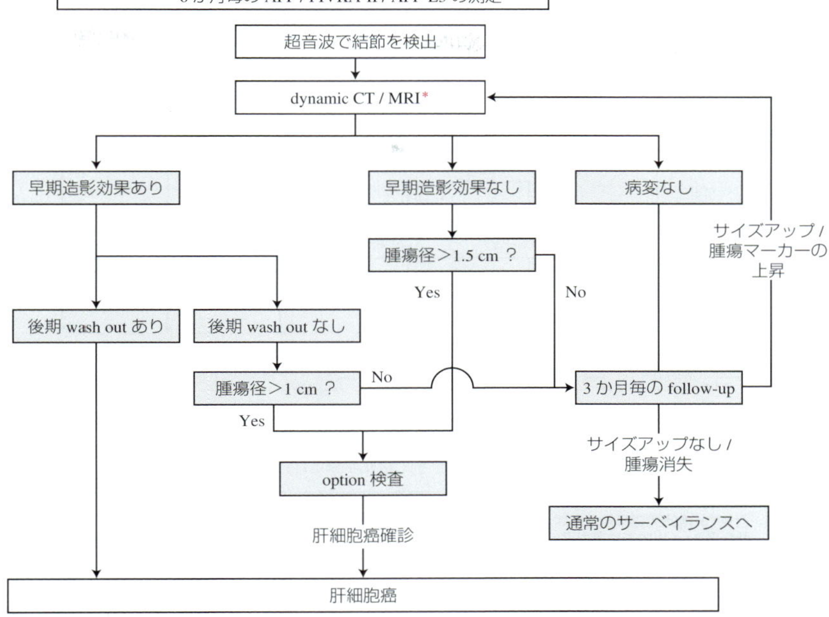

図3　肝細胞癌サーベイランスアルゴリズム・診断アルゴリズム
〔日本肝臓学会(編)：科学的根拠に基づく肝癌診療ガイドライン2013年度版．金原出版，2013：13.〕

されている(図4).

肝癌の治療法で他の癌腫と最も異なる点としては，治療法決定の最初に肝障害度もしくはChild-Pugh分類による①肝予備能(表1)を考慮すべき点にある．次いで②腫瘍個数，③腫瘍径，④脈管浸潤・遠隔転移の有無を評価して最も適した治療法が選択される．前述したように肝細胞癌の治療法の選択には，癌の進展度と肝予備能を考慮しなければならない．肝細胞癌治療アルゴリズムでも，腫瘍因子とともに肝予備能も考慮されている．また，ガイドライン上は肝外病変や脈管侵襲がある場合の推奨については注釈のみの記載となっている(図4).

この治療アルゴリズムは，基本的には初発肝細胞癌を想定して作成されたものである．再発の多い肝細胞癌では，再発癌の治療方針も生命予後に非常に重要な位置を占める．再発癌に対しては，基本的には初発時と同じアルゴリズムを参考にし，再発形式，腫瘍悪性度，年齢，初発から再発までの肝予備能低下の程度，初回治療の影響などを考慮して治療方針を決定する．

a　肝切除

肝移植と並び最も根治性が高い治療法であるが，手術の侵襲性，合併症，切除後の肝予備能低下，さらに背景の肝硬変の進行により肝不全が起こりうることなどを考慮する必要がある．

肝切除法として，部分切除，亜区域切

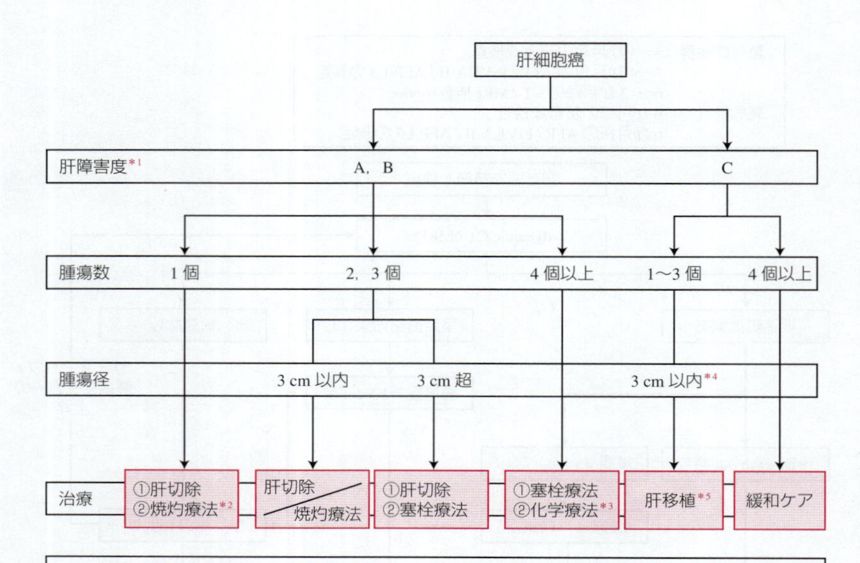

＊1：内科的治療を考慮するときは Child-Pugh 分類の使用も可
＊2：腫瘍径 3 cm 以内では選択可
＊3：経口投与や肝動注などがある
＊4：腫瘍が 1 個では 5 cm 以内
＊5：患者年齢は 65 歳以下

図 4 エビデンスに基づく肝細胞癌治療アルゴリズム
〔日本肝臓学会(編)：科学的根拠に基づく肝癌診療ガイドライン 2013 年度版．金原出版，2013：15.〕

表 1 Child-Pugh 分類と肝障害度

[Child-Pugh 分類]

項目＼ポイント	1 点	2 点	3 点
脳症	ない	軽度	ときどき昏睡
腹水	ない	少量	中等量
血清ビリルビン値(mg/dL)	2.0 未満	2.0 〜 3.0	3.0 超
血清アルブミン値(g/dL)	3.5 超	2.8 〜 3.5	2.8 未満
プロトロンビン活性値(%)	70 超	40 〜 70	40 未満

各項目のポイントを加算しその合計点で分類する

Child-Pugh 分類	
A	5 〜 6 点
B	7 〜 9 点
C	10 〜 15 点

[肝障害度(liver damage)]

項目＼ポイント	1 点	2 点	3 点
腹水	ない	治療効果あり	治療効果少ない
血清ビリルビン値(mg/dL)	2.0 未満	2.0 〜 3.0	3.0 超
血清アルブミン値(g/dL)	3.5 超	2.8 〜 3.5	2.8 未満
ICG R_{15}(%)	3.5 超	2.8 〜 3.5	2.8 未満
プロトロンビン活性値(%)	70 超	40 〜 70	40 未満

註：2 項目以上の項目に該当した肝障害度が 2 か所に生じる場合には高いほうの肝障害度をとる．例えば，肝障害度 B が 3 項目，肝障害度 C が 2 項目の場合には肝障害度 C とする．

除，区域切除，2区域切除，拡大2区域切除，3区域切除などがある．肝細胞癌は経門脈的に肝内転移することが多いため，癌が存在する門脈域全域を系統的に切除することが根治性向上につながる．最近では，部分切除に対して系統的切除の優位性を示す報告が増加してきている．

肝切除法の選択には，肝予備能を十分考慮しなければならない．そのため，術前肝機能評価が重要であり，切除術式の決定に，腹水，黄疸の有無および $ICGR_{15}$ 値を基にした幕内らの基準を参考に切除許容範囲を検討することが多い[5]．ICGテストで十分に評価できない症例など必要に応じて，アシアロシンチグラフィやCTでの肝容量測定（volumetry）を用い評価する場合がある．

b　肝移植

肝移植は肝内微小転移巣とともに癌発生母地としての病態肝を全摘するものであり，癌および肝硬変の両者に対して根治性が期待される最も理想的な治療法である．移植の方法として，脳死からの死体肝移植と生体肝移植がある．肝細胞癌に対しては，“腫瘍径3cm以下3個以内，または単発5cm以下”という“ミラノ基準”が国際的に標準的な適応基準となっている．

c　穿刺局所療法

穿刺的局所療法はラジオ波焼灼術（radio-frequency ablation：RFA）や経皮的エタノール注入療法（percutaneous ethanol injection therapy：PEIT）がある．RFAの他穿刺的局所療法に対する有用性は複数のランダム化比較試験（randomized control trial：RCT）により報告され，前述の肝癌診療ガイドラインでもRFAが穿刺局所療法の第一選択として推奨されている．

RFAの特徴は，肝切除に比べて侵襲が少なく肝機能低下例にも施行可能である点，再発率の高い肝細胞癌において確実な局所制御を得るとともに，治療により犠牲となる肝容量を最小限にとどめることができる点である．

d　肝動脈化学塞栓療法

肝動脈化学塞栓術（transcatheter arterial chemoembolization：TACE）はわが国では肝細胞癌に対する治療として広く普及している．正常肝組織は肝動脈と門脈の二重血流支配を受けているのに対し，多血性の肝細胞癌は肝動脈のみから血流を受けている．TACEはこの性質を利用し，肝動脈の塞栓により，肝細胞癌を阻血壊死させる治療法である．抗癌剤としては，エピルビシンやシスプラチンが用いられることが多い．

TACEの適応は広く，両葉多発HCC，肝機能不良，高齢，併存疾患などのため手術や局所療法の適応とならない多血性肝癌で門脈本幹から一次分枝に閉塞を認めない症例が一般的な適応である．

最近では，カテーテル先端に取り付けたバルーン閉塞下に発生する血行動態の変化を利用して，より効果的に塞栓を行う腫瘍への集積を試みるバルーン閉塞下TACE（balloon occluded TACE：B-TACE）や薬剤溶出性ビーズ（drug-eluting beads：DEB）を用いたTACEが行われるようになってきている．

e　化学療法

1）　分子標的治療薬

分子標的薬として，マルチキナーゼ阻害薬であるソラフェニブがある．ソラフェニブの有効性については，欧米人を対象として行われたSHARP試験とアジア人を対象にして行われたAsia-Pacific試験の2つのプラセボを対象としたランダム化比較試験により無増悪期間および全生存期間延長効果が示されている[6,7]．ソラフェニブ治療の特徴は腫瘍縮小がほとんどみられず，進展を抑制する点にある．また，分子標的薬に特徴的な副作用が知られており，ほとんどの症例に何らかの副作用がみられる．なかでも，手足皮膚反応，高血圧症，下痢などの消化器症状の頻度は高く，重篤な副作用として肝不全，肝性脳症，急性肺障害，間質性肺炎が知られている．わが国では，肝障害の副作用頻度が高く，注意が必要である．

治療対象は，Child-Pugh 分類 A と肝機能が良好で肝外病変がある症例や肝内多発例で TACE 不能や肝動注化学療法不応例，脈管侵襲がある症例が対象となる．

2） 肝動注化学療法

既存の治療法で治療効果が望めない肝内進行肝細胞癌に対して，わが国では以前から肝動注化学療法（hepatic arterial infusion chemotherapy：HAIC）が行われてきた．

肝動注化学療法は，高濃度の抗癌剤を肝細胞癌に直接投与でき，また first pass effect により全身への抗癌剤の影響を抑え，副作用低減を狙った治療法である．しかし，ランダム化比較試験で生命予後改善効果は示されておらず，エビデンスレベルが低い治療法であると評価されている．

肝動注化学療法の適応は，一般的に，TACE などの既存の治療適応外または治療効果が期待できない肝内多発や脈管侵襲を有する肝内進展症例で，肝機能が高度に低下した Child-Pugh 分類 C 症例は適応外である．

肝動注化学療法の標準的な治療法は定まっておらず，わが国では，インターフェロン併用 5-FU 肝動注化学療法，low dose FP 肝動注化学療法，CDDP 肝動注化学療法が主として行われている．いずれも奏効率は 30 ～ 40% 程度であるが[3]，奏効例では，より根治的な治療を可能になった時点で行うことにより著明に予後改善を示すことが知られている．

f 放射線療法

経過中に出現した骨転移や脳内転移などに行われることが多い．また，肝内病変に関しても，放射線耐容性の低い背景肝を避け腫瘍のみに選択的に照射可能な定位放射線照射法や強度変調放射線治療（intensity modulated radiation therapy：IMRT）の有効性や陽子線・炭素線などの粒子線治療の良好な成績が報告されている．

肝癌に対して行われる治療法は個々の症例の根治性，肝予備能，発癌ポテンシャルを含む背景肝の状態など，すべての観点を考慮して決定すべきである．再発が多い肝癌は再発時の治療方針決定も重要であり，種々の治療法を柔軟に組み合わせた集学的治療こそが肝癌患者の生存期間延長，QOL の向上につながる．

☑ がん告知問題の行方

本人へのがん告知はあくまでも原則である．しかし，超高齢社会において，家族の高齢化も進んでいる．家族の認知機能が低下しているケースもあり，本人へのがん告知のメリットを理解できないこともよくある．病院へは行かず，自宅で病気があっても気にせずに過ごしたい方々を緩和ケアの枠の中に押し込めてはいけない．がんであろうとなかろうと，がんと知っても知らなくても，個別的・包括的ケアを行わなければならない．このような時代においては，緩和ケアはがん告知されていなければ，行えないと考えるべきではないだろう．

（横浜市立大学医学部総合診療医学　日下部明彦）

DON'Ts

- □ 肝硬変以外の慢性肝疾患からは肝細胞癌は発生しないと考えてはならない．すべての肝障害や過去の肝炎ウイルス感染の既往も肝癌の危険群と考える．
- □ 肝癌治療後の患者も再発の危険性を十分に説明することが必要で，安易に根治したと考えてはならない．
- □ 再発の多い肝細胞癌では，再発癌の治療方針も生命予後に非常に重要な位置を占めるため，基本的には初発時と同じアルゴリズムを参考にし，個々の症例で根治性と肝予備能を含め，いろいろな条件を考慮しながら治療方針を決定し，安易に初発時と同じ治療を繰り返してはならない．

文献

1）日本肝癌研究会（編）：原発性肝癌取扱い規約．第 6 版，金原出版，2015．
2）国立がん研究センターがん情報サービス「がん登録・統計」人口動態統計によるがん死亡データ（1958 年～ 2014 年）
3）日本肝臓学会（編）：科学的根拠に基づく肝癌診療ガイドライン 2013 年度版．金原出版，2013．
4）第 19 回全国原発性肝癌追跡調査報告．日本肝癌研究会，2013．
5）幕内雅敏，他：外科診療 1987；29：1530-1536．
6）Llovet JM, et al.：N Engl J Med 2008；359：378-390．
7）Cheng AL, et al.：Lancet Oncol 2009；10：25-34．

金沢大学附属病院消化器内科　**砂子阪　肇，金子周一**

9 転移性肝癌

DOs

- □ 転移性肝癌の治療は個々の患者の状態に応じて決定する必要がある.
- □ 切除不能かつ化学療法不応の転移性肝癌には局所治療も考慮される.

1 転移性肝癌における原発臓器

肝臓は動脈・門脈による二重支配を受けており，悪性腫瘍の血行性転移をきたしやすいことが知られている[1]．肝へ転移をきたす癌の原発として多いものは消化器癌（大腸癌，胃癌，膵癌など），乳癌，肺癌，頭頸部癌，腎癌などがあげられるが，転移性肝癌の多くは全身転移の一部と考えられ，肝内のコントロールのみで根治を期待することはできないという考え方が一般的である．ゆえに，治療の中心は化学療法であるが，一部の癌，特に大腸癌，膵神経内分泌腫瘍や消化管間質腫瘍（GIST）に関しては肝臓が初発遠隔転移臓器と考えられる症例も多く，現在でも積極的に肝切除が施行されるようになり，切除単独による根治が得られるケースも少なからず経験するようになった．ただ，転移病変の数や部位により切除が制限されることも多く，また合併症や高率な再発も問題となる．そこで近年，肝細胞癌治療に多く応用されているラジオ波焼灼療法（RFA）や放射線治療も転移性肝癌治療におけるモダリティとして利用されてきている．本項では転移性肝癌，特に大腸癌に関する標準治療および上記モダリティを用いた集学的治療について論じたい．

2 転移性肝癌に対する治療方針

転移性肝癌の治療法と予後は原発巣によって規定されるため，その診療においては原発巣の同定と病期の評価が重要である．原発巣の部位・切除の可否，肝転移巣（大きさ，個数，分布など）・肝外病変などの腫瘍因子および患者因子（年齢，performance status など）を考慮して治療法が選択される．前述のように，一般的には全身疾患ととらえ全身化学療法が行われるが，一部の癌種においては長期生存が目指せる少数転移（oligometastases）という概念が唱えられ，増大の早い転移巣や遅発性の転移巣は局所治療により長期生存を得られうることが示唆されている．特に大腸癌の肝転移は局所病変であることも多く，また肝不全が死亡原因の第 1 位でもあることからその制御が極めて重要と考える．

3 大腸癌肝転移に対する化学療法

大腸癌における化学療法として，欧州でのメタ解析の結果 5-FU 持続注入療法の効果が認識され，Douillard らが 5-FU / ロイコボリン（LV）の持続投与にイリノテカンを加えた FOLFIRI レジメンを，de Gramont は 5-FU / LV 持続注入とオキサリプラチンの併用レジメン（FOLFOX4）を開発し，奏効率 30 ～ 40% の効果が認められ，現在は FOLFOX7 まで改良が進んでいる[2,3]．分子標的治療薬では VEGF（vascular endothelial growth factor）に対するモノクローナル抗体（bevacizumab）や EGFR 抗体の cetuximab の登場により転移性肝癌における化学療法の成績がさらに向上している[4,5]．このような化学療法の進歩は後述する肝切除の適応拡大と，術前・術後補助療法としての使用による生存率の改善に大きく寄与している．しかし，オキサリプラチンには類洞閉塞症候群との関連や，イリノテカンでは脂肪肝炎との関連が示唆されており，これら合併症により肝機能が低下する可能性も報告されているため注意が必要である[6]．

国内における大腸癌肝転移に対する局所化学療法としては，5-FUをbaseとした肝動注療法（hepatic arterial infusion：HAI）が比較的多く施行され，一般的にはWHF療法（weekly high dose 5-FU）が行われている．HAIは全身化学療法より高い肝転移縮小率を示したが，生存率の改善に関する有用性を検証した報告がなされていないため行われている施設は少ないのが現状である．

4 大腸癌肝転移に対する外科的手術

局所の転移性肝癌については，特に大腸癌においては治療の第一選択は肝切除とされ，ガイドラインでも治療の流れが示されている[7]．ただし，切除対象となる患者は一部（転移性肝癌症例全体の10～30%）といわれている．手術の適応となる症例は，①原発巣の制御，②肝転移巣が完全に切除可能，③肝外転移巣の制御，④切除後の残肝機能の確保，⑤患者の状態が耐術可能，を満たすことが必要である．手術方法として系統的切除と部分切除があげられるが，前者は肝機能低下のリスクがあり，後者は術後の残肝再発の可能性があるため，腫瘍の局在や大きさに応じて術式を検討する．ある報告では大腸癌肝転移に対する手術の5年生存率は39.2%と良好な結果であったが，残肝再発は41.4%で認められており，残肝再発に対する治療法の選択が問題となる．

5 大腸癌肝転移に対する経皮的局所治療

転移性肝癌に対して上記のような手術が困難な場合には，近年肝細胞癌の治療に広く応用されている熱凝固療法（ラジオ波焼灼療法〈RFA〉，マイクロ波凝固壊死療法〈MCT〉）が積極的に用いられている．なかでも，RFAは低侵襲性かつ転移性肝癌（大腸癌や乳癌など）に対しても高い局所制御率が得られうる．これまでの大腸癌肝転移に対するRFAと外科的切除の比較を表1に示す．RFAの5年生存率は外科的切除

表1　転移性肝癌における外科的切除とRFAの比較

名前	国	症例数（手術 / RFA）	平均腫瘍径（cm）（手術 / RFA）	生存率（%）（切除 / RFA）	p 値	論文名
Oshowo	英国	20 / 25	4 / 3	55 / 53（3年）	NS	Br J Surg 2003
Abdalla	米国	190 / 57	－ / －	65 / 22（3年）	＜0.001	Ann Surg 2004
Aloia	米国	30 / 150	3.5 / 3	72 / 18（5年）	＜0.001	Arch Surg 2006
White	米国	30 / 22	2.7 / 2.4	82 / 25（3年）	NS	J Gastrointest Surg 2007
Park	韓国	59 / 30	3.1 / 2.0	42 / 20（5年）	＜0.001	Ann Surg Oncol 2008
Lee	韓国	117 / 36	－ / －	65.7 / 48.5（5年）	0.227（NS）	J Clin Gastroenterol 2008
Reuter	米国	126 / 66	5.3 / 3.2	23 / 21（5年）	NS	J Gastrointest Surg 2009
Ko	韓国	12 / 17	3.6 / 2.0	66.7 / 37.8	NS	World J Gastroenterol 2014

にはやや劣るものの 18 ～ 48.5% と比較的良好であった．外科的切除が困難な転移性肝癌では熱凝固療法は 1 つの選択肢となる可能性がある．一方で，転移性肝癌は被膜を有さない境界不明瞭な固い腫瘍であり，腫瘍内に熱が伝わりにくく，肝細胞癌と比較すると腫瘍径の大きいものは局所再発が多い可能性があり焼灼の工夫が必要である．

6 転移性肝癌に対する放射線治療

一般に転移性肝癌は肝細胞癌より放射線抵抗性であり，かつ肝臓は放射線感受性が高いため肝障害（radiation induced liver disease：RILD）が比較的低線量で発生することが知られており，そのため放射線治療の応用は肝細胞癌に比べて遅れてきた．しかし，近年の体幹部定位放射線治療（stereotactic body radiation therapy：SBRT）など，肝内にピンポイントに照射できる技術が発展したため，転移性肝癌に対する放射線治療の果たす役割は少しずつ増えてきている．これまでの報告では，転移性肝癌に対する SBRT の局所制御率は 60 ～ 90% 以上とされ，手術不能かつ RFA などの局所療法の難しい症例には有用である可能性もある[8]．しかし，転移性肝癌に対する根治的放射線治療はいまだエビデンスに乏しく標準治療となるものはない．今後，転移性肝癌に対する SBRT の最適な線量分割や照射方法，肝臓の線量制約などを正確に検証する必要がある．

転移性肝癌に対する治療の進歩が目覚ましい一方でその治療選択肢が多様化しており，検討課題はますます増加すると思われる．そのなかで個々の症例に適したエビデンスのある治療を選択するように努力する必要があると考える．

DON'Ts

- □ 化学療法のなかには肝障害を惹起する可能性があるレジメンもあり，漫然と投与することは控える必要がある．
- □ 転移性肝癌に対する過度の治療は肝不全を惹起する可能性があり注意が必要である．

文献

1） 門田守人，他（編）：肝転移のすべて．永井書店，2006：3-5.
2） Douillard JY, et al.：Lancet 2000；355：1041-1047.
3） de Gramont A, et al.：J Clin Oncol 2000；18：2938-2947.
4） Hurwitz H, et al.：N Engl J Med 2004；350：2335-2342.
5） Cunningham D, et al.：N Engl J Med 2004；351：337-345.
6） Rubbia-Brandt L, et al.：Ann Oncol 2004；15：460-466.
7） 大腸癌研究会（編）：大腸癌治療ガイドライン医師用 2014 年版．金原出版，2010.
8） Rule W, et al.：Ann Surg Oncol 2011；18：1081-1087.

横浜市立大学肝胆膵消化器病学　**今城健人，中島　淳**

10 胆嚢癌

DOs

- □ 膵・胆管合流異常切除には予防的胆摘を.
- □ 可能な限り組織学的な診断をつけよう.
- □ 癌を疑ったら手術は開腹で行おう.

1 疫　学

わが国における胆道癌(胆嚢癌＋胆管癌＋乳頭部癌)の死亡者数は，死亡原因の第6位で年々増加傾向にある. 好発年齢は60～70歳代で高齢者に多く，性別では1：1.2と女性にやや多いものの，男性が増加傾向であり，2015年以降は男性が女性より罹患率が多くなると推定されている.

胆嚢癌には好発地域があることが報告されている. 世界的にはチリのアンデスや北米の原住民，メキシコや北部インドで罹患率が高く，患者数は東アジアが45%を占めており，民族特異的な発癌遺伝子の関与が示唆されている.

2 発癌リスク

胆嚢癌は発癌に胆嚢粘膜の慢性炎症が関連することが以前から指摘されている. 膵・胆管合流異常症では膵液の胆嚢への流入と胆汁うっ滞が起こり胆嚢粘膜の炎症・癌化が引き起こされると考えられており，膵・胆管合流異常症と診断された場合には予防的胆嚢摘出術が推奨されている. その他，可能性のある危険因子を表1に示す[1].

3 症　状

早期には特異な症状がないので，検診や他疾患治療中の肝機能障害や定期検診の腹部超音波検査で発見されることが多い. 早期癌の多くは胆石症に対する胆嚢摘出術によって偶然組織学的に確認される incidental cancer である. 進行癌では黄疸や急性胆管炎で発症することがある.

4 検　査

a　ファーストステップ

胆嚢癌が疑われた場合のファーストステップは血液検査と腹部超音波検査である. 進行癌では黄疸による血清ビリルビン値，胆道系酵素(γ-GTP，ALP)の上昇がみられる. 腫瘍マーカーとしてはCEA，CA19-9が上昇するが，早期診断は困難である. CA19-9は50～79%で，CEAは40～70%で上昇するが，偽陰性，偽陽性例も存在する. 胆嚢癌では50%以上が超音波検査で直接腫瘤が描出される. ただし，描出されるほとんどのものが進行癌であり，早期癌の発見には壁肥厚や無石胆嚢炎，胆嚢ポリープの精査が重要となる.

b　セカンドステップ

超音波検査で胆嚢癌が疑われた場合，腫

表1　胆嚢癌の危険因子

- 胆石症
- 陶器様胆嚢
- 胆嚢腺腫
- 膵・胆管合流異常
- 肥満
- 内因性・外因性ホルモン
- 妊娠
- 分節型胆嚢腺筋腫症
- 大腸ポリポーシス
- Mirizzi 症候群
- サルモネラ菌感染，バクテリア感染
- 発癌物質への職業曝露

瘍の進展やリンパ節転移の有無を評価するためにCTを施行する．

また，Gd-EOB-DTPA造影MRIにより，従来のCTと比較してより微小な肝転移が発見可能である．2010年からは胆道癌にもPET / CTが保険適応となり遠隔転移診断などへ活用されている．胆嚢癌のPET / CT検出率は78～94％とされている．

c サードステップ

画像診断で癌が疑われる場合には内視鏡検査を行い，詳細な観察や病理診断を得るための生検を行う．

超音波内視鏡（EUS）は胆嚢壁深達度診断に最も優れた方法であり，超音波造影剤（ソナゾイド®）を用いることで血流動態などの詳細な観察が可能となった．また，EUS下穿刺吸引法（EUS-FNA）により病変に対する病理検査も可能となった．

Pitfall

外科切除を念頭に置いた場合，胆道ドレナージにメタリックステントを留置すると胆道再建が困難となるため，外科医とよく相談することが重要である．

内視鏡的逆行性胆道造影（ERC）では直接造影以外に管腔内超音波検査（IDUS），細胞診，組織診が可能であり，胆管狭窄例に対しては減黄のため，内視鏡的胆道ドレナージ（EBD）ステントを留置することも可能である．

5 鑑別診断

胆石の存在や胆嚢炎の影響で鑑別診断が困難となる場合がある．胆嚢ポリープの鑑別は別項に譲るが，当教室では特に大きさ（10 mm以上）と増大傾向をポイントにしたフローチャートで切除のタイミングを決定している（図1）[1]．

胆嚢炎の一亜型である黄色肉芽腫性胆嚢炎（xanthogranulomatous cholecystitis：XGC）は胆嚢癌と酷似した所見を呈するため胆嚢癌との鑑別に最も苦慮する疾患である．EUSでRokitansky-Aschoff洞（RAS）の増生や胆嚢壁の最外層が保持されている所見がみられるが，完全には癌を否定できないため診断と治療を兼ねた切除が必要となる場合もある．術中も病理診断を活用して過不足ない手術を行うことが大切である[2]．

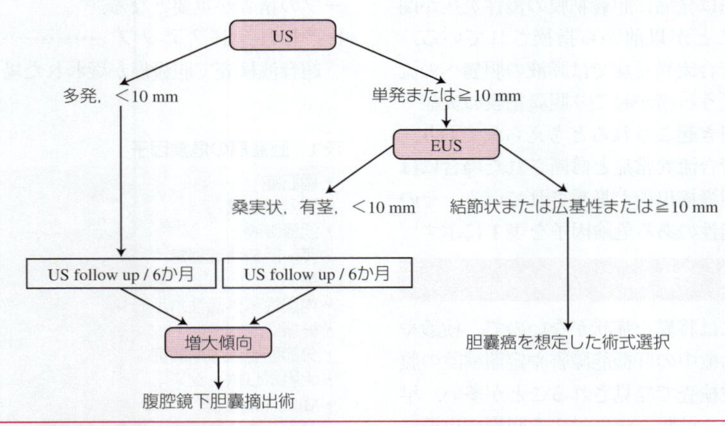

図1 胆嚢ポリープに対するフローチャート
〔遠藤 格，他：胆道 2013；27：712-719.〕

XGCに限らず組織学的診断がついていない症例に対して手術を行う場合，術式や合併症についての説明もさることながら，良性であった場合に結果的に過大な手術になる可能性についても十分に説明することが必要である．

6 治　療

a　外科切除

胆嚢癌では外科切除が治癒を期待できる治療法であり，遠隔転移がない限り切除を行う．全国規模の集計では根治切除率は47％にとどまり5年生存率は41％と治療成績は良好とはいえない．

また，現在でも標準術式は確立されておらず，各施設が独自の術式選択に基づき切除を行っているのが現状である．原発巣の壁深達度による分類（表2）および，当教室での治療方針を提示する（表3）．

胆嚢摘出には腹腔鏡手術が一般的であるが，術中胆嚢損傷による腹膜播種再発やポートサイト再発の可能性があり，癌を疑う症例では開腹手術が望ましい．

1）　早期胆嚢癌（pT1）

5年生存率96％．粘膜内に留まるT1a症例では胆嚢摘出のみで良好な予後が期待できる．一方で，固有筋層に達するT1b症例では微小脈管進展や数％でリンパ節転移の可能性がある．術中の深達度診断は困難であるため，T1症例では5 mmの肝床切除と胆管を温存したリンパ節郭清を行っている．

2）　中等度胆嚢癌（pT2）

5年生存率59％．脈管浸潤の頻度が高率となり半数以上でリンパ節転移を認める．T2胆嚢癌で肝切除範囲は1～2 cmの胆嚢床切除と肝S4a＋S5切除が行われていた（図2）が，肝切除付加による予後改善効果はいまだ不明である．当教室では2 cmのマージンを確保した胆嚢床切除を行っている．リンパ節郭清はD2郭清を基本としており，郭清目的での胆管切除の意義はコンセンサスが得られていない．

3）　進行胆嚢癌（pT3 / 4）

5年生存率8％．T3 / T4症例に対する根治切除の多くは右葉切除以上の大量肝切除および動脈・門脈合併切除再建となる可能性が高い．また，十二指腸や膵頭部への浸潤のため，膵頭十二指腸切除の併施が必要となる場合もあり，周術期死亡率は12～14％と高い．5年生存率は8％と予後不良であり，手術適応は慎重に見極めるべきである．

高度進行癌では遠隔転移がなく治癒切除が期待できる症例に対して術前化学療法を行ってから手術を行う．

b　化学療法

エビデンスレベルの高い有効性が示された化学療法は現在まで存在しない[3]．

表2　胆道癌取扱い規約（第6版）に基づく壁深達度

T1a	粘膜固有層（m）への浸潤
T1b	固有筋層（mp）への浸潤
T2	漿膜下層（ss）あるいは胆嚢床部筋層周囲の結合織に浸潤
T3a	漿膜浸潤，肝実質浸潤および / または1か所の周囲臓器浸潤
T3b	肝外胆管浸潤
T4a	肝以外の2か所以上の周囲臓器浸潤
T4b	門脈本幹あるいは総肝動脈・固有肝動脈浸潤

表3　壁深達度別にみた当教室での切除方針

深達度	術式
m	全層胆嚢摘出術
mp	肝床切除（5 mm）＋D1郭清
ss	肝床切除（2 cm）＋D2郭清 ※術前N0なら胆管温存
se，si	肝浸潤の程度に応じた肝切除 ※術前化学療法を実施 十二指腸浸潤かつ少数のリンパ節転移のみの場合は膵頭十二指腸切除を考慮

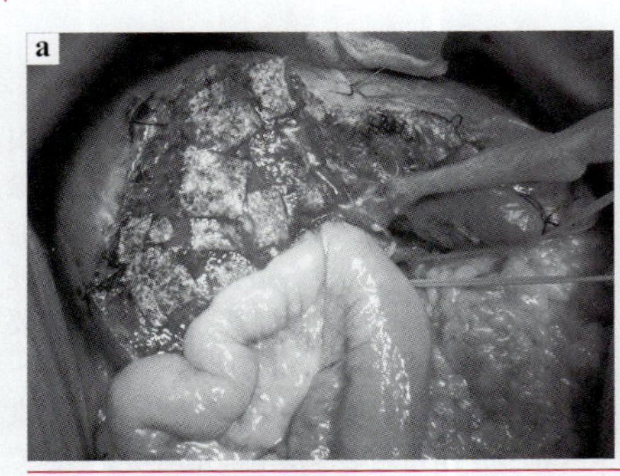

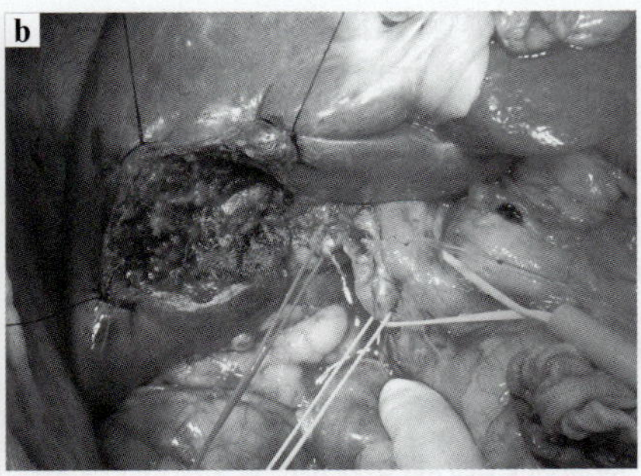

図 2　胆嚢癌に対する手術
a：S4a＋S5 切除．b：肝床切除．
（口絵 No.70 p.xxiv 参照）

1）　術後補助化学療法

病理学的に壁深達度が深い症例やリンパ節転移陽性症例に対して再発予防を目的とした術後補助化学療法が行われることがある．

塩酸ゲムシタビン（GEM）やテガフール・ギメラシル・オテラシルカリウム配合剤（TS-1）の単剤あるいは併用（GS 療法）した化学療法が行われている．

2）　切除不能・転移再発癌

GS 療法や GEM に加えてシスプラチン（CDDP）を用いた GC 療法が行われている．

c　放射線療法

高いエビデンスレベルはなく臨床的意義は定まっていない[3]．

d　緩和医療

切除不能癌は他の癌腫と同様，緩和医療を充実させることで精神的・身体的苦痛を取り除く必要がある．

胆嚢癌では腫瘍の増大により黄疸や胆管炎の制御が重要となる．内瘻化できる内視鏡的胆道ドレナージ（EBD）が望ましいが，必要に応じて経皮経肝アプローチを行う．制御不能な胆管炎，敗血症での死亡例が多く，病状の急激な悪化に困惑する家族も多い．転移・再発例に対しては患者・家族に対して胆管炎による急変の可能性について早い時期から十分な説明が必要となる．

DON'Ts

- □ 胆嚢癌を疑う症例には腹腔鏡手術は行わない．
- □ 胆嚢癌を疑う症例に対する手術では絶対に胆汁を漏らさない．
- □ 遠隔転移がある症例では原発巣を切除しない．

文献

1）　森　隆太郎，他：日本臨牀 2015；73（増）：567-571.

2）　遠藤　格，他：胆道 2013：27：712-719.

3）　日本肝胆膵外科学会，他（編）：エビデンスに基づいた 胆道癌診療ガイドライン．改訂第 2 版，医学図書出版，2014.

横浜市立大学医学部消化器・腫瘍外科学　**大田洋平，遠藤　格**

11 胆管癌

DOs

- □ 黄疸に対する十分なドレナージが治療の第一歩.
- □ 粘膜内を広く進展する症例があり正確な診断が治療法決定に重要である.
- □ 根治のためにはあくまでも外科切除を目指そう.

1 概 念

胆管癌は肝内胆管あるいは肝外胆管に発生する悪性腫瘍であるが，両者の臨床像は異なり，肝内胆管癌は『原発性肝癌取扱い規約』で分類される疾患である．本項では肝外胆管癌について述べる．

2 疫 学

胆道癌罹患率は人口 10 万人当たり男性 18.2，女性 17.2，粗死亡率は男性 14.6，女性 14.3 であり年々増加傾向である．60 ～ 70 歳代の高齢者に多く，男性に多い．

3 分 類

a 発生部位による分類

胆道癌取扱い規約(第 6 版)では，肝外胆管は肝門部領域胆管，遠位胆管に分類される．肝門部領域胆管は上縁が門脈臍部の右縁(U-portion)から門脈前後枝の分岐点の左縁(P-portion)までの範囲で胆嚢管合流部より肝側と定義され，遠位胆管はそれより十二指腸側となる[1]．

b 形態による分類

肉眼分類の基本は粘膜面からみた腫瘍の形態と高低であり，乳頭型，結節型，平坦型に分類される．さらに，割面での所見から膨脹型と浸潤型に分類される．

c 病理学的特徴

胆道癌では腫瘍が周囲の胆管上皮を被覆するように進展する表層進展を起こす．表層進展は胆管癌の 15 ～ 18% にみられ，思いがけず腫瘍が進展していることがあり切除断端が陽性となることがある．

4 発癌危険因子

膵・胆管合流異常，肝内結石症，ウイルス性肝炎，原発性硬化性胆管炎(PSC)などが知られる．それぞれの発生率を表 1 に示す．

近年ではジクロロメタン，1, 2- ジクロロプロパン曝露による印刷業務者の胆管癌発生が問題となっている．

5 症 状

黄疸，褐色尿，皮膚瘙痒感などの症状で受診することが多いが，検診などで肝機能異常を指摘され発見契機となる場合もある．無痛性胆嚢触知(Courvoisier 徴候)が有名な理学的所見である．

6 診 断

多くの場合，胆管癌は胆管狭窄として診断されるが，胆管狭窄には良性のものが 3 ～

表 1 それぞれの危険因子における胆管癌発生率

	発生率・罹患率
膵・胆管合流異常	拡張型 6.9% 非拡張型 3.1%
ウイルス性肝炎	10 万人当たり HBV：9.1 HCV：6.3
肝内結石症	5.4%
原発性硬化性胆管炎	4.0%

〔山田眞一郎，他：日本臨牀 2015；73(増)：618-621.〕

10% 含まれるのでその鑑別が重要である．

a　血液検査

黄疸による血清ビリルビン値の上昇，胆道系酵素(γ-GTP，ALP)がみられる．腫瘍マーカーはCEA，CA19-9が上昇することが多い．CA19-9は胆汁うっ滞のみで上昇するため，胆道ドレナージ後に低下することがある．

b　画像診断

1）体外式腹部超音波

体外式腹部超音波(US)は最初に行うべき画像検査で，肝内胆管拡張を捉えやすく閉塞性黄疸の鑑別に役立つ．腫瘍の直接的な描出は困難な場合が多いものの，胆管拡張という重要な二次的所見を拾い上げ次のステップに進むことが重要である．

2）CT

胆管癌においてMDCT(multi-detector row CT)は必須である．動脈相，門脈相，平衡相でのdynamic CTが可能となり，画像データの3次元構築が可能となった(図1)．胆管壁の不整な肥厚と遅延性濃染は腫瘍の水平方向進展の指標となる．

3）EUS

おもに局所進展度診断やリンパ節転移診断に用いられ，CTと比較して正診率が高いとされる．EUS下穿刺吸引法(EUS-FNA)により病変に対する病理検査も可能である．

4）ERC(内視鏡的逆行性胆道造影)

直接胆道造影は胆管癌の進展評価に用いられる．造影に引き続き生検を行う．表層進展に対しては数か所から生検を行うmapping biopsyが有効である．

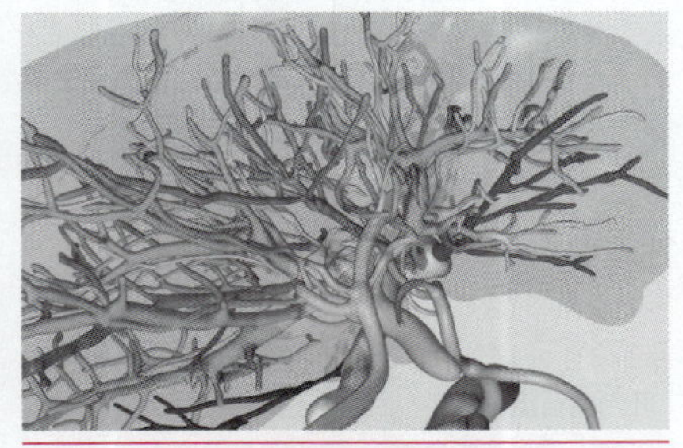

図1　MDCTを用いた3D構築画像
(口絵 No.71 p.xxiv 参照)

検査後には胆道ドレナージチューブを留置することが多いが，逆行性感染を起こし反応性に胆管壁の肥厚を伴うことで進展範囲の評価を困難とする場合があり，ドレナージの適応は慎重に考慮するべきである．

5）胆道鏡(POCS，PTCS)

ERCP下に行うPOCSとPTBDルートから行うPTCSがあるが，播種を回避するために最近ではPOCSが主流である．直視下に観察・生検を行えることで良性胆道狭窄との鑑別や胆管癌の表層進展の有無，その範囲診断に有効である．

c　鑑別診断

鑑別診断が問題となるのは良性胆道狭窄，原発性硬化性胆管炎(PSC)，IgG4関連硬化性胆管炎，慢性膵炎による胆管狭窄などがある(表2)．PSCなどに特徴的な胆管狭窄像を示せば鑑別は可能だが，そうでない場合は2～3回の胆管生検や擦過細胞診を要することもある．

表2　良性胆道狭窄の分類

- 硬化性胆管炎
  - ①原発性硬化性胆管炎
  - ② IgG4関連硬化性胆管炎
  - ③続発性硬化性胆管炎
- 肝門部側副血行路による胆管狭窄
- 胆管周囲囊胞
- 外科手術関連
  - ①手術操作に伴うもの
  - ②外傷後神経腫
  - ③胆管再建術後狭窄
- 胆管壁外からの圧排
  - ①リンパ節
  - ②膵腫瘍
  - ③慢性膵炎

7　治療

胆管癌の治療アルゴリズムを示す(図2)．非切除因子が存在しない限り根治の可能性を追求することが基本的な治療方針である．

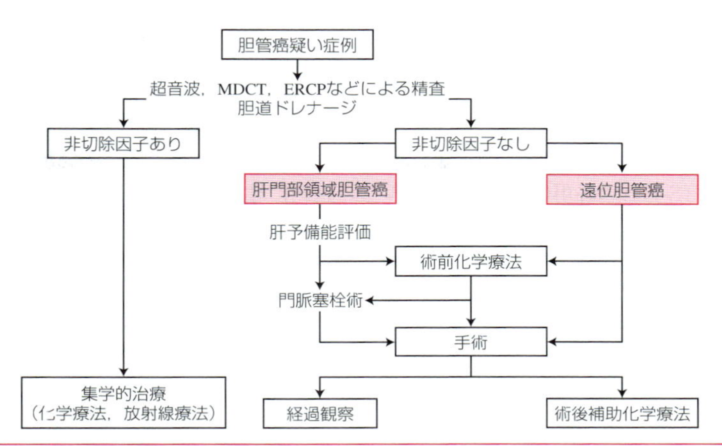

図2　胆管癌治療のアルゴリズム
当教室における．

a　術前治療

1)　胆道ドレナージ

胆管癌は閉塞性黄疸で発症する頻度が高く，胆道ドレナージを必要とすることが多い．胆道ドレナージの手段としては，経皮経肝胆道ドレナージ(PTBD)，内視鏡的経鼻ドレナージ(ENBD)，内視鏡的胆道ドレナージ(EBD)が用いられる．PTBDでは瘻孔部の播種形成や腹腔内への胆汁漏出による腹膜播種の報告もあるため，現在では内視鏡的胆道ドレナージを選択する場合が多い．

2)　肝機能評価・門脈塞栓術

広範囲肝切除が必要と想定される肝門部胆管癌に対しては，想定される肝切除術式を念頭に残肝機能を予測する．肝機能評価に用いるのは肝体積の測定とICG検査およびアシアロシンチのSPECT検査による分肝機能である．当科では残肝ICGK値(ICGK値〈消失率〉×残肝体積率%)が0.05以上を耐術の目安とし，境界に近い症例ではアシアロスペクトルによる肝機能のシフトを加味して評価している．広範囲肝切除が想定される場合は，安全性を高めるため門脈塞栓術を施行し，4週間経過した後に再度残肝予備能検査を行って評価している．

b　手　術

遠位胆管癌では膵頭十二指腸切除が適応となることが多い．

肝門部胆管癌では腫瘍進展と残肝予備能を考慮して症例ごとに術式決定を行っている．手術には右側ないし左側の肝切除に加えて尾状葉切除，胆管切除，リンパ節郭清が必要である．癌を遺残なく摘出するために動脈，門脈合併切除が必要となることも多い．

また，広範囲胆管癌では肝・膵同時切除が必要となることもある．合併症も多く，侵襲の大きな手術となるため，全身状態を慎重に見極めたうえで手術適応を決定する必要がある．

コツ

胆道ドレナージ後，外瘻胆汁を経口または経鼻チューブで腸管内に返還することは重要である．目的としては，①胆汁酸の喪失を予防し肝機能を回復させる，②腸管粘膜・細菌叢を保護し腸管免疫能を保つ，③水分や電解質のバランスを保つことである．

c　化学療法

補助療法として有効性が示された化学療法は現在まで存在しない．

塩酸ゲムシタビン(GEM)をベースにテガフール・ギメラシル・オテラシルカリウム配合剤(TS-1)との併用(GS療法)，シスプラチンとの併用(GC療法)の効果が期待できる可能性があり臨床試験が進行中である．また，局所制御を期待して術前に計画的化学療法(NAC)を行う施設もあるが，適応やレジメンは各施設の適応で判断され，効果についても高いエビデンスは得られていない．

d　放射線療法

切除不能胆道癌に対する延命，症状緩和を目的とした放射線療法が行われることがあるが，高いレベルのエビデンスは存在しない．また，切除例における胆管断端陽性症例に対する術後治療には一定の効果があることが報告されているが，コンセンサスは得られていない．

胆管癌の治療は多岐にわたり，診断・治療については施設間格差が大きいので，方針決定にはセカンドオピニオンも重要となる．

DON'Ts

- □ 安易なドレナージは逆行性感染や進展範囲の評価を困難とするため，ドレナージは慎重に．
- □ 癌と一緒に命を取ってしまうことがないように残肝機能も十分な配慮を．

文献

1）日本肝胆膵外科学会(編)：胆道癌取扱い規約．第6版，金原出版，2013．
2）山田眞一郎，他：日本臨牀 2015；73(増)：618-621．

横浜市立大学医学部消化器・腫瘍外科学　**大田洋平，遠藤　格**

12 十二指腸乳頭部腫瘍

DOs

- □ 十二指腸乳頭部腫瘍は，腫瘍性病変だけでなく，過形成，乳頭炎などの非腫瘍性病変も存在することを認識しよう．
- □ 原因不明の胆管・膵管拡張を認めた場合は，必ず上部消化管内視鏡検査を行い，十二指腸主乳頭部を確認しよう．
- □ 十二指腸乳頭部腫瘍を疑った場合は，側視鏡で観察しよう．

1 十二指腸乳頭部の解剖

十二指腸乳頭部は胆道癌取扱い規約により，Oddi 筋に囲まれた部分と定義されている[1]．その目安は，胆管が十二指腸壁（十二指腸固有筋層）に貫入してから十二指腸主乳頭開口部までとし，乳頭部胆管（Ab），乳頭部膵管（Ap），共通管部（Ac），大十二指腸乳頭（Ad）を総称して主乳頭部（A）と表記する（図 1）．

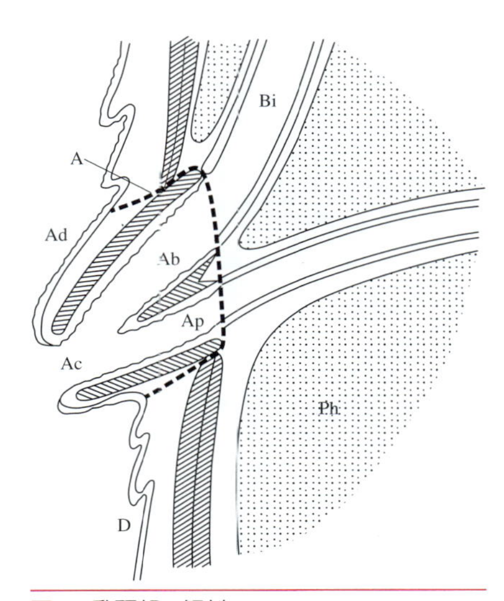

図 1　乳頭部の解剖
〔日本胆道外科研究会（編）：胆道癌取扱い規約 第 5 版．金原出版，2003.〕

2 概念・疫学

十二指腸乳頭部に発生する腫瘍のことをいう．乳頭部腫瘍の多くは腺腫や癌であるが，内分泌腫瘍もある．非腫瘍性病変としては過形成や乳頭炎などが鑑別となる．癌は 50 歳以降の中高年に多いが，男女差はない．家族性大腸腺腫症（familial adenomatous polyposis：FAP）では十二指腸主乳頭部腺腫を合併する頻度が多い．癌の組織発生については，腺腫由来説（adenoma-carcinoma sequence）と *de nove* 発生説の 2 つがある．腫瘤型は乳頭状腺癌や高分化型管状腺癌が多く，しばしば腺腫成分の混在がみられることがあり，adenoma-carcinoma sequence を介した発癌機序が推定されている．また，潰瘍型は中分化あるいは低分化型管状腺癌の割合が多く，腺腫成分の混在はまれであり，*de novo* 的発癌機序が推定されている．

3 症　状

腺腫のほとんどが無症状であることが多く，検診やドックなどの上部消化管 X 線造影検査や内視鏡検査で偶然に発見されることが多い．癌の場合は閉塞性黄疸，胆管炎，消化管出血，急性膵炎などがきっかけで診断されることが多い．

4 診 断

a 血液生化学検査

閉塞性黄疸を合併している場合は，肝胆道系酵素や血清ビリルビン値上昇を認める．癌の場合は腫瘍マーカーの CEA，CA19-9 の測定が有用とされているが，胆管炎や閉塞性黄疸などでも上昇することがあり，注意が必要である．

b 画像診断

内視鏡診断が基本である．通常の上部消化管内視鏡検査で用いる直視鏡では腫瘍全体の観察が困難な場合が多いため，十二指腸乳頭部腫瘍を疑った場合は側視鏡による観察を行う．一般的に腺腫は白色や褐色調が多く，赤色調が強いものほど異型度が高い．癌の肉眼型分類には腫瘤型，腫瘤潰瘍型，潰瘍腫瘤型，潰瘍型などがある．潰瘍形成は進行癌の所見であるが，びらんは非腫瘍性病変の乳頭炎でも認めることがあり，注意する必要がある（図 2）．

腹部造影 CT では胆膵管開口部の十二指腸に存在する腫瘤像として描出されるが，腫瘍径の小さなものは描出不良である．進行癌の場合は局所リンパ節腫大や肝転移の有無などを腹部超音波検査や造影 CT で評価する．

局所進展度診断については，MRCP（magnetic resonance cholangiopancreatography）では局所の胆膵管進展の評価が困難な場合が多く，ERCP（endoscopic retrograde cholangiopancreatography）での評価が重要である．局所進展度診断で問題となるのは，十二指腸浸潤や膵浸潤であるが，十二指腸筋層の描出が可能な超音波内視鏡検査（endoscopic ultrasonography：EUS）による評価が有用である．

c 病理診断

臨床的には癌との鑑別が重要である．乳頭部では細胞異型の異なる病変が領域別に

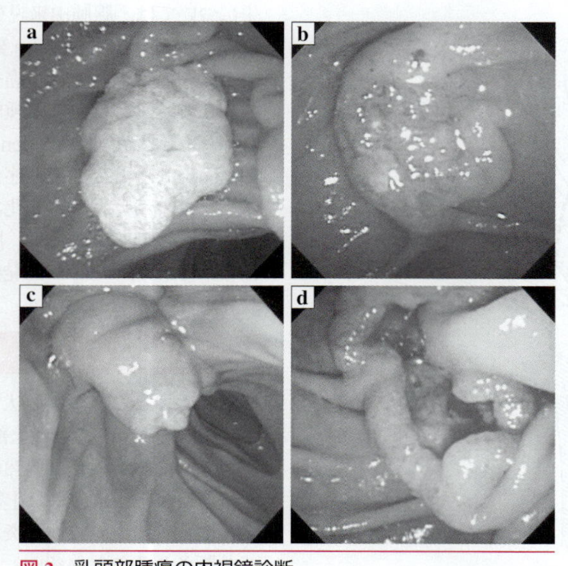

図 2 乳頭部腫瘍の内視鏡診断
a：乳頭部腺腫．**b**：乳頭部癌（露出腫瘤型）．
c：乳頭部癌（非露出腫瘤型）．**d**：潰瘍型．
（口絵 No.33 p.x 参照）

混在してみられ，腺腫と診断されても腺腫内の一部に癌が存在することもある．腫瘍が深部になるほど異型度が高度になる傾向があることが指摘されており，癌を疑う場合は可能な限り開口部の深部生検を行うことで診断率が向上する．また，非露出腫瘤型癌の場合は表面が正常粘膜で覆われており，通常の生検では腫瘍部から採取することが困難な場合がある．その際は内視鏡的乳頭切開術を併用し，腫瘍を露出することで生検診断率が向上する．

5 治　療

閉塞性黄疸合併例では，減黄術を行う．減黄術には経乳頭的アプローチと経皮的アプローチがある．経乳頭的アプローチの場合は同時に生検を行うことが可能である．

根治的治療としては，癌の場合は外科的切除が基本で，膵頭十二指腸切除術や幽門輪温存膵頭十二指腸切除術が標準術式である．進行癌の場合は胆道癌に準じた化学療法が行われる．腺腫の場合は，生検標本では高度異型腺腫と高分化型癌の鑑別が困難な場合があり，完全生検の目的も含め内視鏡的乳頭部腫瘍切除術が行われることが多い．早期癌に対する内視鏡的乳頭部腫瘍切除術の報告もあるが，術前診断や術後再発などの問題があり，コンセンサスは得られていない．

6 予　後

腺腫の場合，内視鏡的乳頭部腫瘍切除術で完全切除できれば再発率は低い．癌の場合，外科的切除ができれば胆膵領域のなかでは5年生存率が50～70％と比較的予後が良好である．膵浸潤を認めると予後不良である．

DON'Ts

- □ 上部消化管のX線造影と内視鏡検査では十二指腸乳頭部を見落としてはいけない．
- □ 生検診断が，過小評価されることを忘れてはいけない．
- □ 癌に対して安易に内視鏡的乳頭部腫瘍切除術を行ってはいけない．

文献

1）　日本胆道外科研究会（編）：胆道癌取扱い規約 第5版．金原出版，2003.

東邦大学医療センター大森病院消化器内科　**岡野直樹，五十嵐良典**

13 膵癌

DOs

- □ 膵管拡張・膵嚢胞は膵癌を疑って精査しよう．
- □ 糖尿病の新規発症・増悪例では膵癌を疑って精査しよう．
- □ 膵癌を疑ったら造影 CT か超音波内視鏡を施行しよう．

1 概念・疫学

膵癌は膵臓に発生する悪性腫瘍の総称であるが，本項では最も症例数が多い通常型膵管癌に絞って解説する．膵癌は罹患者が増加している癌であり，2015 年現在，罹患者，死亡者ともに 3 万人超で，死亡者数は癌死亡のなかで肝癌を抜いて第 4 位となっている．治癒を意味する 5 年相対生存率は全癌種中最悪で，男女とも 7% 前後の最難治癌であることを認識されたい．難治である理由は，周囲臓器に腹腔動脈，上腸間膜動脈，門脈などの重要な血管があるために浸潤すると根治が難しいこと，早期に腹膜播種や多臓器転移を起こすことなどがあげられ，治癒可能な病期に発見することが困難であるからである．今後，早期発見への戦略の確立が求められている．

2 症状

特異的なものはなく，腹・背部痛，嘔気・嘔吐，食思不振などの非特異的消化器症状であり，体重減少も参考となる．胆管狭窄を伴うと黄疸(皮膚・眼球黄染，褐色尿，灰白色便)，消化管閉塞を伴うと嘔吐などが出現する．上下部内視鏡検査で特異的な所見がない，蠕動や食事・便通による影響を受けない腹・背部痛では膵癌を疑って画像診断を行う．また，原因がわからない急性膵炎でも膵癌を疑うべきである．また，糖尿病の新規発症，経過中の増悪は膵癌の発生を示唆する場合もあるので，精査されたい．

3 検査

造影 CT，特に dynamic study が有用であり，非造影では検出は困難である．昨今では脈管浸潤の有無による病期診断が重要となってきているので，dynamic study でないと確認は難しい．また，コントラストがつきにくい癌種なので，造影 CT でもわからないときがあり，超音波内視鏡での描出が最も感度が高い．また，小膵癌の診断にも強く，超音波内視鏡下の細胞診・生検(EUS-FNA：EUS-guided fine needle aspiration)を行うことにより，病理学的診断をつけることも可能である．MRCP は膵癌そのものよりも間接所見である，主膵管狭窄・拡張，貯留嚢胞の検出に強い．また，拡散強調画像を併用することにより悪性の診断も可能なことがある．腹部超音波検査は簡便ではあるが，膵の描出は難しく，頭部，鉤部，尾部は描出できないことが多いという limitation を念頭に置きながら検査を行うべきである．PET 検査は良悪性の鑑別にはある程度有用であるが，小膵癌の描出は難しく，有用性を考慮のうえで施行する．

血液検査所見ではアミラーゼ，リパーゼなどの膵酵素と腫瘍マーカーに注目する．腫瘍マーカーは CA19-9，CEA，Span-1，Dupan-2 の 4 種類が有用である．閉塞性黄疸，または肝転移を伴うときに肝胆道系酵素，ビリルビンが上昇するので参考とされたい．最近ではアミノグラムという疾患によってアミノ酸代謝が変わることを利用したスクリーニングが登場している．自費にはなるが，健康診断的には活用したい．

4 診断（鑑別診断，病期診断）

腫瘤形成性膵炎，自己免疫性膵炎の限局型などが鑑別にあがる．EUS-FNA が有用であるが，正診にいたらないときもあるので，k-ras の遺伝子変異（SRL で提出可能）も合わせて確認する．自己免疫性膵炎では IgG4 高値が参考となる．

病期は大まかに Resectable，Borderline resectable（BR），Unresectable（UR）の 3 つに分けられるが，UR は Locally advanced（LA），Metastatic に分かれるので，4 つに分けられると考えたい．BR は基本的に R0 切除不能な症例であり，欧米とわが国では基準が異なっている．BR はさらに門脈系浸潤（BR-PV）と動脈系浸潤（BR-A）に分けられている．膵癌取扱い規約 第 7 版では詳細に決められる予定なので参照されたい．基本的には BR-PV は SMA，CA，CHA 浸潤の所見がなく，SMV / PV と腫瘍との接触が 180° 以上で SMV / PV の閉塞を認めるが，安全な再建が可能なものである．浸潤の範囲が十二指腸下縁を越えないものと考えられている．BR-A は SMA あるいは CA に 180° 未満の接触があるが，狭窄は認めないものである．

5 治　療

a　外科的治療

根治術は外科治療しかないが，stage 1，stage 2 に限定されている．それ以外では，長期の延命を目指した治療戦略の 1 つに手術があるという認識が必要である．術式は膵頭十二指腸切除術，体尾部切除術が一般的であるが，最近では腹腔動脈・総肝動脈・腹腔神経叢・腹腔神経節・左副腎・腎前筋膜を含む広範囲な en bloc 切除を伴う DP-CAR（distal pancreatectomy with en bloc celiac axis resection）も広がりつつある．

術前化学療法・化学放射線療法，術後化学療法が最近では注目されている．術後の化学療法は，R0 切除が施行された後に S-1 を用いるのが現在の標準であり，JAS-PAC-01 という術後の Gemcitabine vs. S-1 で，S-1 のほうが良好な生存期間を示した結果である．術前化学療法は現在エビデンス集積中であるが，いくつか考え方があることは覚えておいたほうがよい．①切除可能例の予後延長（再発を抑制する，術後に投与しきれない化学療法を術前に投与，腫瘍量を減少してから手術），②長期予後が得られる症例の選択（早期に遠隔転移が出現する症例，化学療法が奏効しない症例の見極め），③根治切除不能例を根治へ（Borderline resectable を Resectable へ）．全体としては腫瘍量の減少と down staging，化学療法剤投与量の増加，術前に効果確認というコンセプトを組み合わせて病態ごとに戦略が考えられている．

b　内科的治療（化学療法）

非切除となった症例への治療はまずは化学療法を施行するか Best supportive care（BSC）にするかで大きく分けられる．Performance status と年齢，合併疾患，本人の意向を合わせて決定する．化学療法を行ううえでは aggressive な治療を行うか，mild な治療を行うかを考える．また，LA と Metastatic に分けて考える必要があり，これらは治療方針，予後ともに異なる．基本的な薬剤とレジメンは次のとおりである．

- Gemcitabine：週 1 回 3 週投与 1 週休薬，投与を 2 週間，あるいは隔週にするレジメンも考慮される．
- S-1：経口薬剤で 4 週服薬 2 週休薬，隔日投与も考慮される．
- GEM-Tarceva（GEM とエルロチニブ）：間質性肺炎に気をつける．Metastatic が対象．

• GS（GEM＋S-1）：局所進行例が対象．
• FOLFIRINOX（5FU，ロイコボリン，イリノテカン，オキザリプラチン）：aggressiveな治療で，4剤投与を隔週で行う．副作用が強いので適正使用の情報を遵守する．
• GEM＋NabPTX（Gemcitabineとナブパクリタクセル）：aggressiveなレジメンであるが，FOLFIRINOXよりは使いやすい．

後2レジメンはaggressive治療，単剤治療はそれ以外，それでも耐えられない症例ではGEM隔週投与か，S-1隔日投与を行う．LAに対するaggressive治療のエビデンスはまだ明瞭なものがなく，わが国ではGS療法の生存期間延長が報告されている．GEM-Tarcevaは遠隔転移例にのみ有効性が報告されている．

c 内科的治療（内視鏡治療，緩和治療）…

膵癌では胆管狭窄，消化管狭窄を伴うことが多い．胆管狭窄は膵頭部癌に多いが，十二指腸狭窄はどの部位でも起こりうる．胆管狭窄に関しては，ERCPに引き続いて胆管ステントが挿入されるが，非切除例に対する恒久的な留置では，covered self-expandable metallic stent（SEMS）が勧められる．一方，術前，術後化学療法施行例では従来plastic stentが用いられていたが，最近ではcovered SEMSが使われるようになってきた．消化管狭窄はおもに十二指腸に起こり，Gastric outlet obstruction（GOO）とよばれる．嘔吐や通過障害，などにより食欲低下，摂食不良・不能となる．これらは外科的なバイパスが行われてきたが，非切除例では内視鏡的な金属ステント留置が選択されるケースが増えている．腹膜播種による大腸狭窄もしばしば経験されるが，こちらも金属ステントが用いられるようになってきている．しかし，腹膜播種例では多発狭窄や腸管運動の低下例があり，必ずしも1か所の狭窄を解除すればよくなるわけではないことを覚えておいていただきたい．

緩和治療は非常に重要で，疼痛コントロールはQOLに大きく影響するため，可能であれば専門家に任せたい．緩和医療で最も重要なのは医師の意識で，積極的医療の適応がなくなった患者が緩和医療の対象なのではなく，すべての癌が発見早期から緩和医療を受けるべきであることである．早期からの緩和医療の導入が予後を改善するという報告もある．患者の精神面のサポート，疼痛などの症状緩和のみならず，患者・家族のサポートにも目を配るべきである．オピオイドをためらわずに導入し，コントロールしていくことが重要である．各種の教科書を参考とされたい．

6 予　後

膵癌の予後は厳しく，stage 1で切除された症例では5年生存率は80％を超えるが，stage 2では60％前後，stage 3では長期生存は期待できず，生存期間中央値が2～3年と考えられる．もちろん早期に再発する症例が存在することも覚えておく必要がある．非切除化学療法施行例の生存期間中央値は，LAで13か月，Metastaticでは10か月前後であり，化学療法非施行例ではそれぞれ9か月，6か月である．

7 患者・家族への説明

予後の非常に悪い癌であることを説明する必要があり，ほとんどの症例が膵癌で亡くなることも説明する必要がある．根治可能な病期で発見された症例以外では，手術に過度の期待を抱かせないことも重要で，適切な化学療法の選択が重要であることを説明する．

8 他科・他院への紹介

膵癌は現在では積極的な治療と適切な内視鏡治療で予後が変わってきている．専門家の存在で予後が変わりうる癌種であることを認識し，専門家への紹介を考えたい．手術の可否や術式の選択にも高度の知識が必要であるため，外科，放射線科との密な協力関係が必要である．

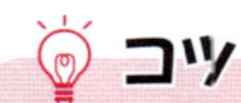

膵癌は早期発見が難しい腫瘍である．CT を撮るときは絶対に造影，それも dynamic で．手術に関しては，術前・術後の化学療法をどう組み合わせていくかがポイントで，非切除の化学療法に関しては，aggressive から S-1 隔日・GEM 隔週まで患者の状態に合わせて幅の広い治療選択がある．

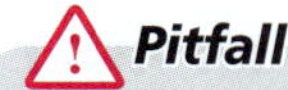

胆管ステント留置症例では，患者・スタッフ教育が重要となる．発熱したら来院が原則なので，家で様子をみないように指導し，スタッフに対しては胆管ステントが入っている患者は熱があるといって電話してきたら絶対に断らないで来院させるように指導する．もちろん緊急で ERCP ができる体制が必須となる．化学療法施行例，特に aggressive な治療施行例では胆道系酵素が少しでも上昇したらステントの状態を画像的に評価する．閉塞などで発熱する前に対処すること．骨髄抑制などで肝膿瘍を発展することがある．

DON'Ts

- □ 上下部内視鏡で潰瘍などがない腹痛症例で様子をみてはいけない（膵癌を疑う！）．
- □ 胆管ステント留置例の発熱を放置してはいけない．

東京大学大学院医学系研究科消化器内科学　**伊佐山浩通**

✓ 膵癌早期発見例の思い出

胆嚢結石で経過をみていた方にたまたま造影 CT を行って，20 mm の膵癌が鉤部にみつかって手術をした症例は，7 年以上の長期生存が得られている．何の症状もなく，本当にたまたまの発見であった．逆に症状もない方にいかに精査を施行するかがポイントだと思った．とはいっても，どんな方に行うのかの手がかりがないのが現状，膵癌検診を導入するのがよいかと思っている．検診としては MRCP による間接所見の拾い上げが，侵襲が少なくて，よいと思っている．最近可能となったアミノグラム検診も可能性があると思われる．最近よく聞くのは，原因のはっきりしない急性膵炎の原因が早期膵癌だった，という話．何とか早期膵癌がもっと発見される世の中にしたいと思っている．

（東京大学大学院医学系研究科消化器内科学　伊佐山浩通）

14 膵神経内分泌腫瘍

DOs

- □ “膵管癌ではない”膵腫瘍があることを忘れないようにしよう.
- □ 膵腫瘍では必ず生検をしよう.
- □ 多発性内分泌腫瘍症(MEN)を忘れないようにしよう.

1 概念・疫学

神経内分泌腫瘍は全身に広く分布する神経内分泌細胞に由来する腫瘍の総称であり,膵臓のみならず下垂体,消化管,肺など全身様々な臓器に発生する.以前はカルチノイドとよばれていたが,現在では2010年に改訂されたWHO分類に基づき,高分化型の神経内分泌腫瘍(neuroendocrine tumor:NET)G1 / G2と低分化型の神経内分泌癌(neuroendocrine carcinoma:NEC)に大別され,それぞれの治療方針も異なる.

わが国の膵NETの疫学調査によると,人口10万人当たりの有病患者数は約2.69人,新規発症率は人口10万人当たり約1.27人と推定されている.

2 症状

NETはホルモンの過剰分泌を伴う機能性NETと伴わない非機能性NETに大別される.機能性膵NETが34.5%,非機能性膵NETが65.5%と報告されている.機能性NETの内訳としてインスリノーマ20.9%,ガストリノーマ8.2%,グルカゴノーマ3.9%,VIPオーマ0.6%,ソマトスタチノーマ0.2%であった.

機能性NETの場合は,過剰分泌しているホルモンに特異的な臨床症状から発見・診断されることが多い.おもな機能性NETの臨床症状を表1にまとめる.

一方,非機能性NETの場合は特異的な症状がないまま進行し,肝転移などが偶然発見されることも多い.

3 検査・診断

症状から積極的に機能性腫瘍を疑い局在診断に至る症例と健診などで偶然発見される症例がある.

臨床症状より機能性NETの存在が疑わしい場合,症状により各種ホルモン値を測定する.また,多発性内分泌腫瘍症1型(MEN 1)を合併することがあるので,スクリーニングとして血清Ca,P値は測定する.

局在診断については,腹部超音波検査,腹部造影CT,腹部MRI,超音波内視鏡,選択的動脈内刺激薬注入法(SASI〈selective arterial secretagogue injection〉テスト),ソマトスタチン受容体シンチグラフィ(SRS)などを組み合わせて行う.

2010年より用いられているWHO分類

表1 膵神経内分泌腫瘍のおもな症状

	おもな症状
インスリノーマ	低血糖(動悸,冷や汗,意識障害)
ガストリノーマ	消化管潰瘍,逆流性食道炎,脂肪便
VIPオーマ	激しい水様下痢,低カリウム血症
グルカゴノーマ	遊走性壊死性紅斑,糖尿病,体重減少,貧血
ソマトスタチノーマ	糖尿病,脂肪便,胆石
カルチノイド症候群	皮膚の紅潮,下痢,喘鳴,心不全

では核分裂所見と Ki67 標識率に基づいて NET(G1 / G2)と NEC に分類される(表 2).

典型的な画像所見として，NET G1 / G2 は境界明瞭，髄様，多血性の所見を有することが多く，NEC が膵管癌に類似した画像所見を呈することがある．

画像所見のみでは診断を確定することは難しく，組織診断が必須である．最近では，超音波内視鏡下穿刺吸引法(EUS-FNA)を用いた診断の有用性が報告され，組織学的診断のみならず，前述の悪性度分類(WHO 分類)にも用いられている．

4 合併症

NET の約 10% はその背景に MEN 1 を有している．MEN 1 とは，副甲状腺機能亢進症，下垂体前葉腺腫，膵・消化管 NET を特徴とする常染色体優性遺伝疾患である．頻度は人口 3 万人に 1 人とされる．治療方針の決定や血縁者に対する早期診断・治療につながることもあり，膵 NET

表 2　WHO 分類 2010

WHO 分類	Grade	mitotic count (HPF)		ki-67 index (%)
NET G1	G1	＜2	and / or	≦2
NET G2	G2	2〜20	and / or	3〜20
NEC	G3	＞20	and / or	＞20

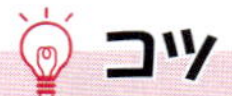
コツ

MEN を疑うには，まず詳細な既往歴・家族歴の聴取が大事である．若くして尿管結石の既往があれば，副甲状腺機能亢進症の可能性があるので必ず尿管結石の既往の有無は確認する．

では必ず MEN 1 を診断する必要がある．

5 治　療

機能性 NET の内分泌症状に対する治療は経時的に出現している各々の症状に応じて治療を行う(表 3).

膵 NET 治療の第一選択は外科切除である．手術不能進行膵 NET に対しては，薬物療法が行われる．NET G1 / G2 に現在承認されているおもな薬剤を表 4 にまとめる．NET G1 / G2 では，肝転移に限局する症例では肝動脈塞栓療法が行われることもある．また，欧米ではソマトスタチンアナログを用いた放射性核種標識ペプチド治療(peptide receptor radionucleotide therapy：PRRT)が，行われることが多い．

一方，NEC は増殖速度が速く，NET G1 / G2 とは異なる病態を示す．切除不能症例に対しては，小細胞肺癌に準じてシスプラチン＋エトポシドまたはシスプラチン

表 3　内分泌症状に対する薬物療法

腫瘍	症状	おもな薬剤および治療	
インスリノーマ	低血糖	オクトレオチド(適応外)	・高濃度のブドウ糖補充 ・ジアゾキシド ・エベロリムス
ガストリノーマ	消化性潰瘍，下痢	オクトレオチド	・高用量プロトンポンプ阻害薬
VIP オーマ	下痢による脱水症状	オクトレオチド	・電解質液の大量の補液
グルカゴノーマ	遊走性壊死性紅斑	オクトレオチド(適応外)	・アミノ酸と脂肪酸の定期的輸注
カルチノイド症候群	下痢	オクトレオチド	・ロペラミドなど(止痢薬)
	消化器症状		・オンダンセトロン(わが国未承認)
	カルチノイドクリーゼ		・血漿製剤の輸注

表 4 進行膵 NET におけるおもな薬物療法

レジメン	n	奏効率(%)	PFS/TTP(月)		OS(月)	
			中央値	p	中央値	p
エベロリムス＋BSC	207	5.0	11.0	＜0.001	未到達	NS
プラセボ＋BSC	203	2.0	4.6	HR＝0.35	36.6	HR＝0.89
スニチニブ	86	9.0	11.4	＜0.001	30.5	NS
プラセボ	85	0.0	5.5	HR＝0.42	24.4	HR＝0.73
エベロリムス＋オクトレオチド LAR	216	2.3	16.4	0.026	30.5	NS
プラセボ＋オクトレオチド LAR	213	1.9	11.3	HR＝0.77	33.5	HR＝1.17

＋イリノテカン併用療法が広く行われている．

6 予 後

NET G1 / G2 の 5 年生存割合は局所症例で 71%，局所浸潤症例で 55%，遠隔転移を有する症例で 23% とされている．一方，NEC は進行が速く，予後は不良である．

7 患者・家族への説明

膵を原発とする腫瘍であっても“膵癌”でない腫瘍があることをしっかりと説明し，必ず組織学的検査を行う必要性を説明する．

特に NET G1 / G2 の場合，治療方針・予後がいわゆる“膵癌”と著しく異なることより，しっかりとした情報提供が必要である．

DON'Ts

- □ 膵腫瘍を生検なしに治療してはいけない．
- □ 希少腫瘍であり専門家の意見を必ず聞くことを忘れない．

がん研有明病院消化器内科　**尾阪将人，笹平直樹**

☑ 本当に膵癌？

このような症例報告を聞くことはないだろうか．

「画像上膵管癌を疑い，切除不能であったので化学療法を開始しました．治療開始から 5 年経ちましたが，現在も元気に生存されております」

確かに非常にまれではあるが，化学療法のみで長期生存する症例があることは否定できない．しかし，一般的に切除不能膵管癌は極めて予後不良である．また，膵疾患を画像診断のみで確実に診断することは難しい．非癌症例でも，画像上癌のように見えることも多々経験する．前述の症例報告，非癌症例であれば，何年経っても“癌死”することはない．他院で“進行膵管癌，予後 3 か月，BSC 推奨”と診断され，筆者のもとにセカンドオピニオンに来る症例のなかに，毎年必ず NET G1 / G2 が紛れている．当然のことであるが，これらの患者は，今も元気に過ごしている．

（がん研有明病院消化器内科　尾阪将人，笹平直樹）

15 膵の非上皮性腫瘍

DOs

- □ 非常にまれな疾患である.
- □ 鑑別疾患の 1 つとして覚えておこう.

膵癌取扱い規約では，膵腫瘍は上皮性腫瘍と非上皮性腫瘍に大別され，非上皮性腫瘍はまれな腫瘍(0.1%)である．多くは，画像上膵腫瘤を認め，その精査として紹介されることがほとんどである．本項では，膵非上皮性腫瘍の概要と一般的な画像所見を概説する．

1 膵悪性リンパ腫

膵臓に発生する悪性リンパ腫は非ホジキンリンパ腫(diffuse large B-cell lymphoma が多い)で，ホジキンリンパ腫は極めてまれである．悪性リンパ腫のなかで，膵原発は極めてまれであり，ほとんどは全身性悪性リンパ腫の部分症とみられる．

画像所見はCT上限局性の腫瘤像を呈することが多いが，びまん性腫大を示すこともある．一般的に，腫瘍は均一で軽度濃染を示す．壊死や石灰化，膵管の拡張を認めないことが多い．また，周囲のリンパ節の腫大を伴うことが多い．確定診断は生検にて行う．

治療・予後については，他原発のリンパ腫に準じる．

2 膵血管腫

非常にまれな疾患である．これまでの報告では女性に多い．腫瘍が存在する部位は，ほとんどが膵頭部で膵体尾部は少ないとされている．毛細血管腫と海綿状血管腫があり，双方が混在する場合もある．

画像所見として超音波検査では内部不均一な高エコーとして，CTでは内部不均一な低吸収腫瘤で造影効果を示す．MRIではT2強調画像で高信号である．

鑑別として，膵神経内分泌腫瘍，充実性偽乳頭状腫瘍(solid-pseudopapillary neoplasm：SPN)があげられる．多くは切除され，切除検体で判明することが多い．

3 膵平滑筋肉腫

小膵管や血管壁の平滑筋から発生すると考えられている．

壊死または嚢胞性病変として認められることが多い．血管増生を伴う腫瘍であることが多い．リンパ節転移はほとんど認めない．

治療法としては外科手術である．切除不能例は有効な化学療法もなく極めて予後不良である．

4 傍神経節腫

全身の交感神経系および副交感神経系の傍神経節へ進展する神経堤組織に発生するまれな腫瘍である．多くは副腎に発症し褐色細胞腫とよばれる．25%は遺伝的症候群の家系において発生する．

カテコールアミン産生過剰の症状として，高血圧，頭痛，発汗，動悸，振戦などを認める．

画像所見上，特異的な所見はないが，膨張性発育することが多く，大きくなるにつれ内部に壊死をきたすことが多い．造影早期より辺縁部が強く造影される．嚢胞性腫瘍として捉えられる場合もある．

診断には ^{123}I-メタヨードベンジルグアニジン(MIBG)シンチグラフィが有用である．

5 悪性線維性組織球腫

組織球由来と考えられている軟部肉腫である．発生部位は四肢が多く，膵原発は極めてめずらしい．男性，膵頭部に多い．

画像所見として，超音波検査では低エコーまたはモザイク状として，CT では内部不均一な低吸収腫瘤で造影効果を示す．MRI では T1 強調画像では不均一な程信号，T2 強調画像では不均一な高信号である．

治療法としては外科手術であるが，遠隔転移例も多く，化学療法や放射線治療も行われる．

6 リンパ管腫

小児の代表的良性腫瘍の 1 つである．女性に多く，膵頭部より膵体尾部に多い．

画像所見として，超音波検査では内部低エコー，CT では隔壁に造影効果を示す低吸収腫瘤である．良性で予後良好である．

Pitfall

非常にまれな疾患であり，膵腫瘤精査のときの鑑別診断として把握しておけばよい．多くは生検または手術で判明することが多いが，傍神経節腫であれば生検にて一度に大量のカテコールアミンが放出され，緊急性の高血圧性発作や急性肺水腫を引き起こすこともあり，生検前にある程度鑑別診断をあげられるようになっておくべきである．

DON'Ts

- □ まれな膵腫瘍も常に頭に入れ，傍神経節腫を疑う所見があればむやみに生検してはならない．

がん研有明病院消化器内科　**尾阪将人，笹平直樹**

16 がん患者とのコミュニケーション(告知)

DOs

- □ がん告知は患者のよりよき人生をサポートするために行う.
- □ 認知症, 抑うつ状態でも病状に合わせた説明を検討しよう.
- □ 検査前に「がんであれば自分で聞きたいか？」ということも聞いておく.

1 がん告知から逃げない！

“がん”という病名を患者に告げるか告げないかの議論はもう必要ないだろう.

2人に1人はがんになり, 3人に1人はがんで亡くなる. わが国の死亡原因の第1位はがんである. 様々なアンケート調査でも8～9割の人ががん告知を望むという. 病気に関する情報は患者の個人情報であり, 医師のものではない. 患者本人に知らせないことは自己決定権を奪うことであり, 尊厳を傷つけることである. また, 真実を隠して, 医療者と患者はよい信頼関係を築くことはできない[1].

現在, 緩和ケア医としてがん患者の紹介を受けていると, 行われるべきがん告知が行われていないケースがまだある. がん告知はもちろん, 一律に全例に行うべきものではない. しかし, “高齢”で“積極的治療の適応がない”状態でがんが発見された患者が, 診断をした医師と家族の共謀で, 本人への病状説明なしに緩和ケアへ紹介されてくることがある.

確かに治療方法のない進行がん患者への病状説明は医師としてもつらい. だが, 家族の一時的な感情に乗っかって, 逃げてはいけない. 高齢であっても, たとえほぼベッド上の生活であっても, がんと知って, 考えることもあるだろうし, 別れの挨拶をしたい人もいるかもしれない, 財産の整理もあるかもしれない. 人は成長し続けるものである. 患者の有意義な時間を産み出すことへの援助は, 医師として非常に重要なものだと思われる. “認知症”として紹介されたが, 年相応の物忘れのレベルの未告知がん患者に出会うこともある. “認知症”と一括りにせずに, 個別にその患者や家族にとって, 最もよい病状説明の方法を考えなくてはならない. 同じことは精神疾患の患者にもいえる.

2 がん告知の基本

がん告知において重要なことは, 患者の自己決定権を尊重することであり, 今後患者をどう支えていくかである. 医師は病名を告げれば, 義務や責任を果たしたという態度ではいけない. 心情への配慮をし, 患者の現在の精神状態や主治医である自分との信頼関係がどのレベルであるかを踏まえて正確に誠実に病状説明を行う. 最期を迎える場所は本人の意向が反映されることが望ましいが, 本人が正確に病状を理解していなければ, 選択は難しくなる. 本人の真の希望を丁寧に聞くことが重要である.

悪い知らせを伝える際の医師のコミュニケーション・スキルとして, わが国ではSHAREが使われることが多い. SHAREはわが国で, 実際のがん患者を対象とし, 面接調査とアンケート調査を基に開発されたコミュニケーション・スキルである[2]. 以下, 要点を示す.

- 一定の時間と, 静かな環境を確保する.
- 患者と家族は同時に説明する. 看護師同席で行う.

コツ

灯台下暗し．医師の重要なコミュニケーション・スキルは身体診察．医師と患者の信頼関係は，身体診察で築かれる！

- 図なども使い，わかりやすい言葉で説明する．
- 転移などの進行具合についても正確に説明する．
- 心情に配慮し，患者や家族の身になって，親切に説明する．
- 患者の理解や解釈を確認しながら，段階的に説明する．

がんであることを告げてからがむしろ重要となる．

- 今後の治療方法や見通しを患者の生活も考慮しつつ説明する．
- 医療者は常に患者を支える立場であることを保証する．
- 患者がどう解釈したのかを確認する．
- 気がかりなことを尋ねる．
- 否認，怒り，不安，抑うつなどの精神的反応に対して備える．

a 本人が告知を望まない場合………

そもそも検査はなんらかの病名を想定して行うものである．それががんであるなら，検査説明の際に，本人に「がんであれば自分で聞きたいか？」をあらかじめ聞いておく．そのうえで患者が説明を希望しないなら，それは患者の自己決定権の行使であり，従うべきと考える．ただし，希望があれば，いつでも正確な病状説明をすることを伝えておくのがよいだろう．

b 家族が告知を望まない場合………

わが国では家族の許可を得てから本人へがん告知を行うという習慣がまだ続いているようであるが，原則は患者より先に家族にがん告知はしない．患者と家族を同席させ，同時に説明する．患者に隠し事はしていないことを示し，患者の信頼を得ることが重要だからである．もし家族に先に伝わり，家族が本人へのがん告知に反対した場合には，まずそう考える理由を拝聴する．多くは直観的な感情によるものが多いが，患者を思う気持ちであり，決して責めるような態度ではいけない．むしろがん告知は本人よりも家族のほうがつらいこともあることを留意する．患者自身が病状を理解することで，患者の意向に沿った治療やケアができること，医療者と患者の信頼関係のみならず，患者と家族の信頼関係も強まることを家族に繰り返し説明し，説得する．説得ができない場合は，将来的に緩和ケア病棟や在宅医療との連携が難しくなる可能性もあり，患者の療養場所や看取りの場所の選択肢を狭めてしまうこともある．

DON'Ts

- ☐ 転院や連携のための“がん告知”ではいけない．
- ☐ “家族は厳しい話を聞くのが当然”ではない．

文献

1) ロバート・バックマン（著）・恒藤　暁（監訳）：真実を伝える―コミュニケーション技術と精神的援助の指針．診断と治療社，2000．

2) 内富庸介，他（編）：がん医療におけるコミュニケーション・スキル―悪い知らせをどう伝えるか．医学書院，2007．

横浜市立大学医学部総合診療医学　**日下部明彦**

17 化学療法

DOs

- □ 化学療法の目的（根治的，緩和的，補助療法）を確認しよう．
- □ 患者と家族の病状認識・支援体制を確認・記載しよう．
- □ 病理組織を必ず確認し，並存疾患・感染症を整理しよう．
- □ 各種バイオマーカーを調べよう．
- □ 国内外のガイドラインを熟知し，支持療法を，事前に完全にマスターしよう．
- □ 常に緩和ケアを意識しよう．

1 治療開始前の評価事項

a 治療開始前に考えること

化学療法を実施する場合には期待できる効果と毒性の見積もり，そして最終的にリスクとベネフィットを考慮し治療を開始する必要がある．重要なことは，化学療法を実施する目的である．腫瘍を治そうとしているのか（根治的，術後補助療法），病勢コントロール（緩和的，延命目的，生存期間の延長）を狙っているのかを，事前に医療者が評価したうえで，患者や家族と目標を共有する必要がある．感傷的になりすぎないように，主治医として予後予測を科学的に立てることも重要である．予後は“年単位”“月単位”“週単位”“日単位”“時間単位”などと記録する．月単位は幅が大きいため，“6か月以上”“3～6か月”“3か月前後”“月単位から週単位になりつつある”“1か月弱（週単位）”などと明確にすることが重要である．

Pitfall

基本的である一方で，非常に欠落することが多い医療情報は performance status（PS）である．予後予測や毒性予測に重要であり，明確に診療録に記載することが望ましい（図1）．

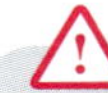

Pitfall

術後補助療法（いわゆる adjuvant therapy）の意義を誤解している医師が多い．疾患や領域により表現が異なることがあるものの，基本的には再発予防の治療である．既存のエビデンスに忠実に実施し，基本的には主治医による modification を極力避け，漫然と続けないことも重要である．

b 治療により起こりうる事態

がん患者は一般的に高齢者が多く，家族背景，遠方からの通院の場合，支援体制を確認することも重要である．非高齢者の場合でも勤務状況，家事や育児の影響を配慮する必要があり，患者の背景を総合的に確認し，診療録にわかりやすく多職種と情報共有できるように記録することが望ましい．

2 化学療法に関して基礎知識

a 治療方法決定に必要な情報

がん診断のゴールドスタンダードは病理診断である．必ず確認したうえで化学療法を開始する必要がある．また，並存疾患情報としては合併症と既往歴および内服薬を化学療法開始前に整理しておく．降圧薬（血管新生阻害薬など），血糖や脂質代謝へ影響を及ぼす薬剤（アフィニトール®）も多く，化学療法実施医がすべての薬剤をコーディネートする必要がある．感染症に関しては，

a

病名：大腸癌（腺がん）
病期：ステージ IV
→病気が全身に広がりつつある状態
→見えていないところにも隠れている（ハズ）

治療方法：
△手術：病気を取りきれない
△放射線：今は必要なさそう
◎抗がん剤：（比較すると治療により長生きできる）
利点：全身の効果
縮小効果がある（延命効果がある）
欠点：完治はできない
効果が一時的
独特の副作用（死亡例もある）
○抗がん剤をやらない，様子をみる，痛みの治療に専念
×民間療法など

b

いわゆる抗がん剤（点滴を埋め込み，自宅でも継続：2週毎）
A：FOLFOXIRI（ふぉるふぉきしり）　はげる＋しびれる
B：FOLFOX（ふぉるふぉっくす）　しびれる
C：FOLFIRI（ふぉるふぃり）　はげる
D：XELOX（ぜろっくす），SOX（そっくす）　しびれる（飲み薬と点滴：3週毎）
＊＊＊＊＊＊＊＊＊＊＊＊＊＊＊＊＊＊＊＊＊
分子標的薬
E：抗 EGFR 抗体（アービタックス，ベクティビックス）
にきび（が出る人は効く）
F：抗 VEGF 抗体（アバスチン）　高血圧など
治療効果，副作用
A＋F＞（B，C）＋E＝（B，C，D）＋F＞B，C，D
（（B，C）＋E＝（B，C，D）＋F：最も一般的な治療（推奨））

c

治療効果
病気が半減する確率：60%
病気をコントロール：80～90%
治療効果：10か月前後（短い場合や年単位の場合もある）
月に1回：腫瘍マーカー（採血）
2か月毎：CT
→病気が悪化してなければ継続
→副作用とのバランスで決定（相談）
→個人差が大きい
（薬を減らすと副作用は軽減 but 少なすぎると効きません）
→効かなくなれば，薬を変えます

図1　面談用紙（例）
a：緩和的化学療法に関する総論．
b：大腸がんに関する化学療法．
c：化学療法の見込み．

特にB型肝炎の既感染をガイドラインに則ってスクリーニングを実施することが勧められる（p.437参照）．

b　各種バイオマーカー（疾患特異的な情報）

各疾患に応じてバイオマーカーをすばやく検査することが重要である．病理スライドを作成する必要がある場合には，数週間を要することがあるため，早めに準備することが望ましい．具体的には，胃腺がんのHER2検索，大腸がんにおけるRAS遺伝子検査，塩酸イリノテカン投与前のUGT1A1およびGISTのc-kit変異（exon 9とexon11）は保険診療として検索可能である．

コツ

病理組織に関しては，必ず病理レポートを確認する．他院から紹介された患者の場合，診療情報提供書に転記された情報だけでは不十分であるため，初回返信で病理レポート，プレパラートの借用を速やかに依頼すると効率がよい．特に原発不明がん，神経内分泌腫瘍（NET）やGISTに関しては，病理診断医も判断に迷っている場合がある．

Pitfall

凝固異常（特に胃がん，膵がん），低マグネシウム血症（抗EGFR薬）と高カルシウム血症（特に食道扁平上皮がん）は見落としやすい．初診時にチェックしても治療経過中に発症した場合に見過ごすことがある．耐糖能異常，難聴（CDDPによる）も治療経過中に発症すると見過ごしやすい．

3 治療開始後の対応

a 国内外の疾患ガイドライン，支持療法ガイドラインを熟知する ……

消化器がんの化学療法は，近年飛躍的に治療成績が向上し複雑になっている．米国のがんに関するガイドライン（いわゆるNCCNガイドライン）は，必要に応じて速やかに改訂されている．大腸癌診療など標準治療の変化が著しい領域では最新のガイドラインを熟知しなければ治療は不可能である．日本国内でもガイドラインが発行されており，国内の事情に応じた解釈がされているため重要である．また，有害事象に対する支持療法は，予防が前提であり，発症した際に速やかな対応が必要である．発熱性好中球減少症対策（経口抗菌薬やアセトアミノフェン），嘔気予防（アプレピタントによる予防，頓服薬のプリンペラン®，セレネース®，アタラックス-P® など）や下痢止め（ロペミン）と下剤（マグラックス®，プルゼニド®）などは，高頻度で利用する薬剤で，あらかじめ処方しておく．

b 緩和ケアを常に意識する …………

がん診療において，症状緩和は，極めて重要な位置付けである．緩和ケアチームやペインコントロールを他の診療科に全面的に依頼する医師もいるようだが，基本は化学療法医が症状緩和も実施すべきである．オピオイド導入，鎮痛補助薬のタイミング，他の鎮痛療法（放射線，神経ブロック，骨セメント，コルセットなど）を考慮するのも化学療法実施医の役割の1つである．

コツ

外来化学療法で常に他の医療者が介入できるように診療をオープンにし多職種での議論が望ましい．必要に応じて，院内のキャンサーボードなどで協議することで，客観的な意見が得られることもある．最新医療情報はウェブセミナーや講演会，インターネットなども有益に利用し小まめにアップデートすることも望ましい．

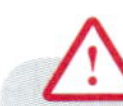
Pitfall

製薬企業主催のセミナーでは，非常に偏った演者が，商品プロモーションを過剰に行う場合がある．内容を批判的に吟味したうえで，情報を取捨選択する現場感覚も大切である．

DON'Ts

- ☐ 病理結果不明で，がん化学療法はしない（肝細胞がんのみ腫瘍マーカー高値〈AFP やPIVKAII〉と典型的な画像〈早期濃染および平衡相 wash out〉で治療実施可能である）．
- ☐ 化学療法終了後の2週以内の死亡を，起こさない（だからといって無駄な延命処置もしない，治療の利益を見極めること）．

慶應義塾大学病院腫瘍センター　**浜本康夫**

18 放射線治療

DOs

- □ 放射線治療の特性をよく理解し，各種消化器癌の治療法の選択肢として，その適応はないかを必ず考えて検討しよう．
- □ 放射線治療の適応があると考えられたときや，適応があるかどうかわからない際には，遠慮せずに早めに放射線腫瘍医に相談しよう．
- □ 放射線治療依頼前に，過去の放射線治療歴を確認し，他の施設で施行されていた場合には資料を取り寄せよう．

1 放射線治療の特性

放射線治療は，根治から緩和まで幅広い適応をもった，癌治療3本柱の1つである．部位によってはある程度の有害事象が生じることは避けられないが，身体への負担が比較的少なく，手術や化学療法の適応が困難な患者にも施行可能であり，上手にタイミングよく使うことによって，患者のQOL改善や維持にも役立つ治療法である．

2 放射線治療の種類，治療機器

a 種 類

放射線を外から照射する外照射，密封された小さな線源を腫瘍内あるいはその近傍に入れて体内から照射する密封小線源治療，放射線同位元素を含む薬剤を内服あるいは注射して，病変部に薬剤が集まりやすい性質を利用する内用療法があるが，外照射が最も多く行われている．

b 治療機器

外照射装置としては，リニアック(直線加速器)が用いられる．高エネルギーX線および電子線を使用することができる．近年の装置は，定位放射線照射や強度変調放射線治療(intensity modulated radiation therapy：IMRT)，画像誘導放射線治療(image-guided radiotherapy：IGRT)といった高精度照射が可能となっており，ターゲット部に高線量を位置精度よく照射しつつ，周囲の正常組織への線量を低減することができるため，治療成績の向上，有害事象の低減が可能となっている．

サイバーナイフは6軸制御のロボットアームに超小型リニアックを搭載した治療装置であり，X線透視で患者の動きをモニタリングして，位置を補正しながら照射することが可能な，高精度定位放射線治療装置である．通常のリニアックに比較して照射方向の自由度が高く，侵襲的な固定も必要なく，呼吸性移動を追尾しての照射も可能である．装置の特性から，広範囲の照射が必要な場合には使用できないなど，治療の適応は限られるが，限局した小さなターゲットに比較的少ない分割回数で高精度に照射を施行するのに適した照射装置といえる．放射線治療後の再照射に用いられることも多い．

粒子線治療には，陽子線治療および重粒子線(炭素線が用いられている)治療がある．ブラッグピークとよばれる狭い範囲の線量のピークを有しており，それよりも深部には照射されないという線量分布上の特徴をもっているため，X線を用いた定位放射線照射やIMRTよりもさらに高線量域をターゲットに集中させやすく，その周囲の低線量域の広がりも小さくすることができる．また，重粒子線は高LET(線エネルギー付与）の放射線であり，通常用いられる X 線よりも高い生物効果が期待されている．治療施設やその運用にかかる費用が高くなることもあり，現在は先進医療として行われており，保険適用がないため，患者の自己負担が 300 万円前後必要となる．

3　放射線治療の実際，治療計画

依頼元診療科からの依頼内容を放射線腫瘍医が確認し，患者本人や家族と相談しながら放射線治療の適応を判断していく．初診時に時間をかけて説明を行うため，初診は原則予約制としている施設が多い．

治療を行う方針となった場合，次に治療計画を行う．治療時と同一条件で CT を撮影し，治療計画システムを用いて，照射範囲や照射方法，照射線量などを決定していく．この作業が必要であるため，緊急の場合を除いて，初診当日に照射が開始されることは少ない．照射開始までの待機期間は数日の場合が多いが，施設によって異なり，また強度変調放射線治療などの複雑な照射の場合は，1 週間以上かかる場合もある．通常の外照射は 1 回あたり数分程度で終了する．

4　放射線治療の有害事象

放射線治療は局所療法であり，放射線宿酔といった有害事象を除くと，照射範囲に含まれる正常臓器への影響が有害事象として現れてくる．そのため，照射部位や照射範囲，照射線量によって，発生する有害事象の種類や程度は異なる．

コツ

放射線治療の適応有無について判断に迷う場合に，遠慮なく放射線腫瘍医に相談を．相談や依頼がなければ，放射線治療を受けるべき患者が，治療を受けられなくなる．

a　急性有害事象

照射期間中あるいは直後に発生する有害事象であり，倦怠感や嘔気といった症状は治療開始当初から発生することもあるが，その他，皮膚炎や食道炎，下痢などの局所的な有害事象は，照射開始後 2 週間程度の時期から徐々に出現することが多い．ほとんどの急性有害事象は照射後は徐々に回復する．

b　晩発性有害事象

照射後，半年以降に発生する有害事象であり，数年後に出現してくる場合もある．消化管の穿孔や出血，瘻孔形成など，重篤なものは回復困難であり，致命的となる場合もありうる．各組織ごとの耐容線量を超えないように治療を行うことが重要である．過去に放射線治療を施行した部位に再照射を行った場合，耐容線量を超えての照射となる場合が多く，その適応は慎重に検討されるべきである．したがって，過去の照射履歴の確認も必須である．

5　放射線治療が適応される代表的疾患

a　食道癌

手術と並び，化学放射線治療が根治的治療として用いられる．内視鏡的治療が適応とならない Stage I では，手術よりも侵襲が少なく食道温存可能な治療法として，T4 あるいはリンパ節転移による M1 で手術不能の場合にも，根治を目指した治療として行うことが可能である．Stage II / III（T4 ではない）においては，手術を希望されない，あるいは合併症等にて手術の適応が難しいと判断された場合などに，代替根治的治療として用いられる．わが国では，術前補助療法として化学療法が標準的に用いられているが，海外では化学放射線療法が用いられることが多く，わが国でも両者を含めた臨床試験が進行中である．照射線量としては，わが国では照射野内の局所制御の可能性を高めるために 1 回 2 Gy，計 60 Gy を用いることが多いが，海外では1回1.8 Gy，計50.4 Gyが標準とされている．わが国でも化学放射線療法の有害事象軽減のため，照射範囲をある程度絞った50.4 Gyの照射とし，局所残存病変に対しては積極的に救済手術を行う治療方針が試みられ，良好な成績が報告されている．緩和的治療として，癌による食道通過障害の改善目的には，ステント留置が行われることが多いが，放射線治療を行うことも1つの選択肢となる．ただし，ステントを留置した食道に対して放射線治療を施行することは，重篤な合併症を引き起こすリスクが高いため，推奨されていない．

b 肝細胞癌

外科手術やラジオ波焼灼術（radiofrequency ablation：RFA），肝動脈化学塞栓術（transcatheter arterial chemoembolization：TACE）などの様々な治療法があり，放射線治療も選択肢の1つとして，また集学的治療の1つとして用いられる．放射線治療はかなり有効性が高いが，照射による肝機能低下の問題があり，十分な線量を照射することが難しかった．近年，定位照射や粒子線治療を用いることにより，高線量の照射が可能となり，80～90%の高い局所制御が得られるようになってきた．定位照射は5 cm以下で転移のない原発性肝癌に対して保険適用があり，30～40 Gy/3～6回程度の照射線量が用いられている．粒子線治療はより大きな腫瘍など照射範囲が大きくなる場合にも用いることが可能である．門脈腫瘍塞栓に対する放射線治療も有効であり，通常分割照射50 Gy/25回程度が行われ，予後の改善に寄与している．周囲のリンパ節転移制御を目的とした照射や骨転移に対する緩和的放射線治療もよく行われている．

c 胆囊癌，胆管癌

手術断端陽性，手術不能，再発例などに対して，放射線治療の適応があると考えられている．胆道閉塞症状に対して，ステント留置が行われることが多いが，放射線治療による局所制御により，ステント開存性の維持も期待される．50 Gy程度の線量が用いられることが多い．化学療法併用の有用性については，一定の見解は得られていない．内瘻化されたドレナージチューブを用いた腔内照射が，外照射後に追加して行われることもある．

d 膵　癌

切除不能の局所進行膵癌に対しては，化学放射線療法が施行される．放射線治療単独よりも治療成績は良好であるが，GEMやTS-1を用いた化学療法単独と比較した場合の有効性については一定の見解はなく，まず化学療法で治療後，非奏効時あるいは再増悪時に化学放射線療法が用いられることも多くなっている．総線量50 Gy/25～28回程度が用いられる．また，疼痛軽減目的などの緩和的照射も行われる．

e 直腸癌

術前化学放射線治療により，術後の局所再発率を低下させることができる．また，手術時の切除や郭清範囲の縮小が可能となり，肛門括約筋の温存や自律神経機能温存も期待できる場合もあるため，ある程度進行したT3～4 N0あるいはN1～2の直腸癌に対する治療の一環として，よく用いられるようになっている．5-FUやTS-1などを併用し，線量としては45～50.4 Gy/25～28回程度がよく用いられる．pCR率も10～35%程度と報告されている．術後再発や手術不能な場合にも化学放射線療法（線量は60 Gy程度まで）が用いられるが，重粒子線治療も試みられており，良好な成績が報告されている．

f 肛門管癌

扁平上皮癌が多く，放射線感受性が比較的高いため，扁平上皮癌に対しては，肛門括約筋の温存が可能であり，根治性も高い治療法として，化学放射線治療が第一選択として用いられている．5-FUとマイトマイシン C を併用し，総線量 54 ～ 59.4 Gy/30 ～ 33 回の照射を行う．

g　悪性リンパ腫

胃の MALT リンパ腫で，ピロリ菌陰性あるいは除菌により制御ができない胃限局性病変の場合には，根治的放射線治療が行われ，9 割以上の局所制御が得られている．胃全体に 30 Gy/20 回程度の照射を行う．限局期のびまん性大細胞型 B 細胞性リンパ腫（diffuse large B-cell lymphoma：DLBCL）については，化学療法施行後に 30 ～ 40 Gy の放射線治療を加えることも多い．

h　胃　癌

わが国では，胃癌の根治的治療あるいは補助療法として，放射線治療が標準的に用いられることはない．しかし，胃癌に対して放射線治療は無効というわけではなく，出血や通過障害といった症状の緩和目的に用いられている．また，欧米では，術前や術後化学放射線療法も試みられている．

i　骨転移

骨転移は消化器癌にもよく認められ，疼痛を伴うことが多い．その緩和目的に放射線治療が用いられることが多く，一般に 70 ～ 90% の奏効率があるとされている．30 Gy/10 回程度の照射が行われることが多いが，短期的疼痛緩和効果に関しては，8 Gy 単回照射でも同等であることが示されており，患者の状態によっては単回照射を施行することも増えている．また，脊椎転移などが脊柱管内に進展することによる脊髄麻痺症状も患者の QOL を低下させる大きな要因となっている．歩行不能な状態となってから放射線治療を開始しても，症状の改善はほとんど期待できないとされており，麻痺症状が出現してきた際には，タイミングを逃さず治療を施行することが重要である．緊急照射の適応にもなるため，早めに放射線腫瘍医に連絡，相談する必要がある．

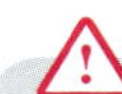

Pitfall

骨転移による脊髄圧迫の診断には MRI 検査が有用であるが，その依頼をする前に，過去に行われている画像検査ですでにその所見がないかを再確認するべきである．見落とされていた骨転移がみつかることも少なくない．

DON'Ts

- □ 癌患者の痛みの訴えや下肢麻痺症状を放置し，放射線治療のタイミングを逃してはならない．
- □ 放射線治療を，最後の手段として患者の状態が悪くなるまでとっておいてはならない．

東邦大学医療センター大森病院放射線科　**寺原敦朗**

☑ 放射線治療タイミングの重要性（最後の手段ではない）

ここまで進行して状態が悪化する前に，なぜもっと早めに依頼をしてもらえなかったのかと思うことも少なくない．まだ腫瘍が比較的小さいうちに照射することで，より効果も期待でき，治療効果が発現する前に患者の状態が悪化してしまうことも避けられる．放射線治療は最後の手段ではない．その有効性を活かすには，タイミングよく用いることが重要である．

（東邦大学医療センター大森病院放射線科　寺原敦朗）

19 がん緩和ケアと疼痛の薬物療法

DOs

- □ がん診療医は，身体的・精神的・社会的およびスピリチュアルな苦痛からなる全人的苦痛の緩和をがん診断時から行う．
- □ ルーチンの対処療法ではなく，緩和ケアにおいても情報収集とアセスメントを十分に行い，より早くより効果的な苦痛緩和を行う．
- □ よい疼痛緩和のために，必要な副作用対策を行い，非オピオイド鎮痛薬とオピオイド鎮痛薬をそれぞれ十分量投与する．

1 緩和ケアとは

世界保健機関(WHO)によれば“生命を脅かす疾患による問題に直面している患者とその家族に対して，痛みやその他の身体的問題，心理社会的問題，スピリチュアルな問題を早期に発見し，的確なアセスメントと対処を行うことによって，苦しみを予防し，和らげることで，QOLを改善するアプローチである.”とされている．

a 全人的苦痛の捉え方

図1を参考に患者の苦痛を確認する．精神的苦痛とスピリチュアルな苦痛は，特定の宗教信仰をもたないことの多い日本では，不眠・うつ・せん妄といった薬物による治療可能性のあるものと，悩み・苦悩・怒りなどにわけると対応しやすいかもしれない．

b アセスメント

症状のコントロールが抗がん治療の可否や，終末期の患者のQOLに直結する．ルーチンの対処療法ではなく，苦痛の病歴聴取と身体診察，侵襲性を考慮のうえで必要であれば躊躇なく検査を行ってアセスメントを十分に行い，より早く効果的と思われる治療方針を打ち出す．

c QOL改善を目的とした苦痛緩和

個々の患者が望んでいるQOLを把握し目標として苦痛緩和を行う．例えば，眠気などが出ても痛みのない状態を望む患者もいれば，多少痛くても頭がクリアな状態を

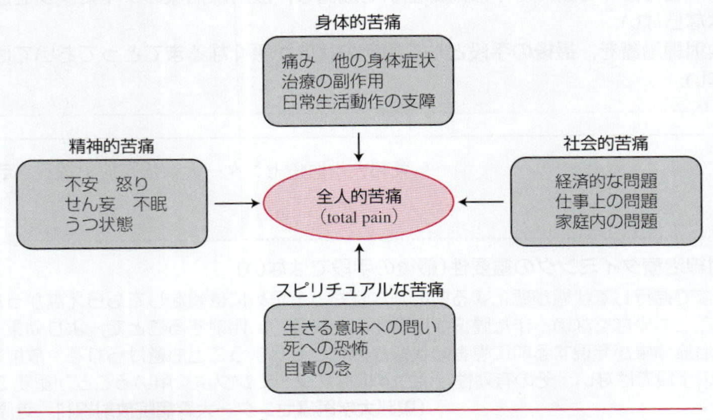

図1　全人的苦痛(total pain)

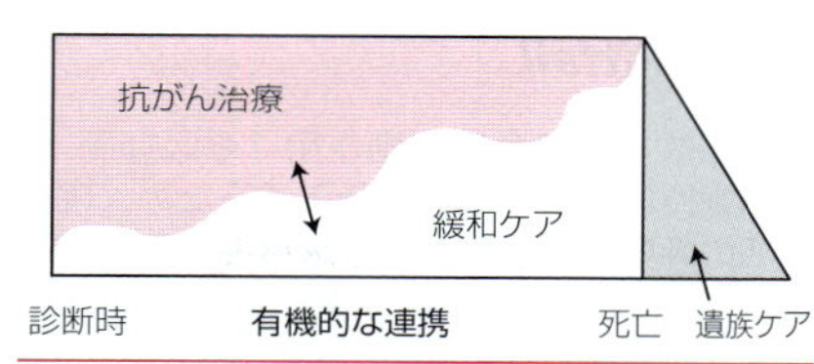

図2　早期からの緩和ケア

望む患者もいる．

d　がんと診断されたときからの緩和ケア

がん告知や抗がん治療の中止など，バッドニュースの伝え方や，抗がん治療の副作用対策などの支持療法，経済的問題や就労などの社会的苦痛へのケアなど，終末期からのみならず診断時から緩和ケアは提供されるべきである（図2）．進行肺癌患者への早期からの緩和ケア介入による，生存期間中央値の改善，QOLの向上，うつ症状の減少がランダム化臨床試験で認められている．

2　疼痛の薬物療法

消化器領域の癌性疼痛では，イレウスや便秘の痛み，蠕動痛などのこともあり，適切な情報収集とアセスメント，原因への可能な対応が重要である．そのうえで，必要に応じて，非オピオイド鎮痛薬およびオピオイド鎮痛薬の使用を検討する．

a　鎮痛薬の使用

WHO方式の除痛ラダーに沿っての鎮痛薬の使用法が基本となる．①→②→③の順で鎮痛薬を強める必要はない．痛みの強さに応じて②または③から開始する．

①軽度の痛み：非オピオイド鎮痛薬．

②軽度〜中等度の痛み：非オピオイド鎮痛薬＋トラマドールまたは低容量オキシコドンもしくはモルヒネ．

③中等度〜高度の痛み：非オピオイド鎮痛薬＋中等量〜高容量オキシコドンもしくはモルヒネ．

b　非オピオイド鎮痛薬

通常はアセトアミノフェンかNSAIDs（非ステロイド性抗炎症薬）のどちらかを定時投与するが，オピオイドの増量が困難な場合などは併用することもある．

1）　アセトアミノフェン

効果的な使用には3〜4 g/日または0.8 g/回程度の十分な投与量が必要となる．注射薬の使用が可能となり，静注であれば負担少なく十分量の投与が可能となった．肝障害は4 g/日までの投与であれば頻度は少ないが，アルコール多飲者では注意を要する．

2）　NSAIDs

炎症に伴う疼痛では強い鎮痛効果が期待できる．代表的な副作用は消化性潰瘍や腎機能障害などで，PPI（プロトンポンプ阻害薬）などの併用が必要となる．特にステロイドの併用では消化性潰瘍の頻度が著増する．

c　オピオイド鎮痛薬

- 一般的には持続痛に対して徐放製剤の定時投与による“ベース”で除痛を図り，時折生じる突出痛に対しては速放製剤の頓服による“レスキュードーズ”（または単に“レスキュー”）で除痛を図る．
- 持続痛が残存する場合，前日のレスキューの投与回数・量も参考に，ベースを20〜50%増量する．
- レスキュー1回当たりの投与量は経口投与の場合，ベースの1日量の10〜20%，持続静注・持続皮下注の場合，ベースの1時間投与量（1日量の1/24）を投与する．間隔は経口なら1時間，注射なら15〜30分あける．回数が多い場合はベースの増量を検討する．

d　オピオイドの選択

代表的なオピオイドであるモルヒネ，オキシコドン，フェンタニルの選択について，考慮すべき点を示す．

①腎機能低下例ではモルヒネは避ける（副

コツ

“麻薬”に対する患者・家族の不安・誤解は導入時になるべく訊き出して取り除く．また，“楽になる”ことは死を連想させることもあるため，“痛みでできなくなっていることを可能にする”ようなQOLの向上を目標として共有することも大切である．

作用の原因になる代謝産物が腎排泄性）．

②呼吸困難例ではモルヒネを選択するが，オキシコドンも効くとされつつある．

③フェンタニル貼付剤でのオピオイド導入は原則避ける．

④モルヒネ，オキシコドンの消化器の副作用が強いときはフェンタニル貼付剤への変更を検討する．

⑤内服困難時のほか，痛みが強く緊急性の高いとき，消化器の副作用が強いときは注射剤の使用を検討する．

Pitfall

オピオイドの危険な副作用は呼吸抑制．熟眠時に最も呼吸数が低下するため，夜間の呼吸数を看護師に確認してもらうことで急な呼吸数の低下を防ぐことができ，自信をもって増量できる．

e　副作用のコントロール

代表的な副作用として，嘔気・嘔吐，便秘，眠気がある．具体的な対処方法は他書に譲るが，ここでも情報収集とアセスメントを行い，オピオイド以外の原因がないかを確認することが大切である．

f　鎮痛補助薬

おもに神経の障害に起因する疼痛の緩和が困難な際に用いる薬剤である．抗けいれん薬や抗うつ薬，ステロイドなどがある．これらが有効である場合もあるが，難渋する際には緩和ケアチームへの相談を検討する．

DON’Ts

- □ あきらめない！　まだできることがあるかもしれない．緩和ケアチームに相談しよう．
- □ 見捨てない！　治療が困難となり，苦しむ患者の前に立つのはつらいが，患者にとっては主治医しかいない．そこからが新たな勝負．

横浜南共済病院緩和支持療法科　**馬渡弘典**

緩和ケアは地味なのか?!

緩和医療の研修時代の上司は「くしゃみ3回，○○3錠みたいなことするな」「患者の状況をもっとグリップしろ」とよく言っていました．効果的な治療を行うためには病態を把握し，それに応じた治療選択が大切なのは他の領域の医療と変わりありません．緩和ケアはその成否がはっきりと患者に反映される，ダイナミックな医療だと思っています．

（横浜南共済病院緩和支持療法科　馬渡弘典）

20 消化器癌の遺伝子診断・コンパニオン診断

DOs

- □ 進行・再発胃癌に対して，トラスツズマブを使用する際には，HER2 発現を確認しよう.
- □ 進行・再発結腸・直腸癌に対してのセツキシマブ，パニツムマブは *RAS* 遺伝子(*KRAS* / *NRAS*)野生型に使用する.
- □ 消化管間質腫瘍に対してのイマチニブは KIT 陽性例に対して用いる.

1 個別化医療とコンパニオン診断

解析技術の進歩により，個人，組織，細胞単位で塩基配列・遺伝子発現の網羅的解析が可能になった．この分子レベルの情報に基づき，病態に重要な分子に直接作用する薬剤が登場してきた．一方，薬剤の標的や関連する分子の変異，発現量の変化を検索し，薬剤への反応や副作用の個人差を把握し，疾患マネジメントに応用することも可能となった.

このような個人間での薬効の違いや，副作用予測はコンパニオン診断とよばれ，個別化医療には欠かせない．コンパニオン診断薬の開発により，疾患治療にあたり，無効群を予測し，効果が期待できる群に絞り込むことが可能となり，医療費削減にもつながる．このような背景から，近年の創薬は，コンパニオン診断薬開発と平行して行われることが多い．本項では，消化器癌領域で，現在，日常診療で行われている，あるいはエビデンスレベルの高いコンパニオン診断について解説する.

2 消化器癌の治療とコンパニオン診断

癌細胞は多様な塩基配列・発現変化が存在し，同種の癌でも異なった遺伝子異常プロファイルを示す．癌が進展していく過程でも遺伝子異常が蓄積され，その結果として癌の性質が変化する．このような多様な変化のなかで，発癌や腫瘍進展に特に重要と思われる分子の変化(ドライバー変異)をターゲットとして抗腫瘍薬が開発されている．しかし，同一の癌種でも異なるドライバー変異をもつ腫瘍には，その薬効は期待できない．現在，コンパニオン診断と治療との関連では，ヒト表皮細胞成長因子受容体 2(HER2)過剰発現を示す進行・再発胃癌での HER2 モノクローナル抗体(トラスツズマブ)の使用，RAS 野生型の結腸・直腸癌に対しての抗上皮細胞成長因子受容体(EGFR)モノクローナル抗体薬(セツキシマブ，パニツムマブ)の使用，および KIT 陽性消化管間質腫瘍(gastrointestinal stromal tumor：GIST)に対すチロシンキナーゼ阻害薬(イマチニブ)があげられる．これらの腫瘍では増殖因子受容体とその下流のシグナルの異常な活性化が癌化の重要なステップと考えられ(図 1)，その経路を遮断する分子標的療法の効果を予測するための検査法である.

a 胃癌の治療と HER2 過剰発現……

HER2 は，EGFR と同じファミリーに属する受容体型チロシンキナーゼであり，その遺伝子増幅や活性型変異により下流のシグナル上の分子 RAS が活性化される．活性化 RAS はエフェクターを介してさらに下流のシグナルを活性化する(図 1)．そのエフェクターとして，RAF キナーゼ，phosphatidylinositol 3-kinase(PI3K)などが

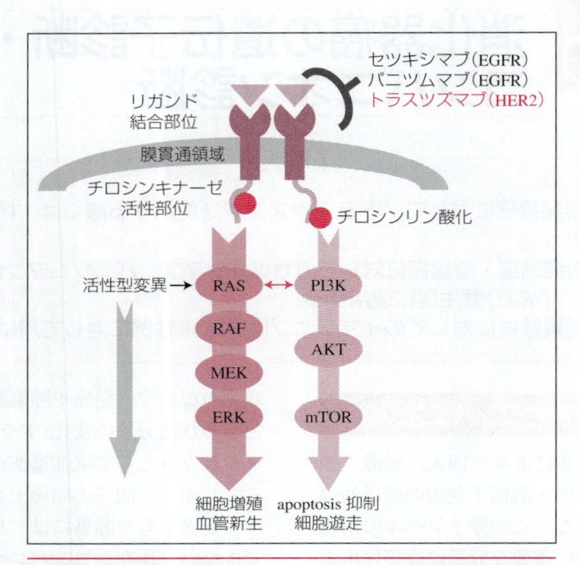

図 1　上皮成長因子ファミリー受容体・RAS の活性化と癌化
増殖因子の結合により上皮成長因子受容体(EGFR)は二量体を形成し，細胞内領域にあるチロシンキナーゼ部位は，リン酸化され，シグナルが下流へと伝達される．この経路の恒常的な活性化は大多数の癌に認められる変化である．EGFR は構造上類似した受容体が存在し，EGFR，HER2，HER3，HER4 が知られている．セツキシマブ，パニツムマブは EGFR に対する抗体，トラスツズマブは HER2 に対する抗体である．RAS 活性型変異では EGFR への増殖因子結合にかかわらず RAS の下流シグナルが恒常的に活性化される．

あり，細胞増殖や生存シグナルとして働く．乳癌，卵巣癌，胃癌では HER2 の遺伝子増幅，発現増加が認められ，免疫染色や *in situ* hybridization 法を用いて検索されている．胃癌ではおよそ 1 割に *HER2* 遺伝子増幅，発現増加が認められるが，HER2 陽性胃癌ではカペシタビンもしくは 5-FU + シスプラチンに対するトラスツズマブの上乗せ効果が確認された[1)]．すなわち，HER2 陽性胃癌では HER2 下流のシグナルが活性化されており，抗 HER2 抗体によるシグナル活性化のブロックが化学療法の効果を増強する結果と考えられる．現在，化学療法選択前に HER2 検査を実施することが推奨されている．

b　大腸癌の治療と *RAS* 遺伝子変異…

前述のように，RAS は EGFR などの増殖因子の下流にある．活性型 RAS は GTP 結合型であり，自身の GTPase により加水分解を受けて不活性型となるが，突然変異により自身の GTPase 機能が障害されると恒常的活性化の状態となる．adenoma-carcinoma sequence による発癌経路では，大腸腺腫が異型性を獲得する段階で *RAS* 遺伝子変異が認められるとされ，大腸癌のおよそ 35% に *KRAS* 活性型変異が存在し，主としてエクソン 2 に認められる．抗 EGFR 抗体を使用する場合，活性型 RAS 変異をもつ大腸癌は，恒常的に受容体下流の RAS が活性化されているため，抗 EGFR 抗体の効果が期待できない．セツキシマブの添付文書には，*KRAS* 遺伝子変異の有無を考慮したうえで適応患者の選択を行う旨が記載されている．その後，製造承認されたパニツムマブでも，適応は*KRAS*遺伝子野生型に限定されている．一方，RASのアイソフォームとして*NRAS*，*HRAS*も存在し，特に*NRAS*は大腸癌の4％弱で変異が認められる．さらに，*KRAS*のエクソン3，4領域の変異でも抗EGFR抗体の効果が得られる可能性は少ないと考えられている．*RAS*遺伝子の変異部位と癌細胞の形質の違いに関しては不明な点もあるが，*KRAS*エクソン2だけでなく，エクソン3，4領域の変異や*NRAS*変異例でも抗EGFR抗体併用における上乗せ効果はなく，現在は*KRAS* / *NRAS*野生型の大腸癌に対してのみ抗EGFR抗体の使用が推奨されている[2]．わが国においても*KRAS* / *NRAS*変異診断薬が製造承認されている．

c　GISTの治療とKITの発現

KITはEGFRやHER2と同様にレセプター型チロシンキナーゼであり，血小板由来増殖因子受容体（PDGFR）ファミリーに属する．KITはstem cell factor（SCR）が結合することにより二量体を形成し活性化するが，活性型変異によりSCRの結合なしに恒常的に下流のシグナルが活性化される．90％近くのGISTで*c-Kit*遺伝子変異が生じている．イマチニブは，PDGF受容体およびKITのリン酸化阻害によりチロシンキナーゼ活性を抑制し，下流のシグナル活性化を抑えるため，KIT陽性，あるいは*c-Kit*や*PDGFRα*遺伝子変異をもつGISTに対して有効である．

d　その他

大腸癌では*BRAF*遺伝子変異が*KRAS*変異のない大腸癌の5～10％に認められ，*KRAS*変異と排他的な関係にある．BRAFもRASカスケード下流の分子であるが，その変異と抗EGFR抗体の効果との関係については一定の見解が得られていない．*BRAS*変異は悪性黒色種で高頻度に認められ，*BRAS*変異悪性黒色種にはBRAF阻害薬が用いられる．BRAS変異陽性の大腸癌は予後不良であり，BRAF阻害薬を含んだ化学療法なども検討されている．

一方，アスピリンはPI3Kシグナルを抑制し，腫瘍抑制に働く可能性が指摘されているが，PI3Kをコードする*PIK3CA*遺伝子変異をもつ大腸癌は長期の低用量アスピリン服用により生存期間が延長するとの報告が認められる[3]．この結果に関しては，まだ今後の検証が必要ではあるが，PIK3CA遺伝子変異は大腸癌の15％に変異が認められ，興味深い知見である．

抗悪性腫瘍薬のイリノテカンに関して，その活性代謝物はUDP-グルクロン酸転移酵素により代謝されるが，その遺伝子多型により代謝が遅延し，重篤な副作用が発現

☑ コンパニオン診断薬の開発と問題点

コンパニオン診断の結果は，患者の治療法選択に直接関わるため，その開発には膨大な費用と労力が必要となる．診断手法，検査法に十分な再現性が得られるか，正常と異常の定義などの検討が必要である．検査に使う試料についても，凍結組織，ホルマリン固定パラフィン包埋組織などがあり，最適な保存状態や処理時間を決めなければならない．臨床試験で再現性をもって有意差が確認される必要があり，変異頻度の少ない分子では極めて多数の例での解析が必要となる．治療薬とコンパニオン診断薬の開発が平行して行われることが多いが，コンパニオン診断薬も，その効果を予想する治療薬の開発が頓挫すれば無駄になる．これらは，新規薬剤の開発費に反映され，薬価が高騰することになる．コンパニオン診断では多数の論文が発表されているが，臨床応用に至るものは，極少数である所以である．したがって，コンパニオン診断薬の開発には，多数の試料と情報を一元管理するシステムや全国的なネットワークが必須である．

（近畿大学医学部消化器内科　西田直生志）

する．イリノテカンは胃癌，膵癌などの消化器系腫瘍で使用される薬剤であり，副作用のリスク評価に役立つ．

同様に，体細胞の遺伝子多型に関しては，IFN-λをコードする*IL-28β*遺伝子多型とC型慢性肝炎におけるインターフェロン治療効果との関連が知られており，臨床で用いられている．

従来は同一疾患には同じ治療が行われてきたが，コンパニオン診断薬の登場により，同一の疾患でもより複雑な治療アルゴリズムが必要になった．

コンパニオン診断の原理の理解には，分子生物学，細胞生物学の理解が必須であり，医療と研究の双方を理解したPhysician Scientistsの役割も大きい．一方，乳癌や胃癌におけるHER2の発現など，異なる癌種間で共通のドライバー変異がある場合，同一の薬剤で効果的が得られる可能性がある．

すなわち，悪性腫瘍の治療が，臓器別から変異プロファイル別の治療へと変化することを意味し，治療薬のターゲットが広がる．癌治療におけるパラダイムシフトといえる．

DON'Ts

- □ コンパニオン診断の施行には，分子生物学，細胞生物学側面からの理解を怠るべきではない．
- □ 確立されていないバイオマーカーを診療に反映させるべきではない．

文献

1) Bang YJ, et al.：Lancet 2010；376：687-697.
2) 日本臨床腫瘍学会（編）：大腸がん患者におけるRAS遺伝子（KRAS / NRAS遺伝子）変異の測定に関するガイドライン．第2版，2014年4月．
3) Liao X, et al.：N Engl J Med 2012；367：1596-1606.

近畿大学医学部消化器内科　**西田直生志**

第8章

知っておくべき知識と制度

1 消化器診療に関する法律(医師と法律)

DOs

- □ 医師法は必ず読んでおこう.
- □ 一般的な法令の知識も学んでいこう.
- □ 判例を通して自分の行っている診療が正しいかを考えよう.

1 医師と法律

医師が医療を行うにあたって関係する法律は意外に多い. 医師法や医療法以外にも刑法や民法も関わってくる. 近年の医療事故, 医療訴訟の増加に伴い, 医師も最低限の法律の知識が求められる時代となった. 日本は法治国家であるので, 法を犯してしまえば“知らなかった”“しょうがなかった”では済まされない. 社会生活上の常識の範囲内で行動すれば法を犯すことは考えにくいので, 過剰に心配する必要はないが, 知らなければ誤った判断をしてしまうことがある[1].

2 医師法

a 医師法とは

医師が医師として働くための法律であり, 診療を行うにあたっては知っておかなければならない知識である. 必要な部分は多くないので, 一度は必ず読んでおこう. 以下に特に重要な条文を取り上げる.

b 医師法第 7 条

医師が以下(第 4 条)のいずれかに該当し, 又は医師としての品位を損するような行為のあったときは, 厚生労働大臣により処分される.

- 心身の障害により医師の業務を適正に行うことができない者として厚生労働省令で定めるもの.
- 麻薬, 大麻又はあへんの中毒者.
- 罰金以上の刑に処せられた者.
- 前号に該当する者を除くほか, 医事に関し犯罪又は不正の行為のあった者.

処分の内容としては, ①戒告, ② 3 年以内の医業の停止, ③免許の取消しがある.

厚生労働省の医道審議会による報告では, 毎年数十名の医師が処分されており, そのうちの数名は免許取消の処分を受けている. 内容としては, 麻薬・覚せい剤取締法違反や強制わいせつ, 傷害致死などは免許の取消しや 1 ~ 3 年の医業停止といった重い処分を下されている. これらはいずれも悪質な犯罪であり, 国の法律を犯しているため刑法による処分も科せられることになる. 常識をもった医師であればこれらの犯罪に手を染めることはないが, 医師としての立場上, 麻薬などの禁止薬物が入手しやすい環境にあることや診療と称したわいせつ行為の機会があることから, これらの誘惑に負けて法を犯してしまう者がいることも事実であり, 医師としての責任と自覚をしっかりもたなければならない.

c 医師法第 19 条

診療に従事する医師は, 診察治療および検案の求があった場合には, 正当な事由がなければ, これを拒んではならない.

ここで問題になるのが, 正当な事由とは何かということである. 医師法には正当な事由について明記されておらず, 何が正当な事由であるかははっきりとしていない. その理由は, 患者の状態や勤務施設の医療設備や診療能力, 近隣医療機関の存在などが重要になってくるからである. 診療を拒否した場合であるが，医師法違反による行政処分が下されるわけではなく，診療を拒否したことによって患者が損害を被った場合に損害賠償責任を問われる可能性がある．この際，正当な事由のない不応招という違法行為と病状の悪化や死亡という結果に相当の因果関係がなければ法的責任問題にはならない[2]．

d　医師法第20条

医師は，自ら診察しないで治療をしたり，診断書や処方せんを交付したり，自ら検案をしないで検案書を交付してはならない．

診療において，状態が安定していて，長期にわたって薬の変更がない患者では，診察を受けずに処方箋の交付のみを希望することがある．しかし，この条文に定められているように，診察をしないで処方箋を交付することはできない[2]．

e　医師法第23条

医師は，診療をしたときは，本人又はその保護者に対し，療養の方法その他保健の向上に必要な事項の指導をしなければならない．

この条文によると，患者の生活上の注意点についても医師が指導をしなければならないということである．消化器診療では食事についての指導が必要になることが多い．また，内視鏡検査や治療後にも食事や生活に関する注意事項を説明しなければならないことがある．実際に，内視鏡下で大腸ポリープを切除した患者が遅発性穿孔をした際に，安静を指示されていないために過度な活動をしたことが穿孔と因果関係があるとされ，医療側が敗訴した事例がある．全患者に詳細な説明は必要ないと考えるが，リスクが高い処置を行った際には生活上の注意も含めて十分に説明する必要がある[3]．

f　医師法第24条

医師は，診療をしたときは，遅滞なく診療に関する事項を診療録に記載しなければならない．

> **Pitfall**
>
> 医師が処分される理由に，罰金以上の刑に処せられた者というものがある．酔っ払って相手に怪我をさせたときには暴行罪，交通事故では業務上過失致死傷，道路交通法違反（スピード違反，飲酒運転）なども処分される可能性がある．

カルテは患者が受診した理由，行った検査や治療，経過などを把握するために必要な情報である．診療を行っていくなかで，なぜその検査や治療を選択したのかを，振り返って考える必要があるときや，患者の引き継ぎや紹介をする際にも，記載されたカルテからしか情報を引き出せないため，医師として責任をもって患者を診療していくためにもカルテの記載は欠かすことのできない重要なものである．

近年では，カルテ開示を迫られることがあり，特に医療訴訟においてはカルテ記載がない場合は診療をしていないと判断され，不利な状況になってしまうことがある．カルテ記載のみが唯一診療を行ったことの証明になるため，どんなに忙しくても診療を行った際にはカルテ記載は必ず行わなければならない[2]．

3　刑法と民法

a　刑法と民法の違い

医業は医師法と医療法の下で成り立っているが，特に医療事故や医療訴訟に関しては刑法や民法が関わってくる．刑法とは懲役や罰金などの刑罰を定めているもので，検察庁が被告に対して刑罰を求めるための法律である．民法は被害者が加害者に対して慰謝料を請求したりする個人間でのトラブルを解決するための法律である．

b　刑法第134条（秘密漏示罪）

医師，薬剤師，医薬品販売業者，助産師，弁護士，弁護人，公証人又はこれらの職にあった者が，正当な理由がないのに，その業務上取り扱ったことについて知り得た人の秘密を漏らしたときは，6月以下の懲役又は10万円以下の罰金に処する．

ここにある正当な理由とは，①本人の承諾がある場合，②法令上の届出義務がある場合(感染症の届出，麻薬中毒者の届出など)，③証言拒絶権に該当する場合以外の法廷証言，④看護上必要あるときの親権者への告知などである．

保険会社や市役所，弁護士などからの問い合わせに対しても医師の守秘義務を考慮した対応を行わなければならない[2]．

c 刑法第246条(詐欺罪)

診療報酬不正請求がたびたび問題になっているが，近年，この診療報酬不正請求に対しては職業倫理の基本を軽視し，国民の財産を取得するものとして，医師法でも重い処分の対象とされている．

d 刑法第160条(虚偽診断書等作成罪)

医師が公務所に提出すべき診断書，検案書又は死亡証書に虚偽の記載をしたときは，3年以下の禁錮又は30万円以下の罰金に処する．

日常診療において患者側から各種診断書の作成を依頼されることは多いが，職場や保険会社への提出のために病気を発症した日を実際とは異なる日付を記載するように求められたり，保険金の請求のために異なる病名(悪性でないものを悪性とするような)で記載してほしいと頼まれたりすることがある．しかし，真実と異なる記載をすることは，虚偽診断書等作成罪や詐欺罪などに問われることがあり，犯罪行為となりうるため絶対にしてはならない[2]．

e 刑法第197条(収賄罪)

公務員が，その職務に関し，賄賂を収受し，又は賄賂の要求若しくは約束をしたときは，5年以下の懲役に処する．

ここでポイントとなるのが公務員であるということである．すなわち，診療に際して，患者や家族から謝礼を受け取った場合は，公務員であれば収賄罪にあたりうる．

f 刑法第199条(殺人罪)

この法律に最も関わってくるのが，安楽死の問題である．諸外国では安楽死を認めている国もあるが，現時点では日本での安楽死は認められていない．そのため，いかなる理由があろうとも安楽死を行った場合には，殺人罪に問われる可能性がある[2]．

コツ

メディアで取り上げられたニュースは印象に残りやすいので，他人事と考えず1つずつ覚えていこう．

DON'Ts

- □ わからないことを大丈夫だろうと安易に考えて行ってはならない(知らないことは必ず確認を！)．
- □ どんな医療でも法の下に行われるべきであり，どんな理由があっても法を犯してはならない．

文献

1) 水澤亜紀子：消化器診療に関する法律の基礎知識．白鳥敬子，他(編)：消化器研修ノート．診断と治療社，2009：598-601．
2) 高田利廣：事例別 医事法Q & A．改訂第3版，日本医事新報社，2004．
3) 大城　孟，他：医事紛争実務ハンドブック．金芳堂，2004．

防衛医科大学校内科学(消化器)　**佐藤宏和，穂苅量太**

2 個人情報保護

DOs

- □ 医療事故と感じたら，上長または医療安全管理担当に直ちに報連相しよう．
- □ 重大な有害事象が起きた場合，被害の軽減に努めることが最も重要．必ず院内の応援を要請し，全力で治療する．
- □ 過誤の有無にかかわらず重大な有害事象発生時には，患者に対して“つらい思いをさせていることを申し訳なく思う”という気持ちを率直に伝える．

1 医師・医療機関の義務と患者[1]の権利

a 医師の守秘義務

医師の守秘義務とは，医師と患者関係において知り得た患者に関する秘密を他にもらしてはならないという義務のことである．よい医療を施すためには患者からの十分な情報の開示が必要不可欠であり，それには医師と患者の絶対的な信頼関係が必要である．現在は刑法で規定されている法的義務であるが，本来は専門職である医師の倫理上の義務であった．その代表が“ヒポクラテスの誓い”であり，その後に続くジュネーブ宣言(1948 年)である．当時の守秘義務は絶対的なもので例外を認めないものと理解されていたが，近年少しずつ例外を認める方向になってきている．

わが国においては刑法第 134 条の秘密漏示罪として以下のように規定されている．「医師，薬剤師，…の職にあった者が，正当な理由がないのに，その業務上取り扱ったことについて知り得た人の秘密を漏らしたときは，6 月以下の懲役又は 10 万円以下の罰金に処する」

この規定にある正当な理由とは，①法令に基づく場合(例：母体保護法や結核予防法等に基づく届け出等)，②第三者の利益を保護するために秘密を開示する場合，③本人の承諾がある場合，とされている．

医師の守秘義務とは，医師－患者関係の基盤となる信頼関係を築く基本的な義務であるが，必ずしも絶対的なものではなく，法令や本人の承諾に基づく場合は開示が許容される．また，第三者等に及ぶ危険を防止するため，あるいは第三者等の利益を保護するために患者情報を開示することは，開示の必要性と開示によって損なわれる利益とを比較検討して妥当性を決める必要があり，開示が許容される場合でも，必要最小限での開示にとどめることが必要である．

b 個人情報保護法

1) 個人情報とは

氏名，生年月日，住所等で，個人を特定できる情報のことを指す．具体例としては，診療記録，X 線フィルム，処方箋，検体，紹介状などがあり，客観的なデータだけでなく，医師等が行った判断・評価も含まれる．

2) 個人情報保護法

個人情報保護法は平成 15 年 5 月に公布，平成 17 年 4 月に施行された．これは，守秘義務に“患者本人の同意”という概念を加えたもので，個人情報の主導主体は“医療を提供する側”ではなく，“患者”である．また，個人情報保護法において定められた義務の主体は，医師個人ではなく一定の規模の事業者である．

具体的な個人情報取扱事業者の義務として，「利用目的の特定，利用目的による制限」「適正な取得，取得に際しての利用目的の通知等」「安全管理措置，従業者・委託先の監督」「第三者提供の制限」「公表等，開示，訂正等，利用停止等」があげられている．

c　医療・介護関係事業者における個人情報の適切な取扱いのためのガイドライン[2)]

個人情報保護法の公布に伴い，平成16年12月に厚生労働省より定められた．個人情報取扱事業者のうち，病院や診療所等の直接医療を提供する事業者や介護・高齢者福祉サービス事業を行う者を対象に個人情報保護法より踏み込んだ内容が含まれている．個人情報保護法と異なる点は，①個人情報保護法では義務の課されない取り扱う個人情報の数が5,000件以下の小規模事業者に対しても遵守義務を求めていること，②個人情報保護法では“生存する個人”に関する情報の取り扱いを定めているが，ガイドラインでは患者が死亡した場合でも漏洩防止のために安全管理措置を講ずる必要があること，③開示請求ができる者を親族や法定代理人などに定め，開示・不開示の判断には“検討委員会で検討すること”“文章で理由を示すこと”“苦情処理の体制についても併せて説明すること”が求められ，診療録の開示については担当の医師等が説明を行う等の対応が望ましいとされていること，があげられる．

2　学会発表における個人情報保護[3)]

医学研究において症例報告はまれな疾患や特殊な治療症例の積み重ねにより医学・医療の進歩，患者の健康・治療成績の向上に寄与している．患者のプライバシー保護は医療者に求められる義務であるが，一方，患者の疾患や治療内容に関する情報が記載されることが多いため，プライバシーの保護に配慮し，患者が特定されないように留意しなければならない．

各学会よりプライバシー保護に関する指針が出ているが，ここでは外科関連学会協議会において採択された「症例報告を含む医学論文及び学会研究会発表における患者プライバシー保護に関する指針」を紹介する．

①患者個人の特定可能な氏名，入院番号，イニシャルまたは「呼び名」は記載しない．
②患者の住所は記載しない．但し，疾患の発生場所が病態等に関与する場合は区域までに限定して記載することを可とする．
③日付は，臨床経過を知る上で必要となることが多いので，個人が特定できないと判断される場合は年月までを記載してよい．
④他の情報と診療科名を照合することにより患者が特定され得る場合，診療科名は記載しない．
⑤既に他院などで診療・治療を受けている場合，その施設名ならびに所在地を記載しない．但し，救急医療などで搬送元の記載が不可欠の場合はこの限りではない．
⑥顔写真を掲示する際には目を隠す．眼疾患の場合は，顔全体が分からないように眼球のみの拡大写真とする．
⑦症例を特定できる生検，剖検，画像情報に含まれる番号などは削除する．
⑧以上の配慮をしても個人が特定化される可能性のある場合は，発表に関する同意を患者自身（または遺族か代理人，小児では保護者）から得るか，倫理委員会の承認を得る．
⑨遺伝性疾患やヒトゲノム・遺伝子解析を伴う症例報告では「ヒトゲノム・遺伝子解析研究に関する倫理指針（平成13年3月29日）」による規定を遵守する．

3　個人情報保護法に沿った具体的な対応例[4)]

a　入院患者・面会者への対応

1）病室での患者名札の掲示

患者の取り違い防止の観点から業務を適切かつ安全に実施するうえで必要だが，患者の要望に応じた配慮が望ましい．

2）面会者に対する入院病棟および病室の案内

常識的な範囲で運用する．厳密には，患者の希望を聞いておくのが望ましい．

3）面会の照会に対する対応

入院しているか否かを答えることは情報漏洩にあたる可能性がある．

b　電話応対について

1）患者本人との電話での応答

ID や氏名，生年月日等の確認が必要となる．機微な情報の話はしないのが望ましい．

2）家族・親戚からの電話での問い合わせ

患者の承諾がない限り，電話での応対はしないほうがよい．

c　第三者への情報提供

1）警察からの問い合わせ

令状がある場合には全面的に協力しなければならない．令状がなく，捜査に必要な紹介をされた場合には，回答すべき義務があると考えられており，個人情報保護法の「法令に基づく場合」に該当する．しかし，民法により損害賠償請求される可能性はありうるため，個々の施設において判断する必要がある．

2）弁護士会，弁護士個人からの患者に関する問い合わせ

弁護士会からの問い合わせは弁護士法第23条に基づく照会であるため，「法令に基づく場合」にあたり，本人の同意なく回答しても個人情報保護法には違反しない．ただ，プライバシー権の侵害に当たるとして民法により損害賠償請求をされる危険があるので，“本人の同意書を付けていただければお答えいたします”という回答にするのが安全と思われる．

弁護士個人からの問い合わせは，“弁護士会からの照会の手続きをしてほしい”と回答するのが望ましい．

3）保険会社からの問い合わせ

保険に加入する際の健康状態，保険金支払いの審査のための症状に関する照会，いずれの場合も患者の同意を得ずに回答してはならない．

DON'Ts

- □ 患者家族だからといって安易に患者情報を説明しない．
- □ エレベーター内や待合室など第三者がいる状況で患者の個人情報に関わる話をしてはいけない．

文献

1）水澤亜紀子：個人情報保護．白鳥敬子，他（編）：消化器研修医ノート．診断と治療社，2009：502-605.

2）医療・介護関連事業者における個人情報の適切な取扱いのためのガイドライン（平成22年9月17日改正）．厚生労働省．

3）症例報告を含む医学論文及び学会研究会発表における患者プライバシー保護に関する指針（平成16年4月6日）．外科関連学会協議会．

4）個人情報保護担当委員会（編）：個人情報保護法に関するQ＆A．全日本病院協会，2006. http://www.ajha.or.jp/topics/info/pdf/2006/060929.pdf

防衛医科大学校内科学（消化器）　**成松和幸，穂苅量太**

3 医療事故

DOs

- □ 医療事故と感じたら，上長または医療安全管理担当に直ちに報連相しよう．
- □ 重大な有害事象が起きた場合，被害の軽減に努めることが最も重要．必ず院内の応援を要請し，全力で治療する．
- □ 過誤の有無にかかわらず重大な有害事象発生時には，患者に対して「つらい思いをさせていることを申し訳なく思う」という気持ちを率直に伝える．

1 用語の定義

- 医療事故：医療行為に起因する予期しない結果．健康障害の有無，過誤，過失を問わない．予測不可能なもの回避不可能なものも含む．
- 医療過誤：過失によって生じた医療事故．健康障害の有無は問わない．
- 安全(safety)：許容できないリスクがないこと．
- リスク(risk)：ある不具合事象の発生確率，およびその事象の程度の組み合わせ．
- エラー(error)：過誤．計画した活動を意図したとおりに実施できないこと，または不適切な計画に基づいて行動すること．
- イベント(event)：医療提供の過程で起きる出来事．
- インシデント(incident)：医療提供の過程で起きる不具合な出来事・事象．
- 有害事象(adverse event)：患者に害を及ぼした不具合事象．

2 医療安全の経緯

1999 年に，横浜市立大学病院と都立広尾病院で重大な医療事故が起こり，これを契機にマスコミの医療事故報道が一気に過熱した．広尾病院事件では医療関連死の届け出に関して医師法 21 条が適応された．その後，福島大野病院での患者死亡事件で執刀医が逮捕される事態になり，医療現場は混乱し萎縮医療が目立つようになり，医療崩壊も心配される状況に至った．医療不信は 1999 年の事故が原因といわれることがあるが，医療関連の民事訴訟数は 1990 年以後年々直線的に増加し，1999 年の 2 つの医療事故以前すでに患者側の不信感は大きくなっていたことがわかる(図 1)．

これらの状況を受け，2001 年に厚生労働省に医療安全推進室が設置され，国としての実質的な安全対策が開始された．2005 年に厚生労働省内の医療安全対策検討会から医療安全の 3 つの柱，①医療の質と安全性の向上，②医療事故等事例の原因究明・分析に基づく再発防止対策の徹底，③患者・国民との情報共有と患者・国民の主体的参加の促進，が掲げられ，様々な施策の基本となっている．

3 医療事故の発生状況

日本医療機能評価機構が行っている医療

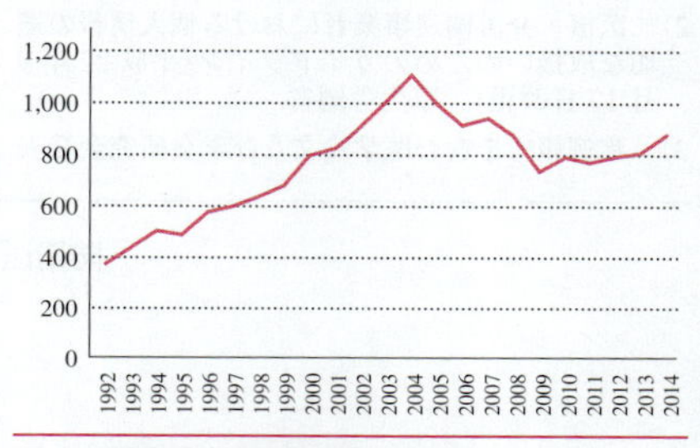

図 1　医療事故民事訴訟の動向

事故情報収集等事業(報告義務機関274施設と参加登録申請医療機関691施設からの報告)によると，2013年の1年間に3,049件の医療事故が報告され，うち9.1%が死亡事例(表1)となっている．わが国の医療事故の発生率に関するデータは不明であるが，欧米での調査[1)]では，有害事象の発生率は2.9%から16.6%で，0.2%から0.8%が入院中に発生した有害事象で死亡し，そのうちの半数が過誤によると報告されている．

表1　医療事故情報収集等事業への事故報告数

事故の程度	件数	%
死亡	276	9.1
障害残存の可能性がある(高い)	301	9.9
障害残存の可能性がある(低い)	825	27.1
障害残存の可能性なし	825	27.1
障害なし	705	23.1
不明	117	3.8
その他	421	13.8
合計	3,049	100

4　医療事故のレベルと重大な医療事故

医療事故は障害の程度と継続性でレベル分類される(表2)．全日本病院協会は，以下のような事例を重大事故として明示している．

a　手術関連項目

- 異なった部位への手術．
- 異なった患者への手術．
- 誤った外科手術(術前の患者への説明と異なったすべての外科手術)．
- 外科手術後の体内遺残．
- ASA身体状態1の術中・術直後の死亡．

b　医療機器関連項目

- 汚染された薬剤・機器・生体材料使用に伴う死亡・重篤な後遺障害．
- 機器の不適切な使用による死亡・重篤な後遺障害．
- 医療用ガスラインの誤りに伴う死亡・重篤な後遺障害．
- 血管内の空気塞栓による死亡・重篤な後遺障害．

表2　医療事故のレベル分類

影響レベル(報告時点)	傷害の継続性	傷害の程度	内容
レベル0	－	－	エラーや医薬品，医療用具の不具合がみられたが，患者には実施されなかった
レベル1	なし	－	患者への実害はなかった(何らかの影響を与えた可能性は否定できない)
レベル2	一過性	軽度	処置や治療は行われなかった(患者観察の強化，バイタルサインの軽度変化，安全確認のための検査などの必要性は生じた)
レベル3a	一過性	中等度	簡単な処置や治療を要した(消毒，湿布，皮膚の縫合，鎮痛薬の投与など)
レベル3b	一過性	高度	濃厚な処置や治療を要した(バイタルサインの高度変化，人工呼吸器の装着，手術，入院日数の延長，外来患者の入院，骨折など)
レベル4a	永続的	軽度～中等度	永続的な障害や後遺症が残ったが，有意な機能障害や美容上の問題は伴わない
レベル4b	永続的	中等度～高度	永続的な障害や後遺症が残り，有意な機能障害や美容上の問題を伴う
レベル5	死亡	－	死亡(原疾患の自然経過によるものを除く)

c　処置関連項目

- 薬剤事故による死亡・重篤な後遺障害.
- 異型輸血による死亡・重篤な後遺障害.
- 低リスク出産時の母体死亡・重篤な後遺障害.

5　医療事故対応

医療現場は正確な時間と客観的な事実を記載する. 記録のないことは行われなかったと判断される場合がある. 事故と関連がある薬剤や医療機器は保全する. モニター, 医療機器は後にログを確認するため片付けてはいけない. 過誤が明らかな場合は, 謝罪を表明する. 謝罪がなければ, その後の信頼関係を再構築することは困難になる. 過失は不明だが悪い結果の場合, つらい思いをさせて申し訳ないと共感表明する. 患者側から医療過誤ではないかとの訴えのある場合, 慌てて安易に過失を認めたり, 補償を約束したりしてはいけない. 病院として, 患者の懸念を調査し回答すると答える. 予期せぬ死亡例では, 死因究明の重要性を説明し剖検の承諾を得ることに努める. 同意が得られない場合は, AI(autopsy imaging)や血液などの検体採取を考慮する.

事故直後から, 謝罪または共感表明, 健康被害軽減への努力, 原因追求, 事実を隠さないオープンな姿勢を続けることが, 事故後の信頼関係を得るためにとても重要である.

6　過失の判断

医療紛争で争われる“過失”とは, 注意義務と説明義務のどちらかまたは両方に違反があった場合である. 注意義務違反は, 自分自身に向けるのと同等な注意をしていれば, 損害の発生という結果を予見できた(具体的予見義務)にもかかわらず, それを回避すべき義務(結果回避義務)を怠ったか否かで判断される. インフォームドコンセントがないまたはその要件を満たしていない場合, 損害賠償責任が追求されうる(説明義務違反). 注意義務違反および説明義務違反は, 診療当時の臨床医学の実践における医療水準を基準として判断される. 医療水準は, 医師が所属する医療機関の性格, 専門性などが考慮されるため, 大学病院の医師にはより高い基準が課せられる. “診療ガイドライン”や“添付文書”の内容は医療水準を示すものと考えられ, 訴訟において判断の根拠として用いられやすい.

7　医療事故の法的な責任

一般的に医療訴訟は民事にて争われる. 民法では損害賠償は, 過失がありそれに起因して損害が発生したときに認められる. 訴訟においては, “過失”“因果関係”“損害の発生”が争われる.

過失が明白で特に損害が重大な場合は, 医療機関や家族から警察へ届け出が行われ, その結果, 業務上過失致死 / 傷害罪で刑事訴追される場合がある. 刑事罰を受けると, さらに医師免許停止などの行政処分も課せられる. このため, 過失が明白な場合は訴訟を回避するべく調停外での話し合いによる紛争解決が行われる場合が多い.

なお, 医療関連死において医師法21条による警察への届け出は, 薬剤誤投与など明らかな過誤があり死亡との因果関係が明白である場合と考える専門家が多い.

8　医療安全活動

医療安全活動の基本は, 情報収集, 調査, 分析, 対策立案である. 自院のインシデント報告や有害事象を収集分析し, 頻度の高い事象や健康被害への影響度の高い事象の要因に対して対策を立案する. 対策は, 「注意してください」などの注意喚起でなく, 医療の過程に内在するリスク要因を見出し, これを排除する, できないようにする(フールプルーフ), わかりやすくするなどのエラー防止対策を行う. また, 自院だけでなく，日本医療安全調査機構などからも情報を収集し，自院において同様の事故の可能性がないか検討し，必要であれば未然に対策を講じる．

医療事故被害者の願いは，①原状回復，②真相究明，③反省・謝罪，④再発防止，⑤損害賠償とされる．医療側も同じ思いであるが，謝罪や損害賠償は過失の存在が前提となり，過失の有無は裁判で争わざるをえなくなる．しかし，裁判は紛争解決のための手段であり，原因究明や再発予防に結びつかない．これまで患者・家族から訴えがなければ，自主自浄的に医療事故に対して調査をしてきた医療機関はほとんどないだろう．2015 年 10 月から開始される医療事故調査制度は医療安全の新たな転換点となるかもしれない．不断ない医療安全活動によって，より医療が安全な場になることを願う．

DON'Ts

- [ ] カルテの改竄は決してしてはいけない．改竄した場合，医療行為の正当性の信頼を失い，訴訟でも極めて不利になり，また重い行政処分を受ける根拠となる．

文献

1）平尾智広：医療事故の疫学．J. Natl. Inst. Public. Health 2002；51：124-126.

NTT 東日本関東病院医療安全管理室　**中谷速男**

☑ 技術だけでなく患者に接する態度の研修も重要

訴訟にならないために，最も重要なことは日頃からの患者との信頼関係である．訴訟に至った多くのケースで，患者の医療者への強い不満がある．客観的にみても医療者の態度に問題があると感じることが多い．医師のコンピテンシーの 1 つは"態度"で，これの基盤はコミュニケーションである．技術・知識とともに態度を意識した研修を心がけてほしい．

（NTT 東日本関東病院医療安全管理室　中谷速男）

4 医療保険制度・公費負担制度(身体障害認定・難病医療費助成・介護のための書類を含む)

DOs

- □ 保険診療の枠組みを意識した診療を心がける.
- □ 身体障害認定と難病医療費助成の書類は都道府県の定める指定医師が記載する.

1 医療保険制度

a わが国における医療保険制度

医療保険とは，被保険者(患者)が医療機関を受診した際に発生した医療費の一部または全部を保険者が給付する仕組みである.わが国では，昭和33(1958)年の国民健康保険法の施行後，昭和36(1961)年に国民皆保険(全国民が何らかの公的医療保険に加入した状態)が達成されて以来，保険証1枚で誰でも時間や場所を問わずに保険診療が受けられるようになった.

b 保険診療

保険診療とは，国民が加入している医療保険(国民健康保険・全国健康保険協会管掌健康保険・組合管掌健康保険・共済組合など)によって行われる医療であり，その内容は健康保険法等で定められている.保険診療を実施する医療機関は保険医療機関として指定されている必要があり，所属する医師も保険医として登録されていなければならない.

c 診療報酬

保険診療における医療費は診療報酬という公定価格であり，医療機関が独自に変更することはできない.厚生労働省は中央社会保険医療協議会の答申に基づき，2年ごとに診療報酬の改定を実施している.

医療行為によって発生した医療費は，患者が一部を負担(例：小学校就学から70歳未満・70歳以上の現役並み所得者の場合は3割)し，残りは各医療機関が審査支払機関を通じて各保険者に請求することで支払われている(図1)[1].その際に検査・治療内容と診療報酬明細書(レセプト)に示された病名との整合性が求められており，これを逸脱したものは診療報酬の支払い停止や査定の対象となる.また，保険者がレセプトの詳細な内容を医療機関に求めるケース(返戻)があるが，その際は医療機関側が検査・治療の必要性を示す根拠を明示して再審査を要求することができる.

d DPC制度

DPC(diagnosis procedure combination)制度は平成15(2003)年4月より急性期入院医療を対象として導入された，厚生労働省の定める診断群分類(傷病名・病状・検査・治療内容等による分類)に基づいて1日当たりの定額報酬を算定する制度である.平成27(2015)年4月現在の参加病院数・病床数は1,580病院・約48万床で，全一般病床数の半数以上に達している.DPC制度の狙いは，効率的で無駄のない医療を追求して医療費の抑制を図るとともに，全国の参加病院から集計したデータで医療の平準化を図ることにある.

DPC制度における診療報酬は，包括評価部分(診断群分類点数，在院日数等)と出来高評価部分(入院基本料等加算，医師の手技料，退院時処方等)を合算して算定される(図2)[2].診断群分類点数は入院が長期化するほど漸減するよう設定されているため，医療提供の効率化による早期軽快・早期退院が達成されれば，患者・病院双方の

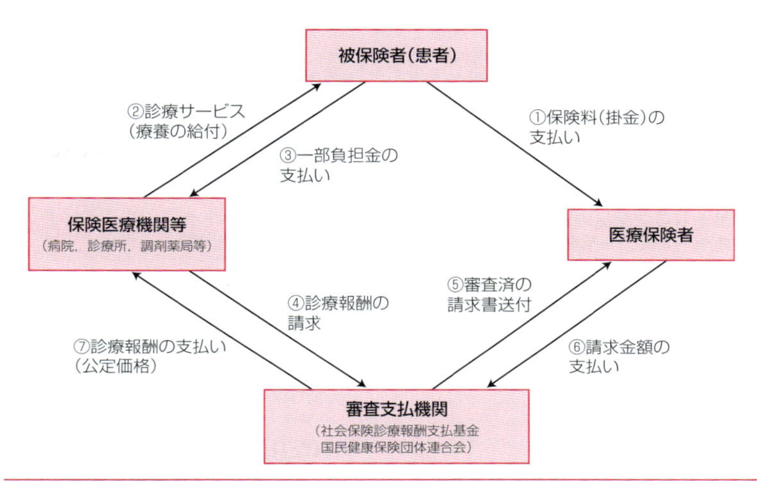

図1　保険診療の概念図
(厚生労働省「我が国の医療保険について」より)

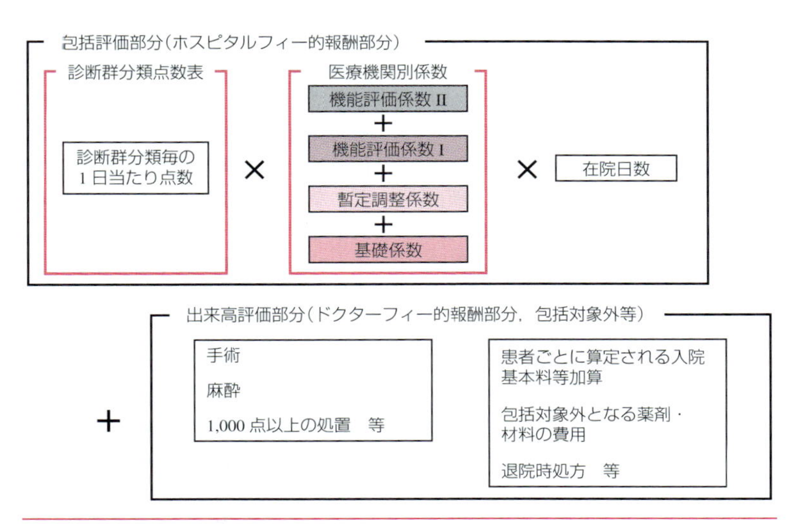

図2　DPCにおける診療報酬の算定方法
(厚生労働省「平成26年度診療報酬改定の概要」より)

利益に結び付く．なお，DPC制度参加病院では，入院医療の包括評価部分はレセプト査定の対象とはならず，出来高評価部分と外来医療が査定の対象となる．

e　保険外診療

実臨床の場においては，保険診療の範疇では有効な医療がなく，保険診療の枠組みを超えた医療や保険未収載の医療が有効である症例も少なからず存在する．保険外診療を考慮する場合，第三者的立場からその必要性を吟味すべきであり，施設の倫理委員会または施設長の許可を得ることが望ま

表1 評価療養と選定療養

評価療養	選定療養
・先進医療 ・医薬品，医療機器，再生医療等製品の治験に係る診療 ・薬事法承認後で保険収載前の医薬品，医療機器，再生医療等製品の使用 ・薬価基準収載医薬品の適応外使用（用法・用量・効能・効果の一部変更の承認申請がなされたもの） ・保険適用医療機器，再生医療等製品の適応外使用（使用目的・効能・効果等の一部変更の承認申請がなされたもの）	・特別の療養環境（差額ベッド） ・歯科の金合金等 ・金属床総義歯 ・予約診療 ・時間外診療 ・大病院の初診 ・小児う蝕の指導管理 ・大病院の再診 ・180日以上の入院 ・制限回数を超える医療行為

（厚生労働省「保険診療と保険外診療の併用について」より）

しい．

保険外診療を行う場合，原則は患者が医療費を全額自己負担する自由診療で対応することとなる．一連の医療行為のなかで保険診療と保険外診療を同時に行う混合診療は，患者の負担が不当に拡大するリスクやエビデンスのない医療の実施を助長するリスクを孕んでいるため禁止されている．ただし，評価療養や選定療養の条件を満たす場合（**表1**）[3]，保険外の療養の部分は全額自己負担となるが，保険診療の範囲内については保険給付を受けることができる（保険外併用療養費）．

2 公費負担医療制度

a 概　要

公費負担医療制度とは，病気の種類や患者の条件により，法律に基づいて国または地方自治体が医療費の全額または一部を助成する制度である．生活保護，障害者自立支援，公害健康被害の補償，感染症予防，難病患者への医療費助成などがあり，給付対象と認定されてから給付が行われる．

本項では，消化器疾患の診療で関与する可能性がある，身体障害認定・難病医療費助成・介護保険の概要について述べる．

b 身体障害認定

身体障害者とは身体障害者福祉法に定められた身体上の障害がある者を指し，消化器領域においては「ぼうこう又は直腸の機能障害」（ストマ造設患者も対象）・「小腸機能障害」・「肝臓機能障害」のいずれかを有する患者が該当する[4]．

身体障害者が各種の福祉サービスを受ける際には身体障害者手帳の提示を要するが，その交付には都道府県の定める指定医師が作成した「身体障害者診断書・意見書」が必要となる．所定の様式は区市町村の窓口で入手できるが，自治体によってはウェブサイトでダウンロード可能である．

指定医師は様式用紙の各項目への記載を求められるが，なかでも「身体障害者福祉法第15条第3項の意見」と「障害程度等級」の項目が重要な鍵となる．障害程度等級は障害部位により1～7級まで定められているが，消化器領域の障害では4級までとなっている（**表2**）[5]．

c 難病医療費助成

難病は，一般的にはいわゆる“不治の病”を意味する言葉として捉えられているが，施策上は昭和47（1972）年の難病対策要綱にある「（1）原因不明，治療方法未確立であり，かつ，後遺症を残すおそれが少なくない疾病，（2）経過が慢性にわたり，単に経済的な問題のみならず介護等に著しく人手を要するために家庭の負担が重く，また精神的

表2　障害程度等級

級別	ぼうこう又は直腸の機能障害	小腸機能障害	肝臓機能障害
1級	ぼうこう又は直腸の機能の障害により自己の身辺の日常生活活動が極度に制限されるもの	小腸の機能の障害により自己の身辺の日常生活活動が極度に制限されるもの	肝臓の機能の障害により日常生活活動がほとんど不可能なもの
2級	(該当なし)	(該当なし)	肝臓の機能の障害により日常生活活動が極度に制限されるもの
3級	ぼうこう又は直腸の機能の障害により家庭内での日常生活活動が著しく制限されるもの	小腸の機能の障害により家庭内での日常生活活動が著しく制限されるもの	肝臓の機能の障害により日常生活活動が著しく制限されるもの(社会での日常生活活動が著しく制限されるものを除く)
4級	ぼうこう又は直腸の機能の障害により社会での日常生活活動が著しく制限されるもの	小腸の機能の障害により社会での日常生活活動が著しく制限されるもの	肝臓の機能の障害により社会での日常生活活動が著しく制限されるもの

5級～7級は該当なし.
(厚生労働省「身体障害者障害程度等級表」より改変)

表3　消化器系の指定難病

- 潰瘍性大腸炎(指定難病 97)
- クローン病(指定難病 96)
- 自己免疫性肝炎(指定難病 95)
- 原発性胆汁性肝硬変(指定難病 93)
- 特発性門脈圧亢進症(指定難病 92)
- バッド・キアリ症候群(指定難病 91)
- 原発性硬化性胆管炎(指定難病 94)
- 好酸球性消化管疾患(指定難病 98)
- 慢性特発性偽性腸閉塞症(指定難病 99)
- 巨大膀胱短小結腸腸管蠕動不全症(指定難病 100)
- 腸管神経節細胞僅少症(指定難病 101)
- 遺伝性膵炎(指定難病 298)
- クロンカイト・カナダ症候群(指定難病 289)
- 総排泄腔遺残(指定難病 293)
- 総排泄腔外反症(指定難病 292)
- 胆道閉鎖症(指定難病 296)
- 乳幼児肝巨大血管腫(指定難病 295)
- 囊胞性線維症(指定難病 299)
- 非特異性多発性小腸潰瘍症(指定難病 290)
- ヒルシュスプルング病(全結腸型又は小腸型)(指定難病 291)
- 難治性肝炎のうち劇症肝炎*
- 重症急性膵炎*

*：平成26年12月31日以前に認定されている場合，平成27年1月以降も医療費助成が受けられる.
(厚生労働省「難病医療費助成制度概要」より)

にも負担の大きい疾病」を定義としている.

以前より，難病に指定された疾患の一部は医療費助成の対象とされてきたが，対象患者数が増加の一途を辿ったため，財源の確保や公平性が問題となっていた．平成27(2015)年1月1日より「難病の患者に対する医療等に関する法律」(難病法)が施行されたことに伴い，医療費助成制度も新しいものとなった．平成27(2015)年7月1日からは計306疾患が指定難病として医療費助成の対象となったが，そのうち消化器系疾患を表3に示す[6]．都道府県によっては指定難病のほかに，独自に医療費助成の対象疾病を定めている場合もある(詳細は各窓口に確認されたい).

指定難病患者が医療費助成を受ける場合，保健所など(都道府県により異なる)の窓口に申請し，医療受給者証の交付を受けなければならない．その際は都道府県の定める指定医師が記載した「臨床調査個人票」が必要となる．所定の様式は各窓口で入手できるが，厚生労働省のウェブサイトでもダウンロード可能である．指定医師は様式用紙に必要事項の記載が求められるが，都道府県から付与された指定医番号も忘れずに記載する必要がある．

医療費助成は窓口に申請した日から適応されるため，診断が確定した時点で本人または家族に申請を行うよう伝えるべきである．なお，新制度では，指定医療機関以外では医療費助成の対象とならないため，それも留意しておきたい．

d　介護保険

介護保険とは，高齢者の介護を社会全体で支え合う仕組みであり，高齢化の進展に伴ってニーズが増大してきている．介護保険制度の被保険者は，65 歳以上の第 1 号被保険者，40 歳から 64 歳までの医療保険加入者である第 2 号被保険者に分類される．前者では原因を問わず要支援状態（日常生活に支援が必要な状態）・要介護状態（寝たきりや認知症等で介護が必要な状態）となった場合，後者では末期癌または加齢に起因する特定疾病が原因で要支援状態・要介護状態になった場合に，介護保険サービスを受けることができる[7]．サービスを利用するには要介護認定を受ける必要があるが，その際に主治医意見書が参考資料となる．主治医意見書の内容によって要介護度が左右されることもあるため，的確な記載をするよう心がける．

DON'Ts

- □ 保険適用外の医療は自身の独断のみで実施してはならない．
- □ 各種申請書類は公文書であることを忘れてはならない．

文献

1）厚生労働省：我が国の医療保険について http://www.mhlw.go.jp/file/06-Seisakujouhou-12400000-Hokenkyoku/0000072791.pdf
2）厚生労働省：平成 26 年度診療報酬改定の概要 http://www.mhlw.go.jp/file/06-Seisakujouhou-12400000-Hokenkyoku/0000039891.pdf
3）厚生労働省：保険診療と保険外診療の併用について http://www.mhlw.go.jp/topics/bukyoku/isei/sensiniryo/heiyou.html
4）厚生労働省：身体障害者手帳制度の概要 http://www.mhlw.go.jp/bunya/shougaihoken/shougaishatechou/dl/gaiyou.pdf
5）厚生労働省：身体障害者障害程度等級表 http://www.mhlw.go.jp/bunya/shougaihoken/shougaishatechou/dl/toukyu.pdf
6）厚生労働省：難病医療費助成制度概要 http://www.mhlw.go.jp/file/06-Seisakujouhou-10900000-Kenkoukyoku/0000087752.pdf
7）厚生労働省：公的介護保険制度の現状と今後の役割 http://www.mhlw.go.jp/file/06-Seisakujouhou-12300000-Roukenkyoku/0000080254.pdf

防衛医科大学校内科学（消化器）　**高城　健，穂苅量太**

5 感染症法

DOs

- □ すべての医師が1類感染症から5類感染症については患者が発生するたびに最寄りの保健所に届け出を行うことを確認しよう.
- □ 届け出は5類感染症の一部を除いて直ちに届け出を求められていることに注意しよう.
- □ 届け出が必要な感染症は追加されるので厚生労働省ウェブサイトを確認しよう.

1 保健所への届け出

アフリカにおけるエボラ出血熱(1類感染症), 韓国でも感染例が報告された中東呼吸器症候群(病原体がベータコロナウイルス属MERSコロナウイルスであるものに限る)(2類感染症), わが国におけるデング熱(4類感染症), また日常よく遭遇する結核(2類感染症), 風疹(5類感染症), 新規に加わったカルバペネム耐性腸内細菌科細菌感染症(5類感染症)増加など, 医療における感染症の重要性が増すなか, 感染症法(表1)で医師および医療機関に届出を求める感染症が増加している. すべての医師が1類感染症から5類感染症については患者が発生するたびに最寄りの保健所に届け出

コツ

①感染症が鑑別診断としてあげられる場合, ②耐性菌が検出された場合, は届出の対象となる感染症かどうか, 届け出基準の確認を厚生労働省ウェブサイトで確認する.

表1 感染症法(一部抜粋)

・前文

人類は, これまで, 疾病, とりわけ感染症により, 多大の苦難を経験してきた. ペスト, 痘そう, コレラ等の感染症の流行は, 時には文明を存亡の危機に追いやり, 感染症を根絶することは, 正に人類の悲願と言えるものである.

医学医療の進歩や衛生水準の著しい向上により, 多くの感染症が克服されてきたが, 新たな感染症の出現や既知の感染症の再興により, また, 国際交流の進展等に伴い, 感染症は, 新たな形で, 今なお人類に脅威を与えている.

一方, 我が国においては, 過去にハンセン病, 後天性免疫不全症候群等の感染症の患者等に対するいわれのない差別や偏見が存在したという事実を重く受け止め, これを教訓として今後に生かすことが必要である.

このような感染症をめぐる状況の変化や感染症の患者等が置かれてきた状況を踏まえ, 感染症の患者等の人権を尊重しつつ, これらの者に対する良質かつ適切な医療の提供を確保し, 感染症に迅速かつ適確に対応することが求められている.

ここに, このような視点に立って, これまでの感染症の予防に関する施策を抜本的に見直し, 感染症の予防及び感染症の患者に対する医療に関する総合的な施策の推進を図るため, この法律を制定する.

・第一章　総則(医師等の責務)

第五条　医師その他の医療関係者は, 感染症の予防に関し国及び地方公共団体が講ずる施策に協力し, その予防に寄与するよう努めるとともに, 感染症の患者等が置かれている状況を深く認識し, 良質かつ適切な医療を行うとともに, 当該医療について適切な説明を行い, 当該患者等の理解を得るよう努めなければならない.

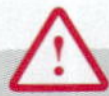

Pitfall

届け出基準は確定症例以外にも規定され疑似症例や臨床的特徴を有する死体を検案した場合も届け出が必要となる場合があることにも注意が必要である.

を行う必要があること，また届け出基準は確定症例以外にも規定され，疑似症例や臨床的特徴を有する死体を検案した場合も届け出が必要となる場合があることにも注意が必要である.

2 新規の届け出感染症

消化器分野でも米国において消化器検査との関連が指摘されているカルバペネム耐性腸内細菌科細菌感染症（5類感染症）も新たに全例報告が義務付けされており，厚生労働省ウェブサイト（http://www.mhlw.go.jp/bunya/kenkou/kekkaku-kansenshou11/01.html）の確認を定期的に行う必要性が増している．3類感染症（コレラ，細菌性赤痢，腸管出血性大腸菌感染症，腸チフス），4類感染症（E型肝炎，A型肝炎，エキノコックス症），5類感染症（アメーバ赤痢，ウイルス肝炎〈E型肝炎およびA型肝炎を除く〉，カルバペネム耐性腸内細菌科細菌感染症，バンコマイシン耐性腸球菌感染症）などが消化器分野として日々遭遇する代表的なものである．特にカルバペネム系薬剤および広域βラクタム薬に対し耐性を有した腸内細菌科細菌（大腸菌 *Escherichia coli*, 肺炎桿菌 *Klebsiella pneumoniae*, その他 *Enterobacter cloacae*, *Citrobacter freundii* など）が感染症を引き起こしている場合は届け出が必要となる．CRE（carbapenem-resistant *Enterobacteriaceae*）と表示される場合がある．

1類感染症から2類感染症も消化器症状（下痢）を伴う疾患が多い．基幹定点医療機関は別にメチシリン耐性黄色ブドウ球菌感染症，感染性胃腸炎（病原体がロタウイルスであるものに限る）などを週から月単位で報告する必要がある．

コツ

バンコマイシン耐性腸球菌に関しては保菌であるか，感染症であるかで届け出が絶対必要か異なってくる．

DON'Ts

- □ 感染症が確定しなければ届け出は不要，と勘違いしない．
- □ 厚生労働省ウェブサイト（医師の届け出が必要な感染症）にアクセスし届け出が必要な感染症の確認を行うことを忘れない．

東京大学医学部感染制御学　**森屋恭爾**

まずは自らを，正しい感染予防策で護りましょう！

国内でも妊娠中の臨床研修医が球結膜に患者の血液体液曝露を受けた後にHCVに感染し，出産後のお子さんも体内感染した事例報告があります．内視鏡検査では鋭利器材の使用や患者さんの血液体液曝露を受ける可能性が高いので，すべての患者さんの対応において日常的に標準予防策の徹底が必要です．

（横浜市立大学附属病院感染制御部　満田年宏）

6 蘇生や治療の中止の決断，終末期医療（非がん疾患）

DOs

- □ 生命倫理 4 原則を理解し，患者にとって最も幸せな方法を考えることを心がけよう．
- □ 患者と家族，医療チームのスタッフとは時間をかけて話し合おう．
- □ 途中で状況が変化した場合には，再度相談する勇気を持とう．

日々の多忙な診療のなかで，回復を見込めない症例に対して油断すると判断を軽視してしまいがちである．しかし，このような症例と正面から向き合うことは，医療を行う以上避けては通れないものである．本項では，繊細なテーマを取り扱うが，読者にはこれを読んだ後に各自の倫理観で今一度振り返ってもらえれば幸いである．

1 蘇生や治療の中止の決断

消化器内科では幅広い臓器を扱う性格上，特に高齢者では様々な背景疾患をもつ症例にもしばしば遭遇する．そのなかで治療の効果をデメリットが上回る場合，蘇生や治療の中止が考慮される．しかし，この判断は個々の主観や時代に伴う価値観と倫理観による違いもあり，慎重な検討が要求される．参考までに 2007（平成 19）年に厚生労働省が出した「終末期医療の決定プロセスに関するガイドライン」の要約を示す（**表 1**）[1]．各場合においての要点を以下に示す．

コツ

本人にリビング・ウィルを確認する際に筆者が注意しているのは，患者の心理状況を考えて悲観的な内容に偏りすぎないようあくまでも“仮定”の話で進めていくということであり，同時に病状が好転していく場合のシナリオもできる限り伝えるようにしている．

a 患者の意思決定が可能な場合

患者の意思が確認できる場合はそれで十分なのだが，家族や他の医療スタッフにも同席してもらい認識を共有することが，その後の意思の引き継ぎやトラブル予防にも必要である．ただし，蘇生や治療の中断を

表 1 厚生労働省のガイドライン（要約）

1. 終末期医療及びケアの在り方
　①医療従事者から適切な情報を提供したうえでの患者本人の決定が基本となる．
　②多専門職種からなるチームで医学的妥当性と適切性を基に方針を慎重に判断すべきである．
　③患者・家族の精神的・社会的な援助を含めた医療を行うことが必要である．
　④積極的安楽死は対象としない．
2. 終末期医療及びケアの方針の決定手続き
（1）患者の意思が確認できる場合
　①インフォームドコンセントに基づく患者の意思決定を基本とする．
　②合意内容は文書にまとめ，状況に応じてその都度説明と再確認を行う．
　③患者が拒まない限り，家族にも決定内容を知らせる．
（2）患者の意思の確認ができない場合
　①家族が患者の意思を推定できる場合はそれを尊重する．
　②家族が患者の意思を推定できない場合は話し合いのもと方針を決める．
　③家族がいない場合や家族が判断を委ねた場合は患者にとって最善の方針をとる．
（3）複数の専門家からなる委員会の設置
　医療内容が困難な場合や患者・家族・医療従事者の間で合意が得られない場合は複数の専門家からなる委員会を設置し助言を行う．

〔終末期医療の決定プロセスに関するガイドライン．厚生労働省，平成 19 年 5 月．より抜粋・要約〕

迫られたときに本人の意思を確認できることは少ない．そのため，患者の意思（リビング・ウィル）は病状と経過によっては早めに確認するのが大切である．意思が確認できたら同意文書取得およびカルテへの明記も必須である．

b　家族との協議で決定を行う場合

家族の判断をもとに決定する際には，実際に疾患による苦痛を実感している患者と比較し，家族のほうが楽観的な見込みをすることが経験上多いので注意したい．よく経験するのが，家族からの“できるところまで”という言葉であろう．われわれにとって“できるところまで”となると心臓マッサージ，人工呼吸器，昇圧薬や輸血製剤をフルで使用することであるが，回復の見込みがない症例に対しては行わないのが通常である．実際に挿管して現実を知った家族が治療中止を求めたとしても，これまでの事例を考慮すると現状では実行できないだろう．われわれはこの現実を痛感しているが，患者と家族はそのような認識は通常ない．したがって，われわれはこれまでの経験に基づいて説明する必要がある．心臓マッサージにより肋骨骨折が起こることや，輸液や薬剤の投与が浮腫などを起こし，患者への負担となるうえに医療資源の浪費にもなることも説明しなくてはならない．共通認識をもって線引きを決定するのが大事であり，このプロセスには時間をかけて話し合うことが必要となる．

Pitfall

川崎協同病院事件では医師の独断が問題となりコミュニケーション不足が露呈された．射水市民病院事件では内部告発で発覚し，スタッフ間の連携が不十分であったといえる．全員納得したうえでの行為であれば，通常事件とはならないため，認識の共有と記録がいかに大切か痛感させる 2 例である．

c　医療従事者の合意により決定する場合

患者本人が意思決定を行えないうえに身寄りの代理人が存在しない場合，もしくは家族より“医療者側の判断に一任します”という意思表示があった場合，判断はわれわれの手に委ねられる．この場合，生命倫理 4 原則（表 2）に基づいて考える．忘れてはならないのは“医療従事者の合意”による決定を行うことであり独断してはならない．例えば，患者がどれだけ苦痛を感じているかの判断は最も患者と接する時間の長い看護師などのスタッフに意見を求めるべきだろう．自分の判断が正しいかどうかを客観的に判断してもらうために上級医の意見を聞くのも大事だ．このように医療チーム全体でよりよい方針をだす努力を怠ってはならない．

d　病状が変化したときの対応

一度方針を決めたとしても，時に予期せぬ病状の変化も起こる．予想外に病状が増悪したり，逆に予想外の回復をみせたりすることもある．このときには，再度方針を相談することを躊躇してはならない．患者本人にとって何をして何をしないことが最も幸せなのかを日頃から考えて診療するのがわれわれの義務であろう．現代の倫理感に則して考えた場合，どれだけ生命期間を延長させるかよりも，いかに充実した生活を営む時間を増やして苦痛を短くするかを考えるほうが重要である．

表 2　生命倫理 4 原則

- 自立の尊重（respect for autonomy）
  本人の自由意志による決定の尊重
- 無危害（nonmaleficence）
  患者に危害を加えないこと
- 善業（beneficence）
  患者の最善の利益を図ること
- 正義（justice）
  患者に公正な処遇を行うこと（医療資源の配分含む）

2 非がん患者における終末期医療

非がん患者において具体的に問題となるのは，疼痛，発熱，および栄養・水分摂取であろう．

疼痛に関してはオピオイドを含めた麻薬も非がん性慢性疼痛に対しての適応が広がりつつあるが，薬剤によっては制約があるので注意したい．比較的使用しやすいのは，トラマドールとアセトアミノフェンの併用である．

発熱に関しては，終末期の場合，感染症などの特定は検査と治療による副作用を考えると必ずしも有益とは限らない．無理に抗生物質を使用せずに，苦痛を伴っている場合は対症療法も考慮する必要がある．

栄養・水分摂取に関しては日本老年医学会が複数のガイドラインを作成しているので参照されたい．基本的には経口摂取が望ましい．経口摂取が不能な場合は末梢静脈ないしは皮下からの水分補給を行うが，心機能と腎機能が低下していることが多いため，少量の投与で dry な状態に導くのが苦痛軽減につながる．末梢ルート確保困難症例に対してむやみに針の刺入を試みることは避けたい．

冒頭でも述べたとおり，本項の内容は正解などなく読者1人1人が独自の倫理感で考えていく必要がある．これをきっかけに患者本人や家族および医療チーム内でのコミュニケーション改善に役立てればと願う．

DON'Ts

- □ 終末期医療の方針について1人で判断してはいけない．
- □ 患者に不要な侵襲を与えてはいけない．

文献

1）終末期医療の決定プロセスに関するガイドライン．厚生労働省，平成19年5月．

箱根リハビリテーション病院内科　**加藤孝征，大澤　仁**

☑ 対人関係の構築

筆者の経験上，相手の立場にたち誠心誠意をもって接すれば，多くの場合患者と家族に思いは伝わっているようであり，幸いこれまで患者の死を巡ってトラブルに巻き込まれたことはない．そのたびに，世の中はまだ捨てたものではないと思う．しかし，自分の家庭内においては時としてうまくいかないことがある．親密である分，熱くなりすぎるのであろうか．そういえば，患者本人とその家族が治療方針の面談中に口論を始めたこともあったが，お互い真剣に向き合っているからこそであり仲裁しつつも特に不快な思いにはならなかった．人間関係とは実に奥深いものである．

（箱根リハビリテーション病院内科　加藤孝征）

第9章

医療文書の書き方

1 診療記録・処方箋・診断書・死亡診断書

DOs

《診療記録》
- □ 公文書であり事実を正確に記載するのが原則.
- □ POS を用いて，事実と思考過程（印象や推測など）は別に記載する.
- □ 経時的に順序よく記載する.

《処方箋》
- □ 患者確認を怠らない.
- □ 処方箋に記載する内容をしっかりと理解する.
- □ 処方内容の修正，変更の際は注意深く.

《診断書》
- □ 事実に基づいた客観的な内容を記載するように心がける.
- □ 患者に対して社会的，経済的に大きな影響を与えるものであることを意識する.
- □ 患者負担軽減につながるものが多く（臨床調査個人票など），可能な限り速やかに記載する.

《死亡診断書》
- □ 患者が診療中に死亡した際に発行するものである.
- □ 死因は原因疾患を記載する.
- □ 異状死の場合は死体検案書を交付し，24 時間以内に所轄警察に届ける.

診療記録

1 基本的な考え方

医師法第 24 条で，医師は患者を診療したら遅滞なく“経過を記録すること”（診療記録の作成）が義務付けられている．また，記録後最低 5 年間は保存することも義務付けられている．診療記録は公文書であり，メモ帳代わりに用いるものではない．また，症状や身体所見などの事実の記載部分と，医療面接での印象や診断を進めるうえでの思考過程とは明確に区別して記載する．手書きの記載の後には必ず署名する．

診療記録は医療面接や身体診察で得られた情報の要点を過不足なく記載するものである．患者の訴えをすべて記載する必要はないが，一方で診療を進めるうえで欠かせない情報はしっかりと記載する必要がある．他院からの診療情報を持参している場合であってもそれを鵜呑みにして転記するのではなく，すべて患者に確認をとってから記載する．また，主訴や病歴，前医からの情報などから，すでに強く疑われる疾患が絞り込まれていても，非典型例や希少疾患，併存疾患の存在を忘れずに，症状や身体所見を丁寧に記載しておく．前医の診断が誤っていたり，2 つ以上の疾患が併存している場合があり，来院当初の診療記録がこれらの判断の決め手になることも少なくない．

2 記録の方法

医師法では，以下の 4 点についての記載が義務付けられている．

①診療を受けた者の住所，氏名，性別および年齢.

②病名および主要症状.
③治療方法(処方および処置).
④診療の年月日.

初診時には表1のような内容を記載する必要がある.

チーム医療の重要性が注目されているなかで，診療記録はその根幹をなす非常に重要な情報源である．特に入院後の経過については，チーム全体が理解できるように記載することで，どのメンバーでも迅速な対応が可能となり，診療の質が向上する．このような観点から，現在最も頻用されているのが問題指向(型)医療記録(Problem Oriented Medical Record：POMR または Problem Oriented System：POS)である．この方法は患者に関するそれぞれの問題点(Problem list)について4項目に分けて記載する方法である.

- S(subject)：主観的データ．患者の訴え，病歴など.
- O(object)：客観的データ．診察所見，検査所見など.

表1　診療記録の記載事項

項目	内容	注意点
患者基本	氏名・年齢・性別・住所・保険証番号など	
主訴	患者が来院するきっかけとなったおもな訴え	患者の表現を正確に記載する．症状を記載するようにし，検査所見(ヘモグロビン低下など)の記載はできる限り避ける．無理に定型的な言葉(医学用語など)にする必要はない.
現病歴	いつ，どのように主訴が始まったか．どのような経過をとったか	患者の表現を素直に，かつ経時的に記載する．他院からの診療情報を鵜呑みにしない.
既往歴，アレルギー	過去に患者が罹った病気やアレルギー，薬剤の服用歴など	患者から直接聴取し，必要に応じて前医等に問い合わせる．薬剤服用歴や現在の内服薬については漏らさず記載する.
家族歴	親族や同居者の病気・健康状態	遺伝性疾患や遺伝的素因が強い疾患では特に重要である．必要に応じて家族から直接問診することも考慮する．この場合，個人情報保護について十分注意する必要がある.
社会歴	出身地，職業，日常の生活状況，趣味	
渡航歴	海外への旅行の有無や場所	
嗜好	喫煙，飲酒など	喫煙や飲酒の量は少なめに申告される場合が多く，過小評価に注意する.
身体所見(現症)	視診・聴診・触診，各種反射テストによる身体所見	患者の症状に合わせた診察に加え，全身の診察を怠らない.
検査所見	血液検査，画像検査などの所見	
診断	疾患の確定診断した後，重症度の診断を行う	症状の記載ではなく，その原因疾患をしっかりと記載する．診断が難しい場合は鑑別疾患もあげておく．診断がついたら，重症度を評価する.
診療の方針・計画	疾患とその重症度から最適な診療計画を立て，実行した内容を記載	すべて診療行為を記載するのが原則である.
署名		

- A(assessment)：上2者の情報を評価し，確定診断や診療計画を立てるうえでの思考過程など．
- P(plan)：上3者をもとにした診療方針や計画．

国際的にも多くの病院で採用されている記載方式であり，本方式を用いた診療を強くお勧めする．また，入院経過の記載は1日1回以上，経時的に行うのが原則である．特に急性期では，記載時刻(診療時刻)も記録することで，経時的な病状の変化が明確に分かるよう心がける．

3 記載例

診療記録の記載例を図1に示す．

Problem list
＃1　吐血
＃2　腰痛

20××年10月10日　12時10分に診察．

＃1　吐血
S：本日入院後，午前中は3回嘔吐し赤いものが混じっていたが，その後は嘔吐はない．午後になってからは特に自覚症状はない．
O：血圧132 / 84，脈拍64/ 分．眼瞼結膜に軽度貧血あり．心窩部に圧痛あり．その他，身体所見に異常なし．血液検査にて，Hb 9.0，血小板22万3,000，BUN 21.5，Cre 0.7．その他に異常なし．胸・腹部X線検査，心電図に異常なし．腹部CTでも異常なし．
A：輸液のみでバイタルサインは安定している．心窩部の圧痛があり吐血の原因は胃・十二指腸疾患の可能性が高い．肝機能は正常であり静脈瘤の可能性は低い．貧血を認めるが，現時点で輸血の必要はない．
P：上部消化管内視鏡検査を行う．また，再出血に備え，輸血を準備しておく．

＃2　腰痛
S：5年前から腰痛があり，当院の整形外科に通院中．椎間板ヘルニアや腰椎すべり症などの明らかな器質的疾患は指摘されていない．非ステロイド性抗炎症薬を内服中で，腰痛は軽減している．
O：血液検査では白血球数正常，CRP陰性であり炎症所見はない．腹部X線，腹部CTで腰椎に明らかな異常はない．
A：非ステロイド性抗炎症薬を継続することで腰痛は軽減しているが，急性胃粘膜病変を誘発している可能性もある．上部消化管内視鏡検査の結果次第では，内服薬を止めなければならない．
P：上部消化管内視鏡検査で急性胃粘膜病変があれば，整形外科専門医と内服薬について相談する．

図1　診療記録の記載例

処方箋

1 基本的な考え方

処方箋の発行は薬物療法の最終作業である．その記載ミスは直接患者に大きな不利益を与えることになるため，細心の注意を払う必要がある．多くの場合，薬剤師は診療の経緯をほとんど知らずに，処方箋に従って患者に薬物を提供することになる．したがって，臨床医は処方箋を通じて処方内容を薬剤師に明確に伝える必要がある．

処方箋に記載する内容は，患者情報，薬剤名とその量，服薬のタイミング(用法)と期間である(表2)．薬剤名には一般名と商品名のどちらを用いてもよい．最近は後発品が頻用されるようになり一般名での記載が推奨されるようになった．しかし，一般名が非常に長い場合や，作用が異なる類似した一般名の薬剤が存在するなどの問題点がある．最近では，先発品名を記載し，後発品への変更を許可することを追記する方法も用いられている．

2 処方箋の記載方法

これまで，内服薬の処方箋には薬名と1日分の投与量を記載し，何回に分けて服用するかと，そのタイミング(食事の前後や食間，就寝前など)を記載することとされてきた．一方，2010年1月29日の厚生労働省医政局長ならびに厚生労働省医薬食品

表2　処方箋に必要な記載事項

項目	内容
患者情報	氏名，性別，年齢，生年月日など
薬剤名	一般名，商品名のどちらでもよい
投与量	1日量あるいは1回量
用法	食後や食前，食間，就寝時など．できる限り具体的に記載する
服薬期間	日数あるいは回数で記載
医師の署名	署名もしくは捺印

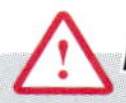

Pitfall

処方ミスは次のような場面で起こりやすいので注意する．
- 類似した名前の薬剤の処方．
- 特定の薬剤のみの投与量の変更．
- 後発品への変更．
- 処方場所（院内と院外）の変更．

局長通知「内服薬処方せんの記載方法の在り方に関する検討会報告書」により，投与量は1回内服量で記載し，用法・用量として1日服用回数，服薬時期および服用日数を記載することが推奨された．現在は移行期として両者が併用されている．

3 手書き処方箋

最近では，オーダリングや電子カルテが普及したため，手書き処方箋を記載する機会は非常に減っている．しかし，一部の医療機関においては現在も手書き処方箋が用いられており，また電子機器の故障時や臨時採用薬の処方時にも手書き処方箋が用いられている場合がある．

処方箋の記載に際し，まず患者の氏名，年齢等を記載し，本人確認を行い，引き続いて，処方内容を記載する．肉筆で記載するため，誤字・脱字やわかりづらい文字で書くと誤投与につながるので注意する．その後，署名あるいは捺印し，処方箋を発行する．カーボン紙あるいはコピーをとることによって控えを保存する．

4 電子入力の処方箋

患者情報は入力済みであるが，本人確認は必ず行う．処方内容を記載し終了する．処方内容の記載は簡便であるが，施設や電子システムの種類によって異なる．処方内容をよく理解しておくことで，異なる電子システムを用いても問題なく処方できるようになる．

患者氏名：○○○○
年齢：60歳　　性別：男性
生年月日：1965年10月10日

Rp

ファモチジン　1日40 mg
1日2回に分服（朝夕食後）14日分

レバミピド（100 mg錠）　1日3錠
1日3回に分服（毎食後）14日分

トリアゾラム（0.25 mg錠）　1日1錠
1日1回（就寝時）14日分

図2　処方箋の記載例

5 服薬コンプライアンス

処方箋に記載した内容が必ず実行されているとは限らない．患者の多くは自覚症状がなくなると服薬量を減らしたり，服薬を中止したりする．また，薬剤の数や種類が多いと服薬コンプライアンスが低下しやすいので，他科から処方されている薬剤も含めて処方内容はすべて把握し，適宜減量することを考慮する．

6 処方例

処方箋の記載例を図2に示す．

診断書

1 基本的な考え方

診断書は医師が患者に対して発行する証明書のことであり，その種類は多岐にわたる（表3）．その使用目的によっては，患者に対して社会的，経済的に大きな影響を与えるものである．したがって，事実に基づいた客観的な内容のみを記載することが原則であり，推測や感想を記載するべきではない．費用は医療施設によって異なるが，3,000～5,000円くらいに設定しているところが多い．

消化器分野の診療で記載する頻度が多い診断書は，病院所定診断書，死亡診断書，生保・共済・損保診断書，介護主治医意見

表3　おもな診断書の種類

項目	内容
病院所定診断書	診断書，証明書，健康診断書，装具診断書，警察診断書
死亡診断書	死亡の証明，死体の検案
生保・共済・損保診断書	生命保険，損害保険に関する証明書
臨床調査個人票	特定疾患に関する証明書
介護主治医意見書	介護の要否，その程度に関する意見書
身体障害者診断書・意見書	身体障害の有無や程度に関する証明書
医療要否意見書	生活保護を受けている患者に対する医療の要否に関する証明書
肝炎治療受給者証の交付申請に係る診断書	ウイルス性肝炎に関する証明書*
出生証明書	出生に関する証明書
その他	自賠責診断書，傷病手当金，小児慢性特定疾患

*：インターフェロンや核酸アナログなどの治療を受ける際に医療費助成を申請するための診断書．

書，臨床調査個人票(特定疾患など)，身体障害者診断書・意見書，障害者自立支援医師意見書，医療要否意見書などである．

2 病院所定診断書

各医療施設で独自のフォーマットにより書式が作られている(図3)．患者情報，診断名，診療内容や期間がおもな記載事項である．必要に応じて，病状や就労，就学などの可能性についても記載する．おもに，職場や学校の欠席事由，病気療養からの職場復帰の可否，生活や仕事の制限の要否(重労働は可能か等)などを証明するのに使われる．患者情報をよく確認すること，使用目的を十分に把握することで，不正な用途に用いられることを防ぐようにする．

3 生保・共済・損保診断書

多くの入院患者は生命保険や入院保険に加入しているため，退院時あるいは入院中にこの診断書の記載が求められる．患者情報，診断，治療法，入院期間，併存疾患などの記載が必要である．患者が保険金を受け取るために必要な書類であり，どうしても患者に有利な内容を記載しがちであるが，事実に反する記載を行ってはいけない．主観的な内容や矛盾がある記載については，提出先(保険会社など)から照会を受けることがある．

4 臨床調査個人票

厚生労働省が指定する難病に関する証明書である．現在300以上の疾患が難病に指定されている．消化器医が診療するおもな難病は，炎症性腸疾患，難治性肝炎(自己免疫性肝炎，原発性胆汁性肝硬変)，好酸球性消化管疾患，Behçet病，Wilson病，Hirschsprung病，IgG4関連疾患(自己免疫性膵炎等)などである．毎年更新する必要があり，患者情報，診断，病状の経過，各種検査所見，手術の有無や種類などを詳細に記載することが求められる．指定難病になると医療費の患者負担は軽減されるが，この申請が行われてはじめてこの軽減が実行される．したがって，診断が確定したら速やかに本個人票を担当機関に申請することが患者の負担軽減につながる．

5 医療要否意見書

生活保護を受けている患者に対する医療の要否に関する証明書である．患者情報，診断名，治療(診療)の要否や種類(通院か外来か)などを記載する．慢性疾患に関する記載にあたっては，漫然とこれまでの内容を継続するのではなく，しっかりと病状を評価して医療要否を判定することが重要である．

死亡診断書

1 基本的な考え方

診療中の患者がその傷病によって死亡し

診断書

＿＿＿＿＿＿＿＿＿＿様

生年月日　明・大・昭・平　＿＿年　＿＿月　＿＿日

住　所　＿＿＿＿＿＿＿＿＿＿＿＿＿＿＿＿

病名　1. ＿＿＿＿＿＿＿＿＿＿＿＿＿＿＿
　　　2. ＿＿＿＿＿＿＿＿＿＿＿＿＿＿＿
　　　3. ＿＿＿＿＿＿＿＿＿＿＿＿＿＿＿

病状

特記事項

上記の通り診断いたします.

平成　　年　　月　　日

所在地

医療機関名

診断医師名　　　　　　印

図３　病院所定診断書の例

た場合に死亡診断書を発行する．最後の診察から24時間以内であれば特別な検査を行わなくても作成することができる．一方，診療中の傷病以外で死亡した場合は死体検案書を作成する．事件性が否定できない異状死の場合は24時間以内に所轄警察に届ける必要がある．この場合は，必要に応じて検死（脳髄液採取，心嚢液採取など）を行う．

死亡診断書は定まった様式に記載する（図４）．記載内容は，患者情報，死亡した場所，死亡の原因，死因の種類などであり，最後に記載年月日，発行年月日を記入し，署名・捺印を行う．事実のみを分かりやすい字体で記載することが重要である．

2　記載の実際

a　患者情報 ……………………………

氏名，性別，生年月日を正確に記載する．

b　死亡したとき，ところ及びその種別…

死亡日時は時分まで記載する．死亡したところの種類は，選択肢から選び数字を○で囲む．施設の住所と名称も記載する．

c　死亡の原因 ……………………………

Ｉの（ア）直接死因の欄に死亡の原因疾患を記入する．例えば，悪性腫瘍などに罹患し，最終的には心不全や呼吸不全で亡くなったとしても，その原因となった疾患である悪性腫瘍を直接死因とする．死亡までの期間についてはっきりとわかる場合はそのまま正確に記載するが，実際には厳密に特定できない場合が多い．このようなときは，約○か月あるいは約○年と記載する．IIの欄には直接死因には関係しないが，臨床経過に影響を及ぼした傷病名を記載する．死亡の原因に関連した手術を行っている場合はその内容を手術の欄に記載する．病理解剖を行っている場合は該当する記載欄にその内容を記載する．

死亡届

平成　年　月　日届出

長殿

受理 平成　年　月　日 第　　号	発送 平成　年　月　日
送付 平成　年　月　日 第　　号	長印

書類調査	戸籍記載	記載調査	調査票	附票	住民票	通知

(1)	(よみかた)	氏　名
(2)	氏名	□男　□女
(3)	生年月日	年　月　日（生まれてから30日以内に死亡したときは生まれた時刻も書いてください）□午前 □午後　時　分
(4)	死亡したとき	平成　年　月　日　□午前 □午後　時　分
(5)	死亡したところ	番地 番　号
(6)	住所（住民登録をしているところ）	番地 番　号 世帯主の氏名
(7)	本籍（外国人のときは国籍だけを書いてください）	番地 番 筆頭者の氏名
(8)(9)	死亡した人の夫または妻	□いる（満　歳）　いない（□未婚　□死別　□離別）
(10)	死亡したときの世帯のおもな仕事と	□1.農業だけまたは農業とその他の仕事を持っている世帯 □2.自由業・商工業・サービス業等を個人で経営している世帯 □3.企業・個人商店等（官公庁は除く）の常用勤労者世帯で勤め先の従業者数が1人から99人までの世帯（日々または1年未満の契約の雇用者は5） □4.3にあてはまらない常用勤労者世帯及び会社団体の役員の世帯（日々または1年未満の契約の雇用者は5） □5.1から4にあてはまらないその他の仕事をしている者のいる世帯 □6.仕事をしている者のいない世帯
(11)	死亡した人の職業・産業	（国勢調査の年…　年…の4月1日から翌年3月31日までに死亡したときだけ書いてください） 職業　　産業
	その他	
	届出人	□1.同居の親族　□2.同居していない親族　□3.同居者　□4.家主　□5.地主 □6.家屋管理人　□7.土地管理人　□8.公設所の長 住所　番地 番　号 本籍　番地 番　筆頭者の氏名 署名　印　年　月　日生
	事件簿番号	

記入の注意

鉛筆や消えやすいインキで書かないでください。

死亡したことを知った日からかぞえて7日以内に出してください。

死亡者の本籍地でない役場に出すときは、2通出してください（役場が相当と認めたときは、1通で足りることもあります。）。2通の場合でも、死亡診断書は、原本1通と写し1通でさしつかえありません。

→「筆頭者の氏名」には、戸籍のはじめに記載されている人の氏名を書いてください。

→内縁のものはふくまれません。

□には、あてはまるものに☑のようにしるしをつけてください。

→死亡者について書いてください。

死亡診断書（死体検案書）

この死亡診断書（死体検案書）は、我が国の死因統計作成の資料としても用いられます。かい書で、できるだけ詳しく書いてください。

	氏名	1男 2女　生年月日　明治 昭和 大正 平成　年　月　日（生まれてから30日以内に死亡したときは生まれた時刻も書いてください）午前・午後　時　分
	死亡したとき	平成　年　月　日　午前・午後　時　分
(12)(13)	死亡したところ及びその種別	死亡したところの種別：1病院　2診療所　3老人保健施設　4助産所　5老人ホーム　6自宅　7その他 死亡したところ （死亡したところの種別1～5）施設の名称
(14)	死亡の原因 ◆Ⅰ欄、Ⅱ欄ともに疾患の終末期の状態としての心不全、呼吸不全等は書かないでください ◆Ⅰ欄では、最も死亡に影響を与えた傷病名を医学的因果関係の順番で書いてください ◆Ⅰ欄の傷病名の記載は各欄一つにしてください ただし、欄が不足する場合は（エ）欄に残りを医学的因果関係の順番で書いてください	Ⅰ（ア）直接死因 （イ）（ア）の原因 （ウ）（イ）の原因 （エ）（ウ）の原因 Ⅱ 直接には死因に関係しないがⅠ欄の傷病経過に影響を及ぼした傷病名等 発病（発症）又は受傷から死亡までの期間 ◆年、月、日等の単位で書いてください　ただし、1日未満の場合は時、分等の単位で書いてください（例：1年3か月、5時間20分） 手術　1無　2有｛部位及び主要所見｝　手術年月日　平成 昭和　年　月　日 解剖　1無　2有｛主要所見｝
(15)	死因の種類	1病死及び自然死 外因死　不慮の外因死｛2交通事故　3転倒・転落　4溺水　5煙、火災及び火焔による傷害　6窒息　7中毒　8その他｝ その他及び不詳の外因死｛9自殺　10他殺　11その他及び不詳の外因｝ 12不詳の死
(16)	外因死の追加事項 ◆伝聞又は推定情報の場合でも書いてください	傷害が発生したとき　平成・昭和　年　月　日　午前・午後　時　分 傷害が発生したところの種別　1住居　2工場及び建築現場　3道路　4その他（　） 傷害が発生したところ　都道府県　市 郡　区 町村 手段及び状況
(17)	生後1年未満で病死した場合の追加事項	出生時体重　グラム 単胎・多胎の別　1単胎　2多胎（　子中第　子） 妊娠週数　満　週 妊娠・分娩時における母体の状態又は異状　1無　2有（　）3不詳 母の生年月日　昭和 平成　年　月　日 前回までの妊娠の結果　出生児　人　死産児　胎（妊娠満22週以後に限る）
(18)	その他特に付言すべきことがら	
(19)	上記のとおり診断（検案）する	診断（検案）年月日　平成　年　月　日 本診断書（検案書）発行年月日　平成　年　月　日 （病院、診療所若しくは老人保健施設等の名称及び所在地又は医師の住所）埼玉県さいたま市岩槻区大字馬込2100番地　埼玉県立小児医療センター （氏名）　医師　　印

記入の注意

←生年月日が不詳の場合は、推定年齢をカッコを付して書いてください。

夜の12時は「午前0時」、昼の12時は「午後0時」と書いてください。

←「老人ホーム」は、養護老人ホーム、特別養護老人ホーム、軽費老人ホーム及び有料老人ホームをいいます。

傷病名等は、日本語で書いてください。Ⅰ欄では、各傷病について発病の型（例：急性）、病因（例：病原体名）、部位（例：胃噴門部がん）、性状（例：病理組織型）等もできるだけ書いてください。

←妊娠中の死亡の場合は「妊娠満何週」また、分娩中の死亡の場合は「妊娠満何週の分娩中」と書いてください。

産後42日未満の死亡の場合は「妊娠満何週産後満何日」と書いてください。

←Ⅰ欄及びⅡ欄に関係した手術について、術式又はその診断名と関連のある所見等を書いてください。紹介状や伝聞等による情報についてもカッコを付して書いてください。

←「2交通事故」は、事故発生からの期間にかかわらず、その事故による死亡が該当します。「5煙、火災及び火焔による傷害」は火災による一酸化炭素中毒、窒息等も含まれます。

←「1住居」とは、住宅、庭等をいい、老人ホーム等の居住施設は含まれません。

←傷害がどういう状況で起こったかを具体的に書いてください。

←妊娠週数は、最終月経、基礎体温、超音波計測等により推定し、できるだけ正確に書いてください。母子健康手帳等を参考に書いてください。

㊢―17　2011.6(10)

図4　死亡診断書

d　死因の種類

死亡の原因が病気であれば，「1　病死及び自然死」を選ぶ．消化器診療を行っている場合，「病死及び自然死」で亡くなることが多い．「外因死」の場合はそれぞれの原因を選び，引き続いて追加事項の欄を記載する．

e　診断の日時と署名

記載年月日，発行年月日を記載する．通常は同日である．その後，自筆署名・捺印をして発行する．

3　診療中の傷病以外で死亡した場合

診療中の傷病以外で死亡した場合は死体検案書を記載する．事件性が否定できない異状死の場合には24時間以内に所轄警察に届ける．この際，死因の同定に必要な検死を要請される場合がある．検死では脳脊髄液の採取，心嚢液の採取などを行うことになる．

DON'Ts

《診療記録》

- □ 診療記録はメモ帳ではない．
- □ 事実経過（症状や身体所見）と思考過程（アセスメントなど）は分けて記載する（POSがお勧め！）．

《処方箋》

- □ 患者確認を忘れずに！
- □ 電子システムでの自動入力情報を鵜呑みにしない．
- □ 服薬コンプライアンスに注意する．

《診断書》

- □ 患者に対して社会的，経済的に大きな影響を与えるものであることを忘れずに．
- □ 使用用途を確認！

《死亡診断書》

- □ 記載漏れをしてはいけない．
- □ 第三者が読めない字体で記載しない．
- □ 直接死因には死亡の原因となった傷病名を記載し，安易に心不全や呼吸不全と記載しない．

旭川医科大学病院消化器内科　**藤谷幹浩**

2 紹介状，紹介医師へのお返事

DOs

- □ 紹介状やお返事は迅速にしよう．
- □ 紹介状のルールやマナーを意識しつつ，相手の状況を考えて記載しよう．
- □ 紹介状に記載するべき内容を把握しよう．

1 紹介状の役割

診療情報提供書，または紹介された医師へのお返事は，その患者の情報をお互いに共有する手段としてのみならず，普段は顔を合わせない者同士のコミュニケーションツールとしても非常に重要である．そのため，その中に患者情報を単に詰め込むのではなく，相手にわかりやすく簡潔に，また書き手としてのマナーやルールも十分に知っておかないと，その内容や不手際などで，相手医師である読み手の心証を悪くしたり，またはその診療や連携に支障をきたすことさえある．そこで，近隣の開業医・クリニックなどから自分の病院へ紹介された場合の筆者自身が心がけている具体的なマナーを以下に示す．

a 受診報告で1通記載

- 実際に受診した，ということをできる限り紹介された当日に紹介元の医師へ報告する．
- 受診日に行った診察や検査などから，その段階での見解と計画を示す．
- 緊急入院した場合はその旨を，また後日の検査予約をした場合にはその日付を記す．

b （入院や後日検査があった場合）経過報告で1通記載

- 入院した場合，退院後自分の病院で経過をみていく場合でも紹介元に返す場合でも退院時に1通記載し，入院後の経過とその後の計画を記す．
- 後日検査の場合，その結果のレポートとともに治療方針を記載する．

c （前回報告時にすべての結果が出ていなかった場合）最終報告で1通記載

- 例えば，手術や組織検査の病理結果などが入院中にはわからない場合もあるため，最終外来でその結果を確認し，結果を踏まえた診断・今後のフォローアップの方法など（自分の病院で経過観察するのか，または紹介元でお願いするのか）を具体的に記す．

2 紹介状の中に記載するべき要点

紹介状やお返事の内容は，単にデータを並べたりサマリーを添付したりするだけで

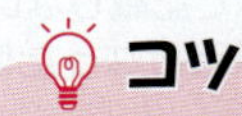

コツ

他院からの地域連携室へのクレームのなかで最も多いのが紹介状に対する返書が届いていないというものである[1]．紹介元の先生は自分の患者を心配している．迅速に返事を書くことが信頼関係を築くためにも重要である．

Pitfall

相手の名前は必ずフルネームで（似た名前の先生が同じ病院にいることがあるため）．脇付は手紙の宛名に書き添えて敬意を表す言葉．そのため，“御机下”“御侍史”ではなく，“机下”“侍史”である．脇付そのものに敬意を表す意味があり“御”は不要である．

は相手にその意図が伝わらない．一方，伝えたいことがまとまっていない，むやみに情報量の多い紹介状も読む側にただ負担をかけるだけでやはり紹介状としては不適切である．受け取り手が知りたい情報は，どのような診療をして，何をしてほしいのか，今後の連携のとり方はどうするのか，である．

ここでは，近医のクリニックから発熱，右季肋部痛で紹介された場合を例にあげ，ポイントとなる情報をいかに伝えていくかを考える．

a　受診時の１通目の報告

> #　急性胆嚢炎（胆嚢頸部結石嵌頓による）
> 平素より大変お世話になっております．貴院より発熱，右季肋部痛にてご紹介いただきました○○様ですが，○月○日当科外来へ受診されました．
> 受診時は38℃台の発熱と，右季肋部に著明な圧痛を認めており，採血検査，腹部超音波検査を行いました．その結果は別紙結果レポートにもございますが，白血球・CRP値の上昇と腹部超音波検査で胆嚢の著明な腫大・壁肥厚を認め，胆嚢頸部にある胆石の嵌頓に伴う中等症の急性胆嚢炎と診断いたしました．そのため，緊急での胆嚢ドレナージなどの治療が必要と判断し，同日緊急入院とさせていただきました．今後の経過につきましては追ってご報告申し上げます．このたびは大切な患者様をご紹介いただき，誠にありがとうございました．今後ともよろしくお願い申し上げます．

ポイントは，①受診報告，②初療時の診断と治療方針である．これらを実際の結果も添付し報告することが重要である．

b　入院後の経過報告

> #　急性胆嚢炎に対する腹腔鏡下胆嚢摘出後
> 平素より大変お世話になっております．
> ○月○日に，発熱，右季肋部痛精査目的でご紹介いただきました○○様の入院後経過を報告申し上げます．外来受診時の診断で急性胆嚢炎の診断となりましたので，まずは抗生剤治療（スルペラゾン１g×2）で経過をみましたが症状の改善に乏しかったため，第○病日に経皮経肝胆嚢ドレナージ術を行いました．第○病日には症状も改善し，食事開始となりました．第○病日にドレナージチューブからの造影検査を行いましたが，明らかな総胆管結石がないことを確認いたしました．今後の治療方針について，患者様，ご家族（奥様，ご長男）にも相談した結果，手術を希望されたため，第○病日，当院の外科に手術目的で転科とさせていただきました．○月○日に腹腔鏡下胆嚢摘出術が施行されました．術後の経過も良好で○月○日退院の運びとなりました．胆摘後の病理結果などにつきましては追ってご報告申し上げます．治療方針などでご不明な点等ございましたらいつでもご連絡いただければ幸いです．このたびは大切な患者様をご紹介いただき誠にありがとうございました．今後ともよろしくお願い申し上げます．

ポイントは，診断方法，治療内容，どのような薬剤を使ったのか，また患者・家族（どの家族へ説明したのかも含め）への説明内容，もし併存疾患の変化などがあれば，それも含め具体的に記載することである．今回の症例では外科転科となっているため，その後の経過について外科主治医が報告するのか，または紹介を受けた医師が報告するかは病院の事情で異なるかと思われるが，医療連携室などを利用し報告が抜けることがないようにしなければならない．

c　最終報告

> #　急性胆嚢炎
> 平素より大変お世話になっております．
> ○月○日に，発熱，右季肋部痛精査目的でご紹介いただき，急性胆嚢炎の診断，○月○日に当院の外科で胆嚢摘出術を施行いたしました○○様の病理結果を報告申し上げます．病理結果ですが，別紙の病理レポートの如く，胆石に伴う急性胆嚢炎，悪性所見なし，とのことでした．

退院後も経過は良好で，退院前の栄養指導を守っていられるようです．胆嚢は摘出しても，将来的に総胆管結石などはできる可能性があるため，今後再度，発熱や腹痛などの症状がでることがあれば，貴院または当院へいつでも相談してください，と説明させていただきました．貴院受診された折には大変お手数ですがよろしくお願い申し上げます．治療方針などでご不明な点等ございましたらいつでもご連絡いただければ幸いです．最後に今回，迅速に対応いただいたことを患者様，ご家族とも大変に感謝されておりました．今後ともご指導・ご鞭撻の程よろしくお願い申し上げます．
次回外来）なし　　当院処方）なし

ポイントは，病理結果など，前回報告時にわかっていなかった結果をレポートとともに報告することである．その他，最終的な説明内容，紹介元の医師への依頼内容をしっかり記載する．長期的に外来通院が必要な場合には，自分の病院でフォローするのか，紹介元でフォローするのかも記載することも重要である．

DON'Ts

- □ サマリー添付だけはやめよう．
- □ 複数の意味をもつような略語やわかりにくい用語は使用しない．

文献

1）　下村裕見子，他：医療マネジメント会誌 2003；3：645-649.

大森赤十字病院消化器内科 / 内視鏡室　**千葉秀幸**

✓ 心のこもったお返事を

紹介状やお返事というのは日々の多忙な診療のなかどうしても粗末になりがちであるが，内容のわかりやすい紹介状をみると，それを記載した医師の考えや，ひいては診療レベルの高ささえも感じることがある．そのような医師に今後も紹介したいと思うのは筆者だけではないと思われる．仕事の1つではあるが，“お手紙”という意味合いも含めると近年の電子カルテでの味気ないお返事よりも時には手書きのお返事もうれしいものである．また，電子カルテが普及した今，お返事さえもコピー＆ペーストになりがちだが，自分の言葉でいつもの文章を少し変えることで，色がついた思いが込められた紹介状になると思われる．

（大森赤十字病院消化器内科 / 内視鏡室　千葉秀幸）

3 退院サマリー

DOs

- □ 退院サマリーは，未来の自分だけでなく，他者(他科の医師をはじめとするメディカルスタッフなど)が理解できるように記載しよう．
- □ 退院サマリーのほとんどは，入院時サマリーを使用して記載できるので，そのつもりで入院時サマリーを記載しておこう．

受け持ちの患者が退院するたびに，貯まっていく未記載の退院サマリーに目を逸らしたくなった経験は誰にでもあるだろう．そのたびに「どうせ外来で診るのは自分なので書かなくてもよいのでは…」と筆者が思ったことは，一度や二度ではないかもしれない．

しかし，「夜間の当直帯にその患者が受診した場合は？」「他科を受診した場合は？」と考えると，やはり退院サマリーをしっかりと記載しなければならない．

1 退院サマリーとは

退院した患者が，自院の外来通院するときは外来主治医に，近医通院を希望したときは地域の病院主治医や開業医に，在宅ケアとなったときは訪問看護師に，デイケアやデイサービスに通所するとき・特別養護老人ホームや療養型病院に入所するときは施設のスタッフに，受け手が知りたいことについて，「こんな患者さんです．よろしくお願いします．」と受け手につなげるバトンが，退院サマリーである．また，退院サマリーは今の自分から未来の自分へのバトンでもある．似たような症例に出合ったときや専門医を受験しようと思ったときに，振り返るのに大切なものとなる[1,2]．

2 いつまでに書く？

理想は退院時にできあがっているのがベストである．退院日が決まってから書き始めるのでは遅い．主訴，既往歴，入院までの経過，入院時身体所見，検査結果は入院時にすでに記載できる．入院時に上記の内容は記載しているだろうし，電子カルテであれば，退院サマリーにコピーしておけば，退院直前の追加記載は少しとなっているだろう．

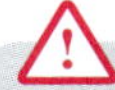

Pitfall

平成26年度診療報酬改定により，診療録管理体制加算1(100点)が新設された．その施設基準で，退院サマリーが退院翌日から14日以内に90%以上，30日以内に100%作成されていないといけないとなっている[3]．

☑ 困った経験

患者が退院後初めての外来受診より前に救急外来受診した場合に，退院サマリーがなく，困った経験が誰でもあるだろう．それが上司であった場合，電話で聞くのも勇気がいることだ．もちろんそんなときは，患者のために休日・夜間であろうが，勇気を出して電話するが，そんな思いを後輩にさせてはいけない．

(横浜市立大学医学部医学教育学　飯田　洋)

病歴要約サンプル（膠原病）①プロブレム毎に叙述する様式

【緑膿菌肺炎で入院し感染症との鑑別に苦慮したANCA関連血管炎の1例】

提出No.　8　分野名　アレルギー膠原病　病院名　○○○○病院
患者ID.　******　入院日　2009年5月27日
患者年齢　78歳，性別　男性　退院日　2009年9月25日
受持期間　自2009年5月27日
至2009年9月25日

転　帰：□治癒　■軽快　□転科（手術有・無）　□不変　□死亡（剖検有・無）
フォローアップ：■外来で　□他医へ依頼　□転院

確定診断名
◯①ANCA関連血管炎
②気管支拡張症
③緑膿菌肺炎
④前立腺癌

【主訴】発熱

【現病歴】20歳代肺結核で半年間内服治療を行った．胸部X線写真で右上肺気管支拡張像が残存した．72歳肺炎で入院した時，喀痰培養で*H.influenzae*が検出された．普段から咳嗽と喀痰とがある．数年に1回肺炎で抗菌薬治療を受けている．

2年前，夜間頻尿で泌尿器科を受診した．尿潜血反応陰性，血清PSA 8.04 ng/mLで，前立腺生検で腺癌と診断された．リュープロレリン皮下注とビカルタミド内服とで血清PSAは低下し，症状は消失した．その後，通院は自己中断した．現在，排尿症状はない．

2009年5月中旬から連日，悪寒戦慄を伴う38℃台の発熱，咳嗽の増強および喘息が持続している．喀痰は薄緑色である．前医でクラリスロマイシンの処方を受けたが発熱は続き，咳嗽と喀痰も改善しないため，27日当院を紹介され入院した．体重減少や寝汗はない．喫煙と飲酒歴とはない．周囲に同症状の人はいなく，温泉旅行や動物との接触はない．健康食品・漢方薬は摂取していない．

【既往歴】34歳胆嚢摘出術施行（胆石）．

【生活社会歴】年金生活者，元工場勤務，認知症の妻と二人暮しである．アレルギー歴はない．

【家族歴】特記すべきことはない．

【主な入院時現症】身長165 cm，体重50 kg．体温38.2℃，呼吸数14/分，脈拍108/分，整，血圧98/54 mmHg，SpO_2（自発呼吸，room air）94%．眼瞼結膜に貧血はなく，眼球結膜に黄染はない．口腔内で乾燥している．表在リンパ節は触知せず，皮疹も認めない．呼吸音は右上胸部で低下し，両下胸部にfine cracklesを聴取する．心音に異常はない．腹部は平坦で，右季肋部に手術痕を認める．腸音に異常はない．軟で，圧痛はない．肝・脾は触知しない．両下腿に浮腫はないが，筋把握痛を認める．神経学的に異常はない．直腸診では前立腺の腫大は認めない．

【主要な検査所見】尿所見：比重1.015，蛋白（−），糖（−），潜血（−），赤沈116 mm/1時間．血液所見：Hb 11.4 g/dL，白血球13,300/μL，血小板41.5万/μL，PT 12.6秒（基準12.3），APTT 32.5秒（基準30.3），血漿フィブリノゲン650 mg/dL．血液生化学所見：空腹時血糖98 mg/dL，TP 7.3 g/dL，Alb 2.2 g/dL，尿素窒素12.8 mg/dL，Cr 0.72 mg/dL，直接ビリルビン0.5 mg/dL，AST 41IU/L，ALT 14IU/L，LD 485 IU/L，ALP 626 IU/L，γ-GTP 97 IU/L，CK 63 IU/L，Na 131 mEq/L，K 3.8 mEq/L，Cl 100 mEq/L，Ca 9.0 mg/dL．免疫血清学所見：CRP 17.84 mg/dL，PSA 5.08 ng/mL．心電図：正常洞調律で異常所見はない．胸部X線写真：右上肺野に胸膜肥厚を伴う斑状影があり，内部に気管支拡張像を伴う．両下肺野に粒状影が散在する．腹部造影CT：特記すべき異常はない．

【プロブレムリスト】
#1 気管支拡張症［2009. 5. 27］→緑膿菌肺炎［2009. 5. 29］→治癒［2009. 6. 13］
#2 亜急性発熱［2009. 6. 7］→ANCA関連血管炎［2009. 6. 13］
#3 急性肺炎［2009. 6. 26］→緑膿菌肺炎［2009. 6. 28］→治癒［2009. 7. 9］
#4 前立腺癌［2009. 5. 27］

【入院後経過と考察】

#1　気管支拡張症→緑膿菌肺炎

陳旧性肺結核を背景にした気管支拡張症があり，今回，抗菌薬投与前の喀痰培養で緑膿菌検出と前医から報告があった．頻回の肺炎治療により定着菌が*H.influenzae*から緑膿菌へ変化したと考える．結核治療後の気管支拡張症を有する高齢男性に生じた咳嗽，喀痰の増加を伴う発熱は緑膿菌肺炎と考え，セフタジジム〈CAZ〉治療を開始した．計3回施行した喀痰抗酸菌培養と胃液培養は全て陰性で，結核菌PCRも陰性であった．ツベルクリン反応は径12 mm紅斑のみで，陰性であった．咳嗽，喀痰は改善し，斑状影も縮小した．計14日間CAZ投与で，緑膿菌肺炎は治癒と判断した．

#2　亜急性発熱→ANCA関連血管炎

上記治療による咳嗽，喀痰の改善後も連日38～39℃発熱し，両下腿筋痛の増強，血液検査所見で白血球15,000/μL前後，CRP 15 mg/dL前後と炎症反応は全く改善せず，他疾患の潜在を考慮した．CK上昇を伴わない遠位筋優位の多発筋痛を伴う発熱として鑑別を進めた．抗核抗体陰性，リウマトイド因子陰性，補体価正常，ACE正常およびPR3-ANCAは陰性であった．6月13日MPO-ANCA 264 IU/L陽性と判明した．腹部3D-CTAで特記すべき異常はなく，筋生検上，血管炎所見は陰性であったが，臓器障害を有さないANCA関連血管炎が骨格筋中心に存在すると考えた．プレドニゾロン〈PSL〉50 mg（1 mg/kg）/日を開始した．結核菌再活性化の高リスクと考え，PSL開始と同時にイソニアジド300 mg/日内服（Robert M.Jasmer．N Engl J Med 2002；347：1860）を開始した．PSL開始後数日で解熱し，筋痛も改善し，さらにCRPは陰転化した．廃用のため終日臥床状態であったが，リハビリテーションで歩行可能となった．PSL 40 mg/日に減量後，微熱，筋痛およびCRPの再上昇を認めた．原病の再燃と考え，7月31日シクロホスファミド500 mg/bodyのパルス療法（1回/月）を開始した．同時にニューモシスチス肺炎予防の為，ST合剤内服を開始した．以後，PSL減量し，2回のパルス療法後にはCRPは陰転化した．PSL 25 mg/日まで減量後，退院とした．シクロホスファミド・パルス療法は経口連日投与とほぼ同等の効果を有し，副作用が少ないとされる（Kirsten de Groot．Nephrol Dial Transplant 2001；16：2018）．

#3　急性肺炎→緑膿菌肺炎

当初の緑膿菌肺炎の治癒後，6月26日PSL 50 mg/日内服中，38℃台の発熱，咳嗽の増加，左下胸部で水泡音を新たに聴取し，胸部X線上，左下肺野に斑状影が出現した．CAZを開始した．CAZ開始後，速やかに解熱し，数日後には左下胸部の水泡音も消失した．後日，喀痰培養で緑膿菌が検出され，定着した緑膿菌により肺炎が生じたと考えた．CAZを2週間投与し，肺炎は治癒と考えた．

#4　前立腺癌

前立腺癌は治療が中断されており，治療が望ましい旨説明し，泌尿器科受診とした．リュープロレリン3.75 mg皮下注/月，ビカルタミド80 mg/日内服再開となった．

【退院時処方】プレドニゾロン25 mg/日，イソニアジド300 mg/日，ピリドキサール30 mg/日，スルファメトキサゾール・トリメトプリム1錠/日，リュープロレリン3.75 mg皮下注/月，ビカルタミド80 mg/日

【総合考察】気管支拡張症に緑膿菌肺炎を起こした高齢男性の治療中に生じたANCA関連血管炎の1例である．副腎皮質ステロイドとシクロホスファミド・パルス療法とで寛解を得た．鑑別診断が難しいだけでなく，感染症とANCA関連血管炎は相互に関連する可能性もあり，特に高齢者での予後が悪いことから（Chen M．Medicine 2008；87：203），これらを考慮しながら今後の治療を行う．また，気管支拡張症患者では緑膿菌も急性増悪に関与する最近として重要である（Pasteur MC. Am J Respir Crit Care Med 2000；162：1277）．

記載者：現病院名　○○○○病院　氏名
教育責任者：病院名　○○○○病院　氏名　㊞

図1　退院サマリーの一例（プロブレム毎に叙述する様式）
（日本内科学会ウェブサイト 認定医制度：病歴要約より）

3 記載のポイントは？

様々な学会から推奨する書き方が示されているが，本項では日本内科学会が推奨する書き方に沿って示したい(図1)[4]．いずれの書き方でも，客観的に論理的に記載しよう．

退院サマリーには，これが理想形だというものはない．強いて言うならば，退院をした患者の疾患を含めた人となりを，タイミングを逸さずに簡潔に伝えられるものが理想形なのであろう．

DON'Ts

- □ 未記載の退院サマリーをためない．毎日こつこつと！
- □ 自分だけが理解できるように書かない．他者(他科の医師をはじめとするメディカルスタッフなど)が理解できるように記載しよう．

文献

1)　日本プライマリ・ケア連合学会(編)：日本プライマリ・ケア連合学会基本研修ハンドブック．南山堂，2012.

2)　小林直子，他：レジデントノート 2015；17：1152-1157.

3)　医科点数表の解釈　平成26年4月版．社会保険研究所，2014.

4)　日本内科学会ウェブサイト 認定医制度；病歴要約 http://www.naika.or.jp/jsim_wp/wp-content/uploads/2016/01/c4e86203a464ba343c00d8e5dfc9dcfb.pdf

横浜市立大学医学部医学教育学　**飯田　洋**

索　引

和文索引

き

く

け

こ

さ

し

す

な

に

ね

の

は

ひ

ふ

へ

ほ

ま

み

む

め

も

や

ゆ

よ

ら

り

る

れ

ろ

欧文索引

H

I・J

L

M

N

O

P・Q

数字・ギリシャ文字

研修ノートシリーズ
消化器研修ノート 改訂第2版
ISBN 978-4-7878-2135-5

2016年5月6日 改訂第2版第1刷発行
2018年3月12日 改訂第2版第2刷発行
2021年3月25日 改訂第2版第3刷発行

2009年12月25日 初版第1刷発行
2012年7月13日 初版第2刷発行

総監修者 永井良三
責任編集者 中島 淳
編集者 五十嵐良典，榎本信幸，穂苅量太
発行者 藤実彰一
発行所 株式会社 診断と治療社
〒100-0014 東京都千代田区永田町2-14-2 山王グランドビル4階
TEL：03-3580-2750（編集） 03-3580-2770（営業）
FAX：03-3580-2776
E-mail：hen@shindan.co.jp（編集） eigyobu@shindan.co.jp（営業）
URL：http://www.shindan.co.jp/
表紙デザイン ジェイアイ
本文イラスト 藤立育弘，小牧良次（イオジン）
印刷・製本 広研印刷 株式会社